Thieme

Sonographie für Chirurgen

Herausgegeben von René Mantke und Ulrich Peitz

Mit Beiträgen von

Volker Aumann
Matthias Behrend
Ute Braun-Lang
Thomas Bürger
Jörg Franke
Christian Görg
Wolfgang Grechenig
Reinhart Grote
Gerold Kaiper
Ralph Kayser
Jürgen Kleinstein
Hardy Krause
Hauke Lang
Hendrik Lehnert
Hans Lippert
Helmut Madjar
Andreas Mahlfeld
Konrad Mahlfeld
Thomas Manger
René Mantke
Harry R. Merk
Géza Pap
Ulrich Peitz
Matthias Pross
Kirsten Reschke
Jan André Schmidt-Lucke
Hans Ulrich Schulz
Immo Stürmer
Arved Weimann
Uwe Will
Heiko Wissel
Hans-Jürgen Witt
Eike Wrenger

914 Abbildungen
75 Tabellen

Georg Thieme Verlag
Stuttgart · New York

Die Deutsche Bibliothek –
CIP-Einheitsaufnahme

Mantke, René:
Sonographie für Chirurgen /
René Mantke; Ulrich Peitz.
– Stuttgart; New York: Thieme, 2001

Wichtiger Hinweis: Wie jede Wissenschaft ist die Medizin ständigen Entwicklungen unterworfen. Forschung und klinische Erfahrung erweitern unsere Erkenntnisse, insbesondere was Behandlung und medikamentöse Therapie anbelangt. Soweit in diesem Werk eine Dosierung oder eine Applikation erwähnt wird, darf der Leser zwar darauf vertrauen, daß Autoren, Herausgeber und Verlag große Sorgfalt darauf verwandt haben, daß diese Angabe **dem Wissensstand bei Fertigstellung des Werkes** entspricht.

Für Angaben über Dosierungsanweisungen und Applikationsformen kann vom Verlag jedoch keine Gewähr übernommen werden. **Jeder Benutzer ist angehalten,** durch sorgfältige Prüfung der Beipackzettel der verwendeten Präparate und gegebenenfalls nach Konsultation eines Spezialisten festzustellen, ob die dort gegebene Empfehlung für Dosierungen oder die Beachtung von Kontraindikationen gegenüber der Angabe in diesem Buch abweicht. Eine solche Prüfung ist besonders wichtig bei selten verwendeten Präparaten oder solchen, die neu auf den Markt gebracht worden sind. **Jede Dosierung oder Applikation erfolgt auf eigene Gefahr des Benutzers.** Autoren und Verlag appellieren an jeden Benutzer, ihm etwa auffallende Ungenauigkeiten dem Verlag mitzuteilen.

Rüdigerstraße 14
D-70469 Stuttgart
Unsere Homepage: http://www.thieme.de

Printed in Germany

Zeichnungen: Karin Baum, Mannheim
Umschlaggestaltung: Thieme Marketing
Satz: Ziegler + Müller, 72138 Kirchentellinsfurt
Satzsystem: 3B2, V. 6.05
Druck: Firmengruppe appl-aprinta Druck,
86650 Wemding

ISBN 3-13-124591-3 1 2 3 4 5 6

Geschützte Warennamen werden **nicht** besonders kenntlich gemacht. Aus dem Fehlen eines solchen Hinweises kann also nicht geschlossen werden, daß es sich um einen freien Warennamen handele.

Geleitwort

Die moderne Medizin ist einerseits charakterisiert durch einen hohen Grad an Spezialisierung und andererseits durch eine problemorientierte fachübergreifende Vernetzung. Diese Form einer Zusammenarbeit verschiedener Kompetenzen an einem Problem ist eine neue Qualität in der ärztlichen Arbeit, die auch die Diagnostik einbezieht.

Die Bewertung eines bewegten Ultraschallbildes durch den behandelnden Arzt selbst und die Möglichkeit der Untersuchungswiederholung ohne eine Gefährdung oder Belastung für den Patienten macht die Sonographie zu einem attraktiven Diagnostikum.

Die präoperative, intraoperative, postoperative und interventionelle Nutzung der überall verfügbaren Methode Ultraschall hat die Sonographie in vielen Fachbereichen – ähnlich dem Stethoskop – zu einem Bestandteil der eigenen Untersuchungstechnik werden lassen.

Dies bedarf jedoch einer besonderen Qualifikation und ständige Übung, um sowohl Erfahrungen als auch technische Neuerungen in die Diagnostik einfließen zu lassen.

Wir haben deshalb unsere Mitarbeiter beim systematischen Aufbau der Sonographie in unserem Fachbereich unterstützt. Jeder Arzt sollte die Sonographie für sein Fachgebiet beherrschen und als ein Basisdiagnostikum einsetzen können.

Herr Dr. med. Mantke und Herr Dr. med. Peitz verfügen seit Jahren über ausgezeichnete Kenntnisse auf dem Gebiet der Sonographie und besitzen weitreichende Erfahrungen in der Vermittlung sonographischer Techniken. Mit diesem Buch ist es ihnen gelungen, in Kooperation mit Nachbardisziplinen eine systematische Darstellung der Sonographie für chirurgische Disziplinen zu erarbeiten. Eine Fülle von exzellentem Bildmaterial veranschaulicht das theoretische Grundlagenwissen und ist zweifellos ein Gewinn für den Leser.

Dieser besonderen Kooperation wünschen wir eine hohe Akzeptanz in der medizinischen Praxis.

Prof. Dr. med. H. Lippert
Direktor der Klinik für
Allgemein-, Viszeral- und Gefäßchirurgie
Otto-von-Guericke-Universität Magdeburg

Prof. Dr. med. P. Malfertheiner
Direktor der Klinik für
Gastroenterologie und Hepatologie
Otto-von-Guericke-Universität Magdeburg

Magdeburg, Herbst 2001

Vorwort

Viele Leser werden sich fragen: Warum noch ein Buch über die Sonographie? Die Antwort erschien uns einfach: Es besteht Bedarf für ein aktuelles Lehrbuch der Sonographie, das in umfassender, aber kompakter Weise speziell auf das Fach Chirurgie und die Schwerpunkte in der Chirurgie ausgerichtet ist. Der Stellenwert der Sonographie in der Diagnostik chirurgischer Erkrankungen wächst stetig. Die Gründe sind: In erster Linie die hohe diagnostische Aussagekraft, aber auch die nahezu allzeitige und ubiquitäre Verfügbarkeit, die Gefahrlosigkeit sowie der geringe Preis der Methode.

Die Diagnostik der chirurgischen Erkrankungen sowie die Indikation zum operativen Eingriff sind ureigenste Aufgaben des Chirurgen, auch wenn er diese häufig in Kooperation mit den Kollegen der klinischen Nachbardisziplinen erfüllt. Dieses kooperative Konzept spiegelt sich in der Auswahl der Autoren dieses Buches wider. Ein großer Teil der Kapitel sind in interdisziplinärer Zusammenarbeit von Chirurgen mit Kollegen zum Beispiel der Endokrinologie, Gastroenterologie, Gynäkologie, Orthopädie und Urologie entstanden. Für die meisten der chirurgischen Erkrankungen können sonographische Methoden einen wesentlichen diagnostischen Beitrag leisten. Ganz besonders gilt dies für den chirurgischen Notfall, z. B. beim Abdominaltrauma, bei der Diagnose einer Herzbeuteltamponade, eines Hämatothorax oder eines Ileus. Die langjährige Diskussion zur Frage, welche klinisch-medizinische Disziplin Ultraschalldiagnostik betreiben soll und darf, ist durch die Realität längst entschieden. Es führt der die Ultraschalldiagnostik durch, der den Patienten betreut. Selbstverständlich läßt er sich dabei vom erfahrensten Kollegen seiner Institution helfen und anleiten. Sehr zu Recht ist daher die sonographische Diagnostik als Inhalt in die Chirurgie-Weiterbildungsordnung und die der chirurgischen Schwerpunkt-Weiterbildungen aufgenommen worden. Ebenso unterstreichen die Bildung einer Sektion Chirurgie in der DEGUM (Deutsche Gesellschaft für Ultraschall in der Medizin) und die Gründung einer Chirurgischen Arbeitsgemeinschaft Endoskopie und Sonographie (CAE) innerhalb der Deutschen Gesellschaft für Chirurgie die Bedeutung der Ultraschalluntersuchungen im chirurgischen Fachgebiet.

Ultraschallgeräte für B-Bild- und Doppler-Sonographie stehen heute in jeder chirurgischen Klinik und vielen Praxen zur Verfügung. Farb-Doppler-Sonographie und deren Weiterentwicklungen wie z. B. Power-Doppler-Sonographie sind vielfach schon vorhanden oder werden abteilungsübergreifend gemeinsam genutzt. Die Miniaturisierung der Ultraschallrechner ermöglicht tragbare Geräte zum Einsatz am Patientenbett oder am Notfalleinsatzort. Die neueren technischen Entwicklungen wie zum Beispiel das Tissue Harmonic-Imaging und das Contrast Harmonic-Imaging sowie Panorama- und dreidimensionale Verfahren erweitern in vielversprechender Weise die diagnostischen Möglichkeiten, sind aber noch wenig verbreitet und klinisch noch wenig validiert, so daß sie in diesem Buch nur am Rande Erwähnung finden.

Es ist das Anliegen dieses Buches, chirurgisch relevantes Wissen zur Sonographie in einer schnell zu erfassenden praxisnahen Form zu präsentieren. Aus diesem Grund wurden alle Kapitel gleichermaßen in die drei Abschnitte unterteilt: relevante Basisinformationen, sonographische Befundkriterien und Konsequenz für die chirurgische Therapie. Die vorhandenen Leitlinien der Gesellschaft für Chirurgie wurden dabei in die entsprechenden Kapitel mit eingearbeitet. Zu beachten ist natürlich, daß bei allen etablierten chirurgischen Standards die Entscheidung für ein therapeutisches Vorgehen immer individuell getroffen werden muß, und somit das Buch nur grundlegende Entscheidungshilfen geben kann. Das vermittelte Wissen beruht auf zahlreichen Veröffentlichungen, von denen die wichtigsten am Ende eines jeden Kapitels genannt werden, um dem Leser ein tieferes Eindringen in die Materie zu ermöglichen.

Statische sonographische Bilddokumente sind von einem noch ungeübten Untersucher schwer zu interpretieren. Aus diesem Grund ist jedem Sonographiebild eine schematisch erklärende Zeichnung zur Seite gestellt. Jedoch lebt die Sonographie, ermöglicht durch die Echtzeitdarstellung, von bewegten Bildern. Die Dynamik entsteht einerseits durch den Untersuchungsablauf selbst mit frei wählbaren Schnittebenen, andererseits auch durch die Darstellung bewegter Körperfunktionen, insbesondere des Blutflusses. Gerade wegen dieser Dynamik bedarf das Erlernen der Sonographie, des Untersuchungsablaufes wie auch der Bild- und Ton-Interpretation, der vielfachen praktischen Übung unter Anleitung eines/r ausbildungsbefugten Kollegen/in. Die Erlangung der praktischen Fähigkeiten geschieht sowohl berufsbegleitend als auch in den Kursen der chirurgischen oder sonographischen Fachgesellschaften. Das vorliegende Buch ist konzipiert als die dazu notwendige theoretische Grundlage, gleichermaßen geeignet für den Ausbildungsassistenten und den Facharzt für Chirurgie.

Besonderen Dank schulden wir unseren Klinikdirektoren, Prof. H. Lippert und Prof. P. Malfertheiner, ohne deren Hilfe und großzügige Unterstützung der große Zeitaufwand nicht tragbar gewesen wäre, sowie unseren Ehefrauen Marita Mantke und Lucia Clara Peitz und unseren Kindern, die viele Abend- und Wochenendstunden auf ihre Männer und Väter verzichten mußten. Herrn Dr. Thomas Scherb, Frau Marion Ueckert, Frau Susanne Ristea sowie Frau Claudia Güner und dem gesamten Team des Georg Thieme Verlages danken wir für die ausgezeichnete fachliche Unterstützung.

Für eventuell, trotz sorgfältigster Korrekturlesung, auftretende Fehler möchten wir uns entschuldigen und sind für jeden kritischen Hinweis zu unserem Buch dankbar.

Magdeburg, im Herbst 2001

R. Mantke, U. Peitz

Anschriften

Aumann, Volker, Dr. med.
Klinische Pädiatrie, Hämatologie
und Onkologie
Zentrum Kinderheilkunde
Emanuel-Larsch-Weg 17 – 19
39112 Magdeburg

Behrend, Matthias, Dr. med.
Klinik für Viszeral-
und Transplantationschirurgie
Medizinische Hochschule
Hannover
Carl-Neuberg-Straße 1
30625 Hannover

Braun-Lang, Ute, Dr. med.
Abt. Gastroenterologie
und Hepatologie
Universitätsklinikum
Hufelandstraße 55
45147 Essen

Bürger, Thomas, Dr. med.
Klinik für Allgemein-,
Viszeral- und Gefäßchirurgie
Otto-von-Guericke-Universität
Leipziger Straße 44
39120 Magdeburg

Franke, Jörg, Dr. med.
Klinik für Orthopädie
Otto-von-Guericke-Universität
Leipziger Straße 44
39120 Magdeburg

Görg, Christian, Prof. Dr. med.
Zentrum für Innere Medizin
Abt. Hämatologie/Onkologie
Universitätsklinikum
Baldingerstraße
35043 Marburg

Grechenig, Wolfgang, Prof. Dr. med.
Klinik für Unfallchirurgie
Universitätsklinikum Graz
Auenbruggerplatz 7 a
A-8036 Graz

Grote, Reinhart, Prof. Dr. med.
Klinik für Diagnostische Radiologie
Otto-von-Guericke-Universität
Leipziger Straße 44
39120 Magdeburg

Kaiper, Gerold, Dr. med.
Klinik für Urologie
Otto-von-Guericke-Universität
Leipziger Straße 44
39120 Magdeburg

Kayser Ralph, Dr. med.
Klinik für Orthopädie
Otto-von-Guericke-Universität
Leipziger Straße 44
39120 Magdeburg

Kleinstein, Jürgen, Prof. Dr. med.
Klinik für Reproduktionsmedizin
und gynäkologische
Endokrinologie
Otto-von-Guericke-Universität
Gerhart-Hauptmann-Straße 35
39108 Magdeburg

Krause, Hardy, Dr. med.
Klinik für Kinderchirurgie
Otto-von-Guericke-Universität
Leipziger Straße 44
39120 Magdeburg

Lang, Hauke, Priv.-Doz. Dr. med.
Abt. Allgemein- und
Transplantationschirurgie
Universitätsklinikum
Hufelandstraße 55
45147 Essen

Lehnert, Hendrik, Prof. Dr. med.
Klinik für Endokrinologie
und Stoffwechselkrankheiten
Otto-von-Guericke-Universität
Leipziger Straße 44
39120 Magdeburg

Lippert, Hans, Prof. Dr. med.
Klinik für Allgemein-,
Viszeral- und Gefäßchirurgie
Otto-von-Guericke-Universität
Leipziger Straße 44
39120 Magdeburg

Madjar, Helmut, Prof. Dr. med.
DKD, Deutsche Klinik
für Diagnostik
Aukammallee 33
65191 Wiesbaden

Mahlfeld, Andreas, Dr. med.
Klinik für Unfallchirurgie
Otto-von-Guericke-Universität
Leipziger Straße 44
39120 Magdeburg

Mahlfeld, Konrad, Dr. med.
Klinik für Orthopädie
Otto-von-Guericke-Universität
Leipziger Straße 44
39120 Magdeburg

Manger, Thomas, Priv.-Doz. Dr. med.
Klinik für Chirurgie
Klinikum Frankfurt/Oder
Müllroserseestraße 7
15236 Frankfurt/Oder

Mantke, René, Dr. med.
Klinik für Allgemein-,
Viszeral- und Gefäßchirurgie
Otto-von-Guericke-Universität
Leipziger Straße 44
39120 Magdeburg

Merk, Harry R., Univ.-Prof. Dr.
Klinik und Poliklinik
für Orthopädie
und orthopädische Chirurgie
Ferdinand-Sauerbruch-Straße
17487 Hansestadt Greifswald

Pap, Géza, Dr. med.
Klinik für Orthopädie
Otto-von-Guericke-Universität
Leipziger Straße 44
39120 Magdeburg

Peitz, Ulrich, Dr. med.
Klinik für Gastroenterologie,
Hepatologie und Infektiologie
Otto-von Guericke-Universität
Leipziger Straße 44
39120 Magdeburg

Pross, Matthias, Priv.-Doz. Dr. med.
Klinik für Allgemein-,
Viszeral- und Gefäßchirurgie
Otto-von Guericke-Universität
Leipziger Straße 44
39120 Magdeburg

Reschke, Kirsten, Dr. med.
Klinik für Endokrinologie
und Stoffwechselkrankheiten
Otto-von-Guericke-Universität
Leipziger Straße 44
39120 Magdeburg

Schmidt-Lucke, Jan André,
Prof. Dr. med.
Klinik für Innere Medizin
Park-Krankenhaus Leipzig-Südost
Chemnitzer Straße 50
04289 Leipzig

Schulz, Hans Ulrich,
Priv.-Doz. Dr. med.
Klinik für Allgemein-,
Viszeral- und Gefäßchirurgie
Otto-von-Guericke-Universität
Leipziger Straße 44
39120 Magdeburg

Stürmer, Immo, Dr. med.
Orthopädische
Gemeinschaftspraxis
Grünewaldstraße 7
63739 Aschaffenburg

Weimann, Arved, Prof. Dr. med.
Klinik für Allgemein-
und Viszeralchirurgie
Städtisches Klinikum St. Georg
Delitzscher Straße 141
04129 Leipzig

Will, Uwe, Dr. med.
Klinik für Innere Medizin I
Universitätsklinikum Jena
Erlanger Allee 101
07740 Jena

Wissel, Heiko, Dipl.-Ing.
Klinik für Kinderheilkunde
Otto-von-Guericke-Universität
Leipziger Straße 44
39120 Magdeburg

Witt, Hans-Jürgen, Dr. med.
Orthopädische
Gemeinschaftspraxis
Schöninger Straße 26
39112 Magdeburg

Wrenger, Eike, Dr. med.
Klinik für Nephrologie
Otto-von-Guericke-Universität
Leipziger Straße 44
39120 Magdeburg

Abkürzungsverzeichnis

AAA abdominelles Aortenaneurysma
ABI Ankle-Brachial-Index
AIDS acquired immunodeficiency syndrome
APC Argon-Plasma-Koagulation
BB Blutbild
BSG Blutsenkungsgeschwindigkeit
CRP C-reaktives Protein
CT Computer-Tomographie
CVI chronische venöse Insuffizienz
CW continuous wave
DD Differentialdiagnose
DE diagnostische Exstirpation
DEGUM Deutsche Gesellschaft für Ultraschall in der Medizin
DGC depth gain control (Tiefenverstärkungskontrolle)
DSA digitale Subtraktionsangiographie
EDV enddiastolic velocity (enddiastolische Flußgeschwindigkeit)
EPT endoskopische Papillotomie
ERC Endoskopisch retrograde Cholangiographie
ERCP Endoskopisch retrograde Cholangiopankreatikographie
ESWL Extrakorporale Schockwellenlithotripsie
ET Embryo-Transfer
EUG Extrauteringravidität
EUS Endoskopischer Ultraschall, Endosonographie
FKDS Farbkodierte Doppler-Sonographie
FNH fokal-noduläre Hyperplasie
FNP Feinnadelpunktion
fT3 freies Trijodthyronin
fT4 freies Thyroxin
GIST Gastrointestinaler Stroma-Tumor
GIT Gastrointestinaltrakt
Hb Hämoglobin
HBSS hepatobiliäre Sequenzszintigraphie
HCC hepatozelluläres Karzinom
HELLP hemolysis – elevated liver enzymes – low platelets
Hk Hämatokrit
IDUS Intraduktaler Ultraschall
IOS Intraoperative Sonographie
ITS Intensivstation
i.v. intravenös
IVF In-vitro-Fertilisation
IVUS Intravaskulärer Ultraschall
LDH Laktat-Dehydrogenase
LK Lymphknoten
LRR Lichtreflexionsrheographie
Ltx Lebertransplantation
MEN multiple endokrine Neoplasie
MRA magnetische Resonanz-Angiographie
MRCP magnetische Resonanz-Cholangiopankreatikographie
MRT magnetische Resonanz-Tomographie
MTS Metastase(n)
NBKS Nierenbeckenkelchsystem
NMH niedermolekulares Heparin
OP Operation
pAVK periphere arterielle Verschlußkrankheit
PDT Photodynamische Therapie
PE Probeexzision
PET Positronen-Emissions-Tomographie
PI Pulsatilitäts-Index
PRF Pulsrepetitionsfrequenz
PRIND prolongiertes reversibles ischämisches neurologisches Defizit
PSA Prostata-spezifisches Antigen
PSV peak systolic velocity (systolische Spitzen-Flußgeschwindigkeit)
PTA perkutan-transluminale Angioplastie
PTC perkutan-transhepatische Cholangiographie
PTS postthrombotisches Syndrom
PW pulsed wave
RCT Radiochemotherapie
RI Resistenz-Index
RR Blutdruck nach Riva-Rocci
s.c. subkutan
T3 Trijodthyronin
T4 Thyroxin
TEA Thrombendarteriektomie
TEM transanale endoskopische Mikrochirurgie
TIA transiente ischämische Attacke
TIPSS transjugulärer portosystemischer Shunt
TPO-AK Antikörper gegen Thyreozyten-Peroxidase
TRAK TSH-Rezeptor-Antikörper
TRUS Transrektaler Ultraschall
TSH Thyreoidea-stimulierendes Hormon
TUR-P Transurethrale Resektion der Prostata
US Ultraschall
V.a. Verdacht auf
VIP vasoaktives intestinales Polypeptid
VVP Venenverschlußplethysmographie
WHO World Health Organisation
ZNS zentrales Nervensystem
ZVK zentraler Venenkatheter

Inhaltsverzeichnis

1 Akutes Abdomen

U. Peitz, R. Mantke, J. Kleinstein

Appendizitis

Relevante Basisinformationen

- Die Diagnose beruht auf der klinischen Symptomatik mit initial viszeralem Schmerz im Ober- oder Mittelbauch, dann Wechsel zu peritonitischem Schmerz, je nach Lage der Appendix meist im rechten, aber auch im linken Unterbauch oder im rechten Oberbauch. Bei Kindern, alten Menschen und Schwangeren ist die Diagnose schwierig
- Die Lebenszeitinzidenz einer Appendizitis beträgt etwa 10%. Betroffen werden kann jedes Lebensalter, jedoch tritt die Appendizitis gehäuft in der zweiten und dritten Lebensdekade auf
- Ziel ist, die Rate unnötiger Appendektomien auf unter 20% zu halten, die der Perforationen auf unter 10%. Hierzu kann die Sonographie beitragen
- Die Sensitivität der Sonographie zum Nachweis der Appendizitis ist sehr untersucherabhängig, kann aber 90% erreichen. Ein fehlender Nachweis einer Appendizitis schließt die Diagnose somit nicht aus, während die Spezifität einer sonographischen Appendizitis-Diagnose sehr hoch liegt (in mehreren Studien über 95%) (Puylaert 1990, Schwerk et al. 1989)
- Der Wert der Sonographie liegt auch in der Abgrenzung zu Differentialdiagnosen, insbesondere zu bakterieller oder viraler Ileozözitis, Morbus Crohn, gynäkologischen Erkrankungen, Harnstau etc. (Puylaert 1990)
- *Weiterführende Diagnostik:* Laparoskopie, eventuell zuvor CT bei diagnostischen Unklarheiten

Sonographische Befundkriterien

- Normale Appendix meist nicht darstellbar, da zu klein und zu wenig kontrastiert zur Umgebung. Darstellbar ist sie bei Aszites (👁 **1.1**)
- **Appendizitis:** darstellbare, druckschmerzhafte, aperistaltische Appendix mit einem Durchmesser von > 6 mm, meist als fingerförmige, seltener als ringwurstartige Struktur (👁 **1.2.** – **1.5**). Differentialdiagnostisch Schwellung der Appendix im Rahmen entzündlicher Darmerkrankungen erwägen
- Muscularis propria der Appendix meist erhalten (👁 **1.1.** – **1.5**), somit Appendix im Querschnitt als kleine Kokarde zu erkennen (👁 **1.1**, **1.3**)
- Organzuordnung durch kontinuierliche Verfolgung vom Caecum über den Zökalpol zur Appendix. Caecum häufig begleitend geschwollen (👁 **1.2.**, **1.4**)
- Vermeidung einer Verwechslung der Appendix mit dem terminalen Ileum durch Darstellung der Bauhin-Klappe
- Lagevarianten der Appendix berücksichtigen: retrozökal, im rechten Oberbauch, im kleinen Becken. Bei retrozökaler Lage Schallrichtung aus der mittleren Axillarlinie hinter das Caecum (👁 **1.5**)
- Kappenförmige Echoverdichtung des umgebenden Fettgewebes um die geschwollene Appendix, bestehend aus Mesenterium und/oder Netz („echoreicher Halo", „Netzkappe", jedoch Netz und Mesenterialstrukturen sonographisch nicht zu unterscheiden) (👁 **1.3** – **1.5**)
- Bei beginnender Perforation Flüssigkeit um die Appendix
- Bei Perforation mit diffuser Peritonitis Appendix häufig nicht mehr darstellbar
- Bei perityphlitischem Abszeß Flüssigkeit in der Nähe des Zökalpols, abgedeckt durch Netz oder Mesenterium, eventuell Lymphknotenvergrößerungen. Teilweise Appendixrest im Abszeß zu erkennen (👁 **1.6**)
- Differentialdiagnosen **Ileozözitis** und/oder **Lymphadenitis mesenterica**
  - Langstreckige, gleichförmige Wandschwellung von Ileum, eventuell auch Caecum und Colon ascendens, vor allem Mukosa und Submukosa betreffend (👁 **1.7**)
  - Peristaltik erhalten oder gesteigert
  - Darstellbarkeit einer geschwollenen Bauhin-Klappe (👁 **1.8**)
  - Lymphadenitis mesenterica: echoarme vergrößerte (> 5 mm) mesenteriale Lymphknoten (👁 **1.7**)

Konsequenz für die Chirurgische Therapie

Befund	Charakteristik	Therapie
Akute Appendizitis	aufgetriebene Appendix, kappenförmiges verdichtetes umgebendes Fettgewebe („Netzkappe"), typische Klinik	konventionelle oder laparoskopische Appendektomie
Perityphlitischer Abszeß	echoarme bis echofreie Raumforderung im rechten Unterbauch, ggf. mit Lufteinschlüssen	Drainage

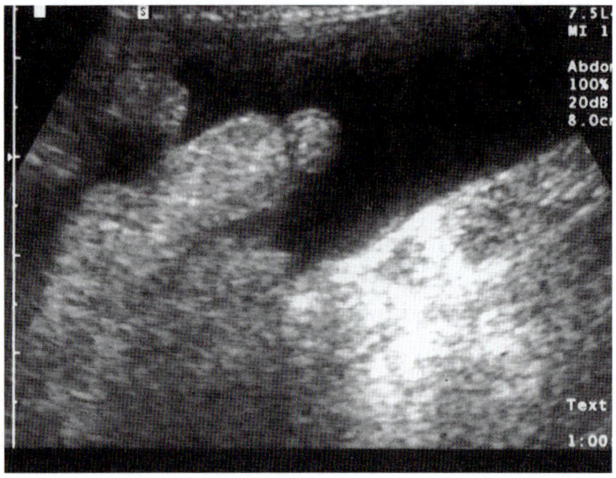

1.1 a Normale Appendix im Querschnitt mit Mesoappendix bei hepatogenem Aszites. Typische Fünfschichtung auch an der Appendix zu erkennen.

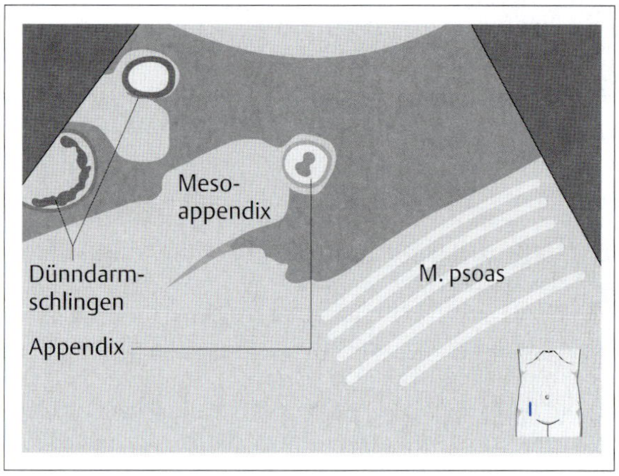

1.1 b Schemazeichnung.

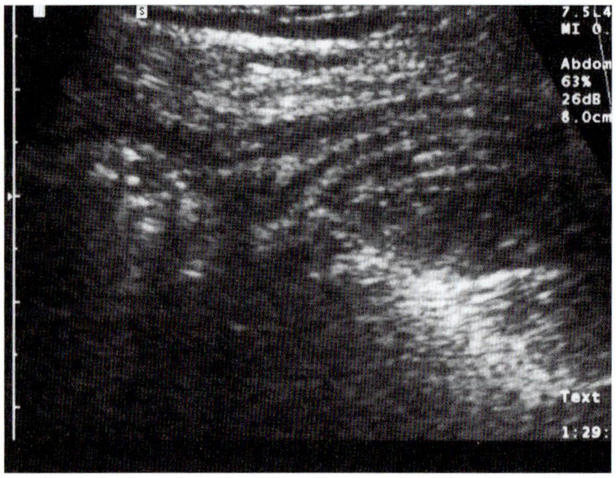

1.2 a Akute Appendizitis, histologisch phlegmonöse Appendizitis: Appendix im Längsschnitt geschwollen, bis 15 mm Durchmesser, Fünfschichtung der Appendixwand erhalten.

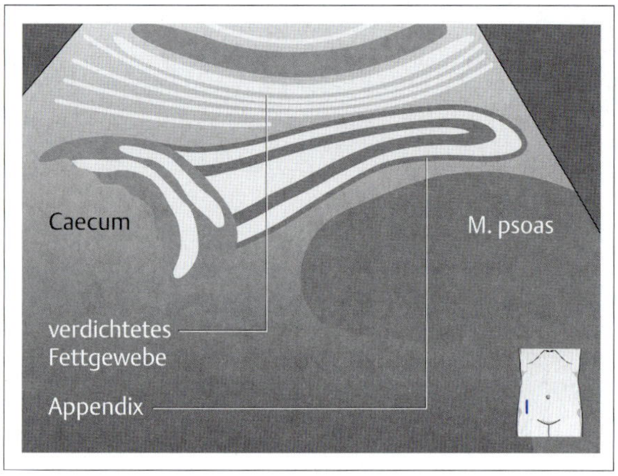

1.2 b Schemazeichnung.

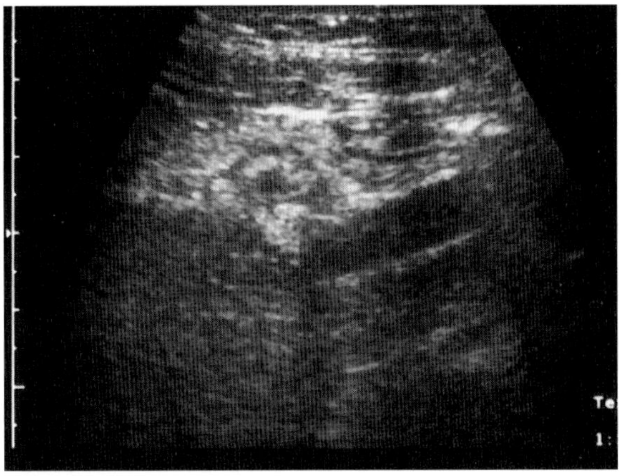

1.3 a Gleicher Patient wie 1.2: Geschwollene Appendix im Querschnitt mit erhaltener Wandschichtung, zirkulär umgeben von verdichtetem Fettgewebe.

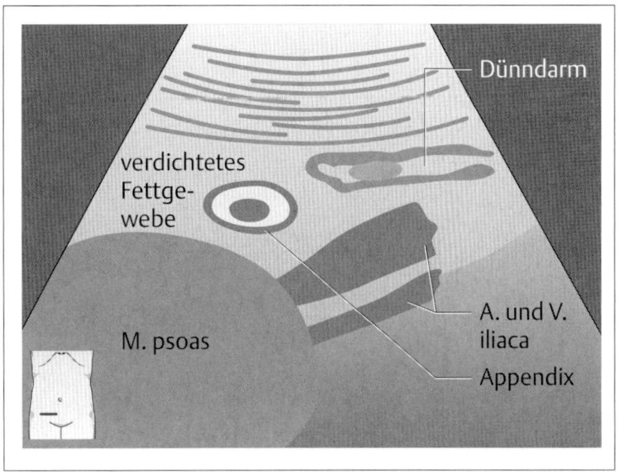

1.3 b Schemazeichnung.

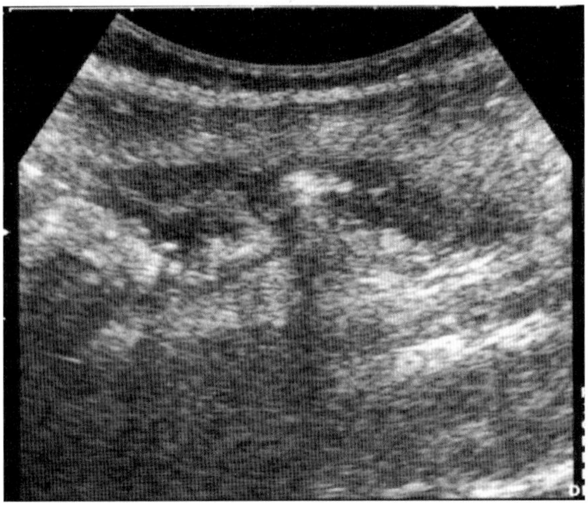

1.4 a Akute Appendizitis, histologisch eitrige Appendizitis: Geschwollene (bis 12 mm) Appendix im Längsschnitt am Abgang vom ebenfalls geschwollenen Caecum. Koprolith oder Gas im Appendixlumen, erkennbar am Schallschatten. Umgeben von verdichtetem Fettgewebe.

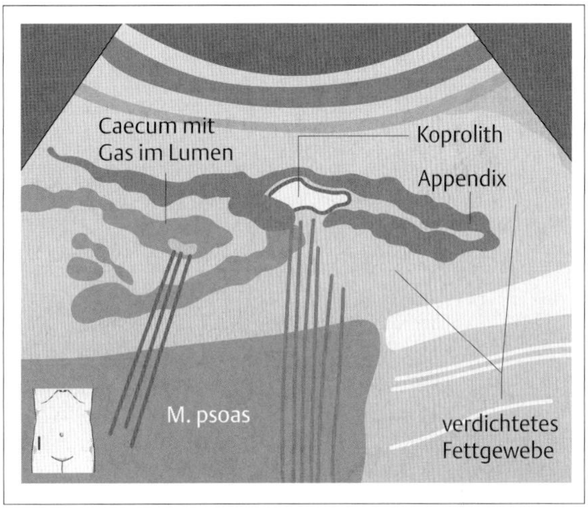

1.4 b Schemazeichnung.

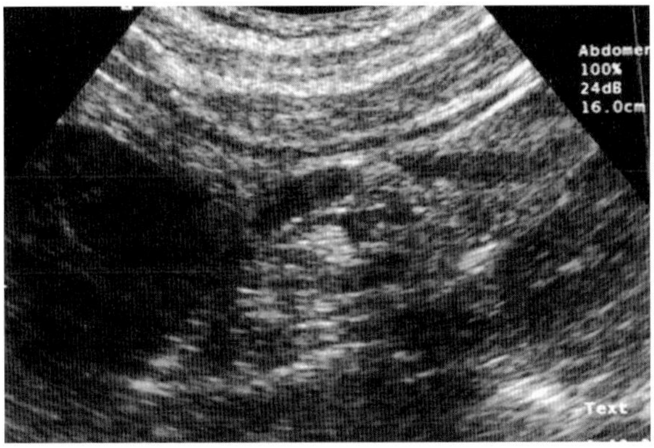

1.5 a Retrozökale Appendizitis: Geschwollene (bis 11 mm) Appendix im Längsschnitt, retrozökal nach kranial geschlagen bis zum unteren Nierenpol reichend, dorsolateral des Colon ascendens liegend. Daher hier weniger umgebendes Fettgewebe. Kleiner Gasreflex im Appendixlumen.

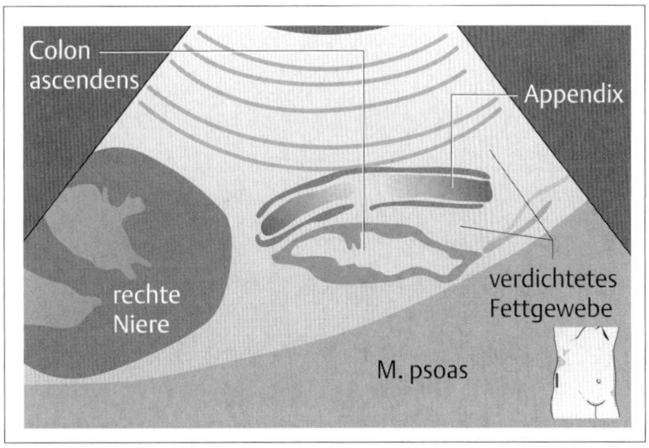

1.5 b Schemazeichnung.

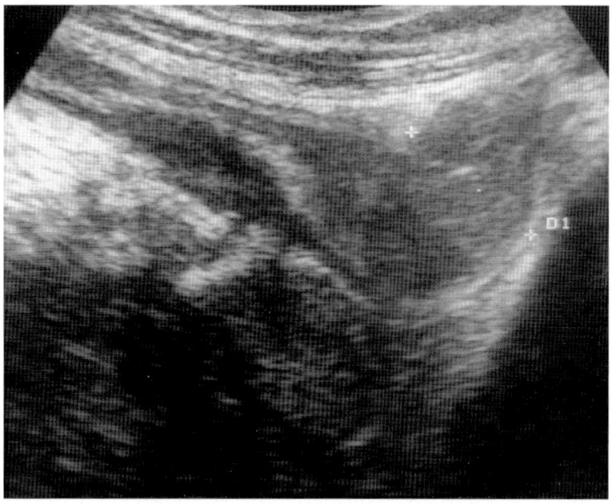

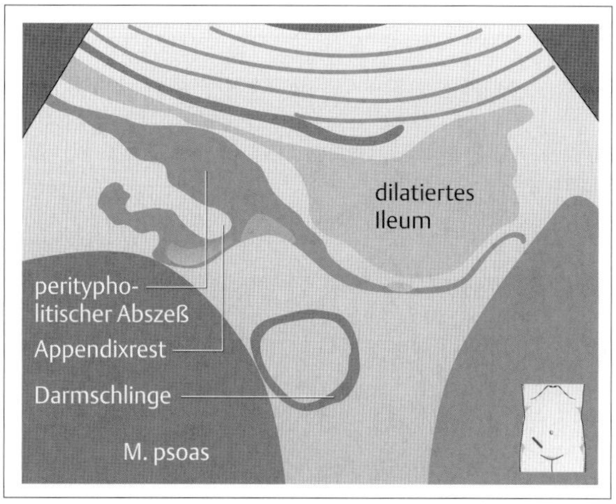

1.6 a Kleiner perityphlitischer Abszeß: Appendix nur noch an echoreichem Lumen zu erkennen. Appendixwand nicht zu trennen von einer echoarmen kleinen Raumforderung, die wiederum mit der Muskularis des terminalen Ileums verschmilzt. Terminales Ileum wirkt stenosiert, ist jedoch nur komprimiert. Cave: Fehldiagnose Morbus Crohn.

1.6 b Schemazeichnung.

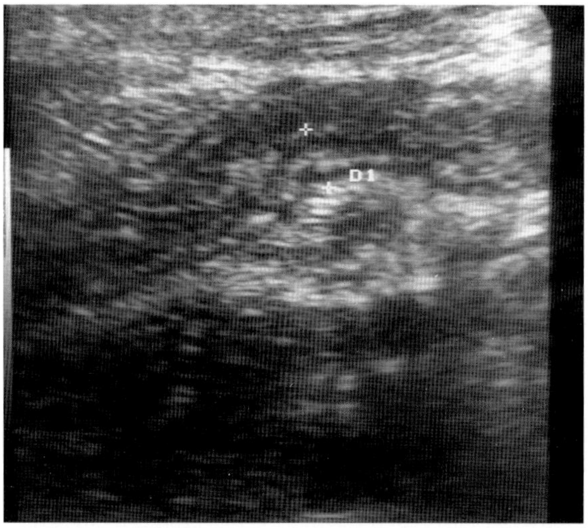

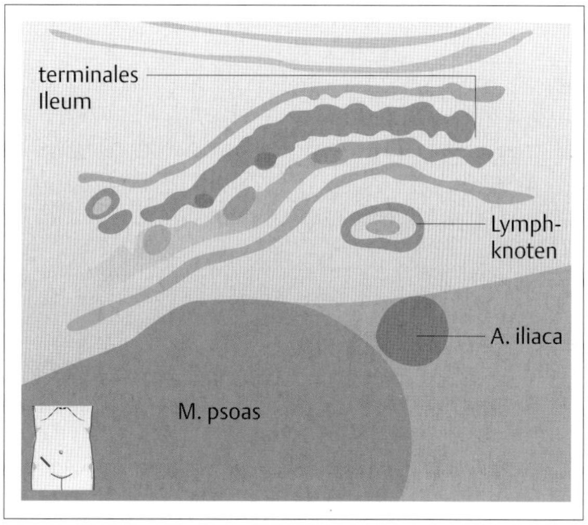

1.7 a Ileozözitis infolge Yersinien-Infektion: Terminales Ileum wandverdickt mit betonter Mukosa und Submukosa. Im Mesenterium leicht vergrößerter Lymphknoten (8 mm).

1.7 b Schemazeichnung.

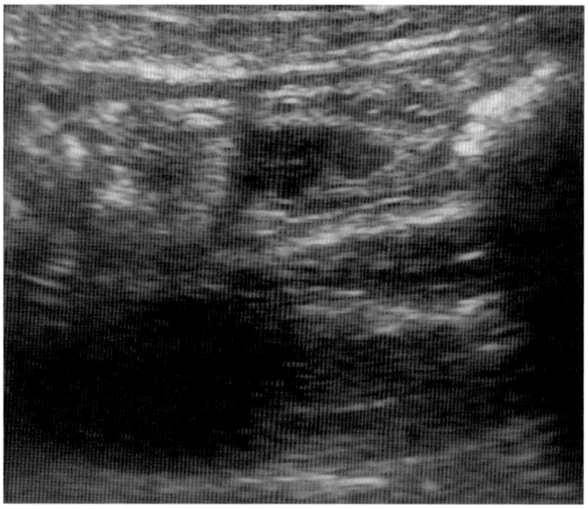

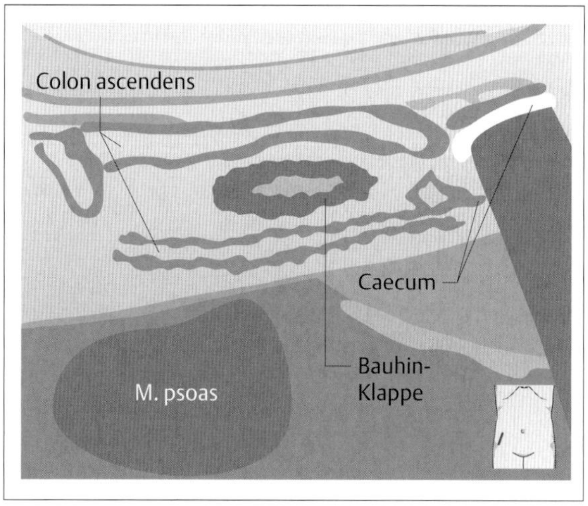

1.8 a Gleicher Patient wie 1.7: Caecum und Colon ascendens im Längsschnitt, darin geschwollene Bauhin-Klappe im Querschnitt als echoarme mundförmige Struktur zu erkennen.

1.8 b Schemazeichnung.

Akute Cholezystitis

Relevante Basisinformationen

Ursachen

- 95% Cholezystolithiasis (S. 159), Pathogenese: meist Folge eines Steinverschlusses des Ductus cysticus, seltener Obstruktion durch Choledocholithiasis oder Tumor Konsekutiv:
  - Bakterielle Infektion (ca. 80% der Fälle)
  - Chemische Irritation durch Lysolecithin und andere Gallekomponenten
  - Ischämie infolge erhöhter Wandspannung
- 5% akalkulöse Cholezystitis. Pathogenese:
  - Streß, insbesondere bei kritisch Kranken (Kap. 4, Sonographie auf der Intensivstation, S. 70)
  - Infektionen (Streptokokken, Salmonellen, Leptospiren, Vibrio cholerae, Parasiten, bei AIDS insbesondere CMV)
  - Diabetes mellitus
  - Toxisch infolge lokaler Chemoembolisation

Klinik

- Gallenkoliken in der Vorgeschichte, anhaltender Schmerz im rechten Oberbauch und Epigastrium, verstärkt durch tiefe Inspiration, Ausstrahlung in Rücken und rechte Schulter, Druckschmerz im rechten Oberbauch, eventuell mit Peritonismus, bei einem Drittel der Patienten tastbare schmerzhafte Gallenblase („Murphy-Zeichen")
- Labor: Leukozytose, BSG-Beschleunigung, CRP-Anstieg

Komplikationen

- Gallenblasenempyem, Gallenblasenwandabszeß
- Lokale oder diffuse Peritonitis, auch ohne Perforation
- Perforation und Penetration. Bei perakuter Cholezystitis Perforation meist in die Bauchhöhle und in der Folge gallige oder eitrige Peritonitis. Bei protrahierterem Verlauf gedeckte Perforation mit Abdeckung durch Netz und Nachbarorgane. Eventuell pericholezystischer Abszeß. Penetration eines Abszeßes in Nachbarorgane, insbesondere Leber (Bakalakos et al. 1996). Bei noch protrahierterem Verlauf Perforation der Gallenblase in Magen oder häufiger Darm mit Übertritt von Konkrementen in das Magen-Darm-Lumen und eventuell Gallensteinileus (S. 14 – 17, Ileus)
- Der Stellenwert der Sonographie als erstes und häufig alleiniges diagnostisches Verfahren ist belegt, auch im Vergleich mit CT und NMR (Harvey u. Miller, Jr. 1999, Park et al. 1998)
- *Weiterführende Diagnostik:* Röntgen Abdomenübersicht (vor allem zur Differentialdiagnose), ERCP; selten notwendig: MRCP, PTC, CT, HIDA-Sequenzszintigraphie, Endosonographie

Sonographische Befundkriterien

Gallenblasenhydrops

- Große, pralle Gallenblase mit Druckschmerz („sonographisches Murphy-Zeichen")
- Größe der Gallenblase individuell sehr unterschiedlich, Anhaltswerte der normalen Gallenblase: Längsdurchmesser maximal 10 cm, Querdurchmesser maximal 4 cm. Größe jedoch abhängig auch von häufig vorbestehender chronischer Gallenblasenentzündung mit Schrumpfung. Bei alten Patienten mit Gallenblasensteinen teilweise erhebliche Vergrößerung der Gallenblase möglich, im Extremfall bis zum Becken, bei nur geringen Symptomen
- Wichtiger: Pralle Füllung, d. h. abgerundete ovale Form (👁 **1.9** – **1.11**), fehlende Imprimierbarkeit mit Schallkopf oder bei Fingerpalpation, lokaler Druckschmerz über der Gallenblase, Impression von Nachbarstrukturen, auch der Bauchwand (👁 **1.9**)
- Lagevarianten der Gallenblase Kap. 7, Biliäres System, S. 158

Akute Cholezystitis

- Zeichen des Gallenblasenhydrops
- Gallenblasenwandverdickung auf mehr als 3 mm. Unspezifisches Zeichen (Wegener et al. 1987), Differentialdiagnosen **T 1.1.** Gallenblasenwandverdickung ist umgekehrt proportional zur Wandspannung, d. h. hoher Druck in der Gallenblase vermindert Gallenblasenwanddicke, somit schließt normale Wanddicke eine Cholezystitis nicht aus. Wanddicke ist kein Maß für Schweregrad der Cholezystitis (👁 **1.9** – **1.11**)
- Mehrschichtigkeit der Gallenblasenwand, Dreischichtung (👁 **1.9**) oder Vielschichtigkeit (👁 **1.10**) sind häufig erwähntes Zeichen für Cholezystitis, jedoch ebenfalls sehr unspezifisch (Teefey et al. 1991)
- Asymmetrische Gallenblasenwandverdickung, Ablösung der innersten Wandschicht oder Ausbildung von Membranen im Gallenblasenlumen häufig Ausdruck einer intramuralen Abszedierung (👁 **1.10, 1.11**)
- Im Gallenblasenlumen Sludge. Bei Ausfüllung der gesamten Gallenblase mit flottierenden Echos sehr wahrscheinlich Gallenblasenempyem (👁 **1.11**), jedoch rein sonographisch nicht zu unterscheiden von Sludge. Sludge ist ein unspezifisches Zeichen (Kap. 7, Biliäres System, S. 159), aber eins von mehreren Kriterien der akalkulösen Cholezystitis
- Um die Gallenblase echoarmer Saum, insbesondere zur Leberkontaktfläche, als Ausdruck eines perivesikulären Ödems, ebenfalls unspezifisch. Weitere Ursachen wie bei Gallenblasenwandverdickung, **T 1.1**

- Abdeckung der Gallenblase mit echoreichem Fettgewebe (👁 **1.9, 1.10**), meist weniger ausgeprägt als bei Appendizitis oder Divertikulitis
- Entzündliche Reaktion benachbarter Darmstrukturen, sonographisch als echoarmes Ödem der Darmwand zu erkennen (👁 **1.10**)
- Komplikationen:
  - Perforation: Flüssigkeitsansammlungen um die Gallenblase, meist abgedeckt durch Netz und Nachbarorgane (👁 **1.9**). Art der Flüssigkeit sonographisch nicht zu unterscheiden, z. B. Galle versus Eiter
  - Abszedierung in das Leberparenchym: liquider Herd im Leberparenchym mit Kontakt zur entzündeten Gallenblase. Teilweise schwer von Ödem des Leberparenchyms zu unterscheiden
  - Emphysematöse Cholezystitis: Gaseinschlüsse in der Gallenblasenwand, erkenntlich an Kometenschweifartefakten und Schallschatten, schwer zu differenzieren von steinvoller Gallenblase, Porzellangallenblase und Cholesterolose der Gallenblase (Kap. 7, Biliäres System, S. 164)
  - Seltener: erweiterte Gallenwege infolge Obstruktion des Ductus choledochus (Differentialdiagnose Kap. 7, Biliäres System, S. 167), dann meist Kombination mit Cholangitis

Konsequenz für die Chirurgische Therapie

Befund	Charakteristik	Therapie
Unkomplizierte akute Cholezystitis	typischer klinischer und laborchemischer Befund prall gefüllte, druckschmerzhafte Gallenblase Gallenblasenwandverdickung, perivesikuläres Ödem	bei Symptomen < 72 h laparoskopische Cholezystektomie (alternativ konventionelle Cholezystektomie), bei Symptomen > 72 h konservativer Therapieversuch mit Antibiotika, Cholezystektomie im freien Intervall
Akute komplizierte Cholezystitis	wie oben, zusätzlich: Verdacht auf intramurale oder perivesikuläre Abszedierung	laparoskopische (falls entsprechende Erfahrung), sonst offene Cholezystektomie
Akute komplizierte Cholezystitis	– Tumorverdacht oder – diffuse Peritonitis oder – dekompensierte Leberzirrhose oder – große Voroperation im Operationsgebiet	offene Cholezystektomie
Akute Cholezystitis mit mechanischer Cholestase	Zeichen der akuten Cholezystitis, zusätzlich Ikterus, laborchemisch Erhöhung der Cholestase-Werte, sonographisch erweiterte Gallenwege	wenn möglich ERCP und endoskopische Therapie der Obstruktion, Cholezystektomie im Intervall; alternativ Cholezystektomie mit intraoperativer Cholangiographie, ggf. Gallengangrevision

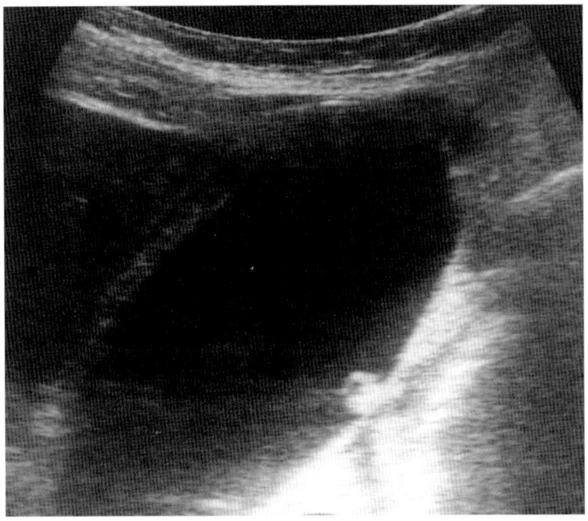

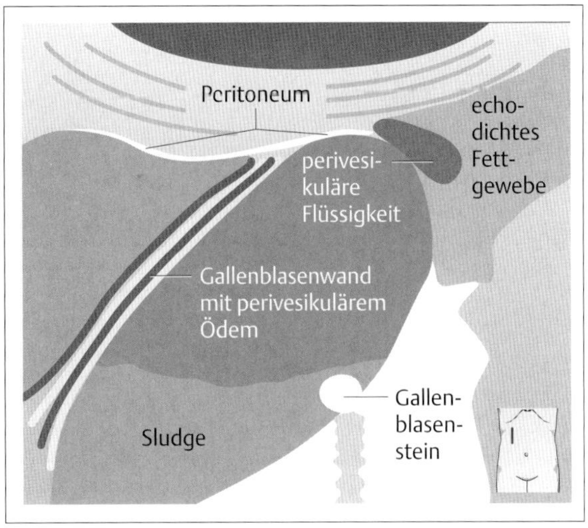

1.9 a Akute Cholezystitis mit gedeckter Perforation im Gallenblasenfundus. Gallenblase prall gefüllt, wölbt sich gegen Bauchwand vor. Wand nur leicht verdickt (5 mm) infolge hoher Wandspannung, dreischichtige Wandstruktur. Echoarmer perivesikulärer Saum entsprechend einem Ödem. Um den Gallenblasenfundus echodichtes Fettgewebe, nicht mehr abzugrenzen von Gallenblasenwand. Im Fettgewebe kleine Flüssigkeitsansammlung, entsprechend einer gedeckten Perforation. Gallenblasenlumen: Stein mit Schallschatten und Sludge.

1.9 b Schemazeichnung.

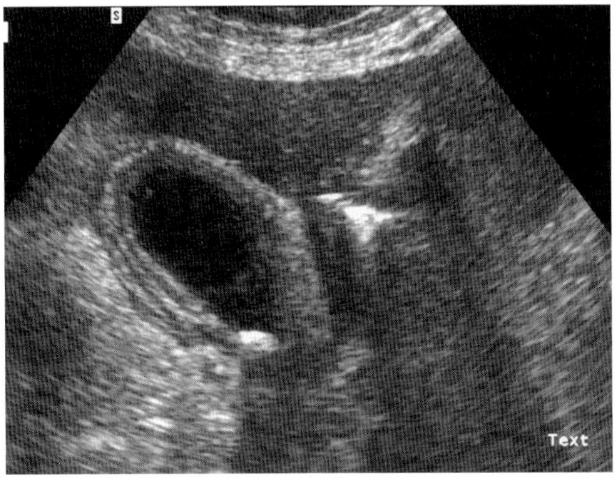

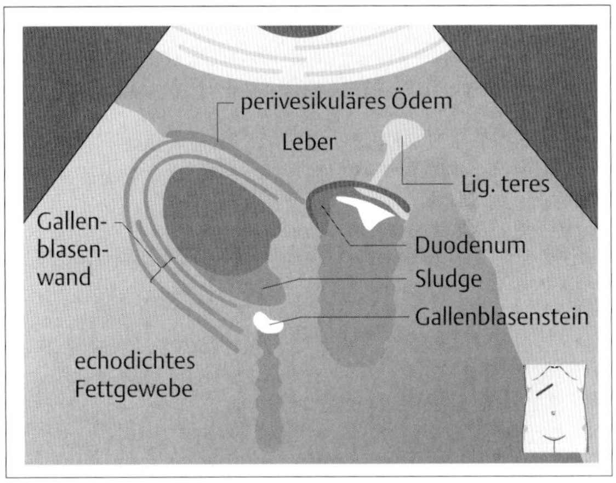

1.10 a Akute Cholezystitis: Gallenblase prall gefüllt, stark verdickte, mehrschichtige Wand (11 m). Umgebungsreaktionen: perivesikuläres Ödem, abdeckendes echoreiches Fettgewebe, Duodenalwandödem. Gallenblasenlumen: Stein mit Schallschatten und Sludge.

1.10 b Schemazeichnung.

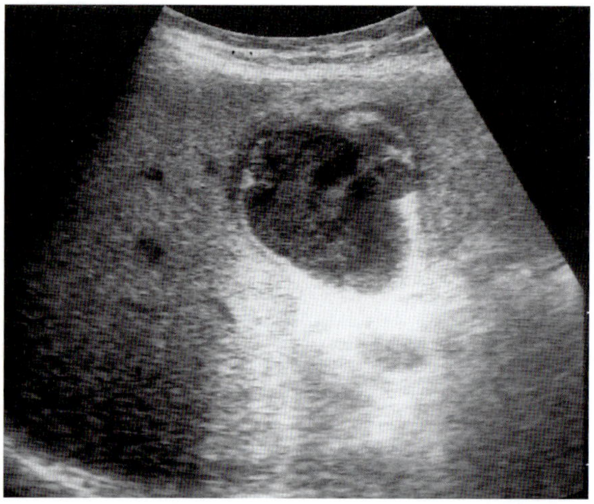

1.11 a Akute Cholezystitis mit Gallenblasenempyem und intramuralen Abszessen: Gallenblase prall gefüllt, Wandverdikkung mit Dreischichtung, intramurale echoarme Herde. Gallenblasenlumen mit zahlreichen feinverteilten intensen Echos.

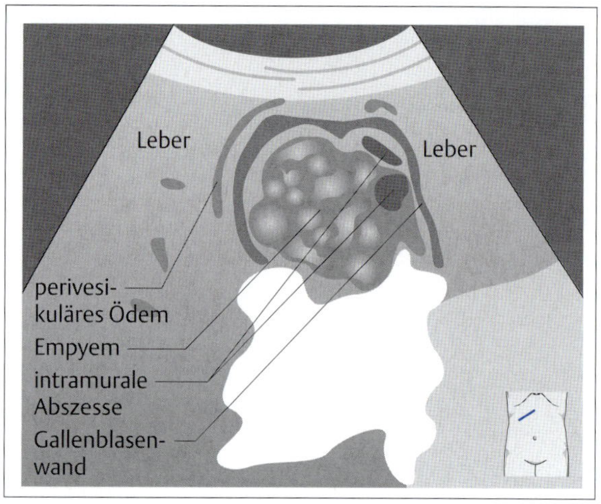

1.11 b Schemazeichnung.

1.1 Ursachen der diffusen Gallenblasenwandverdickung

Primär erkranktes Organ	Erkrankung	Sonographische Charakteristik der Gallenblasenwand
Gallenblase	akute Cholezystitis	meist echoarm, mehrschichtig, eventuell intramurale Herde, prall gefüllte Gallenblase
	chronische Cholezystitis	echoreich
	Gallenblasenkarzinom, -lymphom oder anderes seltenes Neoplasma	meist fokal, selten diffus, Destruktion der Wandschichtung, meist echoarm
	Adenomyomatose	s. Kap. 7, Biliäres System
	Gallenblasenvarizen	tubuläre Strukturen mit venösem Fluß im Doppler-Sonogramm
Leber	akute Hepatitis	Wand drei- oder mehrschichtig, echoarm, Gallenblase meist wenig gefüllt
	portale Hypertension	
	entzündliche oder maligne Herde in der Nähe der Gallenblase	
Andere abdominelle Organe	Aszites	
	Periteonealkarzinose	
	penetriertes gastroduodenales Ulkus	
	Pankreatitis	
Erkrankungen mit Hyperhydratation	Rechtsherzinsuffizienz	
	Leberinsuffizienz	
	Niereninsuffizienz	
	Hypoproteinämie	

Akute Pankreatitis

Relevante Basisinformationen

- Pathophysiologie: Autodigestion des Pankreas durch vorzeitige Aktivierung der Pankreasenzyme intrazellulär oder intraduktal, Ödem und eventuell Nekrose von Parenchym und Fettgewebe, vermehrte Gefäßpermeabilität mit lokaler Exsudation, bei schweren Formen auch systemisch („capillary leakage"). Somit Verlust an intravasalem Volumen; Volumenverlust zusammen mit Gefäßdilatation Ursache des Schocks

Ursachen

- Häufig: Alkohol, Cholelithiasis; bei Ursache Alkohol häufig als akuter Schub einer chronischen Pankreatitis
- Selten: medikamentös, infektiös (viral, parasitär), autoimmun, ischämisch (Schock, kardiopulmonale Chirurgie, Vaskulitis), lokale Ursachen (z. B. Trauma, Ulkuspenetration, ERCP), metabolisch (Hyperkalzämie, Hyperlipidämie) u. a.

Häufigkeit

- ca. 40 Fälle/100 000 Einwohner/Jahr

Symptome

- konstanter starker Ober- und Mittelbauchschmerz, ausstrahlend in Rücken, Flanken und Unterbauch. Geblähtes, mäßig gespanntes Abdomen durch intestinale Hypomotilität und chemische Peritonitis, eventuell Schock
- Zwei Schweregrade mit unterschiedlicher Prognose:
  - Ödematöse Pankreatitis (ca. 85%), günstige Prognose
  - Nekrotisierende Pankreatitis (ca. 15%), häufig mit Multiorganbeteiligung, Letalität ca. 30%, meist bedingt durch Infektion der Nekrosen. Nekroseninfektion in 40–70%, Maximum in der 3. Krankheitswoche

Diagnose

- typische klinische Symptome und Serum-Amylase und -Lipase > dreifacher Normwert. Enzymaktivierung im Serum korreliert nicht mit Schweregrad. Differenzierung der beiden Verlaufsformen anhand klinischer und laborchemischer Scores („Ranson", „APACHE II", CRP > 120 mg/l u. a.) und mittels Schnittbildverfahren (Sonographie, Goldstandard: CT mit intravenösem Kontrastmittelbolus zur Identifizierung von Nekrosen, d. h. nicht-perfundierter Pankreasanteile) (United Kingdom Guideline 1998, Block et al. 1985)
- Sonographische Diagnostik eingeschränkt sensitiv, da in ca. 30% der Fälle mit nur ödematöser Pankreatitis keine Veränderung zu erkennen (Habscheid 1987) und da häufig Darmgasblähung mit Überlagerung, insbesondere bei schweren Verlaufsformen (Schölmerich et al. 1989). Bei guter Beurteilbarkeit haben sonographische Befunde eine hohe Spezifität und einen hohen positiven prädiktiven Wert (Hollerbach et al. 1994)
- Sonographie von besonderer Bedeutung für Erfassung von Komplikationen und Verlaufsbeurteilung. Nachweis der Nekroseninfektion ist für Operationsindikation von Bedeutung, kann durch sonographisch gezielte Feinnadelpunktion der Nekrosen und/oder Flüssigkeitsansammlungen erfolgen (Rau et al. 1998)
- *Weiterführende Diagnostik:* Labor (Pankreasenzyme, Entzündungsparameter, Blutbild, Elektrolyte, Glukose, Leber- und Nierenwerte, Blutgasanalyse), CT, bei biliärer Ursache ERCP, Endosonographie, MRCP

Sonographische Befundkriterien

- **Ödematöse Pankreatitis**
  - Schwellung eines Teils oder des gesamten Pankreas, erkennbar an echoarmer Struktur und Volumenzunahme (👁 **1.12**) (Normwerte für Pankreasdurchmesser Kap. 7, Pankreas, S. 146). Echoarmut ist abhängig von vorbestehender Pankreasstruktur, somit fällt Echoarmut geringer aus bei vorbestehender chronischer Pankreatitis, Alterspankreas oder Pankreaslipomatose
  - Fokale akute Pankreatitis häufig im Kopfbereich (Loren et al. 1999), Differentialdiagnosen: relativ echoärmere ventrale Pankreasanlage, vermutlich meist als Folge einer Fettverteilungsstörung (Matsumoto et al. 1995), Pankreasmalignom
  - Vor allem bei vorbestehender chronischer Pankreatitis fleckige Echoarmut oder Nebeneinander von echoarmen und echoreichen Zonen (👁 **1.13, 1.16**)
  - Echoarmer Saum peripankreatisch (👁 **1.12**)
  - Flüssigkeit in der Bursa omentalis, wenig Flüssigkeit eventuell auch im übrigen Peritonealraum
  - Ödematöse, d. h. echoarme Magenhinterwand kaum von Flüssigkeit in der Bursa omentalis zu trennen (👁 **1.12**), Gallenblasenwandverdickung (Nyberg u. Laing 1983)
  - Pankreasgang meist nicht abgrenzbar, da durch Ödem komprimiert. Ausnahmen: vorbestehende Pankreasgangdilatation bei chronischer Pankreatitis (👁 **1.16**) oder Pankreasgangobstruktion
- **Nekrotisierende Pankreatitis**
  - Befunde wie bei ödematöser Pankreatitis, zusätzlich:
  - Liquidation des Pankreasparenchyms, d. h. sonographisch sehr echoarme bis nahezu echofreie Struktur (👁 **1.13, 1.16**). (Differenzierung Pankreasödem versus -nekrose mit Sonographie weniger exakt als mit i.v.-Kontrast-CT.)
  - Ausgefranste Pankreaskontur (👁 **1.13, 1.16**)
  - Fettgewebenekrosestraßen in Form von echoarmen bis echofreien Strukturen im vorderen Pararenalraum beidseits (👁 **1.15**), im Mesokolon, im Mesenterium (👁 **1.17**) und im kleinen und großen Netz.

Eventuell Ausbreitung in den Unterbauch. Fettgewebenekrosen auch noch entfernt im Mediastinum, Subperitoneum oder Skrotum möglich. Fettgewebe im Perirenalraum meist nicht nekrotisch, da durch Gerota-Faszie geschützt (👁 **1.15**)

- Aszites in der Bursa omentalis (👁 **1.13, 1.16**) und im gesamten übrigen Peritonealraum, z.B. subhepatisch, subphrenisch, im Unterbauch. Peritoneale Flüssigkeit ist meist Ausdruck eines Exsudats, jedoch Differenzierung von Blut oder hämorrhagischem Exsudat sonographisch nicht möglich. Vermischung von Exsudat, Blut und Fettgewebenekrosen zu einem semisoliden Material mit netziger, spinnwebenartiger Struktur, ähnlich dem sonographischen Bild einer intraabdominellen Blutung (👁 **1.17**)
- Darmwandödem (👁 **1.15, 1.17**) infolge der chemischen Peritonitis und/oder Perfusionsstörung (systemische Kapillarschädigung, Infiltration des Mesenteriums)
- Flüssigkeitsansammlungen auch möglich in der Darmwand, insbesondere in der Pars descendens duodeni, sowie in Leber und Milz, meist subkapsulär (👁 **1.17**)

– **Sonographischer Beitrag zur Ursachenklärung:**
  - Bei biliärer Pankreatitis: Hinweisend: Cholezystolithiasis. Sehr wahrscheinlich bei Gallengangdilatation (👁 **1.12**) und Erhöhung von laborchemischen Cholestaseparametern oder bei sonographisch dargestellter Choledocho-Cholangiolithiasis (Kap. 7, Biliäres System, S. 162). Beachte weitere Differentialdiagnosen erweiterter Gallenwege bei akuter Pankreatitis: Stenose des Ductus choledochus durch Ödem des Pankreaskopfes oder Röhrenstenose bei zusätzlicher chronischer Pankreatitis
  - Bei alkoholischer Pankreatitis: häufig Zeichen der chronischen und zusätzlich der akuten Pankreatitis (👁 **1.16**), Leberverfettung, eventuell Leberzirrhose

– **Sonographisch darstellbare Komplikationen im Verlauf**
  - Pleuraerguß, links häufiger als rechts
  - Darmdilatation bis hin zum paralytischen Ileus (s. dort, S. 14)
  - Magenentleerungsstörung bei Darmparalyse oder infolge Duodenalstenose durch Pankreaskopfschwellung, Pankreaskopf-Pseudozyste (Kap. 7, Chronische Pankreatitis, S. 147 ff.) und/oder Schwellung der Duodenalwand (👁 **1.17**).
  - Obstruktion des Ductus choledochus mit Dilatation
  - Ausbildung von Pseudozysten durch fibröse Abkapselung und Abrundung der Flüssigkeitsansammlungen im Pankreas (👁 **1.14**) oder entlang der oben erwähnten Nekrosestraßen. Definitionsgemäß sollte frühestens 4 Wochen nach akutem Schub von Pseudozysten gesprochen werden, bis dahin von Flüssigkeitsansammlung (United Kingdom Guideline 1998)
  - Infektion der Flüssigkeitsansammlung oder der Pseudozyste sonographisch nicht zu erfassen, es sei denn durch Darstellung von Gas bei anaerober Bakterienbesiedlung. Nachweis der Infektion durch sonographisch gestützte Feinnadelpunktion (👁 **1.14**)
  - Venöse Thrombosen, insbesondere der V. lienalis, seltener der Pfortader und/oder V. mesenterica superior
  - Arterienarrosion mit Farb-Doppler-Sonographie zur erfassen (Kap. 7, Chronische Pankreatitis, S. 149)

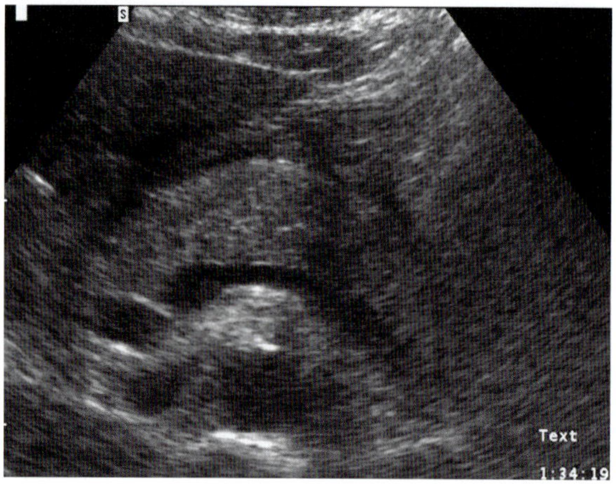

👁 **1.12 a** Akute ödematöse Pankreatitis. Pankreas geschwollen, Pankreaskorpus 23 mm Durchmesser, Echostruktur feinfleckig echoarm, peripankreatisches Ödem geht über in die echoarme hintere Magenwand. Ductus choledochus erweitert (11 mm) als Hinweis für biliäre Genese der Pankreatitis.

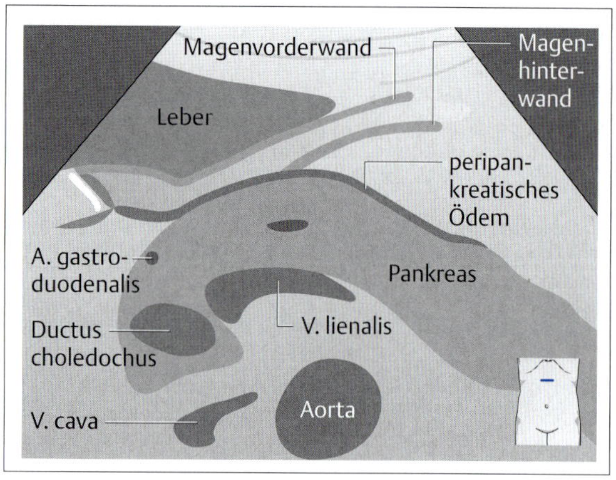

👁 **1.12 b** Schemazeichnung.

Konsequenz für die Chirurgische Therapie

Befund	Charakteristik	Therapie
Akute ödematöse Pankreatitis	typische Symptome mit Oberbauchschmerzen, Pankreasenzyme > dreifach der Norm, echoarme Schwellung des Pankreas, peripankreatisches Ödem, Bursaerguß	konservative Therapie, keine prophylaktische Antibiotikagabe
Akute nekrotisierende Pankreatitis	zusätzlich liquides Pankreasparenchym, ausgefranste Pankreaskontur, Nekrosestraßen, CRP > 120 mg/l	konservative Therapie auf Intensivstation, prophylaktische Antibiotikagabe; bei Verschlechterung/Infektion Laparotomie mit Nekrosektomie, Lavage und Drainage
Biliäre Genese der Pankreatitis	Choledocholithiasis und/oder erweiterter Ductus hepatocholedochus mit laborchemisch erhöhten Cholestaseparametern	ERCP mit ggf. Papillotomie und Steinextraktion oder nasobiliärer Sonde; alternativ: Laparotomie mit Cholezystektomie und Gallengangrevision
Pankreasabszeß	klinische Infektzeichen, durch Membran abgekapselte Flüssigkeitsansammlung im Pankreas oder entlang der Nekrosestraßen, eventuell mit Gaseinschluss im Feinnadelpunktat eitriges Aspirat	Drainage: präferentiell bei lokalisierter, gut zugänglicher Flüssigkeitsansammlung endoskopisch zum Magen oder Duodenum oder perkutan; alternativ Laparotomie mit Abszeßausräumung und Drainage

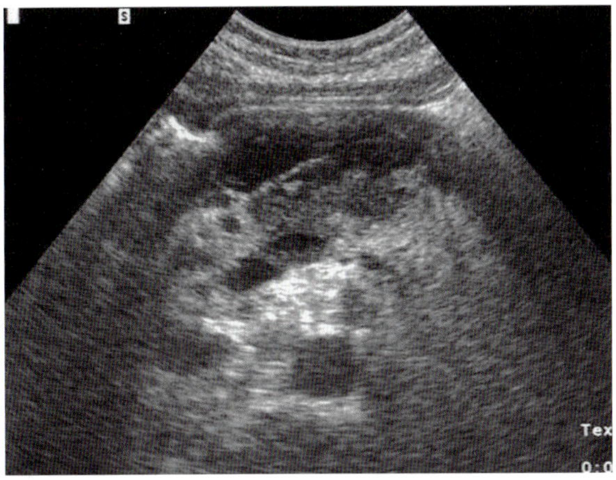

1.13 a Akute nekrotisierende Pankreatitis. Ödem im Pankreaskorpus, echoarme Struktur im Gegensatz zur echoreicheren Struktur von Kopf und Schwanz. Im ventralen Anteil des Pankreaskorpus echofreie Struktur mit ausgefranster Kontur entsprechend Parenchymnekrose. Flüssigkeit in der Bursa omentalis.

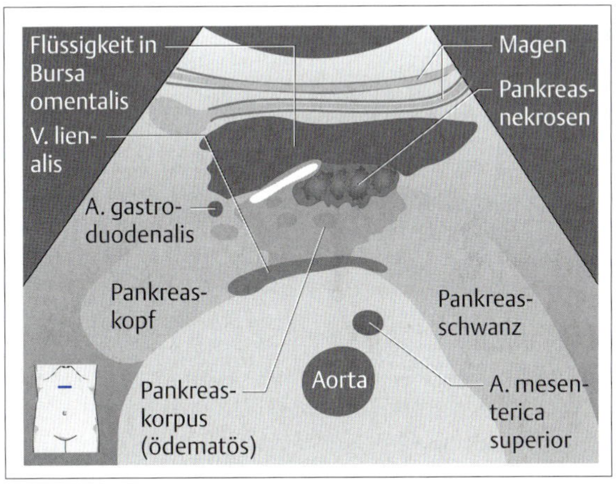

1.13 b Schemazeichnung.

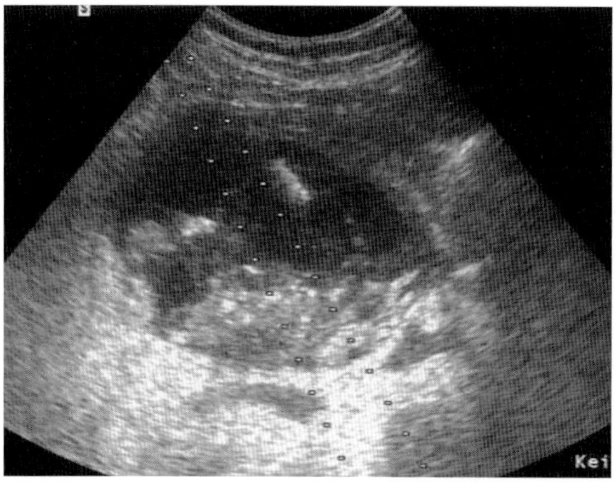

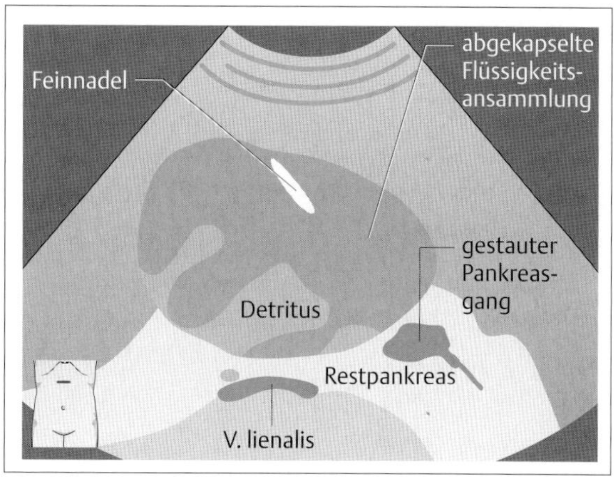

1.14 a Gleicher Patient wie Abbildung 1.13. Nach 11 Tagen Ausbildung einer abgekapselten Flüssigkeitsansammlung (maximaler Durchmesser 9,5 cm) ausgehend vom Pankreaskorpus; Detritus in der Flüssigkeitsansammlung. Feinnadelpunktion mit eingeblendeter Führungslinie zum Nachweis einer Infektion und zur Entlastung.

1.14 b Schemazeichnung.

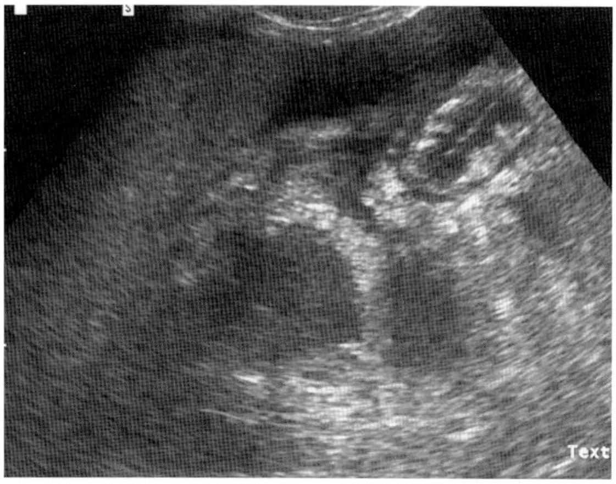

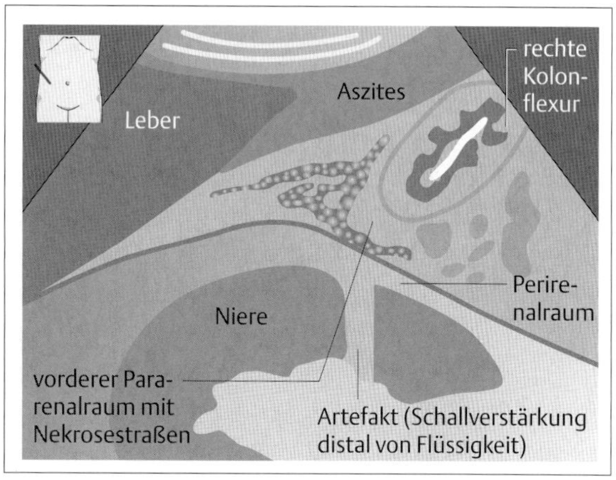

1.15 a Fettgewebenekrosen im vorderen Pararenalraum rechts (Flankenschnitt rechts), erkennbar an echoarmen Straßen, das erhaltene echoreiche Fettgewebe durchziehend; ödematöses Kolon; Aszites.

1.15 b Schemazeichnung.

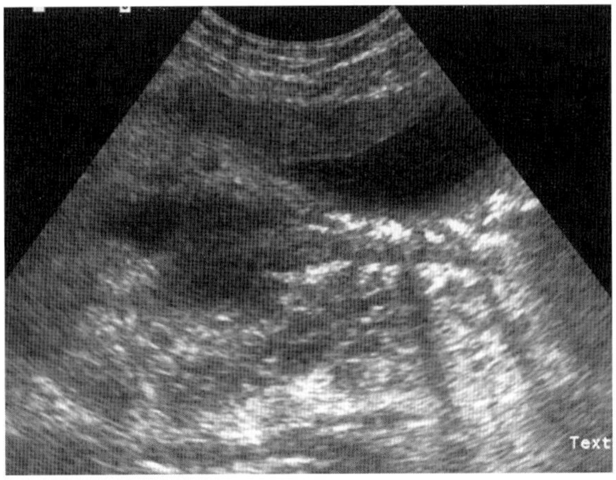

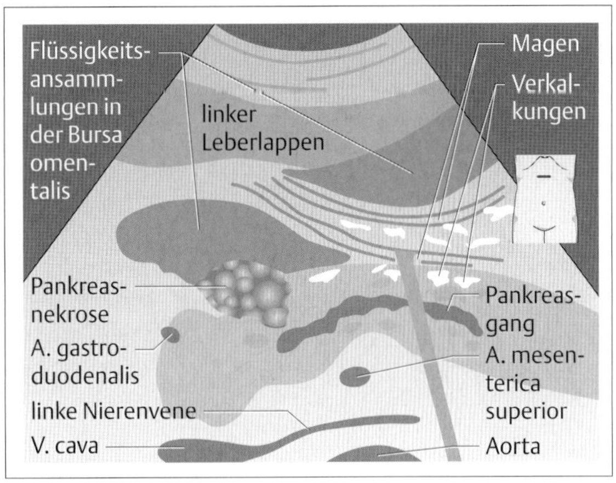

1.16 a Akuter Schub einer chronischen Pankreatitis. Pankreas atrophisch mit netzig echoreicher Struktur, Verkalkungen und unregelmäßig erweitertem Gang (maximal 5 mm). Zwischen den echoreichen Strukturen und Verkalkungen fleckige echoarme Bezirke sowie am Übergang Pankreaskopf/-korpus lokale Nekrose mit Verlust der ventralen Kontur. Flüssigkeit in der Bursa omentalis, sowohl dorsal wie ventral des Magens. Luft zwischen den Magenfalten sollte nicht mit Pankreasverkalkungen verwechselt werden.

1.16 b Schemazeichnung.

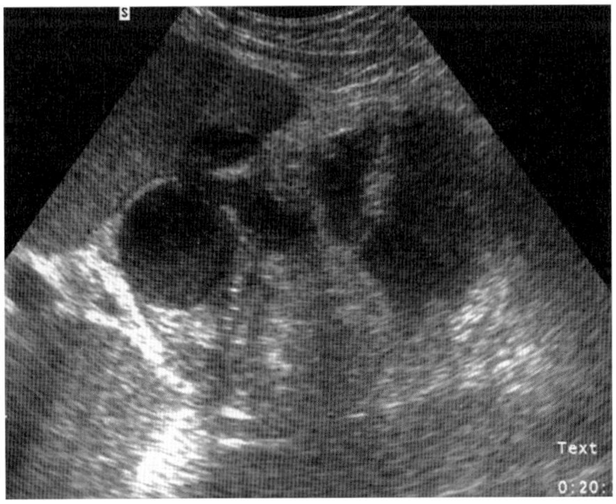

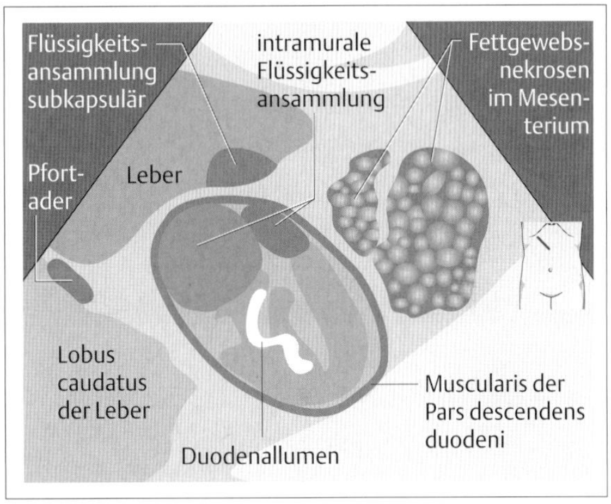

1.17 a Gleicher Patient wie 1.16 2 Wochen nach Symptombeginn. Sich abkapselnde Flüssigkeitsansammlungen im Mesenterium, subkapsulär an der Viszeralfläche der Leber und in der ödematösen Wand der Pars descendens duodeni. Duodenallumen eingeengt.

1.17 b Schemazeichnung.

Ileus

Relevante Basisinformationen

- Die sonographische Ileusdiagnostik basiert auf dem Nachweis der Magen- und Darmdilatation (👁 **1.18, 1.19, 1.22, 1.23**) (Ko et al. 1993, Seitz et al. 1998)
- Messung der Darmdilatation leicht durchführbar bei Flüssigkeit im Lumen, schwierig oder unmöglich bei Gasgehalt. Somit besondere Bedeutung der sonographischen Diagnostik in der Frühphase des Ileus (Seitz et al. 1998)
- Differenzierung von mechanischem und paralytischem Ileus anhand der Peristaltik. Bei verminderter Peristaltik ist Differenzierung zwischen fortgeschrittenem mechanischem Ileus und inkomplettem paralytischem Ileus gelegentlich nicht möglich
- Höhenlokalisation des Verschlusses beim mechanischen Ileus häufig möglich, seltener die Darstellung der Verschlußursache (Ko et al. 1993), z. B. Hernie, entzündlicher oder neoplastischer Tumor, Strangulation (👁 **1.20**), Invagination, Gallenstein (👁 **1.22**), Bezoar u. a.
- Hinweise für Ursache des paralytischen Ileus durch Zeichen der Darmischämie (s. dort, S. 21) oder durch Zeichen einer Begleit- oder Grunderkrankung, z. B. Pankreatitis, Herz- oder Niereninsuffizienz u. a.
- Freie peritoneale Flüssigkeit im fortgeschrittenen Stadium des Ileus oder als Folge einer Begleit- oder Grunderkrankung
- *Weiterführende Diagnostik:*
  Röntgen-Abdomen im Stehen und Röntgen-Thorax, abdominelles CT

Sonographische Befundkriterien

- **Dilatiertes Magenantrum** im Epigastrium darstellbar, in Rückenlage jedoch meist gasgefüllt. Flüssigkeitsgefüllter Korpus und Fundus in der Axillarlinie ventral der Niere, kaudal der Milz darzustellen
- Dünndarmweite von 2 – 3 cm entspricht meist einem Subileus, mehr als 3 cm einem Ileus (👁 **1.18, 1.19, 1.22**)
- Infolge vermehrter **Flüssigkeitsfüllung des Jejunums** kommen die Kerckring-Falten besser zur Darstellung mit dem Bild des „Klaviertasten-" oder „Leiter-Phänomens" (👁 **1.18, 1.19, 1.22**)
- **Dickdarmdurchmesser** wegen stärkerem Gasgehalt häufig schlechter beurteilbar. Dickdarmweite abhängig von der physiologischen individuellen Weite des Kolons, maximal im Bereich des Caecums. Weite des linken Kolons über 5 cm als pathologisch zu werten (👁 **1.23**)
- **Peristaltik** zu beurteilen durch Bewegungen von Chymus- und Gasreflexen in der luminalen Flüssigkeit sowie durch Kontraktionen der Darmwand, Abgrenzung zu passiven Bewegungen des Darms infolge Atembewegungen notwendig
- Beim **paralytischen Ileus** verminderte Peristaltik, beim mechanischen Ileus prästenotisch vermehrte Peristaltik und Pendelperistaltik. Hinweise für die Lokalisation der Obstruktion beim mechanischen Ileus durch Diskrepanz zwischen prästenotischer Dilatation und poststenotisch geringer Füllung des Darms („Hungerdarm", 👁 **1.19**) sowie ggf. durch direkten sonographischen Nachweis der Obstruktionsursache, z. B. durch Tumor (Kap. Gastrointestinaltrakt, Tumoren), Entzündung (Kap. 7, Chronisch-entzündliche Darmerkrankungen) oder Invagination (Kap. 18, Sonographie in der Pädiatrie). Gelegentlich ist der strangulierte Darmabschnitt selbst darstellbar, zum Beispiel als Hernieninhalt oder beim Bridenileus als ödematöses aperistaltisches Darmsegment (👁 **1.20**)
- **Gallensteinileus:** regelmäßig Gas im Gallenblasenlumen (👁 **1.21**) in Kombination mit Zeichen des mechanischen Ileus (👁 **1.22**), eventuell Nachweis des Gallenblasenkonkrementes (👁 **1.22**) im Darmlumen (cave: Differentialdiagnose verkalkte mesenteriale Lymphknoten)

Konsequenz für die Chirurgische Therapie

Befund	Charakteristik	Therapie
Mechanischer Ileus	klinisch akutes Abdomen, Erbrechen, sonographisch prästenotische Darmdilatation (Dünndarm mehr als 3 cm) und Pendelperistaltik, leerer Darm distal des Verschlusses	Röntgen-Abdomen, chirurgische Intervention (Tumorresektion, Adhäsiolyse, Bridenlösung, Hernienverschluß etc.)
Mechanischer „Subileus"	Dünndarmdurchmesser auf 2–3 cm dilatiert, klinisch geringere Symptomatik im Vergleich zum manifesten Ileus	Wiederherstellung der Darmpassage mit konservativen Mitteln, ggf. Kontrastmittelpassage mit wäßrigem Kontrastmittel, Endoskopie zur Ursachenklärung, ggf. Hernienreposition
Paralytischer Ileus	Dilatation des gesamten Dünn- und Dickdarms, fehlende Peristaltik (z. B. postoperativ, bei entzündlichen Erkrankungen, Mesenterialischämie, Elektrolytstörungen etc.)	Behandlung der Grunderkrankung, ggf. medikamentöse oder mechanische Magen-Darm-Stimulation

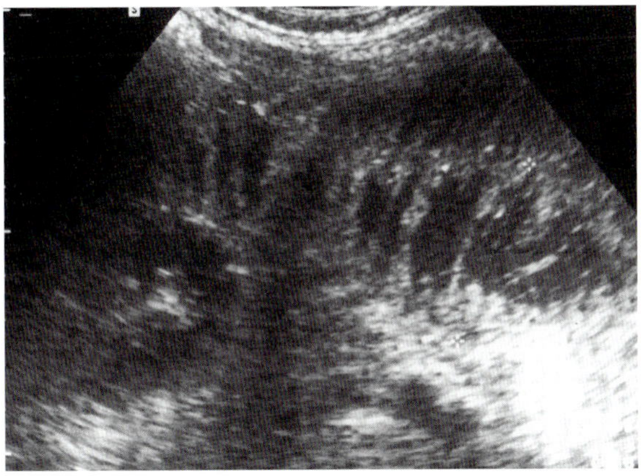

1.18 a Dünndarmileus: Dilatiertes (42 mm) Jejunum mit Klaviertasten- und Leiter-Phänomen.

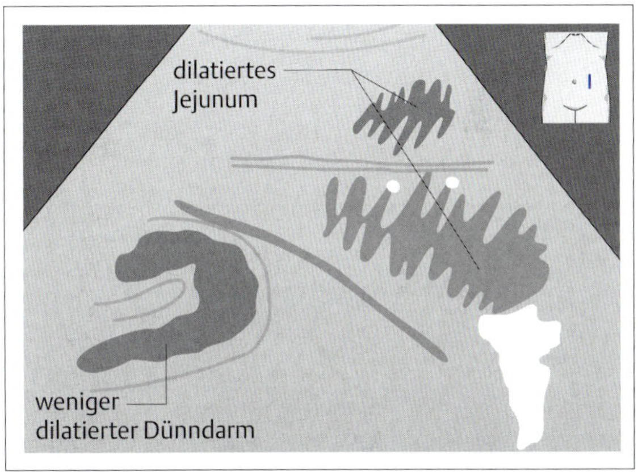

1.18 b Schemazeichnung.

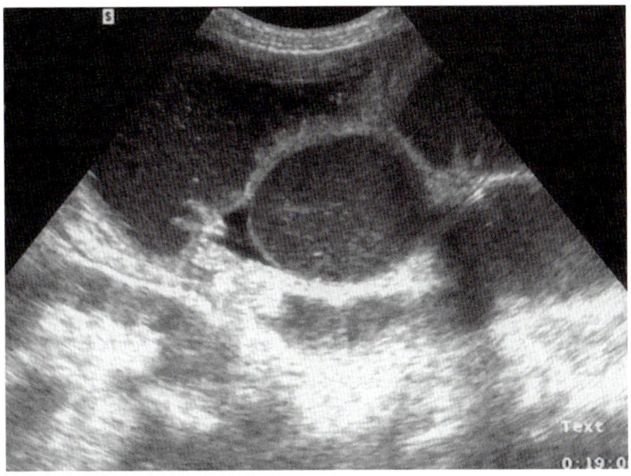

1.19 a Mechanischer Dünndarmileus, intraoperativ Bridenileus: Dünndarm massiv dilatiert (bis 5 cm), Colon ascendens leer, ventral der Niere darstellbar, somit Höhenlokalisation der Obstruktion im unteren Dünndarm zuzuordnen. Kleine Menge Aszites als Zeichen des fortgeschrittenen Ileus.

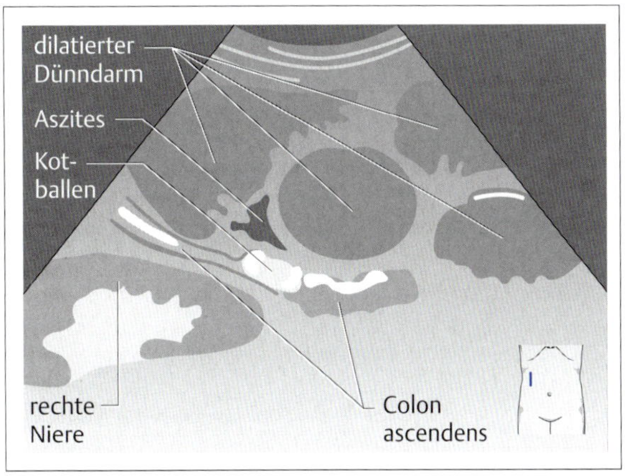

1.19 b Schemazeichnung.

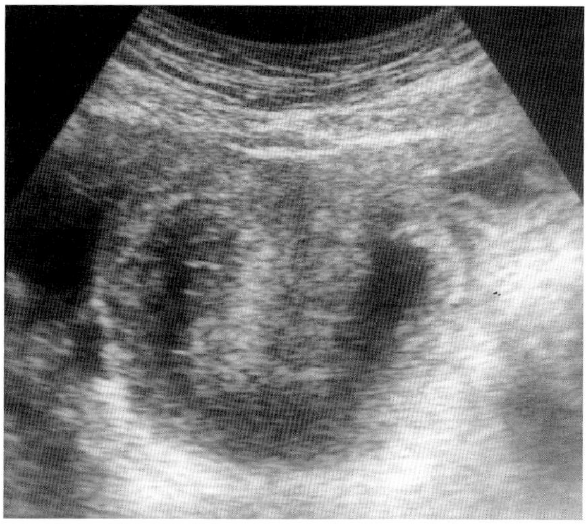

1.20 a Mechanischer Dünndarmileus mit Strangulation, intraoperativ Brideníleus mit segmentaler Dünndarmgangrän: Dilatiertes „ringelwurstförmiges", aperistaltisches Dünndarmsegment mit Darmwandverdickung und Aufhebung der Wandschichtung, entsprechend einem strangulierten Dünndarmsegment. Benachbart dilatierte und nicht-dilatierte Dünndarmsegmente.

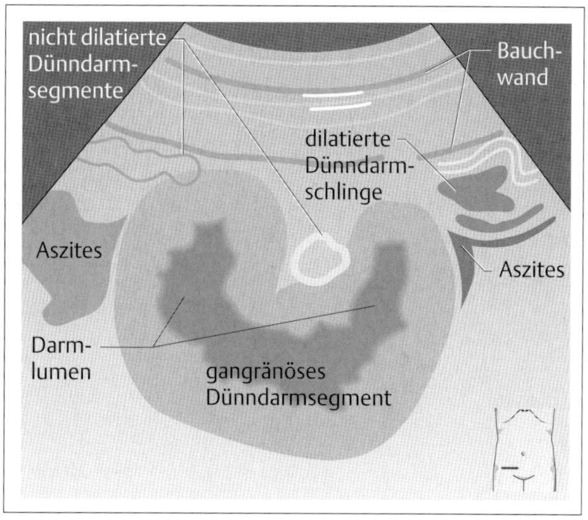

1.20 b Schemazeichnung.

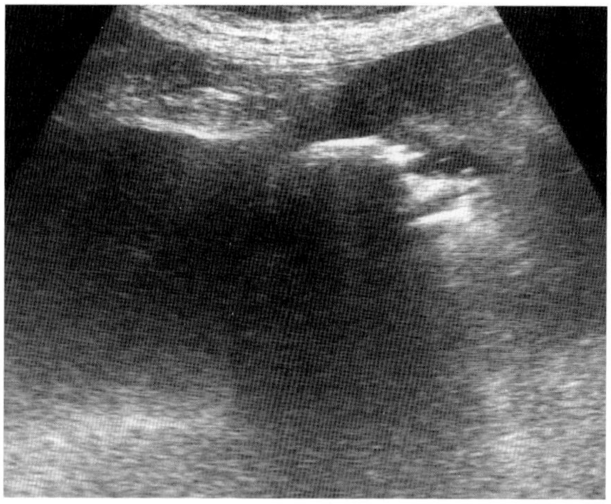

1.21 a Gallensteinileus: Gallenblase mit Gas gefüllt bei unregelmäßig verdickter, somit chronisch entzündlicher Gallenblasenwand, also Verdacht auf Fistel der Gallenblase zum Darmlumen.

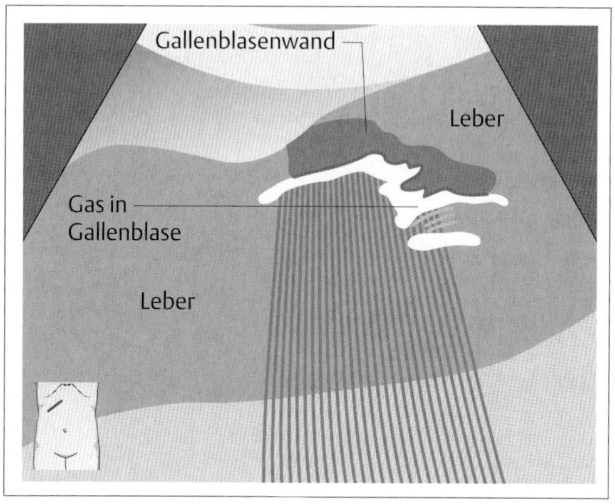

1.21 b Schemazeichnung.

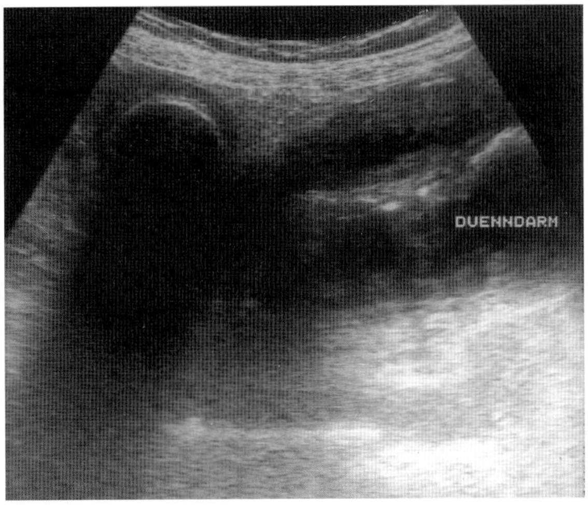

1.22 a Gleiche Patientin wie 1.21: Dilatierter Dünndarm, Gallenblasenkonkrement im Darmlumen, erkennbar an sichelförmiger kompletter Schallreflexion mit schallkopfferner Schallauslöschung. Echoarme Darmwand eng anliegend um das Konkrement.

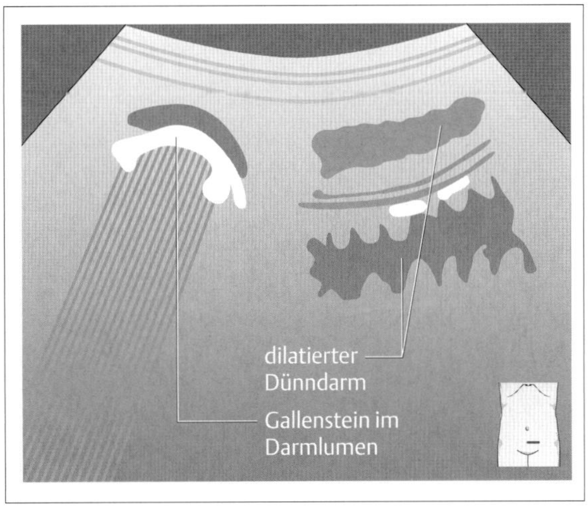

1.22 b Schemazeichnung.

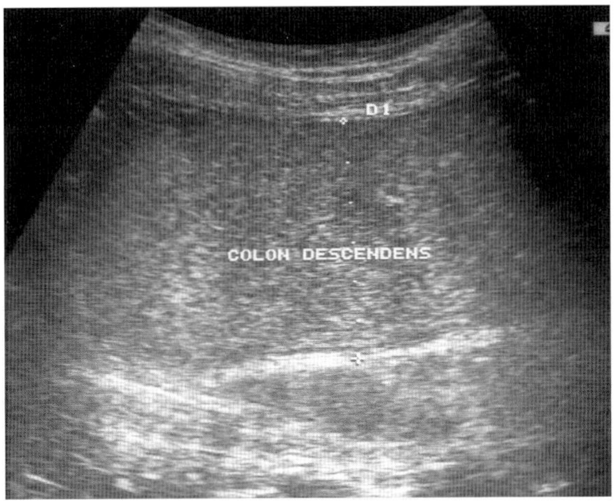

1.23 a Dickdarmileus: Colon descendens mit flüssigem Stuhl gefüllt, dilatiert bis 6 cm.

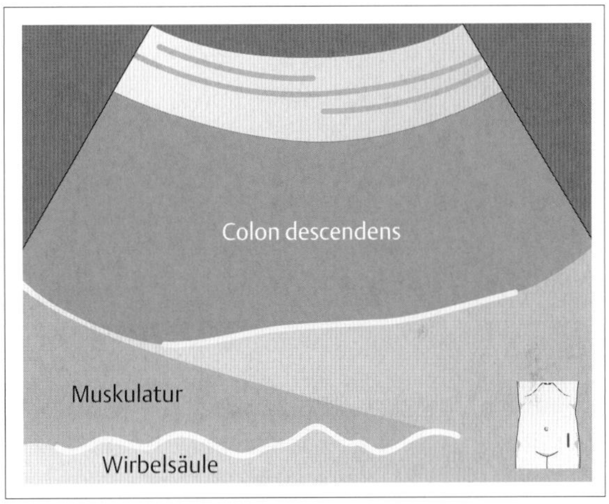

1.23 b Schemazeichnung.

Magen-Darm-Perforation

Relevante Basisinformationen

- Perforation des Magen-Darm-Traktes am häufigsten bei peptischem gastralen oder duodenalen Ulkus. Seltenere Ursachen: Divertikulitis, Trauma, iatrogene Perforation (z. B. bei Endoskopie), Morbus Crohn, Darmischämie, maligner Tumor
- Diagnose anhand klinischer Symptome der Peritonitis und des Nachweises freier peritonealer Luft, „Pneumoperitoneum"
- Sonographisch ist experimentell der Nachweis von 1 ml freier Luft möglich (Seitz u. Reising 1982). Kenntnisse und Erfahrungen zum sonographischen Nachweis freier Luft sind bisher noch spärlicher als für radiologische Methoden, in erfahrener Hand jedoch hohe Aussagekraft und wichtige Ergänzung zum Röntgen (Chang-Chien et al. 1989, Meiser u. Meissner 1986, Seitz u. Reising 1982). Sonographisch teilweise auch Information über Perforationslokalisation (👁 **1.26**) (Patel u. Gopichandran 1999, Tsai et al. 1998, Yamamoto et al. 1997, Yang et al. 1999)
- *Weiterführende Diagnostik:* Nachweis des Pneumoperitoneums mit Röntgen: Röntgen-Abdomenübersicht im Stehen mit Röntgen-Thorax im Stehen oder CT des Abdomens, im CT eventuell auch Nachweis der entzündlichen Wandverdickung
- Nachweis des Pneumoperitoneums gelingt bei einem Drittel der Patienten auch mit Röntgen nicht bei der Erstuntersuchung, sondern erst Stunden nach Einsetzen der klinischen Symptome, daher ggf. wiederholte röntgenologische und sonographische Untersuchung, eventuell nach Endoskopie des oberen Verdauungstraktes
- Asymptomatische freie peritoneale Luft als Zufallsbefund, meist keine Indikation zur Laparotomie (Hoover et al. 1992, Kirchner et al. 1996, Patel u. Gopichandran 1999). Ursachen: nach Laparotomie, nach gynäkologischen Eingriffen, nach gastrointestinaler Endoskopie, insbesondere nach Koloskopie, bei verschiedenen Formen der Pneumatosis intestinalis u. a.

Sonographische Befundkriterien

- **Freie Luft** erkennbar an hellem Reflex entlang des parietalen Peritoneums mit Kometenschweif-, Reverberations- und Schallschatten-Artefakt (👁 1.**24** – 1.**26**)
- Abgrenzung zu Darmgas: freie Luft nicht umgeben von Magen- oder Darmwand, Lagevariation unabhängig von Magen-Darm-Strukturen. Magen-Darm-Strukturen bewegen sich mit den Zwerchfellbewegungen, nicht dagegen die freie Luft, diese sammelt sich bei Körperlagevariation entgegen der Erdanziehung (👁 1.**25**)
- Daher Patienten so lagern, dass die ventrale Leberoberfläche den höchsten Punkt des Bauchraumes ausmacht, also von der Rückenlage etwas in Richtung Linksseitenlage gedreht und Oberkörper leicht anheben. Freie Luft dann entlang der ventralen Leberoberfläche zu erkennen (👁 1.**24**). Verwechslungsmöglichkeiten: Luft in den basalen Lungenabschnitten, Darmgas ventral der Leber („Chilaiditi-Syndrom")
- **Gasreflexe** zwischen Netz und Bauchwand oder in den Schichten des Netzes (👁 1.**25**)
- Bei noch wenig freier Luft Darstellung der vermuteten Perforationsursache anhand der entzündlichen Magen-Darm-Wand-Verdickung und des umgebenden verdichteten Fettgewebes (Kap. 7, Gastroduodenales Ulkus, Appendizitis, Divertikulitis) gelegentlich auch Darstellung von aufsteigenden Luftblasen aus dieser Region (👁 1.**26**) (Patel u. Gopichandran 1999)
- Zusätzlich häufig **freie abdominelle Flüssigkeit** mit schwebenden Echos als Ausdruck der Durchmischung mit Gas, Nahrungsresten oder Entzündungszellen. Aufsuchen der Grenze zwischen freier Flüssigkeit und freier Luft, entsprechend dem röntgenologischen Befund eines Spiegels (👁 1.**24**)
- Im fortgeschrittenen Stadium diffuse echoarme Darmwandverdickung, eventuell auch Gallenblasenwandverdickung, infolge Peritonitis

Konsequenz für die Chirurgische Therapie

Befund	Charakteristik	Therapie
Perforation mit Peritonitis	schmerzhafte gespannte Bauchdecken, sonographisch Gasreflexe in der freien Bauchhöhle, röntgenologisch Bestätigung der freien Luft	Notfall-Laparotomie
V. a. Perforation des oberen Verdauungstraktes	klinische Symptome suspekt für Perforation, sonographisch und röntgenologisch kein Nachweis freier Luft	Endoskopie des oberen Verdauungstraktes und ggf. erneute Bildgebung, im Zweifel Laparoskopie
Freie Luft als Zufallsbefund	sonographisch oder röntgenologisch freie Luft ohne klinische Symptome	Stationäre Beobachtung, Klärung der Ursache

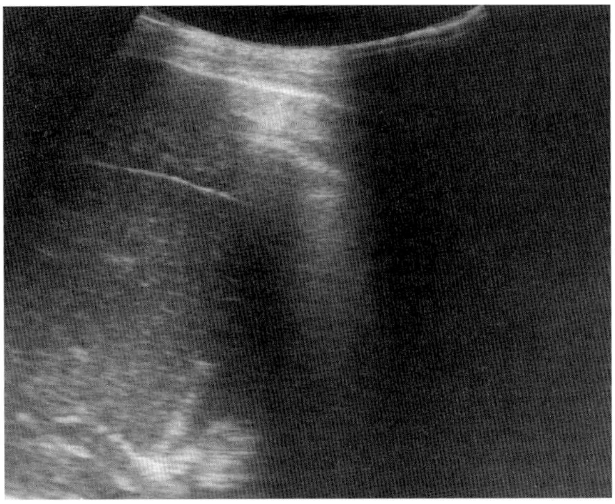

1.24 a Freie Luft und peritoneale Flüssigkeit um die Leber. In der Flüssigkeit flottierende Echos, entsprechend Mageninhalt bei perforiertem Ulcus ventriculi.

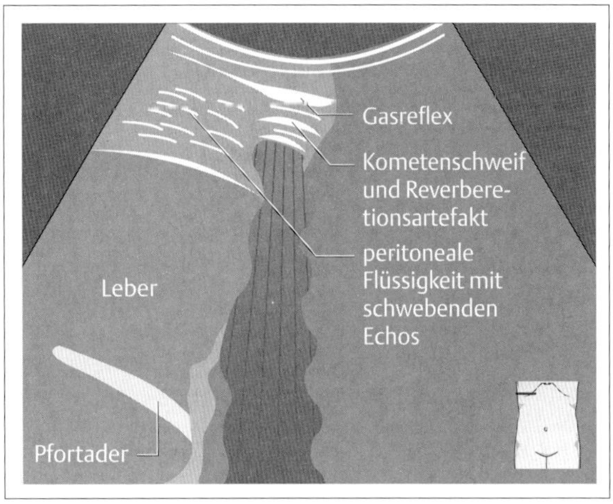

1.24 b Schemazeichnung.

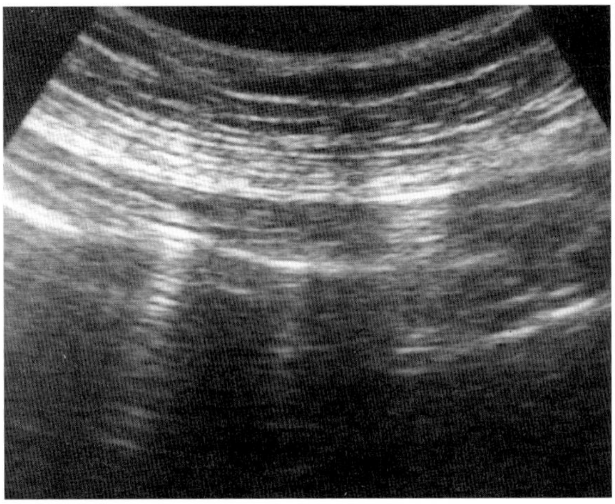

1.25 a Freie Luft zwischen Netz und ventraler Bauchwand, verschiebt sich mit Umlagerung des Patienten. Gasreflexe im Darm nehmen dagegen an Atembewegungen teil.

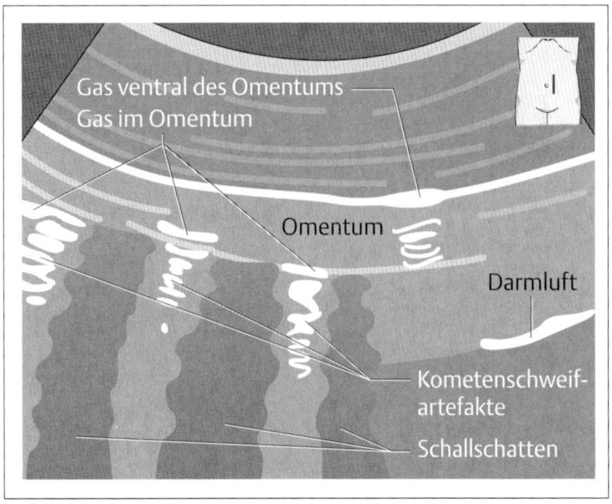

1.25 b Schemazeichnung.

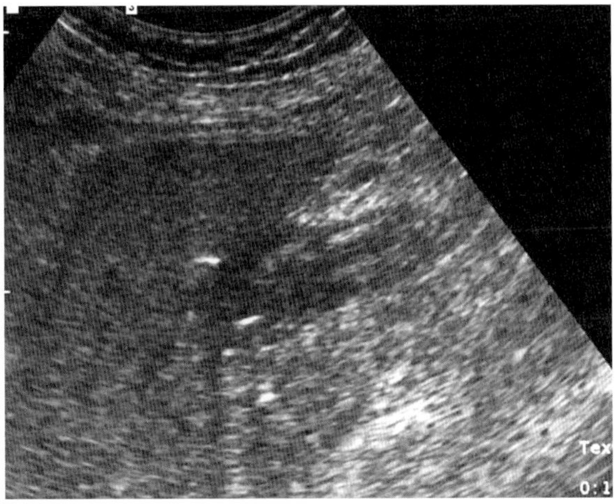

1.26 a Ulcus ventriculi mit intraluminalen Gasreflex in einer echoarm verdickten Magenwand entsprechend der Ulkusnische. Weiterer Gasreflex extraluminal zwischen Magen und Leber entsprechend freier Luft. Fettgewebe von kleinem Netz und Mesenterium verdichtet und kappenartig um das Ulkus angeordnet.

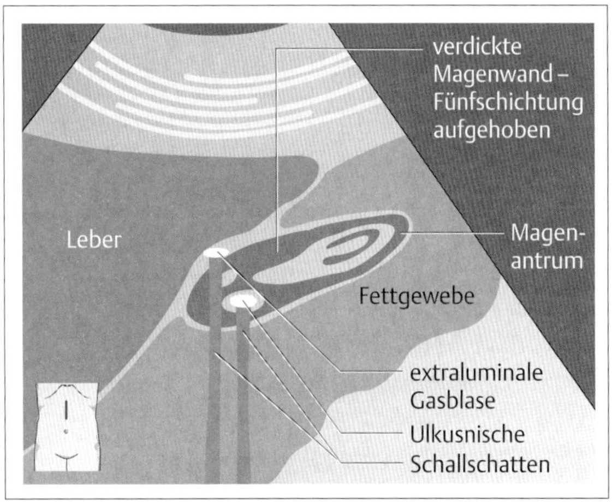

1.26 b Schemazeichnung.

Aortenaneurysma

Relevante Basisinformationen

- Ein „abdominelles Aortenaneurysma“ (AAA) ist eine krankhafte Erweiterung der Bauchschlagader
- Praxisüblich zur Klassifizierung als Bauchaortenaneurysma sind minimale Querdurchmesser > 3 cm
- AAA häufig fusiform und elongiert, sonographische Bestimmung des maximalen Querdurchmessers (oft anterior-posteriorer Durchmesser) für Therapieplanung wesentlich
- 95% aller Aortenaneurysmen im infrarenalen Abschnitt der Bauchaorta
- Inzidenz bei über 65jährigen 4,4–8,4%, Verhältnis Männer : Frauen = 9 : 1
- Exponentielle Beziehung zwischen Aneurysmagröße, Wachstum und Rupturgefahr
- Rupturgefahr bei AAA < 6 cm bis zu 3% und Jahr, ab 6 cm Durchmesser auf bis zu 15% pro Jahr erhöht
- Pathogenetische Bedeutung der Arteriosklerose kontrovers diskutiert, selten Aneurysmen aufgrund von Mykosen, eines Marfan-Syndroms oder einer inflammatorischen Komponente
- Kleine, nicht rupturierte Aneurysmen meist asymptomatisch (80% der AAA-Patienten), können aber als Emboliequelle Ausgangspunkt peripherer arterieller Verschlüsse sein
- Spiral-CT in seiner Aussagekraft der Sonographie bei rupturierten AAA deutlich überlegen, bei Zweifeln an der Diagnose oder eingeschränkter Beurteilbarkeit im Sonogramm unbedingt ein CT durchführen!
- **Symptomatisches AAA:** Rückenschmerzen und diffuse Abdominalschmerzen sind typisch für sich ausdehnende Aneurysmen, eine Penetration in Nachbarorgane ist möglich
- **Rupturiertes AAA:** als Ausdruck einer plötzlichen Wandausdehnung heftige abdominelle Schmerzen (bis zum akuten Abdomen) und Rückenschmerzen, die bis in das Becken oder die linke Flanke einstrahlen können, Schock aufgrund des Blutverlustes

Sonographische Befundkriterien

- Im Querschnitt echoreichere Wand und ein wandständiger, teilweise unregelmäßiger Thrombus mit geringerer Echogenität
- Übergreifen des Aneurysmas auf die Iliakalarterien nicht immer darstellbar
- Bei Ruptur retroperitoneales Hämatom, bei Perforation in die freie Bauchhöhle freie Flüssigkeit darstellbar (👁 **1.27**)
- Bei Dissektion unter Umständen abgelöste Intima als im Lumen flottierendes echoreiches dünnes Band darstellbar

- **Wichtige Fragen an den Ultraschall:**
  - Perforation, freie abdominelle Flüssigkeit
  - Größe und Durchmesser
  - Beteiligung von Viszeral- oder Nierenarterien (Nierenarterienabgang ca. 2 cm kaudal der A. mesenterica superior)
  - Übergriff auf die Iliakalarterien
  - Vorhandensein eines muralen Thrombus
- *Weiterführende Diagnostik:* Kontrastmittel-CT, MRT, DSA

Konsequenz für die Chirurgische Therapie

Befund	Charakteristik	Therapie
AAA	rupturiert mit retroperitonealem Hämatom oder freier intraabdomineller Flüssigkeit	Notoperation (Letalität 60–80%, wenn Patient im Schock)
AAA	nicht rupturiert, aber symptomatisch	Spiral-CT zur Diagnosebestätigung, dringliche operative Versorgung
AAA	nicht rupturiert, nicht symptomatisch	Spiral-CT, Indikation zur Operation bei einem Querdurchmesser von > 5,0–5,5 cm allgemein anerkannt

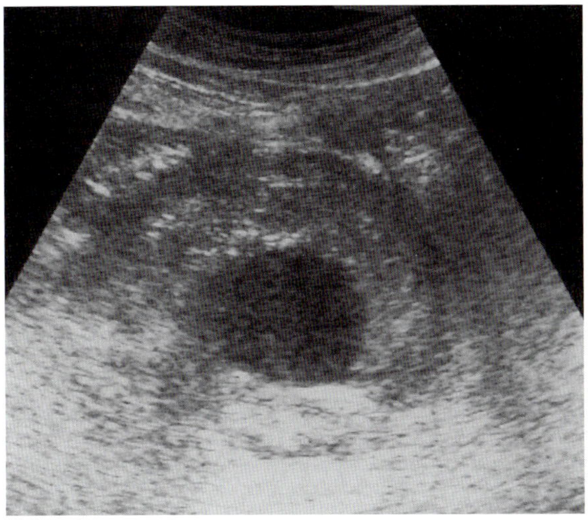

1.27 a Nach rechts retroperitoneal perforiertes abdominelles Aortenaneurysma, transversale Darstellung, Durchmesser anterior–posterior 8 cm.

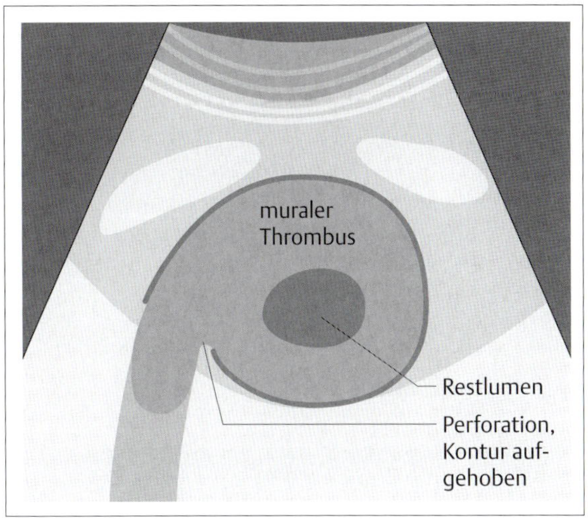

1.27 b Schemazeichnung.

Ischämische Darmerkrankungen

Relevante Basisinformationen

- Pathophysiologisch werden Darmischämien in okklusive und nicht-okklusive Darmischämien unterteilt. Letztere treten insbesondere durch schwere Allgemeinerkrankungen mit vermindertem Herzminutenvolumen und/oder mesenterialen Gefäßspasmen auf. Okklusive Darmischämien sind meist durch arterielle Embolien oder Thrombosen, sehr selten dagegen durch eine venöse Thrombose bedingt. Darmischämien machen 0,5 – 2% der Fälle mit akutem Abdomen aus.

Klinik

- Der klinische Verlauf ist dreigeteilt:
  - Akute Darmkoliken, normale bis gesteigerte Peristaltik
  - Beschwerdebesserung mit verminderter Peristaltik
  - Durchwanderungsperitonitis
- Inkomplette Ischämien der Darmwand, unabhängig ob durch arteriell oder venös bedingte Minderperfusion, führen zunächst zu Ödem oder Nekrose der Mukosa, erst bei kompletter Ischämie zu einer transmuralen Beteiligung
- Arterielle Embolien betreffen häufiger das Stromgebiet der A. mesenterica superior, bei nicht-okklusiver Darmischämie ist die linke Kolonflexur eine Prädilektionsstelle
- Unter günstigen Schallbedingungen Doppler-sonographische Hinweise auf eine arterielle Stenose oder eine venöse Thrombose (Klein et al. 1995, Teefey et al. 1996)

Sonographische Befundkriterien

- Langstreckige zirkuläre, echoarme Wandverdickung, (**1.28, 1.29**)
- Häufig segmentaler Befall
- Im Anfangsstadium nur die Mukosa und Submukosa betroffen, mit verdickten Kerckring- bzw. Semilunar-Falten (röntgenologisch „Thumbprinting"), (**1.28, 1.29**)
- Aufgehobene Peristaltik des betroffenen Segmentes im mittleren und späten Stadium
- Im Spätstadium der Darmischämie Aszites und paralytischer Ileus (**1.30**)
- Intramurales Gas als Ausdruck der Darmwandgangrän (**1.31**), eventuell auch Gasembolie der intrahepatischen Pfortaderäste (**1.32, 1.33**), hinweisend auf schlechte Prognose

- Häufig jedoch schlechte Schallbedingungen durch Darmgasblähung. Darmwanddicke sehr von der Wandspannung, also vom Durchmesser des Darms, abhängig (1.28 – 1.31)
- *Weiterführende Diagnostik:* Angiographie der Arterien des Truncus coeliacus und der Mesenterialarterien, bei Peritonitis entsprechende Perforationsdiagnostik, Laparoskopie

Konsequenz für die Chirurgische Therapie

Befund	Charakteristik	Therapie
Verdacht auf akute arterielle Ischämie oder akute Mesenterialvenenthrombose	akute abdominelle Beschwerden, langstreckige zirkuläre, echoarme Wandverdickung, segmental aufgehobene Peristaltik, eventuell dopplersonographischer Nachweis eines mesenterialen Verschlusses	Angiographie bei nicht-okklusiver Mesenterialischämie radiologisch/internistische Therapie, ggf. chirurgische Thromb- oder Embolektomie bei Verdacht auf transmurale Ischämie Laparoskopie, ggf. Darmresektion

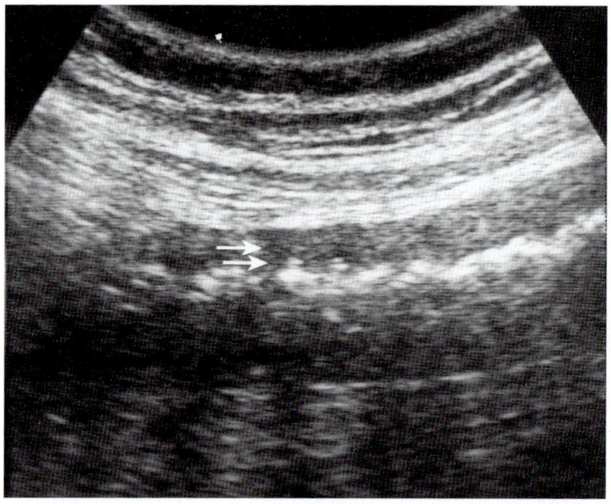

1.28 a Nicht-transmurale Ischämie des Jejunums: Jejunum im Längsschnitt mit echoarmer Schwellung der Mukosa und Submukosa (Pfeile). Kerckring-Falten zu erkennen. Peristaltik vermindert.

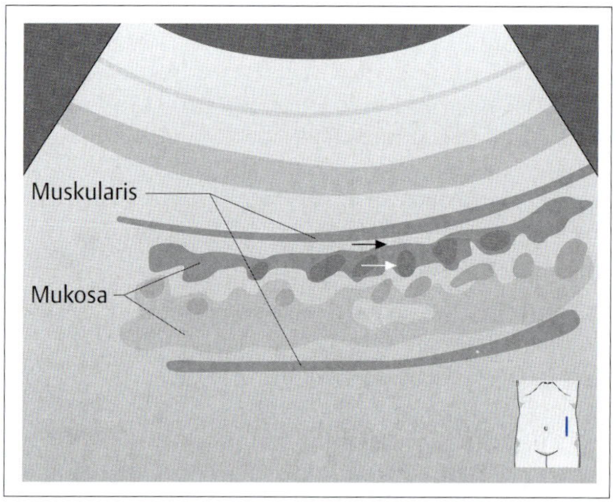

1.28 b Schemazeichnung.

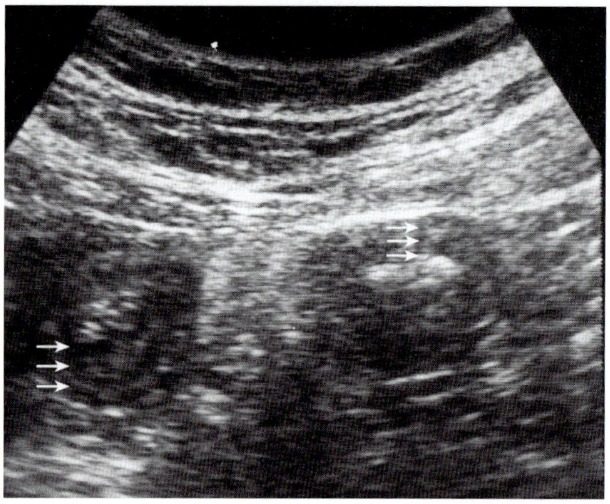

1.29 a Gleicher Patient wie 1.28: Geschwollene Jejunalschlingen im Querschnitt. Drei Pfeile entsprechend Mukosa, Submukosa und Muskularis.

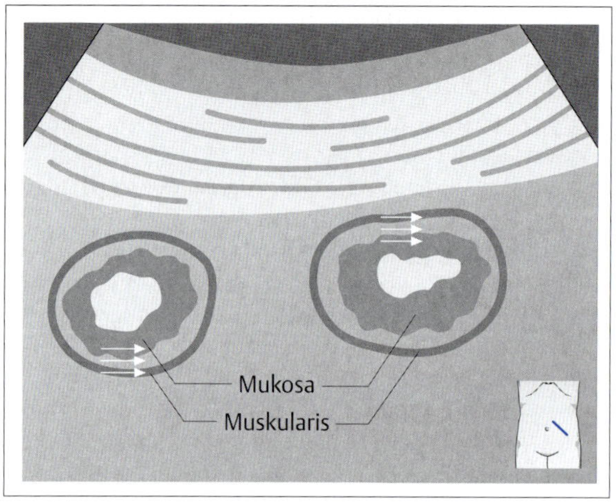

1.29 b Schemazeichnung.

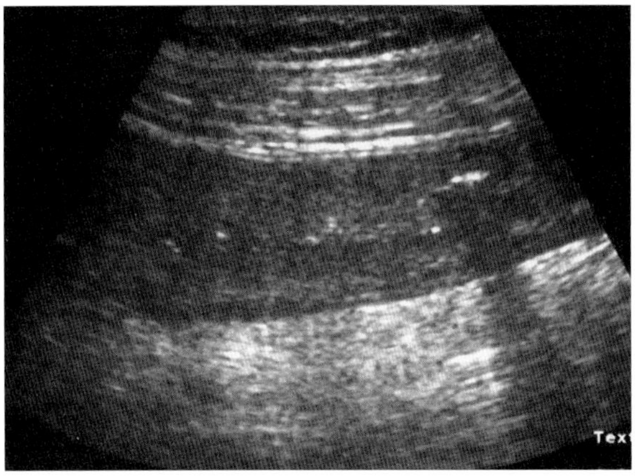

1.30 a Nicht-transmurale ischämische Kolitis im Colon descendens und sigmoideum: Colon descendens im Längsschnitt mit geschwollener, unscharf begrenzter Mukosa und Submukosa. Muskularis dagegen scharf abgrenzbar, mit zwei echoarmen Schichten entsprechend Ring- und Längsmuskelschicht. Lumen eingeengt an wenigen zentralen Gasreflexen zu erkennen. In der Wand lagekonstanter Gasreflex: Verdacht auf Ulkus, endoskopisch mehrere Ulzera.

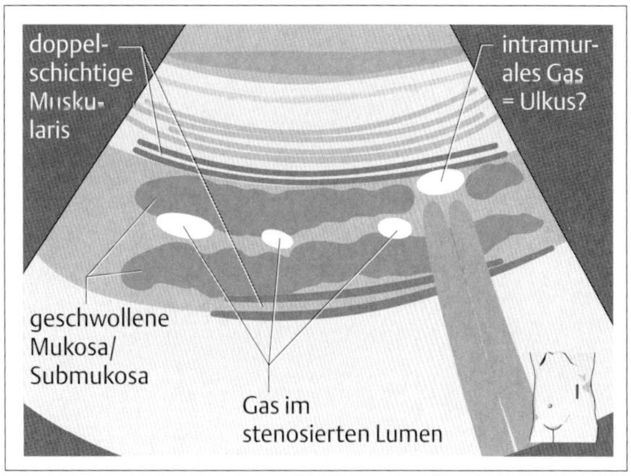

1.30 b Schemazeichnung.

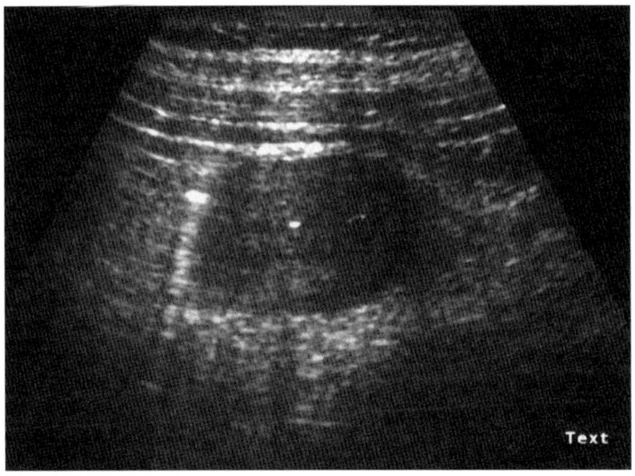

1.31 a Gleicher Patient wie 1.30: Colon descendens im Querschnitt mit geschwollener, unscharf begrenzter Mukosa und Submukosa. Muskularis dagegen scharf abgrenzbar, mit zwei echoarmen Schichten entsprechend Ring- und Längsmuskelschicht. Lumen eingeengt an zentralen Gasreflexen zu erkennen. Dem Colon aufsitzender Gasreflex entsprechend Divertikel als Nebenbefund.

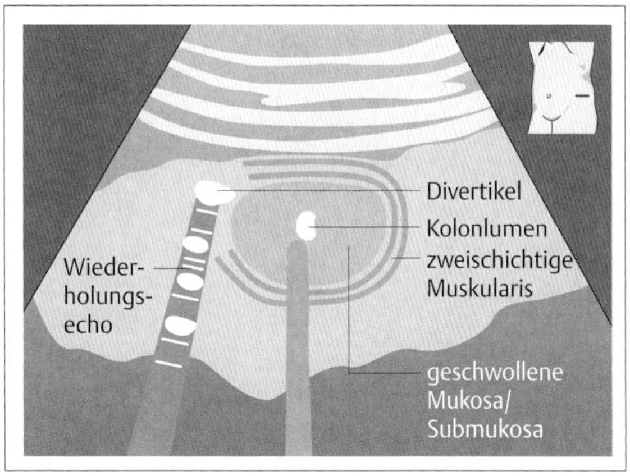

1.31 b Schemazeichnung.

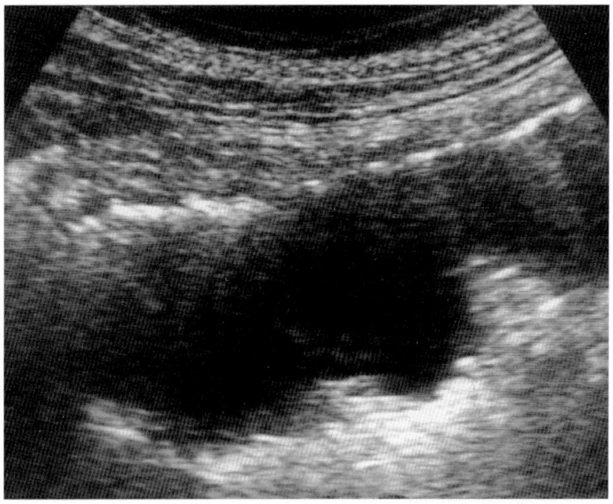

1.32 a Ischämische Darmgangrän: Dilatierter Darm mit Gasansammlung in der Wand, erkenntlich an sehr hellen Reflexen mit Reverberationsartefakten. Die Lokalisation der Gasreflexe läßt sich intramural, nicht luminal zuordnen, da sich die Gasreflexe entlang beider dargestellter Darmwände ansammeln und nicht mehr, wie im Darmlumen zu erwarten, entgegen der Schwerkraft anordnen.

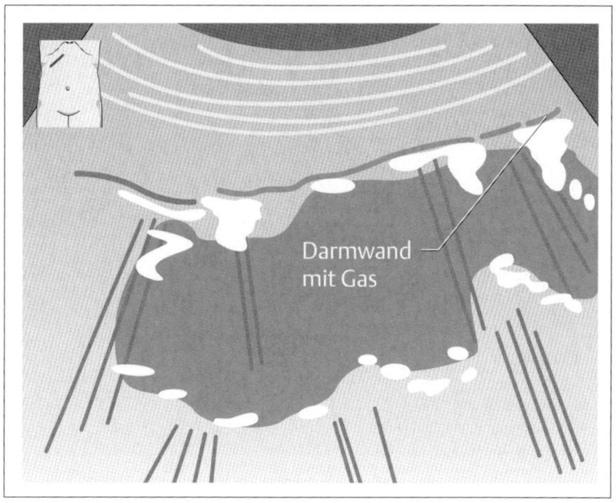

1.32 b Schemazeichnung.

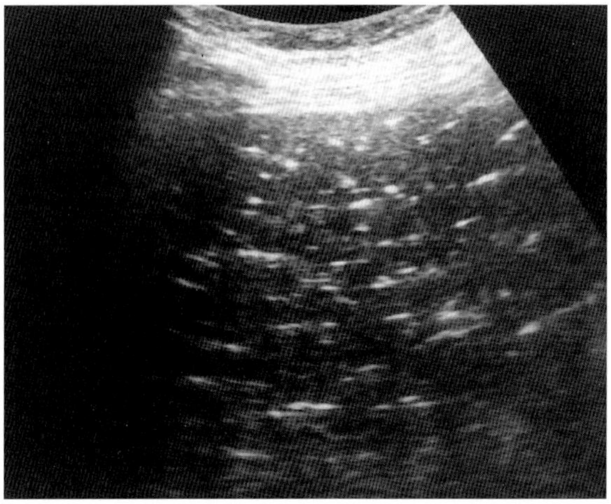

1.33 a Gleicher Patient wie Abbildung 1.32. Pfortadergasembolie infolge Darmgangrän: Feinverteilte Gasreflexe in der gesamten Leber. Exitus letalis durch Sepsis, 2 Stunden nach Klinikaufnahme.

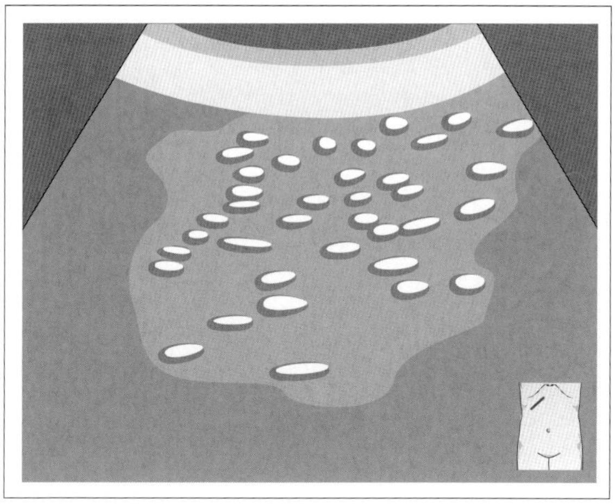

1.33 b Schemazeichnung.

Darmwandhämatome

Relevante Basisinformationen

Ursachen

- von Darmwandhämatomen etwa gleich auf folgende drei Gruppen verteilt (Lorente-Ramos et al. 1999, Rupprecht et al. 1984):
  - Gerinnungsstörung, insbesondere unter Antikoagulantientherapie, meist Jejunum betroffen
  - Trauma, meist Duodenum betroffen, größtenteils bei Kindern
  - Andere Ursachen wie akute Pankreatitis, Vaskulitiden (insbesondere Purpura Schoenlein-Henoch), Gefäßanomalien
- Ausbreitung des Hämatoms in allen Wandschichten, insbesondere jedoch in der Submukosa, die sich zum Lumen hin verdickt und dieses stenosiert
- Daher klinische Präsentation häufig als mechanischer Ileus, gastrointestinale Blutung nur in 30% der Fälle
- *Weiterführende Diagnostik:* CT-Abdomen (Hämatomdichte initial typisch größer als 50 Hounsfield-Einheiten). Schwierigste Differentialdiagnose: Darmischämie. Bei Zweifel ggf. Angiographie oder Laparoskopie

Sonographische Befundkriterien

- Beim traumatischen **Duodenalhämatom** häufig spindelförmige Raumforderung der Duodenalwand
- Beim Darmwandhämatom durch Gerinnungsstörung langstreckige zirkuläre, echoarme Wandverdickung, ähnlich einer Darmischämie mit Verdickung der Kerckring-Falten (👁 **1.34**) bzw. der Semilunar-Falten (👁 **1.36**), meist noch stärkere Wandverdickung als bei Darmischämie (> 10 mm) und Stenosierung des Darmlumens (👁 **1.34 – 1.36**)
- **Wandverdickung** betrifft vor allem Submukosa, die insbesondere im Querschnitt gut von der echoärmeren Muskularis abgrenzbar ist (👁 **1.35**)
- Prästenotisch Zeichen des mechanischen Ileus (👁 **1.34**)
- Zusätzliche Hämatome im Mesenterium und Retroperitoneum möglich

Konsequenz für die Chirurgische Therapie

Befund	Charakteristik	Therapie
V. a. Darmwandhämatom	klinisch: Gerinnungsstörung, Trauma, akute Pankreatitis oder Vaskulopathie; sonographisch: langstreckige zirkulär-symmetrische Wandverdickung, insbesondere der Submukosa mit Stenosierung des Darmlumens prästenotisch Zeichen eines mechanischen Ileus	Diagnosesicherung mit zweiter diagnostischer Methode (CT oder Laparoskopie), Therapie konservativ, Normalisierung der Gerinnungsstörung; Indikation zur Segmentresektion bei anhaltender gastrointestinaler Blutung, Peritonitis; bei Verdacht auf Darmischämie ggf. viszerale Angiographie

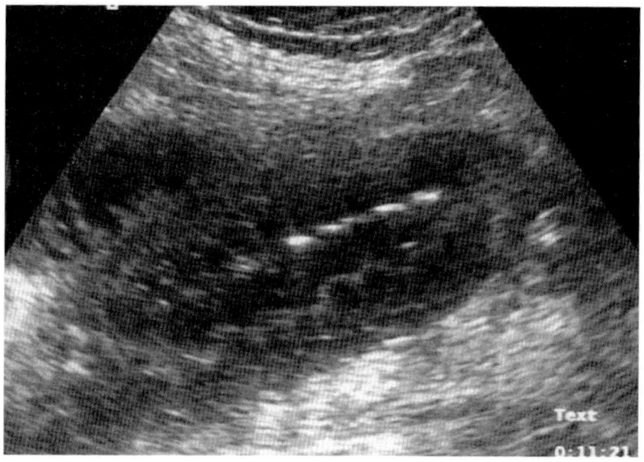

👁 **1.34 a** Intramurales Hämatom des Jejunums: 71jähriger Patient mit Phenprocoumon-Überdosierung und mechanischem Ileus. Langstreckige echoarme Darmwandverdickung auf einer Länge von ca. 50 cm mit Wandstarre. Insbesondere Submukosa verdickt mit geschwollenen dichtstehenden Kerckring-Falten, Wanddicke zwischen den Falten nicht mehr meßbar, Wanddicke einschließlich der Falten 20 mm. Lumen fast vollständig verlegt, wie an zentralen luminalen Gasreflexen zu erkennen. Benachbart dilatierte, nicht wandverdickte Dünndarmschlinge mit lebhafter Peristaltik, entsprechend mechanischem Ileus.

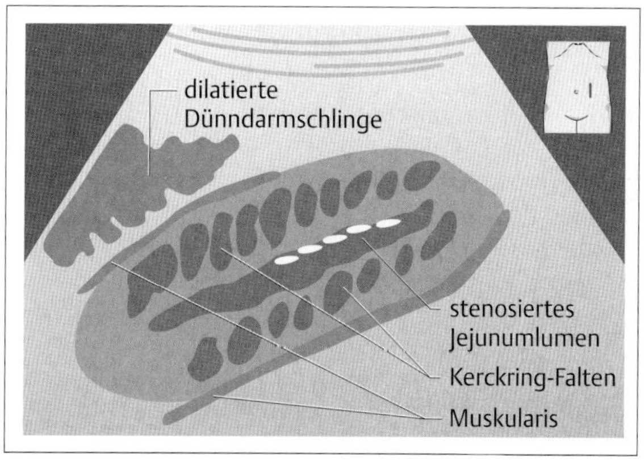

👁 **1.34 b** Schemazeichnung.

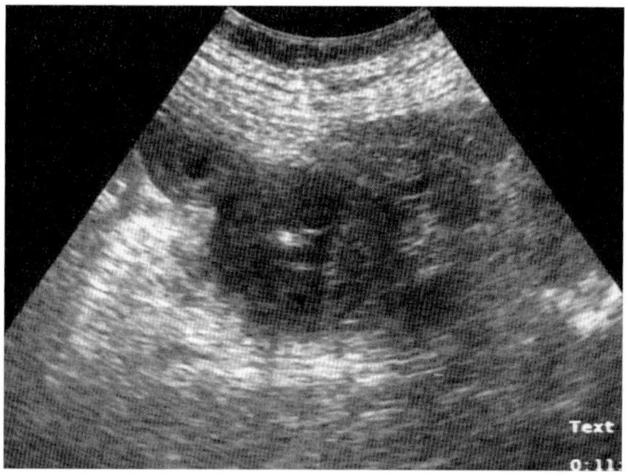

👁 **1.35 a** Gleicher Patient wie 👁 **1.34.** Jejunalwandhämatom im Querschnitt mit kreissymmetrischer Darmwandverdikkung, insbesondere der Submukosa, die sich echoreicher als die Muscularis propria darstellt. Lumen stenosiert, erkenntlich an Gasreflexen. Gesamtdurchmesser des Jejunums 41 mm. Benachbart leicht dilatierte und normale Dünndarmschlinge als Hinweis auf mechanischen Ileus.

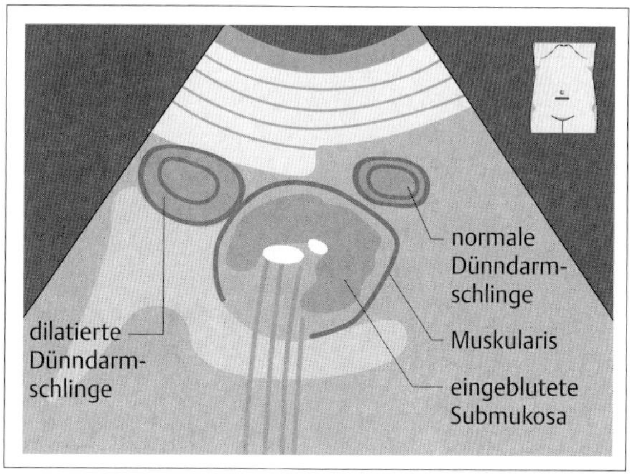

👁 **1.35 b** Schemazeichnung.

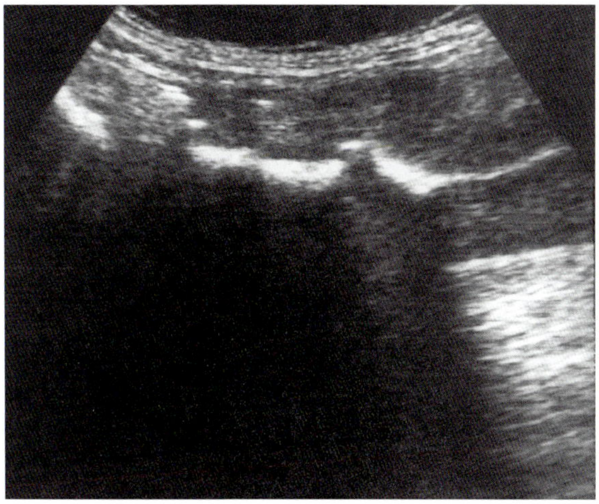

1.36 a Intramurales Hämatom des Kolons: 75jährige Patientin mit Phenprocoumon-Überdosierung und linksseitigen Unterbauchschmerzen. Colon descendens mit Übergang zwischen nicht verdickter Wand mit Fünfschichtung und bis zu 20 mm verdickter Wand. Semilunarfalten stark verdickt. Länge der Wandverdickung ca. 15 cm.

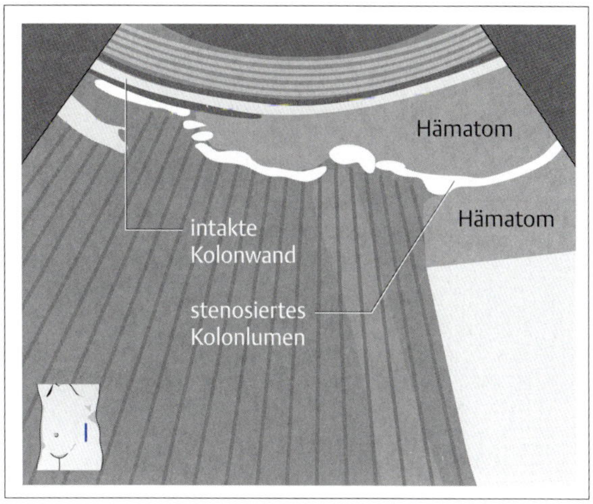

1.36 b Schemazeichnung

Gynäkologische Erkrankungen

Adnexitis

Relevante Basisinformationen

- Häufigkeitsgipfel bei jungen, sexuell aktiven Frauen (16–24 Jahre)
- Kann aufgrund einer lokalen oder diffusen Peritonitis das Bild eines akuten Abdomens imitieren
- Differentialdiagnostische Abklärung zur stielgedrehten Ovarialzyste, Extrauteringravidität, Appendizitis und zum Harnwegsinfekt notwendig
- Ausschluß differentialdiagnostischer Erkrankungen unter Einsatz von Blutbild, BSG, CRP, Schwangerschaftstest, Urinstatus
- Sowohl akute Infektion als auch überstandene Erkrankung können relevante sonographische Befunde aufweisen
- *Weiterführende Diagnostik:* mikrobiologische Abstrichverfahren von Vagina, Zervix, Urethra, eventuell diagnostische Laparoskopie

Sonographische Befundkriterien

- Vaginalsonographie ist der Abdominalsonographie im Aussagewert überlegen
- Normale Eileiter sonographisch nicht direkt darstellbar
- Flüssigkeitsvermehrung im Douglas-Raum bei akuter Adnexitis
- Konglomerattumor im Adnexbereich mit Aufhebung der normalen Ovarstrukturen durch multizystische Ovarvergrößerung (**1.37**)
- Typische Hydrosalpingen (Saktosalpingen) durch periphere Eileiterverschlüsse als Korrelat der tubaren Sterilität nach Adnexitis (**1.38**)
- Selten Serometra als Folge eines Flüssigkeitsübertrittes von einer Saktosalpinx in das Cavum uteri (**1.39**)

Konsequenz für die Chirurgische Therapie

Befund	Charakteristik	Therapie
Akute Adnexitis	Unterleibsschmerzen, Fieber	i.v.-Antibiose nach Antibiogramm, Antiphlogistika
Tuboovarialabszesse	Persistenz von Schmerzen und Fieber	operative Sanierung (via Laparotomie oder Laparoskopie)
Hydrosalpingen	Sterilität, chronische Schmerzen	mikrochirurgische Salpingostomie, alternativ IVF-ET

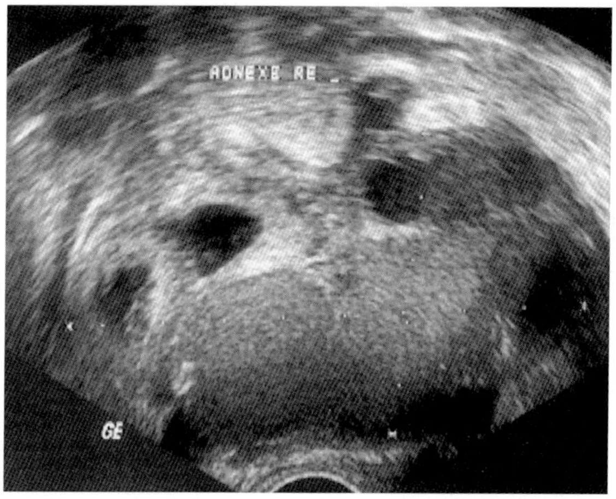

1.37 a Ovarialabszeß. Vaginalsonographische Darstellung des rechten Ovars mit zentraler Abszedierung und randständigen Follikeln.

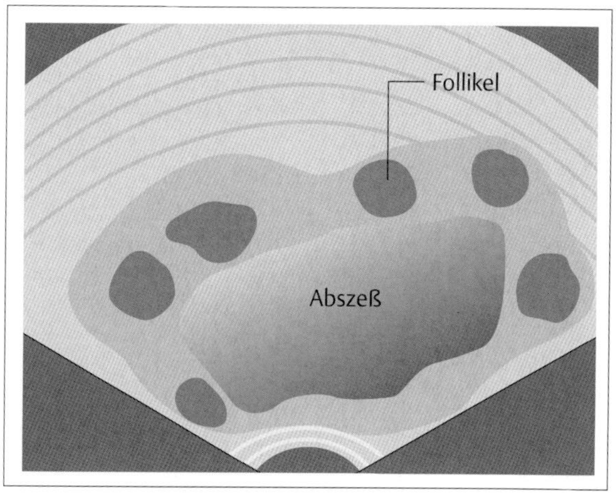

1.37 b Schemazeichnung.

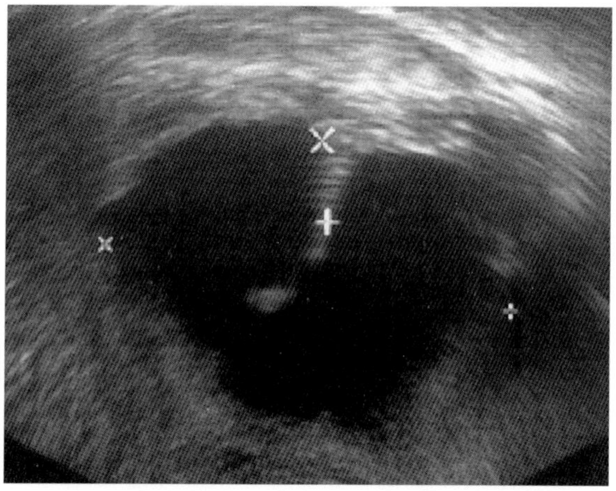

1.38 a Hydrosalpinx posthornartig gewunden (Vaginalsonographie).

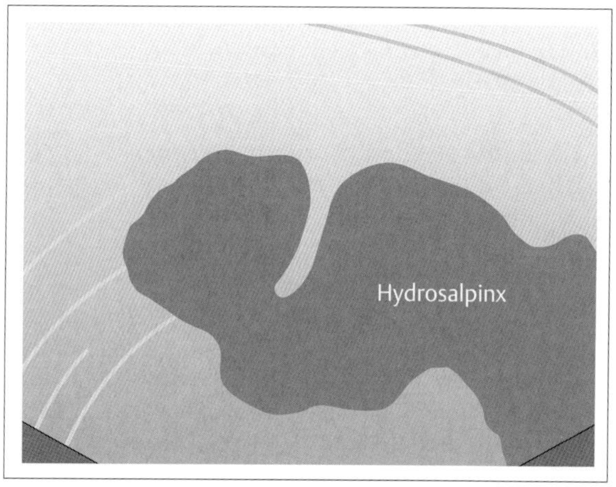

1.38 b Schemazeichnung.

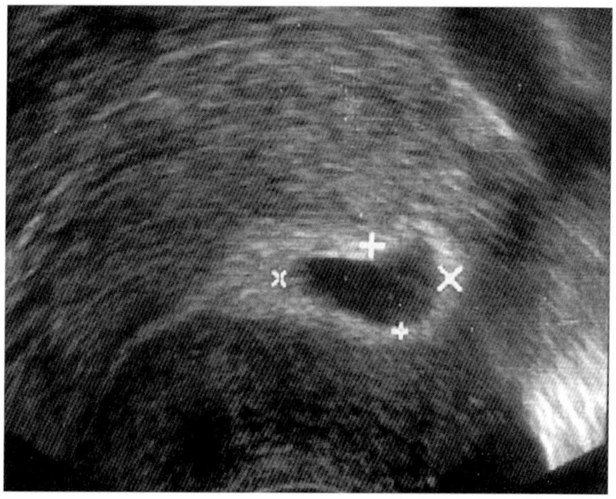

1.39 a Serometra in der Vaginalsonographie.

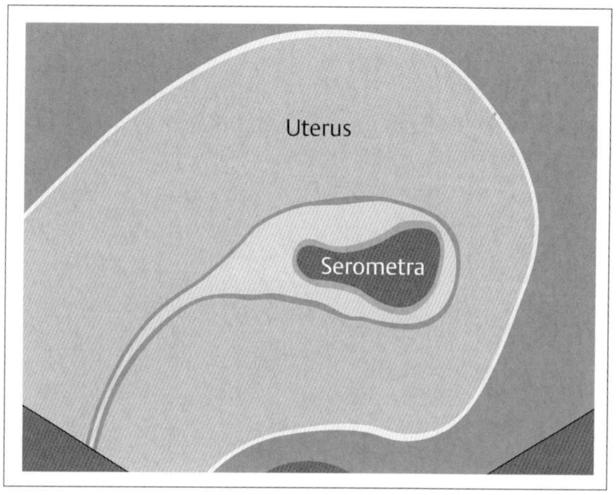

1.39 b Schemazeichnung.

Ovarialtumor

Relevante Basisinformationen

- Ovarialtumoren können in jedem Lebensalter auftreten
- Funktionelle Ovarialtumoren sind besonders häufig während der reproduktiven Phase
- Aufgrund des hohen Anteils an funktionellen Zysten an den Ovarialtumoren ist Verlaufskontrollen, eventuell unter endokriner Therapie, der Vorzug vor voreiligen Operationen zu geben
- Ovarialtumoren können aufgrund ihrer Größe, Lage und Achsendrehung (Stieldrehung) akute Schmerzen verursachen
- Sonomorphologisch lassen sich zystische (echoleere), solide (echoreiche) und zystisch-solide (echoarm-echoreiche) Ovarialtumoren differenzieren
- *Weiterführende Diagnostik:* Tumormarker CA 125, Farb-Doppler-Sonographie, Computer- oder Kernspintomographie (begrenzt aussagekräftig), besser diagnostische Laparoskopie

Sonographische Befundkriterien

- Normale Ovarien haben eine Lagebeziehung zu den Vasa iliaca externa der gleichen Seite und sind durch deren Darstellung leichter auffindbar (👁 **1.40**)
- **Kleinere Tumoren** sind besser vaginalsonographisch darstellbar, größere können durch die zusätzliche Abdominalsonographie vollständig erfaßt werden
- Je unregelmäßiger ein Ovarialtumor begrenzt ist und je ausgeprägter abwechselnd zystische und solide Anteile nachweisbar sind, desto wahrscheinlicher ist ein Malignom
- Ovarialtumoren mit papillären Wucherungen, Aszites und Lebermetastasen sind hochgradig malignomverdächtig

Konsequenz für die Chirurgische Therapie

Befund	Charakteristik	Therapie
Einkammerige Ovarialzyste	Zufallsbefund, geringe Druckdolenz	konservativ, sonographische Kontrolle, eventuell Blockade der Ovarialfunktion durch „Pille“
Verdacht auf stielgedrehte Ovarialzyste	akute Schmerzen, Erbrechen, lokale Peritonitis	diagnostische, ggf. therapeutische Laparoskopie
Verdacht auf Ovarialkarzinom	sonographisch inhomogener Tumor, Aszites	präoperative Vorbereitung durch Röntgen-Thorax, Kolon-Kontrasteinlauf, Zystoskopie → Laparotomie

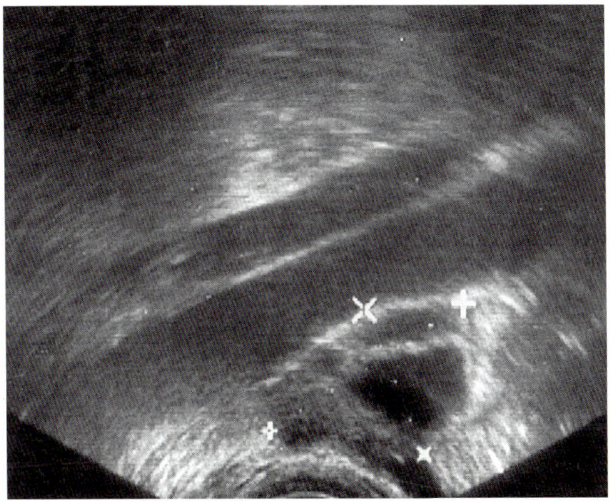

Abb. 1.**40a** Lagebeziehung Ovar – Vasa iliaca externa. Typische vaginalsonographische Darstellung des Ovars mit Funktionszeichen.

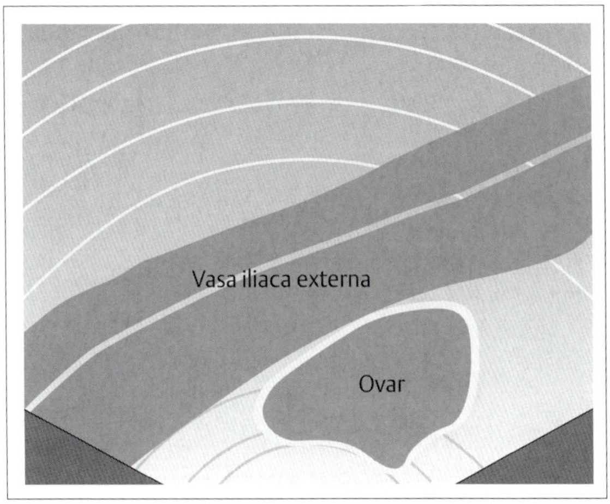

Abb. 1.**40b** Schemazeichnung.

Extrauteringravidität (EUG)

Relevante Basisinformationen

- Nach Einschätzung der WHO muß mit einem EUG-Anteil von 2% an allen Schwangerschaften gerechnet werden
- Risikokollektiv: Frauen nach Adnexitis und Operationen im Adnexbereich
- Frühe Diagnosesicherung (5.–7. SSW) zur Vermeidung von Komplikationen anstreben
- Unterbauchschmerzen bis hin zur Peritonitis mögliches Leitsymptom der EUG
- Tubarabort und -ruptur sind mögliche Komplikationen
- (Verdachts-)Diagnose meist durch Anamnese, bimanuellen Tastbefund, Schwangerschaftstest und Vaginalsonographie
- *Weiterführende Diagnostik:* Schwangerschaftstest, Blutbild, Kreislaufparameter, großzügige Indikationsstellung zur diagnostischen Laparoskopie

Sonographische Befundkriterien

- Priorität der Vaginalsonographie
- Wenn bei positiven β-HCG-Werten keine zeitgerechte intrauterine Gravidität nachweisbar ist, besteht der Verdacht auf eine gestörte bzw. extrauterine Gravidität
- Ein „Pseudogestationssack" kann den intrauterinen Sitz einer Gravidität vortäuschen
- Intakte extrauterine Graviditäten sind selten
- Häufig inhomogene „Masse" oder „Ring" im Adnexbereich (👁 **1.41**)
- Vermehrt Flüssigkeit im Douglas-Raum oder Abdomen spricht für Tubarabort bzw. -ruptur

Konsequenz für die Chirurgische Therapie

Befund	Charakteristik	Therapie
Verdacht auf EUG	uterine Blutung, Schmerzen	Schwangerschaftstest, gynäkologisches Konsil, Vaginalsonographie, Laparoskopie
Tubarabort, -ruptur	Schmerzen, Kreislaufinstabilität, Schocksymptomatik	Kreislaufunterstützung, notfallmäßige Laparoskopie/Laparotomie

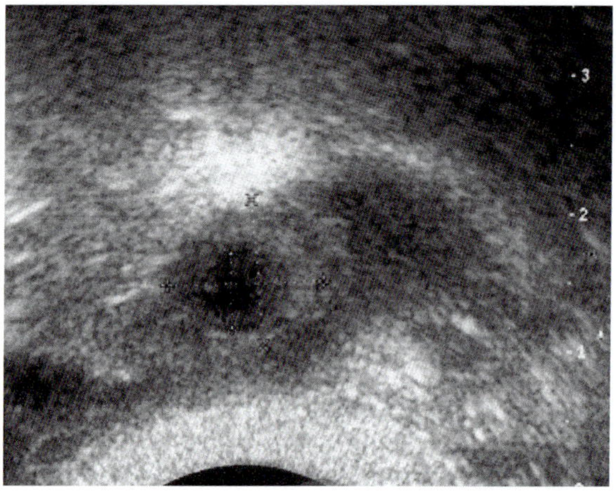

👁 **1.41 a** Extrauteringravidität mit ringförmiger Struktur im isthmo-ampullären Eileiterabschnitt (Vaginalsonographie).

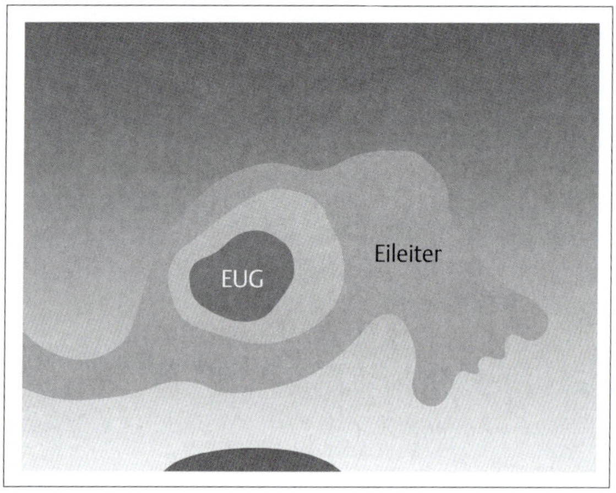

👁 **1.41 b** Schemazeichnung.

Literatur

Bakalakos EA, Melvin WS, Kirkpatrick R. Liver abscess secondary to intrahepatic perforation of the gallbladder, presenting as a liver mass. Am J Gastroenterol. 1996; 91: 1644 - 6.

Block S, Maier W, Clausen C, Büchler M, Malfertheiner P, Beger HG. Diagnostik der nekrotisierenden Pankreatitis. Vergleich von Kontrastmittel-CT und Ultraschall in einer klinischen Studie. Dtsch Med Wochenschr. 1985; 110: 826 - 32.

Chang-Chien CS, Lin HH, Yen CL, Lee CM, Lin SM. Sonographic demonstration of free air in perforated peptic ulcers: comparison of sonography with radiography. J Clin Ultrasound. 1989; 17: 95 - 100.

Habscheid W. Sonomorphologie der akuten Pankreatitis unter Berücksichtigung des Schweregrades. Ultraschall Med. 1987; 8: 134 - 7.

Harvey RT, Miller WT Jr. Acute biliary disease: initial CT and follow-up US versus initial US and follow-up CT. Radiology. 1999; 213: 831 - 6.

Hollerbach S, Ruser J, Ochs A, Frick E, Schölmerich J. Aktueller Stellenwert der abdominellen Pankreassonographie. Eine retrospektive Analyse von 585 sonographischen Pankreasuntersuchungen. Med Klin. 1994; 89: 7 - 13.

Hoover EL, Cole GD, Mitchell LS, Adams CZ Jr., Hassett J. Avoiding laparotomy in nonsurgical pneumoperitoneum. Am J Surg. 1992; 164: 99 - 103.

Kirchner J, Lorenz M, Heyd R, Gute P, Jacobi V. Pneumoperitoneum und Pneumoretroperitoneum ohne Perforation. Zentralbl Chir. 1996; 121: 861 - 5.

Klein HM, Lensing R, Klosterhalfen B, Tons C, Gunther RW. Diagnostic imaging of mesenteric infarction. Radiology. 1995; 197: 79 - 82.

Ko YT, Lim JH, Lee DH, Lee HW, Lim JW. Small bowel obstruction: sonographic evaluation. Radiology. 1993; 188: 649 - 53.

Limberg B. Sonographie des Gastrointestinaltraktes. Berlin, Heidelberg: Springer; 1998.

Lippert H. Praxis der Chirurgie. Stuttgart: Thieme; 1998.

Loren I, Lasson A, Fork T, et al. New sonographic imaging observations in focal pancreatitis. Eur Radiol. 1999; 9: 862 - 7.

Lorente-Ramos RM, Santiago-Hernando A, Del Valle-Sanz Y, Arjonilla-Lopez A. Sonographic diagnosis of intramural duodenal hematomas. J Clin Ultrasound. 1999; 27: 213 - 6.

Matsumoto S, Mori H, Miyake H, et al. Uneven fatty replacement of the pancreas: evaluation with CT. Radiology. 1995; 194: 453 - 8.

McGagan JP, Goldberg BB. Diagnostic Ultrasound. Philadelphia, New York: Lipincott-Raven; 1997.

Meinel K, Issel EP, Watzek H. Geburtshilfliche und gynäkologische Ultraschalldiagnostik. Stuttgart: Thieme; 1991.

Meiser G, Meissner K. Sonographische Diagnostik beim komplizierten peptischen Ulkus. Ultraschall Med. 1986; 7: 268 - 74.

Merz E. Sonographische Diagnostik in Gynäkologie und Geburtshilfe. Stuttgart: Thieme; 1997.

Nyberg DA, Laing FC. Ultrasonographic findings in peptic ulcer disease and pancreatitis that simulate primary gallbladder disease. J Ultrasound Med. 1983; 2: 303 - 7.

Park MS, Yu JS, Kim YH, et al. Acute cholecystitis: comparison of MR cholangiography and US. Radiology. 1998; 209: 781 - 5.

Patel SV, Gopichandran TD. Ultrasound evidence of gas in the fissure for ligamentum teres: a sign of perforated duodenal ulcer. Br J Radiol. 1999; 72: 901 - 2.

Puylaert JBCM. Ultrasound of Appendicitis and its Differential Diagnosis. Berlin, Heidelberg: Springer; 1990.

Rau B, Pralle U, Mayer JM, Beger HG. Role of ultrasonographically guided fine-needle aspiration cytology in the diagnosis of infected pancreatic necrosis. Br J Surg. 1998; 85: 179 - 84.

Rupprecht HJ, Braun B, Neher M, Schweden F. Darmwandeinblutung während Antikoagulantientherapie. Diagnose durch Sonographie und Computertomographie. Dtsch Med Wochenschr. 1984; 109: 1686 - 8.

Schölmerich J, Johannesson T, Brobmann G, et al. Die Sonographie bei der akuten Pankreatitis – Diagnose, Ätiologieklärung und Prognoseabschätzung. Ultraschall Med. 1989; 10: 290 - 4.

Schwerk WB, Wichtrup B, Rothmund M, Ruschoff J. Ultrasonography in the diagnosis of acute appendicitis: a prospective study. Gastroenterology. 1989; 97: 630 - 9.

Seitz K, Merz M. Sonographische Ileusdiagnostik. Ultraschall Med. 1998; 19: 242 - 9.

Seitz K, Reising KD. Sonographischer Nachweis freier Luft in der Bauchhöhle. Ultraschall Med. 1982; 3: 4 - 6.

Sohn C, Holzgreve W. Ultraschall in Gynäkologie und Geburtshilfe. Stuttgart: Thieme; 1995.

Teefey SA, Baron RL, Bigler SA. Sonography of the gallbladder: significance of striated (layered) thickening of the gallbladder wall. Am J Roentgenol. 1991; 156: 945 - 7.

Teefey SA, Roarke MC, Brink JA, et al. Bowel wall thickening: differentiation of inflammation from ischemia with color Doppler and duplex US. Radiology. 1996; 198: 547 - 51.

Tsai KC, Wang HP, Huang GT, Wang SM. Preoperative sonographic diagnosis of sealed-off perforated gastric ulcer. J Clin Ultrasound. 1998; 26: 269 - 71.

United Kingdom guidelines for the management of acute pancreatitis. British Society of Gastroenterology. Gut. 1998; 42, Suppl 2: S1 - 13.

Wegener M, Börsch G, Schneider J, Wedmann B, Winter R, Zacharias J. Gallbladder wall thickening: a frequent finding in various nonbiliary disorders – a prospective ultrasonographic study. J Clin Ultrasound. 1987; 15: 307 - 12.

Yamamoto M, Okamura T, Tomikawa M, et al. Perforated diverticulum of the transverse colon. Am J Gastroenterol. 1997; 92: 1567 - 9.

Yang CS, Wang HP, Huang GT, et al. Perforation of jejunal lymphoma – ultrasonographic diagnosis of free air over left flank area. Hepatogastroenterology. 1999; 46: 2436 - 8.

2 Das Thorax- und Abdominaltrauma

R. Mantke

Indikation zur Sonographie

Die Sonographie von Thorax und Abdomen gehört zu den Basismaßnahmen im Rahmen der Versorgung von Unfallverletzten im Thorax- und Abdominalbereich. Sie erfolgt unmittelbar nach Einlieferung des Patienten in die Rettungsstelle und muß somit von jedem Chirurgen beherrscht werden. Auch bei einem extraabdominalen oder extrathorakalen Massivtrauma sollte begleitend immer eine Sonographie erfolgen.

Ziel ist der Ausschluß bzw. der Nachweis von freier intrathorakaler und intraabdominaler Flüssigkeit sowie die Detektion von Läsionen der parenchymatösen Organe (Leber, Milz, Nieren, Pankreas). Die Sonographie ist der primären Lavage vorzuziehen.

Das generelle diagnostische Vorgehen zeigt 👁 2.**1.**

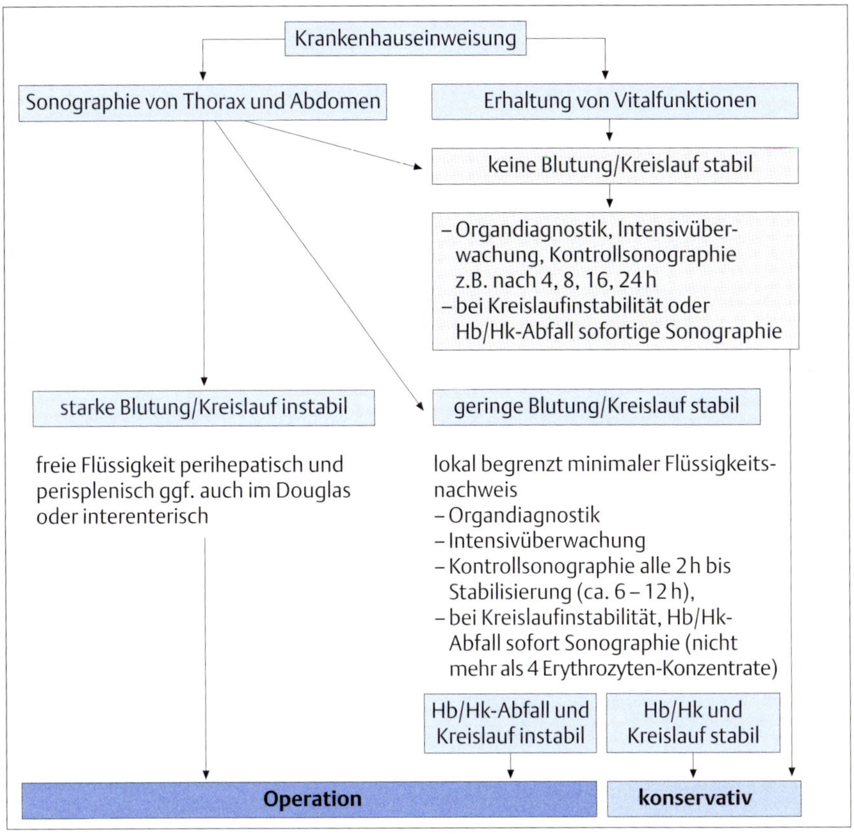

👁 **2.1** Sonographisch diagnostisches Prozedere beim verunfallten Patienten.

Spezielle Untersuchungstechnik und Befunderhebung

- Patient in Standardposition (Rückenlage)
- 3,5 bis 5-MHz-Konvexschallkopf
- Wahl der Schnittebenen: → 👁 **2.2**
- Untersuchung der einzelnen Organe: s. entsprechende Kapitel
- Gefüllte Harnblase verbessert Beurteilbarkeit des Douglas-Raums
- Besonders sorgfältig müssen die Prädilektionsstellen dargestellt werden:
  - Recessus hepatorenalis (Morrison Pouch)
  - Recessus splenorenalis (perisplenischer Raum, Koller-Pouch)
  - Recessus phrenicocostales
  - Douglas-Raum
- Ausschluß parenchymatöser Läsionen nur bei kreislaufstabilen Patienten
- Bei Kreislaufinstabilität und Nachweis von freier Flüssigkeit sofortige Laparotomie

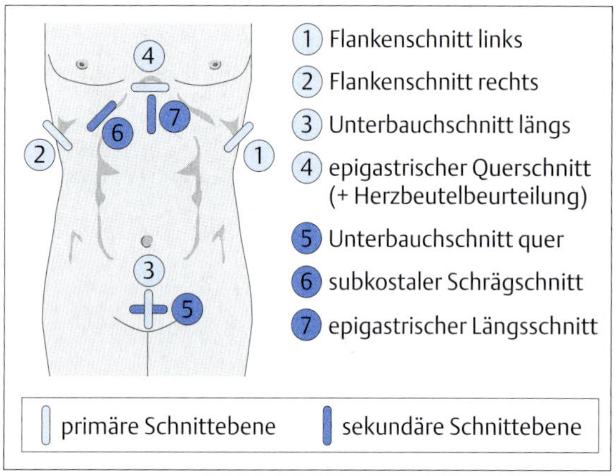

👁 **2.2** Primäre und sekundäre Schnittebenen beim Abdominaltrauma.

T 2.1 Häufigkeit intraabdomineller Verletzungen bei 356 Patienten mit stumpfen Bauchtrauma (Chirurgie Uniklinik Mannheim 1991, aus Lippert, Praxis der Chirurgie, Thieme 1998)

	n	%
Milz	167	46,9
Leber	131	36,7
Niere	53	14,8
Mesenterium	46	12,9
Dünndarm	34	9,5
Pankreas	27	7,5
Gefäße	25	7,0
Zwerchfell	20	5,6
Harnblase	16	4,4
Dickdarm	13	3,6
Magen	9	2,5

Freie intraabdominale Flüssigkeit

- In Frage kommende Ursachen freier intraabdominaler Flüssigkeit → T 2.1
- Ist ein Thorax- und Abdominaltrauma vorausgegangen, handelt es sich bei freier Flüssigkeit intraabdominal in über 90% der Fälle um Blut aufgrund von Verletzungen parenchymatöser Organe
- Freie Flüssigkeit in der Regel an o. g. Prädilektionsstellen nachweisbar
- Bei freier Flüssigkeit interenterisch oder im Douglas-Raum muß man von einer stärkeren Blutung ausgehen
- Von der Lokalisation der freien Flüssigkeit intraabdominal läßt sich nicht immer auf das verletzte Organ schließen, da es durch Positionswechsel des Patienten (Transport!) zu Verlagerungen der Flüssigkeit kommen kann Bei Zweifeln über die Provenienz gezielte sonographisch gestützte Punktion ohne Zeitverlust möglich (👁 2.3)
- Sicherer Nachweis freier perihepatischer oder perisplenischer Flüssigkeit ab etwa 50 ml möglich

Sonographische Befundkriterien

- Freie Flüssigkeit stellt sich als echofreier Bezirk außerhalb der Organe dar
- ist bei Lagewechsel verschieblich und durch externe Kompression modellierbar
- Primär häufig im perisplenischen und perihepatischen Raum (👁 2.4, 2.5, 2.6, 2.7, 2.8)
- Differenzierung von Aszites: sonographisch inhomogener, da reich an Eiweiß und Fibrinfäden enthaltend; an Leber ggf. Zirrhosezeichen sichtbar (👁 2.9)

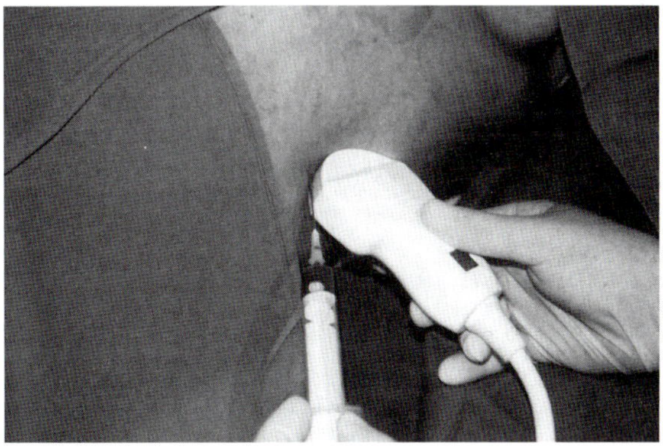

👁 2.3 Freihändige Punktion freier abdominaler Flüssigkeit.

Konsequenz für die Chirurgische Therapie

Befund	Charakteristik	Therapie
Freie Flüssigkeit Intraabdominal: Kreislauf stabil, Hb/HK stabil	freie Flüssigkeit gering (< 5 mm), nur lokal begrenzt	Intervallbeobachtung zweistündlich beginnend
Freie Flüssigkeit Intraabdominal: Kreislauf instabil, Hb/HK sinkt	freie Flüssigkeit massiv (> 10 mm), lokal massiv oder diffus im Abdomen	notfallmäßige Exploration keine weitere Diagnostik, da Zeitverlust

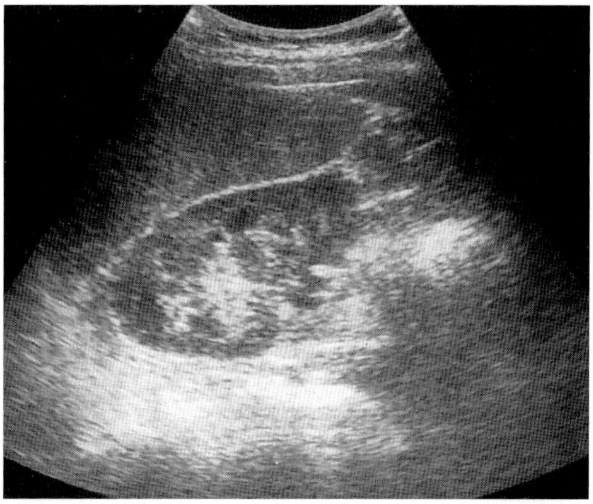

2.4 a Normale Darstellung von Milz und linker Niere (Recessus splenorenalis).

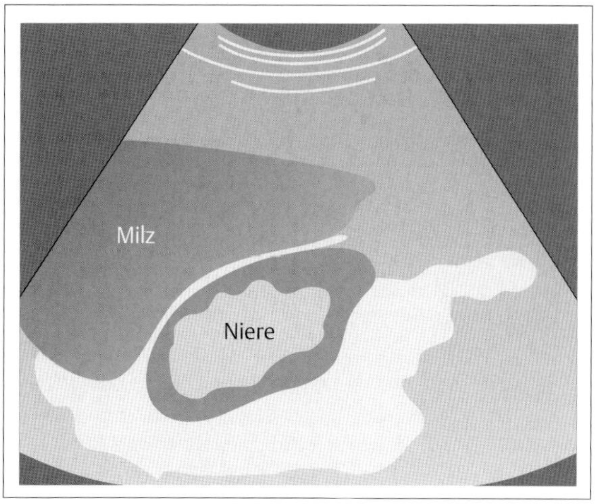

2.4 b Schemazeichnung.

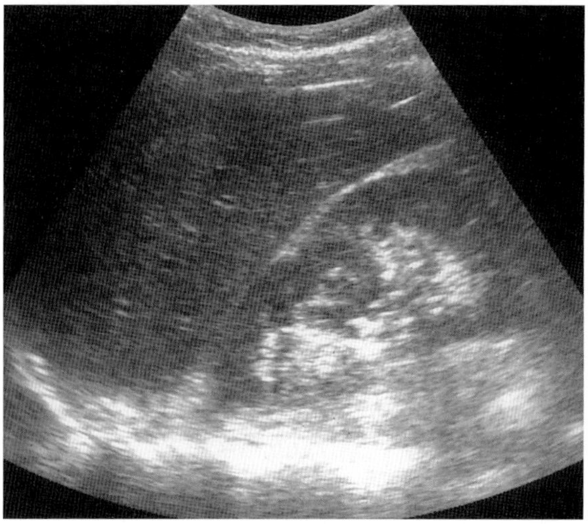

2.5 a Normale Darstellung von Leber und rechter Niere (Recessus hepatorenalis).

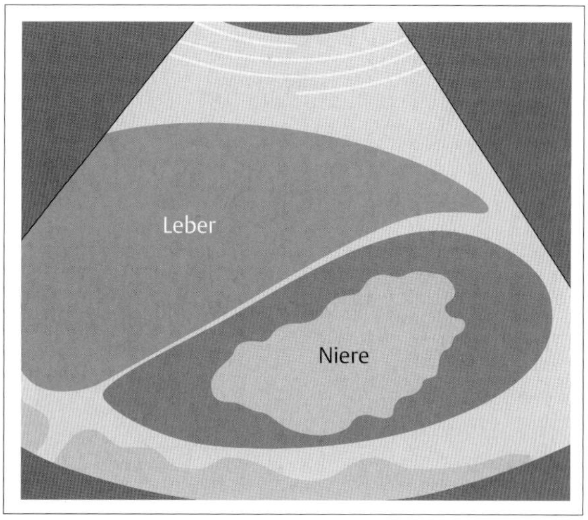

2.5 b Schemazeichnung.

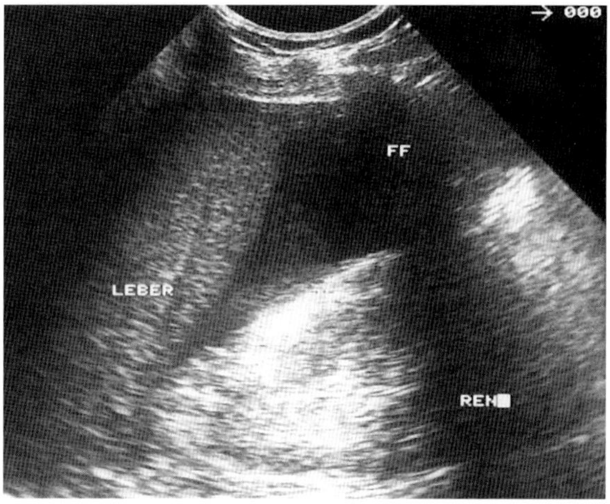

2.6 a Freie Flüssigkeit im Recessus hepatorenalis (Morrison Pouch) nach stumpfem Bauchtrauma und Milzruptur.

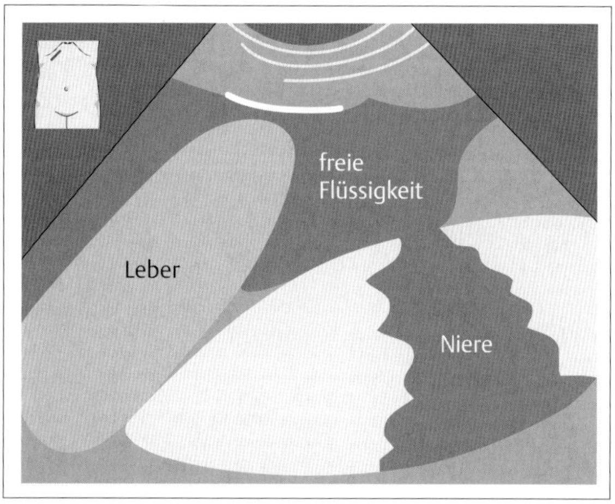

2.6 b Schemazeichnung.

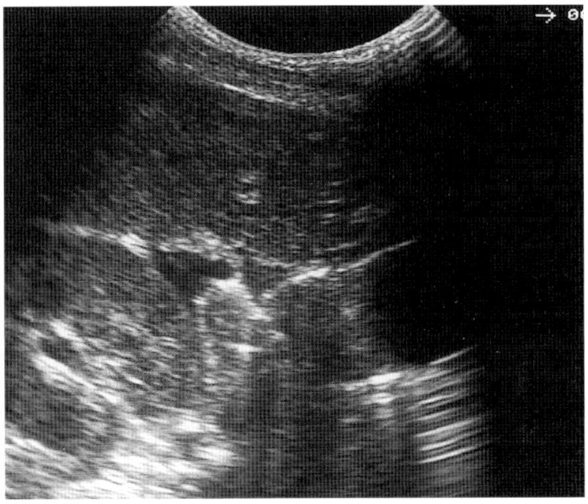

2.7 a Geringe freie Flüssigkeit im Recessus hepatorenalis nach Abdominaltrauma.

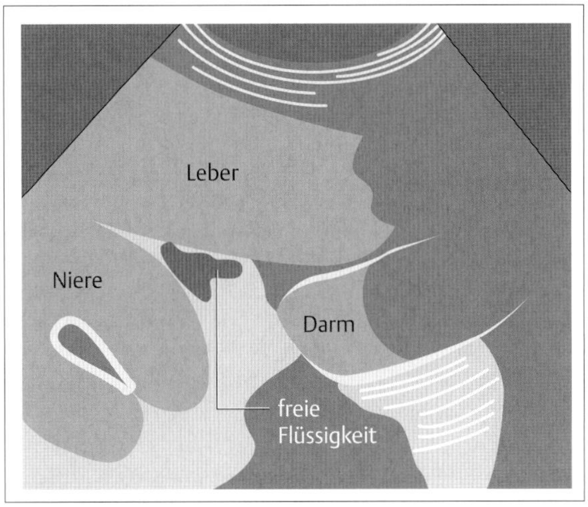

2.7 b Schemazeichnung.

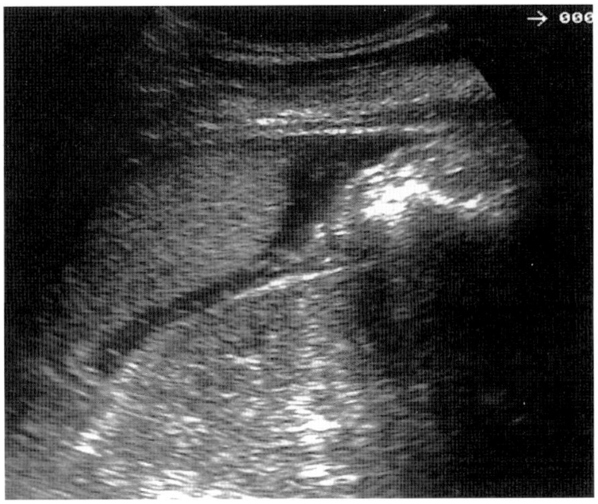

2.8 a Freie Flüssigkeit perisplenisch bei Milzruptur, Parenchymdefekt nicht sichtbar.

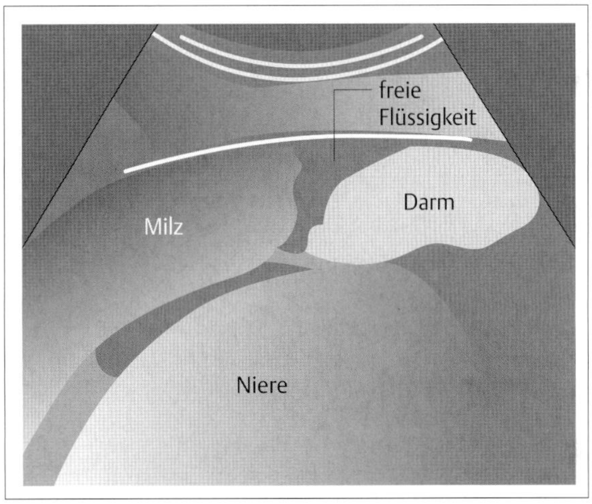

2.8 b Schemazeichnung.

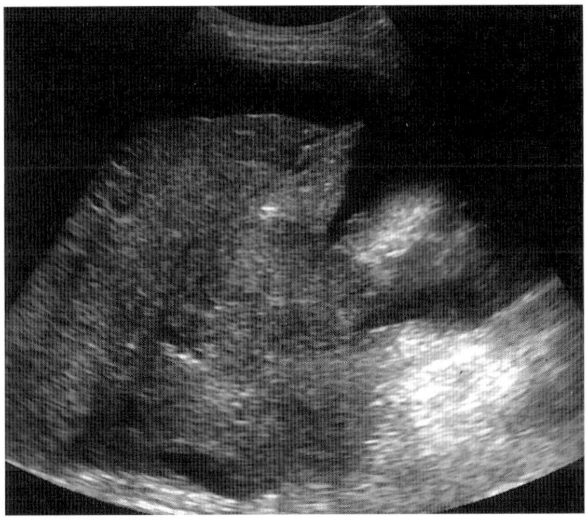

2.9 a Aszites bei Patient mit inhomogener Leber und unregelmäßigen Randkonturen bei Leberzirrhose.

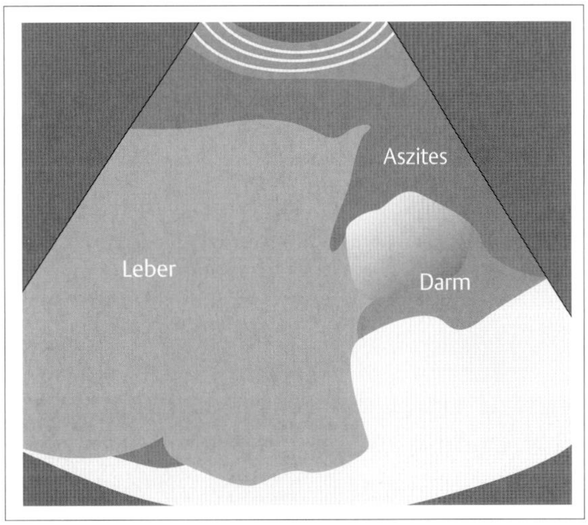

2.9 b Schemazeichnung.

Milzverletzung

Relevante Basisformationen

- Die Milz ist das am häufigsten verletzte intraabdominale Organ (25 – 60% aller schweren Abdominaltraumata)
- In 25% kombiniert mit einer Rippenfraktur oder einer anderen intraabdominalen Organverletzung, in 2% Mitverletzung des linken Diaphragmas
- *Verletzungstyp:* subkapsuläres Hämatom, intrasplenisches Hämatom, partielle oder massive Milzruptur, Gefäßstielabriß (selten)
- Zweizeitige Milzruptur noch Tage bis Wochen nach Milztrauma möglich → regelmäßige Befundkontrolle (bei pathologischem Befund in der ersten Woche täglich) und stationäre Beobachtung erforderlich!
- Frische kleinere intraparenchymatöse Hämatome und kleine Rupturen entgehen häufig der Primärdiagnostik

Sonographische Befundkriterien

- Eingeblutetes Parenchym imponiert echoreich und kann sich später durch Verflüssigung auch echoarm darstellen
- Eine reine subkapsuläre Blutansammlung kann auch primär echoarm sein
- Mit zunehmender Organisation des Hämatoms wird es heterogener und damit leichter identifizierbar
- eine inhomogene Konturunregelmäßigkeit spricht für eine Parenchymverletzung (👁 **2.10**)

- *Weiterführende Diagnostik:* Kontrastmittel-CT, Angiographie, Laparoskopie

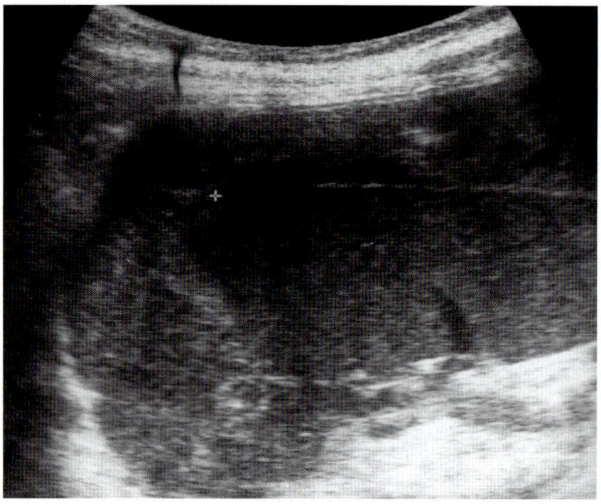

👁 **2.10 a** Inhomogene, teils echoreiche Verletzung des oberen Milzpols und Ausbildung eines perisplenischen Hämatoms nach Abdominaltrauma.

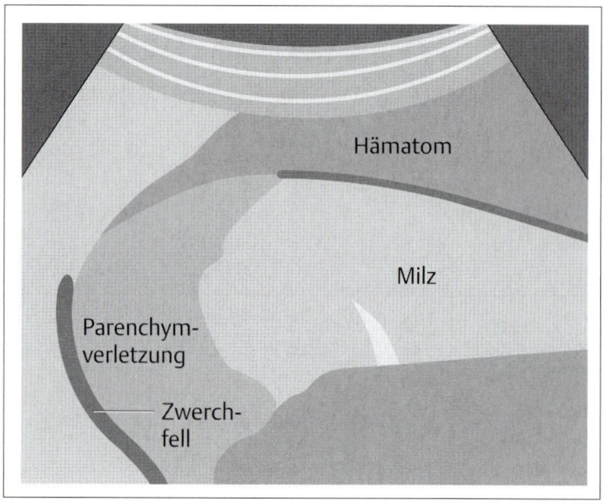

👁 **2.10 b** Schemazeichnung.

Konsequenz für die Chirurgische Therapie

Befund	Charakteristik	Therapie
Subkapsuläres Hämatom: Kreislauf stabil	keine freie Flüssigkeit	Intervallbeobachtung ggf. Transfusion bis Selbsttamponade
Milzruptur: Kreislauf stabil, Hb/Hk stabil	freie Flüssigkeit gering (< 5 mm), nur lokal begrenzt, Parenchymläsion sonographisch nicht sichtbar	Intervallbeobachtung
Milzruptur: Kreislauf instabil, Hb/Hk instabil	freie Flüssigkeit massiv (> 10 mm), lokal massiv oder diffus im Abdomen, Parenchymläsion	Exploration, ggf. Organerhalt (Fibrin, Vicrylnetz, Infrarot), Splenektomie

Leberverletzung

Relevante Basisinformationen

- Zu erwarten bei 5–12% aller schweren Abdominaltraumata
- Bei bis zu 30% begleitende rechtsseitige Rippenfrakturen
- Zweithäufigst verletztes Abdominalorgan, vorwiegend rechter Leberlappen betroffen
- **Verletzungsmuster:** intrahepatisches oder subkapsuläres Hämatom, Kapselriß, Parenchymriß (klein/groß), Parenchymzerreißung eines Lappens, ausgedehnte Lappenzerreißung beidseits, Abriß des Lig. hepatoduodenale (extrem selten); klinische Einteilung nach Moore s. T **2.2**
- *Weiterführende Diagnostik:* Kontrastmittel-CT, Angiographie (ggf. auch zur Embolisation)

T 2.2 Einteilung der Leberverletzungen nach Moore

Schweregrad	
I	Kapselriß/-defekt Parenchymriß < 1 cm Tiefe
II	Parenchymriß 1–3 cm Tiefe subkapsuläres Hämatom < 10 cm penetrierende Verletzung peripher
III	Parenchymriß > 3 cm Tiefe subkapsuläres Hämatom > 10 cm penetrierende Verletzung zentral
IV	Parenchymzerreißung eines Lappens expandierendes, massives zentrales Hämatom
V	Verletzung der retrohepatischen V. cava ausgedehnte Lappenzerstörung bds.

Sonographische Befundkriterien

- Intrahepatische Hämatome sind unregelmäßig begrenzt und meist echoarm (👁 2.**11**, 2.**12**)
- Kleine Parenchymrisse entgehen der sonographischen Diagnostik
- Bei großen Parenchymschäden dominiert die freie Flüssigkeit, die Leber verliert lokal ihre Homogenität und kann von der Bauchwand abrücken

Konsequenz für die Chirurgische Therapie

Befund	Charakteristik	Therapie
Subkapsuläres Hämatom: Kreislauf stabil	keine freie Flüssigkeit	Intervallbeobachtung ggf. Transfusion bei Selbsttamponade
Leberuptur: Kreislauf stabil, Hb/Hk stabil	freie Flüssigkeit gering (< 5 mm), nur lokal begrenzt, Parenchymläsion meist sonographisch nicht sichtbar	Intervallbeobachtung
Leberruptur: Kreislauf instabil, Hb/Hk instabil	freie Flüssigkeit massiv (> 10 mm), lokal massiv oder diffus im Abdomen	Exploration, Naht, Lichtkoagulation, Packing, nur im Notfall Resektion oder Explantation

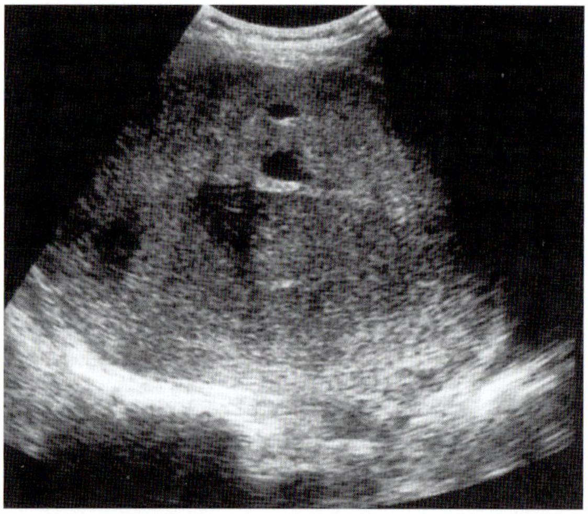

2.11 a Große posttraumatische echoarme Einblutung in den rechten Leberlappen (14 × 7 cm groß).

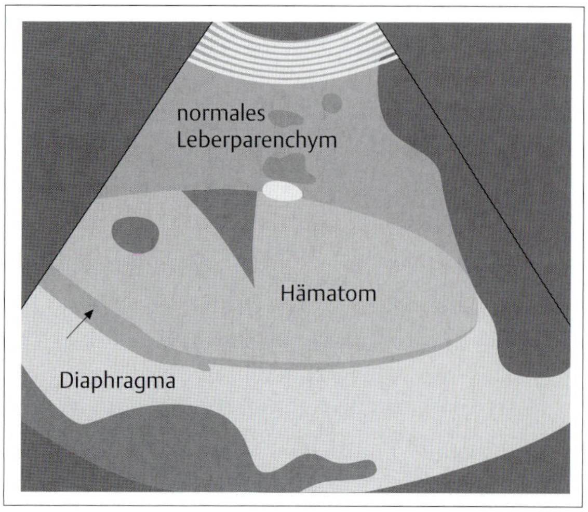

2.11 b Schemazeichnung.

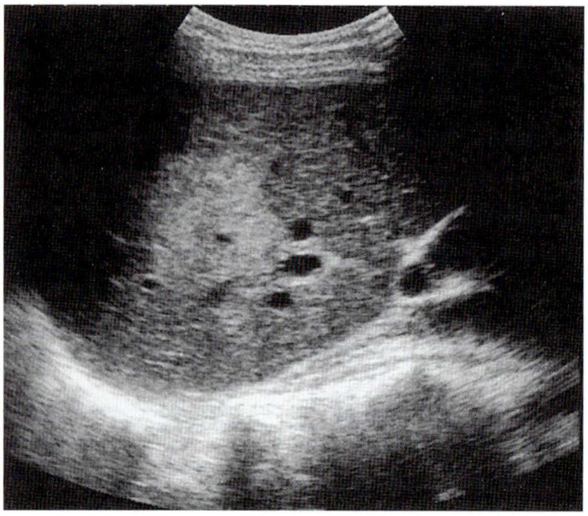

2.12 a 2 Tage altes echoreiches Hämatom im rechten Leberlappen, unregelmäßig begrenzt (51 × 56 mm groß).

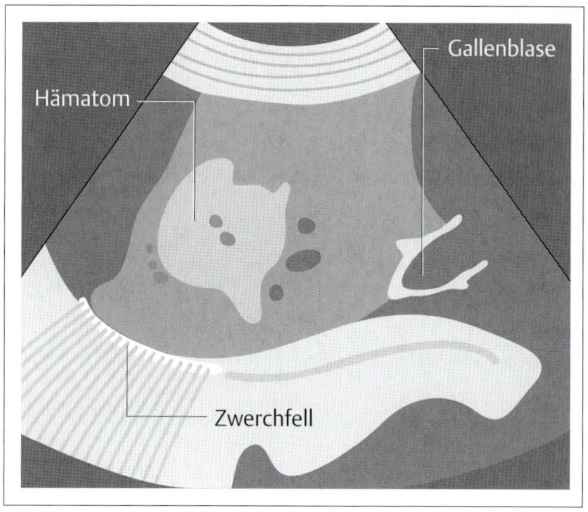

2.12 b Schemazeichnung.

Pankreasverletzung

Relevante Basisinformationen

- Sind mit ca. 2% im Rahmen des stumpfen Bauchtraumas selten
- Eine Begleitverletzung im Rahmen eines Polytraumas ist genauso möglich wie eine isolierte Ruptur z. B. nach einem Fahrradlenkertrauma (häufiger bei Kindern)
- Aufgrund der anatomischen Lage vor der Wirbelsäule ist der Übergang vom Kopf zum Korpus prädisponiert
- **Verletzungstypen:**
  Kontusion, Hämatom und Ruptur (T 2.**3**)
- Häufig kombiniert mit Duodenaleinrissen
- Können primär stumm sein

T 2.3 Klassifikation der Pankreasverletzungen nach Lucas aus G. P. Krestin, Akutes Abdomen, Thieme 1994

Schweregrad 1	Kontusion mit intaktem Gangsystem
Schweregrad 2	Tiefe Lazeration oder Ruptur mit möglicher Verletzung des Pankreasganges
Schweregrad 3	Ruptur mit Verletzung des Pankreaskopfes
Schweregrad 4	Pankreasverletzung **mit** begleitender Duodenalruptur

- Mit einer Latenz können Pankreatitissymptome (starker Oberbauchschmerz, Peritonitis, Abwehrspannung, Erhöhung von Serumamylase, Leukozytose, CRP und Procalcitonin) auftreten
- *Weiterführende Diagnostik:* Kontrastmittel-CT, ERCP

Sonographische Befundkriterien

- Eine **Pankreasruptur** ist in der Regel sonographisch nicht darstellbar
- Bei guter Einsehbarkeit (häufig beim Notfall nicht gegeben) können **Pankreasödem** (aufgetriebene hypodense Organstruktur) oder eine Raumforderung im Sinne eines **Hämatoms** identifiziert werden (echoarme Raumforderung)
- Im Verlauf kann es zur Ausbildung einer **posttraumatischen Pseudozyste** kommen (👁 2.13)
- Für weitere Aussagen ist die Sonographie in der Regel im Notfall überfordert
- Bei pathologischem Sonographiebefund am Pankreas immer weiterführende Diagnostik einleiten!

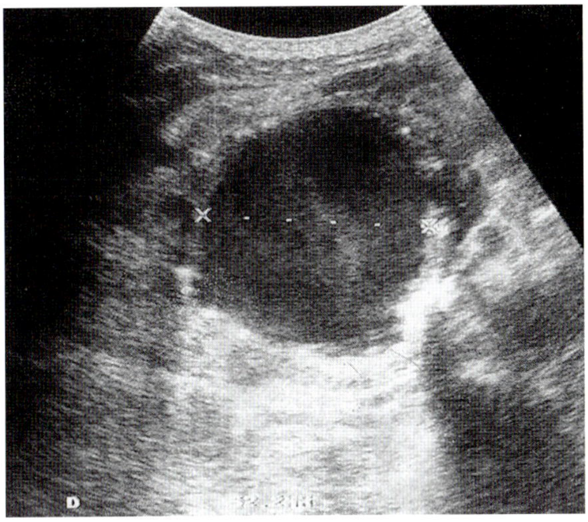

👁 **2.13 a** Posttraumatische Pankreaspseudozyste im Kopf-Korpus-Bereich, Durchmesser 3,2 cm, 6 Monate nach einem Polytrauma.

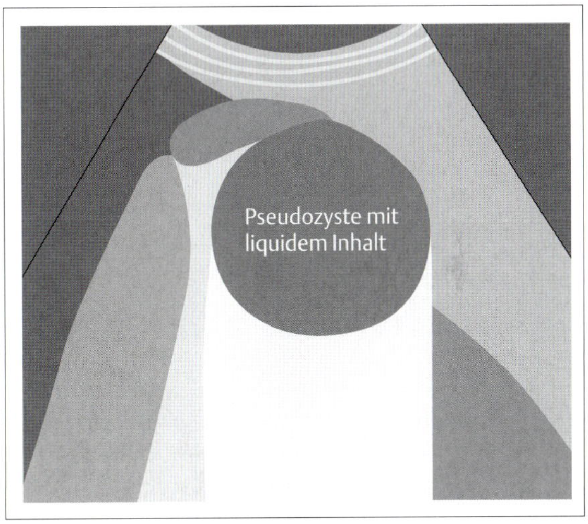

👁 **2.13 b** Schemazeichnung.

Konsequenz für die Chirurgische Therapie

Befund	Charakteristik	Therapie
Kontusion mit Hämatom oder kleine Parenchymzerreißung (Grad I)	ggf. Hämatom als echoarme Raumforderung sichtbar	konservativ, initial wie akute Pankreatitis
Große Parenchymruptur, ohne Pankreasgangverletzung	ggf. Hämatom oder freie intrabdominale Flüssigkeit	Exploration, selektives Débridement von zerstörtem Pankreasgewebe, externe Drainage
Ausgedehnte (> 50 %) Parenchymruptur links der Mesenterialgefäße oder Pankreasgangverletzung	ggf. Hämatom oder freie intraabdominale Flüssigkeit	Débridement, ggf. Pankreasresektion
Ruptur mit Zerstörung des Pankreaskopfes mit möglicher Pankreasgangverletzung (Grad II)	ggf. Hämatom oder freie intraabdominale Flüssigkeit	Débridement und externe Drainage
Pankreaskopfverletzung mit kompletter Gangruptur (Grad III)	ggf. Hämatom oder freie intraabdominale Flüssigkeit	Versuch des Organerhaltes (interne oder externe Drainage nach Débridement), z. B. Anastomose mit ausgeschalteter Y-Roux-Schlinge
Pankreaskopf- und Duodenalverletzung (Grad IV)	ggf. Hämatom oder freie intraabdominale Flüssigkeit	Whipple-Operation zurückhaltend, da hohe Letalität (30 – 40 %), ggf. Duodenalausschaltung nach Vaughan oder Duodenaldivertikulisation nach Berne

Gallenblasenverletzung

Relevante Basisinformationen

- Ist eine seltene Begleitverletzung beim Bauchtrauma (< 2%)
- *Verletzungstypen:* Hämatome, Zerreißungen, Perforationen
- Klinisch imponiert mit einiger Latenz ein akutes Abdomen
- *Weitere Diagnostik:* Kontrastmittel-CT, ERCP, Laparoskopie

Sonographische Befundkriterien

- Verletzungen der Gallenblase lassen sich in der Regel nicht direkt darstellen
- Intravesikuläres Blut erhöht die Echogenität der Gallenblase (DD: Sludge)
- Bei fehlender Darstellung der Gallenblase und subhepatisch freier intraabdominaler Flüssigkeit ist eine Ruptur wahrscheinlich

Konsequenz für die Chirurgische Therapie

Befund	Charakteristik	Therapie
Intravesikales Hämatom, ggf. Hämobilie, Kreislauf und Hb/Hk stabil	erhöhte intravesikale Echogenität	Beobachtung, konservativ, ggf. Cholezystektomie im Intervall
Gallenblasenperforation	Gallenblase nicht darstellbar, freie Flüssigkeit perivesikal	sofortige Cholezystektomie/ Laparoskopie

Nierenverletzungen

Relevante Basisinformationen

- Zu erwarten bei 6–10% aller schweren Abdominaltraumata
- Vorgeschädigte Nieren (z.B. Zysten- oder Hufeisenniere) sind verletzungsempfindlicher
- *Verletzungstypen:* Neben Parenchymverletzungen treten Läsionen am Nierenbecken-Kelchsystem (NBKS), Harnleiterabrisse und Gefäßstielabrisse oder -verschlüsse auf (T 2.4)
- Makrohämaturie als Kardinalsymptom, zusätzlich Flankenschmerz und ggf. Schocksymptomatik
- Bei einer Mikrohämaturie ist sonographisch und auch mit Hilfe der weiterführenden Diagnostik häufig kein Parenchymschaden nachweisbar
- Bei dringendem Verdacht auf eine Nierenverletzung ist die Sonographie in den Rahmen der weiteren Untersuchungen einzuordnen
- *Weiterführende Diagnostik:* Kontrastmittel-CT, i.v. Urographie, Farbdopplersonographie, Angiographie

T 2.4 Einteilung der Nierenverletzungen nach Federle aus G. P. Krestin, Akutes Abdomen, Thieme 1994

Schweregrad 1	Kontusion und kleine kortikomedulläre Lazeration ohne Kommunikation mit dem NBKS (75–85% der Verletzungen)
Schweregrad 2	Tiefe Lazerationen, die die Medulla erreichen **und mit** dem NBKS kommunizieren
Schweregrad 3	Zertrümmerung der Niere oder Verletzung des renalen Gefäßstiels (ca. 5% der Verletzungen)
Schweregrad 4	Ein- bzw. Abriß des NBKS am ureteropelvinen Übergang oder Uretherabriß bei ansonsten intakter Niere

Sonographische Befundkriterien

- Subskapsuläre frische Hämatome stellen sich echoarm dar, intraparenchymatöse Hämatome können dargegen auch echoreich imponieren (2.**14**, 2.**15**)
- Stufenbildungen im Parenchym sprechen für eine Ruptur
- Kleinere Parenchymrisse können der Sonographie entgehen
- Bei inkompletter Einsehbarkeit und verwaschener Organstriktur einer Niere immer Kontrastmittel-CT durchführen, sofern der Zustand des Patienten es erlaubt

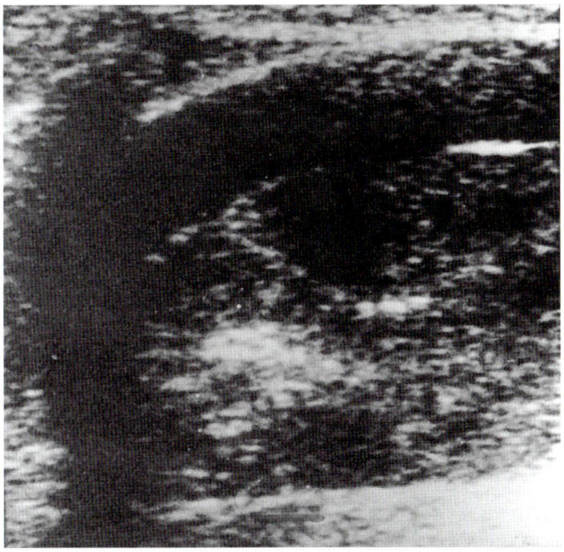

2.14a Subkapsuläres posttraumatisches Hämatom der Niere (mit freundlicher Genehmigung von Dr. Kaiper, Urologische Universitätsklinik Magdeburg).

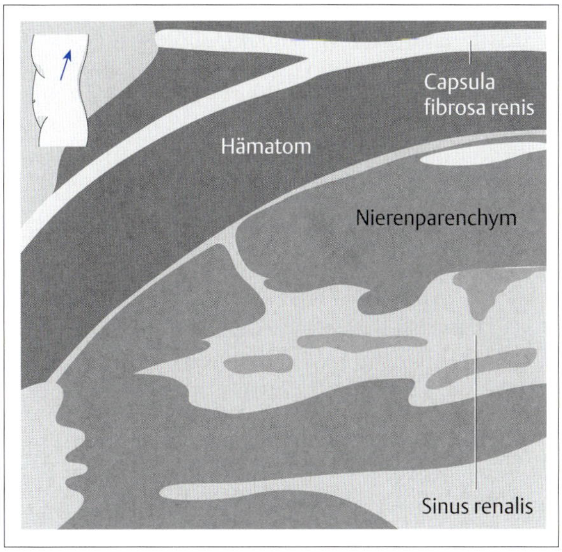

2.14b Schemazeichnung.

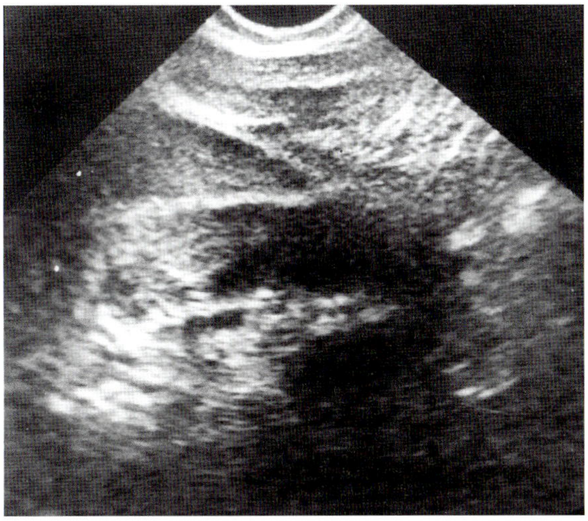

2.15a Nierenruptur im oberen Drittel mit vorwiegend intrarenalem Hämatom (mit freundlicher Genehmigung von Dr. Kaiper, Urologische Universitätsklinik Magdeburg).

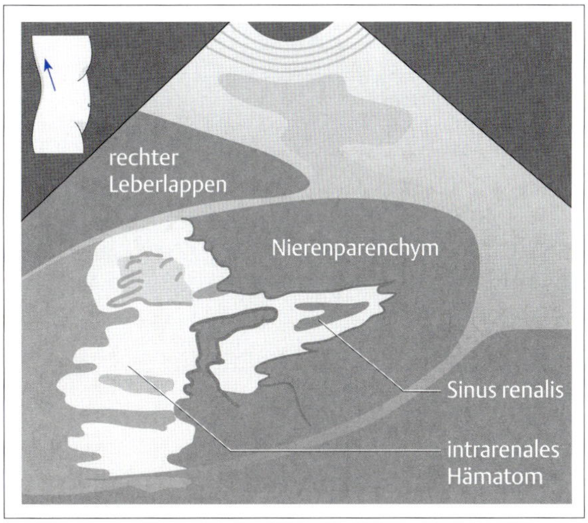

2.15b Schemazeichnung.

Konsequenz für die Chirurgische Therapie

Befund	Charakteristik	Therapie
Kontusion, kleine Parenchymzerreißung (Grad I)	ggf. renales Hämatom	konservativ
Tiefe Parenchymzerreißung, die mit NBKS kommuniziert (Grad II)	Verlust der üblichen Organkonturierung, Hämatom	Exploration, ggf. Organerhalt oder Nephrektomie
Nierenzertrümmerung (Grad III)	großes laterales retroperitoneales Hämatom, Niere nicht einsehbar	Nephrektomie
Ureterverletzung	sonographisch nicht sichtbar	primäre Rekonstruktion, Nephrostomie, Ileuminterposition

Darm- und Mesenterialverletzung

Relevante Basisinformationen

- Verletzungen des Dünndarms bei stumpfen Bauchtraumata (bei ca. 5%) sind häufiger als die des Dickdarms
- Neben intramuralen Hämatomen können partielle und komplette Darmrupturen auftreten
- Die Mesenterialverletzung ist dabei häufiger als die Darmverletzung
- Sie sind sonographisch nicht sicher darstellbar, klinisch imponiert meist das akute Abdomen
- Abwehrspannung, reflektorische Darmparalyse erschweren die Untersuchung extrem
- Freie lokale Flüssigkeit kann ein Hinweis auf eine Darmverletzung sein
- Die freie Flüssigkeit kann dabei sowohl Blut als auch Darminhalt sein

Sonographische Befundkriterien

- Freier Darminhalt stellt sich inhomogen dar und enthält korpuskuläre Elemente
- Läßt sich lokal ausgetretene Flüssigkeit nachweisen, so kann die Qualität durch eine Punktion gesichert werden
- Darmwandverdickungen (Ödem, Hämatom) imponieren als echoarme Läsionen

- *Weiterführende Diagnostik:* Abdomen-Leeraufnahme im Stehen (freie Luft), Kontrastmittel-CT, Darmdarstellung mit wässerigem Kontrastmittel, bei akutem Abdomen: Exploration

Konsequenz für die Chirurgische Therapie

Befund	Charakteristik	Therapie
Darm- oder Mesenterialhämatome, ggf. mit Paralyse	selten sonographisch beurteilbar	primär konservativ, Peristaltik anregen
Darmperforation	Paralyse, ggf. lokal freie Flüssigkeit (enthält korpuskuläre Elemente) freie Luft sonographisch oder im Röntgenbild	ggf. Laparoskopie zur Diagnosesicherung, Exploration, Darmsegmentresektion

Zwerchfellruptur

Relevante Basisinformationen

- Tritt vorwiegend beim stumpfen Bauchtrauma (ca. 3%), weniger beim Thoraxtrauma auf
- Über 90% aller Zwerchfellrupturen sind links, da die Leber rechts protektiv wirkt
- Häufig primär übersehen
- *Weiterführende Diagnostik:* Thoraxaufnahme, Kontrastmittel-CT, gastrointestinale Kontrastmitteldarstellungen (wässeriges Kontrastmittel)

Sonographische Befundkriterien

- Sonographisch findet sich eine unmittelbare Nachbarschaft von intraabdominalen Hohlorganen und Lungenparenchym mit einer Kranialverlagerung
- Ggf. ist eine Konturunterbrechung im Diaphragma zu sehen

Konsequenz für die Chirurgische Therapie

Befund	Charakteristika	Therapie
Zwerchfellruptur links	unmittelbare Nachbarschaft von Lunge und Bauchorganen intrathorakal, Kontinuität des Zwerchfells unterbrochen	Exploration und Rekonstruktion, Thoraxdrainage

■ Retroperitoneale Hämatome

Relevante Basisinformationen

- Können aufgrund retroperitonealer Gefäßverletzungen entstehen (V. cava, Aorta, Iliakalarterien, Nieren-, Nebennierengefäße, Lumbalarterien und der zahlreichen kleineren Äste)
- Aufgrund der Anatomie kann es zu einer Ausbreitung zur Gegenseite kommen
- Durch Diapedese ist Blutübertritt in den Abdominalraum möglich

Sonographische Befundkriterien

- Sonographisch imponieren große, primär echoarme inhomogene Raumforderungen mit unscharfen Begrenzungen (👁 **2.16**)

- Lokalisation: lateral (Flanke), kaudal (Beckenbereich), medial (zentral)
- *Weiterführende Diagnostik:* Kontrastmittel-CT, Angiographie

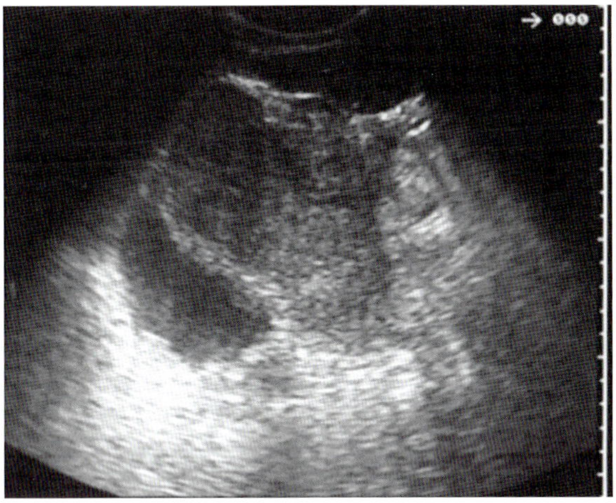

👁 **2.16 a** Ausgedehntes Hämatom im Retroperitoneum und im kleinen Becken mit Verlagerung der Harnblase bei Beckenfraktur.

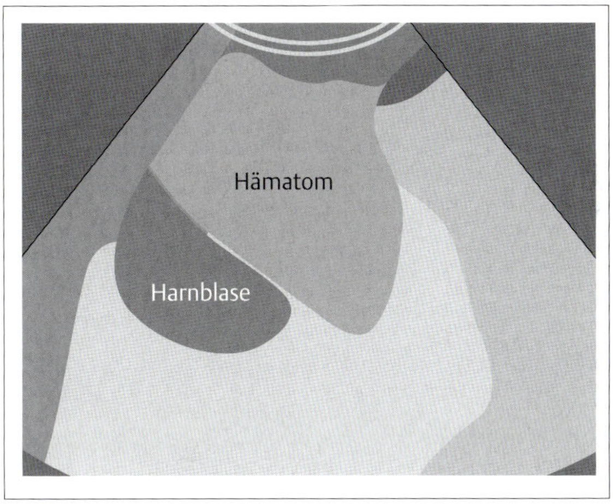

👁 **2.16 b** Schemazeichnung.

Konsequenz für die Chirurgische Therapie

Befund	Charakteristik	Therapie
Retroperitoneales Hämatom: Kreislauf stabil	lokal umschriebenes Hämatom, keine Perforation in die freie Bauchhöhle	konservativ, ggf. Transfusion bis Selbsttamponade (Therapie der Wahl)
Retroperitoneales Hämatom ohne Tendenz zur Selbsttamponade: Kreislauf instabil, Hb/Hk fallen	massives Hämatom, vor allem zentral	operative Revision, da v. a. Verletzung größerer retroperitonealer Gefäße (Nierenvenen, V. cava, seltener auch Arterien), Operation nur bei konservativ nicht beherrschbarer Blutung

Thoraxtrauma

Relevante Basisinformationen

- Ein Pneumothorax kann leicht klinisch nachgewiesen werden (fehlendes Atemgeräusch, Klopfschall)
- Meist mit Rippenfrakturen kombiniert; klinisch imponieren bei einer Fraktur Inspirationsschmerz, Druckschmerz und ggf. Krepitation
- Bei Frakturen der 1.–3. Rippe in bis zu 10% auch große Gefäße mit verletzt
- Lokalisation von freier Flüssigkeit im Recessus phrenicocostalis sonographisch problemlos nachweisbar

Sonographische Befundkriterien

- Echofreie Raumforderung im Recessus phrenicocostalis mit Verdrängung von Lungenparenchym (👁 2.17)
- Im Verlauf und bei Organisation erfolgt eine Zunahme der Echogenität und Heterogenität, ggf. mit Septierungen

- *Weiterführende Diagnostik:* Röntgen-Thorax, Kontrastmittel-CT oder Angiographie bei Verdacht auf Gefäßverletzung

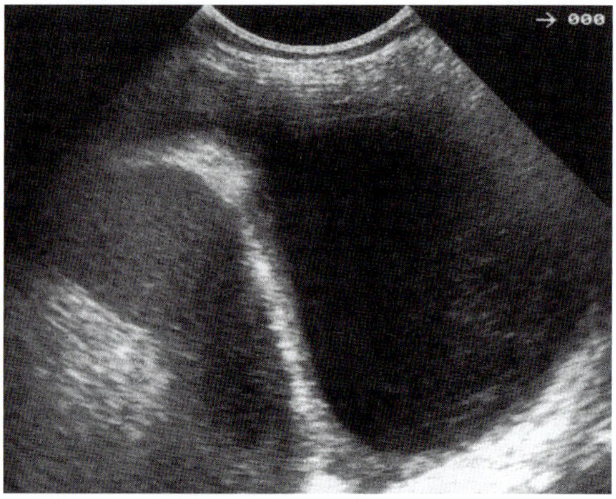

👁 2.17 a Linksseitiger Hämatothorax nach Frakturen der 4.–6. Rippe, Befund bei Einlieferung.

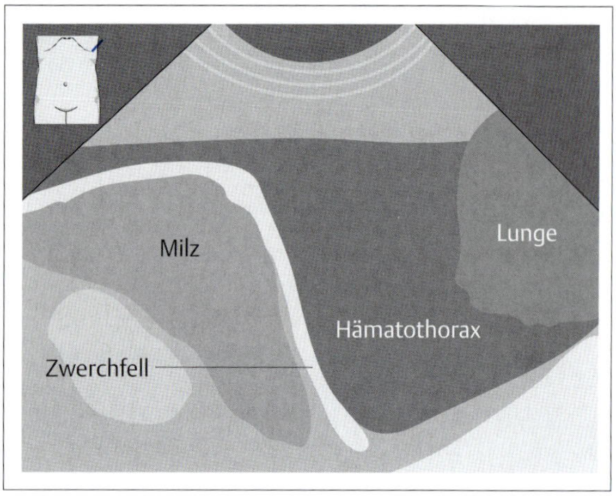

👁 2.17 b Schemazeichnung.

Konsequenz für die Chirurgische Therapie

Befund	Charakteristik	Therapie
Freie Flüssigkeit intrathorakal: Patient stabil, Thorax stabil, nicht beatmet	geringe Menge Flüssigkeit im Recessus (< 1–2 cm)	Intervallbeobachtung
Freie Flüssigkeit intrathorakal: Patient instabil oder beatmet oder Thorax instabil	größere Menge Flüssigkeit im Recessus (> 2 cm)	Thoraxdrainage, ggf. Thorakotomie bei persistierender Blutung (> 200 ml/h oder bei Transfusion von mehr als 6 Erythrozytenkonzentraten nötig)

Literatur

Moylan A. Principles of Trauma Surgery. New York: Gower Medical Publishing, 1992
Krestin GP. Akutes Abdomen. Stuttgart: Thieme, 1994
Schmidt G. Ultraschall-Kursbuch. Stuttgart: Thieme, 1996
Lippert H. Praxis der Chirurgie. Stuttgart: Thieme, 1997

3 Intraoperative Sonographie (IOS) in der Chirurgie von Leber und Pankreas und im Rahmen einer Staging Operation

R. Mantke, T. Manger

Indikation zur Sonographie

Die intraoperative Sonographie gewinnt immer mehr an Bedeutung und wird zunehmend in standardisierte chirurgische Behandlungskonzepte integriert (3.1).

Im Rahmen der Pankreas- und Leberchirurgie wird die IOS seit Jahren mit großem Erfolg betrieben und gewinnt in Bezug auf das chirurgisch-operative Vorgehen zunehmend an Bedeutung.

Laparoskopie und IOS ermöglichen ein exaktes Staging von Malignomen in Ösophagus, Magen, Leber und Pankreas. In Abhängigkeit vom ermittelten Tumorstadium können multimodale Therapiekonzepte eingeleitet werden (z.B. eine neoadjuvante Chemotherapie). Die Diagnose einer präoperativ nicht erkannten Peritonealkarzinose erspart dem Patienten die Laparotomie.

Thorax	im Rahmen der Thorakoskopie zur Detektion kleiner intraparenchymatöser Tumore
Tumorstaging	Staginglaparoskopie bei Malignomen von Ösophagus, Magen, Pankreas und Leber
Beurteilung der Resektabilität	intraoperative Sonographie zur Bestimmung der Resektionsgrenze bei partiellen Nierenparenchymresektionen und zur Entscheidung Nephrektomie ja – nein
Steindiagnostik	Nachweis einer Choledocholithiasis (z. B. bei laparoskopischer Cholezystektomie)
Leberchirurgie	Nachweis von kleinen Lebermetastasen im Rahmen einer Leberteilresektion – Festlegung der Resektionsgrenze
Leberchirurgie	Detektion der Tumorgröße von primär hepatischen Tumoren und Gallengangstumoren zur Festlegung der Resektabilität
Therapiekontrolle	Tumorsondierung und optische Therapiekontrolle im Rahmen einer hepatischen Kryochirurgie
Tumorsuche	Nachweis von kleinen neuroendokrinen Tumoren im Panreas
Tumorausdehnung	Nachweis einer Gefäßinfiltration bei Malignomen des Pankreas, des Mesenteriums und der Leber

3.1 Etablierte Einsatzmöglichkeiten der intraoperativen Sonographie.

Allgemeine Relevante Basisinformationen zur IOS

- Es wird ein Standardsonographiegerät verwendet
- Spezielle Schallköpfe mit einer Frequenz von 5 – 10 MHz sind allerdings für eine gute Qualität und Praktikabilität unabdingbar
- Am meisten verbreitet sind 7,5 MHz Ultraschallköpfe mit einer Eindringtiefe von ca. 6 – 8 cm
- Durch den direkten Organkontakt entfallen bei der IOS die störenden Artefakte der Bauchdecke oder anderer Organe
- 7,5 MHz Sonden in Verbindung mit leistungsstarken Ultraschallgeräten sind heute in der Lage, auch kleine Veränderungen wie z.B. Steine ab 1 mm, Zysten von 1 – 2 mm und Tumore von 3 – 4 mm zu erfassen
- Die eingesetzten Sonden können in der Regel gassterilisiert oder in sterilen Plastikschläuchen verpackt werden (3.2)
- Durchgesetzt haben sich kleine T- oder I-förmige Sonden, die mit der Hand geführt werden können und auch für schwer zugängliche Bereiche, wie die Leberkuppe, geeignet sind
- Die Untersuchung kann mit direktem Kontakt zwischen Zielorgan und Ultraschallscanner erfolgen (dabei allerdings fehlende Beurteilbarkeit der direkten Organoberfläche), z. B. Leber, Pankreas
- Alternativ ist eine Untersuchung des Zielorgans mit einem Abstand von ca. 1 – 2 cm möglich, wenn das Operationsgebiet mit physiologischer Kochsalzlösung aufgefüllt wird, z. B. Beurteilung der extrahepatischen Gallenwege oder der Oberfläche von Leber und Pankreas
- Je weniger zuvor chirurgisch an der Zielregion manipuliert wurde, desto besser ist die Bildqualität und Aussagekraft der IOS

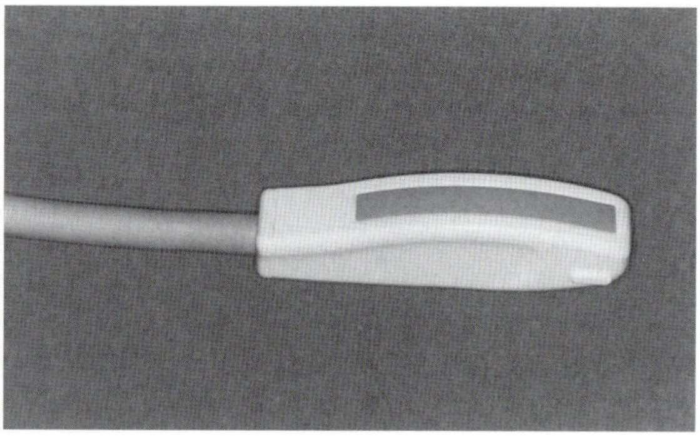

3.2a Fingertipsonde Toshiba.

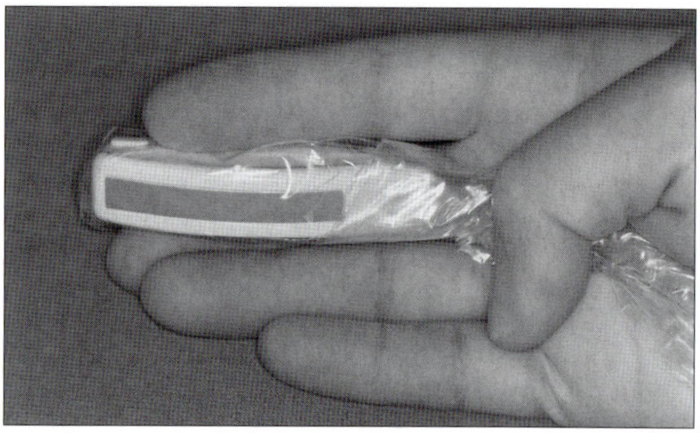

3.2b Fingertipsonde Toshiba, mit sterilem Bezug.

Staging-Laparoskopie bei Ösophagus-, Magen- und Pankreaskarzinom und laparoskopische IOS

Relevante Basisinformationen

- Der Patient wird mit gespreizten Beinen in einer Anti-Trendelenburg-Lage positioniert, drei Trokare sind mindestens für eine aussagekräftige Exploration nötig (3.3)
- Die laparoskopische Sonographie parenchymatöser Organe versucht die digitale Palpation zu ersetzen und eliminiert somit einen wesentlichen Nachteil der Laparoskopie gegenüber der explorativen Laparotomie, insbesondere in Bezug auf die Beurteilung der Leber
- Im Rahmen einer laparoskopischen Sonographie kann, bei normalen anatomischen Verhältnissen, auf eine Lebermobilisation verzichtet werden, da die modernen Sonden über eine sehr gute dreidimensionale Beweglichkeit verfügen (3.4)
- Im Rahmen einer Staging-Laparoskopie beim Magenkarzinom können sowohl visuell als auch durch den Einsatz der IOS in bis zu 23% intrahepatische Metastasen gesichert werden, die präoperativ auch unter Einsatz des Kontrastmittel-Computertomogramms nicht erkannt wurden (Lowy et al. 1996)
- Die laparoskopische IOS ist technisch anspruchsvoller als die konventionelle IOS, da neben dem Videomonitor noch auf das Ultraschallbild geachtet werden muß
- Die Staging-Laparoskopie kann derzeit beim Ösophagus-, Magen- und Pankreaskarzinom zum Vorteil für den Patienten eingesetzt werden, neben den übrigen Stagingkriterien dient der Einsatz der IOS zur Detektion von nichtsichtbaren Lebermetastasen und zum Nachweis einer Infiltration der Tumore in andere Organe
- Während bei der Untersuchung der Leber mit einer starren Laparoskopiesonde der häufige Wechsel der Sonde in die verschiedenen Trokare unabdingbar war, so ist die Arbeit mit den heutigen dreidimensionalen Sonden wesentlich vereinfacht und weniger zeitaufwendig
- Das Vorgehen bei der laparoskopischen Sonographie der Leber und des Pankreas zeigen 3.5–7

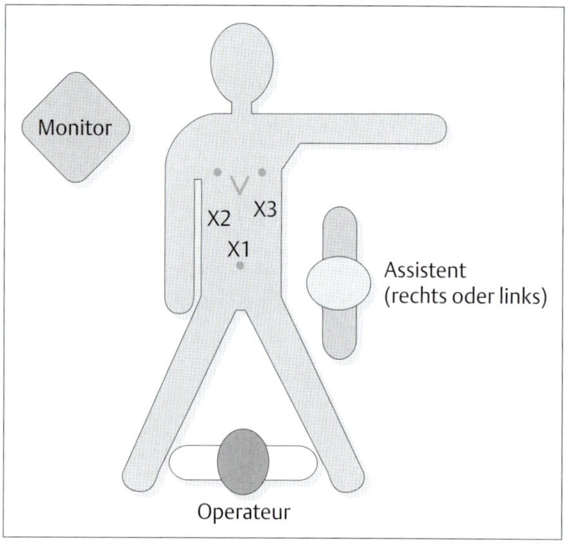

3.3 Mögliche Trokarposition bei der Staginglaparoskopie mit Einsatz der laparoskopischen Sonographie bei Tumoren im Oberbauch.

- Die laparoskopische Sonographie des Pankreas erfolgt nach Absaugen der Magenluft (durch die Anästhesie) und Einbringung von 100–300 ml Spülflüssigkeit in den Oberbauch – waagerechter Patient, sonst läuft Wasser in den Douglas!
- Die Pankreasuntersuchung kann durch die das Pankreas bedeckenden Strukturen (Magen, Duodenum, Ligamentum gastrocolicum oder das Omentum minus) erfolgen
- Artefakte durch Luft in Duodenum oder Magen können durch leichte Kompression mit der Ultraschallsonde aufgehoben werden, gelegentlich verbessert das Auffüllen des Magens mit Ringer- oder Kochsalzlösung das Schallverhalten erheblich
- Ein mögliches Vorgehen bei einer Laparoskopie beim Magenkarzinom zeigt die 3.8

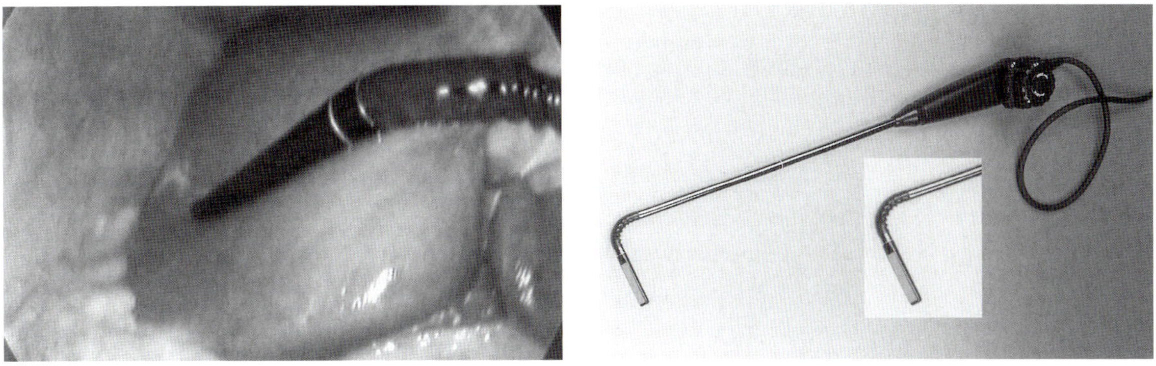

3.4 **a** u. **b** Flexible laparoskopische, gassterilisierbare Ultraschallsonde, Toshiba.

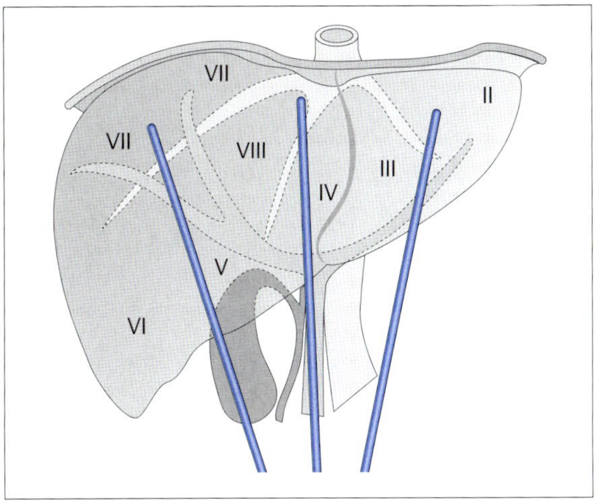

3.**5** Orientierung mit der Laparoskopiesonde an den Lebervenen und den Ästen der Pfortader – schematische Darstellung der Lebersegmente. US-Sonde über Umbilikalport eingeführt.

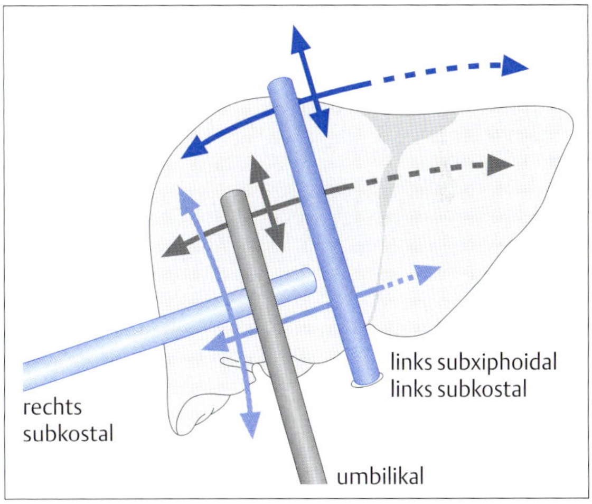

3.**6** Mögliche Positionen der Laparoskopiesonde und darstellbare Regionen der Leber.

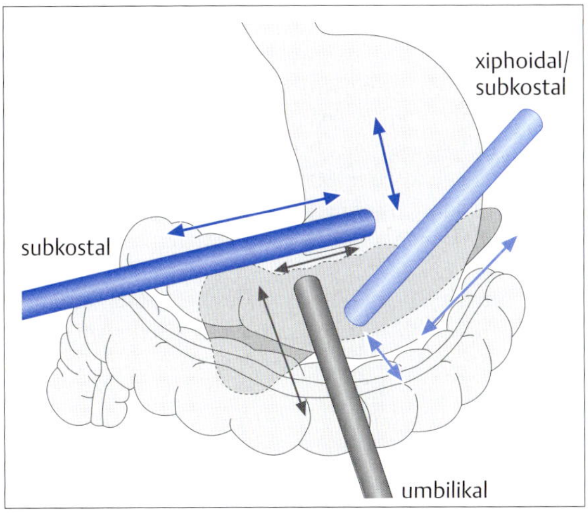

3.**7** Mögliche Positionen der Laparoskopiesonde und darstellbare Regionen des Pankreas.

1. Ausschluß von Peritonealkarzinose und oberflächlichen Lebermetastasen
2. Ausschluß einer malignen Infiltration in Leber, Pankreas, Mesocolon transversum, Treizsches Band, Zwerchfellschenkel oder Retroperitoneum
3. laparoskopische Sonographie der Leber zur Detektion nicht sichtbarer Metastasen
4. ggf. Sonographie des Tumors bei Verdacht auf eine Infiltration in andere Organe

3.**8** Durchführung einer Staging-Laparoskopie am Beispiel Magenkarzinom.

- *Weiterführende Diagnostik:* Eine durch IOS diagnostizierte Raumforderung sollte histologisch abgeklärt werden (immer bei malignem Grundleiden), z. B. durch eine intraoperative Punktion oder diagnostische Exstirpation

Sonographische Befundkriterien

- siehe IOS der Leber S. 53 – 54

Konsequenz für die Chirurgische Therapie

Leber	Charakteristik	Therapie
Lebermetastasen bei Magen-Ca	solitär	a) histologische Sicherung und wenn möglich palliative Gastrektomie (da längeres Überleben als nach alleiniger Exploration (2,8 vs. 8 Monate; Becker, in: Praxis der Chirurgie. Thieme, 1998), ggf. mit synchroner Resektion der Lebermetastase b) histologische Sicherung und nur wenn nötig, z. B. bei Magenausgangsstenose, Bypass-Operation, palliative Chemotherapie
Lebermetastasen bei Magen-Ca	per continuitatum	Resektion im Rahmen der Gastrektomie
Lebermetastasen bei Magen-Ca	diffus	– histlogische Sicherung und nur wenn nötig, z. B. bei Magenausgangsstenose Bypass-Operation, palliative Chemotherapie
Lebermetastasen bei Oesophagus-Ca	solitär oder diffus	– histologische Sicherung – keine Tumorresektion indiziert, sondern Palliation (Radiatio, Chemotherapie, Laser- und Stenttherapie)
Lebermetastasen bei Pankreas-Ca	solitär oder diffus	– histologische Sicherung – keine Tumorresektion indiziert – ggf. Bypass-Operation bei Duodenal- oder Gallengangsstenose

Laparoskopische Sonographie des Gallengangssystems

Relevante Basisinformationen

- Die laparoskopische IOS der ableitenden Gallenwege, z. B. als Screeningmethode im Rahmen der laparoskopischen Cholezystektomie, kann mit einer Sensitivität von 87,5 % und einer Spezifität von 100 % zur Detektion einer Choledocholithiasis durchgeführt werden (im Vergleich zur intraoperativen Cholangiographie) (Goletti et al. 1995)
- Die laparoskopische IOS des Choledochus ist, wenn beherrscht, weniger zeitaufwendig als eine intraoperative laparoskopische Cholangiographie und ist auch gefahrlos bei Schwangeren und Patienten mit einer Kontrastmittelallergie einzusetzen (Soyer et al. 1997)
- Im Gegensatz zu einer Cholangiographie ist keinerlei Präparation erforderlich, das Einfüllen von Spülflüssigkeit zur Ankopplung ist zu empfehlen
- Die Frage, ob mit dem routinemäßigen Einsatz der laparoskopischen IOS die laparoskopische Cholezystektomie bei einem Gallenblasenkarzinom sicher vermieden werden kann, ist noch nicht geklärt
- Die Darstellung der extrahepatischen Gallengänge erfolgt von der Leberpforte aus nach kaudal bis hin zur Duodenaleinmündung, in transversalen Schnittebenen (👁 3.**9**)
- Die laparoskopische Sonographiesonde wird dabei über einen links-epigastrischen Port oder über einen rechts-epigastrischen Port eingeführt (rechtsseitig ist das Ligamentum hepatoduodenale auch von dorsal her schallbar, wenn die Sonde in das Foramen Winslowi eingeführt wird)
- Bei der Detektion von kleinen Steinen im Pankreasbereich des Ductus choledochus und bei der Identifikation von Gallengangsabnormitäten ist die laparoskopische

IOS der intraoperativen Cholangiographie allerdings unterlegen

- *Weiterführende Diagnostik:* Bei unklarer Sonographie des Choledochus sollte eine intraoperative Cholangiographie angeschlossen werden

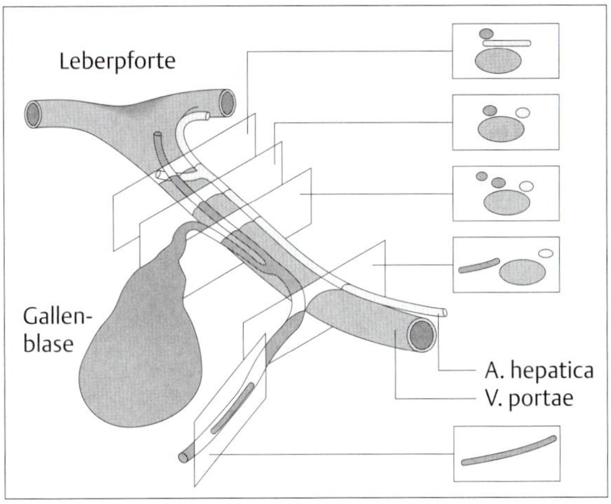

👁 **3.9** Transversale Schnittebenen bei der laparoskopischen Sonographie des extrahepatischen Gallengangssystems modifiziert nach Kolecki und Schirmer.

Sonographische Befundkriterien

- Eine Choledocholithiasis läßt sich durch den typischen hellen Steinreflex und den dazugehörigen Schallschatten nachweisen (👁 3.**10**)

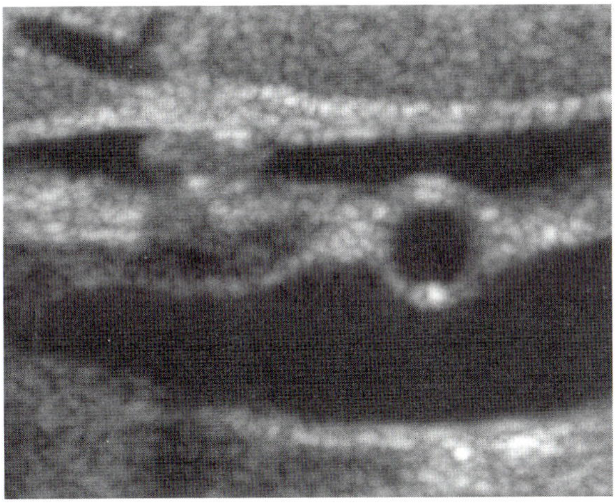

👁 3.**10 a** Choledocholithiasis, Stein mit Schallschatten.

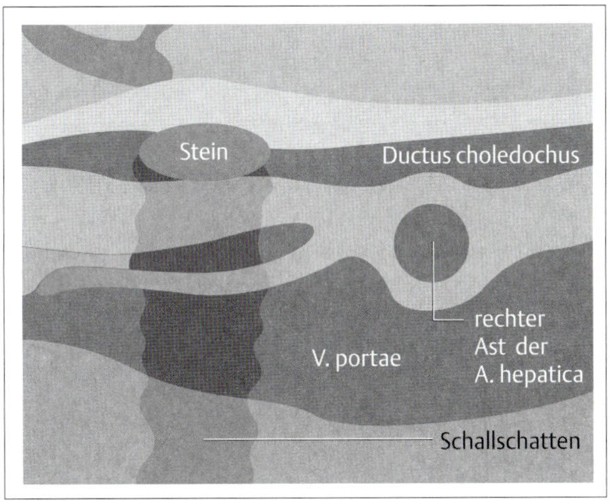

👁 3.**10 b** Schemazeichnung.

Konsequenz für die Chirurgische Therapie

Choledochus	Charakteristik	Therapie
Choledocholithiasis	Präoperative Vermutung oder bewiesen	vor Operation ERC + EPT und Steinextraktion
Choledocholithiasis	Intraoperativer Zufallsbefund	therapeutisches Splitting mit postoperativer ERC + EPT und Steinextraktion
Choledocholithiasis	Intraoperativer Zufallsbefund, monströser oder eingeklemmter Stein	laparoskopische oder konventionelle Choledochusrevision

Intraoperative Sonographie (IOS) der Leber bei primären Lebertumoren und kolorektalen Metastasen

Relevante Basisinformationen

- Aufgrund des Einsatzes von 5 – 7,5 MHz Ultraschallsonden und dem Fehlen von Schallstörungen durch die Rippen ist das IOS-Bild dem transkutanen Ultraschallbild deutlich überlegen
- Mit Hilfe der IOS der Leber lassen sich die Lebersegmentgrenzen identifizieren (👁 **3.11**)
- Lebermetastasen < 5 mm können auch der IOS entgehen (in Abhängigkeit von ihrer Echogenität)
- Für eine IOS der Leber hat sich eine vorherige Mobilisation bewährt, um die gesamte Konvexität scannen zu können (Lösen des Ligamentum triangulare dexter et sinister und des Ligamentum falciforme hepatis)
- Wegen der größeren Dicke des rechten Leberlappens sollte dieser auch von dorsal sonographiert werden
- Besonders geeignet ist die IOS der Leber zur Detektion kleiner tief intraparenchymatöser Läsionen
- Präoperativ erhobene sonographische Befunde differieren in bis zu 29 % gegenüber der IOS (Alanen et al. 1995)
- Präoperativ unbekannte Metastasen colorectaler Karzinome werden je nach Studie in 5 – 14 % erst durch die IOS der Leber entdeckt
- Die intraoperative Palpation der Leber differiert in bis zu 21 % gegenüber der IOS
- Für Prozesse an der direkten Leberoberfläche ist die Palpation sensitiver als die IOS
- Je nach Lokalisation und Ausmaß der zusätzlichen durch die IOS entdeckten Lebermetastasen kommt es in 4 – 42 % zu einem veränderten chirurgischen intraoperativen Vorgehen (Alanen et al. 1995, Goletti et al. 1995, Röthlin et al. 1996, Kolecki et al. 1998)
- Bei primären Lebertumoren kann der IOS in bis zu 54 % das chirurgische Handlungskonzept entscheidend beeinflussen (Röthlin et al. 1996)
- Bei Patienten mit einem HCC ist die Sensitivität der Tumordetektion verringert gegenüber Metastasen kolorektaler Karzinome, denn eine Differenzierung zwischen Regeneratknoten einer Leberzirrhose und einem HCC ist schwierig
- Sensitivität und Spezifität bei der Detektion kolorektaler Metastasen liegen bei 93,8 % und 94,4 % (T **3.1**)
- Ein arteriell-portales CT kann die Senitivität der IOS in Kombination mit der Palpation nicht erreichen (Haider et al. 1995, Kolecki et al. 1998)
- Die IOS der Leber erfolgt nach einer bimanuellen Palpation, dabei wird die Leber sowohl transversal als auch longitudinal gescannt, in der Regel mit direktem Kontakt von Schallkopf und Leberoberfläche – die Kombination aus Palpation und IOS ergibt die größte diagnostische Sicherheit
- Ein standardisierter Ablauf der IOS und die Verwendung einer einheitlichen Nomenklatur durch die Untersucher ist extrem wertvoll (T **3.2**)

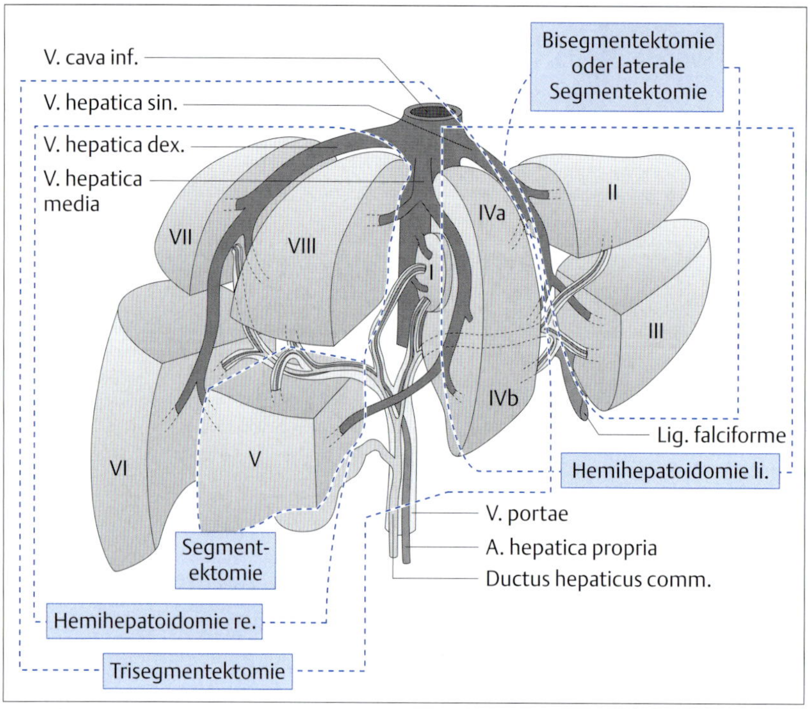

👁 **3.11** Einteilung der Lebersegmente nach Couinaud (modifiziert nach Durst und Rohen, Chirurgische Operationslehre).

T 3.1 Spezifität und Sensitivität der IOS versus präoperativer transkutaner Sonographie, Kontrastmittelcomputertomographie und der chirurgischen Exploration. Modifiziert nach Machi und Sigel, in: „Current Trends in digestive Ultrasonography", 1997

	Präoperative Sonographie %	Computertomographie %	Chirurgische Exploration %	IOS %
Sensitivität	40,8	49,0	66,0	93,3
Spezifität	95,8	94,4	89,3	94,4
overall accuracy	73,4	75,9	79,8	94,2

T 3.2 Standardisierter Ablauf der IOS der Leber (individuell modifiziert)

- Beginn im linken Leberlappen (Segment II – III)
- Der Scanner wird von kranial nach kaudal an der Lebervorderseite bewegt
- Die Scanparameter werden fortlaufend der unterschiedlichen Leberdicke angepasst
- Anschließend Scannen der linken Leberhälfte transversal
- Portalvenenäste werden auf Thrombosen oder Occlusionen in ihrem Verlauf untersucht
- Von den normalen Segmenten bzw. von den entdeckten pathologischen Befunden sollte je ein Bild zur Dokumentation angefertigt werden
- Die Untersuchung des Segmentes IV erfolgt in analoger Weise; über das Segment IV wird idealerweise der Konfluenz der Lebervenen in Bezug auf eine Thrombose oder einen Tumor beurteilt
- Segment I (Lobus caudatus), der Hauptstamm der Pfortader und der Ductus hepaticus communis sind im Normalfall ebenfalls am besten über das Segment IV zu beurteilen
- Die Untersuchung des rechten Leberlappens beginnt ebenfalls im medialen Segment des linken Leberlappens (Segment IV) wieder zuerst in kranio-kaudaler Richtung nach rechts lateral und dann transversal
- Im rechten Leberlappen ist besondere Aufmerksamkeit nötig, um nicht intrahepatische Läsionen von der Vorderseite der Leberkuppe und der Rückseite der Leberkuppe doppelt zu erfassen
- Die mittlere Lebervene muß hier identifiziert werden; sie bildet die Grenze zwischen dem Segment IV und dem rechten Leberlappen
- Durch die größere Dicke des rechten Leberlappens müssen regelhaft die Einstellungen des Sonographiegerätes verändert werden, um die gleiche Echointensität von der Oberfläche bis zur Tiefe zu erreichen
- Die Untersuchung der entsprechenden Segmente des rechten Leberlappens inklusive der Dokumentation erfolgt analog zum linken Leberlappen; Lebervenen und Portalvenenäste dienen dabei wieder der Segmenteinteilung, geachtet wird wieder auf fokale Läsionen, Gefäßthrombosen oder Gefäßverschlüsse durch Tumorokklusion

- Suspekte intrahepatische Leberherde sollten immer sonographiegestützt punktiert und histologisch im Schnellschnitt gesichert werden
- Als Leitstrukturen und zur Orientierung dienen die Lebervenen und die Äste der Vena portae (Lebersegmenteinteilung nach Couinaud – 👁 3.**11**)
- Malignitätskriterien für Raumforderungen in der Leber sind:
  - Infiltratives Wachstum
  - Tumoreinbruch in Lebervenen oder Pfortaderäste
  - Echoarmer Randsaum (Halo-sign)
  - Konfluierende Herde
  - Mehrere Tumorgenerationen nebeneinander
  - Verdrängungszeichen
  - Zentrale Nekrosen oder Verkalkungen
- Sichere Unterscheidungsmerkmale zwischen benignen und malignen Leberveränderungen durch die IOS allein gibt es nicht – deshalb sollte immer eine histologische Abklärung intraoperativ erfolgen
- *Weiterführende Diagnostik:* Eine durch IOS diagnostizierte Raumforderung sollte histologisch abgeklärt werden (immer bei malignem Grundleiden), z. B. durch eine intraoperative Punktion oder diagnostische Exstirpation

Sonographische Befundkriterien

- **Zysten** imponieren als echoleere Raumforderung mit relativer Schallverstärkung hinter der Zyste, die Zystenwand läßt sich durch Druck deformieren (Hämatome, Abszesse oder Biliome können Zysten imitieren
- Differenzierung durch Punktion möglich) (👁 3.**12**)

- **Zonale Verfettungen** stellen sich echoreicher und zonale Minderverfettungen echoärmer als das übrige Lebergewebe dar, sind in ihrer Form meist dreieckartig, längsoval oder flammenförmig und treten häufiger in der Nähe der Vena portae, des Gallenblasenbettes oder der rechten Leberkuppe auf, es kommt zu keiner Alterierung des intrahepatischen Gefäßverlaufes
- **Typische Hämangiome** sind sonographisch rund bis oval, und ausgesprochen echoreich mit einer reflexreichen Struktur (👁 3.**13**)
- **Lebermetastasen** können echofrei (zystenähnlich z. B. bei Sarkomen oder Ovarialkarzinom – insgesamt selten), echoarm (häufiger bei Bronchial- und Mammakarzinom), echogleich (mit echoarmem Randsaum) oder echoreich (häufiger beim Kolonkarzinom) sein, als regressive Veränderungen können zentrale echoarme Nekrosen oder Verkalkungen auftreten (👁 3.**14**–**19**)
- Eine **Fokale Noduläre Hyperplasie** (FNH) zeigt sich als echoarme oder auch echogleiche Raumforderung mit gelegentlich auch wolkiger Struktur, ggf. Nachweis von arteriellen Gefäßen oder Mikroverkalkungen (👁 3.**20**)
- **Adenome** bestehen nur aus Hepatozyten (im Gegensatz zur FNH) und sind deshalb echogleich oder echoärmer als das normale Lebergewebe, mit echoarmem Randsaum (Pseudokapsel)
- **Primäre Lebermalignome** sind sonographisch von Lebermetastasen nicht sicher zu unterscheiden (👁 3.**21**–**23**)

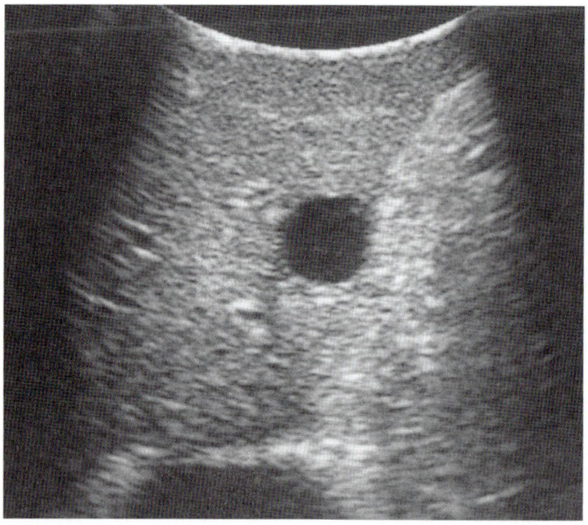

👁 3.**12a** IOS der Leber mit Darstellung einer kleinen (1 cm) echoleeren Zyste im Randbereich des linken Leberlappen.

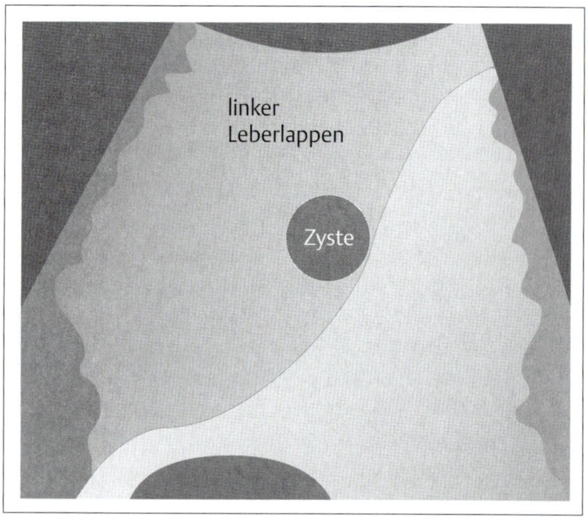

👁 3.**12b** Schemazeichnung.

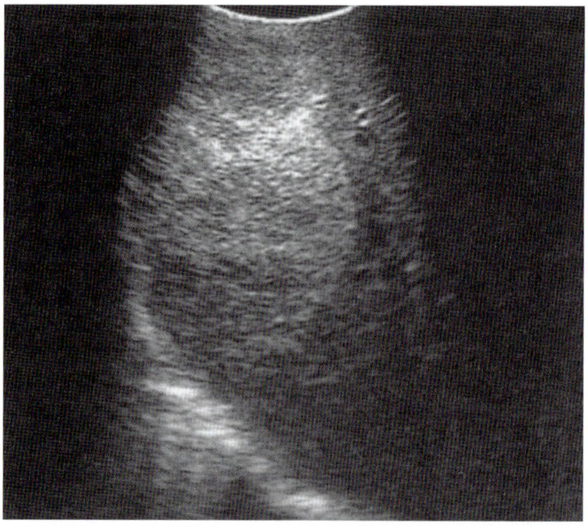

👁 3.**13a** IOS der Leber mit einem typischen echoreichen Hämangiom im rechten Leberlappen mit enger Lagebeziehung zum Zwerchfell und Reflexbildung (histologisch – kavernöses Hämangiom).

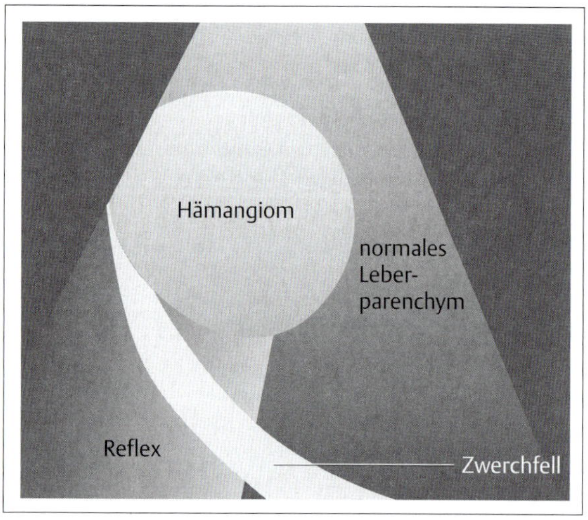

👁 3.**13b** Schemazeichnung.

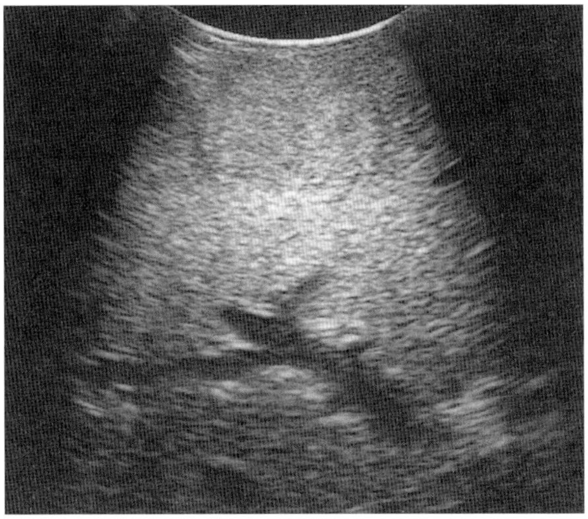

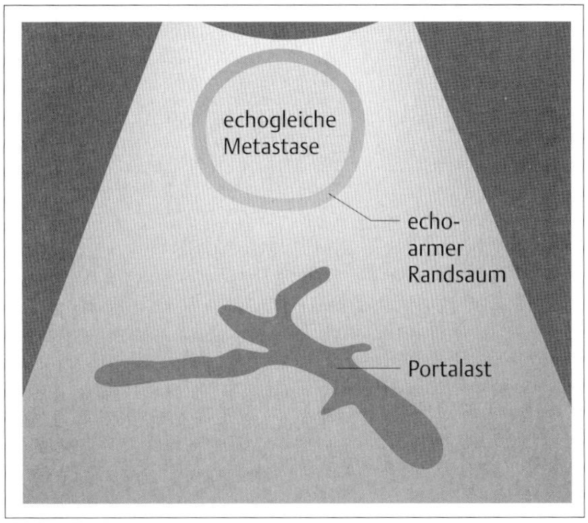

3.14 a IOS der Leber mit relativ echogleicher Metastase eines Pankreaskarzinoms. Ausbildung eines echoarmen Randsaumes.

3.14 b Schemazeichnung.

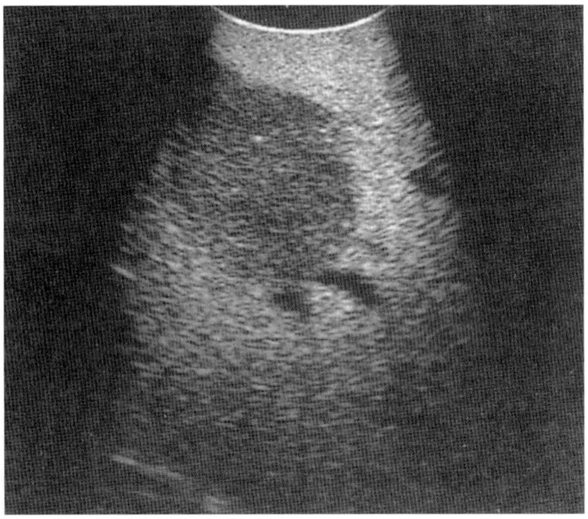

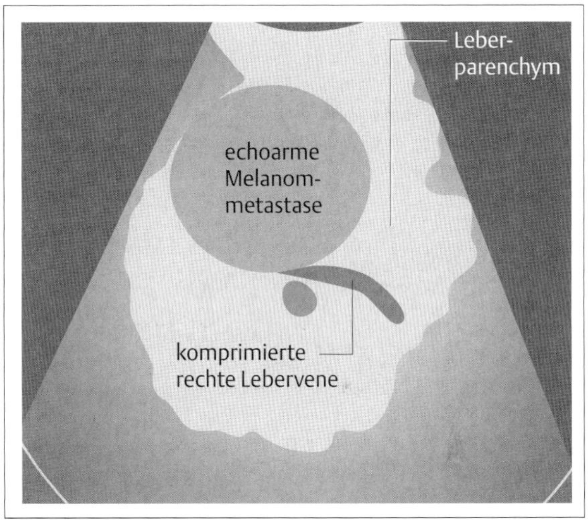

3.15 a IOS der Leber mit der echoarmen Metastase eines malignen Aderhautmelanoms im VII Lebersegment.

3.15 b Schemazeichnung.

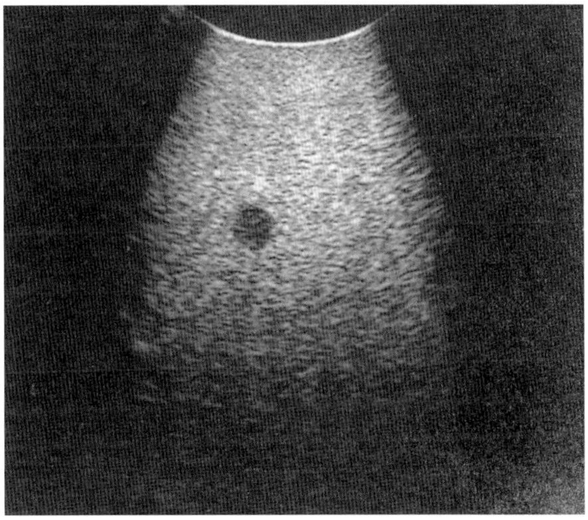

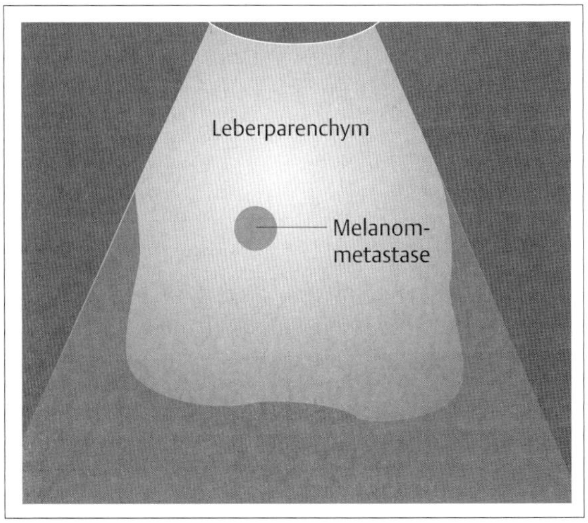

3.16 a IOS der Leber mit nichttastbarer 8 mm großen Metastase eines malignen Aderhautmelanoms im Segment VI.

3.16 b Schemazeichnung.

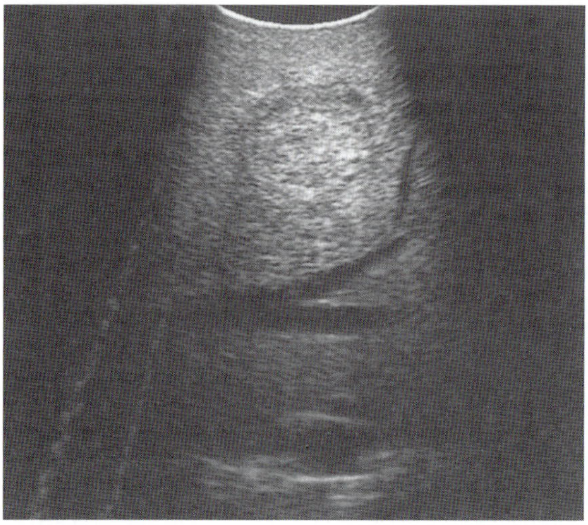

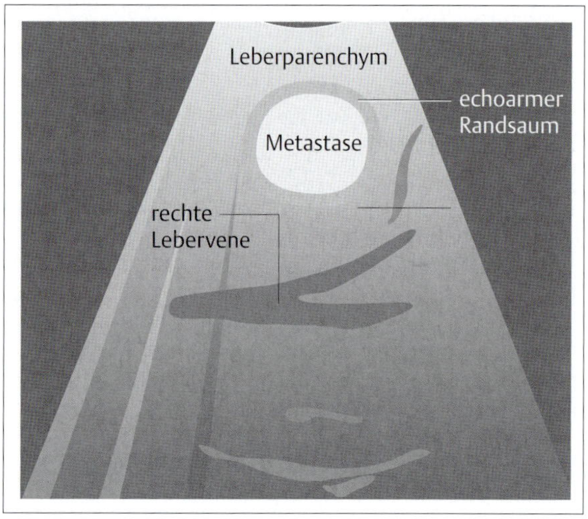

👁 **3.17 a** IOS der Leber mit nichttastbarer 1,5 cm großen echoreichen Metastase eines Kolonkarzinoms und ihre Beziehung zur rechten Lebervene (bei Veränderung der Konsistenz des Leberparenchyms nach Chemotherapie!).

👁 **3.17 b** Schemazeichnung.

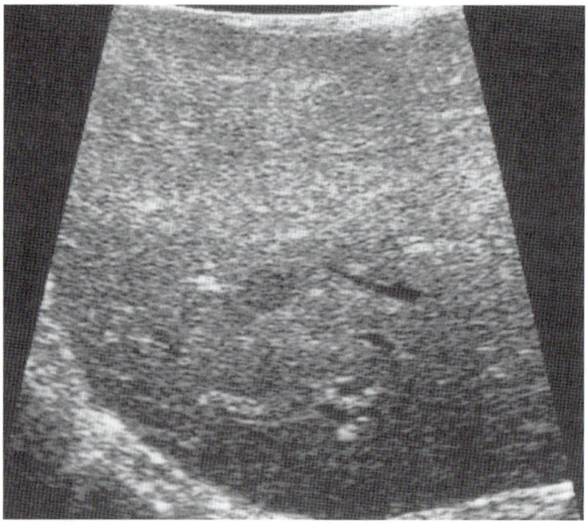

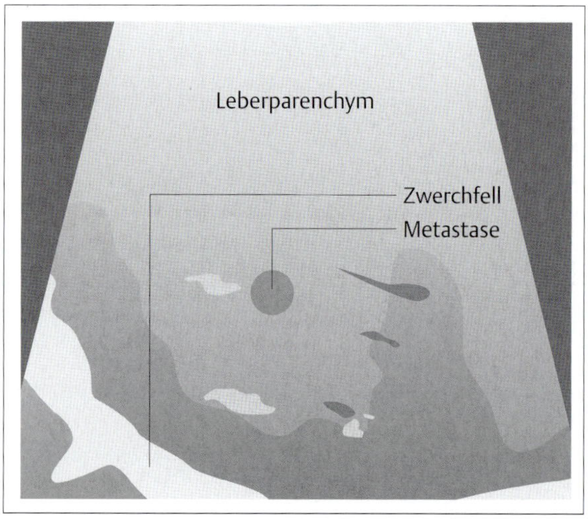

👁 **3.18 a** IOS der Leber mit einer nichttastbaren 5 mm großen echoarmen Lebermetastase eines Liposarkoms im rechten Leberlappen.

👁 **3.18 b** Schemazeichnung.

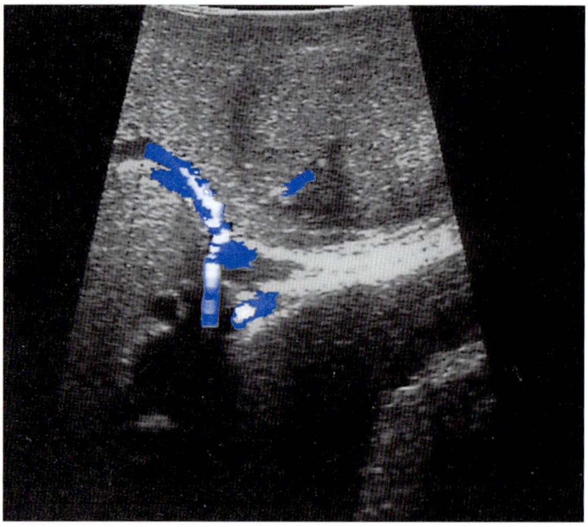

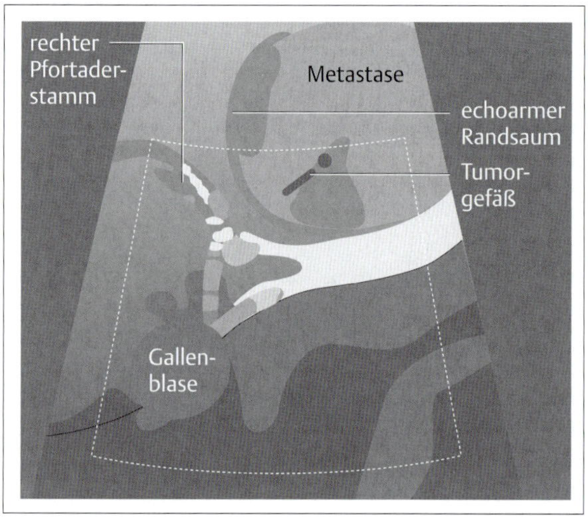

👁 **3.19 a** IOS der Leber, große zentrale Metastase eines Kolonkarzinoms, reicht bis auf 5 mm an den Pfortaderstamm heran, Resektion zwar möglich jedoch mit fraglichem Sicherheitsabstand.

👁 **3.19 b** Schemazeichnung.

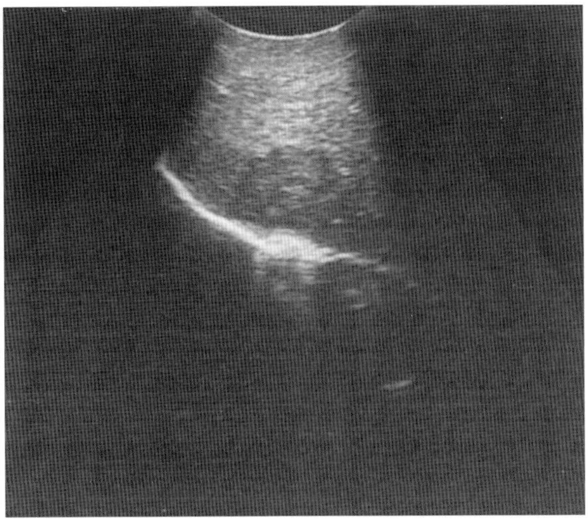

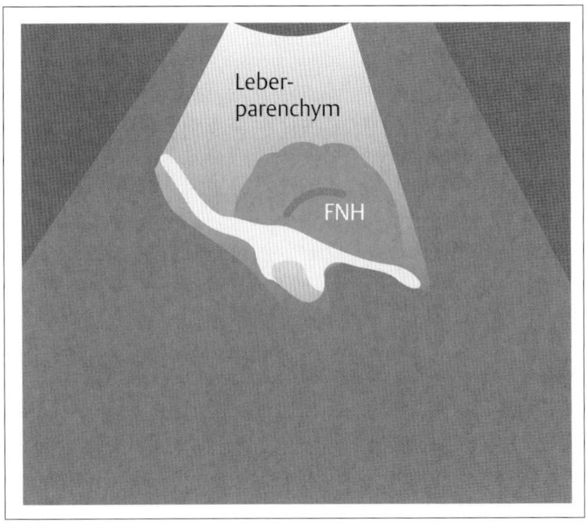

3.**20 a** IOS der Leber mit echoarmen, teils wolkigen Tumor im Segment VII (histologisch FNH).

3.**20 b** Schemazeichnung.

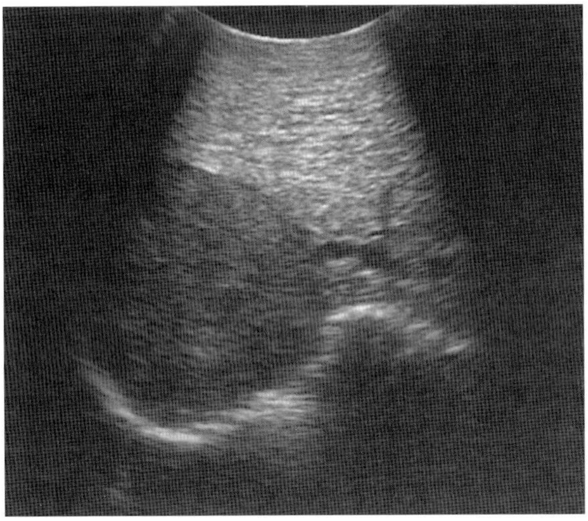

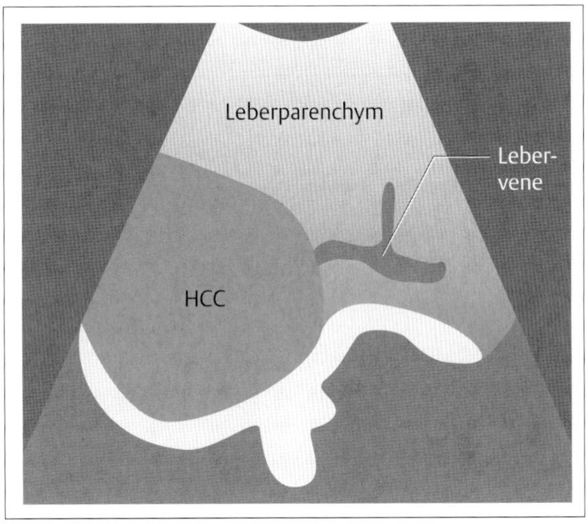

3.**21 a** IOS mit einem echoarmen Tumor im Segment VIII bei nicht zirrhotischer Leber (histologisch HCC).

3.**21 b** Schemazeichnung.

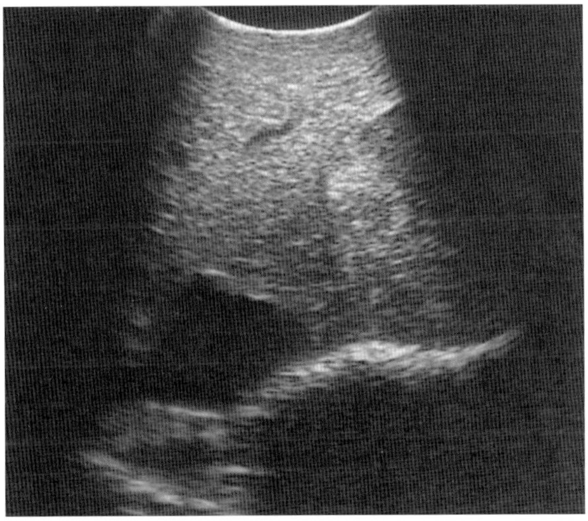

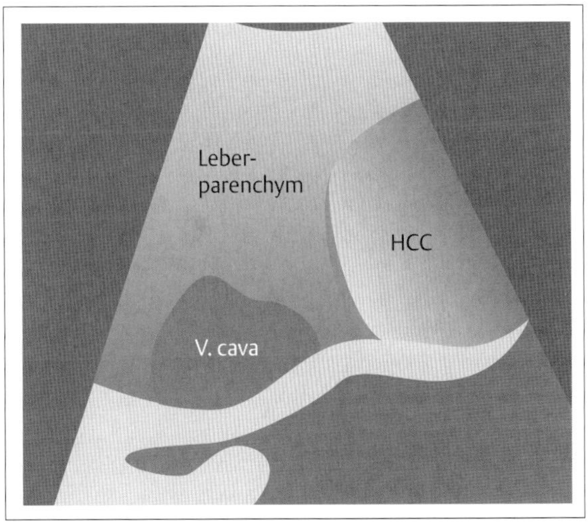

3.**22 a** IOS der Leber mit Tumor im Segment VIII und Lagebeziehung zur V. cava (histologisch HCC).

3.**22 b** Schemazeichnung.

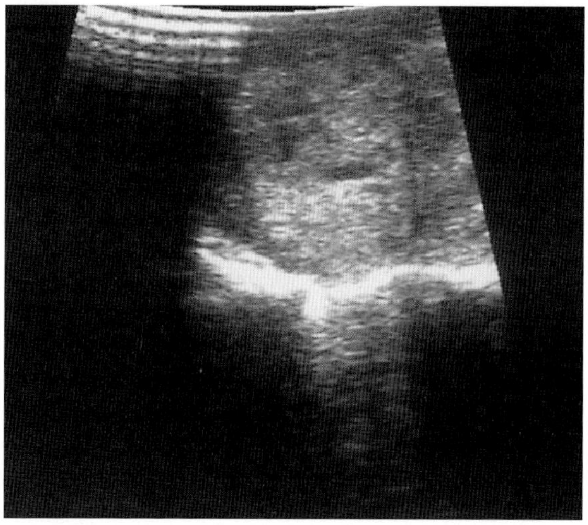

3.23 a Histologisch gesichertes HCC im Segment VI, in der Zirrhose mit zum Teil regressiven Veränderungen und inhomogenem Bild.

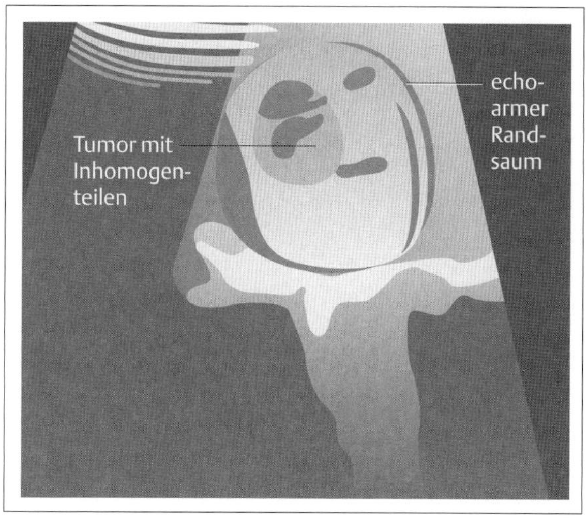

3.23 b Schemazeichnung.

Konsequenz für die Chirurgische Therapie

Befund	Charakteristik	Therapie
Lebermetastasen kolorektaler Karzinome	solitär, oder multipel vorwiegend unilateral, kein extrahepatischer Befall	– kurative Leberteilresektion – nicht der Befall von Lebergewebe, sondern die Menge von zurückbleibendem gesunden Lebergewebe limitiert die Resektabilität
Lebermetastasen kolorektaler Karzinome	diffus in allen Segmenten	– histologische Sicherung – ggf. Implantation eines intraarteriellen Portsystems, oder palliative systemische Chemotherapie
Cholangiozelluläres Karzinom	unilateral, ohne extrahepatische Metastasen	Resektion
Cholangiozelluläres Karzinom	beide Leberlappen betreffend, oder metastasiert	keine Resektion, ggf. Gallenwegsdrainage, palliative Chemoembolisation/Chemotherapie
FNH	asymptomatisch, klein	Keine Resektion indiziert wenn transkutane Diagnose, Beobachtung, Diagnose möglichst histologisch sichern, wenn intraoperativ diagnostiziert individuelle Entscheidung über Resektion
FNH	symptomatisch, > 10 cm, mit Einblutungen	relative Indikation zur Resektion
Leberzelladenom	unabhängig von der Größe und Symptomatik besteht Entartungs- und Rupturgefahr	Resektion indiziert
HCC	5 cm, solitär, unilateral, Restparenchym (meist zirrhotisch verändert) reicht zur Funktion aus?	Resektion in Abhängigkeit vom Grad der Zirrhose, der Leberrestfunktion und der portalen Hypertension indiziert, (individuell Evaluation zur Transplantation)
HCC	> 5 cm, metastasiert, in schwerer Zirrhose	keine Resektion, ggf. Chemoembolisation, Kryochirurgie, Alkoholinjektion, palliative systemische Chemotherapie

Intraoperative Sonographie (IOS) des Pankreas

Relevante Basisinformationen

- Einsatzgebiete der IOS im Rahmen der Pankreaschirurgie:
  - Differenzierung von chronischer Pankreatitis und malignitätsverdächtigem Prozeß
  - Bei Vorliegen eines malignen Pankreastumors Abklärung der räumlichen Beziehung (Infiltration?) von Tumor und Vena portae oder der Arteria mesenterica superior
  - Lokalisation kleiner intraparenchymatöser endokriner Tumoren
  - Nach Durchtrennung des Ligamentum gastrocolicum und dem Kocher-Manöver kann das Pankreas sowohl manuell als auch mit der IOS beurteilt werden
  - Zur besseren sonographischen Beurteilbarkeit wird die Bursa omentalis mit Kochsalzlösung gefüllt
- Pankreaskopf ist das Gewebe rechts vom linken Rand der V. mesenterica superior, der Pankreaskorpus reicht vom linken Rand der V. mesenterica superior bis zum linken Rand der Aorta und der Pankreasschwanz reicht vom linken Rand der Aorta bis zum Milzhilus

Chronische Pankreatitis

- Über die bei chronischer Pankreatitis vorkommenden morphologischen Befunde informiert die 👁 3.**24**
- Die IOS lokalisiert oder schließt folgende Komplikationen der Pankreatitis aus, gerade dann, wenn die Palpation durch den derben Entzündungsprozeß erschwert ist:
  - Pankreasfibrose
  - Poststenotische Gangdilatation > 2 mm
  - Narbenbildung
  - Bildung von Pseudozysten
  - Gallengangsstenosen
  - Kleine Abszesse
  - Milzvenen- oder Pfortaderthrombose
- Eine ausgeprägte chronische Pankreatitis ist häufig mit postprandialen Schmerzzuständen, einer endo- und exokrinen Pankreasinsuffizienz vergesellschaftet
- Postnekrotische Zysten nach akuten Entzündungsschüben enthalten häufig ein hämorrhagisch-bräunliches Sekret
- Retentionszysten, aufgeweitete Gangabschnitte sind mit einem klar bis leicht trüben zähflüssigen Sekret gefüllt
- Pseudozysten (keine innere Epithelschicht, aber membranöse Wand) nach akuter Pankreatits können erheblich größer werden als Retentionszysten
- Distale Choledochusstenose, symptomatische Duodenalstenose oder schwere chronische Schmerzzustände bedingen die Indikation zur Operation bei chronischer Pankreatitis
- Infolge einer schweren Pankreasentzündung ist eine Thrombose der V. portae möglich – cave resezierende Operationsverfahren!!
- Jede Pankreaspseudozyste mit echoreichen wandständigen Formationen ist verdächtig auf ein Zystadenom, besonders bei muzinösem Inhalt
- Pankreasgangsteine können perlschnurartig aneinander gereiht sein, in Haupt oder Nebengängen liegen
- Bei longitudinal-drainierenden Verfahren kann die IOS das Auffinden des Pankreasganges erleichtern

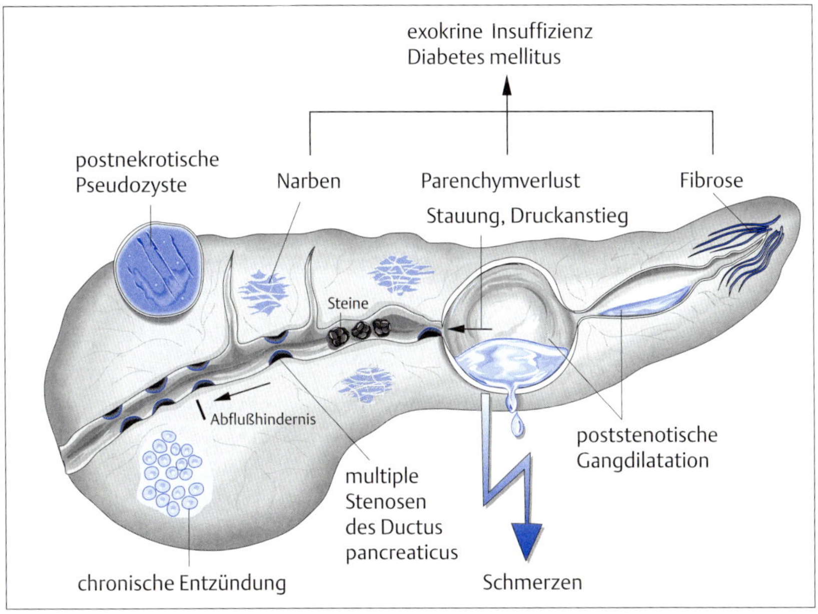

👁 3.**24a** Wichtige morphologische Befunde bei chronischer Pankreatitis (nach Lippert: Praxis der Chirurgie, Stuttgart 1998).

Endokrine Pankreastumoren

- Endokrine Pankreastumoren, meist Insulinome (60%) oder Gastrinome (18%), seltener Glucagonome, VIPome, Somatostatinome oder nicht sezernierende Inselzelltumoren liegen häufig in einer Größe von 0,2–4 cm (mean 0,8 cm) vor
- Endokrine Tumoren unter 0,3 cm sind auch mit der IOS nicht mehr sicher identifizierbar
- IOS des Pankreas bei endokrinen Tumoren hat eine Sensitivität von ca. 85% und ist allen anderen bildgebenden Verfahren überlegen (Sensitivität der bimanuellen Palpation ca. 45%)
- Insulinome liegen zu 99% intrapankreatisch, bevorzugen keinen Abschnitt des Pankreas und haben eine Malignitätsrate von < 10%, sind in ca. 90% solitär
- Gastrinome liegen nur zu ca. 30% intrapankreatisch, im Pankreaskopfbereich und haben eine Malignitätsrate von > 50%
- Gastrinome induzieren das Zollinger-Ellison-Syndrom, sind häufig multipel
- Die Mehrzahl der Gastrinome ist in einem Dreieck, das von folgenden Strukturen begrenzt wird, lokalisiert:
- Der Einmündungsstelle des Ductus cysticus in den Ductus hepaticus
- Dem unteren Abschnit des 3. Duodenalsegmentes
- Der Grenze zwischen Pankreaskopf und Körper
- Ca. 70% der Gastrinome liegen in der Duodenalwand – hier ist die Palpation der IOS überlegen

Pankreaskopfkarzinom

- IOS und Exploration beim Pankreaskopfkarzinom dienen zum Ausschluß folgender Inoperabilitätskriterien:
  - Peritonealkarzinose
  - Lebermetastasen (auch durch IOS)
  - Nicht regionale Lymphknotenmetastasen
  - Tumorausdehnung über den Pankreaskopf hinaus
  - Infiltration von Vena portae oder Arteria mesenterica superior (relativ da auch Gefäßersatz möglich)
- Die Tumorinfiltration des distalen Choledochus mit Ausbildung eines Ikterus führt häufig erst zur Diagnose
- Das vom Gangepithel des Pankreas ausgehende Karzinom ist mit Abstand der häufigste maligne Tumor der Bauchspeicheldrüse, Lokalisation in ca. 75% der Pankreaskopf
- Von den zur Operation gelangten Patienten sind nur ca. 40% kurativ resezierbar (hiervon 5 Jahres-Überlebensrate ca. 5–10%)
- *Weiterführende Diagnostik:* Intraoperative Punktion zur histologischen Sicherung (Schnellschnittdiagnostik)

Sonographische Befundkriterien

- Die Fibrose imponiert durch feinkörnig verdichtetes Parenchym
- Zysten sind typisch echoleer (👁 3.**25**)
- Der Pankreasgang kann gestaut und echoleer sein (👁 3.**26**)
- Kalkablagerungen sind stark echoreich mit Schallschattenbildung
- Endokrine Tumore sind meist echoarm (👁 3.**27–29**)
- Zystadenome weisen zystische echofreie und solide echoreiche Anteile auf
- Pankreaskarzinome sind meist echoarme (seltener echogleiche) umschriebene Konturvorwölbungen, können Infilitrieren in V. portae, A. mesenterica superior, Truncus coeliacus, distalen Choledochus und lokale LK-Metastasen aufweisen (👁 3.**30**)

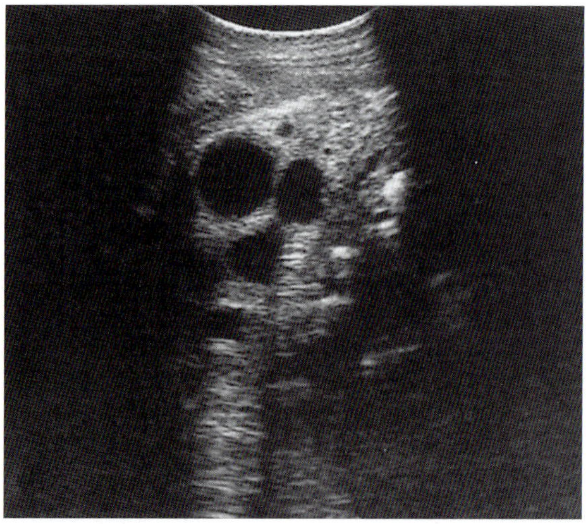

👁 3.**25 a** IOS des Pankreas bei chronischer Pankreatitis mit der Ausbildung typischer echoleerer Pseudozysten im Pankreaskopf, transgastrale Darstellung.

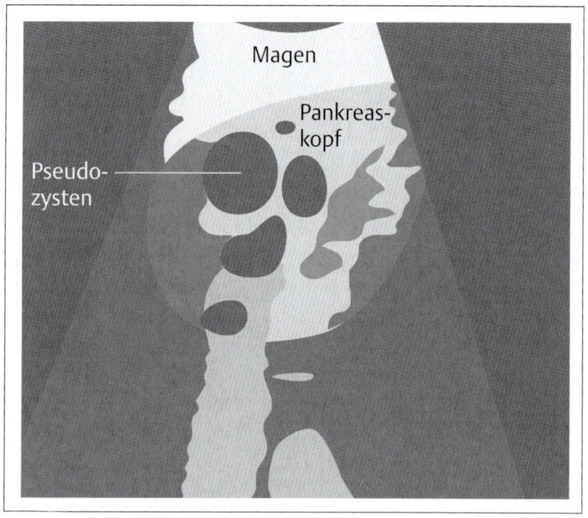

👁 3.**25 b** Schemazeichnung.

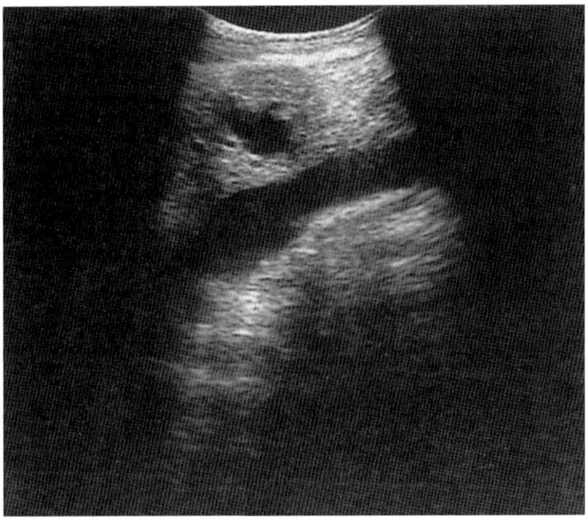

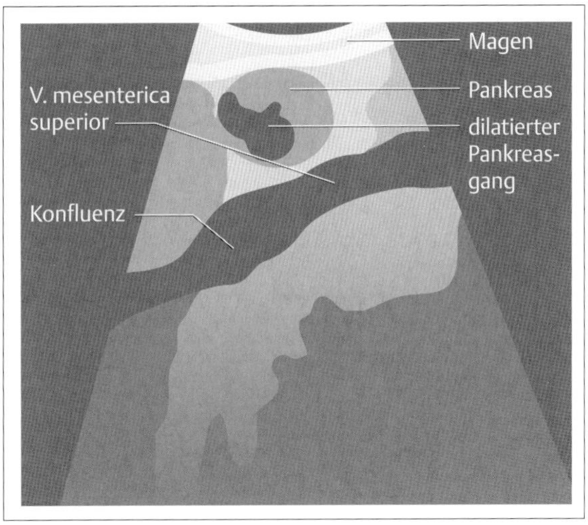

3.26 a Transgastrale IOS des Pankreas mit bis auf 9 mm dilatiertem, echoleeren Pankreasgang bei chronischer Pankreatitis und vergrößertem Kopf.

3.26 b Schemazeichnung.

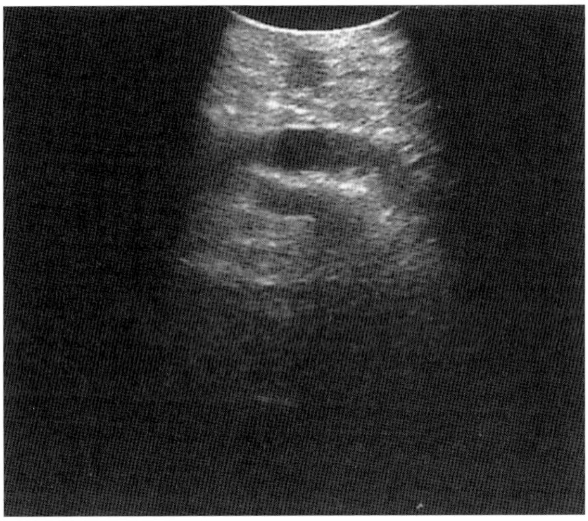

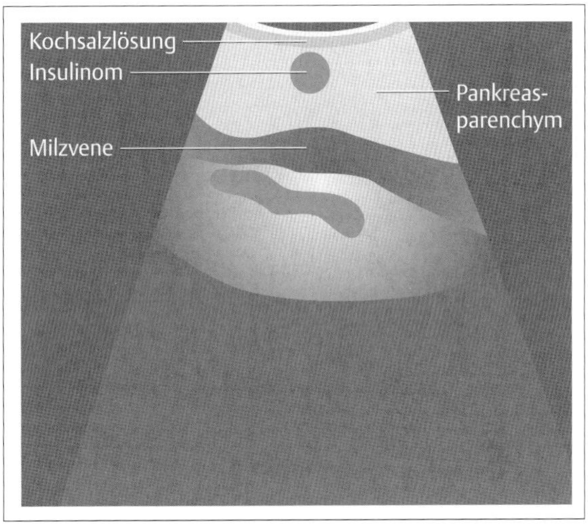

3.27 a Insulinom mit ca. 9 mm Durchmesser im Pankreaskorpus, digital tastbar, mit typischer echoarmer Struktur.

3.27 b Schemazeichnung.

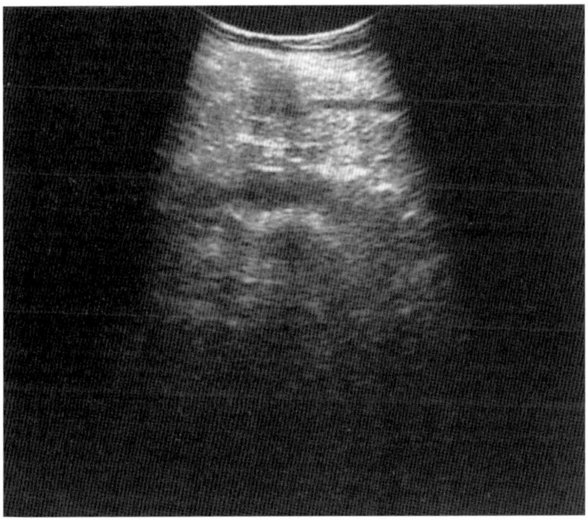

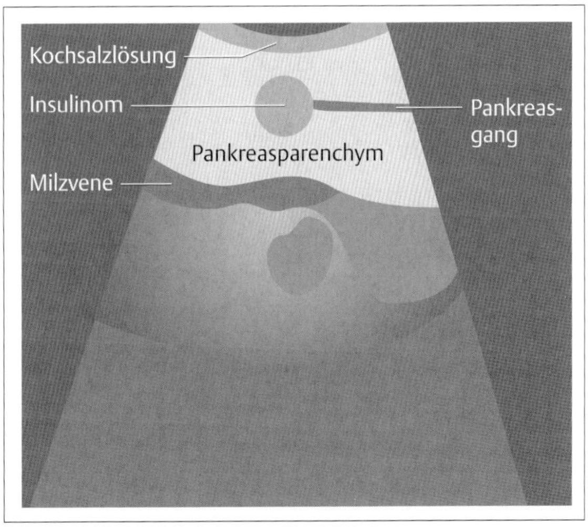

3.28 a Insulinom im Pankreaskorpus, echoarm mit direkter Beziehung zum Pankreasgang, Resektion nur mit Drainage über eine Pankreatiko-Jejunostomie sicher möglich.

3.28 b Schemazeichnung.

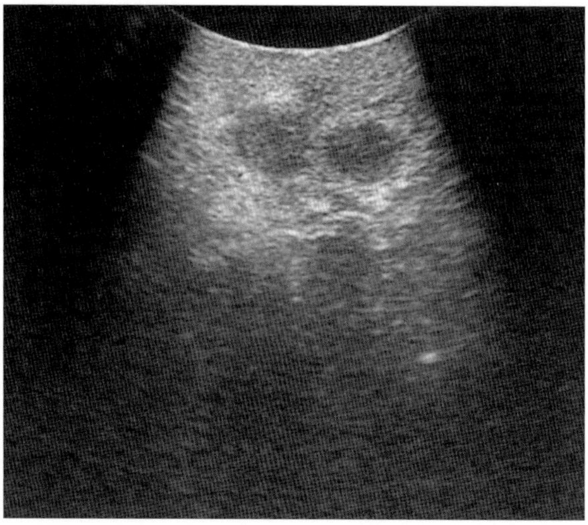

3.29a Zwei ca. 8 mm große Gastrinome im Pankreaskorpus, echoarm, in die Leber bereits metastasiert, direkte IOS des Pankreas.

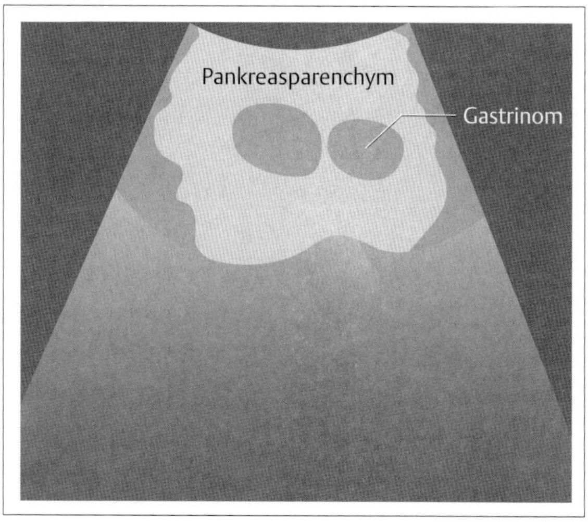

3.29b Schemazeichnung.

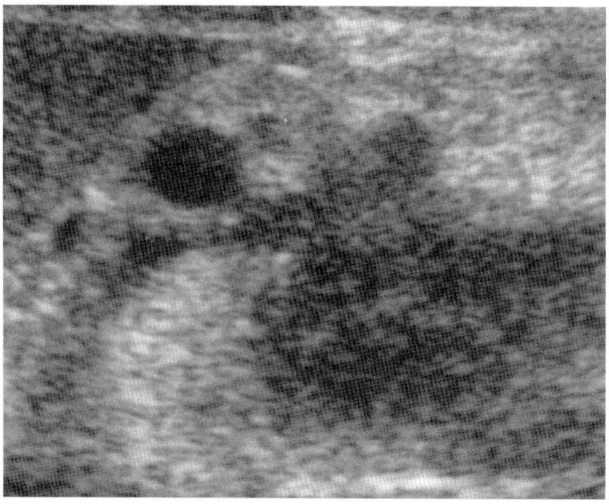

3.30a IOS des Pankreas bei Pankreaskarzinom vom processus uncinatus ausgehend in Richtung Mesenterialwurzel wachsend, erreicht die V. mesenterica superior infrapankreatisch.

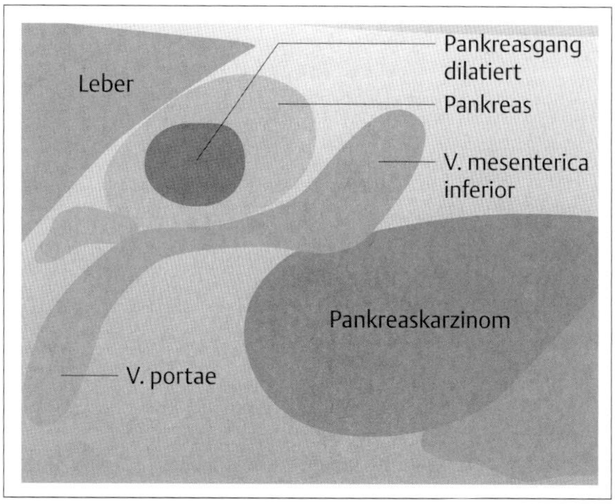

3.30b Schemazeichnung.

Konsequenz für die Chirurgische Therapie

Befund	Charakteristik	Therapie
Pankreaskopfkarzinom	keine Infiltration von V. portae oder A. mesenterica superior, keine fernen Lymphknoten- oder Organmetastasen	Operation nach Whipple-Kausch mit oder ohne Pyloruserhalt
Pankreaskopfkarzinom	mit Infiltration von V. portae oder A. mesenterica superior	erweiterte Tumorresektion nach Whipple-Kausch, mit Gefäßersatz individuell indiziert (nur als R0-Resektion sinnvoll!)
Pankreaskopfkarzinom	Nichtregionale Lymphknoten- oder Organmetastasen	Tumorresektion nicht indiziert Bei entsprechender Symptomatik Bypassoperation, ggf. palliative postoperative Chemotherapie
Chronische Pankreatitis mit Kopftumor	Korpus und Schwanz frei von Retentionszysten oder Pankreasgangstenosen	Duodenumerhaltende Pankreaskopfresektion nach Beger
Chronische Pankreatitis	Retentionszysten, Gangdilatationen, Gangsteine im gesamten Organ	Duodenumerhaltende Pankreaskopfresektion mit longitudinaler Pankreatiko-Jejunostomie nach Frey
Endokriner Tumor	Lokalisation im Kopf oder Korpus des Pankreas Ohne Malignität	Enukleation (bei enger Beziehung zum Pankreasgangsystem ggf. Drainage in eine Y-Roux-Schlinge) Whipple-Kausch Operation bei Unmöglichkeit einer vollständigen Enukleation
Endokriner Tumor	Lokalisation im Kopf oder Korpus des Pankreas Mit Malignität	Whipple-Kausch Operation (entsprechend der Karzinomchirurgie)
Endokriner Tumor	Lokalisation im Pankreasschwanz Ohne Malignität	Pankreasschwanzresektion unter Erhalt der Milz
Endokriner Tumor	Lokalisation im Pankreasschwanz Mit Malignität	analog zur Karzinomchirurgie Pankreaslinksresektion mit Splenektomie und Lymphadenektomie

Kryochirurgie von primären Lebertumoren und Metastasen der Leber

Relevante Basisinformationen

- Bei der Kryochirurgie von nichtresektablen primären Lebertumoren oder von Lebermetastasen werden unter IOS die kryochirurgischen Sonden plaziert und der Gefrierprozeß verfolgt
- Dabei können je nach Gerät bis zu 5 Sonden plaziert werden, der Gefrierprozeß wird durch flüssigen Stickstoff vermittelt (– 196 °C)
- Die Zellschädigung erfolgt im wesentlichen durch eine extra- und intrazelluläre und eine mikrovaskuläre Eiskristallbildung beim Einfrieren, durch eine Fusion von einzelnen Eiskristallen beim Auftauen sowie durch eine mikrovaskuläre Thrombosierung und Ischämie im Rahmen des Auftauprozesses (Baust et al. 1997)
- Schnelles Einfrieren, langsames Auftauen und ggf. die Wiederholung des Einfriervorganges sind wichtige Voraussetzungen für eine erfolgreiche Kryoablation
- Die Resektion von primären oder sekundären malignen Lebertumoren ist die Therapie der Wahl, die Mehrzahl der Patienten sind jedoch auf Grund verschiedener Faktoren nicht resektabel (etwa nur 20% der kolorektalen Metastasen und der Patienten mit HCC sind kurativ resektabel)
- Unter folgenden Bedingungen, die eine kurative Resektion verbieten, kann über eine Kryoablation als Alternativverfahren entschieden werden, da die Kryochirurgie noch nicht als ein Standardverfahren angesehen werden kann, sollten alle Patienten in eine Studie integriert werden:
  - Multiple Herde in allen Leberlappen
  - Solitäre zentrale Läsion, die die Lappengrenzen überschreitet
  - Zentrale Gefäßinfiltration
  - Vorherige ausgedehnte Leberresektion
  - Schlechte Funktion des gesunden Lebergewebes (z. B. Zirrhose)
  - Patient mit hohem Operationsrisiko
- Präoperativ sollten eine abdominelle Sonographie und eine Kontrastmittel-CT oder MRT der Leber vorliegen (nicht älter als 4 Wochen), bei primären Lebertumoren und kolorektalen Lebermetastasen sollten extrahepatische Metastasen und bei kolorektalen Lebermetastasen zusätzlich ein lokales Rezidiv ausgeschlossen sein
- Eine histologische Sicherung der Leberherde durch Punktion ist immer nötig
- Komplette Remissionsraten nach hepatischer Kryochirurgie in bis zu 25% der nicht resektablen Patienten wurden beschrieben (Baust et al. 1997)
- Die IOS muß von einem Arzt des Operationsteams durchgeführt und bewertet werden
- Eine Mobilisation der Leber aus ihren Haltebändern ist nötig (siehe IOS der Leber)
- Durchführung der Lebersonographie (siehe IOS der Leber)
- Die extrahepatischen Anteile der Kryosonden sollten isoliert sein, um Schäden außerhalb der Zielstruktur zu vermeiden
- Beim Einsatz von modernen Kryochirurgiegeräten mit „supercooled" Stickstoff (– 209 °C) läßt sich innerhalb von 20 Minuten ein ca. 180 cm^3 großes Gewebestück im Durchmesser von ca. 7 cm einfrieren, die Temperatur nimmt zum Rand hin deutlich zu – deshalb steigern überlappende Gefrierregionen die Wirksamkeit
- Je dünner die Sonden, desto größer die Gefrierkapazität
- Bei kleinen nichttastbaren Tumoren erfolgt die Plazierung unter simultaner IOS zunächst mit einer kleineren Lokalisationsnadel, um das Trauma so gering wie möglich zu halten
- Ist die richtige Lokalisation gefunden, wird die Kryosonde parallel dazu plaziert
- Die Benutzung von speziellen „guide wire" Systemen mit Dilatator ist ebenfalls gut bei nichttastbaren Tumoren praktikabel, dabei erweitert ein Dilatator das Lebergewebe für die Kryosonde über den liegenden Führungsdraht – ebenfalls unter IOS
- Bei größeren gut tastbaren Tumoren stabilisiert man den Tumor mit der einen Hand und plaziert die Sonde mit der anderen, mit der IOS wird dann die Lage überprüft bzw. korrigiert
- Die Kryosonde sollte dabei den tiefsten Punkt des Tumors erreichen
- Um die zunächst zentral plazierte Sonde werden dann die weiteren plaziert, der entsprechend der Sonden angegebene Gefrierradius ist dabei zu beachten und die Gefrierzonen sollten mindestens 1 cm weit in das gesunde Lebergewebe hineinragen
- Der Zelltod im Rahmen der Kryotherapie resultiert aus der Einfrierung, der Dehydratation beim Auftauen und der Ischämie auf Grund der Schädigung der Gefäße
- IOS als Monitoring ist möglich, da gefrorenes Lebergewebe ein erhöhte akustische Impedanz aufweist mit der Folge einer erhöhten Schallreflexion und der Ausbildung eines deutlichen, kompletten Schallschattens
- Im Randbereich entsteht eine echoreiche Zone, in der ca. 0 °C vorliegen
- Die für den Zelltod wichtigen – 40 °C Isotherme liegen je nach verwendeter Sonde 5 – 8 mm innerhalb der sonographisch sichtbaren Grenzzone
- Der sichtbare Schallschatten soll die Tumorgrenzen um mindestens 1 cm in allen Ebenen überragen, dies ist während des Gefrierprozesses durch IOS zu kontrollieren
- Reicht die Gefrierzone nicht aus, so kann im Grenzbereich eine weitere Kryosonde plaziert werden und so die Kryoablation komplettiert werden

- Die Ausdehnung der Gefrierzone korrespondiert mit dem sichtbaren Schallschatten sehr eng (Gilbert et. al. 1985)
- Die gleichmäßige Ausdehnung der Gefrierzone kann durch größere Blutgefäße gestört werden, da das körperwarme zirkulierende Blut ein Gefrieren der Gefäßwand und des unmittelbar umgebenden Gewebes verhindert
- Den tiefsten Punkt des eingefrorenen Gebietes kann man am besten von der Leberunterseite sonographieren ohne den störenden Schallschatten
- Wenn die Sonden sicher plaziert waren, muß man nicht den kompletten Auftauvorgang verfolgen
- Einige Autoren favorisieren ein zweimaliges Einfrieren der Tumore (Baust et al. 1997)
- Bei einer Kryoablation in der Nähe größerer Gallengänge kann deren Einfrieren eventuell durch eine Perfusion mit warmer Kochsalzlösung verhindert werden (Silverstein et al. 1997)
- Prinzipiell ist auch eine laparoskopische Kryoablation bei entsprechender Lokalisation der Malignome möglich
- Postoperative Sonographiekontrollen und ein abdominelles CT sind obligat nach einer Kryochirurgie
- Folgende Komplikationen können auftreten:
  - Blutungen aus den Sondenkanälen (Sondenkanäle mit Kollagenfließpartikeln auffüllen!)
  - Subkapsuläre Hämatome

Sonographische Befundkriterien

- Die plazierten Sonden sind als echoreiche Strukturen mit der Ausbildung eines in die Tiefe gerichteten Kometen-Schweifs zu identifizieren (👁 3.**31**)
- gefrorenes Lebergewebe reflektiert den Ultraschall an der Grenzschicht und es kommt zur Ausbildung eines deutlichen Schallschattens (👁 3.**32**)
- Nach dem Auftauen imponiert häufig das normale umgebende Lebergewebe als echoarme Begrenzung, während der Tumor seine ursprüngliche Echogenität behält

  - Abszesse
  - Pleuraerguß rechts
  - Biliome (Gallengänge frieren ein im Gegensatz zu größeren Gefäßen!)
  - Gefäßthrombosen und Ausbildung von arterio-venösen Shunts
- Thermoablationen sind ebenfalls möglich, der Schädigungsprozeß ist jedoch sonographisch schlechter nachvollziehbar
- *Weiterführende Diagnostik:*
  intraoperativ: Temperaturmessung
  postoperativ: transkutane Sonographie, MRT, Kontrastmittel-CT

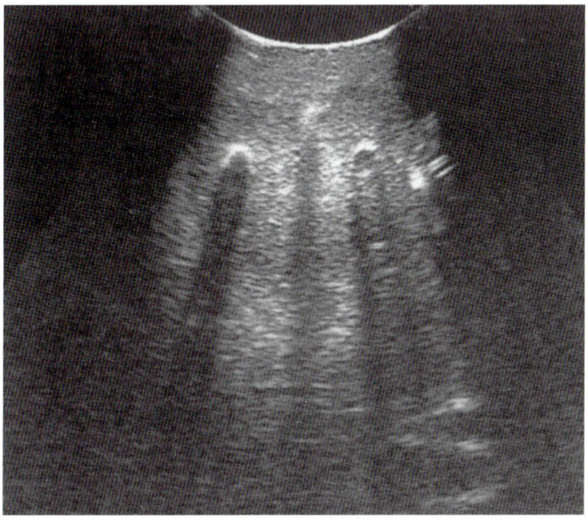

👁 3.**31 a** Im Rahmen einer Kryoablation, intraparenchymatöse Kryosonden im Tumor plaziert, außen 2 Sonden, in der Mitte kleinerer Schallschatten durch den noch nicht durch eine Sonde ersetzten Führungsdraht, Transversalschnitt durch eine ca. 4 cm große kolorektale Lebermetastase im Segment VIII.

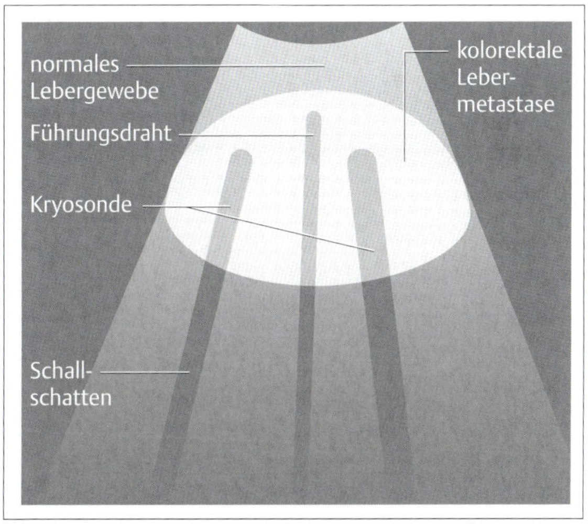

👁 3.**31 b** Schemazeichnung.

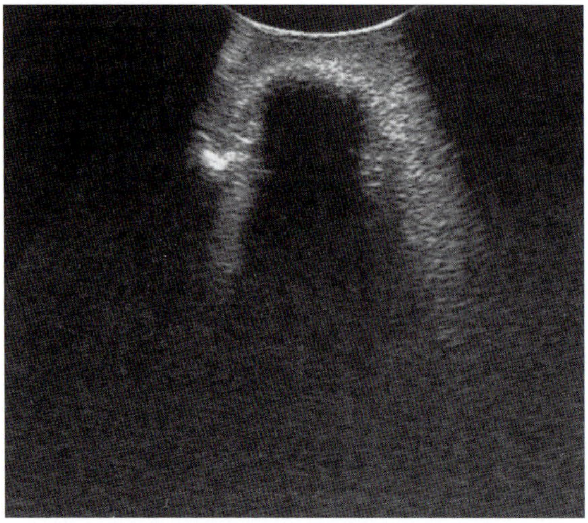

3.32 IOS während des Gefrierprozesses mit Ausbildung eines deutlichen Schallschattens im gefrorenen Bereich.

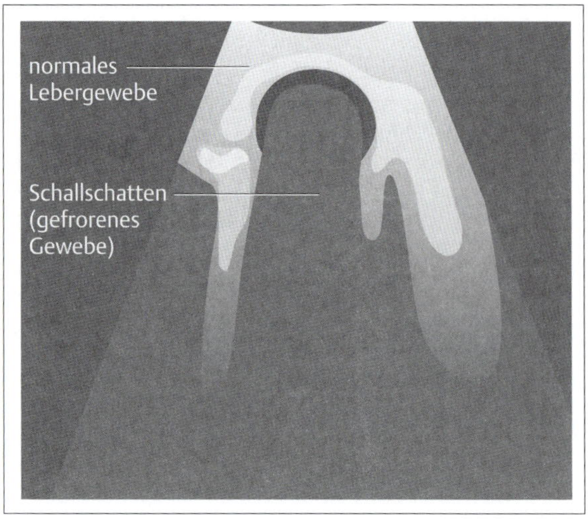

3.32 b Schemazeichnung.

Konsequenz für die Chirurgische Therapie

Befund	Charakteristik	Therapie
Bei kolorektalen Metastasen	komplette Kryoablation	Kontroll-CT, Tumormarker im Verlauf
Bei kolorektalen Metastasen	inkomplette Kryoablation	zusätzliche palliative Chemotherapie möglich, ggf. intraarterielles Portsystem, Kontroll-CT, Tumormarker im Verlauf
Bei primären Lebermalignomen	komplette Kryoablation	Kontroll-CT, Tumormarker im Verlauf
Bei primären Lebermalignomen	inkomplette Kryoablation	ggf. intraarterielle Chemoembolisation, palliative Chemotherapie, Alkoholinstillation, Kontroll-CT, Tumormarker im Verlauf

Literatur

John TG, Greig JD, Carter DC, Garden OJ. Carcinoma of the pancreatic head and periampullary region. Tumor staging with laparoscopy and laparoscopic ultrasonography. Ann Surg. 1995; 221(2): 156-164.

Lippert H. Praxis der Chirurgie. Thieme Verlag Stuttgart 1998

Siewert JR, Harder F, Allgöwer M, Blum AL, Creutzfeldt W, Hollender LF, Peiper H-J. Chirurgische Gastroenterologie. Springer Verlag Berlin, Heidelberg 1990.

Skogseid B, Grama D, Rastad J et al. Operative tumor yield obviates preoperative pancreatic tumor localization in multiple endocrine neoplasia type 1. J Intern Med. 1995; 238(3): 281-288.

Soyer Ph, Mosnier H, Choti MA, Rymer R. Intraoperative and laparoscopic sonography of the liver. Eur Radiol. 1997; 7: 1296-1302.

Gandolfi L, Fukuda M. Current trends in Digestive Ultrasonography. Karger Verlag Basel 1997.

Haider MA, Leonhardt C, Hanna SS. The role of intraoperative ultrasonography in planning the resection of hepatic neoplasms. Can Assoc Radiol J. 1995; 46: 98-104.

Kolecki R, Schirmer B. Intraoperative and laparoscopic ultrasound. Surgical Clinics Of North America. 1998; 78: 251-271.

Gilbert JC, Onik GM, Hoddick WK, Rubinsky B. Realtime ultrasonic monitoring for hepatic cryosurgery. Cryobiology. 1985; 22: 319-330.

Silverstein JC, Staren E, Velasco J. Thermal bile duct protection during liver cryoablation. J Surg Oncol. 1997; 64: 163-164.

Baust J, Gage AA, Ma h, Zhang CM. Minimally invasive cryosurgery - technological advances. Cryobiology. 1997; 34: 373-384.

4 Sonographie auf der Intensivstation

M. Pross, R. Mantke

Die Diagnostik bei intensivmedizinischen Patienten gestaltet sich oft schwierig, da durch die Reaktionen des Organismus auf das traumatische Ereignis das klinische Bild einer postoperativen Komplikation häufig maskiert ist. Die krankenbettnahe Sonographie ist dem Intensivmediziner daher eine wichtige, objektive Hilfe im Entscheidungsprozeß bei postoperativen Behandlungskonzepten. Die geringe Belastung für den Patienten, ihre Mobilität und ständige Verfügbarkeit sind entscheidende Vorteile dieses diagnostischen Verfahrens.

Indikation zur Sonographie

Die Indikation zur diagnostischen Sonographie ist sehr großzügig und schnell zu stellen. Sie ist sowohl in der Differenzialdiagnostik unklarer Befunde, im postoperativen Verlauf wie auch bei den daraus resultierenden Interventionen einzusetzen.

Untersuchungstechnik

- Sonographie am Bett des Patienten in Standardposition (Rückenlage); bei der Untersuchung zur Frage eines Pleuraergusses wird der Patient mit leicht erhobenem Oberkörper gelagert
- Wahl der entsprechenden Untersuchungsfläche und Schnittebene s. entsprechende Organkapitel
- Schallkopf 3,5 – 7,5 MHz
- Unmittelbar postoperativ (bis 48 h) sollte die Operationswunde steril abgedeckt sein (Adhäsivfolie), die Ankopplung ist mit alkoholischer Desinfektionslösung oder sterilem Kontaktgel möglich
- Bei Untersuchungen im Unterbauch bei liegendem Harnblasenkatheter Auffüllen der Harnblase retrograd mit 200 – 300 ml steriler Kochsalzlösung
- Nach Abschluß der Untersuchung eine den hygienischen Bestimmungen entsprechende Säuberung von Ultraschallsonde und -gerät

Pleuraerguß

Relevante Basisinformation

- Der Pleuraerguß ist eine Ansammlung von Flüssigkeit im Pleuraspalt (zumeist seröse Flüssigkeit)
- Die Ansammlung anderer Flüssigkeiten (Hämato-, Chylo- oder Pyothorax) ist möglich
- **Klinische Symptome:** Dyspnoe, basal abgeschwächtes Atemgeräusch mit Dämpfung bei Perkussion
- Genese vielfältig: Herzinsuffizienz, Perikarditis, Pleuritis carcinomatosa, nach Verletzung mediastinaler Organe, Niereninsuffizienz, Leberzirrhose mit portaler Hypertension, nephrotisches Syndrom; postoperativ stehen entzündliche Ursachen im Vordergrund (subphrenischer Abszeß, Pankreatitis, Pneumonie, große intraabdominelle Operationen, intraabdominelle Entzündung)
- Die Messung erfolgt in der größten Ausdehnung, die dann beschrieben wird, z. B. im Liegen in der mittleren Axillarlinie, wenn möglich Untersuchung in halbsitzender Position, oder etwas erhobenen Oberkörper
- *Weiterführende Diagnostik:* Röntgenthoraxübersichtsbild, Durchleuchtung, Thorax-CT

Sonographische Befundkriterien

- Sichelförmige, echofreie Struktur in den basalen Teilen der Pleurahöhle (👁 **4.1**)
- Zusätzliche echoreiche Binnenreflexe weisen auf ein Pleuraempyem

Konsequenz für die Chirurgische Therapie

Befund	Charakteristik	Therapie
Geringer Pleuraerguß	basal echofreie Struktur, 1 – 2 cm gemessen von Thoraxwand bis Lungenstruktur	keine Intervention, Behandlung der Grundkrankheit (eventuell Diuretika), Verlaufskontrolle
Wesentlicher Pleuraerguß	ausgedehnte, basal echofreie Struktur > 2 cm	sterile Punktion der Flüssigkeit am tiefsten Punkt, sonographisch kontrolliert
Pleuraempyem	echofreie Reflexe, vermischt mit echoreichen, Entzündungszeichen	Punktion, Drainage und mikrobiologische Untersuchung
Pleuraempyem, gekammert	echofreie Reflexe, vermischt mit echoreichen, Entzündungszeichen, mehrere Kammern erkennbar	Punktions- und Drainageversuch, bei Versagen thorakoskopische Sanierung anstreben

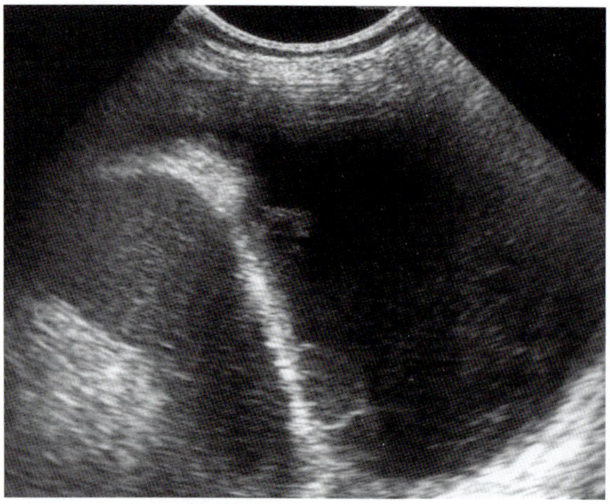

4.1 a Großer echoleerer linksseitiger Pleuraerguß bei Pankreatitis.

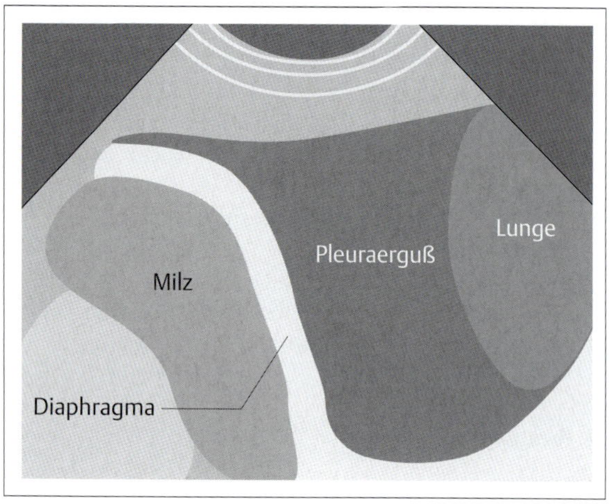

4.1 b Schemazeichnung.

Perikarderguß

Relevante Basisinformation

- Genese: Trauma, intraoperative Manipulation (Reizerguß), andere Grunderkrankungen (Perikarditis, Niereninsuffizienz u. a.), Tumoren oder Infektionen.
- Ein hämodynamisch wirksamer Erguß erfordert schnelles Handeln. Klinische Zeichen: Kreislaufdepression, Halsvenenstauung und ZVD-Erhöhung
- Die Sonographie ist das diagnostische Verfahren der Wahl; Darstellung des Ergusses von substernal transhepatisch oder transösophageal
- *Weiterführende Diagnostik* (zur isolierten Frage eines Perikardergusses nicht notwendig, Sonographie ist sensibler): Thoraxübersichtsaufnahme a. p.: verbreiterte Herzsilhouette

Sonographische Befundkriterien

- Darstellung von substernal durch den linken Leberlappen: echofreie Struktur perikardial (👁 **4.2**)
- Zusätzliche echoreiche Reflexe weisen auf ein Hämatom hin

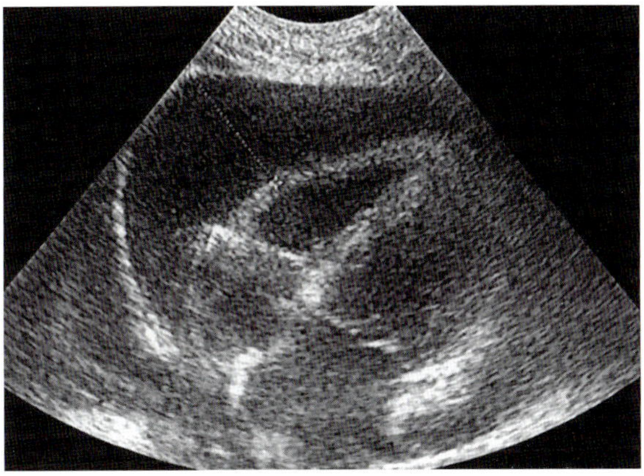

👁 **4.2 a** Ausgedehnter Perikarderguß bei Lupus erythematodes (Schnittebene von subkostal).

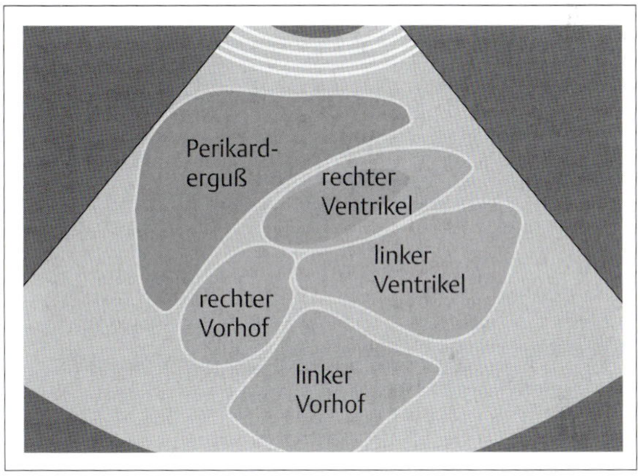

👁 **4.2 b** Schemazeichnung.

Konsequenz für die Chirurgische Therapie

Befund	Charakteristika	Konsequenz
Kleiner Erguß	echofreie Struktur < 1,5 cm präkardial, nicht hämodynamisch wirksam	kardiales Monitoring, Diuretika
Großer Erguß	echofreie Struktur > 1,5 cm präkardial, meist hämodynamisch wirksam	direkte Punktion unter sonographischer Kontrolle
Perikardtamponade	meist posttraumatisch, massive Kreislaufdepression, Halsvenenstauung	sofortige Punktion, Entlastung des Perikards, ggf. operative Revision

Cholezystitis auf der Intensivstation

Relevante Basisinformation

- Die akute steinfreie Cholezystitis („Streßcholezystitis") ist eine Komplikation im postoperativen Verlauf und bei polytraumatisierten Patienten, Inzidenz 5%
- Verminderter Gallenfluss durch postoperative oder traumatische Nahrungskarenz und Oberbauchatonie, es kommt zu einer funktionellen Obstruktion, die intensivmedizinischen Maßnahmen oder krankheitsbedingten Zirkulationsanpassungen verursachen eine Gewebehypoxie mit sukzessiver Zellschädigung
- Unter chirurgisch-intensivmedizinischen Bedingungen erschwerte Beurteilung der klinischen und laborchemischen Parameter und Diagnosestellung
- Komorbidität, der verschleierte Verlauf mit schwieriger Diagnosestellung und die oft fulminante Entwicklung im postoperativen Verlauf sind die Ursachen für eine hohe Letalität

Sonographische Befundkriterien

- Vergrößerung und Abrundung der Gallenblase mit unscharfer Randkontur
- Wandverdickung von mehr als 3–4 mm, dreischichtige Wand (👁 **4.3**)
- Echoarmer Randsaum als Ausdruck eines perifokalen Ödems
- Pericholezystische Flüssigkeit

- Cave: Gallenblasenvergrößerung ist postoperativ sehr häufig!
- Erhöhung der Sensitivität und Spezifität mittels dynamischer Sonographieverfahren (Coeruloplasmin-Test, CCK-Test)
- *Weiterführende Diagnostik:* abdominelles Computertomogramm

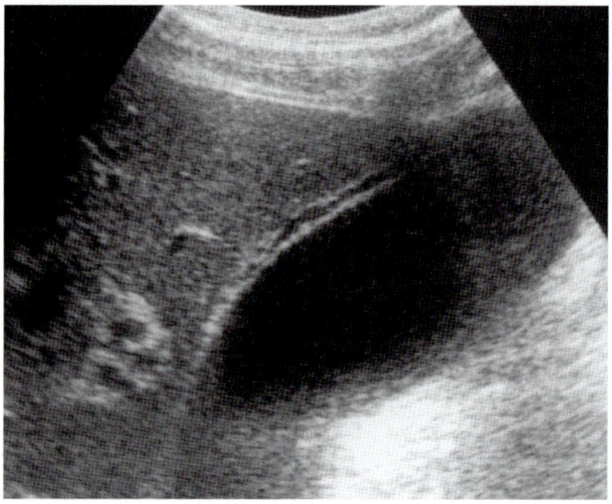

👁 **4.3 a** Akute Cholezystitis ohne Cholezystolithiasis mit Wandverdickung.

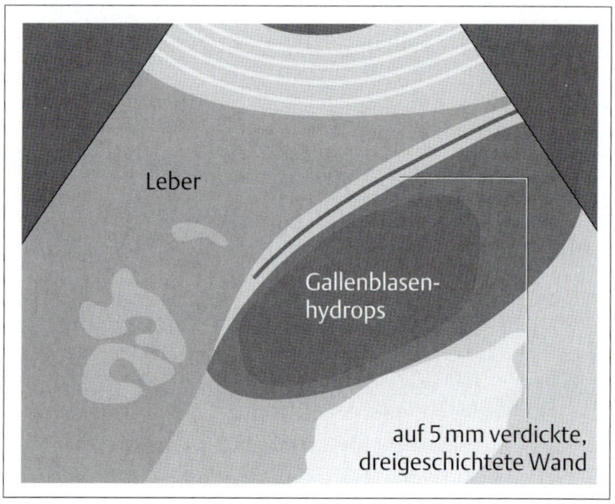

👁 **4.3 b** Schemazeichnung.

Konsequenz für die Chirurgische Therapie

Befund	Charakteristik	Therapie
Entzündung	typische sonographische Entzündungszeichen, pericholezystische Flüssigkeit, allgemeine Entzündungsreaktion mit Fieber, Leukozytose, kein akutes Abdomen	Antibiose, klinische Verlaufskontrolle, sonographische Kontrolluntersuchungen
Entzündung	typische sonographische Entzündungszeichen, pericholezystische Flüssigkeit, allgemeine Entzündungsreaktion mit Fieber, Leukozytose, akutes Abdomen	Cholezystektomie

Nachblutung, Hämatome

Relevante Basisinformation

- Nachblutungsinzidenz im allgemeinchirurgischen Krankengut zwischen 3,5 und 4,3%; eingriffsspezifisch: nach Appendektomie 0,1–0,5%, nach Leberteilresektionen bis 8%, bei Resektionen wegen einer nekrotisierenden Pankreatitis bis 12%
- 90% aller Nachblutungen in den ersten 48 h post operationem
- Cave: Operateur neigt oft zur Gerinnungsstörung als Blutungskausalität! Trockene Drainageschläuche schließen eine Nachblutung nicht aus
- Eine objektive, unbefangene Beurteilung ist notwendig, es fließen ein: Drainageabsonderung, Art und Größe des operativen Eingriffs bzw. Traumas, hämodynamische Situation, Volumenmangel, Anzahl der notwendigen Transfusionen, Gerinnungsstatus mit Leberfunktion, Urinausscheidung; sonographische Verlaufskontrollen!!
- Eine frühzeitige Entscheidung zur Reintervention ist anzustreben, denn bei länger bestehender Schocksituation steigen die Letalität und Morbidität erheblich
- *Weiterführende Diagnostik:* nur in Ausnahmefällen CT oder Angiographie

Sonographische Befundkriterien

- Echoarme bis echofreie Struktur, vorwiegend lokalisiert im OP-Gebiet, bei massiver Nachblutung auch diffus im Abdomen (👁 **4.4**–**4.7**)
- Inhomogene Binnenechos sind Ausdruck von koaguliertem Blut (👁 **4.8**)

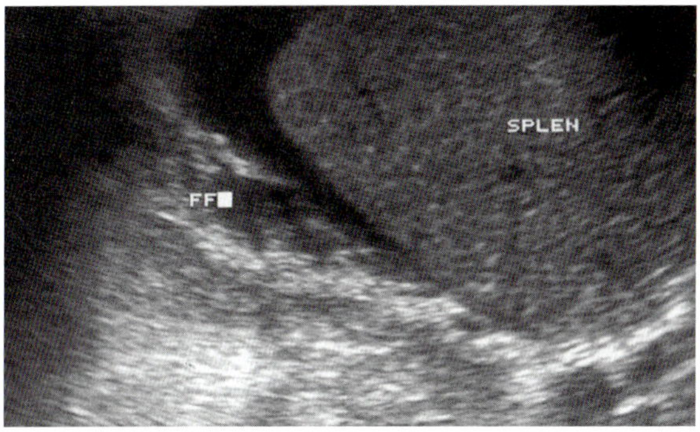

👁 4.**4 a** Freie intraabdominelle Flüssigkeit nach 6stündiger Lebersegmentresektion, mit Blutansammlung im perisplenischen Raum und am unteren Milzpol.

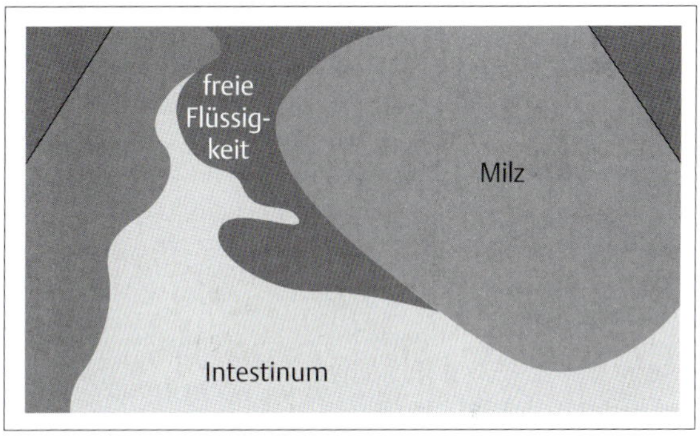

👁 4.**4 b** Schemazeichnung.

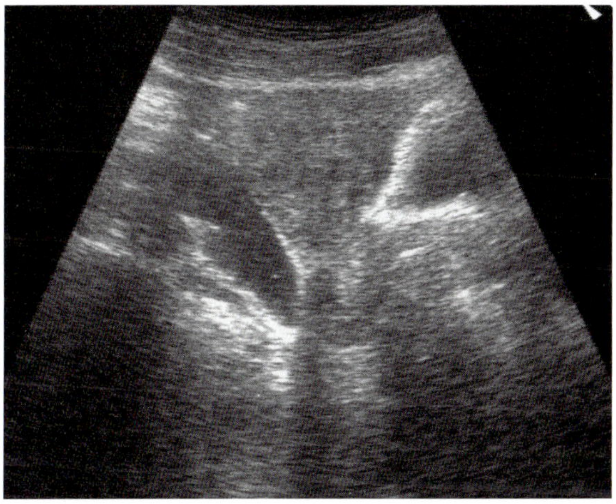

👁 4.**5 a** Freie Flüssigkeit im Douglas-Raum nach laparoskopischer Cholezystektomie. Eine Probepunktion kann in der Differenzialdiagnose zwischen Blut oder Spülflüssigkeit Klärung bringen.

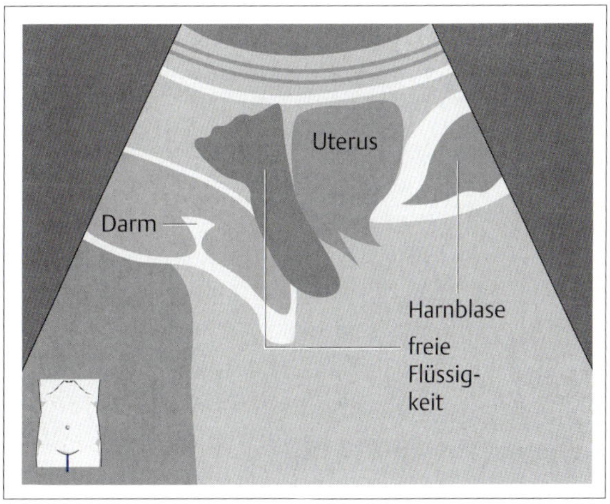

👁 4.**5 b** Schemazeichnung.

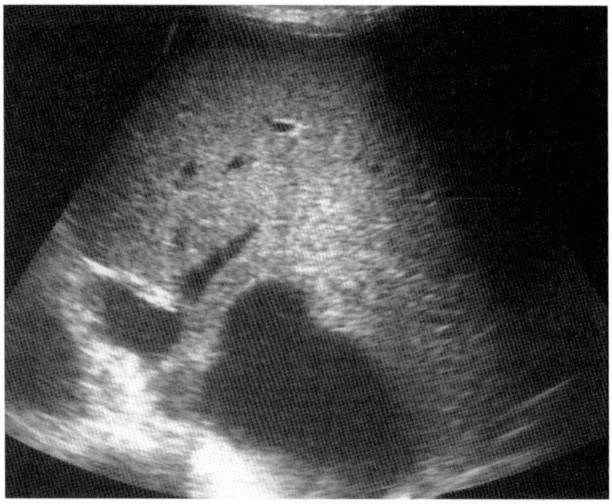

4.6 a Umschriebenes parakavales Hämatom 3 Tage nach Lebertransplantation, nicht revisionsbedürftig.

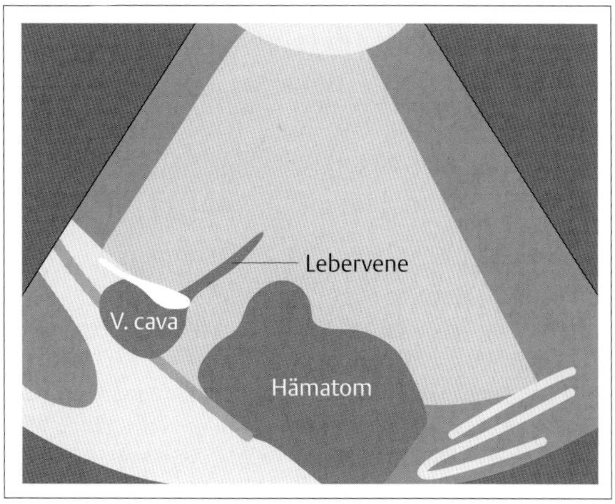

4.6 b Schemazeichnung.

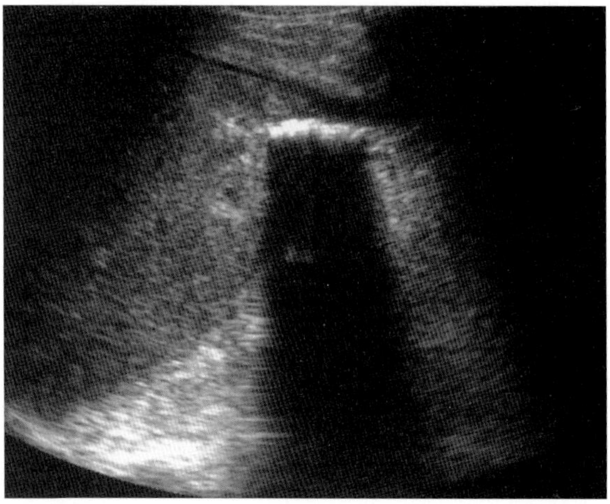

4.7 a Verlaufskontrolle bei postoperativer Nachblutung nach Lebertransplantation. Zur Hämostase wurde eine Jodoformtamponade eingelegt, diese zeigt sich als textiler Fremdkörper.

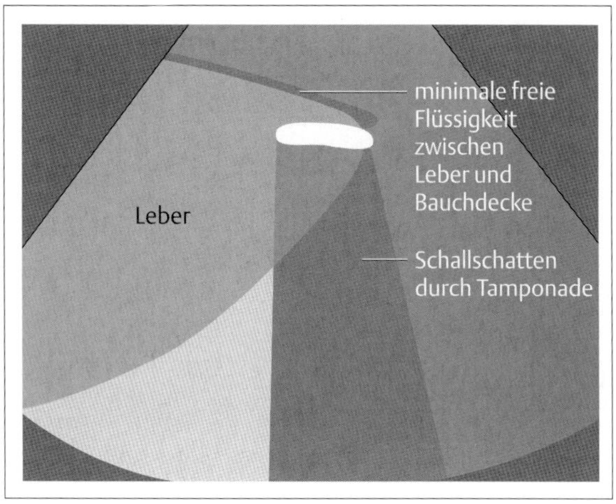

4.7 b Schemazeichnung.

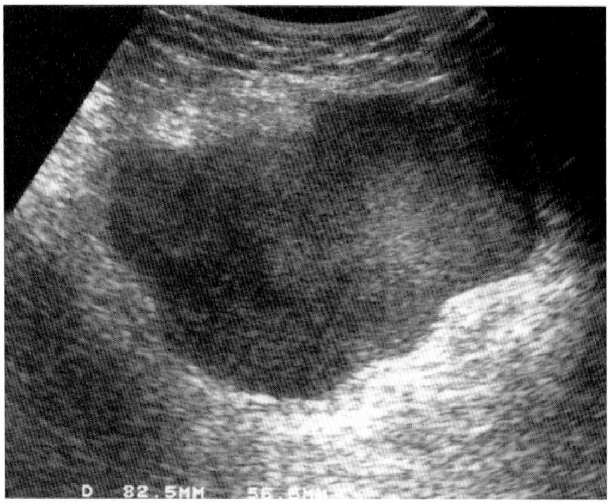

4.8 a 8 × 5 cm großes Hämatom mit inhomogenen Anteilen im Bereich der linken Beckenachse nach gefäßchirurgischer Intervention.

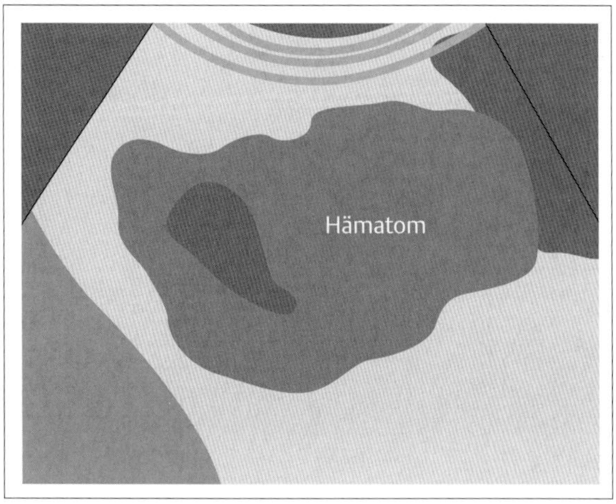

4.8 b Schemazeichnung.

Konsequenz für die Chirurgische Therapie

Befund	Charakteristik	Therapie
Umschriebene intra-abdominelle Flüssigkeit	echoarme bis echofreie Struktur im Operationsgebiet, Hb/Hk stabil, kreislaufstabil	sonographische Verlaufskontrollen, paraklinische und Kreislaufkontrollen, bei Abfall von Hb/Hk, schnelle Reoperation anstreben
Massive intraabdominelle Flüssigkeit	große echoarme bis echofreie Struktur im Operationsgebiet, eventuell im Douglas-Raum, Hb/Hk-Abfall, kreislaufinstabil	operative Revision, möglichst im noch stabilen Allgemeinzustand
Bauchdeckenhämatom	echoarme Struktur in der Bauchdecke	Verlaufskontrollen, Selbsttamponade anstreben, bei massivem Befund oder arterieller Blutung aus dem Wundbereich Revision

Biliome

Relevante Basisinformation

- Inzidenz: nach Resektionen an der Leber bei bis zu 6%, nach Eingriffen am extrahepatischen Gallengangsystem bei bis zu 3% der Patienten
- Entlastung ist immer anzustreben, um eine gallige Peritonitis bzw. Infektion zu vermeiden
- *Weiterführende Diagnostik:* ERCP, CT Abdomen

Sonographische Befundkriterien

- Echofreies abgegrenztes Areal, zumeist subhepatisch im Operationsgebiet (4.9)
- Bei Infektionen vermehrt Binnenechos und eventuell Lufteinschlüsse erkennbar

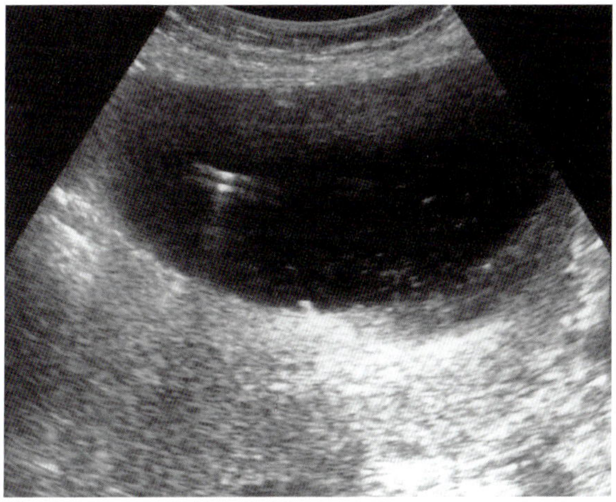

4.9 a Prähepatisches Biliom nach Lebertransplantation. Longitudinale Darstellung mit bereits eingelegtem Pigtail-Katheter.

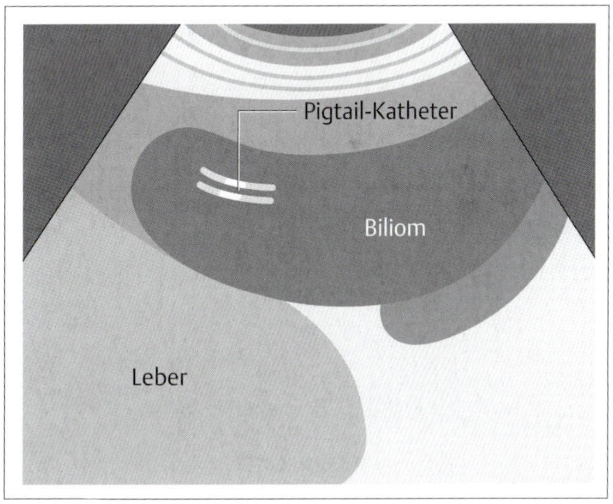

4.9 b Schemazeichnung.

Konsequenz für die Chirurgische Therapie

Befund	Charakteristik	Therapie
Biliom	echofreie scharf begrenzte Formation	Probepunktion, interventionelle Drainage, bei Sistieren des Galleflusses weiterführende Diagnostik anstreben (ERC und Stenteinlage)
Biliom	mehrere echofreie Formationen, freie intraabdominelle Flüssigkeit, peritonitische Reizung	operative Revision und Drainage

Abszesse

Relevante Basisinformationen

- Intraabdominelle Abszesse treten im postoperativen Verlauf mit sehr unterschiedlicher Häufigkeit (3 – 6%) je nach operativem Eingriff auf, Operationen am Gastrointestinaltrakt sind besonders zu beachten
- Bei klinischen postoperativen Infektionszeichen immer einen Abszeß ausschließen!
- Die entzündliche intraabdominelle Flüssigkeit sammelt sich an bestimmten Lokalisationen; Prädilektionsorte sind das Operationsgebiet, subphrenisch beidseits, interenterisch, parakolisch oder/und Douglas-Raum
- Günstige Voraussetzungen für die Entstehung: Hämatome, Nekrosen, Fremdkörper, reduzierte Abwehrlage des Patienten
- Die klinische Symptomatik eines entzündlichen Geschehens (wellenförmige Fieberspitzen, erhöhte paraklinische Entzündungsparameter, uncharakteristische abdominelle Symptomatik, Darmparalyse) muß die Diagnostik einleiten;. die Sonographie ist erst der zweite Schritt nach einer klinischen Untersuchung
- *Weiterführende Diagnostik:* Kontrastmittel-CT, MRT, Probepunktion

Sonographische Befundkriterien

- Echoarme bis echoreiche, unscharf begrenzte Formationen mit Lufteinschlüssen (👁 4.**10**)
- Eventuell Darstellung eines echoreichen pyogenen Randsaumes

Konsequenz für die Chirurgische Therapie

Befund	Charakteristik	Therapie
Intraabdomineller Abszeß	typische sonographische Kriterien darstellbar, Erhöhung der Entzündungsparameter, Fieber	interventionsradiologische Drainage immer bevorzugt, wenn nicht möglich: operative Sanierung
Subkutaner bzw. subfaszialer Abszeß	echoarme bis echoreiche Flüssigkeitsansammlung, Rötung, Schwellung, Schmerzen	Wundspreizung, Drainage, Wundspülung

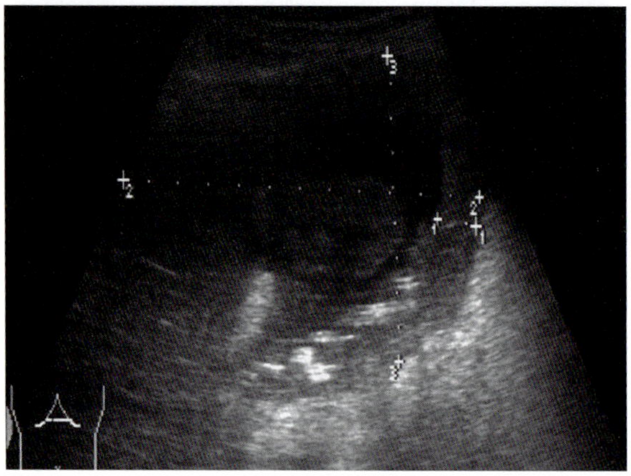

👁 4.**10 a** 8 × 5 cm große echoarme, druckdolente Struktur, die von echoreichem, verdichtetem Fettgewebe umgeben ist. Das Bild stellt einen intraabdominellen Abszeß dar.

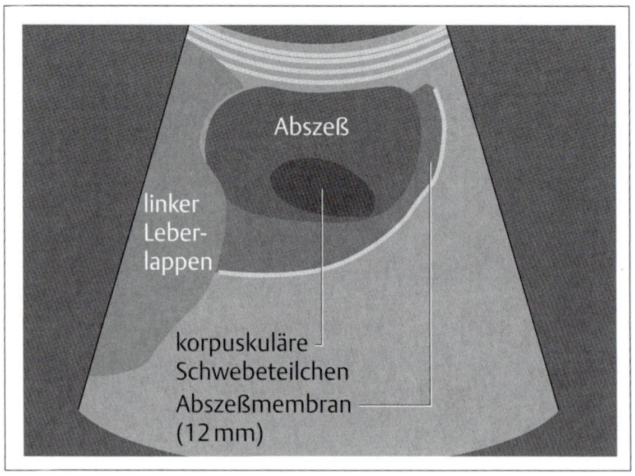

👁 4.**10 b** Schemazeichnung.

Sonographiegestützte Anlage von Zentralvenenkatheter und suprapubischer Harnableitung

Relevante Basisinformationen

- Anlage eines Zentralvenenkatheters bei einem großen Teil der Patienten einer Intensivstation erforderlich zur sicheren Flüssigkeitssubstitution, zur parenteralen Ernährung, zum Monitoring des zentralvenösen Druckes oder als temporärer Zugang für eine Hämodialyse
- Bevorzugter Punktionsort (geringe Komplikationsrate): V. jugularis externa oder interna rechts; nur in besonderen Situationen (z.B. Halswirbelsäulenverletzung, Thrombose der V. jugularis) sollte ein anderer Punktionsort aufgesucht werden
- Indikation für die Anlage einer suprapubischen Blasendrainage (z.B Cystofix) auf der Intensivstation: längere Urinableitung post operationem oder nach Trauma notwendig
- Kontraindikationen: hämorrhagische Diathese, Schrumpfblase, Blasentumoren, nicht entfaltbare Blase; relative Kontraindikation: Voroperationen im Unterbauch
- Die Punktionstechniken sind standardisiert und bedürfen im Regelfall keiner sonographischen Unterstützung bzw. Kontrolle, Einsatz des Ultraschalls als Hilfsmittel bei problematischen anatomischen Situationen; präinterventionelle Sonographie erhöht die Sicherheit der Punktion

Sonographische Befundkriterien

- Blasenpunktion: Darstellung der Harnblase als echoleere retropubische Raumforderung (👁 **4.11**), insbesondere nach retrograder Auffüllung der Harnblase über einen Urinkatheter
- normale echoleere V. jugularis interna, unter Kompression völliger Verlust des Lumens (👁 **4.12**)

Konsequenz für die Chirurgische Therapie

Befund	Charakteristik	Therapie
Aufgefüllte Harnblase	echoleerer retropubischer Flüssigkeitsraum	Punktion mit Cystofix-Katheter
Harnblase läßt sich nicht auffüllen	keine Zunahme eines echoleeren retropubischen Flüssigkeitsraumes	keine Punktion
Normale Halsregion	keine Thrombose der V. jugularis interna	typische Punktion der V. jugularis rechts
Pathologische Halsanatomie	Thrombose der V. jugularis interna, Kompression von außen	keine Punktion an dieser Lokalisation, Ausweichen auf V. jugularis links oder V. subclavia

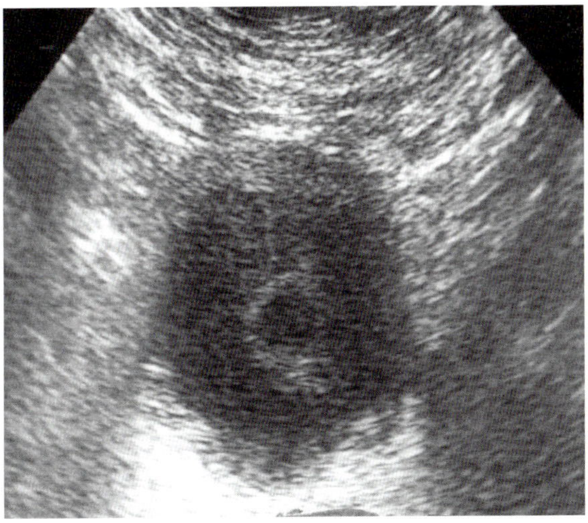

👁 **4.11 a** Darstellung der aufgefüllten Harnblase, die so sicher punktiert werden kann.

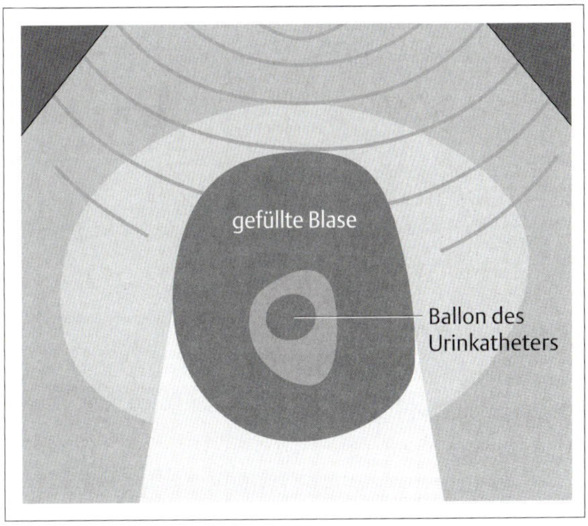

👁 **4.11 b** Schemazeichnung.

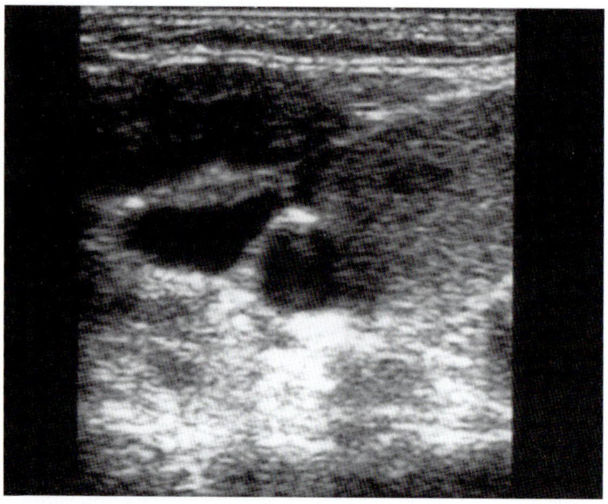

4.12 a Normale linke Halsanatomie im Transversalschnitt.

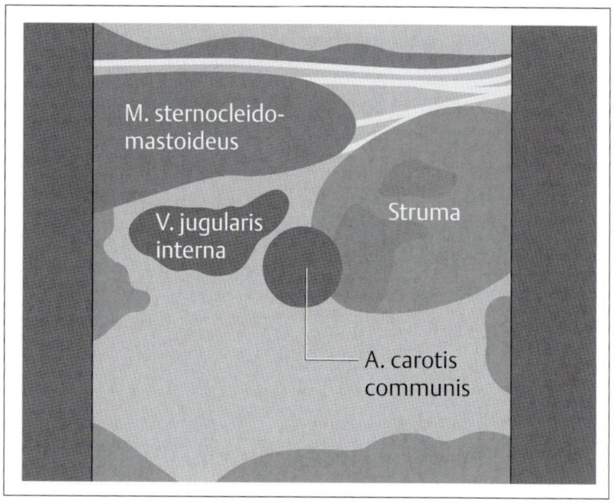

4.12 b Schemazeichnung.

Literatur

Töns C, Schumpelick V, Hrsg. Chirurgische Notfall- und Intensivmedizin. Stuttgart: Enke; 1997.

Lippert H, Hrsg. Praxis der Chirurgie, Allgemein- und Viszeralchirurgie. Stuttgart, New York: Thieme; 1998.

McGahan JP, Goldberg BB. Diagnostic ultrasound – a logical approach. Washington, New York: Lippincott Raven; 1998.

Imhof M, Ohmann C, Röher HD. Die Intensivgallenblase – passageres Phänomen oder therapiebedürftiges Problem? Chirurg. 1995; 66: 360–5.

Mazziotti A, Cavallari A, eds. Techniques in Liver Surgery. London: Greenwich Medical Media; 1997.

5 Interventionelle Sonographie

U. Peitz, R. Mantke, R. Grote

Allgemeines

Einleitung

Die Einsatzmöglichkeiten diagnostischer und therapeutischer Punktionen sind durch Schnittbildverfahren, wie Sonographie und Computertomographie (CT), erheblich erweitert worden. Zum einem haben solche Punktionen an Sicherheit gewonnen, die zuvor ohne Schnittbildverfahren ausgeführt wurden, z.B. die Menghini-Punktion der Leber (Caturelli et al. 1996, Greiner und Franken 1983, Lindor et al. 1996), Pleurapunktionen oder das Legen zentraler Venenkatheter (Teichgräber et al. 2000). Zum anderen sind Punktionen von kleineren Herden oder Flüssigkeitsansammlungen erst möglich geworden, die sonst der Palpation oder konventionellen Röntgendurchleuchtung entgangen wären. Die folgenden Ausführungen zur Punktionstechnik betreffen sowohl diagnostische wie therapeutische Punktionen, da auch eine therapeutische Intervention im Sinne einer Drainage mit einer Nadelpunktion begonnen wird.

Wahl des bildgebenden Verfahrens

Ob eine Punktion durch Sonographie oder radiologische Tomographieverfahren, insbesondere Computertomographie, unterstützt durchgeführt wird, hängt in erster Linie davon ab, mit welcher Methode die Zielläsion und der Punktionsweg am besten darzustellen sind und der Punktionsvorgang am sichersten zu kontrollieren ist (T 5.1). Vergleichende Studien haben summarisch einen Vorteil für die Sonographie als Zielmethode ergeben (Dameron et al. 1999, Sheafor et al. 1998).

Darstellbarkeit der Punktionsnadel

Sowohl der Nadelschaft als auch die Nadelspitze sind im sonographischen Bild darstellbar. Die Nadelspitze ergibt jedoch ein deutlich stärkeres, helleres Echo, meist in Form eines Doppelreflexes (👁 5.1). Die Darstellbarkeit der Nadelspitze ist weitgehend unabhängig vom Winkel, den die Nadel zur Schallrichtung einnimmt. Selbst bei parallelem Verlauf von Nadel und Schallrichtung ist die Nadelspitze zu erkennen. Dagegen ist die Darstellung des Nadelschaftes um so besser, je stumpfer der Winkel zwischen Nadel und Schallrichtung verläuft, d.h. optimal bei einem Winkel von 90°. Zu Lehr- und Übungszwecken ist es hilfreich, sich die Darstellbarkeit einer Punktionsnadel im Wasserbad anzusehen (👁 5.1).

Die Sichtbarkeit der Nadelspitze kann beeinträchtigt sein bei geringem Kontrast zum umgebenden Gewebe, also bei echoreicher inhomogener Gewebestruktur. Sie steigt mit höherem Nadeldurchmesser. Durch Rotation der Nadel oder kurzes Zurückziehen eines eventuellen Mandrins kann die Sichtbarkeit weiter verbessert werden. Verschiedene Konstruktionen der Nadelspitze mit Spezialschliffen wurden zur Verbesserung der Sichtbarkeit geschaffen, sind jedoch selten für die Auswahl der Nadel entscheidend. Die Injektion einer geringen Menge Gas macht zwar die Region der Nadelspitze durch multiple Gasreflexe im Gewebe deutlich, verschlechtert aber die präzise Lokalisation.

T 5.1 Vor- und Nachteile der Sonographie gegenüber der Computertomographie zur gezielten Punktion

Verfügbarkeit		⊕ kostengünstig ⊕ standortunabhängig
Strahlenbelastung		⊕ keine
Darstellbarkeit des Punktionsziels und des Punktionsweges	Auflösung	⊕ höhere Auflösung als CT im oberflächennahen Bereich (z.B. Schilddrüse) ⊖ geringere Auflösung als CT bei Schallkopfabstand > 10 cm
	Artefakte	⊕ weniger Artefakte durch Metall ⊖ komplette Schallreflexion durch Darmgas oder Knochen
Darstellung des Punktionsvorgangs		⊕ Schnittebenen frei wählbar und rasch zu wechseln ⊕ kontinuierliches Verfolgen der Punktion

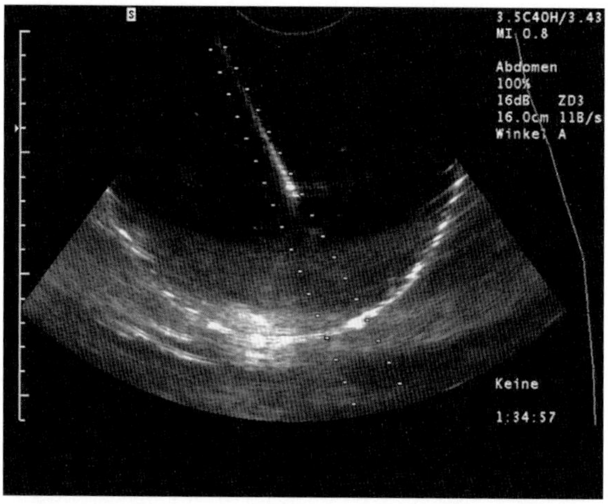

👁 **5.1 a** Sonographisches Bild einer Feinnadel im Wasserbad. Zwei eingeblendete Führungslinien. Der Punktionsweg ist justiert auf die obere Linie. Seitliches Eintreten der Nadel in den Bildausschnitt bei aufsetzbarer Führungsschiene.

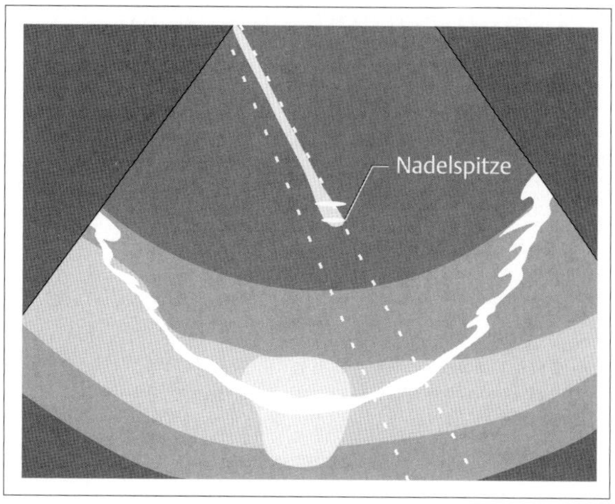

👁 **5.1 b** Schemazeichnung.

Technik des sonographischen Zielens

Nach der Technik des sonographisch gestützten Zielvorgangs werden unterschieden: Freihandpunktionen und Punktionen mit Punktionsschallkopf.

Freihandpunktion

Bei der Freihandpunktion gibt es wiederum zwei Varianten:

- Bei der zweizeitigen Freihandpunktion (👁 5.2 **a**) wird das Ziel sonographisch dargestellt und anschließend aus dem Gedächtnis des Untersuchers das Ziel ohne sonographische Kontrolle punktiert. Markierungen auf der Haut des Patienten können hilfreich sein. Diese Punktionstechnik kommt nur bei großen Herden in Frage oder wenn es um die Abklärung einer diffusen Erkrankung eines parenchymatösen Organs geht
- Bei der Freihandpunktion mit gleichzeitiger sonographischer Darstellung (👁 5.2 **b**) wird neben dem Schallkopf punktiert („Punktion mit versetztem Schallkopf") und sonographisch das Ziel dargestellt, bis die Nadelspitze das Ziel erreicht. Solange die Nadel das Ziel noch nicht erreicht hat, kann zum Verfolgen des Punktionsvorgangs der Schallkopf wechselweise so gekippt werden, daß die Abbildung zwischen dem Ziel und der Nadelspitze pendelt

Punktion mit Punktionsschallkopf

Schallköpfe mit fester Führung erlauben eine Punktion, bei der die Nadel in der Schnittebene des Ultraschallbildes vorgeschoben wird, d. h. Nadelspitze wie -schaft bleiben kontinuierlich sichtbar. Führungen werden entweder auf einen bestehenden Schallkopf aufgesetzt (👁 5.2 **c**, 5.3 **a**) oder sind in einen Schallkopf integriert (👁 5.2 **d, e,** 👁 5.3 **b–c**). Bei letzteren verläuft der Punktionsweg durch eine Perforation des Ultraschallkopfes. Wegen der Perforation ist die

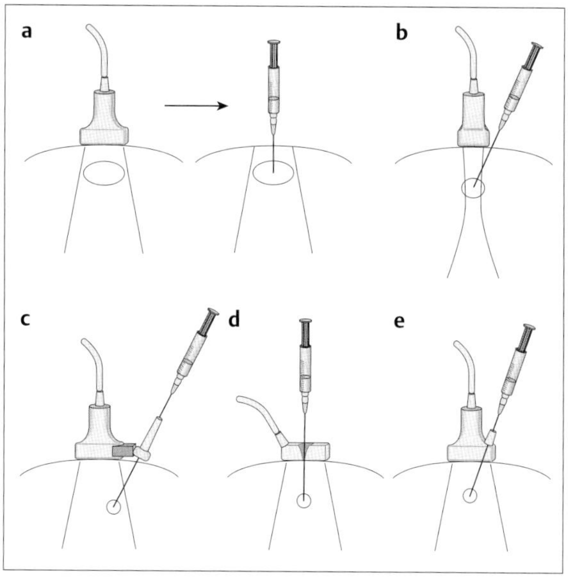

👁 **5.2** Techniken der sonographisch gezielten Punktion
a Zweizeitige Freihandpunktion
b Freihandpunktion mit gleichzeitiger sonographischer Darstellung
c Punktion mit aufgesetzter Führungsschiene
d Punktion mit Punktionsschallkopf mit Führungsrinne
e Punktion mit Punktionsschallkopf mit integrierter Führungsschiene.

Bildqualität gering beeinträchtigt, so daß ein Punktionsschallkopf meist nicht gleichzeitig als Routineschallkopf zu nutzen ist. Zudem ist ein perforierter Punktionsschallkopf meist als Linear-Array-Schallkopf konfiguriert, bietet also nicht die Vorteile der kleineren Curved-Array- oder Sektora

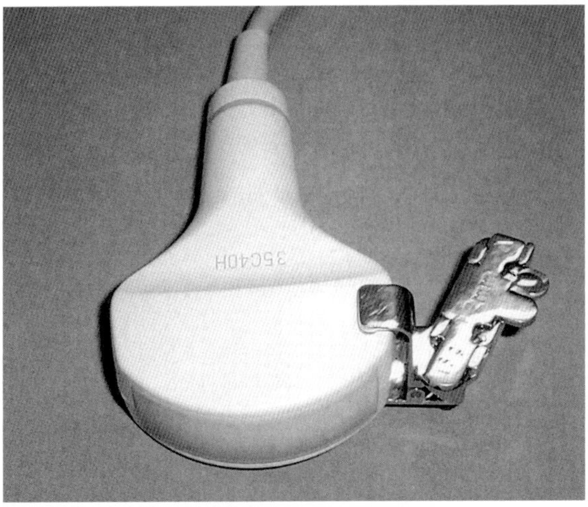

b

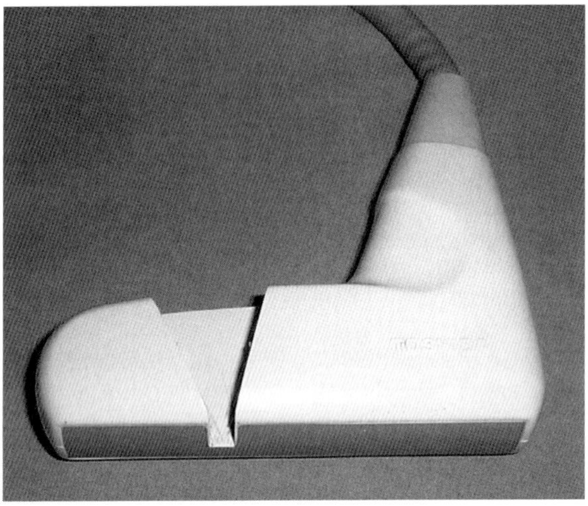

c

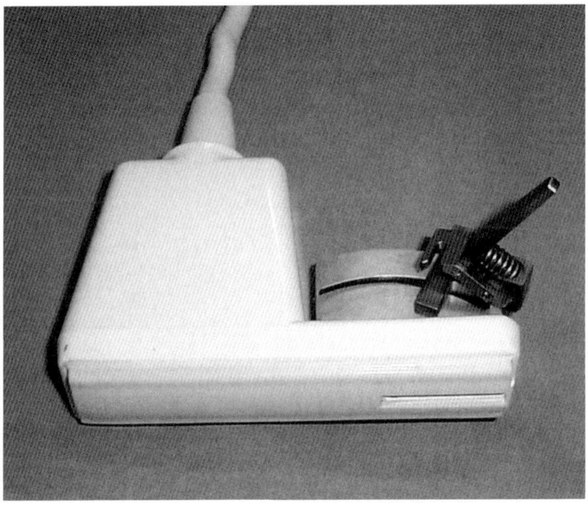

5.3 Punktionsschallköpfe

a Schallkopf mit aufgesetzter Führungsschiene

b Punktionsschallkopf mit Führungsrinne

c Punktionsschallkopf mit integrierter Führungsschiene.

Schallköpfe (Kapitel 6, Technische Grundlagen). Schallköpfe mit integrierter Führung gibt es mit zwei Prinzipien:

- ein Prinzip mit einer Führungsrinne, die die Punktionsrichtung parallel zur Schallausbreitungsrichtung vorgibt, jedoch für die Punktionsnadel noch einen gewissen Spielraum läßt (5.2 **d**, 5.3 **b**)
- ein Prinzip mit einer integrierten Führungsschiene, die die Nadel eng umschließt und daher eine winkelgenaue Punktion erlaubt (5.2 **e**, 5.3 **c**). Der Winkel zum Schallkopf ist meist frei wählbar. Die Schienen werden mit einem Sortiment von Durchmessern geliefert, so daß sie exakt auf den Nadeldurchmesser abgestimmt werden können

Neuerdings gibt es auch die Kombination beider Prinzipien. Der in 5.3 **b** gezeigte Punktionsschallkopf mit Führungsrinne kann durch Einsatz einer Führungsschiene in die Rinne ergänzt werden. Der Vorteil eines Spielraums für die Nadel bei der Führungsrinne im Vergleich zur Führungsschiene ist ein geringeres Verletzungsrisiko, z.B. bei Atembewegungen, der Nachteil jedoch die weniger exakte Zielmöglichkeit.

Führungsschienen besitzen auch die Führungshilfen zum Aufsetzen auf bestehende Schallköpfe (5.2 **c**, 5.3 **a**). Die Führungen gibt es relativ preisgünstig für fast alle Schallkopftypen. Sie haben gegenüber den Punktionsschallköpfen mit Perforation die kleinen Nachteile, daß der Punktionsweg im oberflächennahen Teil nicht im Bild zu verfolgen ist und erst im tieferen Verlauf von seitlich in das Bild tritt (5.**1**), und daß ein weniger breites Spektrum einstellbarer Winkel gewählt werden kann. Für die meisten Anwendungen reichen jedoch aufsetzbare Führungshilfen aus.

Der Punktionsweg muß auf dem Bildschirm als gepunktete Führungslinie („guide line") angezeigt werden können. Mit Hilfe der Computersoftware des Sonographiegeräts ist die Führungslinie an die Führungsschiene zu justieren. Die Überprüfung findet im Wasserbad statt (5.**1**).

Wahl der Punktionstechnik

Die genaueste Zielung auf kleine Herde ist mit einem Punktionsschallkopf möglich. Dabei sind aufgesetzte oder integrierte Führung für die allermeisten Anwendungen gleichwertig. Ein weiterer Vorteil von Führungsschienen ist, daß das Verbiegen dünner Punktionsnadeln außerhalb des Körpers vermindert wird. Vor allem lange dünne Nadeln neigen bei Punktion durch derbes Gewebe, wie es die Haut ist, zum Verbiegen.

Dennoch kann eine Freihandpunktion in der einen oder anderen Variante auch Vorteile haben. Sie ist weniger aufwendig, vor allem hinsichtlich Wahrung der Sterilität; es kann eine kürzere Nadel gewählt werden; die Beweglichkeit der Nadel ist freier. Dies vermittelt dem Untersucher ein besseres Gespür für die Konsistenz des punktierten Organs und die Bewegungen des Patienten, vor allem die Atembewegungen. Da der Punktierende bei der Freihandtechnik diese unbeabsichtigten Bewegungen der Nadel spürt, kann er diesen nachgeben, was einer Verbiegung der Nadel innerhalb des Körpers und eventuellen Verletzungen vorbeugt. Die Übung und Erfahrung des Untersuchers entscheidet mit über das Punktionsverfahren.

Sonographische Punktionen durch eine Person sind meist vorteilhafter, als wenn das Führen des Schallkopfes und der Punktionsnadel durch getrennte Personen ausgeführt werden, da beim Führen des Schallkopfes in der einen und der Nadel in der anderen Hand durch eine Person eine bessere Koordination möglich ist.

Sterilität

Großflächige Hautdesinfektion, sterile Abdeckung, sterile Handschuhe, gegebenenfalls auch steriler Kittel für den Untersucher sind Voraussetzung. Für den Schallkopf gibt es drei Möglichkeiten:

- Freihandtechnik: Desinfektion des Schallkopfes und Aufsetzen des Schallkopfes entfernt von der Punktionsstelle
- Freihandtechnik und Punktion mit Punktionsschallkopf mit Führungsrinne: Verpacken des Schallkopfes in eine sterile Kunststofftüte oder einen sterilen Handschuh (Kontaktgel auch in Tüte oder Handschuh!)
- Bei allen Techniken, insbesondere mit Punktionsschallkopf mit Führungsschiene: Gassterilisation des Schallkopf nach Herstellerinformation oder zumindest Sterilisation der Führungsschiene und Desinfektion des Schallkopfes

Als Kontaktmittel ist steriles Sonographiegel vorteilhaft, das portionsweise abgepackt erhältlich ist. Auch Hautdesinfektionsmittel kann als Kontaktmittel ausreichen, ist jedoch dem sterilen Sonographiegel in der Bildqualität unterlegen.

Voraussetzungen seitens des Patienten

- Einverständnis mindestens 1 Tag vor der Untersuchung nach umfassender Aufklärung in mündlicher und, soweit möglich, in schriftlicher Form
- Kooperationsfähigkeit
- Keine Blutgerinnungsstörung
  - Anamnestische und klinische Informationen zu Vor- und Begleiterkrankungen sowie Medikamenten, die eine hämorrhagische Diathese bedingen können, sind wichtiger als die im folgenden genannten Laborgrenzwerte. Die vaskuläre Komponente der Blutgerinnung und Thrombozytenfunktionsstörungen sind mit den Routine-Gerinnungsparametern nicht zu erfassen
  - Grenzwerte bei Nadeldurchmesser ≥ 1 mm: Quick > 60%, PTT < 45 s, Thrombozytenzahl > 100 000/mm^3
  - Grenzwerte bei Nadeldurchmesser < 1 mm, definitionsgemäß als Feinnadeln bezeichnet: Quick > 60%, PTT < 45 s, Thrombozytenzahl > 80 000/mm^3 (Weiss und Duntsch 1996)
  - Von anderen Autoren werden niedrigere Grenzwerte für die Feinnadelpunktion angesetzt: Quick > 50%, Thrombozytenzahl > 50 000/mm^3 (Nolsoe et al. 1990). Der Blutungszeit wird allerdings für die Beurteilung des Blutungsrisikos in der Chirurgie nur noch eine geringe Bedeutung beigemessen (Wagner 1998, Peterson et al. 1998)
  - Das Blutungsrisiko ist außer vom Gerinnungsstatus abhängig vom Nadeldurchmesser (s. u.) und den Gewebeeigenschaften, also dem betroffenen Organ und der (pathologischen) Gewebestruktur. So ist z. B. das Risiko erhöht bei Leberzirrhose gegenüber nicht-zirrhotischen diffusen Leberkrankheiten. Herdförmige Läsionen neigen eher zu Blutungen als diffuse Erkrankungen (Glaser und Pausch 1995). Mit entscheidend ist auch die Komprimierbarkeit der Punktionsstelle. So kann ein Mammaherd notfalls auch unter Antikoagulation punktiert werden (Melotti und Berg 2000)
  - Low-dose-Heparin oder Thrombozytenaggregationshemmer sind für sich keine absolute Kontraindikation. Das Blutungsrisiko ist schwer kalkulierbar bei Kombinationstherapie. Die Daten zur Blutungsgefahr bei Punktionen unter Azetylsalizylsäure (ASS) oder nichtsteroidalen Antirheumatika (NSAR) sind spärlich. Für die Prostatapunktion unter ASS fand sich kein erhöhtes Risiko (Herget et al. 1999). In Analogie zum Blutungsrisiko bei Operationen (Schafer 1999) oder endoskopisch-gastrointestinalen Polypektomien (Shiffman et al. 1994) gelten niedrig dosiertes ASS (100 mg/d) und NSAR als sicher bei Eingriffen, die nicht per se ein hohes Blutungsrisiko haben. Falls ASS und NSAR als Risiko angesehen werden, müssen sie mindestens 4 Tage, besser 1 Woche zuvor abgesetzt werden
- Nahrungskarenz von 6 Stunden nur bei Punktionen, die durch Luft im Magen-Darm-Trakt beeinträchtigt wären, oder bei Punktionen, für die Operationsbereitschaft notwendig ist

Analgesie und Sedierung

Lokale oder systemische Analgesie ist bei einer Feinnadelpunktion nicht erforderlich. Feinnadelpunktionen mit Lokalanästhesie können sogar als unangenehmer empfunden werden als ohne (Daltrey und Kissin 2000). Bei Punktion mit Nadeln $\geq 1{,}0$ mm Durchmesser wird meist eine Hautinzision und somit auch eine Lokalanästhesie erforderlich. Die Injektion des Lokalanästhetikums verschlechtert die sonographische Darstellbarkeit etwas, da es stets mit winzigen Gasblasen durchmischt ist. Blasenfreies Aufziehen empfiehlt sich.

Bei Punktionen und Drainagen im Bereich von Organen, die nicht einer Lokalanästhesie zugänglich sind, wie Peritoneum oder Pleura, und bei schmerzempfindlichen Patienten kann auf Wunsch des Patienten ein Opioidanalgetikum systemisch gegeben werden (Nebenwirkungen beachten).

Eine Sedierung würde jedoch die Kooperation vermindern und birgt die Gefahr einer Atemdepression. Bei allen Punktionen von Organen, die durch Atembewegungen verschieblich sind, empfiehlt sich die Punktion in tiefer Inspirationsstellung, da der Patient durch den Schmerz des Einstichs unwillkürlich einatmet und es so zu einer Verbiegung der Nadel kommen kann.

Diagnostische Punktionen

Der Großteil diagnostischer Punktionen wird zur Gewinnung von Organmaterial durchgeführt. Eine sonographisch gezielte Punktion kann aber auch zur Injektion von Kontrastmittel vor einer Röntgenuntersuchung eingesetzt werden, z. B. bei der PTC oder der perkutanen Pankreatikographie.

Nadeltypen

Die Einteilung von Punktionsnadeln nach dem Durchmesser in Grobnadeln (Durchmesser > 1 mm) und Feinnadeln (Durchmesser < 1 mm) wird dadurch bestimmt, daß das Komplikationsrisiko ganz wesentlich vom Nadeldurchmesser abhängt (Menghini 1970, Piccinino et al. 1986, Weiss und Duntsch 1996).

Grobnadeln, meist mit einem Durchmesser von 1,4–1,6 mm, werden überwiegend zur Punktion von parenchymatösen Organen, also Leber und Niere, verwendet, wenn es um die histologische Abklärung diffuser Organveränderungen geht. Feinnadeln sind geeignet für die Gewinnung von Flüssigkeiten oder zur Punktion pathologischer Herde.

Nach dem Prinzip der Materialgewinnung werden einerseits Injektions-Aspirations-Nadeln und andererseits Schneid-Stanz-Biopsienadeln unterschieden. Die Nomenklatur der Nadeln ist nicht einheitlich und vielfach abhängig vom Hersteller. Für die Gewinnung von Flüssigkeiten oder zytologischem Material sowie die Injektion von Kontrastmittel werden Injektions-Aspirations-Nadeln verwendet. Sie sind geschliffen wie Blutabnahmekanülen und müssen vor allem spitz sein, damit sie das Ziel leicht und gerade erreichen. Schneid-Stanz-Biopsienadeln haben darüber hinaus einen scharfen Rand zum Ausschneiden und -stanzen des histologisch zu verwertenden soliden Materials.

Als Aspirationsnadeln können im einfachsten Fall bei kurzem Punktionsweg Blutabnahmekanülen verwendet werden, z. B. bei der diagnostischen Punktion von Pleuraerguß oder Aszites oder bei der zytologischen Punktion der Schilddrüse. Bei längerem Punktionsweg muß die Nadel einen Mandrin aufweisen wie die Chiba-Nadel (👁 5.**4a**), entwickelt an der Chiba-Universität, Japan, für die perkutane transhepatische Cholangiographie („PTC"). Der Mandrin verhindert die Gewinnung von nicht gewünschtem Gewebe entlang des Punktionsweges, stabilisiert zudem die Nadel und reduziert Verletzungen. Eine preiswerte Alternative für Punktionsziele in mittlerer Entfernung ist eine Spinalnadel. Für die therapeutische Injektion von Alkohol in Leberherde wird eine Nadel mit geschlossener Spitze und seitlichen Löchern verwendet (👁 5.**4b**).

Zur Gewinnung von histologischem Material werden Schneid-Stanz-Biopsienadeln eingesetzt. Zwei verschiedene Prinzipien stehen zur Verfügung:

- Bei dem Vollschnittprinzip, auch „Menghini"- oder Aspirations („suction")-Prinzip genannt, wird der zu gewinnende Gewebezylinder mit der Nadelspitze ausgestanzt, je nach Schärfe des Nadelrandes auch geschnitten (👁 5.**4c–f**). Der Durchmesser des Gewebezylinders entspricht also dem vollen Innendurchmesser der Nadel. Grobnadeln, wie die Menghini-Nadel für die Leberpunktion, sind bewußt etwas stumpfer, um das Blutungsrisiko zu senken (👁 5.**4c**), Feinnadeln dagegen schärfer (👁 5.**4e–f**). Notwendig für einen sicheren Stanzvorgang ist ein Unterdruck im Lumen der Nadel, der entweder mittels eines Spritzenkolbens oder Zurückziehens eines luftdicht abschließenden Mandrins erreicht wird. Das längere Zeit verbreitete Prinzip der Schneidbiopsie durch Rotation einer kronenartig geschliffenen Nadel ist inzwischen weitgehend verlassen (👁 5.**4d**).
- Bei dem Teilschnittprinzip, auch „Tru-Cut"-, „Vim-Silvermann"- oder „Cutting"-Prinzip genannt, wird der Mandrin der Nadel in das Gewebe vorgeschoben. In eine seitliche Nische des Mandrins preßt sich dabei Gewebe, das in einem zweiten Vorgang, dem Vorschieben des scharfen äußeren Nadelanteils, abgeschnitten wird (👁 5.**4g**). Der Durchmesser des gewonnenen Gewebezylinders ist also kleiner als der Nadelinnendurchmessers. Für einen Gewebezylinder gleichen Durchmesser muß die Teilschnittnadel demnach insgesamt etwa dicker sein als die Vollschnittnadel.

Zwar arbeiten beide Systeme mit einer Mischung aus Schneiden und Stanzen, doch ist der Schnittanteil beim Teilschnittprinzip höher. Daraus ergibt sich eine höhere Zuverlässigkeit der Gewebegewinnung, gleichzeitig jedoch eine stärkere Blutungsgefahr. Die klinische Relevanz der genannten Vor- und Nachteile der beiden Biopsieprinzipien sind für Grobnadeln bei der Leberpunktion belegt (Judmaier et al. 1989, Piccinino et al. 1986), jedoch noch nicht für Feinnadeln.

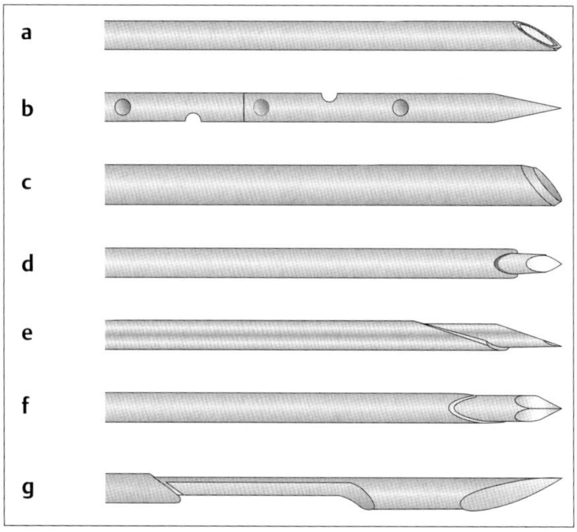

5.4 Nadeltypen

a Chiba-Nadel mit Mandrin
b Nadel zur Alkoholinjektion mit seitlichen Löchern
c Menghini-Punktionsnadel
d–g Schneidbiopsienadel mit Feinnadeldurchmesser, jeweils mit Mandrin
d Mit kronenartigem Schliff
e, f Mit scharfem Nadelrand
g Mit Teilschnittprinzip.

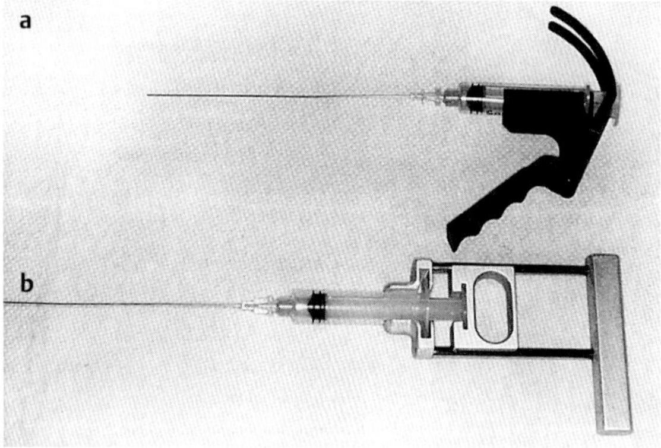

5.5 Handgriffe und Automaten für Punktionsnadeln
a, b Handgriffe zum Einspannen von Vollschnitt- (bzw. Aspirations-) Nadeln.

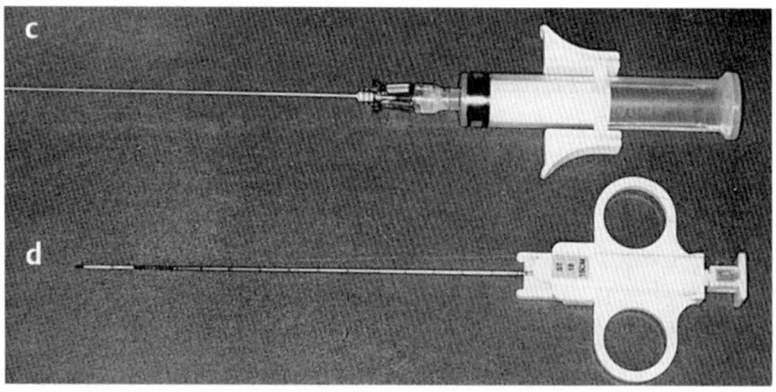

5.5c Integrierter Handgriff für Vollschnittnadel.
5.5d Integrierter Handgriff für Teilschnittnadel.

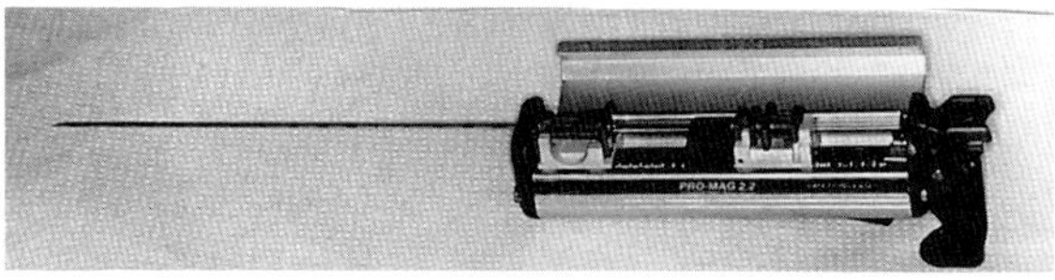

5.5e Biopsieautomat zum Einspannen einer Teilschnittnadel im geöffneten Zustand.

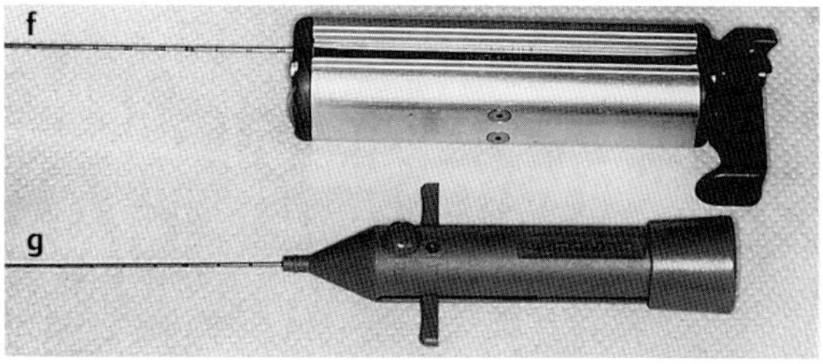

5.5f Biopsieautomat zum Einspannen einer Teilschnittnadel im geschlossenen Zustand.
5.5g Einmalbiopsieautomat mit Vollschnittnadel.

Ein weiterer Nachteil der Teilschnittnadel ist, daß die Nadelspitze die Biopsieentnahmestelle überragt, was sich bei kleinen Herden in der Nähe blutungsgefährdeter Strukturen nachteilig auswirken kann.

Sowohl Voll- als auch Teilschnittnadeln bringen bessere Ergebnisse, wenn der Stanz- bzw. Schneidvorgang sehr schnell abläuft. Für einen blitzschnellen Biopsievorgang aus einer Hand heraus wurden für beide Schneidbiopsieprinzipien sowohl Handgriffe als auch Automaten entwikkelt. Handgriffe sind auf die Spritzen aufsetzbar (5.**5 a, b**) oder bereits in die Spritze bzw. Nadel integriert (5.**5 c, d**). Bei Automaten kann der federgetriebene Biopsievorgang durch Knopfdruck ausgelöst werden. Angeboten werden Automaten, die man mit einer Nadel belädt (5.**5 e–f**), oder Einmalautomaten (5.**5 g**). Nach unserer Erfahrung sind die Ergebnisse mit einem Handgriff für die meisten Anwendungen ebenso gut wie die mit einem Automaten.

Für die mehrfache Materialentnahme aus einem Herd gibt es sogenannte Koaxialsysteme. Eine äußere Nadel verbleibt im Herd, während die innere Nadel zurückgezogen und erneut vorgebracht werden kann (Jeffrey 1988, Skamel et al. 1998).

Punktion von pathologischen Flüssigkeitsansammlungen

Feinnadeln sind meist ausreichend für die diagnostische Punktion von Aszites, Pleura-, Perikard-, Gelenkerguß, Serom, Biliom, Abszeß etc. Bei eitrigem oder mukösem Inhalt ist wegen der hohen Viskosität teilweise ein Nadelkaliber von 1,2 oder auch 1,4 mm notwendig, jedoch nach Risikoabwägung. Die Art der Flüssigkeit ist allein anhand des sonographischen Bildes meist nicht zu differenzieren. Laboruntersuchungen des Punktats werden abhängig von der Fragestellung veranlaßt: Zellzahl, Sedimentausstrich, Eiweißkonzentration, LDH, bakterielle Kultur, Enzyme, Tumormarker u. a.

Punktion bei diffusen Erkrankungen parenchymatöser Organe

Für die histologische Diagnose diffuser Erkrankungen von Leber oder Niere erbringen Grobnadeln die besten Ergebnisse. Meist werden Nadeldurchmesser von 1,4 – 1,6 mm gewählt.

- Für die Leberpunktion hat sich die Menghini-Punktion bewährt (McGill et al. 1990, Menghini 1970). Die Menghini-Punktion erfolgt als zweizeitige Freihandpunktion. Die optimale Punktionsstelle und -richtung werden sonographisch festgelegt. Die anschließende Punktion kann dann ohne kontinuierliche sonographische Kontrolle erfolgen. Diese sonographisch assistierte Technik führt zu weniger Komplikationen als die frühere „Leberblindpunktion" (Caturelli et al. 1996, Greiner und Franken 1983, Lindor et al. 1996, Riley 1999).
- Da die Punktion der Niere schwieriger und komplikationsreicher ist, wird meist eine kontinuierliche sonographische Darstellung der Nierenparenchympunktion angestrebt. Inzwischen haben sich Biopsieautomaten mit Nadeln nach dem Teilschnittprinzip bewährt (Chan et al. 2000, Nass und O'Neill 1999, Nyman et al. 1997).

Da auch mit Feinnadeln histologisches Material gewonnen werden kann, bietet sich die Feinnadelhistologie für die histologische Diagnostik diffuser Parenchymerkrankungen bei kritisch Kranken mit erhöhtem Komplikationsrisiko an, z. B. bei Gerinnungsstörungen. Die Komplikationsrate nach Feinnadelbiopsie liegt deutlich unter der mit der 1,4-mm-Menghini-Nadel (Glaser et al. 1995). Dennoch gilt auch bei Lebertransplantierten die 1,6-mm-Menghini-Punktion als ausreichend sicher (Lang et al. 1999).

Punktion von soliden Herden

Jeder sonographisch darstellbare Herd ist im Prinzip nach Abwägung des Nutzen-Risiko-Verhältnisses einer Punktion zugänglich. Zu berücksichtigen sind die oben genannten Voraussetzungen seitens des Patienten sowie die unten genannten Risiken und Kontraindikationen. In den meisten Fällen sind Nadeldurchmesser < 1 mm ausreichend, also Feinnadeln. Häufig verwendete Nadeldurchmesser sind 0,8 oder 0,95 mm.

Die angestrebte Punktion muß einen wesentlichen Einfluß auf das therapeutische Vorgehen haben. So sollten z. B. Herde nicht punktiert werden, die unabhängig von dem Punktionsergebnis einer chirurgischen Resektion zugeführt werden sollen. Häufig kann aber durch eine Feinnadelpunktion der diagnostische Weg insofern abgekürzt werden, als nicht zuvor mehrere bildgebende Verfahren angewendet werden, sondern nach der Darstellung des unklaren Herdes mit einem bildgebenden Verfahren als nächstes die Punktion durchgeführt wird.

Bewertung des Punktionsergebnisses

Generell gilt, daß eine Einordnung hinsichtlich Dignität (maligne versus benigne) leichter gelingt als die Artdiagnose, also die Festlegung des histologischen Typs und des Primärtumors. Während der Nachweis von Malignität eine hohe Spezifität von nahezu 100% hat, ist der definitive Ausschluß von Malignität allein anhand der Feinnadelpunktion nicht möglich. Die Sensitivität der Feinnadelpunktion zum Malignomnachweis schwankt in verschiedenen Publikationen zwischen 60 und 100%, in Zentren mit viel Erfahrung werden aber durchweg 90% erreicht (Holtkamp et al. 1990, Wernecke et al. 1991). Der Stellenwert von Feinnadelzytologie und -histologie kann nicht generell beurteilt werden, sondern unterscheidet sich zwischen verschiedenen Organen und Krankheitsentitäten (s. jeweilige Kapitel). So liegt zum Beispiel die Sensitivität für den Nachweis des Pankreaskarzinoms regelmäßig niedriger, bei 70 – 80%, als für andere abdominelle Organe mit um die 90% (Holtkamp et al. 1990). Falsch negative Punktionsergebnisse sind von seiten der Punktionstechnik möglich durch Verfehlen des Herdes, eine zu geringe Menge an Punktionsmaterial oder die Gewinnung von ausschließlich nekrotischem Material, meist bei zentral zerfallenden Tumoren. Daher empfiehlt es sich, größere Tumoren im Randbereich zu punktieren. Seitens der histologischen Beurteilung kann die Diagnose eines Malignoms unter anderem ein Problem darstellen, wenn es um die Abgrenzung gegenüber einer chronischen Entzündung, z. B. der chronischen Pankreatitis, oder gegenüber Regeneratepithel, z. B. bei Leberzirrhose, geht. Ausreichende Gewinnung von nicht betroffenem Parenchym außerhalb des Herdes, z. B. bei Leberherden, ist daher der Wunsch des Pathologen.

Die Erfolgsrate einer zutreffenden Artdiagnose, unter Zusammenfassung von Erfahrungen an verschiedenen Organen, liegt bei etwa 70% (Wernecke et al. 1991). Karzinome sind leichter an Feinnadelmaterial zu diagnostizieren als Lymphome oder mesenchymale Tumoren. Eine Klassifikation von malignen Lymphomen ist mit einem Feinnadelpunktat nicht möglich, hierzu bedarf es meist der Exstirpation eines Lymphknotens. Letztlich kommt es auf die Zusammenschau aller klinischen, laborchemischen und bildgebenden Befunde an, ob das Ergebnis einer Feinnadelpunktion als definitiv betrachtet werden kann.

Risiken

Die wichtigsten und häufigsten Komplikationen sind Schmerzen, Blutung, Infektion und, bei malignen Herden, die Stichkanalmetastasierung. Hinzu kommen organspezifische Komplikationen wie Pankreatitis, Pneumothorax oder Abort. Das Risiko einer Punktion hinsichtlich Organverletzung, insbesondere Blutung, steigt mit dem Nadeldurchmesser (Glaser et al. 1995, McGill et al. 1990, Menghini 1970, Weiss und Duntsch 1996). Nur für Feinnadeln sind die sehr niedrigen Komplikationsraten diagnostischer Punktionen belegt (T 5.2). Bei den schweren Komplikationen der Feinnadelpunktion, Pneumothorax- und Abortfälle ausgenommen, machen Blutungen den größten Teil mit mehr als drei Viertel aller Fälle aus. Mehr als 90% aller Blutungen treten nach Leberpunktion auf, was jedoch auch die Häufigkeit der Leber als Ziel der Punktion wiedergibt. Blutungen nach Leberpunktionen machen den Großteil aller letalen Komplikationen aus, gefolgt von der Pankreatitis.

Stichkanalmetastasen sind für Punktionen unterschiedlicher Organe und Malignome beschrieben worden. Die Häufigkeit betrug bei der jüngsten Umfrage der DEGUM 0,0063% (6 Fälle bei 95070 Punktionen). Nach dieser Umfrage sind Stichkanalmetastasen deutlich häufiger bei Punktion mit Grobnadeln als mit Feinnadeln.

Risikominimierung bei Wahl von Punktionsziel und Punktionsweg

Hinsichtlich Ziel und Weg der Punktion gilt die Passage der folgenden Organe als kontraindiziert. Entsprechende Vorsichtsmaßnahmen werden empfohlen.

- Punktion des Herzens: Verletzung der Koronargefäße führt zum Hämoperikard. Bei Punktion von Perikardergüssen ist eine kontinuierliche Darstellung des Punktionsvorganges anzustreben.
- Punktion von größeren Gefäßen und insbesondere eines Aneurysmas: Liquide Strukturen sollten mittels Farb-Doppler-Sonographie auf mögliche Perfusion oder benachbarte Blutgefäße geprüft werden, z. B. Ausschluß eines Aneurysmas der A. lienalis bei Punktion einer vermuteten Pankreaszyste. Bei Punktion durch die Bauchwand ist der anatomisch vermutete Verlauf der A. epigastrica zu berücksichtigen, auch wenn diese mit den für die Abdomensonographie üblichen Schallköpfen nicht darstellbar ist.
- Punktion der Lunge: Der Punktionsweg ist so zu planen, daß auch bei maximaler Atemexkursion keine Lunge im Punktionsweg liegt, z. B. bei Punktion von Leber oder Milz. Sonographisch darstellbare Lungenprozesse mit eindeutiger Adhärenz von Pleura parietalis und visceralis können dagegen punktiert werden, ebenso wie Pleuraprozesse selbst. CT-gestützt sind auch Lungenherde einer Punktion zugänglich nach Abwägung der Pneumothoraxgefahr.
- Punktion des zentralen Nervensystems oder von größeren Nerven: Nervenverletzungen sind allerdings selten.
- Punktion einer Echinokokkuszyste: Wegen der Gefahr der Dissemination und des anaphylaktischen Schocks darf sie, wenn überhaupt, erst nach Vorbereitung mit Antihelminthika durchgeführt werden.
- Punktion eines Phäochromozytoms: Wegen Gefahr der Auslösung einer hypertensiven Krise sollte die Punktion erst nach entsprechender Vordiagnostik und gegebenenfalls -therapie durchgeführt werden (Kap. Nebenniere, S. 214).
- Punktion eines oberflächlichen Leber- oder Milzherdes: Der Punktionsweg sollte durch einen mindestens 1 cm breiten Mantel gesunden Gewebes verlaufen.
- Punktion peritonealer Organe bei Aszites: Aszites beeinträchtigt die Blutgerinnung, u. a. durch Plasminogenaktivatoren. Diese Kontraindikation ist relativ, d. h. gegenüber dem Nutzen einer Punktion abzuwägen.
- Punktion infektionsgefährdeter Herde durch unsteriles Gewebe: Dies ist relevant insbesondere bei Punktion von sterilen Flüssigkeitsansammlungen mit Punktionsweg durch Darmstrukturen.

Die Feinnadelpunktion von Strukturen der Magen-Darm-Wand kann dagegen als ungefährlich gelten. Sie ist insbesondere dann sinnvoll, wenn der pathologische Bereich

T 5.2 Häufigkeit von Komplikationen bei Feinnadelpunktionen

Quelle	Untersuchungszeitraum und -region	Komplikationsrate		Letalität	
		Prozent	Zahl der Fälle	Prozent	Zahl der Fälle
Smith 1984	1983, USA			0,006	4/63108
Smith 1991	1986/1987, USA			0,031	5/16381
Fornari et al. 1989	1979–1987, Italien	0,18	20/10766	0,018	2/10766
Nolsoe et al. 1990	1970,1990, Dänemark	0,2	7/ 3500	0,028	1/ 3500
Weiss et al. 1988	1988, Deutschland	0,55*	337/60949	0,0075	5/60949
Weiss und Duntsch 1996	1996, Deutschland	0,81*	765/95070	0,0011	1/95070

* Schwere und leichte Komplikationen zusammengenommen

nicht endoskopisch zu erreichen ist, z. B. im Dünndarm oder bei hochgradigen proximalen Kolonstenosen (Carson et al. 1998). Infiltrationen des Netzes lassen sich leicht und sicher punktieren (Sistrom et al. 1992).

Die Punktion der Gallenblase, zur Diagnose von Gallenblasenraumforderungen (Wu et al. 1996) oder zur Therapie der Cholezystitis, beinhaltet die Gefahr eines Gallelecks. Die Gefahr ist jedoch sehr gering, wenn durch die Leber hindurch punktiert wird in den Bereich des Gallenblasenkorpus, da hier die Gallenblase in der Regel der Leber adhärent ist.

Auch bei Punktion der rechten Nebenniere oder des Pankreas muß in einigen Fällen durch die Leber punktiert werden (Fröhlich et al. 1995, Tikkakoski et al. 1991). Bei der Punktion der linken Nebenniere ist die Milz möglichst zu meiden.

Die Punktion von Milzherden ist zwar mit einem höheren Blutungsrisiko behaftet, wurde jedoch in einer größeren Serie auch als komplikationsarm gefunden (Venkataramu et al. 1999).

Bei Punktion des Pankreas ist die Gefahr einer Pankreatitis zu berücksichtigen. Die Gefahr ist gering, solange Pankreasherde punktiert werden und nicht das normale Parenchym.

Zusammenarbeit mit dem Pathologen

Die Entscheidung zwischen Feinnadelzytologie und Histologie wird in der Literatur lebhaft diskutiert (Brown et al. 1993, Di Stasi et al. 1998). Möglich ist auch die Kombination beider Arten der Materialgewinnung, z. B. bei Benutzung eines Koaxialsystems. Der Pathologe muß vorab in diese Entscheidung eingebunden werden. Mit Verbesserung der Feinnadeln für die Histologie werden mehr und mehr Feinnadelhistologien durchgeführt.

Der gewonnene Gewebezylinder wird sofort in Formalin fixiert, gegebenenfalls kann er zuvor auf einem Objektträger als zytologisches Präparat abgerollt werden.

Zytologisches Material wird auf Objektträgern ausgestrichen und lufttrocken gelassen oder feucht fixiert. Aus Flüssigkeit ist zytologisches Material durch Zentrifugation zu gewinnen. Auch über die Wahl der Fixationsmethode sollte der Pathologe entscheiden. Die Idealsituation für die zytologische Materialgewinnung ist, wenn ein zytologisch versierter Partner bei der Punktion anwesend ist und sogleich die Menge und Qualität des Materials beurteilt.

Prinzipien therapeutischer Drainagen in der Chirurgie

In der Therapie von intraabdominellen Abszessen und Flüssigkeitsansammlungen bietet die interventionelle perkutane Drainage oft eine exzellente Alternative zum herkömmlichen operativen Vorgehen. Durch die rasante Entwicklung der Sonographie zu einem extrem sensitiven Instrument für die Diagnostik und zur Führung bei drainierenden Interventionen sind perkutane Drainagen vielfach ohne Strahlenbelastung und bei entsprechend reduziertem Allgemeinzustand auch am Bett des Patienten auf der Intensivstation möglich geworden. Voraussetzung für einen erfolgreichen Einsatz der perkutanen Drainageverfahren ist eine umfassende Kenntnis über Indikationen, Kontraindikationen und die Grenzen dieses für den Patienten, im Vergleich zu einer Operation, wenig belastenden Verfahren.

Basisinformationen

- Die in der Literatur publizierten Indikationen sind breit gefächert und konzentrieren sich auf Abdomen, Thorax und Retroperitoneum (T 5.**3**)
- Hauptindikationsgebiete in der Allgemeinchirurgie: postoperative intraabdominelle Abszesse, Biliome und Pleuraergüsse
- Intraabdominelle Abszesse: nach verschiedenen abdominellen Eingriffen, mit einer Inzidenz von 11 % nach ileopouchanaler Anastomose, von 6,9 % nach Leberteilresektion und von 2,6 % nach offener Appendektomie im Rahmen einer perforierten Appendizitis (Mathey et al. 1993, Xing et al. 1995, Paik et al. 1997)
- Typische Abszeßlokalisationen in der Allgemeinchirurgie: T 5.**4**
- Wenn möglich, vor der Punktion schriftliche Einverständniserklärung des Patienten einholen, bei elektiven Drainagen Aufklärung 24 h vor der Intervention

T 5.3 Mögliche chirurgische Indikationen für eine sonographiegestützte perkutane therapeutische Drainage

- Postoperative intraabdominelle Abszesse
- Leberabszesse
- Milzabszesse
- Sigmadivertikelabszesse
- Pleura- und Lungenabszesse
- Becken- und Tuboovarialabszesse
- Perityphlitische Abszesse
- Retroperitoneale Abszesse (Psoasabszeß, perirenale Abszesse)
- Biliome
- Pleuraerguß
- Postoperative liquide intraabdominelle Flüssigkeitsansammlungen
- Pankreaspseudozysten, symptomatische Leberzysten
- Perkutane transhepatische Cholangiodrainage (PTCD)
- Nierenpunktionen (PCN)
- Aszitespunktionen

T 5.4 Typische Abszeßlokalisationen (nach Jansen et al., n = 62)

Subphrenisch links	29%
Subhepatisch	29%
Intrahepatisch	18%
Parakolisch	10%
Douglas/kleines Becken	6%
Subphrenisch rechts	5%
Retroperitoneal	3%

- Allgemeine Voraussetzungen:
  - Quick > 50%
  - PTT nicht verlängert
  - Thrombozytenzahl > 100 000/mm³
  - Heparin als Thromboseprophylaxe stellt keine Kontraindikation dar (Drainagen auch bei schlechteren Gerinnungswerten möglich, jedoch mit vermutetem höheren Komplikationsrisiko)
- Technische Voraussetzungen:
  - Punktionsschallkopf oder Konvexschallkopf (Freihandtechnik), Hautdesinfektion, steriles Abdecktuch
  - Lokalanästhetikum, Stichskalpell, lange Punktionskanüle, Einmalspritze
  - Steriles Drainageset (z. B. Medi-tech, Boston Scientific Corporation) in Seldinger- oder Trokar-Technik in verschiedenen Stärken (8 – 14 French)
  - Nahtmaterial, steriler Nadelhalter, sterile Schere, Verbandsmaterial, sterile Handschuhe
  - Eventuell Einsatz von Midazolam und/oder Analgetika sinnvoll
- Mögliche Techniken: 👁 5.**6**, 5.**7**
  - Bei der Freihandtechnik ist die Punktionsnadel am besten zu verfolgen, je mehr sich der Winkel zwischen Nadel und Schallstrahl an 90° annähert und die Nadel in ihrer gesamten Länge im Schallfeld liegt
  - Die Trokartechnik ist schneller durchführbar und eignet sich eher für oberflächliche Abszesse, die der Bauchwand großflächig anliegen
- Nach der Punktion Spülung der Abszeßhöhle mit NaCl-Lösung, bis nur noch klare Flüssigkeit aspiriert werden kann
- Punktion in einer Atempause
- Passage anderer Organe sollte im Gegensatz zur diagnostischen Punktion unbedingt vermieden werden (Verschleppung von kontaminiertem Material!)
- Kontrolle der Drainagelage und ggf. der Nachweis einer Verbindung zum Gastrointestinaltrakt erfolgt durch eine Darstellung mit wäßrigem Kontrastmittel (👁 5.**8**, 5.**9**)
- Je nach Beschaffenheit des Sekretes pro Tag ein ein- bis zweimaliges Spülen der Drainagehöhle mit steriler Kochsalzlösung; neben dem eigentlichem Spüleffekt wird so ein Verkleben der Drainageöffnungen verhindert
- Abszesse sollten drei- bis fünfmal pro Tag gespült werden (ggf. auch mit einem Antiseptikum)
- Bei systemischer Reaktion des Körpers auf den Abszeß ist eine zusätzliche, zunächst kalkulierte Antibiotikatherapie zu empfehlen, innerhalb von 48 h nach erfolgreicher Entlastung der Abszeßhöhle sollte es zum Rückgang des Fieber, der Leukozytose und zur Verbesserung des Allgemeinzustandes kommen
- Maximale Liegedauer eines Drainagesystems und Hinweise zur Entfernung sind bei den einzelnen Systemen verschieden und zu beachten
- Komplikationen im Rahmen der Drainage: T 5.**5**
- Sensitivität der Sonographie bei der Abszeßlokalisation im Oberbauch, Becken oder Retroperitoneum bei ca. 90%, jedoch deutlich schlechter bei interenterischen Abszessen
- Prinzipiell Untersuchung des gesamten Abdomens und des Beckens auf einen septischen Herd hin (auch an

T 5.5 Mögliche Komplikationen bei perkutanen Drainagen

- Blutung
- Induktion einer Sepsis
- Perforation der Abszeßmembran mit diffuser intraperitonealer Verteilung des Pus
- Pneumothorax
- Hautinfektionen
- Katheterokklusion oder -dislokation
- Organperforation
- Abszeßrezidiv nach Katheterentfernung

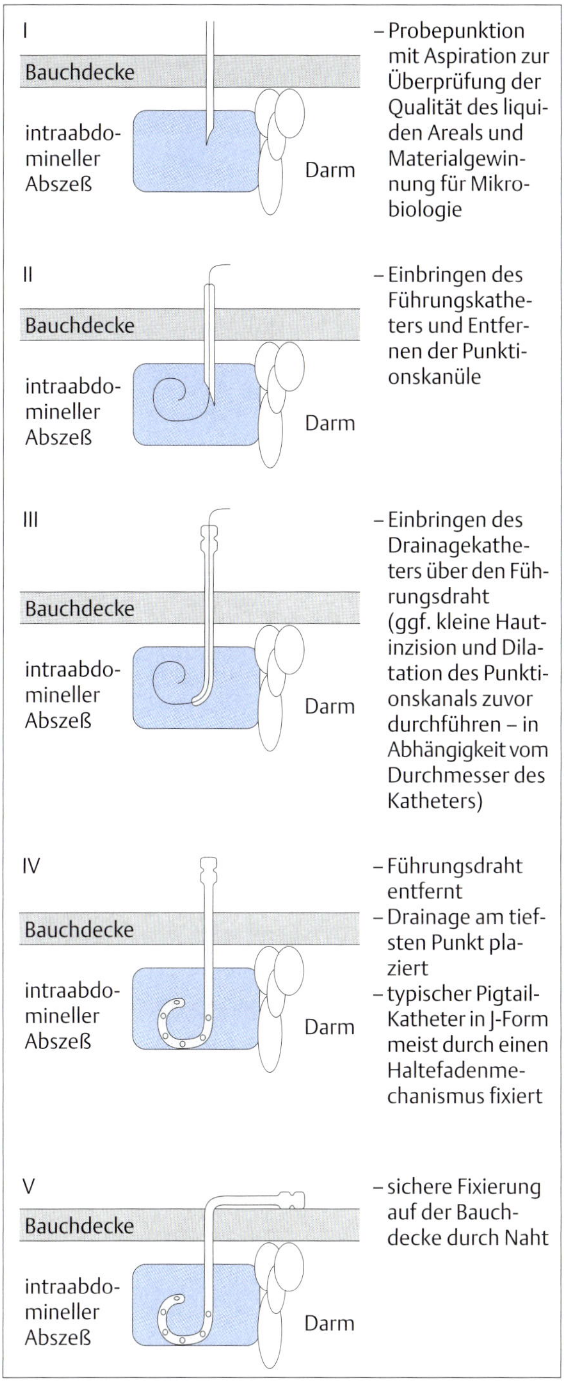

5.6 Drainageanlage über einen Führungsdraht (Seldinger-Technik).

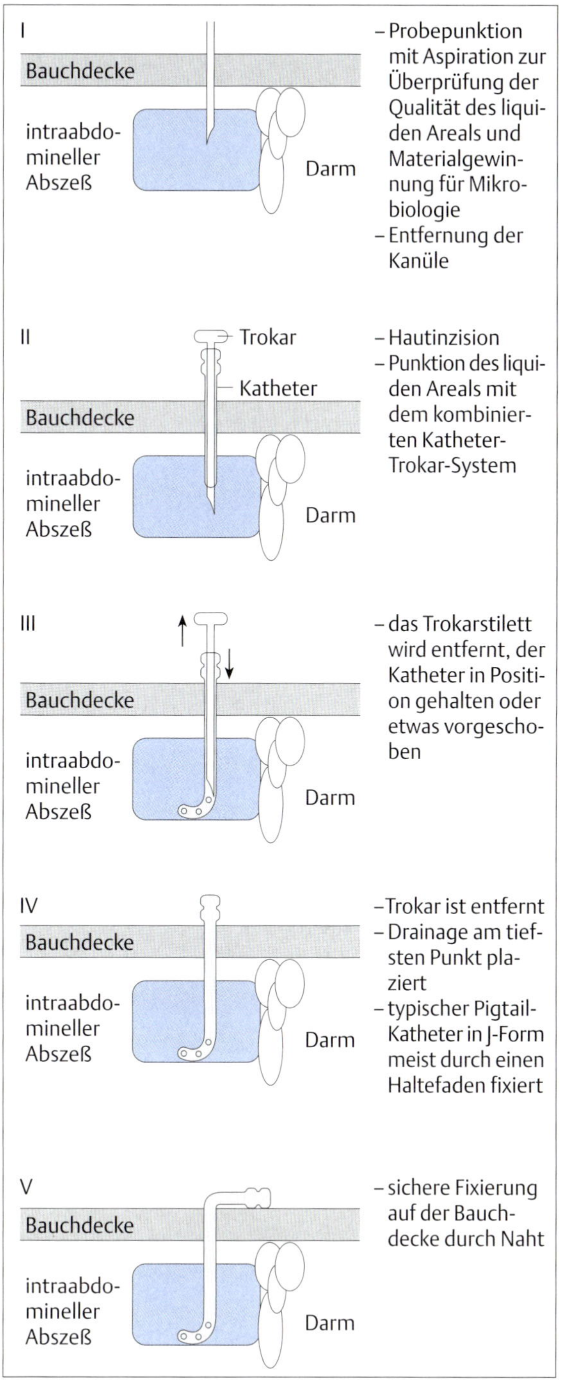

5.7 Drainageeinlage mittels Trokartechnik.

Anastomoseninsuffizienz, ZVK-Sepsis, Wundinfektion, Pneumonie und Harnwegsinfekt als mögliche Ursachen für Fieber und Leukozytose denken!)

- Überlegenheit der Computertomographie (mit oraler und ggf. intravenöser Kontrastmittelapplikation) gegenüber der Sonographie bei der Abszeßdiagnose, Einsatz bei unklaren Befunden im Sonogramm oder bei trotz Drainage persistierender Klinik, unter Umständen computertomographisch sicherere Pigtaileinlage
- Typische Einschränkungen der sonographischen Beurteilung durch Gasüberlagerungen, extrem adipöse Pa-

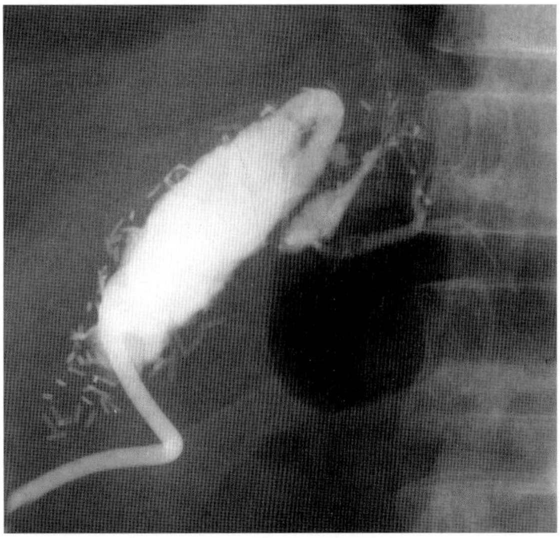

5.8 a Subhepatisches infiziertes Biliom, 2 Wochen nach Hemihepatektomie links wegen eines Caroli-Syndroms, Darstellung der Abszeßhöhle mit Kontrastmittel nach sonographiegestützter Pigtaileinlage, deutlich sichtbar die Verbindung zum Gallengangssystem als Ursache für die Biliombildung und Superinfektion.

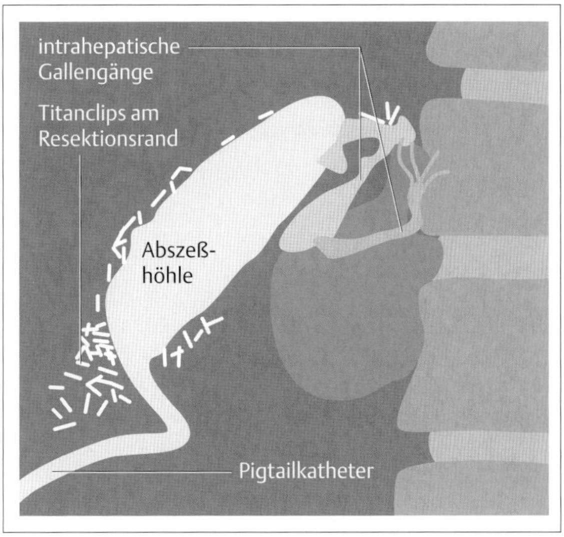

5.8 b Schemazeichnung.

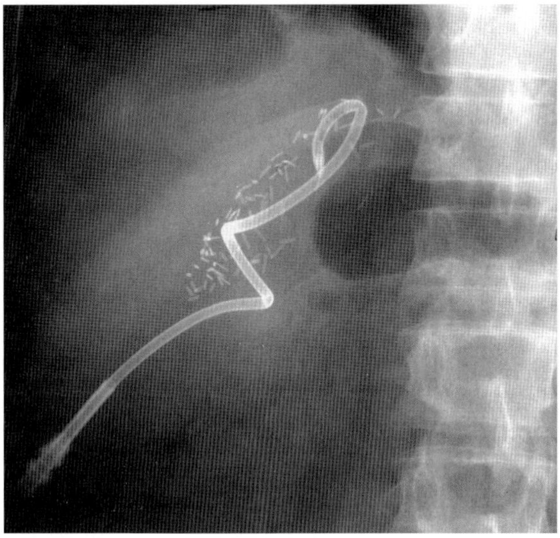

5.9 a Darstellung der Pigtaillage ohne Kontrastmittel, im Vergleich zur anschließenden Kontrastmittelaufnahme zeigt sich, daß die Katheterspitze, wenn möglich, weiter dorsal und kaudal plaziert werden sollte.

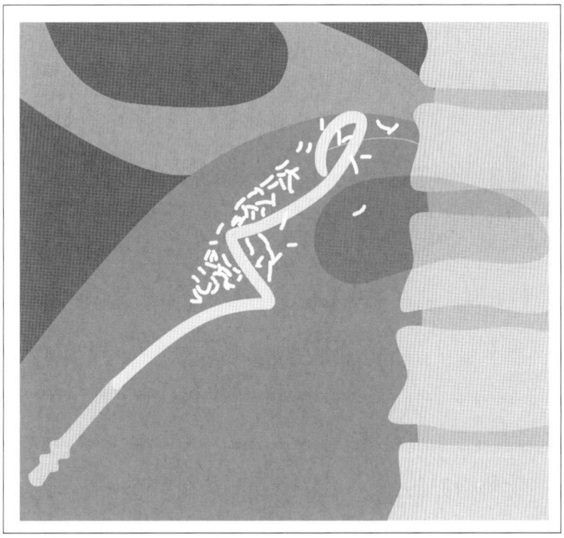

5.9 b Schemazeichnung.

5.6 Erfolgs- und Komplikationsraten einiger Autoren bei perkutanen abdominellen Drainagen

Autor/Jahr	Patienten (n)	Erfolgsrate in %	Komplikationen in %
Van Sonnenberg et al. 1984	250	83,6	10,4
Civardi et al. 1998	886	90,4	6,6
Jansen et al. 1999	62	85	6,4

T 5.7 Indikationsstellung zur therapeutischen Drainage (modifiziert nach Göhl et al. 1999)

	Günstige Voraussetzungen	Ungünstige Voraussetzungen
Lokalisation	subhepatisch, subphrenisch, intrahepatisch, retroperitoneal, kleines Becken, parakolische Verhalte mit guten Zugangsmöglichkeiten	allseitig von Darm oder Gefäßen umgeben, Abszesse ohne freien Zugang von den Bauchdecken
Ätiologie	postoperative Abszesse und sonstige symptomatische Flüssigkeit, wie infizierte Serome, Lymphansammlungen, Sekretverhalte an Resektionsflächen des Pankreas, der Leber sowie im kleinen Becken	primäre Hohlorganperforation oder große postoperative Anastomoseninsuffizienz ohne Protektion
Morphologie	liquide Formationen in den bildgebenden Verfahren, homogen, ohne Kammerung und Septen, ohne kommunizierende Befunde	organisierte Formationen ohne nennenswerte liquide Anteile, abgekapselte multipel septierte Verhalte, Sequesterbildung

tienten und Ileuszustände können eine sonographiegestützte Drainage unmöglich machen
- Erfolgsrate für die Therapie nicht gekammerter, gut abgrenzbarer abdomineller Abszesse bei 80–90% (T 5.**6**)
- Bei Indikationsstellung zu einer interventionellen therapeutischen Drainage Berücksichtigung von Lokalisation, Ätiologie, Morphologie des zu punktierenden Areals, Klinik und Patientenzustand (T 5.**7**)
- Methodenspezifische in der Literatur angegebene Letalität: 0% (Jansen et al. 1999, Civardi et al. 1998, n = 948), < 1% (Göhl et al. 1999)
- Durchschnittliche Drainagebehandlungsdauer 9–30 Tage (Jansen et al. 1999, Göhl et al. 1999, Bouali et al. 1993); Bouali et al. zeigten an 121 Patienten, daß in diesem Krankengut durchschnittlich 17 Tage zwischen Operation und interventioneller Drainage lagen, bei 14% reichte die Drainage nicht aus, und es mußte eine sekundäre Operation erfolgen, bei 33% der Patienten waren Mehrfachdrainagen entweder gleichzeitig oder im Verlauf nötig, Perforationen von Dünn- oder Dickdarm blieben folgenlos, da die Punktionskanülen nach Erkennen dieser Komplikation sofort zurückgezogen wurden
- Einlage von doppelläufigen Spül-Saug-Systemen mit kontinuierlicher Spülung ist möglich
- Kontinuierliche Abszeßdrainage hat sich gegenüber einer einmaligen Punktion aufgrund besserer Ergebnisse weitgehend durchgesetzt
- Zur Klärung der Qualität eines liquiden Areals: sinnvollerweise Probepunktion vor Drainageanlage, symptomatische nicht infizierte seröse Formationen können so z. B. durch eine Einmalpunktion therapiert werden
- Rückbildung der Abszeßhöhle sonographisch und auch mittels Kontrastmitteldarstellung verfolgen
- Therapeutische Spülung einer Abszeßhöhle sollte so lange erfolgen, bis die Spülflüssigkeit weitgehend klar zurückgewonnen werden kann, vor dem Entfernen wird die Drainage dann lediglich als Ablauf benutzt (trotzdem mit geringer Menge NaCl täglich anspülen, um die Durchgängigkeit zu gewährleisten)
- Therapeutische Drainagen können entfernt werden bei deutlichem Rückgang der täglichen Sekretmenge (< 10–20 ml/d) oder Sistieren der Sekretförderung und erheblicher Verkleinerung der Abszeßhöhle; das Sekret muß vor der Entfernung klar sein, klinisch darf es keinen Anhalt für eine Infektion mehr geben

Spezielle Indikationen

- **Zysten:** Auch primär symptomatische Zysten (Leber, Milz, Niere, Pankreas), die definitionsgemäß durch potentiell sezernierendes Sekret ausgekleidet sind, können therapeutisch punktiert werden, beim Nachlaufen, insbesondere bei Leberzysten, ist eine Injektion von hochprozentigem Alkohol möglich (ca. 30% des Zysteninhaltes entfernen und mit Alkohol auffüllen, nach ca. 15–20 min Evakuierung des Zysteninhaltes)
- **Pleuraerguß/-empyem:** Mit Hilfe der Sonographie kann man die Größe eines Pleuraergusses im dorsalen Sinus phrenicocostalis gut bestimmen und so über die Notwendigkeit einer Punktion entscheiden, durch eine vorherige Sonographie kann man den Punktionsweg optimieren und so mögliche Komplikationen bei der Pleurapunktion minimieren (s. Kap. Thoraxsonographie, Sonographie auf der ITS)
  - Auch bei der sonographiegestützten Pleurapunktion Kanüle immer am Oberrand der Rippe einführen, um Verletzungen der Interkostalgefäße zu vermeiden
  - Erfolgreiche interventionelle Behandlung eines Pleuraempyems durch Drainageeinlage und Spülbehandlung analog zum Abszeß bei 70–80% der Patienten
- **Biliome:** Auftreten nach Operationen an Leber, an Gallenblase, dem galleableitenden System oder Lebertrauma; symptomatisch durch ihre Größe, peritoneale Reizung oder Superinfektion; lokale Begrenzung ähnlich wie Abszesse, aber immer im unmittelbaren Operationsgebiet, da sie infolge eines Galleaustrittes durch ein Leck im Gallengangssystem entstehen

- Diagnostisches und therapeutisches Vorgehen wie bei intraabdominellen Abszessen
- Neben der Kontrastmitteldarstellung der Biliomhöhle über den eingebrachten Drainagekatheter sollte eine Darstellung des Gallelecks versucht werden
- Gelingt die Darstellung des Gallenlecks nicht und kommt es nicht zum Sistieren der Gallesekretion: diagnostische, ggf. therapeutische endoskopische retrograde Cholangiographie (ERC)

– **PTCD (perkutane transhepatische Cholangiodrainage):** Wenn keine Entlastung der Gallenwege durch ERC mit Stenteinlage möglich: transkutane sonographiegestützte Drainage der Gallenwege
  - Nach Aufsuchen und Punktion vorzugsweise des linken Hauptgallengangs Darstellung mit wäßrigem Kontrastmittel, Plazieren eines Punktionsdrahts im Gallengangssystem, nach Dilatation Einführen des Drainagekatheters und externe Ableitung der Galle
  - Ist die Gallengangsstenose für den Führungsdraht passierbar, interne Drainage durch die Implantation eines Metallgitterstents (nur bei malignem Grundleiden!)

– *Weiterführende Diagnostik:* Kontrastmittel-CT, MRT, Kontrastmitteldarstellung der Abszeßhöhle

Sonographische Befundkriterien

– Abszeß mit deutlich inhomogenem Echomuster, ggf. auch mit schwebenden Binnenechos und Lufteinschlüssen, die als kleine echoreiche (schallreflektierende) Strukturen erscheinen, lokal umschrieben und echoarm, bei älteren Abszessen höherer Anteil von Zelltrümmern innerhalb des Abszesses, eventuell Abszeßmembran (👁 4.**10**, 5.**10**, 5.**11**)
– Biliom häufig als ovaläre echofreie Flüssigkeitsansammlung imponierend, ähnlich Serom, Differenzierung durch Lokalisierung und Probepunktion (👁 5.**12**)
– Vor Punktion Ausmessen und Auswahl des Punktionsweges
– Nach Punktion Lagekontrolle der Punktionsnadel mittels Sonographie (👁 5.**13**)
– Sonographische Kontrolle der Katheterposition (👁 5.**14**)
– Serom als echofreies, lokal begrenztes Areal; sichere Diagnose nur durch Probepunktion
– Hämatome je nach Alter verschieden dargestellt, frisch echoarm bis echofrei, älter inhomogen mit echoarmen und echoreichen Anteilen (👁 5.**15**)

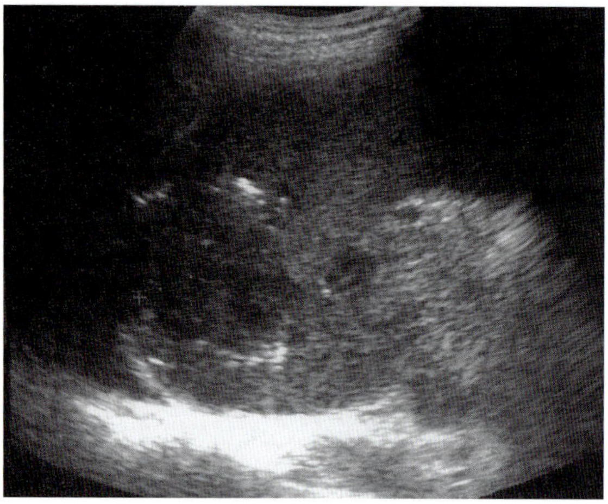

👁 5.**10 a** 46 mm großer, runder, inhomogener Milzabszeß bei einem septischen Patienten, Splenektomie oder im Einzelfall Drainage möglich.

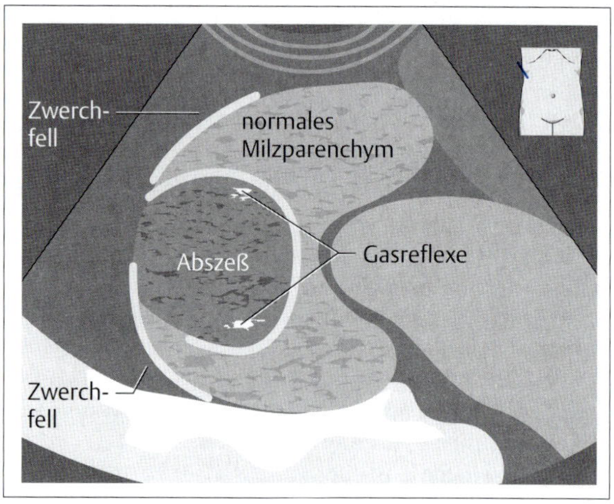

👁 5.**10 b** Schemazeichnung.

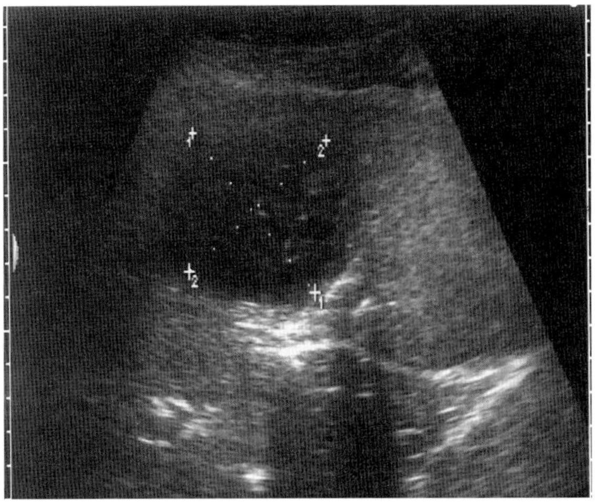

5.11 a 6 cm großer Abszeß im linken Leberlappen, inhomogen mit schwebenden Binnenechos und Lufteinschlüssen, vor Pigtaildrainage.

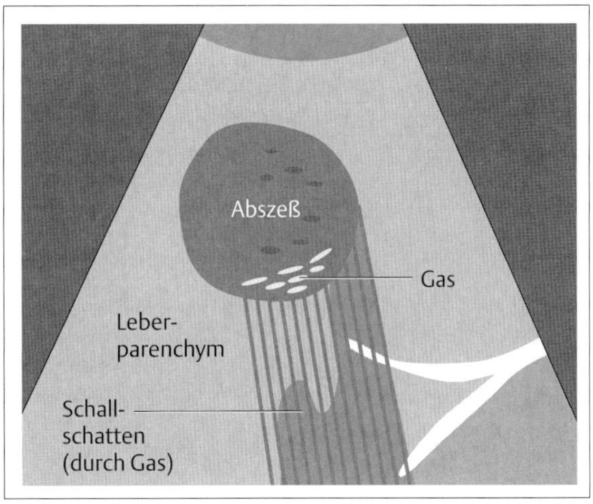

5.11 b Schemazeichnung.

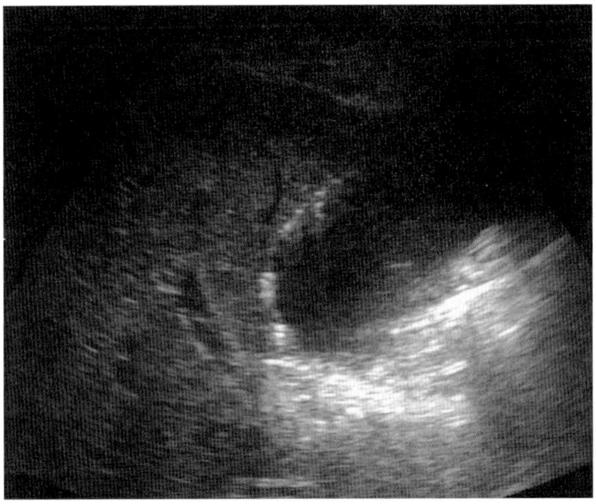

5.12 a Ca. 4 × 9 cm großes Biliom 2 Wochen nach Hemihepatektomie links, an der Resektionsfläche gelegen, echoarme Formation.

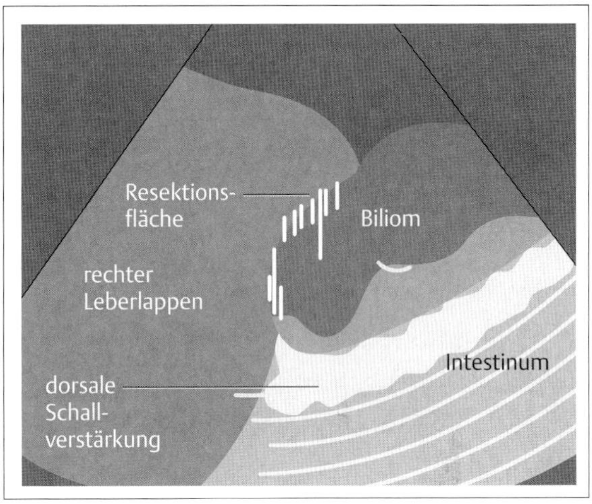

5.12 b Schemazeichnung.

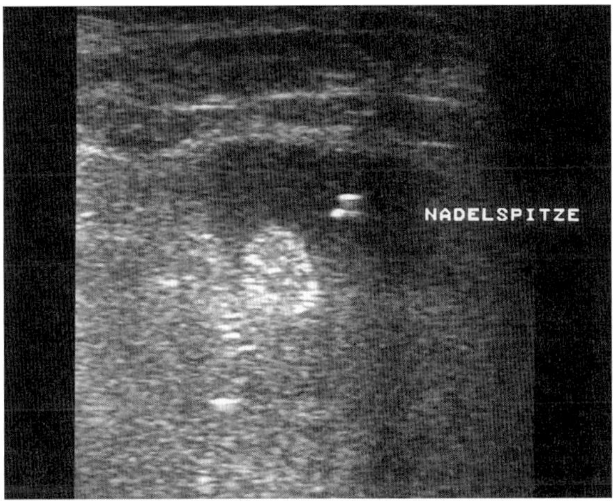

5.13 a Biliom aus 8 mit einer im Zentrum plazierten Punktionskanüle, über die nun der Seldinger-Draht vorgeschoben werden kann, die liquide echoarme Formation liegt der Bauchdecke direkt an.

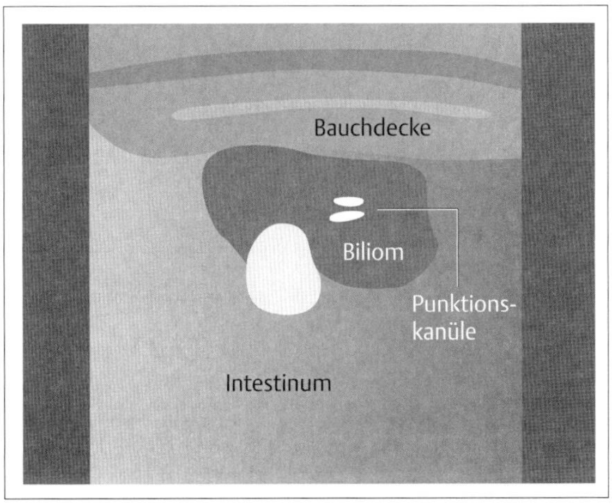

5.13 b Schemazeichnung.

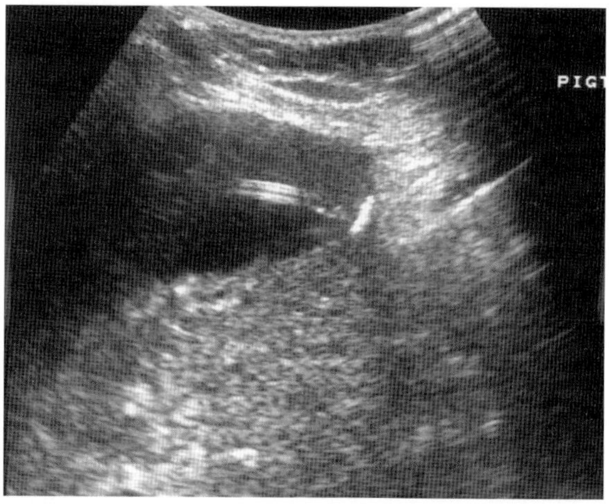

5.14 a Kontrolle der Lage des Pigtailkatheters, Zustand nach Drainage eines direkt der Bauchwand anliegendenUblioms.

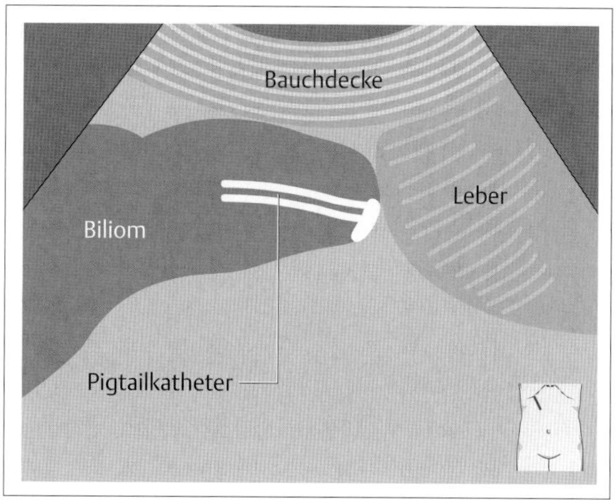

5.14 b Schemazeichnung.

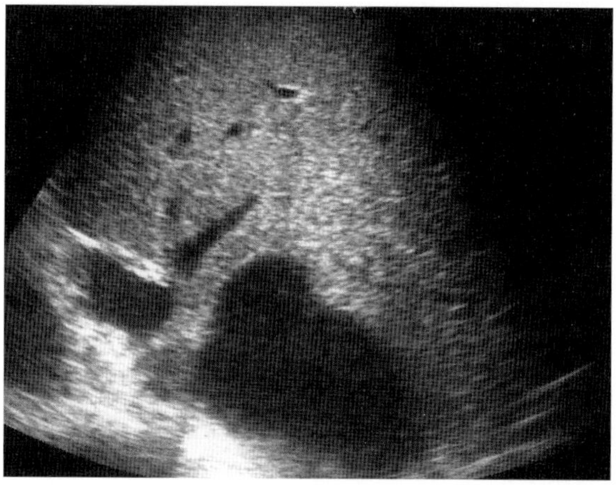

5.15 a 5 cm großes parakavales, echoarmes und homogenes Hämatom 12 Stunden nach einer Lebertransplantation.

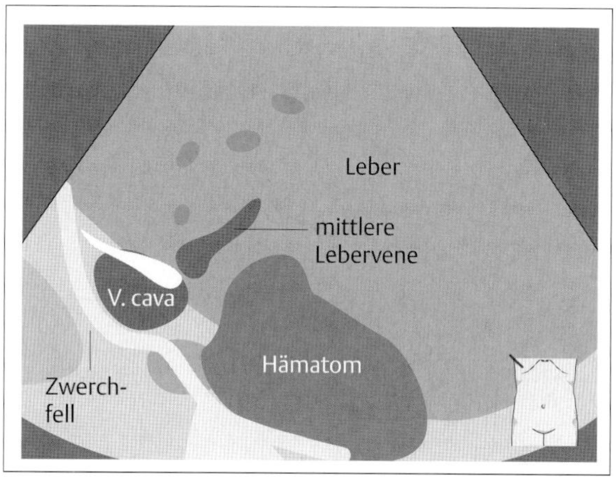

5.15 b Schemazeichnung.

Konsequenz für die Chirurgische Therapie

Befund	Charakteristik	Therapie
Zyste	symptomatisch in Leber, Pankreas, Milz oder Niere, Befund eindeutig, kein Anhalt für Zystadenom oder Tumor	therapeutische Punktion (CA 19–9 in der Zystenflüssigkeit bestimmbar als Hinweis auf ein Zystadenom) bei Rezidiv, insbesondere bei Leberzysten: Alkoholinjektion möglich (99,5 %ig) oder operative Sanierung anstreben, bei Pankreaszyste eventuell auch interne Drainage!
Intraabdomineller Abszeß	gut abgrenzbar, einkammrig oder nur begrenzt septiert, ohne Gefahr erreichbar, ggf. kleine Anastomoseninsuffizienz als Ursache	perkutane Drainage mit Pigtailkatheter, bei systemischer Reaktion zusätzlich Antibiotika
Intraabdomineller Abszeß	interenterische Abszesse, infizierter Tumor mit Nekrosen, multilokuläre Abszesse (Echinokokkus, Amöben), große organisierte infizierte Hämatome, infizierte Pankreasnekrosen, evtl. große Anastomoseninsuffizienz als Ursache, frustrane interventionelle Behandlungsversuche ohne Besserung der Befunde	konventionelle chirurgische Sanierung (Vorteil der Operation: sicherer Zugang, Behandlung der Ursache möglich, Nekrosektomie möglich), bei systemischer Reaktion zusätzlich Antibiotika
Biliom	symptomatisch (lokale peritoneale Reizung, Infektion mit typischem klinischem Abszeßbild), Läsion von kleinen Gallengängen, lokal begrenzter Befund ohne Peritonitis	perkutane Drainage, bei persistierender Sekretion ERC mit Papillotomie, ggf. Stenteinlage zur Senkung des Sekretionsdrucks, evtl. Octreotid
Biliom	symptomatisch (lokale peritoneale Reizung, Infektion mit typischem klinischem Abszeßbild), partielle Läsion der großen ableitenden Gallenwege intra- oder extrahepatisch, lokal begrenzter Befund ohne Peritonitis	perkutane Drainage, ERC mit Papillotomie und Stenteinlage zur Senkung des Sekretionsdrucks oder ggf. zur Überbrückung des Leckes, ggf. operative Sanierung bei Persistenz der Gallesekretion, bei Peritonitis immer operative Sanierung!

Literatur

Bouali K, Magotteaux P, Jadot A, Saive C, Fontaine F. Percutaneous catheter drainage of abdominal abscess after abdominal surgery. Results in 121 cases. J Belge Radiol. 1993; 76(1): 11–4.

Brown KT, Fulbright RK, Avitabile AM, Bashist B. Cytologic analysis in fine-needle aspiration biopsy: smears vs cell blocks. Am J Roentgenol. 1993; 161: 629–31.

Carson BW, Brown JA, Cooperberg PL. Ultrasonographically guided percutaneous biopsy of gastric, small bowel, and colonic abnormalities: efficacy and safety. J Ultrasound Med. 1998; 17: 739–42.

Caturelli E, Giacobbe A, Facciorusso D, et al. Percutaneous biopsy in diffuse liver disease: increasing diagnostic yield and decreasing complication rate by routine ultrasound assessment of puncture site. Am J Gastroenterol. 1996; 91: 1318–21.

Chan R, Common AA, Marcuzzi D. Ultrasound-guided renal biopsy: experience using an automated core biopsy system. Can Assoc Radiol J. 2000; 51: 107–13.

Civardi G, Di Candio G, Giorgio A, et al. Ultrasound guided percutaneous drainage of abdominal abscesses in the hands of a clinician: a multicenter Italian study. Eur J Ultrasound. 1998,8(2): 91–9.

Daltrey IR, Kissin MW. Randomized clinical trial of the effect of needle gauge and local anaesthetic on the pain of breast fine-needle aspiration cytology. Br J Surg. 2000; 87: 777–9.

Dameron RD, deLong DM, Fisher AJ, deLong DM, Dodd LG, Nelson RC. Indeterminate findings on imaging-guided biopsy: should additional intervention be pursued? Am J Roentgenol. 1999; 173: 461–4.

Di Stasi M, Lencioni R, Solmi L, et al. Ultrasound-guided fine needle biopsy of pancreatic masses: results of a multicenter study. Am J Gastroenterol. 1998; 93: 1329–33.

Fornari F, Civardi G, Cavanna L, et al. Complications of ultrasonically guided fine-needle abdominal biopsy. Results of a multicenter Italian study and review of the literature. The Cooperative Italian Study Group. Scand J Gastroenterol. 1989; 24: 949–55.

Fröhlich E, Rufle W, Strunk H, Stuckmann G, Seeliger H. Stellenwert der Feinnadelpunktion bei Nebennierentumoren. Ultraschall Med. 1995; 16: 90–3.

Glaser J, Mann O, von Eiff M, Pfahlberg A, Pausch J. Inzidenz sonographisch nachweisbarer Leberhämatome nach ultraschallgezielter Feinnadelpunktion mit der 0,95-mm-Schneidbiopsiekanüle im Vergleich zur perkutanen Leberbiopsie mit der 1,4-mm-Menghini-Nadel. Med Klin. 1995; 90: 131–3.

Glaser J, Pausch J. Zur Frage des Risikos von Leberbiopsien. Z Gastroenterol. 1995; 33: 673–6.

Göhl J, Gmeinwieser J, Gusinde J. Intraabdominelle Abszesse. Zentralbl Chir. 1999,124: 187–94.

Greiner L, Franken FH. Die sonographisch assistierte Leberbiopsie. Dtsch Med Wochenschr. 1983; 108: 368–72.

Herget EJ, Saliken JC, Donnelly BJ, Gray RR, Wiseman D, Brunet G. Transrectal ultrasound-guided biopsy of the prostate: relation between ASA use and bleeding complications. Can Assoc Radiol J. 1999; 50: 173–6.

Holtkamp W, Theilmeier A, Droese M, Ebert R, Reis HE. Ultraschallgesteuerte Feinnadelpunktion. Grenzen der Methode im Abdomen und Retroperitonealraum. Dtsch Med Wochenschr. 1990; 115: 809–12.

Jansen M, Truong S, Riesener KP, Sparenberg P, Schumpelick V. Ergebnisse der sonographisch-gesteuerten percutanen Drainage intraabdomineller Abszesse im chirurgischen Alltag. Chirurg. 1999,70: 1168–71.

Jeffrey RB, Jr. Coaxial technique for CT-guided biopsy of deep retroperitoneal lymph nodes. Gastrointest Radiol. 1988; 13: 271–2.

Judmaier G, Prior C, Klimpfinger M, et al. Ist die perkutane Leberbiopsie mit der Trucut(Travenol)-Nadel der Menghini-Punktion überlegen? Z Gastroenterol. 1989; 27: 657–61.

Lang M, Neumann UP, Muller AR, Bechstein WO, Neuhaus R, Neuhaus P. Komplikationen der perkutanen Leberbiopsie bei Patienten nach Lebertransplantation. Z Gastroenterol. 1999; 37: 205–8.

Lindor KD, Bru C, Jorgensen RA, et al. The role of ultrasonography and automatic-needle biopsy in outpatient percutaneous liver biopsy. Hepatology. 1996; 23: 1079–83.

Mathey P, Ambrosetti P, Morel P, et al. The swiss experience of ileo-anal anastomosis with reservoir. Complications and functional results. Ann Chir 1993,47(10): 1020–5.

McGill DB, Rakela J, Zinsmeister AR, Ott BJ. A 21-year-experience with major hemorrhage after percutaneous liver biopsy. Gastroenterology. 1990; 99: 1396–400.

Melotti MK, Berg WA. Core needle breast biopsy in patients undergoing anticoagulation therapy: preliminary results. Am J Roentgenol. 2000; 174: 245–9.

Menghini G. One-second biopsy of the liver – problems of its clinical application. N Engl J Med. 1970; 283: 582–5.

Nass K, O'Neill WC. Bedside renal biopsy: ultrasound guidance by the nephrologist. Am J Kidney Dis. 1999; 34: 955–9.

Nolsoe C, Nielsen L, Torp-Pedersen S, Holm HH. Major complications and deaths due to interventional ultrasonography: a review of 8000 cases. J Clin Ultrasound. 1990; 18: 179–84.

Nyman RS, Cappelen-Smith J, Suhaibani H, et al. Yield and complications in percutaneous renal biopsy. A comparison between ultrasound-guided gun-biopsy and manual techniques in native and transplant kidneys. Acta Radiol. 1997; 38: 431–6.

Paik PS, Towson JA, Anthone GJ, Ortega AE, Simons AJ, Beart RW Jr. Intra-abdominal abscesses following laparoscopic and open appendectomies. J Gastrointest Surg. 1997, 1(2): 188–93.

Peterson P, Hayes TE, Arkin CF, et al. The preoperative bleeding time test lacks clinical benefit: College of American Pathologists' and American Society of Clinical Pathologists' position article. Arch Surg. 1998; 133: 134–9.

Piccinino F, Sagnelli E, Pasquale G, Giusti G. Complications following percutaneous liver biopsy. A multicentre retrospective study on 68,276 biopsies. J Hepatol. 1986; 2: 165–73.

Reddy KR, Jeffers LJ. Evaluation of the liver. B: Liver biopsy and laparoscopy. In: Schiff ER, ed. Schiff's diseases of the liver. Philadelphia: Lippincott-Raven; 1999: 245–65.

Riley TR III. How often does ultrasound marking change the liver biopsy site? Am J Gastroenterol. 1999; 94: 3320–2.

Schafer AI. Effects of nonsteroidal anti-inflammatory therapy on platelets. Am J Med. 1999; 106: 25 S–36 S.

Sheafor DH, Paulson EK, Simmons CM, deLong DM, Nelson RC. Abdominal percutaneous interventional procedures: comparison of CT and US guidance. Radiology. 1998; 207: 705–10.

Shiffman ML, Farrel MT, Yee YS. Risk of bleeding after endoscopic biopsy or polypectomy in patients taking aspirin or other NSAIDS. Gastrointest Endosc. 1994; 40: 458–62.

Sistrom CL, Abbitt PL, Feldman PS. Ultrasound guidance for biopsy of omental abnormalities. J Clin Ultrasound. 1992; 20: 27–36.

Skamel HJ, Hanusch A, Mathias K. CT-gesteuerte Punktionen: Feinnadel-Aspirations-Biopsie versus automatisierte koaxiale Schneid-Biopsie. Aktuelle Radiol. 1998; 8: 273–7.

Smith EH. Complications of percutaneous abdominal fine-needle biopsy. Review. Radiology. 1991; 178: 253–8.

Smith EH. The hazards of fine-needle aspiration biopsy. Ultrasound Med Biol. 1984; 10: 629–34.

Teichgräber UK, Benter T, Schultz HJ, Kluhs L, Gutberlet M, Felix R. Ultraschallgesteuerte Punktionstechnik von zentral-venösen Gefäßen in Ein-Personen-Technik. Ultraschall Med. 2000; 21: 132–6.

Tikkakoski T, Taavitsainen M, Paivansalo M, Lahde S, Apaja-Sarkkinen M. Accuracy of adrenal biopsy guided by ultrasound and CT. Acta Radiol. 1991; 32: 371–4.

Venkataramu NK, Gupta S, Sood BP, K et al. Ultrasound guided fine needle aspiration biopsy of splenic lesions. Br J Radiol. 1999; 72: 953–6.

Wagner T. ASS und das operative Risiko. Internist. 1998; 39: 220.

Weiss H, Duntsch U, Weiss A. Risiken der Feinnadelpunktion – Ergebnisse einer Umfrage in der BRD (DEGUM-Umfrage). Ultraschall Med. 1988; 9: 121–7.

Weiss H, Duntsch U. Komplikationen der Feinnadel-Punktion – DEGUM-Umfrage II. Ultraschall Med. 1996; 17: 118–30.

Wernecke K, Mertens G, von Bassewitz DB, Peters PE. Möglichkeiten und Grenzen der perkutanen Nadelbiopsie in der histologischen Klassifikation von malignen Tumoren. Röfo Fortschr Geb Röntgenstr Neuen Bildgeb Verfahr. 1991; 155: 538–544.

Wu SS, Lin KC, Soon MS, Yeh KT. Ultrasound-guided percutaneous transhepatic fine needle aspiration cytology study of gallbladder polypoid lesions. Am J Gastroenterol. 1996; 91: 1591–4.

Xing X, Wu ZD. The retrospective study on high risk factors of subphrenic infection after hepatectomy. J Tongii Med Univ. 1995,15(3): 158–61.

6 Technische Grundlagen

U. Peitz

Einführung

Ultraschall bezeichnet Schallwellen mit einer Frequenz über der menschlichen Hörgrenze, definitionsgemäß über einer Frequenz von 20 000 Hz.

Die medizinische Ultraschalldiagnostik nutzt die Reflexion und Streuung von Ultraschallwellen an Körperstrukturen zur Gewinnung von Informationen über diese Strukturen. Von einem Schallwandler, der sowohl elektronische Signale in akustische umwandelt als auch umgekehrt Schallwellen in elektrische Schwingungen überführt, wird ein kurzer Schallwellenimpuls von ca. 1 Millionstel Sekunde Dauer ausgesendet, anschließend werden die zurücklaufenden Echos empfangen („Impuls-Echo-Verfahren") und die elektronischen Informationen auf einem Bildschirm in optische Informationen umgesetzt. Der Zyklus von Impuls-Senden und Echo-Empfangen kann pro Sekunde viele tausend Mal wiederholt werden, so daß durch Verschieben der Schallrichtung entlang einer Schnittebene zweidimensionale Bilder entstehen, die die Körperstrukturen auf dem Bildschirm maßstabgetreu wiedergeben. Bei der Doppler-Sonographie werden die akustischen Ultraschallinformationen, die von bewegten Strukturen ermittelt werden, nicht nur optisch, sondern auch akustisch wiedergegeben, d. h. als hörbar gemachter Schall.

Das Prinzip der Darstellung räumlicher Strukturen und deren Bewegung durch Messung der Schallreflexion wird seit der ersten Hälfte dieses Jahrhunderts in der Seefahrt zur Messung der Tiefe des Meeresgrundes, von Unterseebooten und Fischschwärmen benutzt und ebenso in der industriellen Materialprüfung verwendet. Die Einführung in die medizinische Diagnostik gelang 1940 durch Gohr und Wedekind sowie 1942 durch Dussik.

Physikalische Grundlagen

Schallwellen sind mechanische Wellen, also an Materie gebunden, im Gegensatz zu elektromagnetischen Wellen, z. B. Lichtwellen, die sich auch im Vakuum ausbreiten können. Innerhalb von Gas und Flüssigkeiten breitet sich Schall als Longitudinalwelle aus. In den Weichteilgeweben des menschlichen Körpers verhält sich der Schall ähnlich wie in viskösen Flüssigkeiten. Er behält seine Richtung weitgehend bei, kann also als Schallstrahl in eine vorgegebene Richtung ausgesandt werden. Ähnlich wie Licht werden Schallwellen reflektiert, gestreut, gebrochen, gebeugt und absorbiert.

Reflexion von Schallwellen entsteht an der Grenzfläche zweier Medien mit unterschiedlichem Schalleitungswiderstand, Impedanz (Z) genannt. Die Impedanz (Z) ergibt sich aus dem Produkt von Schalleitungsgeschwindigkeit (v) und spezifischer Dichte (ρ). Beide Größen, Schalleitungsgeschwindigkeit (v) und spezifische Dichte (ρ), sind stoffspezifisch (**T** 6.1). Je größer also der Unterschied der Impedanz zweier Medien ist, desto mehr Energie wird an der Grenzfläche reflektiert. Das Verhältnis der reflektierten Schallenergie (E_r) zur gesendeten Energie, Emissionsenergie (E_e), ergibt sich aus:

$$\mathbf{E_r/E_e \sim [(Z_2-Z_1)/(Z_2+Z_1)]^2}, \text{ mit } Z = v \times \rho.$$

Dieser Zusammenhang gilt für ideal glatte Grenzflächen, die senkrecht zur Schallausbreitungsrichtung liegen. In der Realität des Körpers mit unregelmäßigen Grenzflächen trägt neben der Reflexion die Streuung erheblich zur zurücklaufenden Schallenergie bei. Brechung und Beugung spielen für die Entstehung von Artefakten eine Rolle.

Die Unterschiede der Impedanz verschiedener Weichteilorganstrukturen sind einerseits groß genug, um Organgrenzen und -binnenstrukturen als Echos erkennen zu lassen, andererseits aber klein genug, um einen großen Teil der Energie in tiefere Schichten durchzulassen, so daß Echos auch aus verschiedenen Tiefen empfangen werden können. Trifft der Schall im Körper jedoch auf Materie mit sehr geringer Impedanz, wie Gas, oder mit hoher Impedanz, wie Knochen, so kommt es in beiden Fällen durch den großen Impedanzunterschied zu einer fast kompletten Reflexion des Schalls, wie sich aus der obigen Formel für die Energie des reflektierten Schalls und den in **T** 6.1 aufgeführten Impedanzen ableiten läßt.

T 6.1 Typische Werte von Schallgeschwindigkeit v, Dichte ρ und Schallwellenwiderstand Z = c × ρ (Doessel 2000)

Substanz	**v** (m/s)	ρ (g/cm³)	**Z** (g/[cm²s])	**Absorption** (dB/MHz cm)
Luft	331	0,0013	43	
Fett	1470	0,97	$1{,}42 \times 10^5$	0,5
Wasser	1492	0,9982	$1{,}49 \times 10^5$	0,002
Leber	1540	1,055	$1{,}66 \times 10^5$	0,7
Muskel	1568	1,04	$1{,}63 \times 10^5$	1
Knochen-kompakta	3600	1,7	$6{,}12 \times 10^5$	30–90

Impuls-Echo-Verfahren

Der geringe Unterschied der Schalleitungsgeschwindigkeiten in verschiedenen Organen und Organstrukturen erlaubt auch, daß eine festgelegte Schalleitungsgeschwindigkeit (1540 m/s) zur Berechnung der Entfernung der reflektierenden Grenzfläche von der Schallsonde herangezogen werden kann. Beim Impuls-Echo-Verfahren wird ein kurzer Schallimpuls von etwa 2 Wellenlängen ausgesandt. Dies entspricht bei Verwendung einer Sendefrequenz von z.B. 3,5 MHz etwa einer Impulsdauer von 1 Millionstel Sekunde.

Im Intervall bis zur nächsten Aussendung werden die rücklaufenden Echos gemessen. Die Entfernung der reflektierenden Grenzfläche ergibt sich aus der halben Laufzeit, multipliziert mit der festgelegten Schalleitungsgeschwindigkeit von 1540 m/s.

Die Schallenergie wird als Amplitude der Schalldruckwelle gemessen. Die sich ausbreitende Schallenergie unterliegt einer exponentiellen Abschwächung durch Umwandlung in Wärmeenergie, der sogenannten Absorption. Diese ist materialspezifisch und zum Beispiel im Knochen sehr hoch. In den verschiedenen Weichteilgeweben ist sie relativ ähnlich (T **6.1**). Damit Echos von gleichartigen Grenzflächen, jedoch aus unterschiedlicher Entfernung vom Schallwandler dennoch gleich stark dargestellt werden, muß die Absorption rechnerisch durch laufzeitabhängige Verstärkung der Schalldruckamplituden ausgeglichen werden („TGC = time gain compensation"). Die Absorption erklärt auch die begrenzte Eindringtiefe des Schalls. Da eine lineare Beziehung von Absorption und Schallfrequenz besteht, ist die Eindringtiefe um so kleiner, je höher die ausgesandte Schallfrequenz ist.

Räumliche Auflösung

Dem Vorteil einer möglichst niedrigen Sendefrequenz zum Erreichen einer hohen Eindringtiefe steht die Abnahme des Auflösungsvermögens mit abnehmender Sendefrequenz entgegen. Räumliche Auflösung ist der kleinste Abstand zweier Punkte, beim dem die Punkte noch getrennt wahrgenommen werden können. Die Auflösung in Richtung der Schallausbreitung, d.h. die axiale Auflösung, liegt in der Größenordnung einer Schallwellenlänge λ. Die Schallwellenlänge ergibt sich aus der Schalleitungsgeschwindigkeit (v) und der Schallfrequenz (f) über die Formel:

$$\lambda = \mathbf{v/f}$$

Die Auswahl der Sendefrequenz stellt somit einen Kompromiß zwischen Optimierung der Eindringtiefe und der Auflösung dar (T **6.2**). Die laterale Auflösung, das heißt die Auflösung in allen Achsen senkrecht zur Schallausbreitung, verbessert sich ebenfalls mit zunehmender Schallfrequenz. Sie hängt zudem von der Form und Energieverteilung des Ultraschallfeldes ab. Mit Schallfeld wird der Bereich bezeichnet, in dem sich die von einem Schallwandler ausgehenden Schallwellen ausbreiten. Je schmaler das Schallfeld, desto besser die laterale Auflösung. Während eine kugelförmige Schallquelle Schallwellen in alle Richtungen aussenden würde, kann durch eine flächige Schallquelle ein gerichtetes Schallfeld erzielt werden. Im schallkopfnahen Bereich der Schallquelle, Nahfeld genannt, ist der Schallwellenverlauf nahezu parallel, jedoch mit inhomogener Energieverteilung (👁 **6.1a**). Im Fernfeld divergieren die Schallwellen. Je größer der Durchmesser der Schallquelle ist, um so breiter ist zwar das schallquellennahe Schallfeld, aber um so geringer ist auch die Divergenz der Schallwellen. Somit stellt auch der Durchmesser der Schallquelle einen Kompromiß zwischen der schallquellennahen Breite des Schallfeldes und der schallquellenfernen Divergenz dar. Technisch wird eine Verschmälerung des Schallfeldes zudem erreicht durch Fokussierung. Die Fokussierung führt zu einer Konvergenz der Schallimpulse im Fokusbereich zwischen Nah- und Fernfeld, somit zu einer Verschmälerung des Schallfeldes (👁 **6.1 b**). Das Schallfeld einer flächigen Schallquelle mit Fokussierung hat die Form einer Keule („Schallkeule") (👁 **6.1 b**).

T 6.2 Auswahl der Sendefrequenz als Kompromiß zwischen optimierter Eindringtiefe und Auflösung

Sendefrequenz (MHz)	**Wellenlänge** (mm)	**Eindringtiefe, einfache Strecke** (cm)	**Laterale Auflösung** (mm)	**Axiale Auflösung** (mm)
2	0,78	12,5	3	0,8
3,5	0,44	7	1,7	0,5
5	0,31	5	1,2	0,35
7,5	0,21	3,3	0,8	0,25
10	0,16	2,5	0,6	0,2

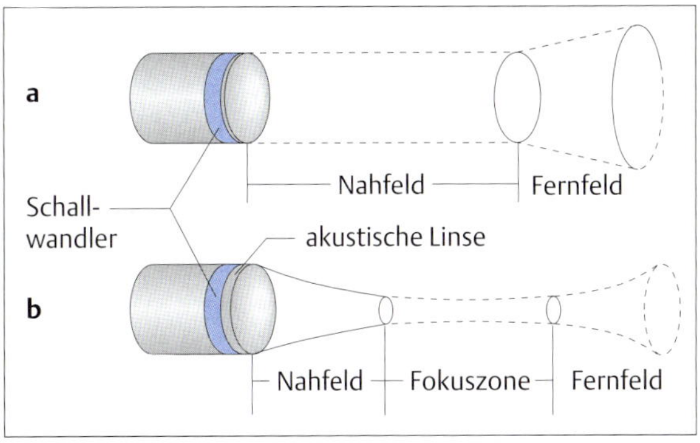

6.1 Schematische Darstellung eines Schallwandlers mit kreisförmiger Schallfläche und der äußeren Begrenzungen des Schallfeldes.
Schallwandler ohne Fokussierung (**a**):
Parallele Ausbreitung der Schallwellen im Nahfeld, divergierende Schallwellen im Fernfeld.
Schallwandler mit Fokussierung (**b**):
Konvergierende Ausbreitung der Schallwellen im Nahfeld, schmale Fokuszone und divergierende Schallwellen im Fernfeld.

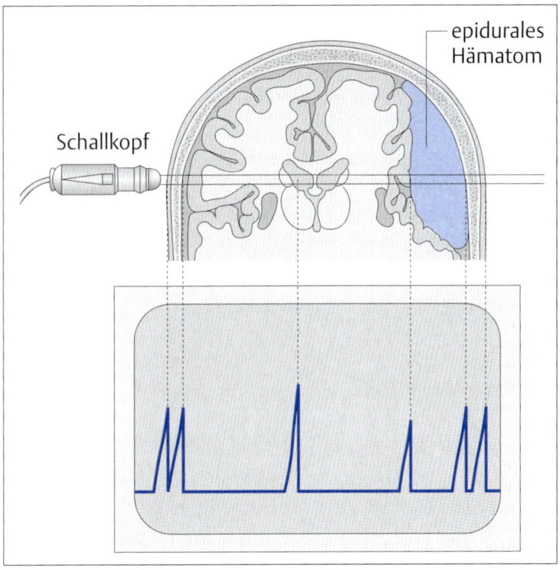

6.2 Anwendungsbeispiel für A-Mode-Sonographie: Echoenzephalographie. Detektion eines subduralen Hämatoms durch Verlagerung des Mittelechos und durch ein zusätzliches Echo an der Grenzfläche Gehirn zu Hämatom.

Piezo-elektrischer Effekt

Ultraschallwellen können technisch durch den umgekehrten piezo-elektrischen Effekt (griechisch piezein = pressen) erzeugt werden. Der piezo-elektrische Effekt besagt, daß durch Druck auf Kristalle eine elektrische Spannung entsteht. Umgekehrt wird durch Anlegen einer Spannung eine Verformung erreicht. Anlegen einer Wechselspannung erzeugt Schallwellen. In der Ultraschalldiagnostik bestehen die piezo-elektrischen Schallwandler aus Keramiken, die sowohl als Schallquelle als auch als Schallempfänger dienen.

Wiedergabeverfahren

A-Mode-Verfahren

Das älteste und einfachste Bildgebungsverfahren ist der A-Modus (englisch: A-mode). Das A steht für Amplitude. Hierbei werden die Impulse nur in eine Richtung ausgesandt, der räumliche Informationsgehalt ist somit eindimensional. Auf einem Bildschirm („Oszillographen") werden die Schalldruckamplituden der empfangenen Echos auf der senkrechten Achse als Funktion der Laufzeit auf der horizontalen Achse dargestellt. Die Abstände der Amplituden geben maßstabgetreu die Abstände von Grenzflächen wieder, was zum Beispiel in der Echoenzephalographie zur Hämatomdiagnostik verwendet werden kann (6.**2**).

B-Mode-Verfahren

Eine zweidimensionale räumliche Darstellung wird mit dem B-Mode (B = „brightness") realisiert, der allen in diesem Buch dargestellten Bildern zugrunde liegt. Die Schalldruckamplituden werden im B-Mode statt als Ausschläge in der vertikalen Achse als Leuchtpunkte auf dem Bildschirm wiedergegeben, wobei die Helligkeit („brightness") die Höhe der Amplituden repräsentiert. Die Helligkeit wird mittels einer Grauskala („gray scale") abgestuft. Die Echos eines Schallimpulses ergeben so eine Zeile von Leuchtpunkten, deren Abstand auf dem Bildschirm dem Abstand der Grenzflächen maßstabgetreu entspricht. Die Richtung aufeinander folgender Impuls-Echo-Zyklen wird, mechanisch oder elektronisch, so verändert, daß sie entlang einer Schnittebene im Körper geschwenkt werden. Auf dem Bildschirm werden die resultierenden Zeilen von Leuchtpunkten so aneinander gereiht, daß sie ein maßstabgetreues zweidimensionales Bild der Schnittebene wiedergeben. Im Sprachgebrauch des Ultraschalldiagnostikers werden die Leuchtpunkte auf dem Bildschirm als „Echos" oder „Reflexe" bezeichnet.

Mit dem Compound-Scan-Verfahren, inzwischen als historisch zu betrachten, wurde das Schwenken des Schallwandlers über die Körperoberfläche entlang einer Schnittebene manuell mit Hilfe eines mechanischen Schwenkarms ausgeführt. Aus der Position des Schwenkarms und den Echodaten errechnete der Computer ein stehendes Bild, ähnlich einem Computertomographiebild. Heute wird das „Real-Time"-Verfahren angewendet. Dabei erfolgt die Richtungsänderung der Impuls-Echo-Zyklen aus einem Schallkopf heraus. Da die Impuls-Echo-Zyklen tausendfach pro Sekunde wiederholt werden können, kann das Schwenken der Impuls-Echo-Zyklen entlang der Schnittebene in solcher Frequenz wiederholt werden, daß flackerfreie Echt-Zeit(„real-time")-Bilder entstehen.

M-Mode-Verfahren

Der M- oder TM-Mode („time motion") ist wie der A-Mode ein räumlich eindimensionales Verfahren. Die Richtung der Impuls-Echo-Zyklen wird konstant gehalten. Wie im B-Mode werden die Schalldruckamplituden jedoch als Helligkeit der Bildpunkte kodiert. Der Abstand der Echos vom Schallwandler wird auf der senkrechten Achse des Bildschirms dargestellt. Auf der waagerechten Achse läuft die Zeit. Der M-Mode eignet sich zur Darstellung schneller Bewegungen von Grenzflächen, insbesondere der Herzklappen.

Doppler-Methode

Mit dem Doppler-Verfahren kann der Blutfluß akustisch und optisch vermittelt werden. Als Doppler-Effekt wird die Frequenzverschiebung benannt, die entsteht, wenn sich der Abstand zwischen Schallquelle und Schallempfänger ändert. Bei Bewegung aufeinander zu ist die Frequenz für den Schallempfänger höher als für den Schallsender, bei Bewegung voneinander weg niedriger, wie vom Beispiel des vorbeifahrenden Zuges bekannt. Bei der Doppler-Sonographie entsteht die Frequenzverschiebung („Doppler-Shift") durch Bewegung der schallreflektierenden Blutzellen relativ zur Schallsonde. Verstärkt und akustisch sowie optisch wiedergegeben wird also nur dieser Doppler-Shift. Die Faktoren, die den Doppler-Shift beeinflussen, sind in der Doppler-Gleichung wiedergegeben:

$$\mathbf{f_d = f_1 - f_0 = 2 \cdot f_0 \frac{V_B \cdot cos}{V_u}}$$

f_d Frequenz des Doppler-Shifts
f_0 Frequenz des von der Schallquelle gesendeten Schalls
f_1 Frequenz des vom Empfänger gemessenen Ultraschalls
v_B Geschwindigkeit der reflektierenden Blutzellen
$\cos\Theta$ cosinus des Winkels zwischen Strömungsrichtung und Ausbreitungsrichtung des Ultraschallstrahls
v_U Ausbreitungsgeschwindigkeit des Ultraschalls

Demnach wird eine höhere Doppler-Shift-Frequenz gemessen mit höherer Frequenz des gesendeten Ultraschalls. Bei langsamer Strömung wird man daher eine Schallquelle mit möglichst hoher Frequenz wählen. Andererseits begrenzt eine hohe Sendefrequenz die Eindringtiefe ebenso wie beim Impuls-Echo-Verfahren. Die verwendeten Sendefrequenzen sind zudem so gewählt, daß der Doppler-Shift eine Frequenz im menschlichen Hörbereich ergibt, so daß diese Frequenz durch entsprechende Verstärkung hörbar gemacht werden kann.

Mit der Doppler-Gleichung läßt sich aus der gemessenen Doppler-Shift-Frequenz die Geschwindigkeit der Blutzellen errechnen. Jedoch ist hierzu der Winkel Θ zwischen dem Schallfeld und der Strömungsrichtung des Blutes zu berücksichtigen, der näherungsweise bestimmt werden kann anhand eines in gleicher Ebene angefertigten B-Mode-Bildes durch Festlegung der Achse des Blutgefäßes. Bei einem Winkel Θ von 0°, also einer parallelen Richtung von Schallstrahl und Blutfluß, ist der Doppler-Shift maximal, bei einem Winkel von 60° halbmaximal und bei einem Winkel von 90° gleich Null. Bei senkrechten Auftreffen des Schallstrahls auf den Blutfluß wird also mittels des Doppler-Verfahrens kein Fluß registriert.

Die Messung der Flußgeschwindigkeit ist zudem dadurch komplex, daß der Fluß pulsatil ist und sich aus einem ganzen Spektrum verschiedener Flußgeschwindigkeiten innerhalb des Strömungsprofils des Blutgefäßes zusammensetzt. Pulsatilitätsverlauf und Geschwindigkeitsspektrum enthalten wesentliche Informationen über das Strömungsverhalten, sowohl zur Unterscheidung physiologischer Strömung in verschiedenen Gefäßabschnitten, z. B. A. carotis interna versus A. carotis externa, als auch zur Erkennung eines pathologischen Flusses. Der zeitliche Verlauf und das Spektrum der Geschwindigkeiten werden dopplersonographisch durch den Verlauf und das Spektrum der Doppler-Shift-Frequenzen erfaßt. Die Schalldruckamplitude der jeweiligen Doppler-Shift-Frequenzen ist dabei ein Maß für die Zahl der Blutzellen mit der entsprechenden Geschwindigkeit. Das Frequenzspektrum im zeitlichen Verlauf des Pulses kann gut als akustisches Phänomen beurteilt werden. Dabei gibt die Tonhöhe die Geschwindigkeit der Blutzellen wieder. Bei der zusätzlichen optischen Darstellung („Frequenzanalyse") läuft auf der horizontalen Bildschirmachse die Zeit. Der vertikale Ausschlag der Bildpunkte gibt die Frequenzhöhe und auch das Vorzeichen des Doppler-Shifts an (positiver oder negativer Doppler-Shift entsprechend Strom auf den Schallwandler zu oder vom Schallwandler weg). Die Helligkeit der Bildpunkte kodiert die Schalldruckamplitude entsprechend der Menge der Blutzellen.

CW-Doppler-Verfahren

Die Doppler-Sonographie kann mit kontinuierlicher (CW = continous wave) oder gepulster (PW = pulsed wave) Schallaussendung erfolgen. Der CW-Doppler hat den Vorteil, daß sowohl langsame als auch schnelle Blutflußgeschwindigkeiten erfaßt werden können. Wegen der kontinuierlichen Schallaussendung werden Schallaussendung und -empfang von zwei getrennten, direkt benachbarten piezo-elektrischen Elementen realisiert. Nachteil ist, daß alle Strömungen entlang des Schallstrahls registriert werden, unabhängig von der Tiefenlokalisation relativ zur Schallsonde.

PW-Doppler-Verfahren, Duplex-Sonographie

Mit dem PW-Doppler-Verfahren dagegen kann zusätzlich der Abstand der reflektierenden Blutzellen von der Schallquelle bestimmt werden, indem die Laufzeiten gepulster Schallwellen nach dem Impuls-Echo-Verfahren gemessen werden. Beim gepulsten Verfahren kann das einzelne piezo-elektrische Element wie beim B-Bild sowohl als Sender und als auch als Empfänger fungieren. Durch Kombination mit dem B-Bild („Duplex-Sonographie") wird das interessierende Gefäß zunächst als Schnittbild dargestellt. Auf dem Bildschirm legt man eine Markierung, das sogenannte Meßtor, in das interessierende Gefäß. Das Meßtor gibt Lokalisation, Länge und Winkel des Meßvolumens an. Es werden nur Doppler-Frequenzen aus diesem Meßvolumen gemessen und optisch sowie akustisch vermittelt.

Das Meßvolumen ergibt sich in seiner Länge und in seinem Abstand vom Schallkopf aus der Laufzeit des Schalls, in seiner lateralen Ausdehnung aus der Breite des Schallfeldes. Der Winkel des Schallstrahls für die Messung des Doppler-Signal kann variiert werden, was technisch durch kombinierte phasenverschobene Aktivierung mehrerer piezoelektrischer Elemente realisiert wird („phased array").

Der Nachteil des PW-Doppler-Verfahrens ist, daß die Messung hoher Flußgeschwindigkeiten ihre Begrenzung hat durch die Häufigkeit der Wiederholung der Impulse, der sogenannten Pulsrepetitionsfrequenz. Es können nur Doppler-Frequenzen exakt gemessen werden, die die Hälfte der Pulsrepetitionsfrequenz („Nyquist-Frequenz") nicht überschreiten. Das Überschreiten führt zum „Aliasing"-Phänomen, bei dem die Doppler-Frequenzen zu niedrig und mit verkehrter Richtung gemessen werden. Somit muß die Pulsrepetitionsfrequenz je nach zu erwartender Flußgeschwindigkeit nachreguliert werden.

Farb-Doppler-Sonographie

Das Verschieben des Meßvolumens beim PW-Doppler-Verfahren kann auch elektronisch mit hoher Geschwindigkeit vorgenommen werden. Man erhält dann, für das menschliche Auge scheinbar gleichzeitig, Informationen aus einer großen Zahl kleiner Meßvolumina. Statt als Frequenz-Zeit-Darstellung wie im Duplexverfahren kann die Doppler-Frequenz helligkeitskodiert als Farbpixel in ein simultan („real time") gewonnenes B-Bild projiziert werden. Mit der Farbe wird die Strömungsrichtung dargestellt. In der Regel wird die Farbe Rot als Codierung für Fluß auf den Schallwandler zu, Blau als Fluß vom Schallwandler weg festgelegt. Eine höhere Geschwindigkeit spiegelt sich in einer helleren Farbe wider. Zusätzlich können noch Turbulenzphänomene gemessen werden, die dann meist als gelbe Zumischung kodiert werden. Auch bei der Farb-Doppler-Sonographie kann das Aliasing-Phänomen zur Darstellung falscher Flußrichtungen und -geschwindigkeiten führen. Ein weiterer Nachteil der Farb-Doppler-Sonographie ist, daß durch die enorme Anzahl von Impulsen für den Aufbau des B-Bilds und des Farb-Doppler-Bilds die Bildhäufigkeit („frame rate") das zeitliche Auflösungsvermögen des menschlichen Auges unterschreiten kann, das bei etwa 15 Bildern pro Sekunde liegt. Durch Verkleinerung des Bildausschnitts kann die Bildrate wieder erhöht werden.

Power-Doppler-Mode

Der Power-Doppler-Mode ist eine Variante der Farb-Doppler-Sonographie. Auch hierbei werden fließende Partikel anhand des gemessenen Doppler-Shifts farbig in einem B-Bild dargestellt. Im Unterschied zur Farb-Doppler-Sonographie erfolgt die Darstellung jedoch unabhängig von Richtung und Geschwindigkeit. Somit wird auch nur eine Farbe zur Kodierung des Flusses verwendet, in der Regel gelb. Während in der Farb-Doppler-Sonographie die Helligkeit der Farbe die Doppler-Shift-Frequenz kodiert, kodiert sie beim Power-Doppler-Mode die Schalldruckamplitude. Der Power-Mode stellt also die Menge des fließenden Blutes innerhalb der Schnittebene dar. Das Bild ähnelt einem Angiogramm in Röntgen- oder Kernspintechnik.

Schallkopftypen

Während der A-Mode und die CW-Doppler-Sonographie als eindimensionale Ultraschallverfahren mit einer stiftförmigen Schallsonde auskommen, gibt es für die im folgenden beschriebenen Schallkopftypen für das B-Mode-Bild zahlreiche Variationen, die in Abhängigkeit vom Anwendungsbereich auszuwählen sind. Duplex- und Farb-Doppler-Sonographie lassen sich mittlerweile mit fast allen Schallkopftypen des B-Mode kombinieren.

Das Schwenken der Impuls-Echo-Zyklen aus dem Schallkopf heraus, wie unter B-Mode beschrieben, wird mechanisch oder elektronisch realisiert. Beim mechanischen Scanner rotiert der Schallwandler und sendet die Impulse radiär aus. Das resultierende Bild hat die Form eines Kreissektors (mechanischer Sektor-Scan, 6.3**a**) oder eines Kreises, zum Beispiel bei der Endosonographie (6.3**b**).

Beim Array-Scanner dagegen setzt sich der Schallkopf aus einer großen Zahl (meist etwa 200) nebeneinander liegender kleiner piezo-elektrischer Elemente (ca. 1–4 Wellenlängen breit) zusammen. Diese werden nacheinander aktiviert. Eine gerade Reihe piezo-elektrischer Elemente resultiert in einem rechteckigen Bild („Linear-Array"-Schallkopf, 6.3**c**), eine gebogene Linie in einem fächerförmigen Bild („Curved-Array"-Schallkopf, 6.3**d**). Zudem sind auch mit dem Array-Schallkopf-Prinzip Richtungsänderungen der Schallimpulse möglich, indem benachbarte piezo-elektrische Elemente phasenversetzt („phased array"), d.h. zeitversetzt, aktiviert werden. So entsteht ein Schallfeld, das den Schallkopf nicht in einem Winkel von 90° verläßt, sondern schräg. Regelbare Winkeländerungen bis 45° sind so elektronisch zu realisieren. Mit dem Phased-Array-Prinzip

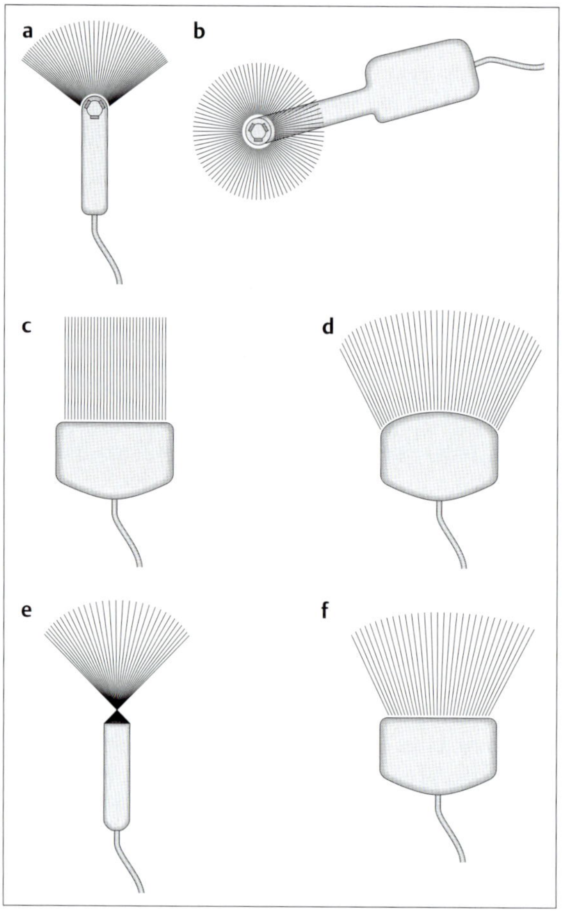

6.3 Schallkopftypen mit unterschiedlichem Bildaufbau
a Mechanischer Sektorschallkopf
b Endosonographie-Schallkopf
c Linear-Array-Schallkopf
d Curved-Array-Schallkopf
e Elektronischer Sektorschallkopf (phased array)
f Linear-Array-Schallkopf mit Phased-Array-Ansteuerung

werden sektorförmige (6.3**e**) und trapezförmige (6.3**f**) Bilder und auch die Richtungsänderungen im PW-Doppler-Verfahren (s. o.) elektronisch realisiert.

Die Form des Schallkopfes bestimmt zum einen die Form des B-Bildes, zum anderen die Ankoppelbarkeit in der gewünschten anatomischen Region. Eine möglichst kleine Ankopplungsfläche wird notwendig bei kleinen Schallfenstern, wie zum Beispiel im Interkostalraum oder bei speziellen intrakavitären Schallköpfen (Endosonographie). Hierzu bieten sich Sektorschallköpfe an, bei denen der Bildausschnitt im schallkopfnahen Bereich klein ist, im schallkopffernen Bereich fächerförmig breiter wird. Ein breiter Bildausschnitt schon im schallkopfnahen Bereich macht dagegen einen breiteren Schallkopf, also einen Linear-Array-Schallkopf, erforderlich, wie bei allen oberflächlich gelegenen Strukturen, z. B. Schilddrüse, Mamma, Skrotum, Bewegungsapparat. Für das Abdomen hat sich ein Kompromiß aus Ankopplungsfläche und schallkopfnaher Bildbreite bewährt, wie er mit dem Curved-Array-Schallkopf realisiert wird.

Fokussierung

Die Fokussierung des Schallfeldes trägt zur Verbesserung der lateralen Auflösung bei. Durch eine konkave Wölbung der Schallsonde oder akustische Linsen wird eine Fokussierung in konstanter Tiefe erreicht. Moderne Schallwandler verfügen über eine elektronische Fokussierung. Dabei werden benachbarte piezo-elektrische Elemente so phasenverschoben aktiviert, daß die Einzelimpulse im Fokus zusammenlaufen. Dies ermöglicht den Fokus bedarfsgerecht in verschiedene Tiefen zu legen und auch mehrere Fokuszonen zu kombinieren.

Bildoptimierung

Die Einstellung des Ultraschallgeräts erfolgt in optimaler Weise an einem Probanden mit gesundem zu untersuchendem Organ, für die Abdomensonographie meist an der Leber. Die Helligkeit des Monitors ist so einzustellen, daß der schwarze Hintergrund fast so dunkel ist wie der schwarze Rand des Monitorbildes. Der Kontrast wird so justiert, daß der eingeblendete Grauwertkeil ein breites Spektrum von unterscheidbaren Grauwerten zeigt. Für das B-Bild wird eine möglichst hohe Ultraschallfrequenz ausgewählt, deren Eindringtiefe noch ausreicht, um die gewünschte Region zu beurteilen (Anhaltswerte für die Eindringtiefe s. 6.**2**). Voraussetzung ist auch, daß die Fokuszonen des Schallkopfes die Region erfassen. Um die optimale Eindringtiefe auszunutzen, paßt man den Tiefenausgleich an die dargestellten Strukturen an („DGC = depth gain control“) und steigert die Gesamtverstärkung („gain“). Erst falls dies nicht ausreicht, um genügend helle und scharfe Echos darzustellen, wird die Sendeleistung gesteigert, die im übrigen auf den voreingestellt niedrigen Werten belassen werden sollte, um die applizierte Schallenergie aus Sicherheitsaspekten niedrig zu halten.

Auch wenn bisher keine klinisch meßbaren Schäden durch Ultraschall festgestellt wurden, so kann es doch zu mechanischen Belastungen wie Kavitationsphänomenen oder bei der gepulsten Doppler-Sonographie auch zu meßbarer Erwärmung kommen.

Abhängig vom Fabrikat kann der Kontrast des Ultraschallbildes durch verschiedene Parameter reguliert werden. Die Parameter wirken sich vor („preprocessing") oder nach („postprocessing") Gewinnung der Bildinformationen aus.

Der Bildausschnitt ist nur so groß einzustellen wie notwendig. Kleinere Bildausschnitte führen zu einer höheren Bildrate („frame rate"). Dies gilt besonders für die Fenstergröße bei der Farb-Doppler-Sonographie.

Neue Entwicklungen

Technische Weiterentwicklungen sind u.a. die dreidimensionale Sonographie, das Panoramabildverfahren, Harmonic Imaging und parametrische Sonographie (Gebel 2000). Bei den beiden erstgenannten Verfahren werden die Informationen aus zahlreichen Schnittbildern während des manuellen Verschiebens des Schallkopfs gespeichert und dreidimensional, bzw. beim Panoramaverfahren nebeneinander, rekonstruiert. Harmonic Imaging nutzt die Informationen von harmonischen Frequenzen zur Verbesserung der Auslösung und des Bildkontrasts. In Kombination mit Ultraschallkontrastmittel kann zudem die Resonanz der Kontrastmittelbläschen zur sensitiveren Darstellung von Herden mit aberranter Vaskularisation verwendet werden. Parametrische Sonographie meint die objektive Messung von Ultraschallinformationen in Ergänzung zur subjektiven Beurteilung des Bildes. Der klinische Gebrauchswert dieser Methoden ist noch weiter zu untersuchen.

Befunddokumentation

Die Befunddokumentation in Wort und Bild ergibt sich selbstverständlich aus dem Arzt-Patienten-Vertrag. Formale Anforderungen an die Dokumentation werden allerdings lediglich von den jeweiligen Kassenärztlichen Vereinigungen verlangt und im Zulassungsverfahren überprüft. Für die Befunddokumentation in Wort und Bild gemeinsam gilt, daß sie die Patientendaten, das Untersuchungsdatum und die Institution wiedergeben müssen.

Die schriftliche Dokumentation umfaßt ferner die Untersuchungsart, den Untersucher, die Fragestellung, die Befundbeschreibung sowie die Beurteilung. Aus der Befundbeschreibung muß hervorgehen, welche Organe untersucht wurden, ob die Beurteilbarkeit eingeschränkt war und welche pathologischen Befunde zu erheben waren. Pathologische Befunde beziehen sich, je nach Organ, auf Lage, Größe, Form, Kontur, Binnenstruktur und Gefäßversorgung, ggf. auch auf Motilität, Druckschmerzhaftigkeit, Verformbarkeit und Lagevariabilität. Die Begriffe *echoarm* bzw. *echoreich* sind in Relation zu einem Normbefund zu sehen. Ein echoreiches Bild kann hervorgerufen werden sowohl durch starke, d.h. helle, amplitudenstarke Echos, als auch durch eine hohe Dichte der Echos oder beides. Zur Beschreibung parenchymatöser Organe und von Tumoren ist eine Differenzierung dieser beiden Phänomene nicht notwendig, meist auch nicht möglich, so daß der Gesamteindruck zum Attribut echoreich bzw. echoarm führt. Objektive Messungen der Echodichte oder Echostärke haben sich bisher kaum bewährt wegen der Vielzahl von Einflußfaktoren des zu untersuchenden Individuums. Die Stärke, d.h. die Helligkeit der Echos kann jedoch zur Charakterisierung von Einzelechos beschrieben werden, z.B. bei gashaltigen Gallenwegen („Aerobilie"). Der Begriff echofrei kann als weitgehend objektiv betrachtet werden, jedoch gilt es für die Beurteilung der Echofreiheit eine optimale Geräteeinstellung anzustreben und die unten beschriebenen Artefakte zu minimieren. Eine einheitliche Nomenklatur wird durch die nationalen Ultraschallgesellschaften angestrebt (Heyder 1994).

Für die Bilddokumentation eignen sich Fotos, insbesondere Polaroidfoto oder Multiformatkamera, Videoprints sowie Videomagnetbänder. Neuerdings kommen auch digitale Speichermedien in Betracht. Die Aspekte der Sicherheit und des Datenschutzes sind zu beachten. Die Bilddokumentation muß jederzeit zugänglich und für andere nachvollziehbar sein. Die dokumentierten Bilder sollten nicht mehr nachbearbeitbar sein. Außer dem eigentlichen Sonographiebild und den oben genannten Daten sind dem Bild noch ein Maßstab, meist in Zentimetereinteilung, die Uhrzeit sowie Parameter der Geräteeinstellung zu entnehmen. Die Position der Schnittebene kann durch eingeblendete Piktogramme und/oder Beschriftung der dargestellten Organe erfolgen. Jeder pathologische Befund ist möglichst in mindestens zwei Ebenen zu dokumentieren mit Markierung und Messung.

Beispiel Abdominalsonographie

Voraussetzungen

Eine Vorbereitung des Patienten ist nicht generell notwendig. Allerdings ist für die Beurteilung der Oberbauchorgane, insbesondere der Gallenblase und des Pankreas, der Nüchternzustand hilfreich. Die Gabe von Entschäumern vor der Untersuchung hat keinen Nutzen gezeigt. Eine Flüssigkeitsfüllung von Hohlorganen wie Magen, Kolon oder insbesondere Harnblase kann gelegentlich sinnvoll sein, wenn es um eine Beurteilung von Wanddetails dieser Organe oder von tiefer gelegenen Organen geht, wo dann die Flüssigkeitsfüllung als Schallfenster dient.

Untersuchungsablauf bei abdominaler Sonographie

Die klinische Fragestellung zur Sonographie bestimmt den Untersuchungsablauf. Dennoch ist der Wert der Sonographie als Suchmethode als so hoch anzusehen, daß nach Möglichkeit ein kompletter Befund aller Abdominalorgane erhoben werden sollte. Ohne wesentlichen Mehraufwand kann dabei auch Stellung genommen werden, ob ein Pleura- oder Perikarderguß vorliegt.

Für den kompletten Abdominalstatus empfiehlt sich ein Schema, das untersucherspezifisch, besser klinikspezifisch gestaltet werden kann, dann aber standardisiert angewendet werden sollte. Es hat sich in unserem Haus bewährt, nicht eine Folge von Schnittebenen vorzugeben, sondern einzelne Organe vollständig in standardisierten Schnittebenen zu untersuchen und so die Liste der zu untersuchenden Organe abzuarbeiten. Die für jedes Organ anzustrebenden Schnittebenen sind in den Kapiteln der einzelnen Organsysteme genannt. Generell gilt, daß jedes Organ in mindestens zwei aufeinander senkrecht stehenden Ebenen vollständig durchgeschichtet werden sollte. Grenzen sind dem gesetzt bei Organen, die ganz oder teilweise durch Knochen (Rippen, Becken) verdeckt sind. Hier kommen zusätzliche organadaptierte Schnitte zu Anwendung, z. B. Interkostalschnitte, bei denen der Schallkopf entlang der Zwischenrippenräume aufgesetzt wird, oder Subkostalschnitte direkt kaudal entlang des Rippenbogens. Aus diesen Positionen heraus kippt man der Schallkopf dann in möglichst viele Schnittebenen, so weit, bis die Organe aus der Bildebene treten oder die Rippen das Bild überlagern.

Einer der Vorteile der Sonographie gegenüber der Computertomographie ist die freie Wählbarkeit der Schnittebenen. Gleichzeitig erhöht diese Freiheit aber die Anforderung an die Dokumentation. Das genannte Kippen des Schallkopfes macht deutlich, daß allein durch die Angabe der Schallkopfposition, z. B. „im rechten Subkostalschnitt", die dargestellte Ebene noch nicht genau beschrieben ist. Durch die Angabe „rechter Subkostalschnitt" wird zunächst nur die Linie des Aufsetzens („Ankoppeln") des Schallkopfes beschrieben, wie sie auch im Piktogramm festgehalten und durch weitere Begriffe wie „Oberbauchquerschnitt, Flankenschnitt, Unterbauchlängsschnitt etc." benannt wird. Da die zusätzliche Variation durch das Kippen des Schallkopfes begrifflich kaum zu fassen ist, sind für die Befunddokumentation die Organzuordnung sowie die Lagebeziehung zu Leitstrukturen heranzuziehen.

Wichtigste Leitstrukturen für das Auffinden der Organe wie auch für die Dokumentation sind die Gefäße, da sie sich regelmäßig als echofreie tubuläre Strukturen darstellen und verfolgen lassen. Weitere tubuläre Strukturen wie der Ductus hepatocholedochus oder ein erweiterter Ureter sind hiervon zweifelsfrei anhand der anatomischen Lage zu differenzieren.

Die freie Wählbarkeit der Schnittebenen macht auch die Reproduzierbarkeit pathologischer Befunde schwierig. Dies wird insbesondere bei der Verlaufsbeurteilung von Distanzmessungen deutlich, wie beim Durchmesser von Tumoren. Hierzu ist die Verlaufsmessung in der gleichen Achse und der gleichen Ebene wie in der Voruntersuchung notwendig. Nur durch eine Kombination von Bilddokumentation und genauer Befunddeskription ist dies möglich. Die Deskription der Messung orientiert sich vor allem an der Lagebeziehung zu Leitstrukturen. Darüber hinaus wird angestrebt eine Zuordnung der Messungen zu den anatomischen Achsen (Longitudinal-, Transversal-, Sagittalachse) bzw. bei zweidimensionaler Messung zu den drei Ebenen (Sagittal-, Frontal-, Transversalebene). Soweit dies möglich ist, ist hierdurch eine genauere Reproduzierbarkeit der Messung zu erwarten als durch alleinige Bezeichnung der oben genannten Linie der Schallkopfankopplung.

Artefakte

Artefakte sind Bildanteile, die keine anatomische oder pathoanatomische Entsprechung haben. Sie können zu Fehldeutungen oder eingeschränkter Beurteilbarkeit führen, werden jedoch gerade in der Sonographie auch zur Interpretation des Bildes herangezogen (Steiner 1993).

Schallschatten

Eine Verminderung oder völliges Fehlen von Echos beobachtet man hinter Knochen, Konkrementen, z. B. Gallenblasensteinen (👁 6.**4**), teilweise auch hinter Gas (👁 6.**4**, 6.**10**). Hinter bedeutet in diesem Fall schallkopffern. Man spricht auch von distaler Schallabschwächung. Durch die hohen Impedanzunterschiede kommt es an diesen Strukturen zu einer fast kompletten Schallreflexion, beim Knochen auch zu einer starken Absorption, so daß schallkopffern keine Schallenergie für die Erzeugung von Echos mehr zur Verfügung steht. Die Intensität des Schallschatten ist von der Dichte, also auch der Impedanz der Strukturen abhängig, aber weiterhin von der Lage der Struktur im Schallfeld. Gallenkonkremente geben z. B. häufig einen stärkeren Schallschatten als Darmgas. Ein nicht genau im Schallfeld liegendes Konkrement gibt keine kompletten Schallschatten (👁 6.**4**).

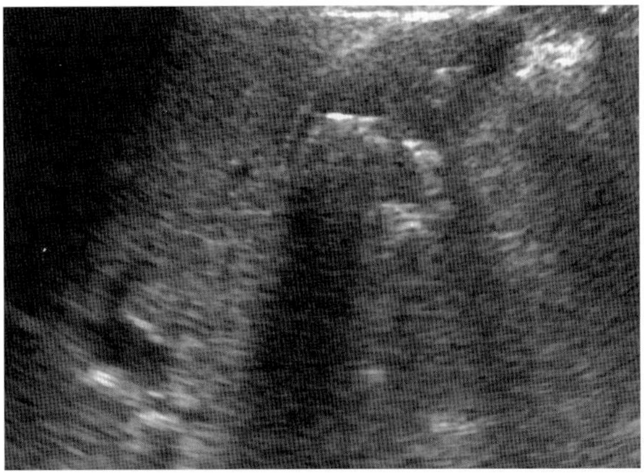

👁 6.4 a Gallenblase mit zwei Konkrementen. Das größere Konkrement bewirkt einen kompletten Schallschatten, das kleinere nur einen inkompletten. Ein inkompletter Schallschatten findet sich auch schallkopffern von Gas im benachbarten Kolon. Im schallkopfnahen Anteil der Gallenblase Rauschartefakt.

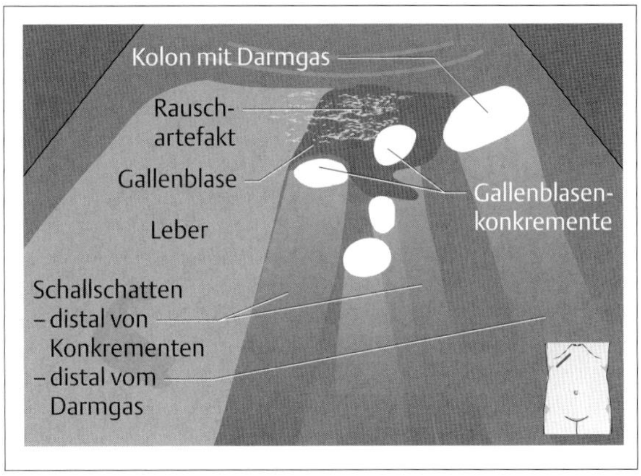

👁 6.4 b Schemazeichnung.

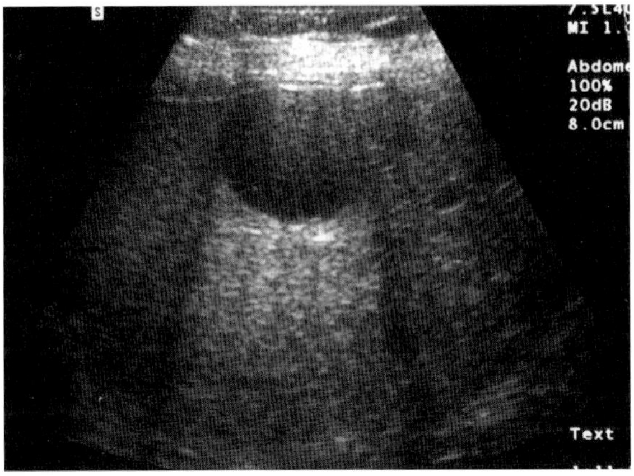

👁 6.5 a Leberzyste mit Lateralschatten, schallkopfferner Schallverstärkung distal der Zyste und Rauschen im schallkopfnahen Anteil der Zyste.

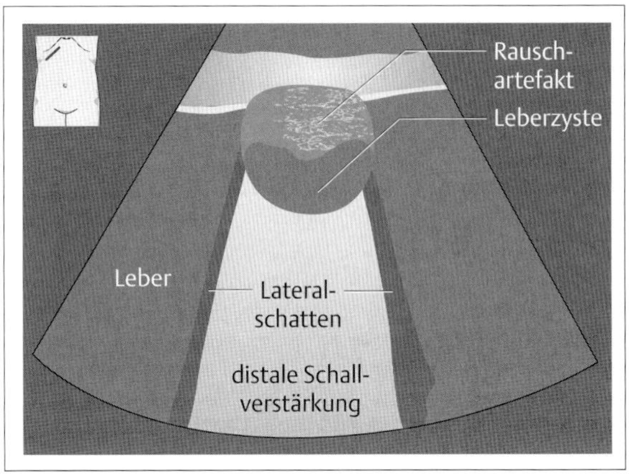

👁 6.5 b Schemazeichnung.

Lateralschatten (Synonym: Zystenrandschatten)

Am Beispiel der Leberzyste (👁 6.5) lassen sich mehrere Artefaktphänomene darstellen, von denen einige die Beurteilung stören, andere erleichtern. Der seitliche Rand von Zysten ist häufig Ausgangspunkt eines Schallschattens, der durch Brechung und Beugung von Schallwellen entsteht. Lateralschatten bzw. Zystenrandschatten helfen, zystische und liquide Strukturen zu identifizieren, dürfen jedoch nicht mit Schatten z. B. hinter Gallenblasenkonkrementen verwechselt werden.

Schallkopfferne Schallverstärkung

Schallkopffern einer Zyste kommt es zu helleren Reflexen, z. B. im Lebergewebe, als im benachbarten Bereich (👁 6.5). Die Schallimpulse, die die helleren Echos hervorrufen, werden beim Hin- und Rückweg durch die Zyste weniger durch Absorption und Reflexion geschwächt als im benachbarten Lebergewebe. Die schallkopfferne Schallverstärkung ist neben der Echofreiheit ein wesentliches Kennzeichen von Zysten mit liquidem Inhalt.

Rauschen

Im Nahfeld des keulenförmigen Ultraschallfeldes, d. h. proximal der Fokuszone ist, wie oben erwähnt, eine inhomogene Verteilung der Ultraschallenergie zu beobachten, die sich in zahlreichen kleinen Reflexen zeigt. Dieses Rauschen sollte nicht mit Sediment in Gallenblase oder Zyste verwechselt werden (👁 6.**4**, 6.**5**).

Schichtdickenartefakt

Wie oben erwähnt, ist das laterale Auflösungsvermögen geringer als das axiale. Durch die Breite des Schallfeldes hat die Schicht der Schnittebene eine gewisse Dicke. In dieser Schicht liegende anatomische Strukturen tragen zur Bildentstehung bei. Liegt zum Beispiel die Gallenblasenwand schräg in der Schnittebene, so tragen sowohl die Gallenblasenwand als auch das Gallenblasenlumen zum Bild bei, was zu einer unscharfen Abbildung der Wand und zu feinverteilten Echos im Lumen nahe der Wand führt. So entsteht der falsche Eindruck von Sediment (👁 6.**6**).

Wiederholungsechos (Synonym: Reverberationsechos)

Schallkopffern von stark reflektierenden Grenzflächen, insbesondere am Übergang von Gewebe zu Gas (👁 6.**7**), kann es nicht nur zur Echoabschwächung kommen, sondern zu einer regelmäßig wiederholten Darstellung der stark reflektierenden Grenzfläche. Das Artefakt entsteht, wenn der Schall so stark reflektiert wird, daß er zwischen der Grenzfläche und dem Schallkopf oder anderen Grenzflächen mehrmals hin- und her läuft. So mißt der Computer ein Vielfaches der Laufzeit, errechnet ein Vielfaches der Distanz und projiziert entsprechend regelmäßig wiederholte Echos jenseits der Grenzfläche.

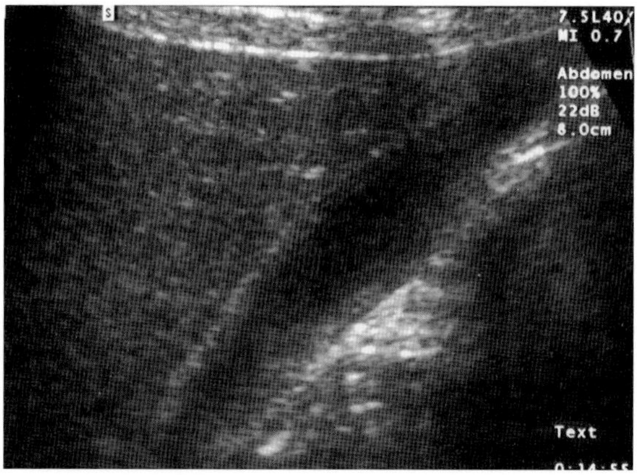

👁 6.**6 a** Gallenblase mit Schichtdickenartefakt, eine Wandunschärfe und Sediment in der Gallenblase vortäuschend.

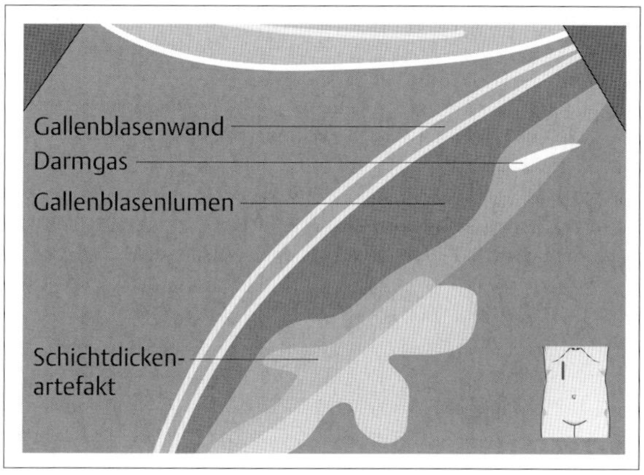

👁 6.**6 b** Schemazeichnung.

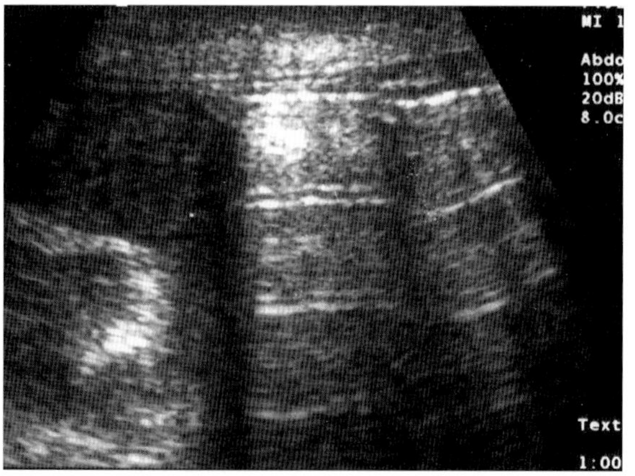

👁 6.**7 a** Darmgas mit Wiederholungsechos.
Links im Bild Darmschlingen ohne Gas.

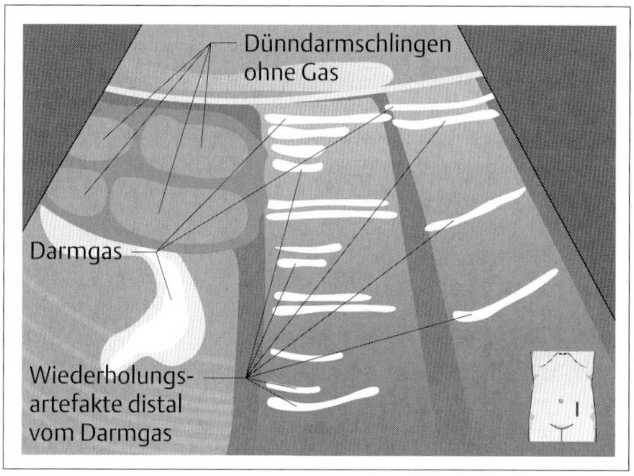

👁 6.**7 b** Schemazeichnung.

Kometenschweifartefakt (Synonyme: Resonanzartefakt, Ring-down-Artefakt)

Ein sehr ähnliches Bild zu Wiederholungsechos macht das Kometenschweifartefakt. Wiederum schallkopffern einer stark reflektierenden Grenzfläche zeigt sich in diesem Fall ein kontinuierlicher Schweif heller dichter Reflexe. Diese werden durch eine Ultraschall-angeregte Eigenschwingung („Resonanz") der reflektierenden Struktur erklärt. Kometenschweifartefakte beobachtet man häufig schallkopffern von Gas (6.**8**), Cholesterinablagerungen und Metallfremdkörpern, selten aber von verkalkten Strukturen.

Spiegelartefakt

Durch Reflexion an stark reflektierenden Grenzflächen kann es zur Spiegelung gesamter Organstrukturen kommen. Wichtigstes Beispiel ist die Spiegelung von Leberstrukturen an der Zwerchfell-Lungen-Grenzfläche, so daß die Leberstrukturen scheinbar im Bereich der Lunge liegen (6.**9**). Hierfür sind Reflexionen des Schalls an der Grenzfläche Zwerchfell zu Luft verantwortlich. Da der Schall auf dem Hin- und Rückweg an dieser Grenze reflektiert wird, errechnet der Computer anhand der Laufzeit eine Position der Leberstrukturen jenseits des Zwerchfells. Durch Spiegelung am Rippenknorpel in die Leber hinein kann das falsche Bild eines Leberherdes entstehen (6.**10**).

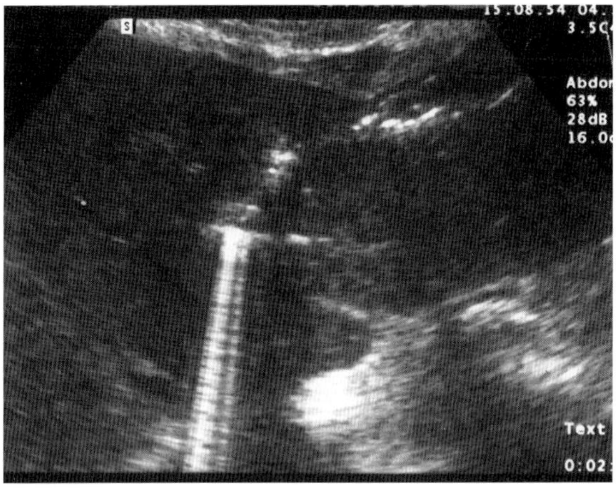

6.**8 a** Kometenschweifartefakt distal von Gas in den Gallenwegen („Aerobilie"), differentialdiagnostisch Cholesterinablagerungen in den Gallenwegen.

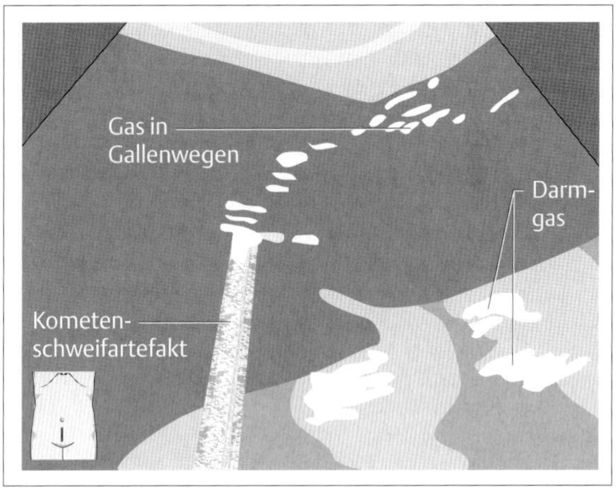

6.**8 b** Schemazeichnung.

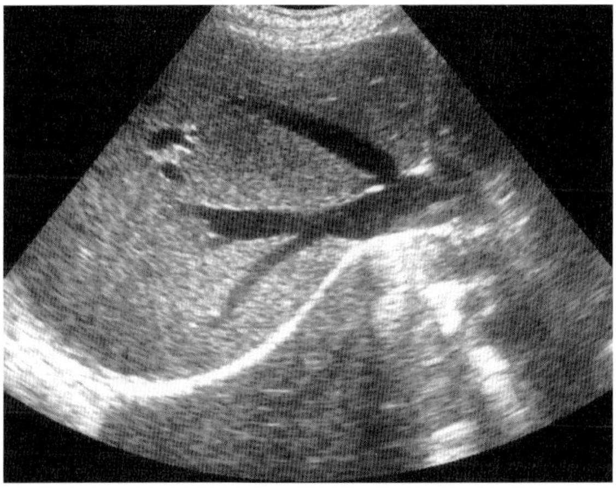

6.**9 a** Spiegelartefakt, entstehend an der Zwerchfell-Lungen-Grenzfläche. Flußartefakte in den Lebervenen.

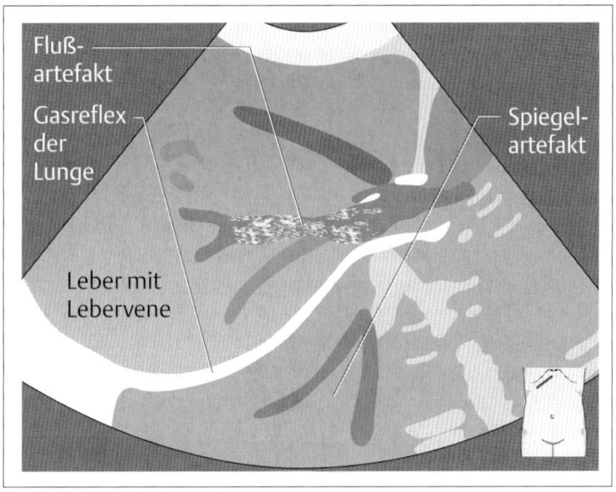

6.**9 b** Schemazeichnung.

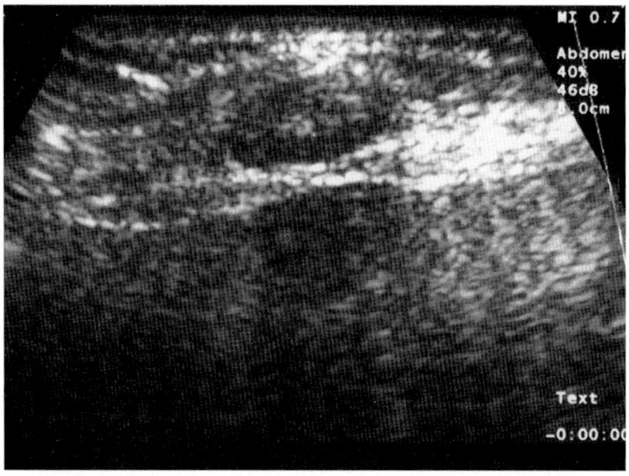

6.10 a Laufzeitartefakt distal des Rippenknorpels. Die Vorwölbung der Leberoberfläche ist nicht real, sondern Folge des Artefakts. Zudem Spiegelung des Rippenknorpelbildes an der Grenzfläche des Knorpels in die Leber hinein, einen Leberherd vortäuschend.

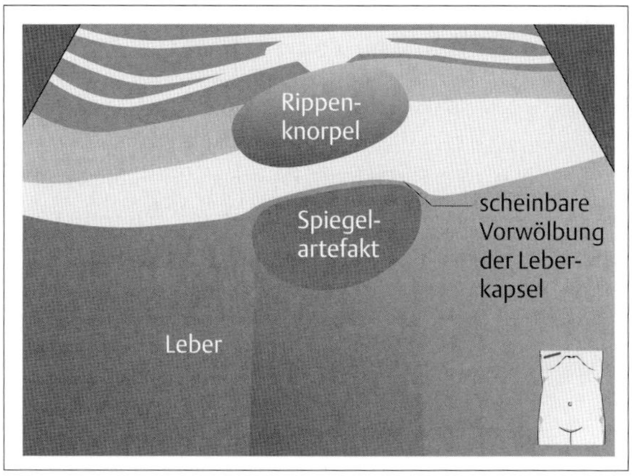

6.10 b Schemazeichnung.

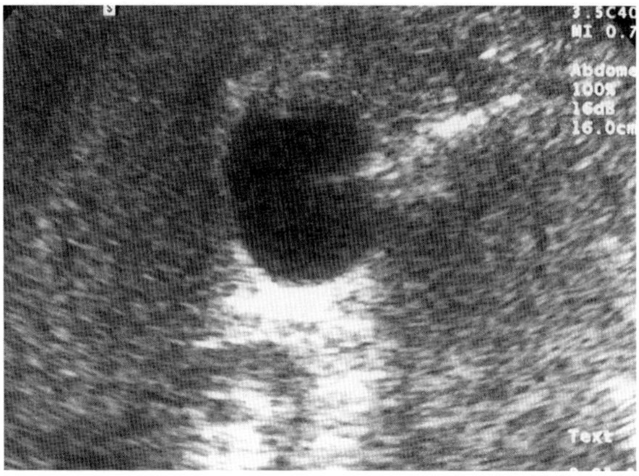

6.11 Bogenartefakt in der Gallenblase durch benachbartes Darmgas.

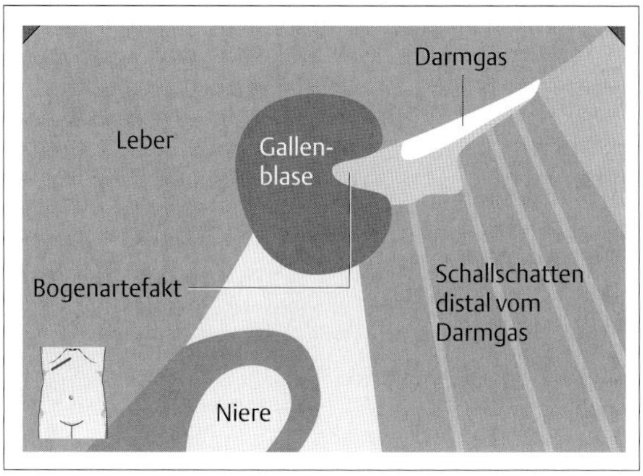

6.11 b Schemazeichnung.

Bogenartefakt

Stark reflektierende Grenzflächen, wie am Übergang zu Gas oder Knochen, stellen sich gelegentlich neben den eigentlichen Strukturen noch einmal dar. Da diese seitlich wiederholte Darstellung schwächer ist, wird sie vor allem in echofreien Strukturen wie Gallenblase oder Harnblase sichtbar (6.**11**). Ursache können Brechung des Schalls und Echos von sogenannten Nebenschallkeulen sein, die neben dem Hauptschallfeld regelmäßig entstehen.

Laufzeitartefakt

Strukturen, die den Schall schneller bzw. langsamer als 1540 m/s leiten, führen dazu, daß schallkopffern davon gelegene Strukturen entsprechend zu nah bzw. zu fern dargestellt werden. So führen zum Beispiel sehr fetthaltige Strukturen gelegentlich zu einer scheinbaren schallkopffernen Verlagerung, Knorpel dagegen zu einer schallkopfnahen Verlagerung (6.**10**).

Flußartefakte

Langsam fließendes Blut, insbesondere in den Lebervenen (👁 **6.9**) führt zu schlierenartigen bewegten Echos, die nicht mit Thromben verwechselt werden sollten. Dieser sogenannte Spontankontrast bedeutet allerdings, wenn er im rechten Herzvorhof bei Vorhofflimmern auftritt, ein Risiko für Thrombenbildung.

Konsequenzen für den Untersuchungsablauf

Die meisten der beschriebenen Artefakte zeigen sich also schallkopffern der sie verursachenden Strukturen. Es ergibt sich die Notwendigkeit, die Schallkopfrichtung zu variieren. Zum einen verschwindet ein Teil der Artefakte schon bei geringer Verschiebung des Schallkopfes. Zum anderen werden die realen Strukturen schallkopffern erst durch das Verschieben sichtbar. Auch um das optimale Auflösungsvermögen in axialer Richtung zu nutzen, ist eine Darstellung in mindestens zwei Ebenen obligat. Schallabschwächung und Schallverstärkung können teilweise durch Nachregulieren der Tiefenverstärkung („DGC", s.o.) ausgeglichen werden.

Rauschen und Schichtdickenartefakte lassen sich vermindern, wenn auch nicht immer beseitigen, indem eine möglichst hohe Schallfrequenz gewählt, die Fokuszone in den interessierenden Bereich gelegt und die Gesamtverstärkung reduziert wird.

■ Literatur

Doessel O. Bildgebende Verfahren in der Medizin: von der Technik zur medizinischen Anwendung. Berlin: Springer; 2000; 191-225, 622-79.

Gebel MJ. Neue Modifikationen und Verfahren der Sonographie und ihre praktische Bedeutung. Internist. 2000; 41: 3-8.

Heyder N. Befundung und Nomenklatur bei Ultraschalluntersuchungen innerer Organe. Berlin: Springer; 1994.

Steiner E. Ultraschallbildartefakte. Physikalische Grundlagen. Radiologe. 1993; 33: 1-10.

7 Abdominalsonographie

U. Peitz, R. Mantke, H. U. Schulz, H. Lippert

Gastrointestinaltrakt

Grundlagen und Indikation zur Sonographie

Wurde früher der Gastrointestinaltrakt wegen seines Gasgehalts und der damit verbundenen Schallreflexion nur als störend für die abdominale Sonographie beurteilt, wird heute, mit besserer Auflösung des sonographischen Bildes, eine Befundung vom unteren Ösophagus bis zum Rektum angestrebt. Eine kontinuierliche Darstellung ist allerdings nicht möglich: Zwar ist intraluminales Gas nach wie vor das wesentliche Hindernis für die Darstellung des Magen-Darm-Traktes, doch können zum einen die Anteile der gastrointestinalen Wand, die zwischen Schallkopf und dem schallauslöschenden Gas liegen, dargestellt werden. Zum anderen gelingt es unter günstigen Bedingungen, mit entsprechend kleinen Schallsonden gashaltige Darmschlingen soweit zu komprimieren oder zu verdrängen, daß auch schallkopffernere Anteile des Magen-Darm-Traktes sichtbar gemacht werden können. Drittens hat die Beurteilung des Fettgewebes in der Umgebung des Darms bei entzündlichen Erkrankungen an Bedeutung gewonnen.

Flüssigkeit im Darm, sei sie physiologisch oder pathologisch vermehrt, verbessert die Beurteilbarkeit der Magen-Darm-Wand. Die zusätzliche Flüssigkeitsfüllung zu diagnostischen Zwecken von oral oder anal erlaubt zwar in geübter Hand auch eine sensitive Detailbeurteilung der Magenmukosa (Worlicek et al. 1989) bzw. des Kolons (Limberg 1998) („Hydrosonographie"), doch hat sich diese Methode wegen des zeitlichen Aufwands und konkurrierender endoskopischer und endosonographischer Methoden nicht allgemein durchgesetzt. Beim Dünndarm besitzt die Flüssigkeitsfüllung möglicherweise bisher noch unterschätzte Möglichkeiten (Bin et al. 1992).

Bei der Mehrzahl der Patienten mit gastrointestinaler Fragestellung steht die Sonographie an erster Stelle der bildgebenden Diagnostik. Somit ist der Wert der Magen-Darm-Sonographie häufig richtungweisend und ergänzend für die weitere bildgebende Diagnostik. Bei einigen Erkrankungen, z.B. Appendizitis oder Divertikulitis, kann die Sonographie bereits die definitive Diagnose liefern.

Spezielle Untersuchungstechnik und Befunderhebung

- Routineuntersuchung in Rückenlage des Patienten, bei spezieller Fragestellung Lagevariation (Seitenlage, stehend), besonders zur Verlagerung intraluminaler oder intraperitonealer Flüssigkeit
- 3,5- und 5-MHz-Schallkopf, bei schlanken Patienten und Kindern auch 7,5-MHz-Schallkopf
- Wahl der Schnittebenen organadaptiert, soweit anatomisch möglich, mindestens Darstellung der Darmwand in zwei Ebenen, d.h. im Querschnitt als Ringstruktur (**7.2**, **7.7**) bzw. bei Gasgehalt als partieller Ring, im Längsschnitt als bandförmige Struktur (**7.1**, **7.3**). Die bildliche Beschreibung einer Ringstruktur als „Kokarde" stammt aus der Zeit, in der jede Darstellbarkeit der Darmwand in Form eines echoarmen Rings als Ausdruck einer Wandverdickung angesehen wurde. Da heute auch die normal dicke Magen-Darm-Wand als Ringstruktur erkennbar ist, sollte der Begriff der Kokarde verlassen oder aber als physiologische bzw. pathologische Kokarde beschrieben werden
- Interkostale Schnittebenen für Magenfundus und -korpus sowie rechte und linke Kolonflexur
- Organzuordnung anhand der anatomischen Lage der Faltenstrukturen (Kerckring-Falten im Dünndarm, Semilunarfalten im Kolon, **7.3**, **7.4**) sowie der Sphinkteren (unterer Ösophagussphinkter, Pylorus **7.1**, Bauhin-Klappe, **7.17**, **1.8**)
- Gegebenenfalls Darstellung des Rektums von perianal und perineal
- Ausnutzung von Schallfenstern: Leber, Milz, Harnblase, intraluminale Flüssigkeit
- Darstellung der sonographischen Fünfschichtung (Kimmey et al. 1989) der gastrointestinalen Wand (**7.1** – **7.3**):
  1. Echoreich: Grenze zwischen Adventitia und Muscularis propria, Grenzzonenecho („Eintrittsecho")
  2. Echoarm: Muscularis propria (Beachte: mit hochauflösenden Schallsonden sind auch äußere Längs- und innere Ringmuskelschicht noch durch ein echoreiches Band getrennt zu unterscheiden, **7.14**, Kap. 1, Akutes Abdomen, **1.30**, **1.31**, am deutlichsten zu erkennende Schicht, da von beiden echoarmen Strukturen die dickere und gegenüber der bindegewebigen Darmumgebung durch die Echoarmut kontrastierend
  3. Echoreich: Submukosa, äußere Anteile der Mukosa
  4. Echoarm: innere Anteile der Mukosa
  5. Echoreich: Grenze zwischen Mukosa und Darminhalt, Grenzzonenecho („Austrittsecho"), häufig nicht vom Darminhalt abgrenzbar
- Messung der Wanddicke vom Eintritts- zum Austrittsecho. Differenzierung in entzündliche und rein ödematöse Wandschwellung häufig nicht möglich, ergibt sich eher aus dem klinischen Zusammenhang, z.B. diffuse Wandverdickung bei hydropischen Zuständen (portale

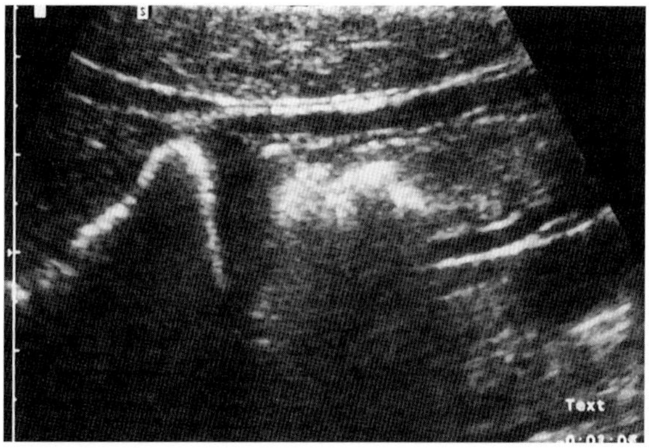

7.1 a Magenantrum im Längsschnitt mit Pylorus und Bulbus duodeni. Im Magen Fünfschichtung darstellbar mit kräftiger Muskularis.

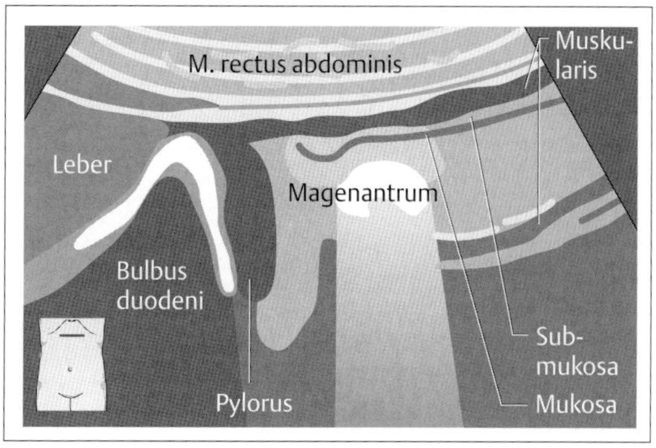

7.1 b Schemazeichnung.

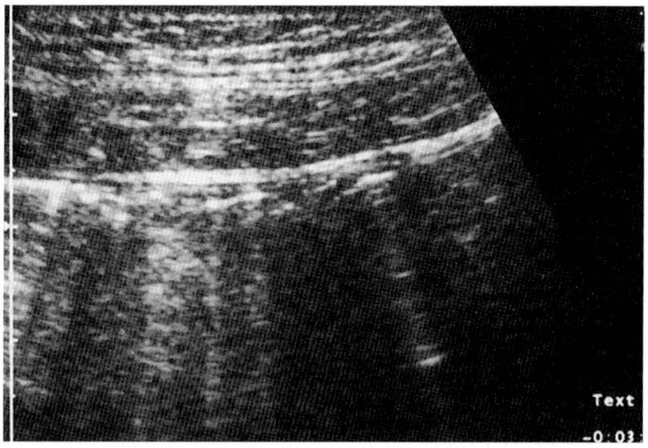

7.2 a Dünndarm mit teils gas-, teils chymusgefüllten Darmschlingen. Mit 7,5-MHz-Schallkopf Fünfschichtung dieser dünnwandigen Darmanteile teilweise darstellbar.

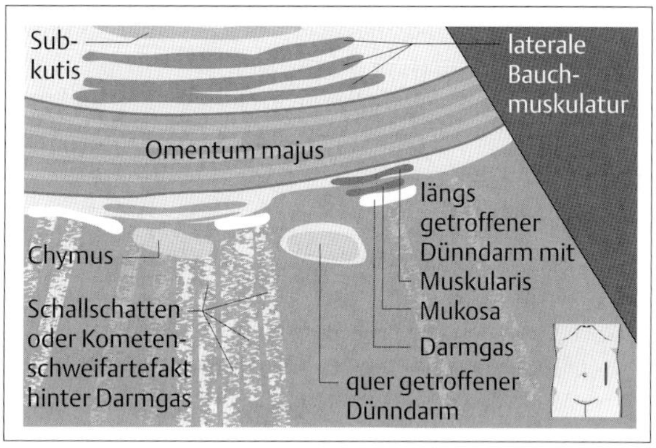

7.2 b Schemazeichnung.

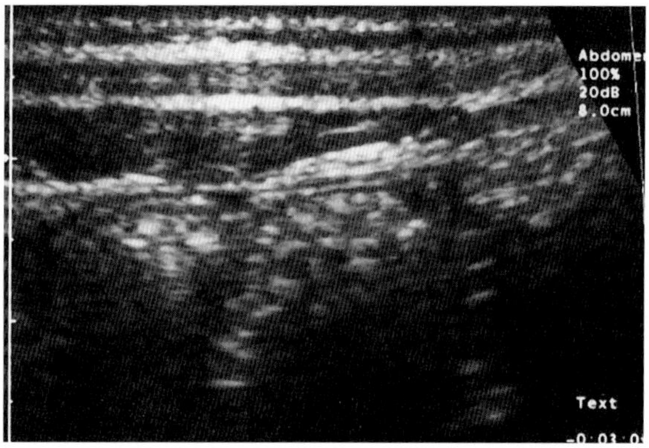

7.3 a Colon descendens, erkennbar an den Semilunarfalten, Fünfschichtung abgrenzbar.

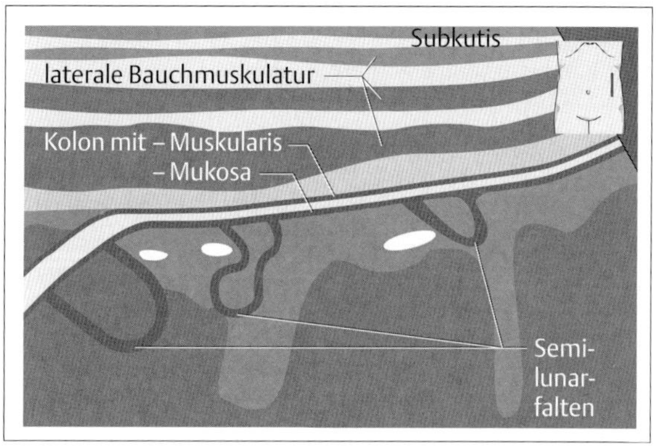

7.3 b Schemazeichnung.

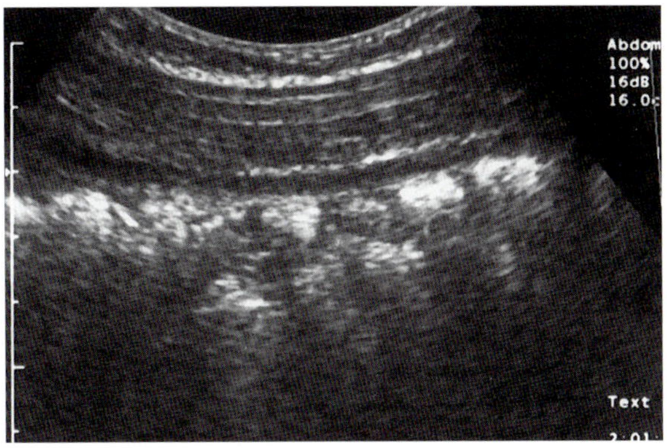

7.4 a Colon ascendens, erkennbar an zwei parallelen Reihen gasgefüllter Haustren. Bei dieser geringeren Auflösung ist die Fünfschichtung nicht darstellbar.

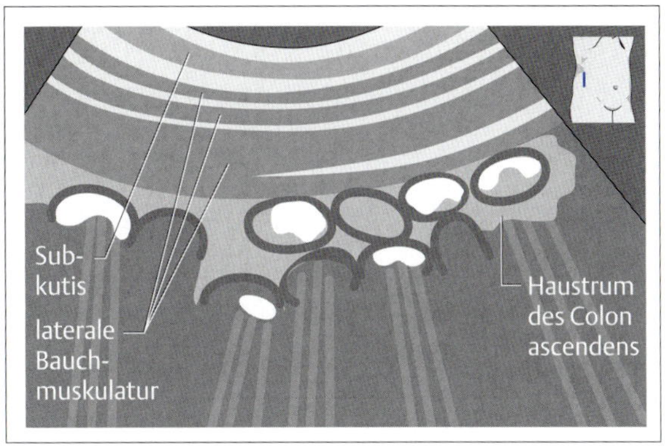

7.4 b Schemazeichnung.

Hypertension, Herz- oder Niereninsuffizienz).
Mit diesen Einschränkungen Normwerte der Wanddicke (jeweils im nicht kontrahierten Zustand):
  - Magen maximal 6 mm
  - Dünn- und Dickdarm 3 mm
- **Cave:** Wanddicke wesentlich abhängig von Wandspannung und Hydratationszustand, d.h. trotz entzündlicher Wandinfiltration keine oder geringe Wandverdickung bei gleichzeitiger Dilatation des betreffenden gastrointestinalen Segments. Umgekehrt scheinbare diffuse Wandverdickung bei vollkommen leerem Darmlumen, also beim kollabierten oder kontrahierten Darm
- Abschätzung der Lumenweite, des Gas- und Flüssigkeitsgehaltes
- Beurteilung der Motilität: Normo-, Hypo-, Hyperperistaltik, Pendelperistaltik, lokale Wandstarre
- Darstellung des umgebenden Fettgewebes von Mesenterium und Omentum hinsichtlich Volumen, Form, Dichte und Verschieblichkeit zum Peritoneum. Bei lokalen entzündlichen Prozessen, z.B. Appendizitis oder Divertikulitis, Verdichtung des umgebenden Fettgewebes und kappenförmige Anordnung um die Entzündung
- Aufsuchen freier peritonealer Luft oder Flüssigkeit

Gastroduodenales Ulkus

Relevante Basisinformationen

- Unspezifische klinische Symptomatik: Sonographie gehört zur differentialdiagnostischen Abklärung von Oberbauchbeschwerden. Endgültige Diagnosestellung endoskopisch, bei einem Teil der Patienten kann Sonographie zuvor Hinweise auf ein Ulkus liefern (Danneels et al. 1990, Garcia 1999)
- Häufigkeiten:
  - Prävalenz: Ulcus ventriculi 0,3%, Ulcus duodeni 1,4%
  - Lebenszeitinzidenz: 10%, am höchsten zwischen 35. und 55. Lebensjahr, nur für Ulcus duodeni zwei bis dreimal höhere Inzidenz bei Männern
- Ergänzung der endoskopischen Diagnose durch sonographische Befunde bezüglich Penetration bzw. bei malignem Ulkus bezüglich Infiltrationstiefe und Lymphknotenbefall. Hier ist Endosonographie wesentlich sensitiver als transabdominelle Sonographie
- Ulkusperforation: s. Kap. 1, Akutes Abdomen, Hohlorganperforation
- *Weiterführende Diagnostik:* Ösophagogastroduodenoskopie, bei Penetrationsverdacht Computertomographie, eventuell endoskopische Sondierung mit Röntgenkontrastdarstellung

Sonographische Befundkriterien

- **Entzündliche Verdickung der Magen- oder Duodenalwand im Ulkusbereich,** sonographisch als umschriebene, exzentrische echoarme Wandverdickung darstellbar (7.5)
- **Ulkus selbst** als lagekonstanter heller Gasreflex in der Wand zu erkennen, entsprechend dem eitrig durchsetzten Ulkusgrund (7.5)
- **Penetration in Nachbarorgane** als gashaltiger Fistelgang darzustellen, ggf. mit Abszeß im Nachbarorgan (7.6)
- **Perforation:** s. Kap. 1, Akutes Abdomen, Magen-Darm-Perforation

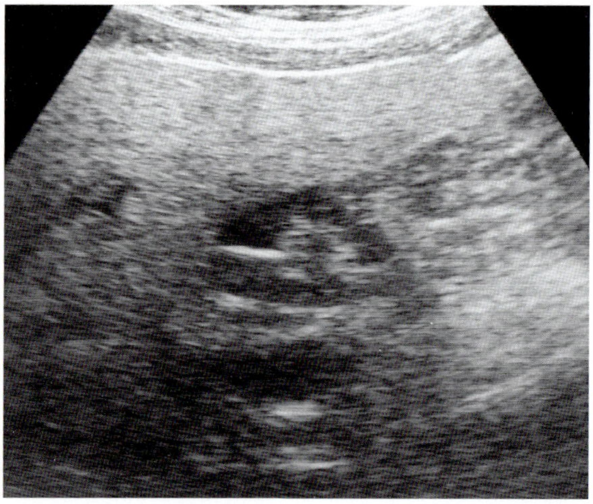

7.5 a Ulcus duodeni mit exzentrischer echoarmer Wandverdickung und lagekonstantem intramuralen Gasreflex. Nebenbefund: Leberverfettung.

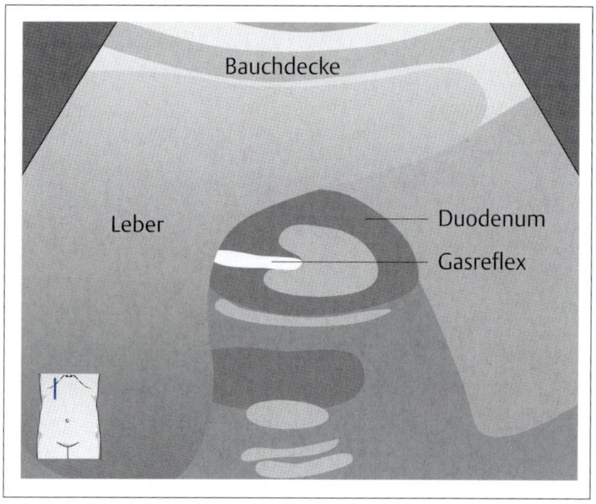

7.5 b Schemazeichnung.

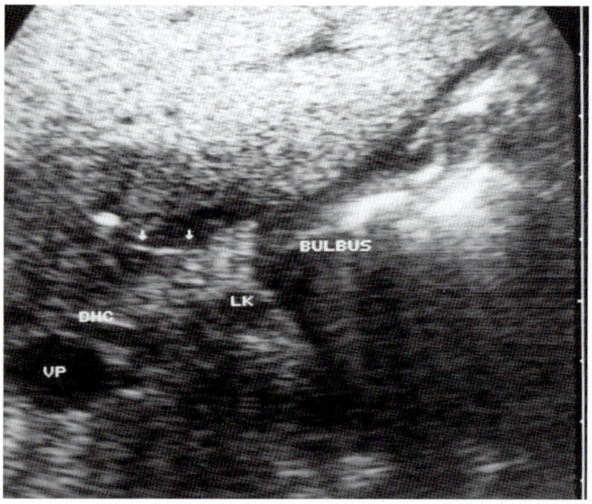

7.6 a Ulcus-duodeni-Penetration in die Leber: echoarme verdickte Wand des Bulbus duodeni mit einem echoarmen, zentral gashaltigen Fistelgang zu einem Leberabszeß. Verdichtung des Fettgewebes zwischen Bulbus und Leber mit Lymphknotenschwellung. Weiterer Verlauf: Abheilung des Abszesses nach Spülung über Gastroskop und antibiotischer Therapie.

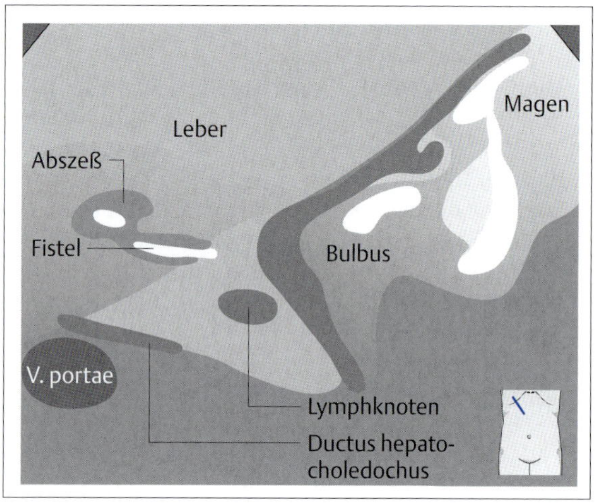

7.6 b Schemazeichnung.

Konsequenz für die Chirurgische Therapie

Befund	Charakteristik	Therapie
Verdacht auf Magen- oder Duodenalulkus	Duodenalwand dicker als 3 mm Magenwand dicker als 6 mm mit oder ohne Störung der normalen Fünfschichtung	weiterführende Diagnostik mittels Ösophagogastroduodenoskopie
Verdacht auf Ulkuspenetration in Nachbarorgane	echoarmer, zentral gashaltiger Fistelgang	Ösophagogastroduodenoskopie, Sicherung der Diagnose mittels CT oder Fistulographie, endoskopische Drainage oder chirurgische Resektion

V.a. Perforation: s. Kap. 1, Akutes Abdomen, Magen-Darm-Perforation

Tumoren

Relevante Basisinformationen

- Magen-Darm-Sonographie zum Tumorscreening als alleinige Methode zu wenig sensitiv
- Tumorverdacht bei jeder lokalisierten Wandverdickung ohne andere schlüssige Erklärung (Dietrich et al. 1998a, Limberg 1998, Tous et al. 1997), sonographische Tumorzeichen richtungweisend für weitere Diagnostik
- Dignitätsbeurteilung und Artdiagnose sonographisch nicht möglich, jedoch Hinweise:
  - Maligne Darmwandverdickungen in der Regel echoarm
  - Langstreckige, relativ gleichmäßige Darmwandverdikkung (👁 7.**9**) suspekt auf malignes Lymphom des Magen-Darm-Trakts (MALT-Lymphom)
- Falls endoskopisch bioptische Klärung nicht möglich oder gewünscht, ist auch die Magen-Darm-Wand einer Feinnadelpunktion zugänglich (Bin et al. 1992, Carson et al. 1998)
- Bei bekannter Histologie und günstigen Schallbedingungen Aussagen zum Staging bezüglich Infiltrationstiefe, Lymphknotenstatus und intraabdominellen Metastasen möglich
- Besondere Bedeutung der transabdominellen Sonographie bei endosonographisch nicht zu erreichenden Darmabschnitten, z.B. Dünndarm, endoskopisch nicht zu passierende Kolonstenosen
- *Weiterführende Diagnostik:* Endosonographie, Computertomographie, diagnostische Laparoskopie, bei Dünndarmbeteiligung Röntgen-Enteroklysma nach Sellink

Sonographische Befundkriterien

- **Lokale Wandverdickung**, meist echoärmer als normale Submukosa oder umgebendes Bindegewebe (👁 7.**7** – 7.**11**), im Querschnitt exzentrische oder asymmetrische Wandverdickung (👁 7.**7** – 7.**11**)
- **Destruktion der Fünfschichtung** (👁 7.**7** – 7.**11**), Stadieneinteilung der Wandinfiltration s. Kap. 10, Endosonographie
- **Wandstarre**
- Eventuell **Stenose** durch verschmälerten luminalen Gasreflex zu erkennen, prästenotisch Dilatation mit Pendelperistaltik
- Eventuell **entzündliche Begleitreaktion** als kappenförmiges verdichtetes Fettgewebe (👁 7.**11**)
- Vom Magen-Darm-Trakt ausgehendes **malignes Lymphom (MALT-Lymphom)** meist entlang der Submukosa ausgebreitet als echoarme langstreckige, relativ gleichmäßige Wandverdickung, im Dünndarm häufig zirkulär (👁 7.**9**)
- **Lymphknotenvergrößerungen** bei bekanntem gastrointestinalen Karzinom sind als Lymphknotenmetastasen zu werten. Während eine Lymphknotengröße von ≥ 1 cm als Zeichen der Metastasierung gewertet wird, ist Differenzierung benigne/maligne bei Lymphknoten ≤ 1 cm meist nicht möglich. Hinweise für Malignität (in Anlehnung an endosonographische Erfahrungen bei Verwendung hochfrequenter, d.h. mindestens 5-MHz-Schallsonden, Nattermann et al. 1994): homogen echoarme Struktur, runde Form (👁 7.**8**) gegenüber der physiologischen bohnenförmigen Struktur mit erkennbarem Hilus. Einzelne abdominelle Lymphknotenvergrößerungen als Zufallsbefund bis zu 2 cm auch bei einem Teil asymptomatischer Probanden, daher bei der Zuordnung von Lymphknotenvergrößerungen Berücksichtigung des klinischen Zusammenhangs (Dietrich et al. 1998b)
- Bei **Organüberschreitung** Ausbreitung der echoarmen Raumforderung in umgebendes Fettgewebe oder Nachbarorgane (👁 7.**11**), Verschieblichkeit gegenüber Netz, Peritoneum oder Nachbarorganen aufgehoben
- Bei **Peritonealkarzinose sind Aszites**, diffuse echoarme Darmwandverdickung, eventuell Wandstarre, verdichtetes Fettgewebe, unregelmäßiges Peritoneum oder Ileuszeichen hinweisend, nicht beweisend (👁 7.**12**)

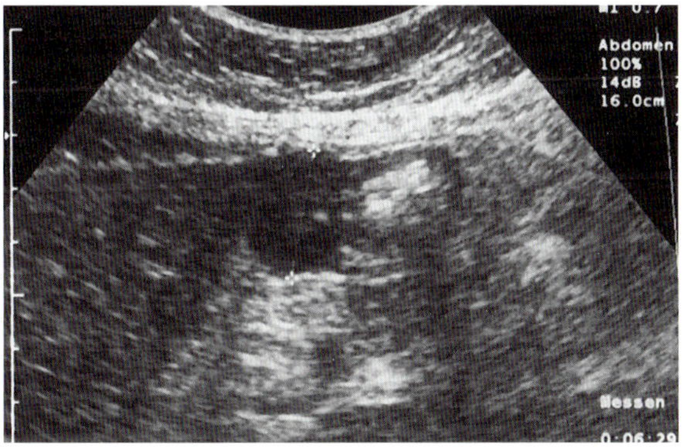

👁 7.**7a** Submuköser neuroendokriner Tumor des Magens: echoarme kugelige Wandverdickung des quergeschnittenen Magenantrums, verschieblich gegenüber Leber und Bauchwand, endosonographisch submuköser Magentumor.

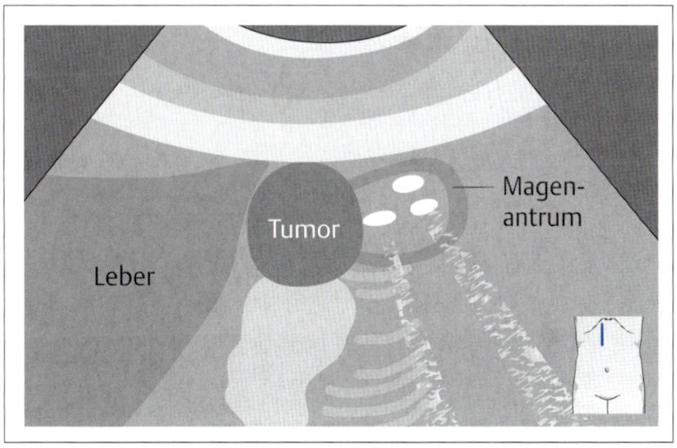

👁 7.**7b** Schemazeichnung.

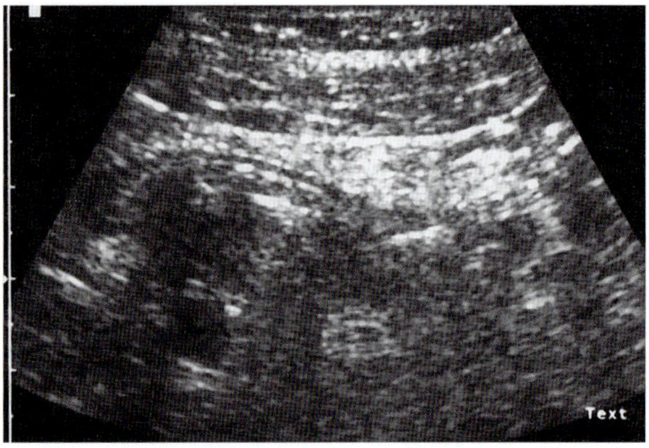

7.8 a Karzinoid des Ileums mit Lymphknotenmetastase: echoarme Raumforderung des Ileums mit gelappter, unregelmäßiger Begrenzung und partieller Destruktion der Wand, im Mesenterium echoarmer vergrößerter Lymphknoten (15 mm).

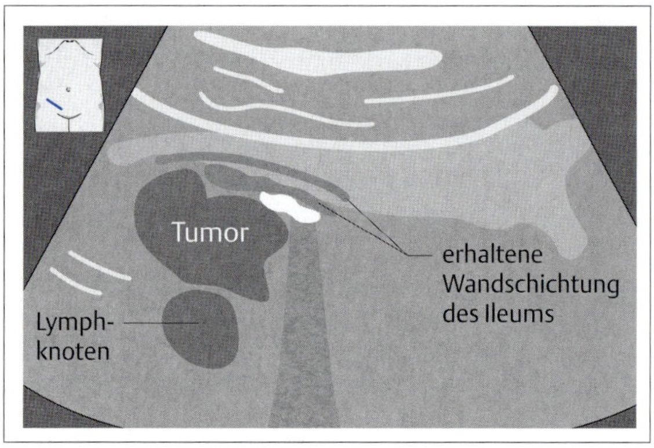

7.8 b Schemazeichnung.

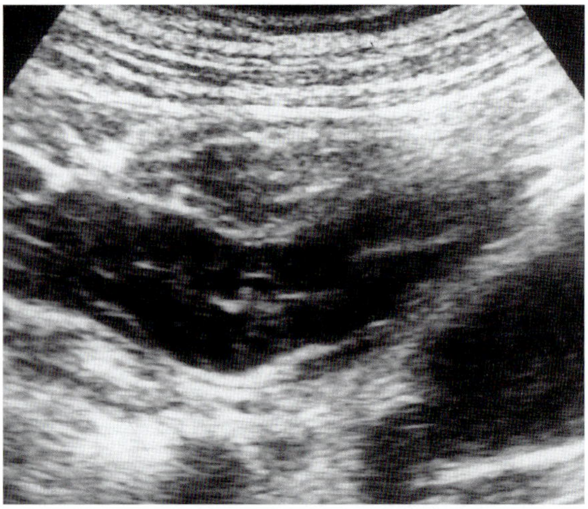

7.9 a Malignes Non-Hodgkin-Lymphom des Ileums: Ileum im Längsschnitt mit langstreckiger, sehr echoarmer Verdickung von Submukosa und Mukosa, Lumen stark eingeengt an Gasreflexen zu erkennen. Tunica muscularis intakt.

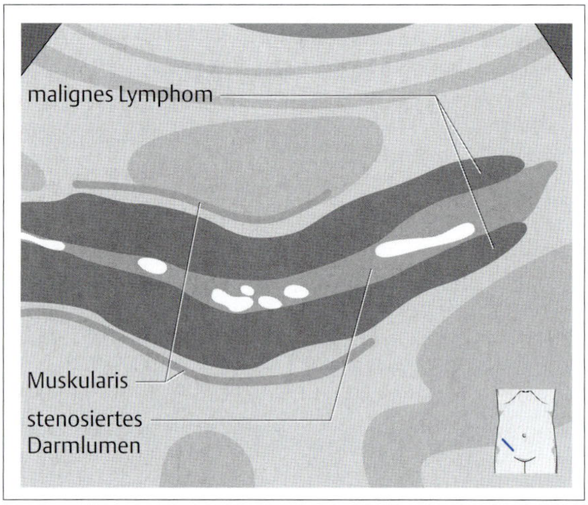

7.9 b Schemazeichnung.

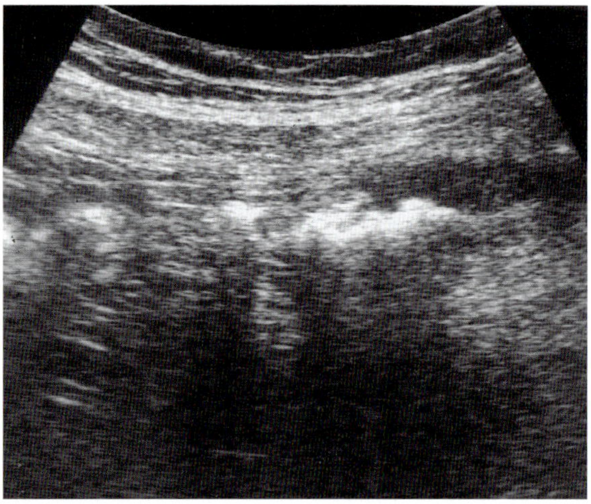

7.10 a Karzinom des Colon descendens, Stadium T3: Kolon im Längsschnitt mit Haustren, echoarme umschriebene Wandverdickung mit Destruktion aller Wandschichten sowie unregelmäßiger Kontur.

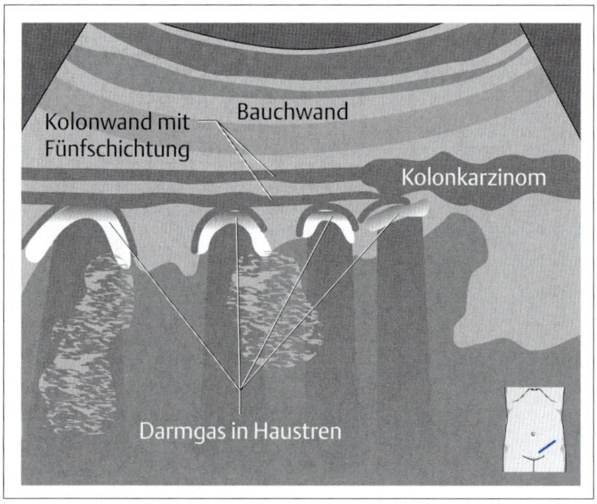

7.10 b Schemazeichnung.

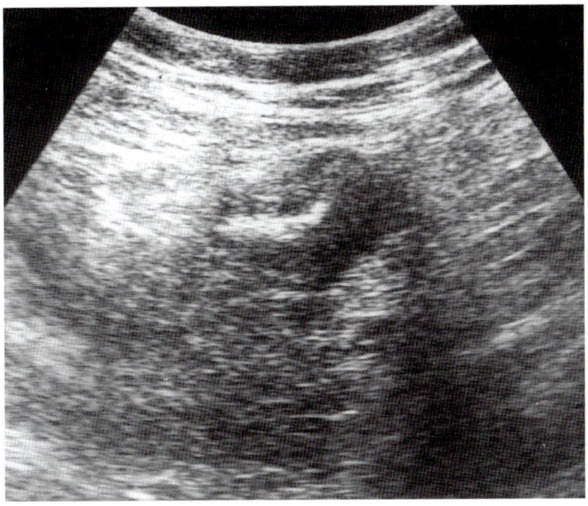

7.11 a Gleicher Patient wie 7.10, Colon descendens im Querschnitt, mit exzentrischer echoarmer Wandverdickung, teilweise über die Kontur hinausgehend. Kappenartige Formation von verdichtetem Fettgewebe als Ausdruck der entzündlichen Reaktion des Netzes oder Mesenteriums.

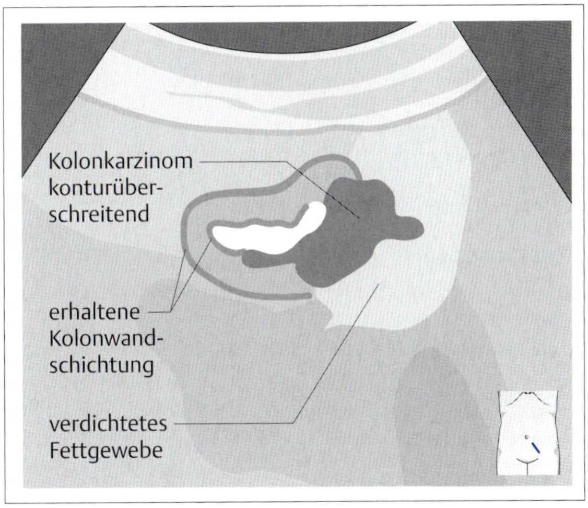

7.11 b Schemazeichnung.

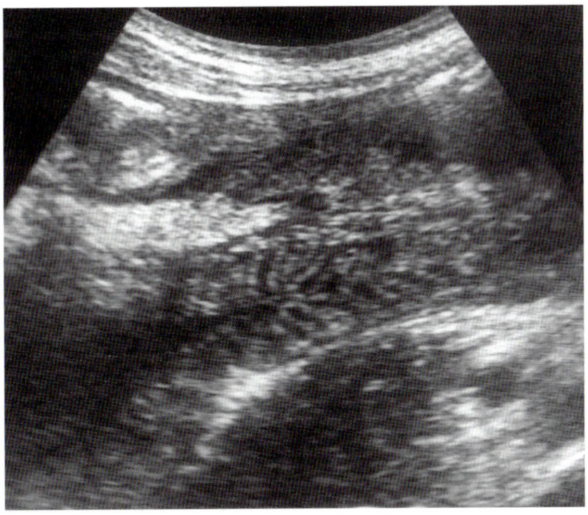

7.12 a Peritonealkarzinose: diffuse echoarme Wandverdikkung des Jejunums, kontrastierend zum verdichteten Fettgewebe. Kerckring-Falten diffus geschwollen, verminderte Peristaltik und eingeschränkte Verschieblichkeit.

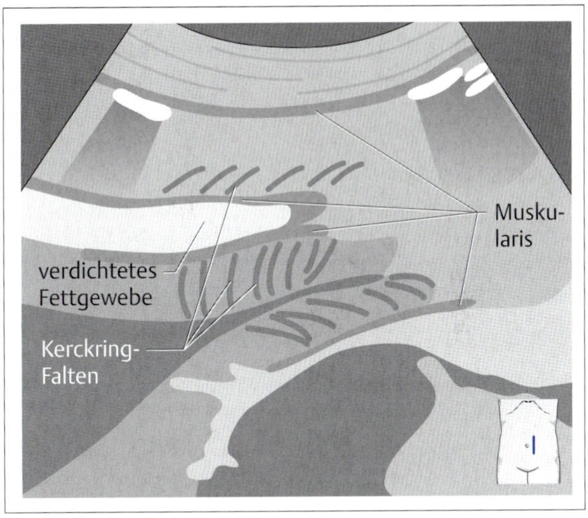

7.12 b Schemazeichnung.

Konsequenz für die Chirurgische Therapie

Befund	Charakteristik	Therapie
Verdacht auf Neoplasma der Magen- oder Darmwand	lokalisierte Magen-Darm-Wand-Verdickung, z. B. im Rahmen einer Diagnostik unklarer Abdominalsymptome oder anderer allgemeiner Tumorsymptome	weiterführende Diagnostik: Endoskopie, Röntgenkontrastdarstellung, CT
Lymphknotenvergrößerung	im Rahmen einer allgemeinen Tumorsuche, ohne sonographischen Tumornachweis	weiterführende Diagnostik: Endoskopie, Röntgenkontrastdarstellung, CT

Ileus

Siehe hierzu Kapitel 1, Akutes Abdomen.

Chronisch-entzündliche Darmerkrankungen

Relevante Basisinformationen

- ***Hauptsymptome:*** abdominelle Schmerzen, Diarrhöen, Blutbeimengungen im Stuhl regelhaft bei Colitis ulcerosa
- ***Diagnosen*** des Morbus Crohn und der Colitis ulcerosa nach klinischem Verlauf, Laborparametern sowie endoskopischem und bioptisch-histologischem Bild; bei etwa 10% der Patienten ist Differenzierung zwischen M. Crohn und Colitis ulcerosa nicht möglich. Abgrenzung leichter oder beginnender Formen der chronisch entzündlichen Darmerkrankungen gegenüber infektiösen Darmerkrankungen (Morbus Crohn versus z. B. Yersiniose, Colitis ulcerosa versus z. B. Salmonellose) teilweise erst im Verlauf möglich
- Bei beiden Erkrankungen nahezu gleiche Verteilung der geschlechtsbezogenen Inzidenz und Häufung der Erstdiagnosen zwischen dem 15. und 40. Lebensjahr
  - ***Colitis ulcerosa:*** diffuse Mukosaentzündung, kontinuierlich vom Rektum mehr oder weniger weit nach oral reichend, selten bis in das terminale Ileum als sog. Backwash-Ileitis, in floriden Stadien multiple Ulzera. Das sonographische Bild der Colitis ulcerosa gleicht dem einer infektiösen Kolitis, daher Bedeutung der Sonographie vor allem in der Verlaufsbeobachtung
  - ***Morbus Crohn:*** segmentale Entzündungen des Dünn- und/oder Dickdarms mit dazwischen gelagerten intakten Schleimhautsegmenten, Entzündungsausbreitung transmural möglich mit sonographisch meist gut zu erfassender Fistel-, Abszeß- und Stenosenbildung. Wichtige Zusatzinformationen zu endoskopischen und röntgenologischen Befunden, insbesondere zur Beteiligung des Dünndarms. Wie bei Colitis ulcerosa Bedeutung der Sonographie vor allem in der Verlaufsbeurteilung

Sonographische Befundkriterien

- **Colitis ulcerosa** (Bozkurt et al. 1998, Meckler et al. 1989, Truong et al. 1998):
  - Langstreckige zirkuläre Wandverdickung, insbesondere in Mukosa und Submukosa (👁 7.**13**)
  - Rektum immer beteiligt, mehr oder weniger weit oralwärts im Kolon kontinuierlich ausgebreitet
  - Verlust der Haustrierung nach langjährigem Verlauf (👁 7.**14**)
- **Morbus Crohn** (Bozkurt et al. 1998, Gasche et al. 1999, Limberg 1998, Meckler et al. 1989)
  - Segmentale Wandverdickung von Dünndarm (👁 7.**15**) oder Dickdarm, im Querschnitt häufig nicht zirkulär, sondern exzentrisch (👁 7.**16**)
  - Teilweise Mukosa und Submukosa betreffend mit Erhaltung der Wandschichtung, teilweise mit Aufhebung der Wandschichtung durch transmurales echoarmes Infiltrat (👁 7.**15**, 7.**16**)
  - Bei transmuraler Ausbreitung verdichtetes Fettgewebe der Umgebung als Ausdruck einer entzündlichen Beteiligung (👁 7.**16**, 7.**17**), bei stärkerer entzündlicher Beteiligung des Fettgewebes zusätzlich echoarme Straßen im Netz oder Mesenterium („Entzündungsstraßen")
  - Entzündliche Lymphknoten (👁 7.**16**)
  - Fisteln als echoarme Stränge mit zentralen Gasreflexen im Fistellumen darstellbar (👁 7.**18**)
  - Abszeß als Flüssigkeitsansammlung außerhalb des Darmlumens darstellbar, teilweise mit Gasreflexen durchmischt, meist durch verdichtetes Fettgewebe abgekapselt (👁 7.**19**)
  - Stenosen als eingeengtes Darmlumen erkennbar mit Passage der luminalen Gasreflexe, prästenotisch Pendelperistaltik. Ursache der Stenose entzündlich verdickte Wand (👁 7.**15**, 7.**18**) und/oder narbig fixierte Stenose ohne Wandverdickung (👁 7.**20**)
- Differenzierung **infektiöser gegenüber chronisch-entzündlichen Darmerkrankungen** ausschließlich sonographisch häufig nicht möglich (👁 7.**13**, 7.**17**)

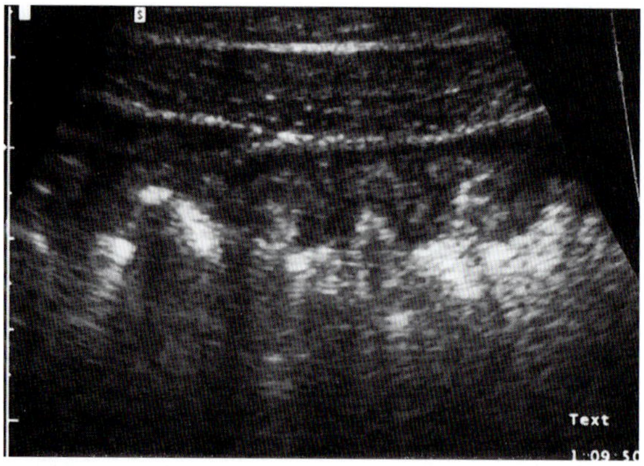

👁 7.**13 a** Floride Colitis ulcerosa: Colon descendens im Längsschnitt mit Wandverdickung, insbesondere die Mukosa und Submukosa betreffend: Kolitis, weitere Spezifizierung der Diagnose sonographisch nicht möglich, erfolgt klinisch und endoskopisch.

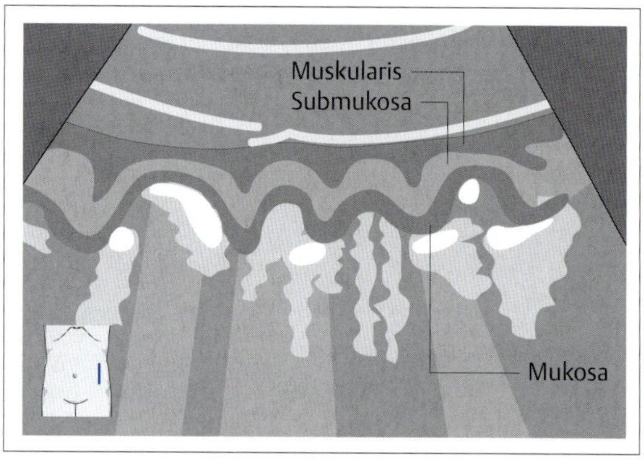

👁 7.**13 b** Schemazeichnung.

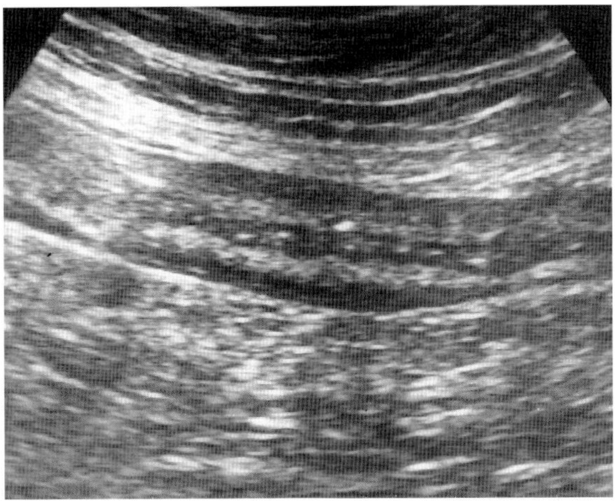

7.14 a Akuter Schub einer Jahre bestehenden Colitis ulcerosa: Colon sigmoideum im Längsschnitt mit Wandverdickung, betont der Mukosa und Submukosa. Darmlumen leer, Aufhebung der Haustren. Durch Begleitödem der Muscularis propria lassen sich innere und äußere Schicht getrennt durch einen schmalen echoreichen Streifen darstellen.

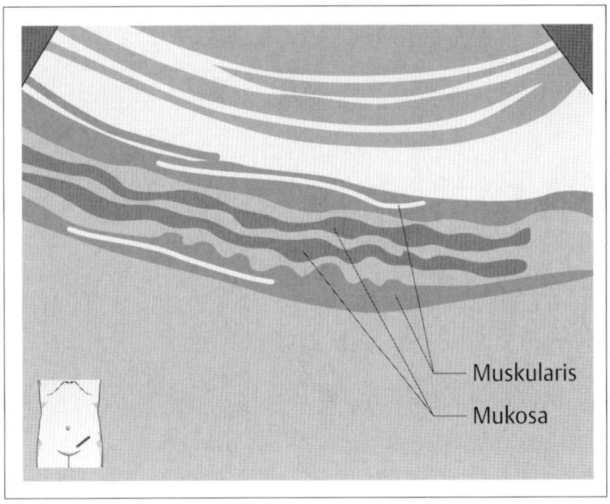

7.14 b Schemazeichnung.

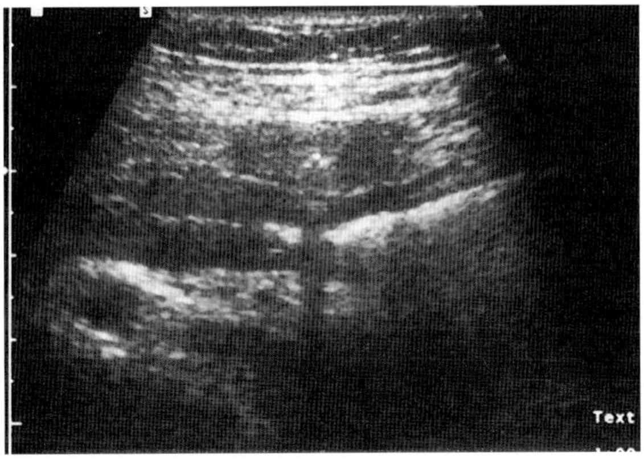

7.15 a Florider Morbus Crohn des Dünndarms mit entzündlicher Stenose: Dünndarm mit zwei sich kreuzenden Schlingen, schallkopfnah Dünndarmschlinge im Querschnitt mit leichter Wandverdickung und erhaltener Wandschichtung. Schallkopffern Dünndarmschlinge im Längsschnitt mit segmentaler erheblicher Wandverdickung bis 12 mm mit Aufhebung der Wandschichtung und echoarmer Transformation der Wand. Durch die Wandverdickung Stenosierung des Lumens und prästenotische Dilatation im rechten Bildanteil. Im dilatierten Teil des Darms Wandschichtung erhalten, hier nur gering verdickt bis 5 mm.

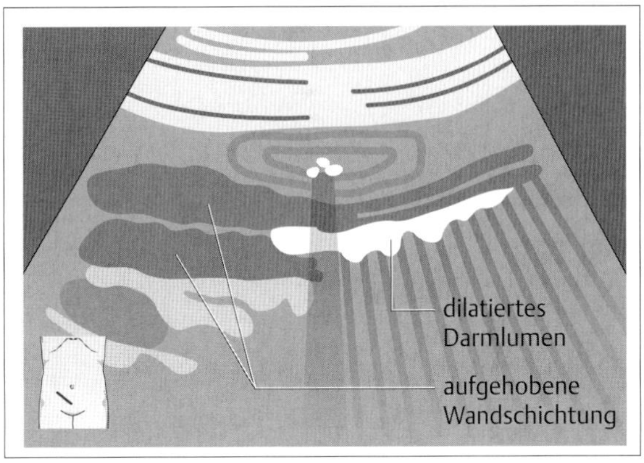

7.15 b Schemazeichnung.

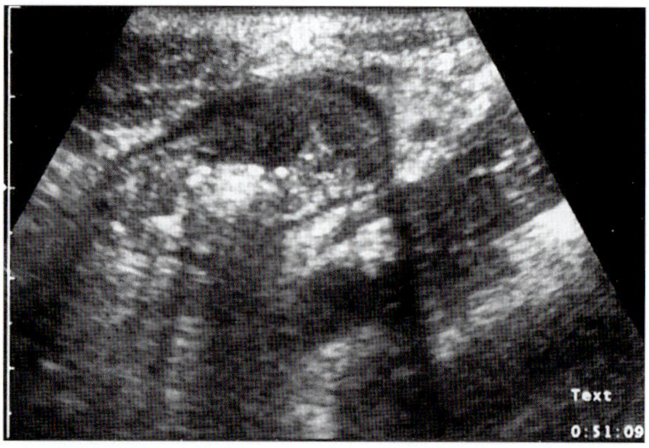

7.16 a Florider Morbus Crohn des Kolons mit transmuraler Entzündung: Querschnitt des Colon ascendens mit exzentrischer Wandverdickung bis 15 mm, hier aufgehobene Wandschichtung. Im Fettgewebe des Mesokolons entzündlicher vergrößerter Lymphknoten (7 mm).

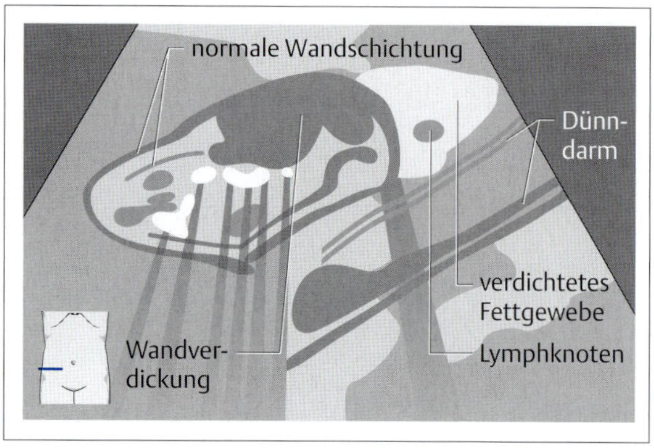

7.16 b Schemazeichnung.

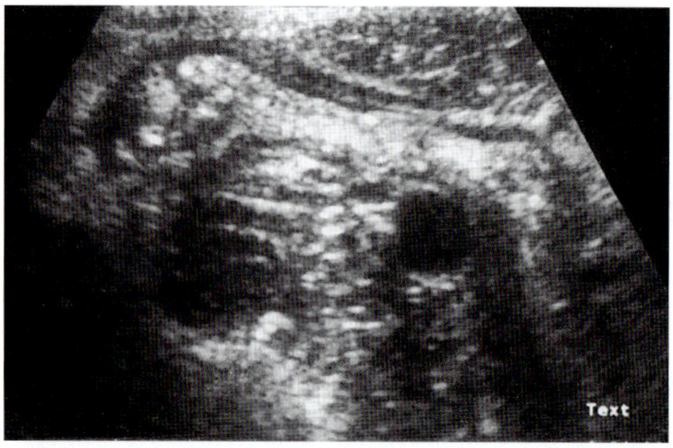

7.17 a Gleicher Patient wie 7.16. Ileozökalbereich mit Wandverdickung von terminalem Ileum und Zökum. Bauhin-Klappe geschwollen darstellbar, Wandschichtung erhalten. Sonographisch hier nicht von infektiöser Ileozözitis unterscheidbar.

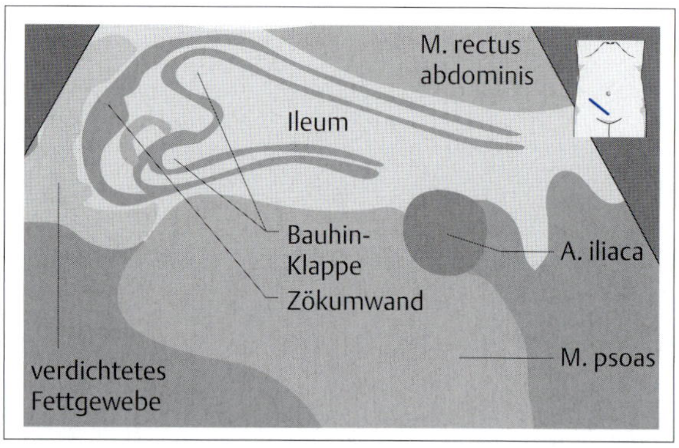

7.17 b Schemazeichnung.

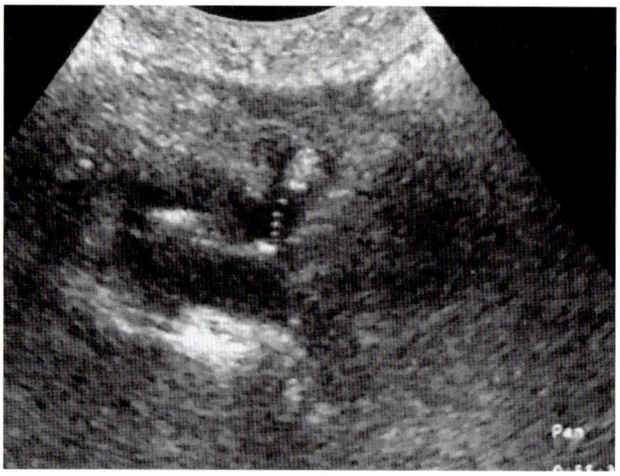

7.18 a Interenterische Fistel in Dünndarmkonglomerat bei Morbus Crohn: echoarme Raumforderung als Resistenz im rechten Mittelbauch zu tasten. Dünndarmwandschichtung aufgehoben, Darmwände benachbarter Darmschlingen nicht mehr voneinander zu trennen. Darmlumen stenosiert an den Gasreflexen zu erkennen. Schmale Straßen von Gasblasen zwischen den Lumina als Zeichen der Fistel.

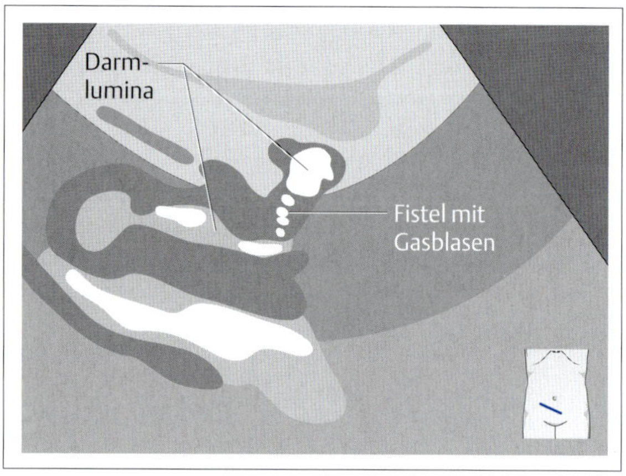

7.18 b Schemazeichnung.

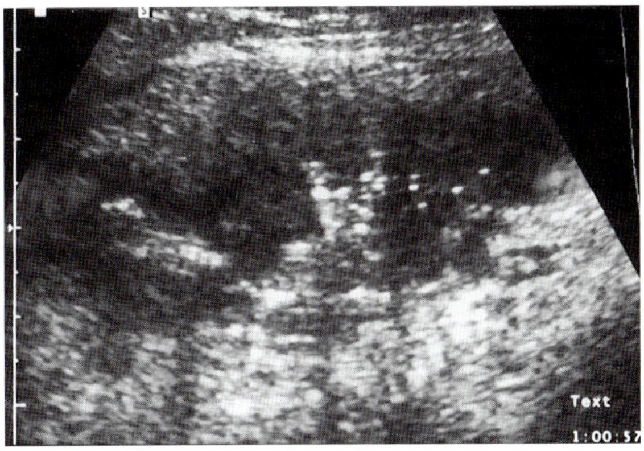

7.19 a Morbus Crohn mit Fistel vom Dünndarm zu einem Bauchdeckenabszeß: echoarme, zentral fast echofreie Raumforderung in der Bauchwand des rechten Unterbauchs. In der Raumforderung verzweigte Straßen von Gasreflexen. Einzelne Dünndarmschlingen nicht von der echoarmen Raumforderung zu trennen. Bei Feinnadelpunktion der echoarmen Raumforderung Entleerung von Eiter.

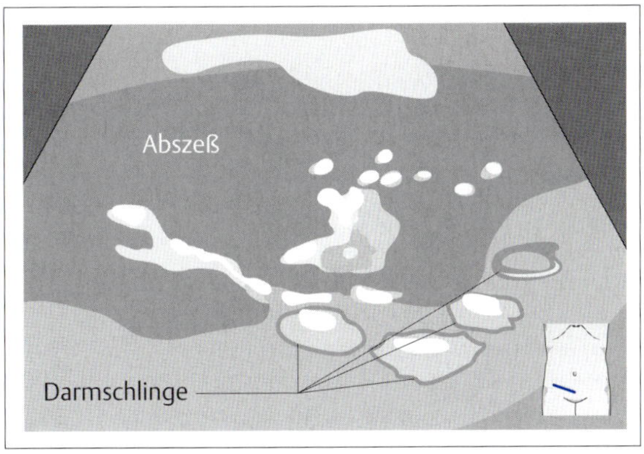

7.19 b Schemazeichnung.

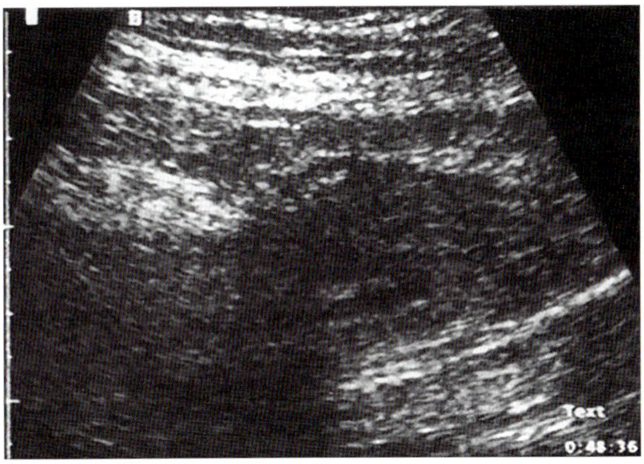

7.20 a Narbig fixierte Stenose des terminalen Ileums im inaktiven chronischen Stadium des Morbus Crohn: Terminales Ileum mit kurzstreckiger Wandverdickung im rechten Bildteil, hier Wandschichtung erhalten. Im linken Bildteil stark stenosiertes terminales Ileum ohne Wandverdickung, umgeben von Fettgewebe.

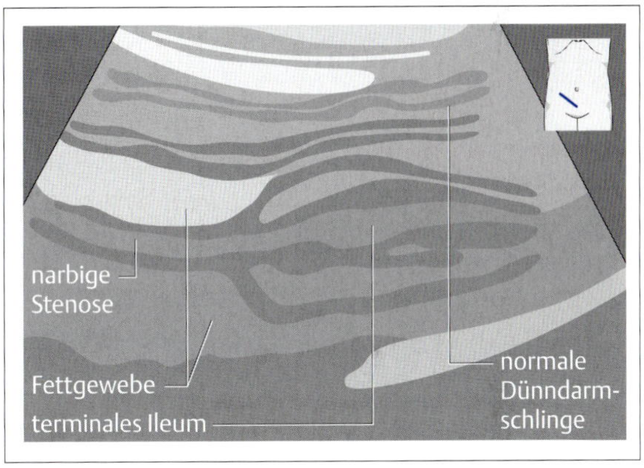

7.20 b Schemazeichnung.

Konsequenz für die Chirurgische Therapie

Befund	Charakteristik	Therapie
Abszeß	extraintestinale echoarme bis echofreie Raumforderung, ggf. mit Lufteinschlüssen, meist umgeben von verdichtetem Fettgewebe	interventionelle Drainage, wenn Drainage nicht möglich oder nicht suffizient: operative Sanierung
Fistel	interenterisch oder enterokutan, strangförmige echoarme Struktur mit zentralen Gasreflexen	Röntgendarstellung der Fistel mit Kontrastmittel oder NMR; konservativer Therapieversuch mit medikamentöser Behandlung der Grunderkrankung; bei Persistenz oder Komplikationen chirurgische Intervention
Entzündliche Stenosen ohne Ileus	stenosiertes Darmlumen mit echoarmer Darmwand, keine Ileuszeichen (s. Kap. 1, Akutes Abdomen)	konservativer Behandlungsversuch
Symptomatische narbige Stenose	stenosiertes Darmlumen ohne Wandverdickung	sparsame chirurgische Resektion

Appendizitis

Siehe hierzu Kap. 1, Akutes Abdomen.

Divertikulitis

Relevante Basisinformationen

- **Vorkommen** im gesamten Gastrointestinaltrakt
  - Angeborene Divertikel (selten): Ausstülpung aller Wandschichten
  - Erworbene Divertikel: Herniation nur der Mukosa („Pseudodivertikel") durch Muskularislücke, insbesondere juxtapapillär, im Colon sigmoideum und Colon descendens
- Erworbene Kolondivertikel bei 20–50% der Bevölkerung über 50 Jahre, meist verbunden mit einer Verdickung der Kolonmuskulatur („Myochose"), Verkürzung der Haustren und Lumeneinengung
- Divertikulitis (Entzündung meist nur eines Divertikels) fast ausschließlich im Kolon, meist im Sigmoid, Ausnahme: Meckel-Divertikel (Ileum)
- **Diagnose** der Divertikulitis durch klinische Symptomatik mit lokalem peritonitischem Schmerz, meist im linken Unterbauch, gelegentlich auch mit tastbarem entzündlichem Darmabschnitt
- Sonographisch Diagnosebestätigung und Komplikationssuche (Abszeß, Fistel, Perforation, Stenosierung) (Schwerk et al. 1993, Truong et al. 1998); Sonographie ohne Bedeutung bei der Divertikelblutung
- *Weiterführende Diagnostik:* Koloskopie oder Röntgen-Kolonkontrasteinlauf nach Abklingen der akuten Divertikulitis zum Ausschluß eines Malignoms
  - Abszeßverdacht: CT, eventuell Punktion
  - Fistelverdacht: Röntgenkontrastdarstellung oder MRT
  - Perforationsverdacht: Röntgen-Abdomen, ggf. Laparoskopie

Sonographische Befundkriterien

- **Divertikel und Myochose** auch ohne Divertikulitis sonographisch häufig darstellbar
  - Divertikel: runde gashaltige Strukturen intramural oder der Kolonwand knospenartig aufgelagert, häufig multipel, entlang der Tänien angeordnet (👁 **7.21**)
  - Myochose: Verdickung der echoarmen Schicht der Muscularis propria, Verkürzung der Haustren, eventuell Lumeneinengung (👁 **7.21**)
- **Divertikulitis** (👁 **7.22, 7.23**):
  - Verdichtetes, kappenartig angeordnetes Fettgewebe (Mesenterium, Netz, Appendices epiploicae) um ein Divertikel
  - Divertikellumen dagegen echoarm, entsprechend der entzündlichen Divertikelwand, Exsudat im Divertikellumen
  - Im Divertikellumen häufig zusätzlich helle Reflexe mit Schallschatten entsprechend Kotsteinen oder Gas
  - Darmwand lokal verdickt mit allen Wandschichten, im Querschnitt exzentrisch, eventuell leichte Stenose des Lumens (👁 **7.24**)
- Sonographisch darstellbare Komplikationen der Divertikulitis:
  - *Abszeß:* bei jeder Divertikulitis Ausbildung eines Divertikelempyems durch Arrosion der Divertikelwand und entzündliche Infiltration des Divertikelinhalts; Abszeß erst bei Ausdehnung der eitrigen Entzündung über das ursprüngliche Divertikel hinaus. Sonographische Kriterien wie das entzündete Divertikel, nur größer und eventuell entfernter vom Darmlumen, im Zweifelsfall Feinnadelpunktion der echoarmen Raumforderung
  - *Fistel:* häufig nur geringe Divertikulitiszeichen, da Divertikelinhalt sich mit Ausbildung der Fistel entleert. Fistel als echoarmer Strang mit zentralen Gasreflexen und umgeben von verdichtetem Fettgewebe darstellbar, Gas in der Harnblase weist z. B. auf Fistel zur Harnblase hin (👁 **7.25**)
  - *Perforation:* Nachweis freier peritonealer Luft, die dann häufig die Beurteilung des Darms verhindert
  - *Stenosierung:* Darmlumenweite sonographisch meßbar, jedoch keine Aussage möglich zur Aufweitbarkeit. Darmlumen häufig nur entzündlich verengt, damit reversibel. Fixierte Stenose indirekt bei prästenotischer Dilatation des Kolons nach Abklingen der Divertikulitis zu diagnostizieren

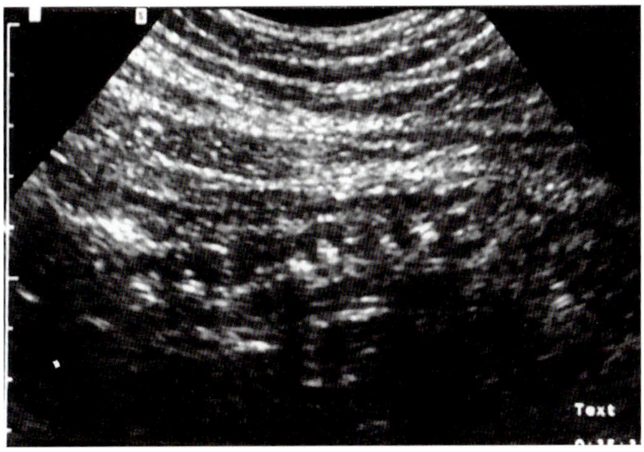

7.21 a Divertikel des Colon sigmoideum im Längsschnitt: multiple runde gashaltige Strukturen, dem Kolon aufgelagert. Myochose: echoarme Verdickung der Muskularis mit Verkürzung der Haustren und leicht verengtem Kolonlumen.

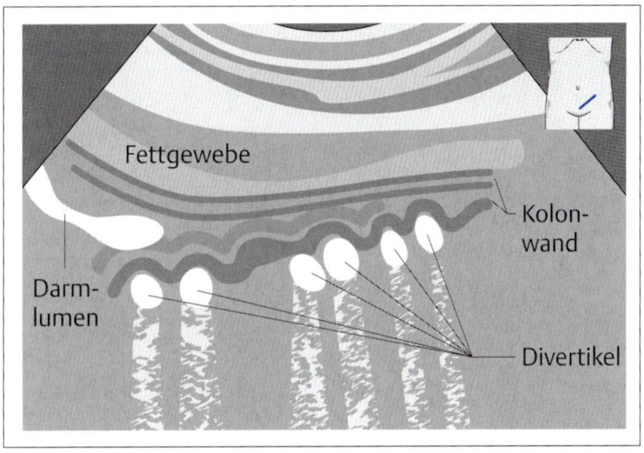

7.21 b Schemazeichnung.

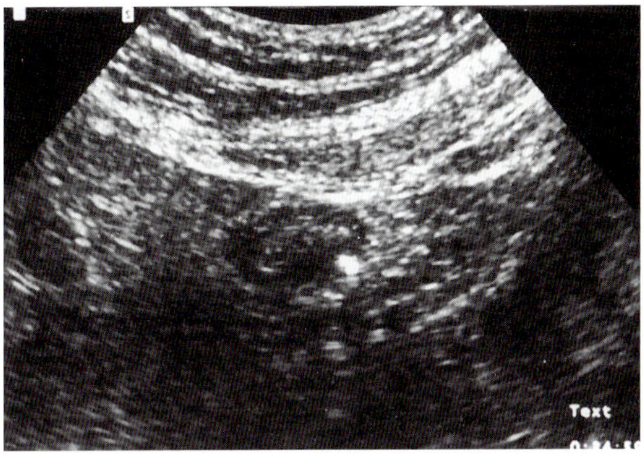

7.22 a Gleicher Patient wie 7.21. Querschnitt des Colon sigmoideum mit einem der gashaltigen Divertikel, dem Kolon knospenartig aufsitzend.

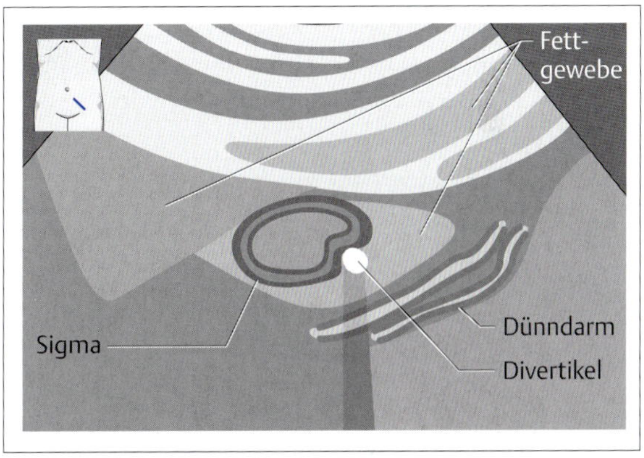

7.22 b Schemazeichnung.

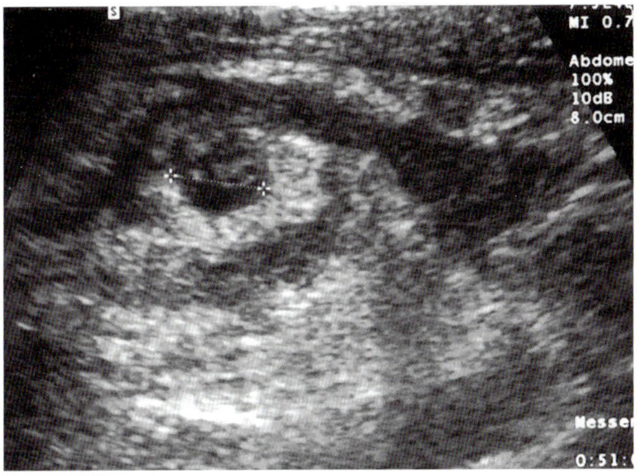

7.23 a Akute Divertikulitis: Colon sigmoideum im Längsschnitt mit weitgehend echoarmem Inhalt des Divertikels und kappenförmig angeordnetem verdichteten Fettgewebe in der Umgebung des Divertikels. Bogige Kompression des Kolons durch dieses entzündliche Fettgewebe, segmentale asymmetrische Wandverdickung des Kolons.

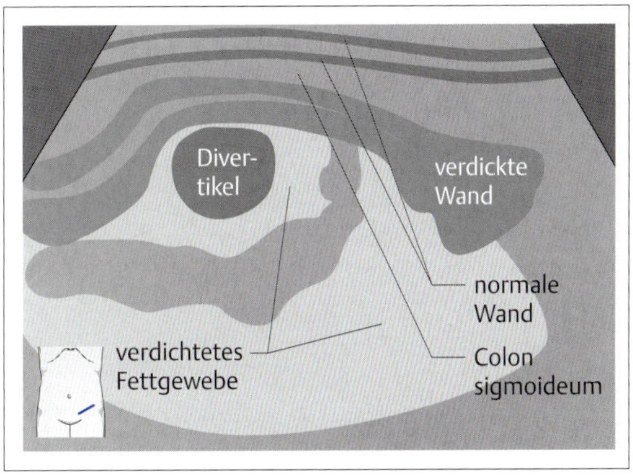

7.23 b Schemazeichnung.

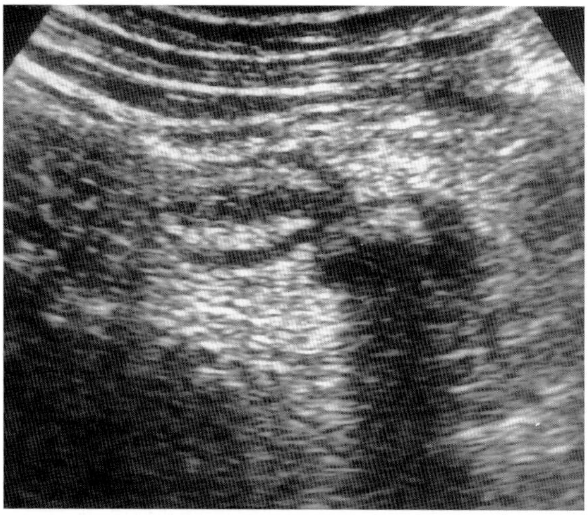

7.**24 a** Akute Divertikulitis: Colon sigmoideum in Querschnitt mit stark reflektierendem Inhalt des Divertikels, d. h. Gas oder Kotstein, darüber hinausgehend auch mit echoarmen Anteilen des Divertikels (beginnender Abszeß möglich) und verdichtetem Fettgewebe der Umgebung.

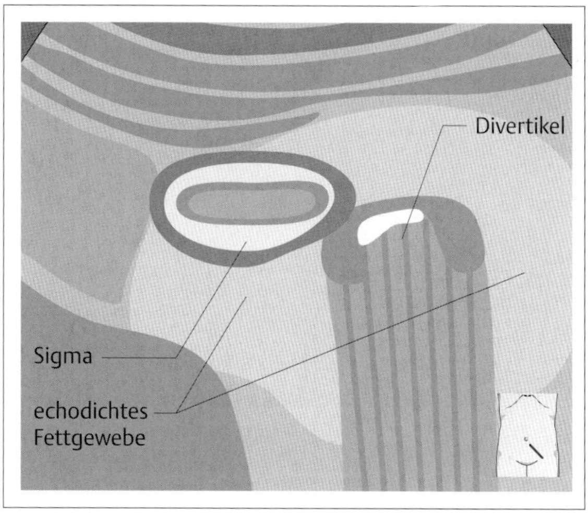

7.**24 b** Schemazeichnung.

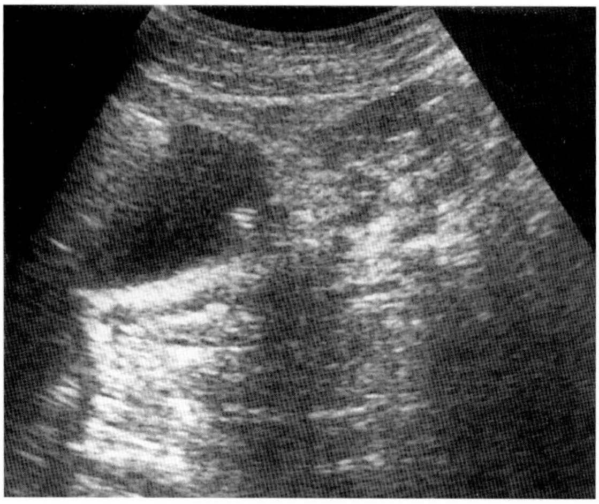

7.**25 a** Fistel vom Colon sigmoideum zur Harnblase bei Divertikeln: Gas in der Harnblase, verdichtetes Fettgewebe zwischen Harnblase und Sigma, multiple Sigmadivertikel. Im verdichteten Fettgewebe echoarmer Strang mit zentralen Gasreflexen, der vom Sigma zur einer polypösen Struktur der linken Harnblasenwand führt, entsprechend der Fistelöffnung.

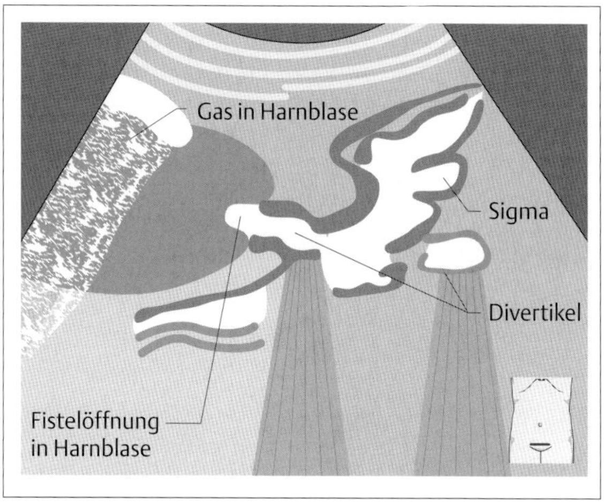

7.**25 b** Schemazeichnung.

Konsequenz für die Chirurgische Therapie

Befund	Charakteristik	Therapie
Unkomplizierte Divertikulitis	lokaler Druckschmerz, sonographisch Darstellung eines entzündeten gas- oder flüssigkeitsgefüllten Divertikels mit umgebendem verdichtetem Fettgewebe	Nulldiät, Antibiotika, im Intervall Koloskopie, bei Abszeßverdacht CT, ggf. Punktion oder Drainage
Divertikulitischer Abszeß	Zeichen der Divertikulitis mit Flüssigkeitsherd, meist im umgebenden Fettgewebe	Drainage
Divertikulitische Fistel	Zeichen der Divertikulitis, echoarmer Fistelgang mit zentralen Gasreflexen	Fistelresektion mit segmentaler Darmresektion
Perforierte Divertikulitis	Zeichen der Divertikulitis, zusätzlich freie Luft	Resektion, Anlage eines endständigen Stomas bei Peritonitis (Hartmann-Operation)
Divertikulitische Stenose	Nachweis von Divertikeln, eventuell mit Divertikulitis, prästenotische Darmdilatation	röntgenologisch oder endoskopisch Ausschluß einer anderen Stenoseursache (vor allem Malignom), bei Persistenz trotz antibiotischer Therapie segmentale Darmresektion

Leber

Indikation zur Sonographie

- Erstes bildgebendes Verfahren bei jedem Verdacht auf Lebererkrankung
- Gute Untersuchungsbedingungen der Leber durch parenchymatöse Organstruktur, kompakte Form, große Kontaktfläche mit Thorax- und Bauchwand
- Häufig Zufallsbefunde, vor allem Leberherde, daher Leberuntersuchung bei jeder Sonographie des Abdomens. Teilweise definitive Diagnostik möglich, in anderen Fällen Bestandteil der weiteren Untersuchungsplanung
- **Hauptindikationen:**
  - Oberbauchbeschwerden, Ikterus
  - Klinische Zeichen der Hepatomegalie, Leberzirrhose oder -insuffizienz
  - Unklare pathologische laborchemische Leberwerte
  - Tumorsuche bei Risikokonstellation für Malignome, z. B. für ein hepatozelluläres Karzinom bei chronischer viraler Hepatitis oder Leberzirrhose
  - Metastasensuche bei bekanntem malignem Primärtumor
  - Unklares Fieber, andere Entzündungszeichen
  - Vermutete Leberbeteiligung bei System- oder Stoffwechselerkrankungen
  - Thorax- oder Abdominaltrauma
  - Kontrolle bei Leberpunktion zur histologischen oder zytologischen Diagnostik
  - Verlaufskontrolle bekannter Lebererkrankungen, z. B. Größenbestimmung von Metastasen unter Chemotherapie

Spezielle Untersuchungstechnik und Befunderhebung

- Lage der Leber im rechten Oberbauch:
  - Konvexe Fläche (Facies diaphragmatica, 👁 7.**26 a**) dem Zwerchfell anliegend
  - Flache, teilweise konkave Fläche (Facies visceralis, 👁 7.**26 b**) mit Kontakt zu den intraabdominellen Nachbarorganen
  - Fixierung durch Ligamente an Zwerchfell, V. cava, Magen und Duodenum, Ligamente sonographisch nicht zu differenzieren von den umgebenden Faszien- bzw. Fettstrukturen des kleinen Netzes, sichtbar bei Aszites
- Hauptsächlich Schallköpfe um 3,5 MHz, thorax- und bauchwandnahe Anteile mit höherfrequenten Schallköpfen (5 oder 7,5 MHz). Wegen der Größe der Leber Anpassung der Fokuszonen an die jeweils interessierenden Untersuchungstiefen
- Ankopplung des Schallkopfes im Epigastrium und rechten Oberbauch sowohl longitudinal (👁 7.**27 a, b**) als auch entlang beider Rippenbögen, d. h. subkostal rechts (👁 7.**27 c**), subxiphoidal (👁 7.**27 d**) und subkostal links (👁 7.**27 e**) sowie von rechts interkostal (👁 7.**27 f**). Weitere organadaptierte Schnittführungen, z. B. zur Darstellung der tubulären Strukturen im Lig. hepatoduodenale, s. u. (👁 7.**27 g**)
- Untersuchung von Epigastrium und rechtem Oberbauch in Rückenlage und schräger Linksseitenlage des Patienten. Subkostale Untersuchung am ergiebigsten, wenn die Leber nach kaudal tritt, d. h. bei kontrahiertem

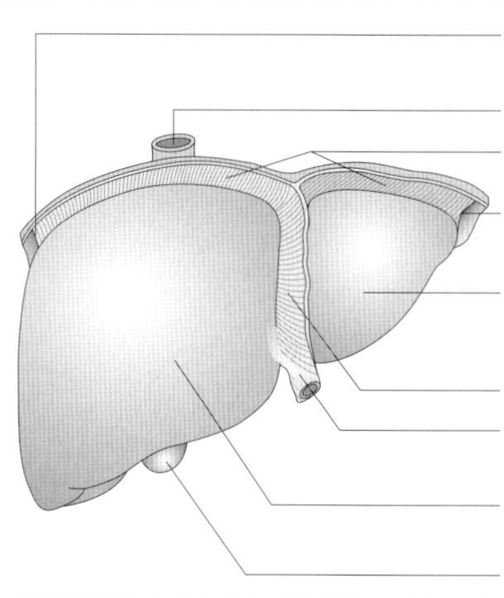

7.26 a Form und Oberfläche der Leber mit Fissuren und Ligamenten: Facies diaphragmatica.

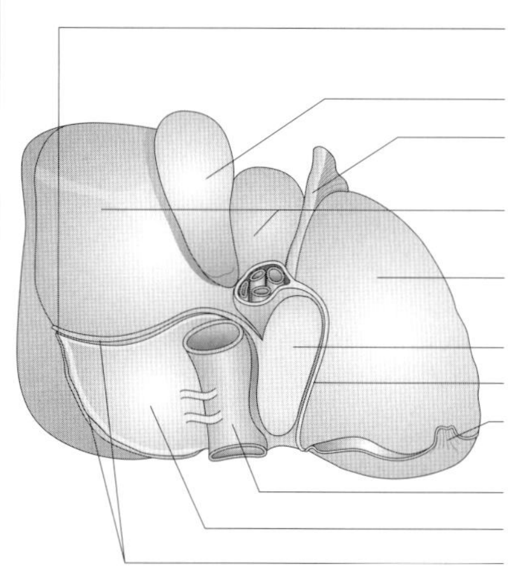

7.26 b Form und Oberfläche der Leber mit Fissuren und Ligamenten: Facies visceralis.

Zwerchfell, also in Inspiration (ggf. Patient auffordern, Bauch herauszupressen)

- Interkostale Darstellungen in Rückenlage, Nutzung aller Interkostalräume mit Kontakt zur Leber, in Atemmittellage oder Exspiration. Vorteilhaft ist Streckung der rechten Rumpfseite mit rechter Hand hinter dem Nacken
- Aus jeder Schallkopfankopplung Durchmustern des gesamten Parenchyms durch Verschieben und Kippen des Schallkopfs. Kraniale subdiaphragmale Leberanteile nur durch Kippen des Schallkopfs weit nach kranial sichtbar
- Leberkapsel sehr dünn, sonographisch nicht zu trennen von Reflexen der Leberoberfläche. Normale Leberoberfläche als dünne helle gerade Reflexlinie erkennbar, jedoch nur durch Atemverschiebung oder bei Aszites von den Nachbarstrukturen zu unterscheiden
- Unterrand der Leber, d. h. kaudaler Übergang von Facies diaphragmatica zu Facies visceralis, im linken Leberlappen spitz ausgebildet mit einer Neigung von 30–45%, am rechten Leberlappen bis 75%
- Lebergröße wichtiger Parameter bei zahlreichen, insbesondere diffusen Lebererkrankungen, Größenmessung jedoch mit Fehlermöglichkeiten behaftet.
  - Form und insbesondere Ausdehnung in verschiedenen Körperachsen individuell variabel, entscheidend ist das Volumen, das genau, aber aufwendig durch Summation von parallelen Schnittflächen gemessen werden kann (ähnlich wie bei Computertomographie)
  - Ausdehnung in Longitudinal- und Sagittalachse stark abhängig von Thoraxtiefendurchmesser und Konstitution: bei leptosomem Habitus und geringem Thoraxtiefendurchmesser geringe sagittale und große longitudinale Ausdehnung (7.**28 b**). Umgekehrt bei großem Thoraxtiefendurchmesser, z. B. bei Lungenemphysem oder pyknischem Habitus, geringe Ausdehnung in der Longitudinalachse, große in der Sagittalachse (7.**28 a**)
  - Obere Normwerte mit Einschränkung hinsichtlich Formvarianten: Leberhöhe in der Medioklavikularlinie: 11 cm von der Lungen-Leber-Grenze zum Leberunterrand (7.**28** Meßstrecke x), 13 cm von der Leberkuppel zum Leberunterrand (7.**28** Meßstrecke y) (Niederau u. Sonnenberg 1984)
- Sehr selten Ausdehnung des linken Leberlappens so weit nach links lateral, daß er kranial der Milz bei Untersuchung von links interkostal zu erkennen ist. Dann Verwechslungsmöglichkeit mit sichelförmiger Milzraumforderung, z. B. bei subkapsulärem Hämatom
- Formvarianten durch zusätzliche Lappen, breitbasig oder gestielt die normale Kontur der Leber überragend, z. B. Riedel-Lappen vom Unterrand des rechten Leberlappens nach kaudal. Zwerchfellücken können zu Parenchymausstülpungen in den Thorax führen. Scheinbare weitere Unterteilung der Leberlappen durch eventuelle zusätzliche Fissuren, die nicht Segmentgrenzen entsprechen, z. B. häufig im linken Lappen (Martinoli et al. 1992). Zwerchfellfurchen der Leberoberfläche durch Einschnürungen einzelner Zwerchfellstränge, cave Fehldiagnose Leberherde!
- Normale Parenchymstruktur homogen, schallkopfnah und schallkopffern von gleicher Dichte, echodichter als normale Niere, in der Regel echoärmer als Milz und Pankreas
- Pfortader: Hauptstamm zwischen Konfluens (Zusammenfluß von V. lienalis und V. mesenterica superior) und Pfortadergabel im Leberhilus, die am weitesten dorsal gelegene und kaliberstärkste tubuläre Struktur im Lig. hepatoduodenale. Zur Längsdarstellung Ankoppeln des Schallkopfes im rechten Oberbauch in einer schrägen Linie etwa zwischen rechter Schulter und Nabel (7.**27 g**), ergänzende Darstellung mit Interkostalschnitt rechts durch das Leberparenchym (7.**27 f**). V. cava dorsal der Pfortader zu erkennen. Normaler Pfortaderdurchmesser 11 ± 2 mm

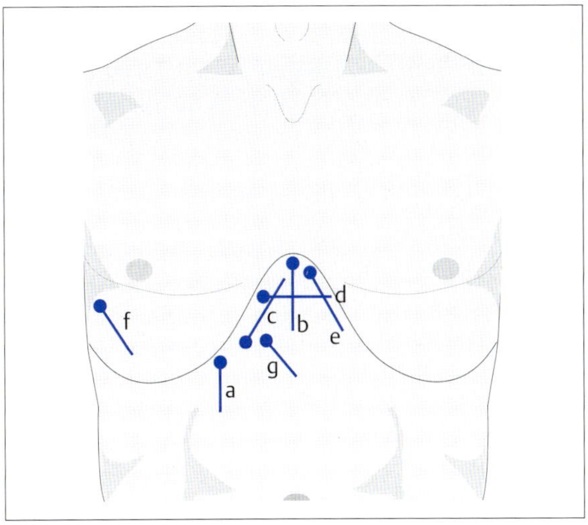

7.27 Linien für Schallkopfankopplung zur Untersuchung der Leber
a Longitudinal im Epigastrium
b Longitudinal im rechten Oberbauch
c Subkostal rechts
d Subxiphoidal
e Subkostal links
f Interkostal
g Organadaptiert zur Darstellung der Pfortader und des Ductus hepatocholedochus.

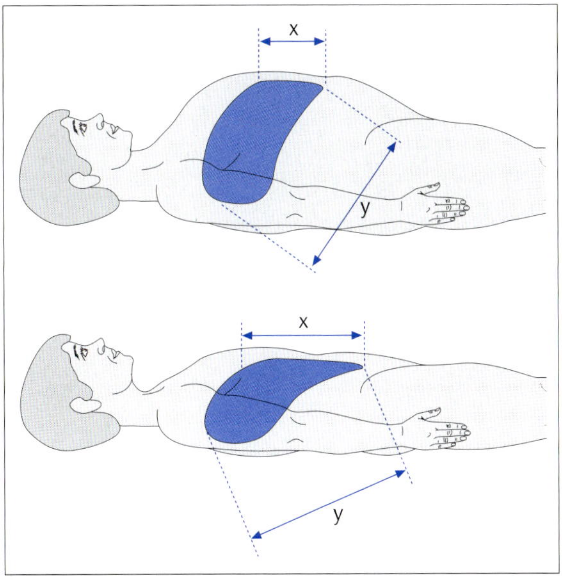

7.28 Lage und Form der Leber in Abhängigkeit vom Habitus und der Form des Thorax. Geringere Ausdehnung der Leber in longitudinaler Richtung bei großem Thoraxtiefendurchmesser, z. B. bei pyknischem Habitus oder Lungenemphysem
a Pyknischer Habitus
b Leptosomer Habitus.

- Ductus hepatocholedochus (DHC) als am weitesten ventral gelegene Struktur im Lig. hepatoduodenale nachweisbar (s. Kap. 7, Biliäres System, Gallenwege)
- A. hepatica vom Truncus coeliacus aus zu verfolgen, häufig mit Variationen. Meist zieht der rechte Ast der A. hepatica propria zwischen DHC und Pfortader hindurch (s. Kap. 7, Biliäres System, Gallenwege, 7.**50**)
- Intrahepatische Pfortaderäste von Lebervenen sicher zu unterscheiden durch Verlauf und Wandstruktur:
  - Pfortaderäste vom Pfortaderhauptstamm im Leberhilus aus zu verfolgen (7.**29 a**), Aufteilung in rechten und linken Ast, weitere dichotome Aufzweigungen, im intrahepatischen Verlauf geweihartig gewunden. Bestandteil der portalen Trias, also begleitet von Gallenwegen und Arterien, diese allerdings sonographisch im nicht erweiterten Zustand nur hilusnah als zusätzliche tubuläre Strukturen zu erkennen
  - Lebervenen gestreckt bis gering bogenförmig verlaufend, sternförmig auf die Mündung in die V. cava zulaufend (7.**29 b**). Drei Hauptstämme: rechte, mittlere und linke Lebervene, meist in einer Ebene darstellbar (7.**30 a**) durch subkostale Ankopplung des Schallkopfs (7.**27 d**) und kraniale Ausrichtung zur Lebervenenmündung in die V. cava
  - Weitere Differenzierungsmöglichkeit Portalvenen gegen Arterien und Gallenwege durch Farb-Doppler-Sonographie
  - Portalvenen mit echoreicher Wand, dicker als die der Lebervenen. Portalvenen, Leberarterien und Gallenwege haben gemeinsames Bindegewebe, sonographisch als echoreiche Struktur zu erkennen
- Lebereinteilung in Lappen und Segmente:
  - Anatomische Beschreibung der Leber und die Lokalisation von Leberherden erschwert durch komplexe Anatomie, Variabilität der Form und Variantenreichtum der Gefäßversorgung, aber auch durch interdisziplinär unterschiedlichen Gebrauch der Nomenklatur
  - Für Leberresektionen bedeutsame Einteilung der Leber in acht Segmente nach Couinaud (Lafortune et al. 1991, Rieker et al. 2000), fokale Leberläsionen sind daher präoperativ möglichst exakt diesen Segmenten zuzuordnen
  - Abgrenzung der Segmente auch sonographisch anhand der Gefäßversorgung, jedes Segment mit eigener, nicht kollateralisierter Versorgung durch Gefäße der portalen Trias. Pfortaderäste im Zentrum der Lebersegmente (7.**29 a**, 7.**30 a**), Lebervenen (V. hepatica dextra, media, sinistra) zwischen den Segmenten (7.**29 b**, 7.**30 a**), die Ebenen der Segmentgrenzen in longitudinaler Richtung markierend. Dadurch Unterteilung in je zwei laterale, mediale, anteriore und posteriore Segmente (7.**29 b**, 7.**30 a**) mit weiterer Aufteilung auf Höhe der Pfortaderhauptäste durch eine transversale Schnittebene in superiore und inferiore Einzelsegmente (7.**29 a**)

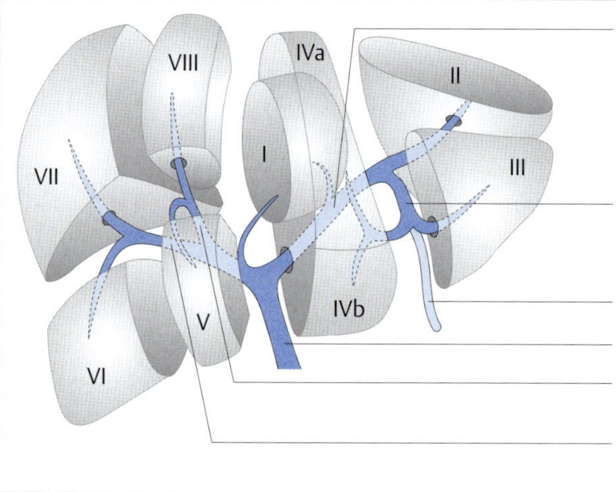

a

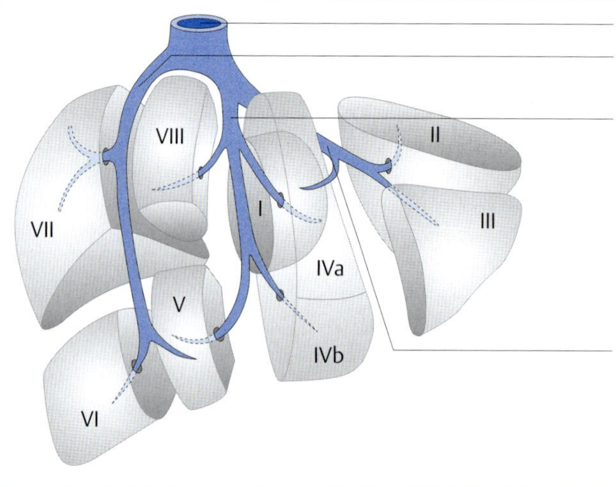

b

7.29 Segmente der Leber. Varianten mit zusätzlichen Ästen sind häufig, insbesondere bei den Lebervenen. Numerierung und Benennung der Segmente:

I	Lobus caudatus
II	lateral superior
III	lateral inferior
IVa	medial superior (Subsegment)
IVb	medial inferior (Subsegment)
V	anterior inferior
VI	posterior inferior
VII	posterior superior
VIII	anterior superior

a Mit Verlauf der Pfortaderäste.
b Mit Verlauf der Lebervenen.

- Wegen der häufigen Varianten der großen Lebervenen, insbesondere in Form zusätzlicher Verzweigungen, größere Bedeutung des konstanteren Verlaufs der Pfortaderäste für die Segmentzuordnung (7.**29 a**, 7.**30 b, c**)
- Lobus caudatus (Segment I) hat Sonderstellung, da meist von Seitenästen beider Pfortaderhauptäste versorgt (vor allem Pars transversa des linken Pfortaderastes, 7.**26 b**, 7.**29 a**) und über separat in die V. cava mündende Gefäße drainiert (Fanney et al. 1990)

– Äußere makroanatomische Einteilung der Leber durch Spalten und Ligamente in drei Lappen: einen kleinen linken (Segmente II und III) und einen großen rechten Leberlappen (Segmente IV–VIII) sowie den Lobus caudatus (Segment I) (7.**26**)
- Unterschiedlicher Gebrauch des Begriffs „Lappen": makroanatomischer Lappen anhand der äußeren Kontur, funktioneller Lappen anhand der zweigeteilten Gefäßversorgung durch den rechten und linken Pfortaderast. Für die funktionelle Unterteilung wird im folgenden der weniger mißverständliche Begriff der Leberhälfte anstatt Leberlappen verwendet. Linke Hälfte: Segmente I–IV, rechte Hälfte: Segmente V–VIII. Anatomische Lappenspalten entsprechen zwar auch Lebersegmentgrenzen, doch ist ein großer Teil der Segmentgrenzen an der Leberoberfläche nicht zu erkennen.
- In den Lappenspalten verlaufen Bänder: In der Fissura sagittalis sinistra an der Facies diaphragmatica das Lig. falciforme, an der Facies visceralis kaudal das Lig. teres hepatis und kranial das Lig. venosum. Das Lig. teres hepatis entspricht der obliterierten Nabelvene am kaudal-dorsalen Rand des Lig. falciforme, das Lig. venosum dem obliterierten Ductus venosus Arantii.
- Lig. teres hepatis und Lig. venosum ziehen zur Pars umbilicalis des linken Pfortaderastes (7.**29 a**, 7.**30 c**), das Lig. teres umgeben von Binde- und Fettgewebe, daher sonographisch echoreich, teilweise Schallschatten verursachend, interindividuell mit unterschiedlichem Durchmesser, Verwechslungsmög-

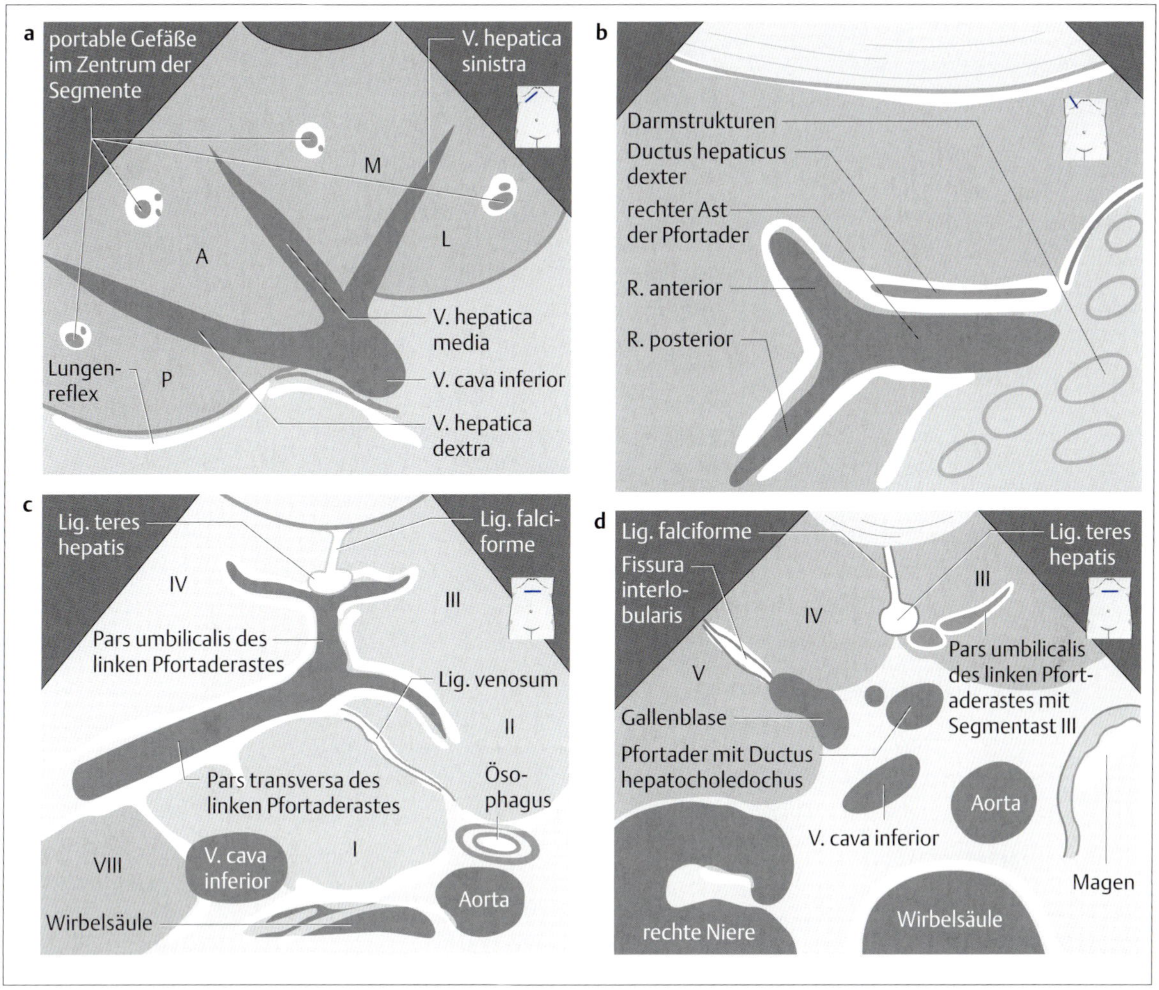

7.**30** Schematisierte Sonographieschnittbilder der Leber, wie sie in typischer Weise für die Identifizierung der Lebersegmente wesentlich sind.

a Subkostalschnitt rechts: Lebervenen mit Aufteilung der Lebersegmente in longitudinaler Richtung: P = posteriore, A = anteriore, M = mediale, L = laterale Segmente.

b Interkostalschnitt rechts: rechter Hauptast der Pfortader mit erster Aufzweigung in einen posterioren und einen anterioren Ast.

c Subxiphoidalschnitt: linker Hauptast der Pfortader, den Lobus caudatus (Segment I) nach ventral begrenzend. Grenze zwischen rechtem (Segment IV) und linkem Leberlappen (Segmente II und III) markiert durch Lig. falciforme und Pars umbilicalis des linken Pfortaderastes, Grenze zwischen Lobus caudatus und Segment II am Lig. venosum.

d Subxiphoidalschnitt weiter caudal als **c**: Gallenblase und Fissura interlobularis markieren Grenze zwischen Segment IV und V, Lig. falciforme zwischen Segment III und IV.

lichkeit mit Leberrundherd (7.**30 b, c**). Lig. venosum trennt Lobus caudatus (Segment I) von Segment II des linken Leberlappens (7.**30 c**).

- Grenze zwischen rechter und linker Leberhälfte, entsprechend Grenze zwischen Segment IV der linken Leberhälfte und Segmenten V und VIII der rechten Leberhälfte, auf der diaphragmalen Fläche nicht zu erkennen, an der Viszeralfläche dem Verlauf der V. cava und der Gallenblase entsprechend („Gallenblasen-Cava-Linie"). Im Parenchym nahe der Gallenblase sonographisch meist ein kleines echoreiches Septum nachweisbar, Lig. interlobularis (7.**30 d**), entsprechend der Grenze zwischen Segment IV und V
- Folgende Einteilung in diffuse, fokale und vaskuläre Lebererkrankungen mehr an sonographischen Phänomenen als an Krankheitsentitäten orientiert, klinisch häufig Kombinationen und Überlappungen. Sonographisch schwierig voneinander abgrenzbare Erkrankungen sind z. B. grobknotige Leberzirrhose und multilokuläre Metastasierung, beide mit diffus-fleckiger Binnenstruktur (T 7.**1**)

T 7.1 Differentialdiagnosen diffuser Lebererkrankungen in Abhängigkeit von Befundgröße und sonographischer Binnenstruktur

Vergrößerte Leber (Hepatomegalie)	Leberverfettung, Fettleber, akute Hepatitis (meist nur geringe Hepatomegalie, typisch bei Epstein-Barr-Virus-Hepatitis), Stauungsleber, Leberfibrose, Leberzirrhose (meist in frühen Stadien), diffuse maligne Infiltration (diffuse Metastasen, primäres Leberkarzinom, malignes Lymphom, Infiltration bei Leukämie), Speicherkrankheiten, z. B. Glykogenosen u. a.
Verkleinerte Leber	Leberzirrhose (meist in späten Stadien), schwere Hepatitis, ausgedehnte Leberzellnekrose, Atrophie bei Pfortaderthrombose
Diffus echoreiche Leberbinnenstruktur („helle Leber"), häufig in Kombination mit distaler Schallabschwächung	Leberverfettung, Fettleber, Leberzirrhose, Speicherkrankheiten, z. B. Glykogenosen u. a.
Diffus echoarme Leberbinnenstruktur, echoärmer als Nieren	Stauungsleber, akute Hepatitis (meist nur gering echoarm), Leberödem anderer Ursache, Amyloidose
Differentialdiagnosen bei diffus-fleckig inhomogener Leberbinnenstruktur	Leberfibrose, Leberzirrhose, inhomogene Verfettung, diffuse maligne Infiltration (diffuse Metastasen, primäres Leberkarzinom, malignes Lymphom, Infiltration bei Leukämie)

Diffuse Lebererkrankungen, Grundlagen

- Sonographisch darstellbare Veränderungen von Größe, Form, Oberfläche, Winkel des Leberunterrandes, Konsistenz, Binnenstruktur sowie vaskulärer und perivaskulärer Strukturen möglich. Prüfung der Konsistenz durch Impression mit dem Schallkopf oder dem Untersuchungsfinger
- Meist jedoch, zumindest in frühen Stadien, keine sonographisch faßbaren Leberveränderungen, z. B. akute Hepatitis, Hämochromatose. Objektive Messungen der Leberbinnenstruktur bisher keine Routinemethode (Oosterveld et al. 1993)
- Leberverfettung sehr sensitiv zu erfassen (s. u.)
- Sind sonographische Zeichen eines diffusen Leberparenchymschadens vorhanden, so sind sie häufig unspezifisch und erlauben keine Aussage zur Ursache (Sanford et al. 1985), daher nur deskriptiver sonographischer Befund; wenig hilfreich: die allgemein gehaltene Diagnose eines „diffusen Leberparenchymschadens"
- Ätiologische Informationen meist aus klinischen und laborchemischen Daten (s. u.)
- Endgültige Diagnose häufig erst bioptisch möglich, Stadium und eventuelle Komplikationen sonographisch dagegen gut faßbar, z. B. Leberzirrhose, portale Hypertension, Aszites, Thrombosen, Leberherde
- Leberfibrose ohne Zirrhose sonographisch nicht sicher zu diagnostizieren, Abgrenzung zum Normalbefund einerseits und zu Verfettung und anderen diffusen Erkrankungen andererseits schwierig. Lediglich Verbreiterung der periportalen Strukturen gering spezifisch (Joseph et al. 1991)

Leberverfettung, Fettleber

Relevante Basisinformationen

- **Ursachen:**
  - Häufig: Diabetes mellitus, Alkoholkonsum, Fettstoffwechselstörung
  - Selten: Morbus Wilson, Schwangerschaftsfettleber, medikamentös u. a.
- Histologisch meist grobtropfige, selten feintropfige Verfettung, z. B. bei Schwangerschaftsfettleber
- Häufigkeit bis zu 30%, abhängig vom Krankenkollektiv, häufig assoziiert mit noch nicht diagnostizierter pathologischer Glukosetoleranz oder Fettstoffwechselstörung (Schlottmann et al. 2000)
- *Weiterführende Diagnostik:* Labordiagnostik, internistisches Konsil, Leberpunktion

Sonographische Befundkriterien

- Häufig Hepatomegalie mit abgerundetem Leberunterrand
- Konsistenzzunahme, jedoch deutlich geringer als bei Leberzirrhose
- Homogen echoreiche, d. h. vermehrt echogene Binnenstruktur: „helle Leber" (physikalische Grundlagen der vermehrten Echogenität s. Kap. 6, Technische Grundlagen)
- Distale Schallabschwächung, d. h. schallkopffern kontinuierliche Abnahme der Echodichte des Parenchyms, dadurch schallkopfferne Parenchymanteile eventuell nicht beurteilbar
- Rarifizierung der intrahepatischen Gefäße, zum einen durch Volumenzunahme des Parenchyms, zum anderen geringere Sichtbarkeit der Gefäße durch Schallstreuung infolge der zahlreichen Echos
- Abweichungen von der Homogenität der Binnenstruktur durch geringere Verdichtung, d. h. zonale Minderverfettung (Caturelli et al. 1992), von
  - subkapsulären Parenchymanteilen: bei sehr inhomogener Verfettung stärker verdichtete Areale zungen- oder flammenförmig um Lebervenen (👁 7.**31**), Verwechslungsmöglichkeit mit Leberherden, aber keine Gefäßdeformierung durch inhomogene Verfettung
  - bandförmigen oder eckigen Parenchymanteilen um die Gallenblase (s. 👁 7.**68 a**) und entlang (meist ventral) der Pfortaderhauptäste (Aubin et al. 1995)
- Seltener umgekehrtes Verhalten der Echodichte, d. h. stärker verdichtete Parenchymanteile, entsprechend zonalen Verfettungen, um Pfortaderäste, Gallenblase, Lig. falciforme. Wichtige Differentialdiagnose echoreicher Leberherde
- Teilweise ungleiche Verfettung von rechter und linker Leberhälfte oder einzelnen Segmenten, meist stärkere Verfettung der rechten Leberhälfte, Lebervenen markieren die Grenzen
- Grad der Verfettung korreliert mit Zunahme der Echogenität

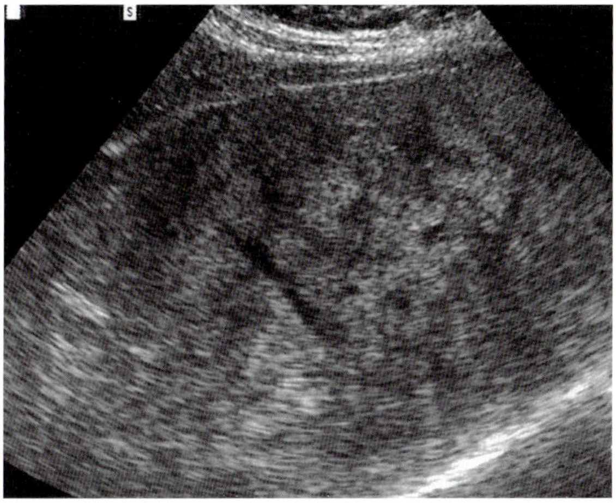

👁 7.**31 a** Inhomogene Leberverfettung: rechter Leberlappen mit flammenförmigen Zonen verdichteter Echostruktur. Nicht verdichtet sind typischerweise die subkapsulären Anteile der Leber. Schallkopffern geringere Reflexivität („distale Schallschwächung").

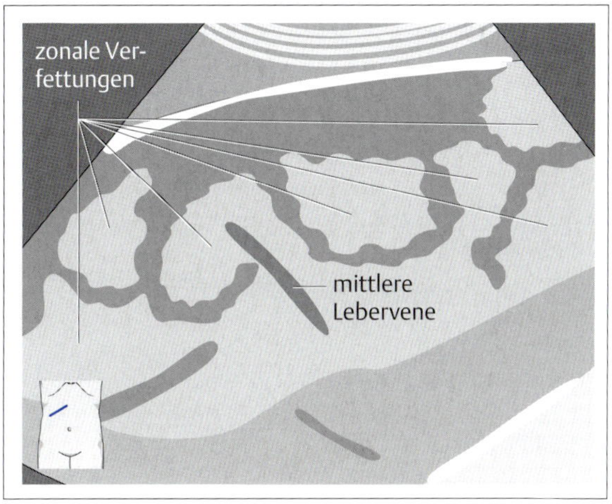

👁 7.**31 b** Schemazeichnung.

Leberzirrhose

Relevante Basisinformationen

- Endstadium verschiedener chronischer Lebererkrankungen
- **Definition:** diffuse Zunahme des Bindegewebes mit portoportaler und portozentraler fibröser Brückenbildung und knotiger Leberzellregeneration
- Knotengröße variabel, abhängig von Ätiologie:
  - Kleinknotig < 3 mm
  - Grobknotig > 3 mm bis zu mehreren Zentimetern
- Entlang der fibrösen Brücken Ausbildung von portosystemischen Venenshunts
- Hämodynamik: vermehrtes Herzminutenvolumen, vermehrter Blutfluß im Splanchnikusbereich, erhöhter Gesamtwiderstand im portalen System
- Pathophysiologische Folgen: portale Hypertension, Leberinsuffizienz
- Prävalenz: autoptisch 4–10%, abhängig von Prävalenz der Grundkrankheit
- Verhältnis Männer : Frauen 2 : 1
- **Ursachen:**
  - In Deutschland 40–60% alkoholbedingt
  - Chronisch virale Hepatitis 25–30%
  - Selten: hereditäre Stoffwechselerkrankungen (z. B. Hämochromatose, Morbus Wilson, α1-Antitrypsin-Mangel, Porphyrie, Glykogenspeicherkrankheiten u. a.), autoimmunologisch (Autoimmunhepatitis, primär biliäre Zirrhose u. a.), biliäre Erkrankungen (primäre und sekundäre sklerosierende Cholangitis, Mukoviszidose u. a.), kardiovaskulär (Rechtsherzinsuffizienz, Budd-Chiari-Syndrom, Veno-occlusive Disease u. a.) u. a., kryptogen ca. 10% (Bahr u. Manns 1999)
- **Komplikationen:**
  - Leberinsuffizienz
  - Blutungen aus Varizen, Venektasien oder Ulkus des Gastrointestinaltraktes
  - Hepatozelluläres Karzinom
- **Symptome:** Leberhautzeichen, Ödeme, Aszites, Splenomegalie, gastrointestinale Blutungen, allgemeine Blutungsneigung, hepatische Enzephalopathie
- Klinisch-laborchemische Stadieneinteilung nach Child, Parameter: Enzephalopathie, Aszites, Bilirubin, Albumin, Quick
- **Ziele der Sonographie:**
  - Unterstützung der Diagnose
  - Information zu Stadium und Hämodynamik, damit Aussagen zur Prognose, zur Indikation und Kontrolle der Therapie möglich: medikamentöse Behandlung (z. B. Diuretika), Shuntanlage (TIPSS), Transplantation
  - Suchmethode für hepatozelluläres Karzinom
- *Weiterführende Diagnostik:* Labordiagnostik zur Leberfunktion und möglichen Ursachen, gastrointestinale Endoskopie hinsichtlich Varizen, Leberhistologie durch perkutane oder laparoskopische Punktion, Laparoskopie, weitere Schnittbildverfahren bei Verdacht auf Karzinom

Sonographische Befundkriterien

- Abhängig vom Stadium **Vergrößerung oder Verkleinerung der gesamten Leber**
  - Vergrößerung häufig bei Fettleberzirrhose und primär biliärer Zirrhose
  - Verkleinerung häufig bei Hepatitis-assoziierter Leberzirrhose
- **Überproportionale Vergrößerung** und Verplumpung des linken Leberlappens und des Lobus caudatus bzw. überproportionale Verkleinerung des rechten Leberlappens (Goyal et al. 1990)
- **Abgerundeter Leberunterrand**, am linken Leberlappen > 45°, Viszeralfläche nicht mehr konkav, sondern konvex, somit bikonvexe Kontur. Nach dorsal oder ventral verzogener Leberunterrand, im Longitudinalschnitt Aspekt eines Tierkopfes (👁 **7.32**)
- **Oberfläche knotig** mit breitem Spektrum der Knotengröße von klein- bis grobknotig. Insbesondere bei kleinknotiger Zirrhose möglichst hohe Vergrößerung mit hochfrequentem Schallkopf (5, besser 7,5 MHz). Beurteilung der diaphragmalen Fläche, vorzugsweise im Epigastrium, verläßlicher als Beurteilung der Viszeralfläche, da schallkopfnäher. Im gesunden Zustand glatt-eben, senkrecht zur Schallrichtung und keine störenden Darmgasreflexe. Bei Zirrhose Unterbrechung der glatten hellen Reflexlinie der Leberoberfläche, bei Verschiebung des Schallkopfes wellige Bewegung entlang des Oberflächenreflexes entsprechend der knotigen Struktur. (Di Lelio et al. 1989, Simonovsky 1999) (👁 **7.32**)
- **Fleckige Binnenstruktur** bei Betrachtung eines einzelnen Schnittbildes, in der dynamischen Untersuchung knotiger Aspekt, bindegewebige Strukturen zwischen den Knoten meist echoreicher. Schwierige Differentialdiagnose zu malignen Leberherden
- Rarefizierung, Verziehung und unregelmäßige Begrenzung der Lebervenen, im Doppler-Sonogramm Verlust des triphasischen Verlaufs des Lebervenenflußpulses (Teichgräber et al. 1996)
- **Intrahepatische Pfortaderäste** peripher rarefiziert, **zentral erweitert** (Aspekt eines „knorrigen Baumes").
- **Periportale** echoreiche **Strukturen verbreitert**, zum Parenchym unscharf begrenzt. Gefäßdurchmesser im Leberhilus einschließlich der echoreichen periportalen Strukturen > 2 cm. Verbreiterung des echodichten periportalen Bindegewebes Zeichen der Leberfibrose (auch bei Fibrose ohne Zirrhose vorhanden). Bei massiver Verbreiterung und entsprechender Anamnese pathognomonisch für Spätstadium der Schistosomiasis
- **Erweiterung der Leberarterien**, die intrahepatisch in der portalen Trias die weitesten Gefäße werden können
- Zeichen der portalen Hypertension (s. u.)

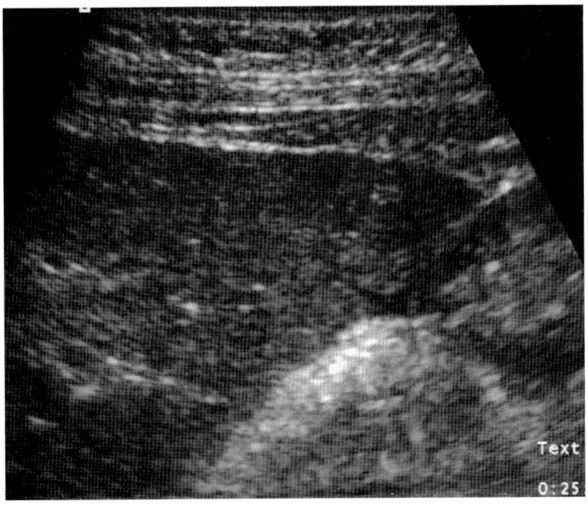

7.32 a Leberzirrhose: linker Leberlappen im medianen Longitudinalschnitt. Abgerundeter Leberunterrand, nach dorsal verzogen. Im zweidimensionalen Bild wellige Oberfläche, bei Schallkopfverschiebung als knotige Oberfläche zu erkennen. Binnenstruktur grobfleckig, Bindegewebe zwischen den Regeneratknoten etwas echoreicher.

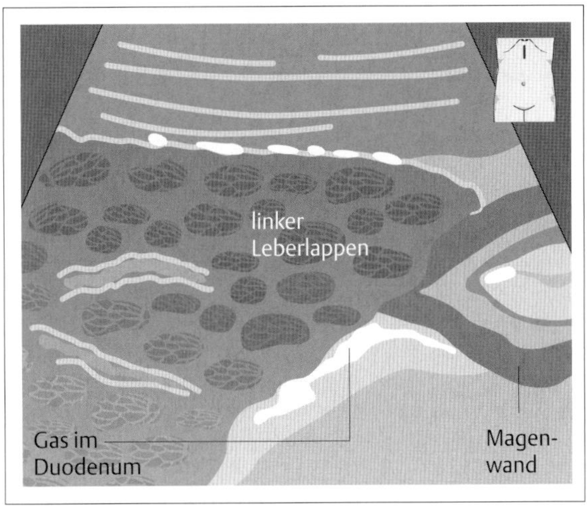

7.32 b Schemazeichnung.

Portale Hypertension

Relevante Basisinformationen

- Normaler Pfortaderdruck 3 – 10 mm Hg, Pfortaderhochdruck bei > 12 mm Hg
- **Folgen:** portosystemische Kollateralen (klinisch Bauchwandvarizen), Aszites, Splenomegalie
- Komplikation: Blutungen aus den portosystemischen Kollateralen, am häufigsten aus ösophagealen oder gastralen Varizen, seltener aus Varizen des übrigen Intestinaltraktes, z. B. aus rektalen oder duodenalen Varizen oder aus Venektasien der Magenmukosa, d. h. der portal-hypertensiven Gastropathie oder des Wassermelonenmagens
- **Pathogenese:**
  - Widerstandserhöhung im Pfortadersystem oder im Abstromgebiet der Pfortader
  - Vermehrter Zufluß durch Gefäßdilatation oder arteriovenöse Shunts im Splanchnikusgebiet
  - Kombination dieser Mechanismen: häufig, vor allem bei Leberzirrhose. Widerstandserhöhung hat meist größeren pathogenetischen Anteil
- Unterscheidung von prä-, intra- und posthepatischen Formen nach dem Ort der Widerstandserhöhung (**7.2**) mit B-Bild- und Doppler-Sonographie
- Lokalisation hinsichtlich der Sinusoide von geringer klinischer Relevanz und nur invasiv meßbar

7.2 Ursachen und Lokalisation der Widerstandserhöhung im portalen Kreislauf

Prähepatisch	– Milzvenenthrombose – Pfortaderthrombose (s. u.) – arteriovenöse Fistel
Intrahepatisch präsinusoidal	– Kongenitale Leberfibrose – Schistosomiasis – myelo- und lymphoproliferative Erkrankungen – Metastasen – Primär biliäre Zirrhose u. a.
Intrahepatisch sinusoidal	– Leberzirrhose (s. o.) – Fettleber (s. o.) – Hepatitis – Speicherkrankheiten u. a.
Intrahepatisch postsinusoidal	– Veno-occlusive Disease
Posthepatisch	– Budd-Chiari-Syndrom (s. u.) – Rechtsherzinsuffizienz

Sonographische Befundkriterien

- **Erweiterung der Pfortader** auf > 13 mm, Pfortaderdurchmesser korreliert nur schwach mit Höhe des Pfortaderdruckes. Spezifität > 90%, jedoch Sensitivität ca. 50% (Cottone et al. 1986, Seitz u. Wermke 1995)
- **Erweiterung der V. mesenterica superior** und der **V. lienalis** auf > 10 mm bei ca. 50% der Patienten mit portaler Hypertension
- Messung der genannten Venendurchmesser jeweils in Inspiration: Bei portaler Hypertension geht die physiologische Erweiterung der Splanchnikusvenen in Inspiration verloren (Abu-Yousef 1992)
- Doppler-sonographisch **Verminderung von Flußgeschwindigkeit und Flußvolumen** in der Pfortader
  - Normaler mittlerer Fluß 12–20 cm/s (Mohr et al. 1998), Messung geräte- und untersucherabhängig, Standardisierung und Validierung im eigenen Labor notwendig (Sabba et al. 1995)
  - Variabilität des Flusses auch durch Atmung (maximal in Inspiration), Nahrungsaufnahme, Herzleistung, Körperlage. Bei rekanalisierter Paraumbilikalvene (s. u.) ist deren Fluß vom Fluß der Pfortader zu subtrahieren (Domland et al. 2000, Sacerdoti et al. 1995)
  - Minderung der Flußgeschwindigkeit in der Pfortader korreliert mit dem Pfortaderdruck, gemessen als Lebervenenverschlußdruck (Schepke et al. 2000, Taourel et al. 1998)
- Für portale Hypertension beweisend sind **retrograder Fluß oder Pendelfluß** in der Pfortader bzw. in Milz- oder Mesenterialvenen, jedoch erst bei erheblicher Hypertension zu beobachten, bei ca. 8% der Patienten mit Leberzirrhose (Gaiani et al. 1991)
- Beweisend sind auch **venöse Kollateralen**:
  - Venenkonvolute im Milzhilus und perirenal, vor allem links
  - Dilatation der Vv. coronariae und gastroösophagealer Venen
  - Rekanalisation von Paraumbilikalvenen im Lig. teres, genannt Cruveilhier-von-Baumgarten-Syndrom, d. h. Blutfluß vom linken Ast der Pfortader über das Lig. teres hepatis zum Bauchnabel. Bezeichnung als „reperfundierte V. umbilicalis" nicht exakt, da V. umbilicalis selbst meist obliteriert bleibt
  - Darstellung der genannten Venen häufig erst mit Farb-Doppler-Sonographie möglich
- **Unspezifisch sind**:
  - Splenomegalie (s. Kap. Milz)
  - Aszites, in Rückenlage zunächst zwischen rechtem Leberlappen und rechter Niere zu erkennen, d. h. im Recessus hepatorenalis, weiterhin um Milz und im Unterbauch
  - Diffuse echoarme Verdickung von Magen- und Darmwand als Ausdruck des vermehrten Blutgehalts

Thrombose im Pfortadersystem

Relevante Basisinformationen

- **Mögliche Lokalisationen:**
  intrahepatische Pfortaderäste, Pfortader oder Splanchnikusvenen. Kombination häufig.
- **Ursache:**
  Lebererkrankungen (vor allem in Kombination mit portaler Hypertension und/oder Malignomen), Nabelvenenkatheter, Nabelveneninfektion, Kompression oder Infiltration der Venen (z. B. Pankreaskarzinom), Pylephlebitis (z. B. bei Appendizitis, Pankreatitis), Thrombophilie (z. B. Polyzythämie) u. a.
- Maligne Infiltration nur selten sonographisch zu differenzieren von Thrombose. Bei Kombination von Thrombose und benachbartem Malignom, z. B. hepatozellulärem Karzinom (s. Kap. 7, Hepatozelluläres Karzinom) oder Pankreaskarzinom, muß maligne Gefäßinfiltration angenommen werden

Sonographische Befundkriterien

- **Vene nicht echofrei.** Thrombus meist schwach echogen
- **Vene nicht komprimierbar**
- Genauere Beurteilung mittels Farb-Doppler: **Fehlendes Farb-Doppler-Signal** trotz Darstellung in einem Winkel < 60°, im Zweifel Verstärkung des Farb-Doppler-Signals mit Ultraschallkontrastmittel
- **Maligne Infiltration der Vene** als Differentialdiagnose einer Thrombose ist bewiesen, falls arteriell-pulsatile Flußsignale mittels Duplex-Doppler-Sonographie in der echogenen Struktur des Venenlumens darstellbar (👁 7.**33**)
- **Venöse Kollateralen** bei länger bestehender Thrombose, Verteilung der Kollateralen abhängig von Lokalisation der Thrombose
- **Kavernöse Transformation** der Pfortader: Partielle Rekanalisierung der Pfortader nach Thrombose und Kollateralen um die Pfortader bilden Venenkonvolut mit schwieriger Abgrenzung der eigentlichen Pfortader (👁 7.**34**)

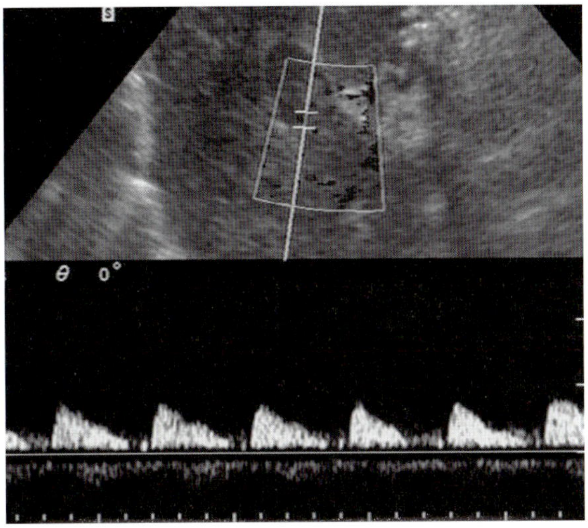

7.33 a Maligne Infiltration des rechten Pfortaderastes: echogene Struktur im rechten Pfortaderast, ohne Doppler nicht von einer Thrombose zu unterscheiden. Mit Duplex-Doppler-Sonographie arterielle Flußsignale in der echogenen Struktur nachzuweisen als Beweis der Malignität.

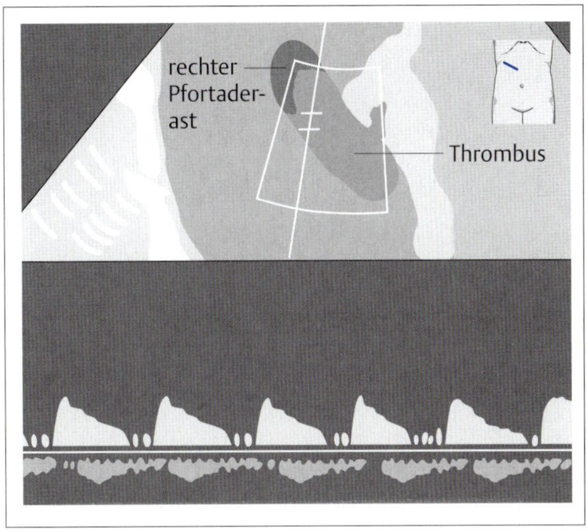

7.33 b Schemazeichnung.

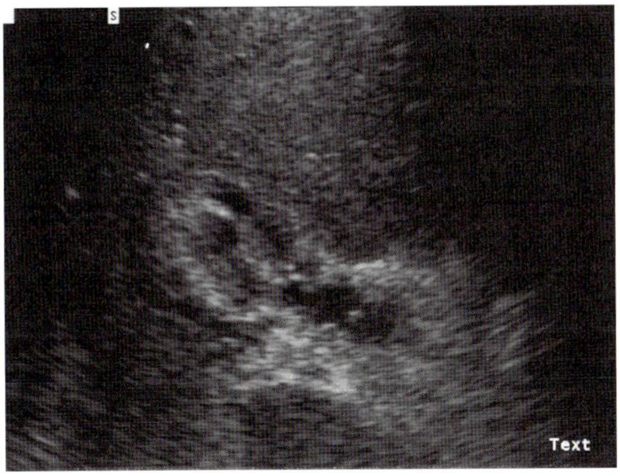

7.34 a Kavernöse Transformation der Pfortader nach Pfortaderthrombose: Pfortader selbst nicht mehr abgrenzbar, stattdessen breites Venenkonvolut, mit Farb-Doppler-Sonographie unterschiedliche Flußrichtungen der Venen darzustellen.

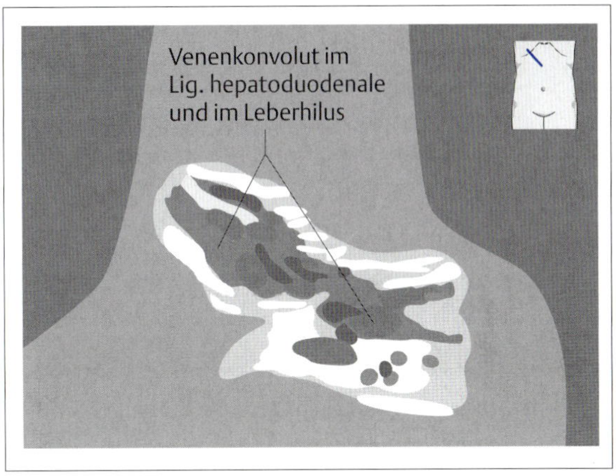

7.34 b Schemazeichnung.

Budd-Chiari-Syndrom

Relevante Basisinformationen

- Verschluß der Lebervenen oder des intrahepatischen Anteiles der V. cava inferior
- **Ursachen:**
  - Thrombose infolge Thrombophilie (z. B. Polyzythämie, Hyperkoagulopathie, Östrogentherapie), maligner Lebererkrankung, Trauma oder fibröser venöser Membranen
  - Maligne Infiltration der Lebervenen oder der V. cava (z. B. Nierenkarzinom)
- Häufig konsekutiv Pfortaderthrombose
- Akute Erkrankung führt zu Leberkapselschmerz und Leberinsuffizienz infolge ischämischer Leberzellnekrose, chronisches Budd-Chiari-Syndrom zur Leberzirrhose
- Lobus caudatus bleibt meist ausgespart wegen separater venöser Drainage in die V. cava
- **Therapie:** Behandlung der Ursache, medikamentöse Therapie des portalen Hypertension, chirurgisch eventuell venöse Dekompression, operativer portosystemischer Shunt, Lebertransplantation (Ringe et al. 1995), eventuell transjugulärer portosystemischer Shunt (TIPSS) (Blum et al. 1995)

Sonographische Befundkriterien

- **Akut:**
  - Schmerzhafte Hepatomegalie
  - Thromben oder Tumor in Lebervenen oder V. cava, eventuell Lebervenen nicht mehr darstellbar, kein Farb-Doppler-Signal
  - Grobfleckig inhomogene Binnenstruktur (Kane u. Eustace 1995, Vilgrain et al. 1999) (👁 **7.35**)
- **Chronisch, zusätzlich:**
  - Zeichen der Zirrhose (s. o.)
  - Hypertrophie des Lobus caudatus
  - Intrahepatische venöse Kollateralen entlang der Lebervenen, eventuell retrograder Fluß in Lebervenen

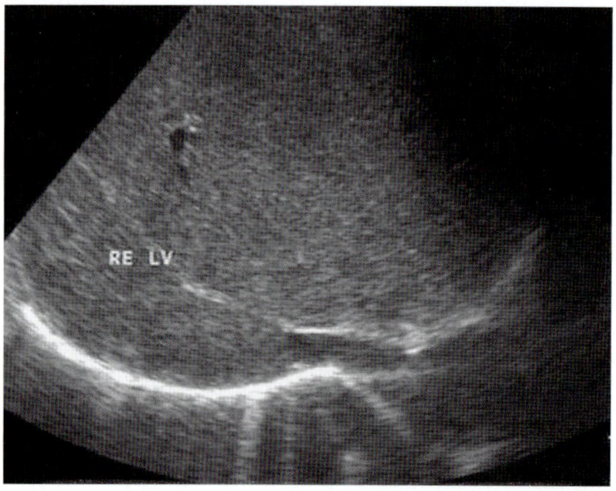

👁 7.**35 a** Budd-Chiari-Syndrom: rechter Leberlappen im Subkostalschnitt. Lebervenen bis auf einen Venenwandreflex der rechten Lebervene nicht abzugrenzen vom Leberparenchym. Thrombus der rechten Lebervene bis zur V. cava. Leber stark vergrößert, grobfleckig inhomogene Binnenstruktur.

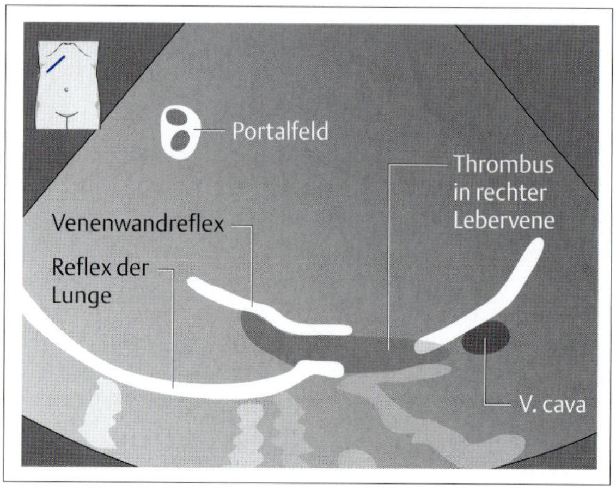

👁 7.**35 b** Schemazeichnung.

Leberstauung

Relevante Basisinformationen

- Venöse Druckerhöhung infolge Rechtsherzinsuffizienz
- **Ursachen:** akutes Cor pulmonale (meist Lungenembolie), chronisches Cor pulmonale infolge Lungenerkrankungen, Klappenvitien, Globalherzinsuffizienz, Pericarditis constrictiva
- **Pathologisch-anatomisch:** bei akuter Stauung zentroazinäre Verfettung, eventuell zentroazinäre Leberzellnekrose. Bei chronischer Stauung zusätzlich Leberfibrose, eventuell Zirrhose (cirrhose cardiaque)

Sonographische Befundkriterien

- Hepatomegalie, bei akuter Stauung schmerzhaft, abgerundeter Rand
- im akutem Stadium echoarme Parenchymstruktur
- Lebervenen erweitert, mündungsnah > 10 mm, bis weit in die Leberperipherie zu verfolgen
- Dilatation und fehlende respiratorische Lumenschwankungen der V. cava
- Binnenstruktur der Leber echoarm, bei zusätzlicher Fibrose eventuell diffuse Zunahme der Echogenität, eventuell Zeichen der Zirrhose

Fokale Lebererkrankungen, Grundlagen

Leberherde sind häufig asymptomatisch und werden dann als Zufallsbefund entdeckt, oder sie sind das Ergebnis einer gezielten Suche. Für die Beurteilung eines Leberherdes ist neben den im folgenden dargestellten sonographischen Kriterien der klinische Zusammenhang wesentlich (Lock u. Schölmerich 1997). Selbstverständlich sind Anamnese, körperlicher Befund, Alter und Geschlecht von Bedeutung. Die wichtigsten klinischen Bedingungen, die zu Leberherden prädisponieren, sind in der folgenden **T** 7.**3** zusammengestellt. Nicht erwähnt werden können hier die Vielfalt seltenerer genetischer Syndrome sowie die Vielzahl von exogenen Einflüssen, die zu verschiedenen Leberherden führen. Vor allem bei Bedingungen, die mit einem erhöhten Risiko für ein Lebermalignom verbunden sind, oder bei bekannter maligner Grunderkrankung ist ein neu entdeckter Leberherd vorrangig als maligne einzustufen.

T 7.3 Klinische Bedingungen, die mit einem erhöhten Risiko für einen Leberherd verbunden sind

Klinische Bedingung	Interpretation des Leberherdes
Bekannter epithelialer oder mesenchymaler maligner Tumor außerhalb der Leber	Metastasen
Bekanntes extrahepatisches malignes Lymphom	fokale oder diffuse Infiltration durch das Lymphom
Leberzirrhose, chronisch virale Hepatitis, Alkoholkonsum, Hämochromatose, Aflatoxinexposition	hepatozelluläres Karzinom
Primär sklerosierende Cholangitis, Caroli-Syndrom	cholangiozelluläres Karzinom
Langfristige Einnahme von Östrogenen oder Androgenen	fokal-noduläre Hyperplasie Leberzelladenom Peliosis hepatis
Von-Gierke-Glykogenose	multiple Leberzelladenome („Adenomatose")
Sepsis, septischer Herd (vor allem im Splanchnikusbereich), Cholangitis, Immundefizienz	Leberabszeß
Anamnestisch Applikation von Thoriumdioxid (Thorotrast), Exposition gegenüber Vinylchlorid	Leberkarzinom Angiosarkom Hämangioendotheliom
Polyzystische Nierendegeneration	Leberzysten
Trauma, Leberpunktion, HELLP-Syndrom	Leberhämatom
Anamnestisch Leberpunktion	arteriovenöse Fistel
Tropenaufenthalt	Amöbenabszeß Schistosomiasis Fasciola hepatica

Zur Differenzierung maligner von benignen Herden trägt die Sonographie entscheidend bei. Herde mit raumfordernden Eigenschaften, seien sie benigne oder maligne, werden an der Verdrängung von normalen anatomischen Strukturen erkannt, insbesondere an der

- Verdrängung von Lebergefäßen
- Vorwölbung der Leberoberfläche
- Impression von Nachbarorganen, z. B. Gallenblase.

Diese Zeichen können die einzigen Auffälligkeiten eines Leberherds sein, der in der Echostruktur der übrigen, d. h. extraläsionalen Leber gleicht (z. B. fokal-noduläre Hyperplasie). Für Malignität eines raumfordernden Herdes sprechen darüber hinaus

- echoarmer Randsaum um den Herd
- Destruktion und Infiltration von Nachbarstrukturen, z. B. Gefäßabbrüche.

Ein echoarmer Randsaum hat einen positiven und negativen prädiktiven Wert für Malignität von jeweils 90% (Wernecke et al. 1992). Der Saum kann sich aus vitalen Tumorzellen oder aus ödematösem oder komprimiertem Lebergewebe zusammensetzen (Wernecke et al. 1992). Für Verlaufsuntersuchungen ist zu dokumentieren, ob der Herd mit oder ohne Randsaum gemessen wurde. Maligne Herde zeichnen sich zum großen Teil durch eine vermehrte arterielle Vaskularisation aus (Gaiani et al. 2000). Allerdings trägt die Doppler-Sonographie zur Differenzierung von maligne versus benigne nur wenig bei, da die beobachteten Doppler-Muster zu unspezifisch sind, auch bei Verwendung von Echokontrastmittel (Gaianiet al. 2000, Strunk et al. 1998).

Leberherde lassen sich weiterhin nach dem sonographischen Aspekt in echofreie und echogene Läsionen einteilen. Echofreie Herde sind in aller Regel liquide. Allerdings sind liquide Herde, die Zellen oder Detritus enthalten, häufig nicht echofrei. Sedimentationsphänomene deuten auf liquide Herde mit Partikeln hin, z. B. Blut, Detritus. Die sonographische Zuordnung einer liquiden Struktur zur Art der Flüssigkeit, wie Blut, Eiter, Galle („Biliom"), seröser Flüssigkeit etc., ist rein sonographisch nicht möglich (Gebel et al. 1997).

Echogene Herde werden in ihrer Echodichte und Echointensität mit dem gesunden Lebergewebe verglichen und demnach als echoarm, echogleich, echoreich oder gemischt bzw. echokomplex beschrieben. Sie sind meist solide. Durch diffuse Veränderungen der Leberbinnenstruktur ändert sich naturgemäß der Kontrast zur Echostruktur eines Herdes. So können echoarme Herd in einer verfetteten Leber leichter, echoreichere Herde dagegen schlechter abgegrenzt werden.

In Zukunft werden Echokontrastmittel in Verbindung mit neuen Methoden der Schallemission, z. B. stimulierte akustische Emission (Albrecht et al. 2000, Harvey et al. 2000), und der Schallmessung, z. B. Harmonic Imaging (Becker et al. 2000, Beissert et al. 2000) zu einer höheren Detektionsrate von Leberherden führen.

Bei typischen Befunden kann für einzelne Entitäten die Diagnose allein sonographisch gestellt werden, z. B. dysontogenetische Zysten, Hämangiom. Im übrigen gilt, daß die sonographische Verdachtsdiagnose durch ein weiteres bildgebendes Verfahren bestätigt werden muß. Vielfach bietet es sich allerdings an, nicht das gesamte Spektrum bildgebender Diagnostik auszuschöpfen, sondern frühzeitig durch Feinnadelpunktion eine histologische Diagnose anzustreben (Stölzel et al. 2000).

Benigne liquide Herde: Dysontogenetische Zysten

Relevante Basisinformationen

- Mit Epithel ausgekleidete Flüssigkeitsräume, vermutlich von Gallenwegen ausgehend, jedoch ohne persistierende Kommunikation mit Gallenwegen
- Flüssigkeit klar farblos oder klar gelb
- **Einteilung in zwei Entitäten:**
  - Einfache Leberzysten: zu 75% solitär, zu 25% multipel. Vermutlich kongenital, jedoch Zunahme der Zystenzahl und -größe mit dem Alter, erkennbar meist erst ab mittlerem Lebensalter. Prävalenz insgesamt ca. 4%, bei 80jährigen 7%. Nur selten symptomatisch: Schmerzen durch Einblutung oder durch raumfordernden Charakter bei großen Zysten (Leberkapselspannung, Kompression von Nachbarorganen), eventuell untere Einflußstauung. Selten Infektion, Einblutungen meist selbstlimitierend
  - Zystenleber: große Zahl von Zysten, autosomal-dominanter Erbgang (Manifestation im Erwachsenenalter) oder autosomal-rezessiver Erbgang (Manifestation im Kindesalter), bei ca. 60% der Patienten gleichzeitig Zystennieren. Bei Zystennieren zu 50–75% gleichzeitig Leberzysten, zu 25–50% gleichzeitig Zystenleber. Komplikationen wie bei einfachen Leberzysten, teilweise portale Hypertension, selten Assoziation mit kongenitaler Leberfibrose oder Caroli-Syndrom („fibropolyzystische Erkrankung") (Nicolau et al. 2000)
- Allein sonographisch meist eindeutig zu diagnostizieren
- Wichtige Differentialdiagnosen: Echinokokkuszyste (s. u.), arteriovenöse Fistel
- *Weiterführende Diagnostik:* CT, MRT, Echinokokkusserologie

Sonographische Befundkriterien

- Kugelig-runde bis ellipsoide Herde, teilweise traubenartig benachbarte Zystenlokalisation, teilweise konfluierend
- Echofreier Inhalt, schallkopfferne Echoverstärkung, Zystenrandschatten (Lateralschattenartefakt)
- Scharfe Begrenzung in Form eines hellen, sehr schmalen Grenzflächenechos, insbesondere bei senkrechtem Verlauf der Zystenwand zur Schallausbreitungsrichtung („Zysteneintritts- und Zystenaustrittsecho"). Bei Einblutung bizarre polypöse Binnenstrukturen oder Sedimentation
- Differentialdiagnostischer Ausschluß einer arteriovenösen Fistel mittels Farb-Doppler-Sonographie

Konsequenz für die Chirurgische Therapie

Befund	Charakteristik	Therapie
Asymptomatische dysontogenetische Zyste bzw. Zystenleber	runder echofreier Herd mit typischen Artefakten und einfacher dünner Wand	keine, Verlaufskontrolle solange asymptomatisch
Chronisch symptomatische dysontogenetische Zysten bzw. Zystenleber	chronische Oberbauchbeschwerden, Beschwerden durch Kompression von Nachbarorganen, z. B. untere Einflußstauung, sonographisch große Zahl von Zysten und/oder voluminöse Zysten	Punktion und Sklerosierung (häufige Rezidive!), laparoskopische Fensterung (immer Zystenwand zur Histologie einsenden!), insbesondere bei Zystenleber und Leberinsuffizienz Indikation zur Lebertransplantation prüfen
Atypische Leberzysten	Zysten mit unregelmäßiger Wand oder Septenbildung, Zysten mit muzinösem Inhalt	Echinokokkuszyste ausschließen, atypische Zysten resezieren, da nur histologisch Zystadenom oder Zystadenokarzinom auszuschließen

Benigne liquide Herde: Zystische Echinokokkose

Relevante Basisinformationen

- Infektion durch Larve des Hundebandwurms, Echinococcus granulosus
- Geographische Verteilung: Mittelmeerländer, mittlerer Osten, Afrika, Südamerika, Australien, sporadisch auch in nördlicheren Regionen
- Jährliche **Inzidenz:** Schweiz 0,38, Griechenland 13, Kenia 220/100 000). Nicht-namentliche Meldepflicht in der Bundesrepublik Deutschland seit 1.1.2001
- Leber betroffen bei mehr als 60% der Patienten, Lunge bei 20%, selten alle anderen Organsysteme einschließlich ZNS und Knochen
- Doppelte Zystenwand: wirtseigene Bindegewebszyste (Perizyste), larveneigene Endozyste. Von Endozyste lumenwärts Bildung von Brutkapseln mit Protoskolizes sowie im weiteren Verlauf Tochter- und Enkelzysten, später kollabiert die Larvenzyste. Bei Verkalkung der Zyste meist keine lebenden Protoskolizes mehr vorhanden
- **Symptome:** Oberbauchschmerzen, Fieber, selten portale Hypertension, Ikterus
- Langsames Wachstum von 1 – 5 cm/Jahr, zu 90% Zyste < 7,5 cm
- **Komplikationen:**
  - Perforation in Gallenwege, Peritoneum, Gastrointestinaltrakt, Pleura und Lunge
  - Gefahr des anaphylaktischen Schocks
- **Diagnose:**
  - anhand von Sonographie, CT und Serologie, Sensitivität der Serologie 60 – 80%. Sonographie ist entscheidend für WHO-Einteilung in sechs Stadien. (Aufrufbar im Internet unter www.medicalweb.it/aumi/echinonet)

Sonographische Befundkriterien

- **Stadium 1:** unilokuläre, echofreie, zystische Raumforderung der Leber mit dorsaler Schallverstärkung. Junge Zysten, sonographisch nicht von dysontogenetischen Zysten zu unterscheiden
- **Stadium 2:** unilokuläre zystische Raumforderung mit echoreicher Wand, zum Teil geschichtet („Double-Line“-Zeichen, 👁 7.**36**), gelegentlich „Hydatidensand“ (Mischung aus viablem und abgestorbenem parasitären Material), ähnlich Gallenblasensludge
- **Stadium 3:** multivesikuläre oder septierte Zysten mit typischem „Radspeichen-“ und „Honigwabenphänomen“, bestehend aus fertilen Tochterzysten mit viablen Protoskolizes (👁 7.**36**)
- **Stadium 4:** Zysten mit flottierender echoreicher Membran, die sich von der Perizyste abgelöst hat („Wasserlilienzeichen“), zum Teil noch einzelne echoarme Tochterzysten
- **Stadium 5:** sehr heterogenes Zystenbild mit entweder echoreichem, echoarmem oder gemischt echoreich-echoarmem Inhalt („Wollknäuelphänomen“). Meist keine viablen Protoskolizes
- **Stadium 6:** teilweise oder vollständig verkalkte Raumforderung ohne viable Protoskolizes

- *Weiterführende Diagnostik:* CT, MRT, Echinokokkusserologie

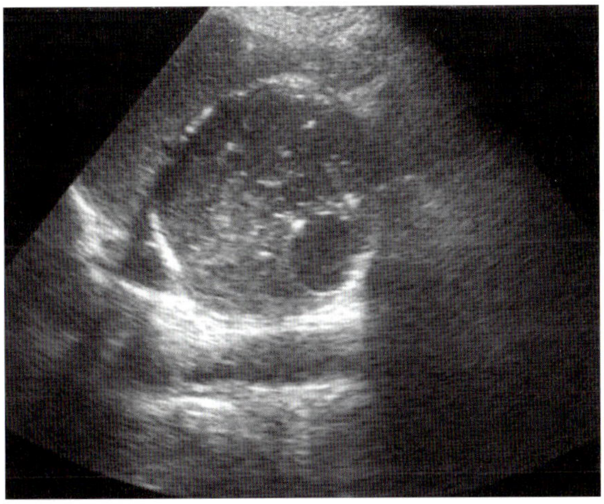

👁 7.**36 a** Echinokokkuszyste, WHO-Stadium 3: Longitudinalschnitt linker Leberlappen. Zystenwand echoreich, doppelschichtig, Binnenstruktur mit multiplen großen und kleinen Tochterzysten. Typisches Artefakt: Zystenrandschatten.

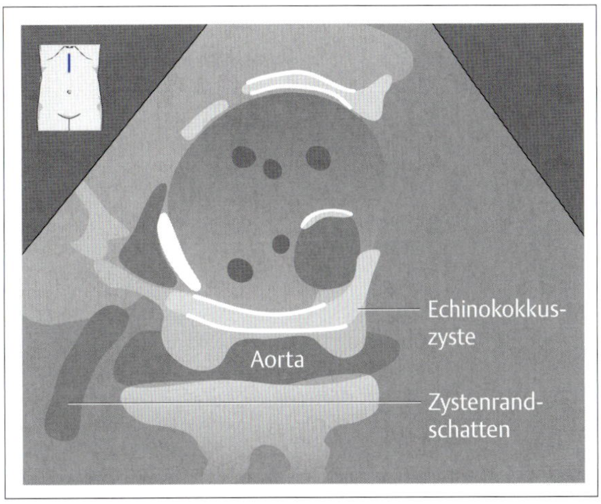

👁 7.**36 b** Schemazeichnung.

Benigne liquide Herde: Alveoläre Echinokokkose

Relevante Basisinformationen

- Infektion durch Larve des selteneren Fuchsbandwurms, Echinococcus multilocularis
- Gekennzeichnet durch invasives Wachstum mit Destruktion der Leber und entsprechend schlechter Prognose (Bresson-Hadni et al. 2000)
- Zystisches oder solides echoreiches Muster, sonographisch teilweise nicht von malignen Tumoren zu unterscheiden. Zu ca. 50% Verkalkungen
- Diagnosesicherung serologisch (Kern et al. 2000)

Konsequenz für die Chirurgische Therapie

Befund	Charakteristik	Therapie
Echinokokkuszyste	Zyste mit doppelter Wand, eventuell Sediment, Verkalkungen, Membranen oder Tochterzysten, positive Echinokokkusserologie	Vor- und Begleitbehandlung mit Albendazol, Laparotomie mit Perizystektomie oder Zystektomie nach Zystendesinfektion; wenn Operation nicht möglich, PAIR (Punktion-Aspiration Infektion-Reaspiration) in Betracht ziehen (Bosanac u. Lisanin 2000); bei Echinococcus multilocularis Leberteilresektion

Benigne liquide Herde: Leberabszeß

Relevante Basisinformationen

- **Zu unterscheiden:** pyogener Abszeß versus Amöbenabszeß
- Amöbenabszeß in Industrieländern eine Rarität, meist in Tropen akquiriert. Weltweit Amöbenabszeß häufiger
- Pyogener Abszeß zu 50% Folge einer Cholangitis, im übrigen hämatogen-arteriell oder portalvenös
  - Häufig durch septischen Herd im Splanchnikusgebiet (z. B. Appendizitis, Pankreasabszeß)
  - Selten per continuitatem (z. B. bei Cholezystitis, penetrierendem peptischen Ulkus)
  - Eventuell Infektion eines vorbestehenden Leberherdes, z. B. Metastase, Zyste, Hämatom, auch dann meist Folge einer Cholangitis
- **Klinik:** Sepsis, Oberbauchschmerzen, eventuell tastbare Hepatomegalie
- *Weiterführende Diagnostik:* Blutkultur, Feinnadelaspiration, CT, bei Verdacht auf Amöbenabszeß Serologie

Sonographische Befundkriterien

- **Pyogener Abszeß:**
  - Im initialen phlegmonösen Stadium unscharfer echoarmer Herd, im Abszeßstadium sehr echoarmer, eventuell echofreier Herd mit unscharfer Begrenzung. Umgebendes Lebergewebe durch Ödem echoarm, Abszeßmembran sonographisch meist nicht von echoarmem Lebergewebe zu unterscheiden (👁 7.**37**)
  - Form von kleineren Abszessen meist kugelig-rund, größere Abszesse häufig gelappt oder kleeblattartig verzweigt (👁 7.**37**)
  - Hämatogene Abszesse häufig multipel
  - Sedimentation und/oder Gasreflexe im Abszeß möglich, Gasreflexe zu erkennen an hellem Reflex mit Schallschatten und Kometenschweifartefakten
- **Amöbenabszeß**
  - Ähnlich pyogenem Abszeß
  - Größe 3–40 cm
  - Form rund oder oval
  - Binnenstruktur typischerweise feinfleckig, echoärmer als Leberparenchym, echoreicher als pyogener Abszeß
  - Selten echoreiche Wand
  - Bei Punktion brauner rahmiger Inhalt. Wegen guter Ansprache auf konservative Therapie jedoch Punktion nur indiziert bei drohender Komplikation, z. B. Ruptur, bei Therapieversagen oder sehr großem Abszeß

Konsequenz für die Chirurgische Therapie

Siehe Kap. 5, Prinzipien therapeutischer Drainagen in der Chirurgie

Benigne liquide Herde: Hämatom

Siehe Kap. 2, Thorax- und Abdominaltrauma

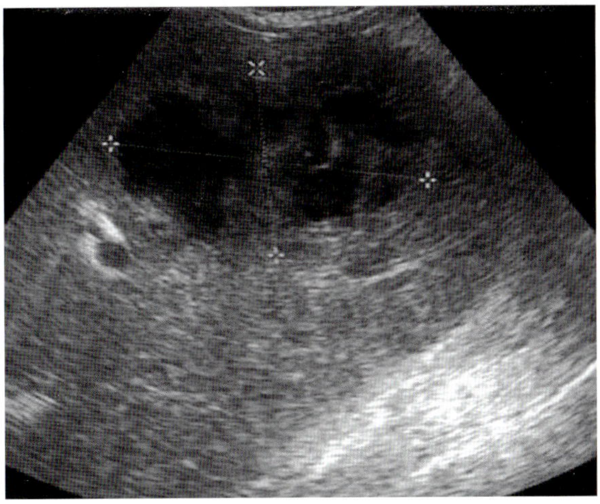

👁 7.37 a Pyogener Leberabszeß: nahezu echofreier Herd mit gelappter Form, unscharf von echoarmem Lebergewebe begrenzt. Durchmesser 10 cm.

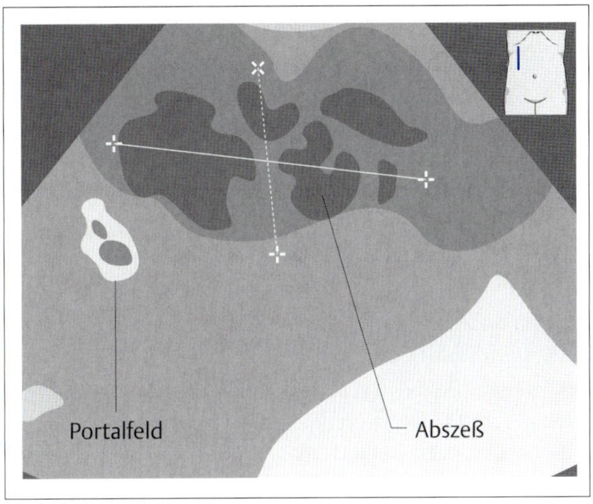

👁 7.37 b Schemazeichnung.

Benigne solide Herde: Hämangiom

Relevante Basisinformation

- Arteriovenöse Malformation, kein Neoplasma
- **Prävalenz** ca. 8%, weibliches Geschlecht überrepräsentiert mit ca. 5 : 1
- Keine oder nur geringe Größenzunahme mit dem Alter, teilweise jedoch unter Östrogentherapie oder während der Schwangerschaft
- 90% solitär
- Meist < 3 cm, Durchmesser > 20 cm möglich
- **Lokalisation** häufig im rechten Leberlappen, bevorzugt subkapsulär
- **Meist asymptomatisch;** selten Oberbauchschmerz, Thrombopenie oder, beim infantilen Hämangiom, intravaskuläre Gerinnung (Kasabach-Merritt-Syndrom); sehr selten Ruptur mit intraperitonealer Blutung, arteriovenöse Fistel, Ikterus, Abszeß
- **Sonographie häufig allein diagnostisch,** Feinnadelpunktion risikoarm bei Punktion durch einen Mantel von > 1 cm gesunden Lebergewebes, jedoch zytologisch und histologisch wenig ergiebig
- *Weiterführende Diagnostik:* MRT (höchste Genauigkeit), CT, Erythrozytenszintigraphie

Sonographische Befundkriterien

- Form rund oder vielkantig (polygonal), keine Destruktion, keine Gefäßverdrängung (👁 7.**38**)
- Begrenzung scharf, eventuell kleine abführende Gefäße am Rand darstellbar (👁 7.**38**)
- Binnenstruktur echoreich, Strukturmuster sonst ähnlich der Leber (👁 7.**38**), teilweise kleine tubuläre Binnenstrukturen entsprechend Gefäßen, durch geringen Fluß jedoch Doppler-sonographisch kaum Flußsignal
- Distal teilweise Schallverstärkung, paradox, da echoreiche Strukturen wie Leberverfettung oder Lipom meist zu Schallabschwächung führen
- Atypische Hämangiome: echoarme Binnenstruktur. Zentrale Echoarmut meist durch Thrombosierung oder kavernöse Anteile, komplett echoarme Binnenstruktur durch kavernöse Struktur
- Bei typischem Hämangiom ohne Risikokonstellation für einen anderweitigen Leberherd Sonographie diagnostisch, weitere Kontrollen entbehrlich (Gandolfi et al. 1991, Leifer et al. 2000, Shamsi et al. 1993)

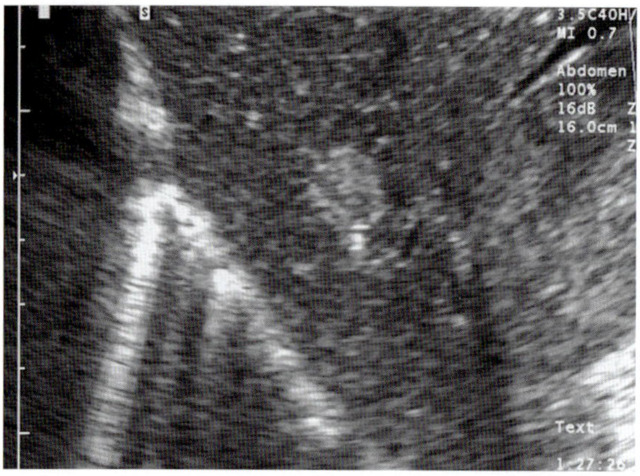

👁 7.38 a Typisches Hämangiom: vielkantiger (polygonaler) Herd mit scharfer Begrenzung. Echoreiche Binnenstruktur, zentral typischerweise weniger echoreich. Im Randbereich kleine abführende Gefäße. Rechter Leberlappen von interkostal.

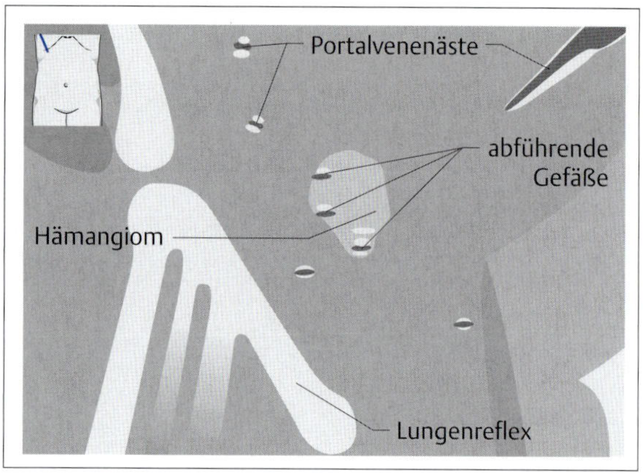

👁 7.38 b Schemazeichnung.

Benigne solide Herde: Fokal-noduläre Hyperplasie (FNH)

Relevante Basisinformation

- Meist solitäre knotige Raumforderung
- Histologisch ähnlich einer inaktiven Leberzirrhose mit Leberparenchymzellen, Gallengängen, Kupffer-Zellen, fibrösen Septen
- Zu 90% Frauen betroffen, zweite bis dritte Lebensdekade, assoziiert mit langjähriger Antikonzeptivaeinnahme
- Zu 20% multiple FNH
- Selten auch bei Kindern, assoziiert mit Gefäßmißbildungen
- Epidemiologisch etwa dreimal so häufig wie Adenom, stärkere Inzidenzzunahme als Adenom (Cherqui et al. 1995)
- Nach Absetzen der Antikonzeptiva partielle Rückbildung möglich (Di Stasi et al. 1996)
- Keine maligne Transformation
- *Weiterführende Diagnostik:* hepatobiliäre Sequenzszintigraphie, CT, MRT, Feinnadelpunktion (histologisch schwierige Differentialdiagnose zur Leberzirrhose). Bei fortbestehender diagnostischer Unsicherheit Laparoskopie, ggf. Resektion

Sonographische Befundkriterien

- Kugelig-runder oder ellipsoider Herd, häufig kapselnah, eventuell gestielte Oberfläche
- Benachbarte Strukturen verdrängend, nicht infiltrierend
- Zur gesunden Leber fast gleiche Echodichte, teilweise echoärmer
- Rand scharf begrenzt, teilweise mit echoarmem Randsaum, dort im Gegensatz zu Metastasen Doppler-sonographisch Gefäße darstellbar (von Herbay et al. 1997), jedoch im Farb-Doppler-Sono Verwechslungsmöglichkeit mit hepatozellulärem Karzinom (s. u.)
- Im Strukturdetail inhomogener als normale Leber, im Zentrum bei 20–50% der Patienten konfluierende sternförmige echoreiche Struktur („Radspeichenstruktur", 👁 7.39) entsprechend fibrösen Strängen (Di Stasi et al. 1996)
- Arterien folgen der radiären Struktur, Farb-Dopplersonographisch zentrifugaler arterieller Fluß (Bartolozzi et al. 1997). Verbesserung der Gefäßdarstellung mit Echokontrastmittel. Herde < 3 cm ohne sternförmige Gefäßstruktur (Uggowitzer et al. 1999)

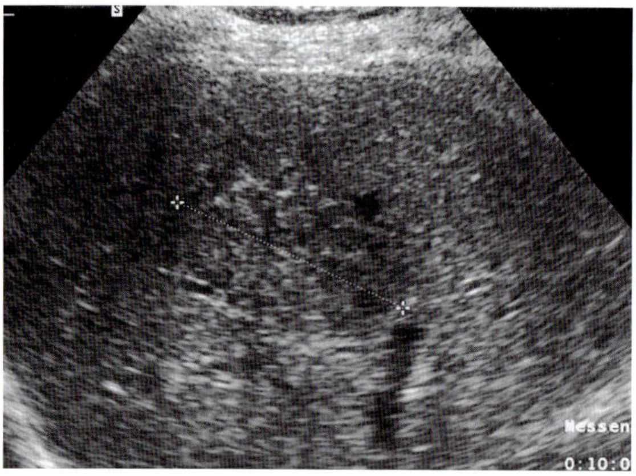

👁 7.39 a Fokal-noduläre Hyperplasie: scharf begrenzter Herd, Echodichte kaum von der Leber unterschiedlich, typische Radspeichenstruktur.

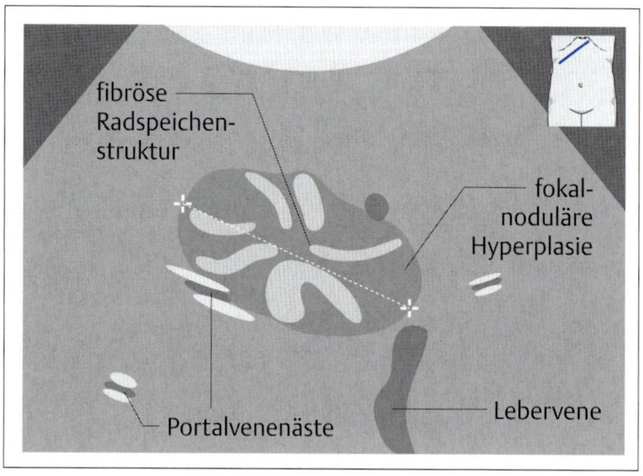

👁 7.39 b Schemazeichnung.

Benigne solide Herde: Hepatozelluläres Adenom

Relevante Basisinformationen

- Stränge von Hepatozyten ohne Portalfelder, ohne oder mit nur wenigen Kupffer-Zellen. Zentral teilweise Nekrosen oder Einblutungen
- Rarität vor Einführung der oralen Kontrazeptiva. Neben langjähriger (> 5 Jahre) Einnahme von Kontrazeptiva auch assoziiert mit Androgeneinnahme und Schwangerschaft, familiäre Häufung
- Selten multiple Adenome, die nur teilweise mit Hormonen assoziiert sind, jedoch mit familiärer Häufung oder bei Glykogenspeicherkrankheit Typ I (von Gierke) (Chiche et al. 2000, Grazioli et al. 2000)
- **Lokalisation** meist rechter Lappen subkapsulär, teilweise gestielt
- **Symptomatik:** Schmerzen durch Kapselspannung, Einblutung, eventuell peritoneale Blutung

Sonographische Befundkriterien

- Kugelig-runde oder ellipsoide Raumforderung
- Scharf begrenzt, meist keine Kapselstruktur
- Knotige Binnenstruktur, nur gering von der übrigen Leber abgehoben, echoarm zu ca. 40% (7.**40**), echoreich zu ca. 30%, im übrigen echogleich oder gemischt (Al Otaibiet al. 1995). Selten sehr echoreich durch Fettgehalt

- **Maligne Transformation langfristig** bei ca. 10% der Patienten (Al Otaibi et al. 1995, Foster u. Berman 1994), selten Regression nach Beendigung der hormonellen Kontrazeption (Daldrup et al. 1995)
- *Weiterführende Diagnostik:* CT, MRT, Feinnadelpunktion (Diagnosesicherung)

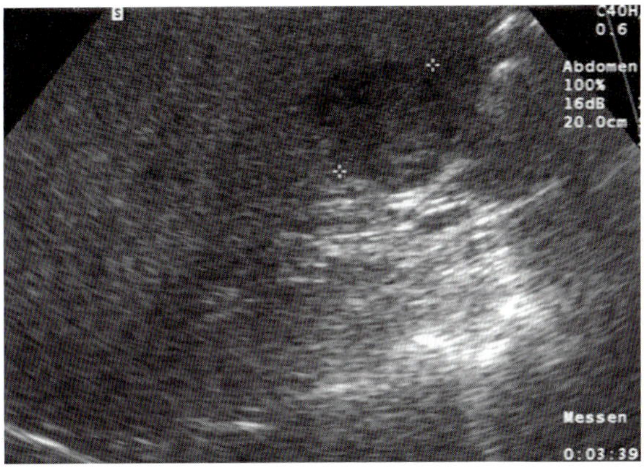

7.40 a Hepatozelluläres Adenom: echoarmer Herd mit scharfer Begrenzung und knotiger Binnenstruktur, 3,7 cm Durchmesser.

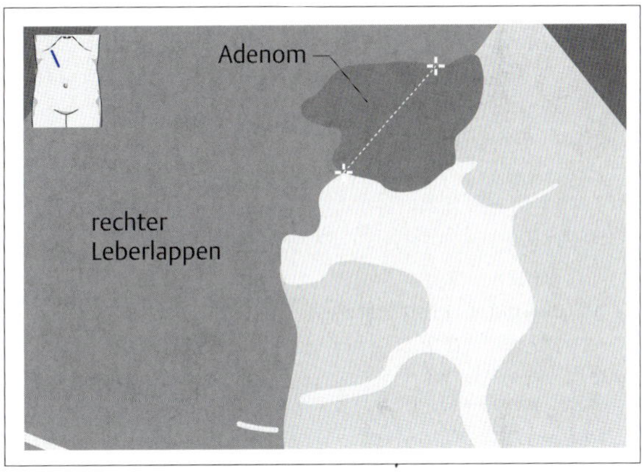

7.40 b Schemazeichnung.

Konsequenz für die Chirurgische Therapie

Befund	Charakteristik	Therapie
FNH	asymptomatisch, klein	keine Resektion indiziert, wenn Diagnose mit Bildgebung gestellt, Beobachtung Diagnose möglichst histologisch sichern; wenn intraoperativ diagnostiziert, individuelle Entscheidung über Resektion
FNH	symptomatisch, > 10 cm, mit Einblutungen	relative Indikation zur Resektion
Leberzelladenom	unabhängig von Größe und Symptomatik Entartungs- und Rupturgefahr	Resektion
Hämangiom	< 5 cm, asymptomatisch	Verlaufsbeobachtung
Hämangiom	sehr große, symptomatische Hämangiome (Blutungsgefahr!) und Größenprogredienz (cave Hämangioendothelsarkom)	Leberteilresektion, bei Kontraindikationen zur Operation eventuell Embolisation

Seltene benigne Lebertumoren

Lipom, Angiomyolipom

- Wesentlich seltener als Hämangiom
- Histologisch verwandt mit Hämangiom, Mischformen mit unterschiedlichen Anteilen von Endothel-, glattem Muskel- und Fettgewebe
- Seltener als, aber gelegentlich assoziiert mit Angiomyolipom der Niere, eventuell im Rahmen einer tuberösen Sklerose
- Herd selbst sonographisch nicht zu unterscheiden von Hämangiom, jedoch distal Schallabschwächung, im Gegensatz zur Schallverstärkung beim Hämangiom
- Bei typischem Befund keine weitere Diagnostik notwendig, ggf. Bestätigung durch CT, MRT, Feinnadelpunktion

Biliäres Zystadenom

- Lokalisation in Leber oder entlang der extrahepatischen Gallenwege
- Meist Frauen im mittleren Alter
- Tendenz zur malignen Transformation
- Inhalt muzinös, Expression von CA 19–9
- Sonographisch multiseptierte zystische Raumforderung mit dicker Wand, teilweise knotige oder papillomatöse Wandstrukturen

Mesenchymale Hamartome

- Fibröse Raumforderung mit zystischen Anteilen mit Gallengangsepithel
- Meist Kinder unter 2 Jahren
- Sonographisch teils echoreiche, teils multiseptierte zystische Raumforderung von 5–20 cm Durchmesser

Von-Meyenburg-Komplex

- Gallengangshamartom, aus erweiterten Gallenwegen in fibrösem Stroma
- Meist multipel, jeweils < 1 cm
- Sehr selten maligne (Blanc et al. 2000, Jain et al. 2000)
- Sonographisch divers: echoreich, echoarm oder zystisch (Wohlgemuth et al. 1998)

Infantiles Hämangioendotheliom

- Bei Kindern im 1. Lebensjahr
- Rasches Wachstum, später meist spontane Regression
- Komplikationen: Herzinsuffizienz durch arteriovenöse Shunts, Anämie, Thrombozytopenie, Blutung
- Sonographisch echoreich wie Hämangiom oder echoarm-zystisch, meist multipel

Weitere mesenchymale oder embryonale Tumoren sind Raritäten.

Maligne Leberherde: Lebermetastasen solider Tumoren

Relevante Basisinformationen

- In Leber häufige Lokalisation von Metastasen, vor allem bei gastrointestinalen Tumoren
- Ausbreitung meist hämatogen, seltener lymphogen oder per continuitatem, z. B. bei peritonealer Ausbreitung eines Ovarialkarzinoms
- Zuordnung des sonographischen Bildes zu einem Primärtumor nur sehr selten möglich, jedoch relative Häufung für Metastasenmuster bei verschiedenen Tumorentitäten (s. u.)
- Selten in zirrhotischer Leber
- Metastasengröße wichtiger Verlaufsparameter bei Chemotherapie
- *Weiterführende Diagnostik:* CT, MRT, bei neuroendokrinen Tumoren Octreotid-Szintigraphie

Sonographische Befundkriterien

- Hepatomegalie
- Häufiger **multiple Herde,** seltener **solitäre Metastase**
- Meist kugelig-runde Herde, durch Konfluieren mehrerer Herde polyzyklische Form
- Echoarmer Randsaum („Schießscheiben-“ = „Target“-Phänomen) (Wernecke et al. 1992). Binnenstruktur sehr variabel, abhängig von Histologie und Größe des Herdes. Echoreiche Herde häufig bei gastrointestinalen **Adenokarzinomen,** insbesondere Kolonkarzinom (👁 **7.41**), echoarme Metastasen häufig bei rasch wachsenden Karzinomen, z. B. **Pankreaskarzinom**
- Große Metastasen eher mit echoreicher Struktur und Inhomogenität, z. B. durch Nekrosen, Einblutungen oder Verkalkungen. Bei Verkalkungen auch Kometenschweifartefakte, z. B. **Kolonkarzinom**
- Bei Verflüssigung von Nekrosen zentral echoarme bis echofreie Struktur („Bull's-Eye“-Phänomen), z. B. bei schnell wachsenden Tumoren oder in Kombination mit echoreichen Metastasen neuroendokriner Tumoren
- Selten echte zystische Metastasen bei **Zystadenokarzinomen**
- Multiple kleine Metastasen teilweise schwierig zu differenzieren von diffusen Lebererkrankungen, insbesondere Leberzirrhose
- Multiple kleine echoarme Metastasen häufiger bei rasch progredienten Tumoren, z. B. kleinzelligem **Bronchialkarzinom, Mammakarzinom,** malignem **Melanom**
- Verdrängung und Unterbrechung der Gefäßstrukturen im verbliebenen Leberparenchym
- Destruktion des Leberkapselreflexes

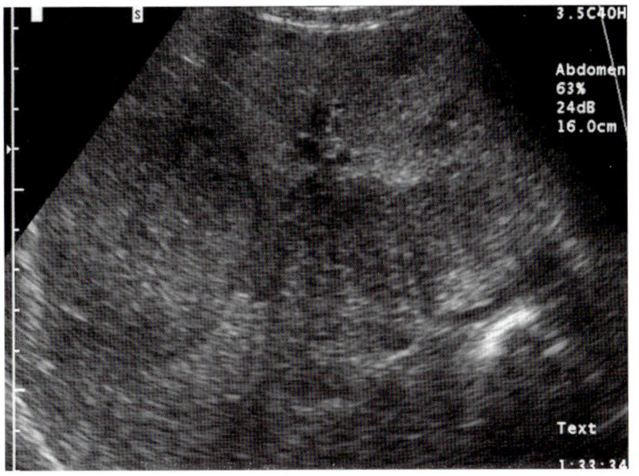

7.41 a Metastasen eines Kolonkarzinoms. Multiple Rundherde, teilweise konfluierend, echoarmer Randsaum. Mit zunehmender Größe echoreichere Binnenstruktur.

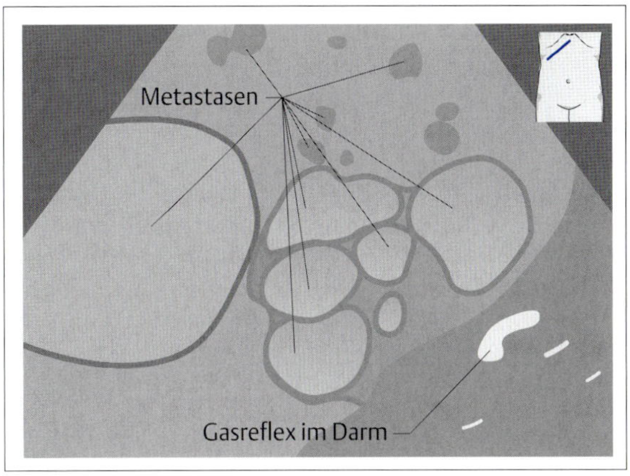

7.41 b Schemazeichnung.

Maligne Leberherde: Leberbeteiligung bei malignen hämatologischen Erkrankungen

- **Akute Leukämie:** häufig leichte Hepatomegalie ohne andere sonographisch faßbare Veränderung
- **Chronische Leukämie,** myeloproliferatives Syndrom: meist erhebliche Hepatosplenomegalie durch diffuse Infiltration oder extramedulläre Blutbildung
  - Diffuse Infiltration der Parenchymstruktur sonographisch nicht faßbar
  - Extramedulläre Blutbildung führt eventuell zu echoarmen Zonen des Leberparenchyms
- **Malignes Lymphom:**
  - Zu 50% Leberbeteiligung
  - Infiltrat immer echoarm
  - häufig klein- oder grobknotige Infiltration, seltener diffuse oder lokal tumoröse Infiltration (Görg et al. 1994)

Maligne Leberherde: Hepatozelluläres Karzinom (HCC)

Relevante Basisinformationen

- Adenokarzinom der Hepatozyten
- Anteil aller Karzinome in Deutschland: Männer 2,7, Frauen 1,6% (Caselmann et al. 1999), Letalität 1995: Männer 4,7/100 000, Frauen 2,1/100 000
- Wesentliche höhere Inzidenz im subsaharischen Afrika und in Asien, bis zu 150/100 000, dort teilweise häufigste maligne Erkrankung
- Hauptrisiken: chronische Hepatitis B und C, Inzidenz bei Hepatitis B ca. 0,5%/Jahr, Exposition gegenüber Aflatoxin, historisch Exposition gegenüber Thoriumdioxid (Thorotrast)
- Zirrhose eigener Risikofaktor, Inzidenz des HCC bei Leberzirrhose 1 – 6%/Jahr
- Risiko bei Zirrhose in Abhängigkeit von der Ätiologie:
  - Hoch: chronisch virale Hepatitis, Hämochromatose, Tyrosinämie
  - Mittel: Alkoholmißbrauch, autoimmune Hepatitis, α1-Antitrypsin-Mangel
  - Niedrig: primär biliäre Zirrhose, primär sklerosierende Cholangitis, Morbus Wilson (Kubicka et al. 1997, 2000)
- 70% der Tumoren exprimieren α-Fetoprotein (AFP), AFP im Serum auch unspezifisch erhöht bei Leberzirrhose
- Sonographie neben AFP wichtigster Bestandteil des Screenings bei Patienten mit chronischer Hepatitis und/oder Leberzirrhose (Chalasani et al. 1999)
- Sonographie wichtigstes bildgebendes Verfahren für perkutane regionale Therapieverfahren wie Alkoholinjektion (Giorgio et al. 2000, Hargreaves et al. 2000, Livraghi et al. 1998, Orlando et al. 2000) oder Thermokoagulation (Curley et al. 2000, Holtkamp u. Müller 2000, Livraghi et al. 2000)
- *Weiterführende Diagnostik:* AFP im Serum, CT, MRT, Feinnadelpunktion

Sonographische Befundkriterien

- **Uni-** oder **multilokulär** oder **diffus wachsend**
- Häufiger unilokulär beginnend, bei Größenzunahme dann benachbart lymphogene Metastasen als satellitenartige Herde
- Echostruktur variabel, häufiger echoarm als echoreich, meist inhomogene echokomplexe Struktur, charakteristisches Muster „Knoten im Knoten" (7.**42**)
- Typisch für Malignität: echoarmer Randsaum (7.**42**)
- Häufig Pfortaderthrombose in Nachbarschaft zum Tumor

- Rasche maligne Infiltration der Pfortader, weniger häufig der Lebervenen, eventuell des rechten Herzvorhofes
- Maligne Gefäßinfiltration B-Bild-sonographisch kaum von Thrombose zu unterscheiden, Thrombose geht der Infiltration häufig voran. Thrombose wie auch Infiltration durch echogene, wandständige Strukturen in der Vene erkennbar, fehlender Doppler-sonographischer Fluß in diesem Bereich. Doppler-sonographisch arterielle Signale in einem vermuteten Thrombus beweisen maligne Infiltration (s. Kap. „Pfortaderthrombose", 👁 7.**33**)
- Im Farb-Doppler- und Power-Doppler-Sonogramm meist gefäßreicher Tumor mit arteriellen Flußsignalen, insbesondere im Randbereich, dennoch mit diesem Verfahren keine ausreichende Diskriminierung gegenüber benignen Herden oder anderen Malignomen (Gaiani et al. 2000, Strunk et al. 1998)
- Perkutane Alkoholinjektion: Nach Injektion von Flüssigkeit in ein hepatozelluläres Karzinom nahezu selektive Verteilung im malignen Herd, sonographisch durch helle Gasreflexe in der Flüssigkeit zu erkennen (👁 7.**43**). Verwendung von Feinnadeln mit seitlichen Öffnungen, als Injektionslösung 95%iger Alkohol (Livraghiet al. 1998). Etwa 50–90% des Knotenvolumens sind als Injektionsvolumen notwendig, maximale Menge pro Sitzung pro Knoten 10 ml. Komplette Nekrose des Tumors meist nur durch mehrere Sitzungen zu erreichen, Kontrolle auf vitale Tumoranteile mit Power-Doppler und Kontrast-CT. Einzelne Autoren streben einmalige Sitzungen an mit kompletter Behandlung und verwenden bis zu 60 ml pro Sitzung, allerdings in Narkose (Giorgio et al. 2000)

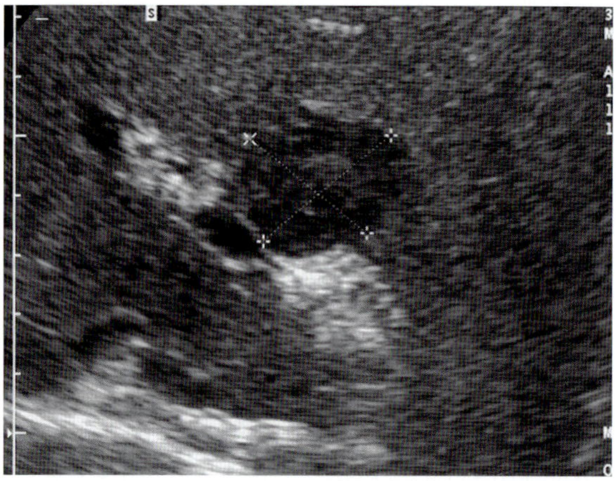

👁 7.**42 a** Hepatozelluläres Karzinom: unscharf begrenzter, gelappter Herd, Durchmesser 29 mm. Echoarme inhomogene Struktur mit Muster eines „Knotens im Knoten". Kompression eines Pfortaderastes.

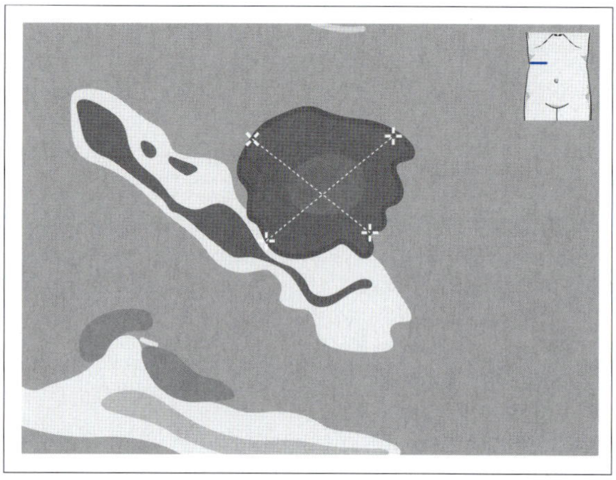

👁 7.**42 b** Schemazeichnung.

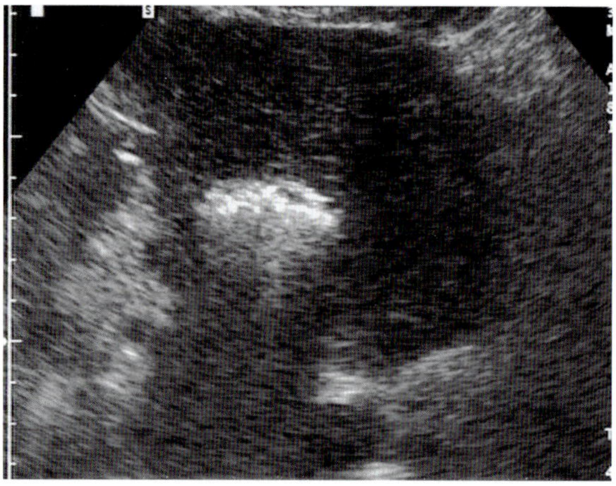

👁 7.**43 a** Hepatozelluläres Karzinom: perkutane Alkoholinjektion. Verteilung des 95%igen Alkohols im gesamten Karzinom, erkennbar an den stark echogenen Gasblasen der Flüssigkeit.

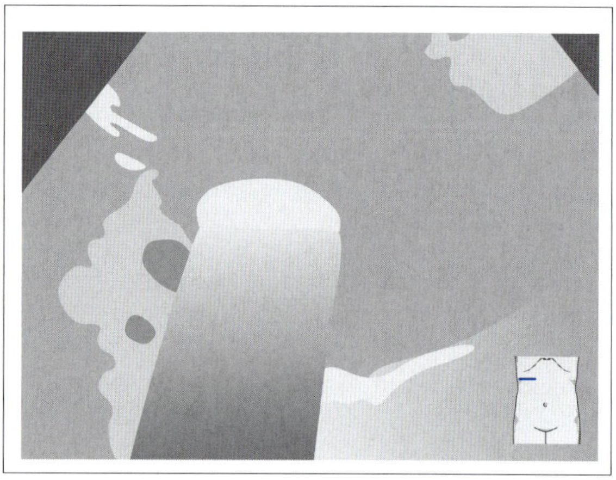

👁 7.**43 b** Schemazeichnung.

Konsequenz für die Chirurgische Therapie

Befund	Charakteristik	Therapie
Lebermetastasen kolorektaler Karzinome	solitär oder multipel, vorwiegend unilateral, kein extrahepatischer Befall	kurative Leberteilresektion; nicht der Befall von Lebergewebe, sondern die Menge von zurückbleibendem gesundem Lebergewebe limitiert die Resektabilität
Lebermetastasen kolorektaler Karzinome	diffus in allen Segmenten	histologische Sicherung, palliative systemische Chemotherapie
HCC	≤ 5 cm, solitär, unilateral, Restparenchym (meist zirrhotisch verändert) funktionell ausreichend?	Resektion in Abhängigkeit vom Grad der Zirrhose, der Leberrestfunktion und der portalen Hypertension, individuell Evaluation zur Transplantation
HCC	> 5 cm, metastasiert, in schwerer Zirrhose	keine Resektion, ggf. Chemoembolisation, Kryochirurgie, Alkoholinjektion palliative systemische Chemotherapie

Pankreas

Indikationen, spezielle Untersuchungstechnik und Befunderhebung

- Pankreasverlauf leicht S-förmig geschwungen retroperitoneal, vom duodenalen C bis zum Milzhilus etwas ansteigend (👁 7.**44**)
- Beste Untersuchungsbedingungen beim schlanken, nüchternen Patienten, morgens
- Oberbauchquer- und Oberbauchlängsschnitt als Standardebenen
- V. lienalis als Leitstruktur aufsuchen, Beurteilung von Kopf, Korpus und Schwanz
  - Pankreaskopf ist das Gewebe rechts vom linken Rand der V. mesenterica superior
  - Pankreaskorpus reicht vom linken Rand der V. mesenterica superior bis zum linken Rand der Aorta
  - Pankreasschwanz reicht vom linken Rand der Aorta bis zum Milzhilus
- Aufsuchen der A. gastroduodenalis am ventralen rechten Pankreasrand erleichtert die Abgrenzung zum Duodenum, im dorsalen Anteil des Pankreaskopfes Ductus choledochus ebenfalls als tubuläre Struktur darstellbar und zur Orientierung hilfreich (👁 7.**45**)
- Zur Beurteilung der Schwanzregion translienale Schnittebene hilfreich
- Bei schlechter Beurteilbarkeit durch vorgelagerten Magen oder Darm hilft gelegentlich eine Verschiebung des Intestinums durch tiefe Inspiration oder Kompression mit der Ultraschallsonde, Auffüllen des Magens mit 100–300 ml Wasser kann Pankreasbeurteilung erleichtern (trinken mit Strohhalm, um keine Luft zu verschlukken), ebenso Untersuchung im Stehen
- Unterteilung in diffuse und lokal umschriebene Pankreasveränderungen (T 7.**4**)

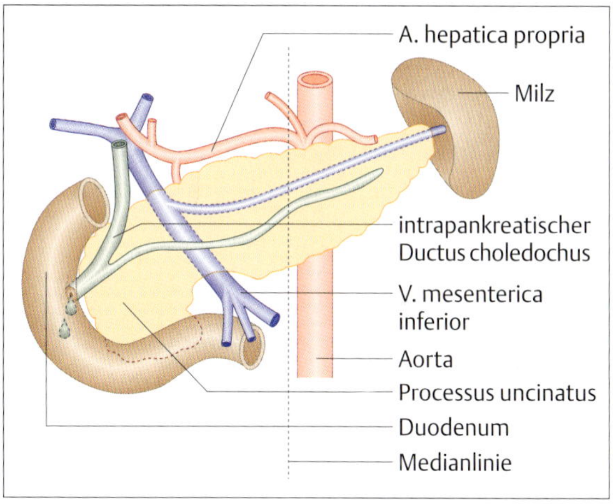

👁 7.**44** Anatomische Beziehungen des Pankreas.

T 7.4 Häufige sonographisch relevante Pankreasveränderungen

Vorwiegend diffus	Vorwiegend lokal begrenzt
Chronische Pankreatitis	Pankreaskarzinom
Akute Pankreatitis	Pseudozyste
Fibrolipomatose	Nekrosen im Rahmen einer Pankreatitis
Alterspankreas	Pankreasgangsteine/ Verkalkungen
	Zystadenom

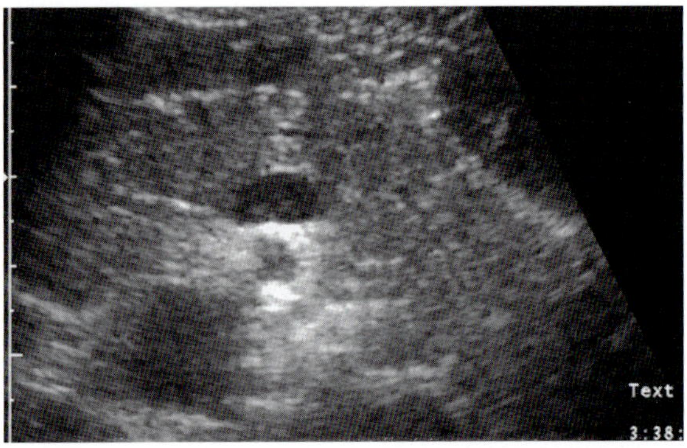

7.45 a Normales Pankreas im Oberbauchquerschnitt.

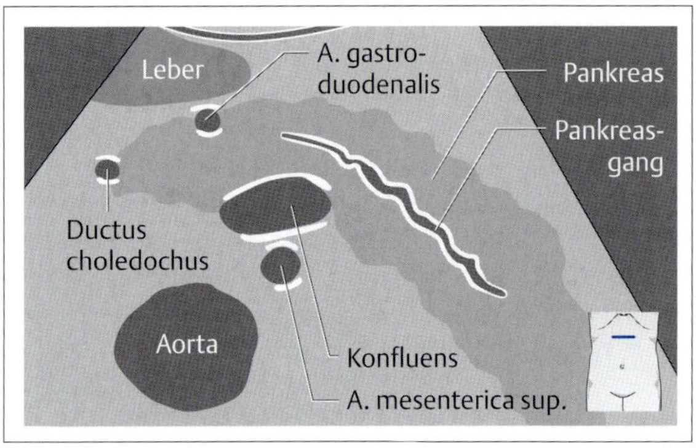

7.45 b Schemazeichnung.

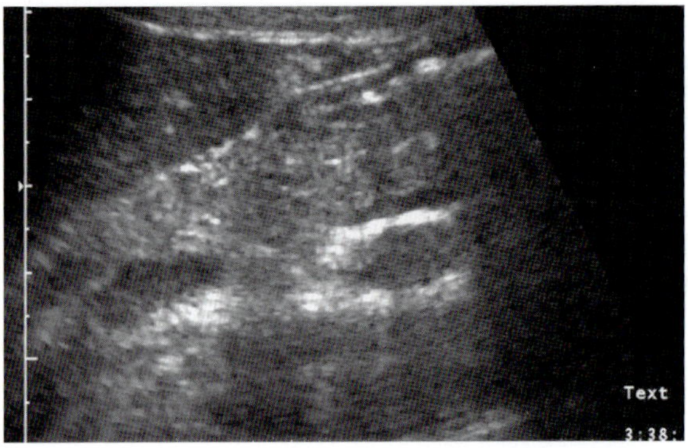

7.46 a Normales Pankreas im Oberbauchlängsschnitt mit Darstellung der A. mesenterica superior.

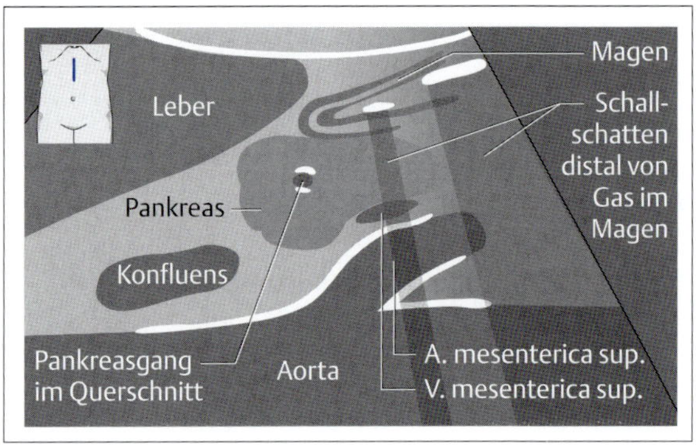

7.46 b Schemazeichnung.

Allgemeine sonographische Befundkriterien

- Normales Pankreas feinkörnig und homogen strukturiert, meist etwas echoreicher als das Leberparenchym (7.45, 7.46)
- Normale Größenverhältnisse:
  - Kopf: < 30 mm, Körper < 18 mm, Schwanz < 30 mm, Gangdurchmesser < 2 – 3 mm
  - Da Bauchspeicheldrüse nicht genau in der Transversalebene, sollte der Durchmesser immer in der Organebene gemessen werden (7.47)
- Gesundes Pankreas elastisch verformbar
- Jugendliches Pankreas wirkt echoarm, alterndes Pankreas deutlich echoreicher
- Variable Lage des Pankreasganges, nicht immer zentral im Pankreasquerschnitt

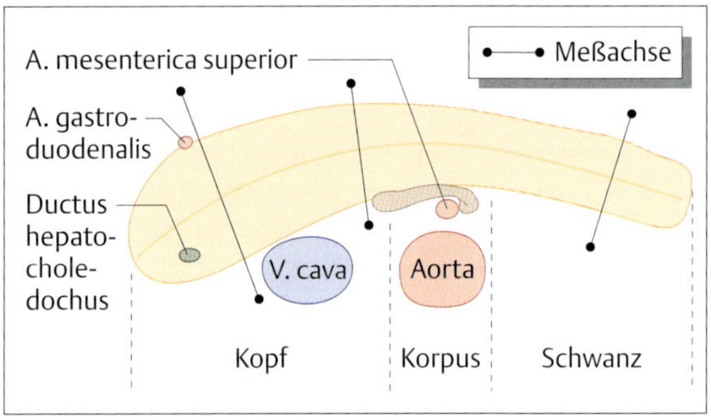

7.47 Messung des Pankreasdurchmessers im Winkel von 90°, an der Pankreasachse orientiert. Oberbauchquerschnitt, Schemazeichnung.

Akute Pankreatitis

Siehe dazu Kap. 1, Akutes Abdomen

Chronische Pankreatitis

Relevante Basisinformationen

- Teils schubweise progredient verlaufende entzündliche Erkrankung des Pankreas mit Untergang von Pankreasparenchym und Ersatz durch fibrotisches Gewebe
- Alkoholismus in Deutschland häufigster ätiologischer Faktor (80 – 90%)
- Verlauf überaus variabel, häufig schubweise anfallsartige Schmerzen, seltener chronisch persistierender Schmerz oder asymptomatischer Verlauf
- Kann das gesamte Organ oder einzelne Organabschnitte verschieden stark betreffen (= segmentale chronische Pankreatitis)
- Bei entzündlicher Aktivität häufig Pankreasvergrößerung
- Im Spätstadium Organverkleinerung aufgrund eines fibrotischen Umbaus
- Als Folge der Fibrosierungen Stenosen und Dilatationen im Gangsystem; nach entzündlichen Schüben können sich Pseudozysten entwickeln, intraduktale Konkremente zuerst in den Seitenästen und später im Hauptpankreasgang
- Für die teils extremen Oberbauchschmerzen wird neben der Entzündung eine Druckerhöhung im Pankreasgangsystem angenommen
- Exokrine und endokrine Pankreasinsuffizienz ebenfalls Kennzeichen eines Spätstadiums (mit Diarrhöe, Steatorrhöe, Gewichtsverlust)
- Etwa 10% der Erkrankungen verlaufen asymptomatisch oder mit nur geringen Oberbauchbeschwerden
- Inzidenz in Mitteleuropa zwischen 0,04 und 5 pro 100 000 Einwohner und Jahr, Männer häufiger betroffen als Frauen, Altersgipfel zwischen 35. und 45. Lebensjahr
- Häufige lokale Komplikationen: Choledochusstenose, Duodenalstenose als Folge der Fibrose, der entzündlichen Raumforderung oder durch Pseudozysten
- Pankreaspseudozysten sind flüssigkeits- oder detritusgefüllte Hohlräume, von einer bindegewebigen Kapsel umgeben (ohne Epithel im Gegensatz zu den echten Zysten)
- Pseudozysten bei ca. 20% der Patienten mit chronischer Pankreatitis, können asymptomatisch sein und sich spontan zurückbilden, therapeutische Konsequenzen nur bei Komplikationen
- Pseudozysten nach akuter Pankreatitis meist mit hämorrhagischem oder grünlichem Sekret, nach chronischer Pankreatitis mit klarem enzymhaltigen Sekret
- Ausdehnung von Pankreasnekrosen und -pseudozysten in alle Bereiche des Abdominalraumes oder sogar in die Pleurahöhle möglich
- Einblutungen in den Pankreasgang oder in Pseudozysten durch Gefäßarrosionen
- Exokrine und endokrine Pankreasinsuffizienz im Endstadium einer chronischen Pankreatitis möglich
- *Weiterführende Diagnostik:* Röntgen-Abdomen, Pankreaszielaufnahme, ERCP (derzeit Goldstandard), CT, Endosonographie, MRT, MRCP, quantitative Stuhlfettbestimmung, Glukosetoleranztest, Elastase im Stuhl, Pankreolauryltest, direkte Pankreasfunktionstests

Sonographische Befundkriterien

- Durchmesser des Ductus pancreaticus häufig > 2 – 3 mm (7.**48**)
- **Unregelmäßige Pankreaskonturen** als Folge der Vernarbung, verstärkte Binnenechos durch Narbenbildung, gemischtes Bild vor allem im akuten Schub möglich (7.**48**)
- Aufgrund der **Fibrose** erscheint Pankreas echoreicher als normal
- **Pankreasgangsteine** darstellbar durch echoreichen Reflex und ggf., mit Erreichen einer Größe von ca. 7 mm, mit Schallschatten, solitär oder perlschnurartig auftretend (7.**48**, 7.**49**)
- In Seitenästen lokalisierte Konkremente imponieren als **„Parenchymverkalkungen“** (7.**48**)
- **Gallengangerweiterungen** durch Stenose des intrapankreatischen distalen Ductus choledochus bedingt
- **Pseudozyste** als echofreie, annähernd runde Struktur mit echoreicher Membran und dorsaler Schallverstärkung darstellbar; schwebende Echos entsprechen Detritus, Gasreflexe sprechen für eine Infektion (7.**50**)
- Bei **Einblutungen** in die Pseudozyste Inhalt deutlich echoreicher, mit Farb-Doppler Einblutung oft direkt darstellbar (7.**51**)

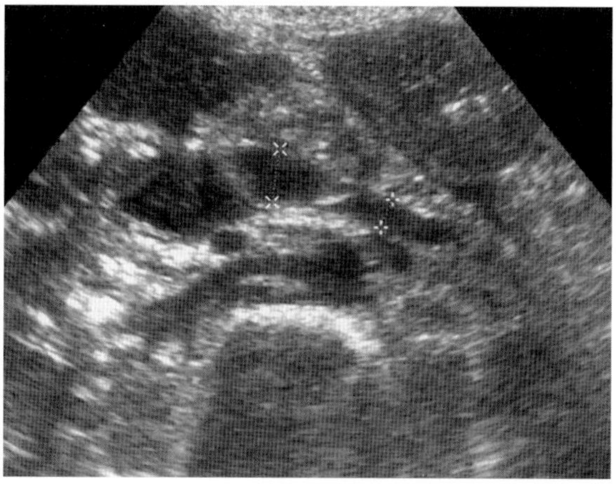

7.48 a Oberbauchquerschnitt bei chronischer Pankreatitis. Pankreasgang bis auf 12 mm dilatiert, intraduktales Konkrement, entzündliche echoärmere Schwellung neben echoreichen Arealen und Verkalkungen, teilweise mit Schallschatten.

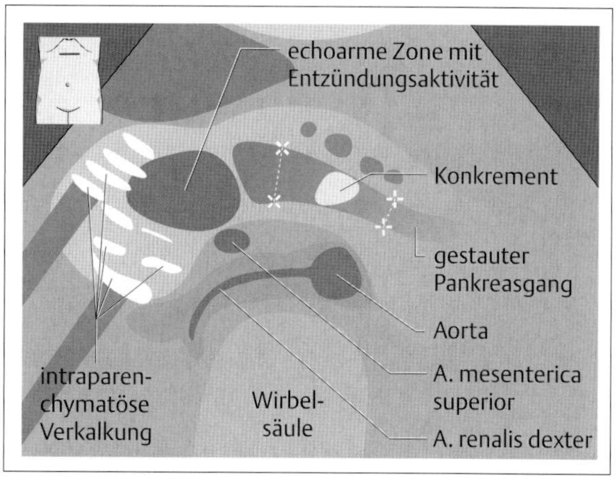

7.48 b Schemazeichnung.

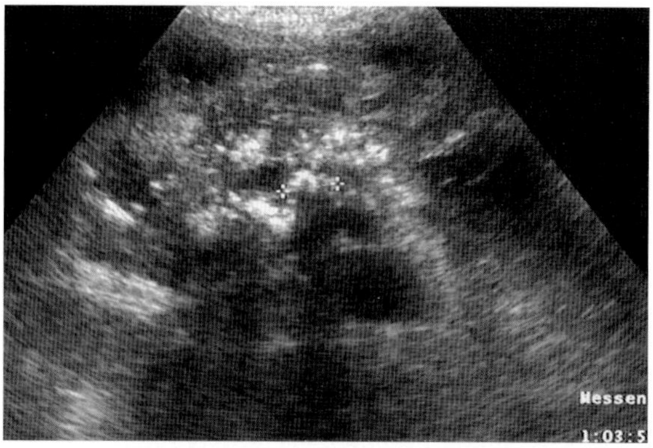

7.49 a Oberbauchquerschnitt bei chronischer Pankreatitis, Pankreasgang dilatiert, intraduktales Konkrement mit Schallschattenbildung, gemischt echoarme neben echoreichen Arealen und Parenchymverkalkungen.

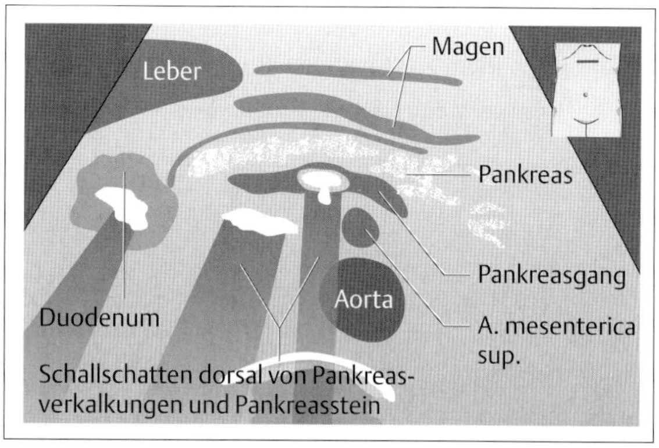

7.49 b Schemazeichnung.

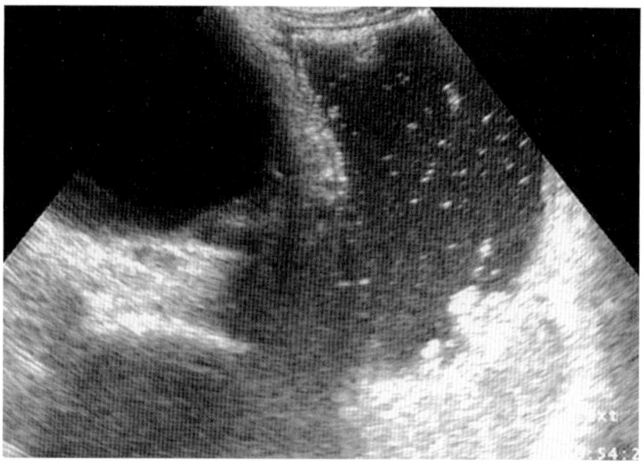

7.50 a Große echoleere Pankreaspseudozyste im Rahmen einer chronischen Pankreatitis mit Kompression des Magens und Ausbildung einer Magenausgangsstenose.

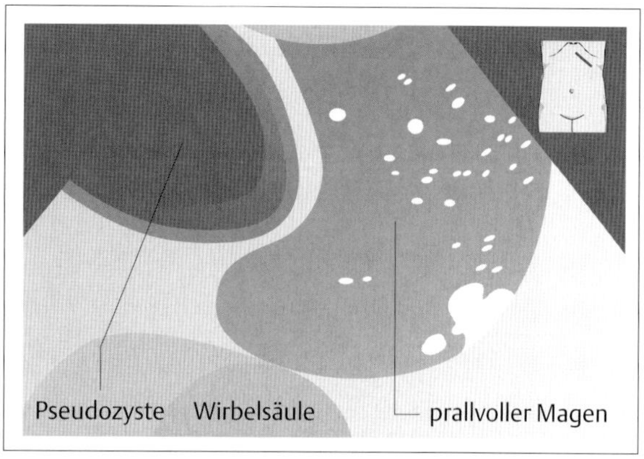

7.50 b Schemazeichnung.

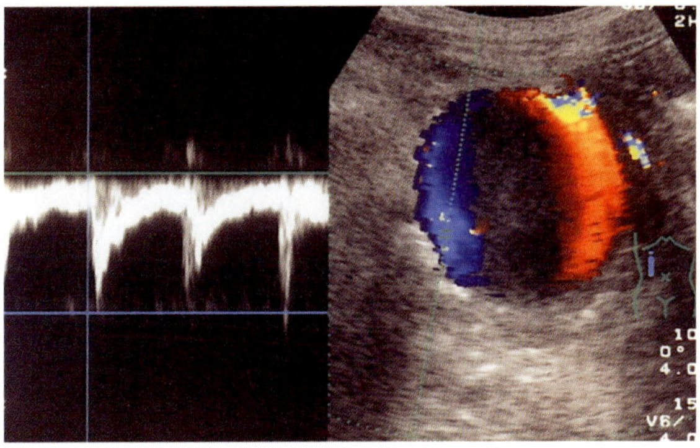

7.51 a Farb-Doppler-Darstellung einer akuten therapiebedürftigen Einblutung in eine Pankreaspseudozyste bei chronischer Pankreatitis, arterielles Flußsignal bei Blutung aus der A. pancreaticoduodenalis in die Pankreaspseudozyste.

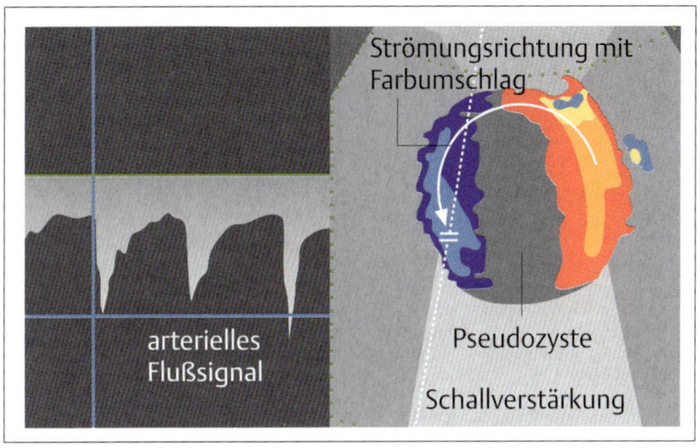

7.51 b Schemazeichnung.

Konsequenz für die Chirurgische Therapie

Befund	Charakteristik	Therapie
Chronische Pankreatitis mit entzündlichem Pankreaskopftumor	Choledochus- oder Duodenalstenose Korpus und Schwanz frei von Pseudozysten oder Pankreasgangstenosen	Duodenumerhaltende Pankreaskopfresektion nach Beger oder pyloruserhaltende Operation nach Whipple
Chronische Pankreatitis mit entzündlichem Pankreaskopftumor	Choledochus- oder Duodenalstenose mit Pankreasgangstenosen und Stauung in Korpus oder Schwanz	Duodenumerhaltende Pankreaskopfresektion nach Beger mit longitudinaler Pankreatikojejunostomie nach Partington-Rochelle
Pankreaspseudozyste	symptomatisch (z.B. Schmerz, Choledochusstenose, Passageprobleme, Abszesse) und im Verlauf persistierend	externe Zystenpunktion/Drainage (häufig Fisteln und Rezidive!) endoskopische interne Zystendrainage in Magen oder Duodenum (Arrosionsgefahr, Blutungen)

Pankreaskarzinom

Relevante Basisinformationen

- Pankreaskarzinom kann Pankreas in Größe, Form oder Struktur verändern
- Vom Gangepithel des Pankreas ausgehendes duktales Adenokarzinom mit Abstand der häufigste maligne Tumor der Bauchspeicheldrüse, Lokalisation zu ca. 75% Pankreaskopf
- Am häufigsten betroffen Männer zwischen 60. und 70. Lebensjahr (Männer : Frauen = 5 : 1), steigende Inzidenz (ca. 10/100000 Einwohner/Jahr)
- Tumorinfiltration des distalen Choledochus mit Ausbildung eines schmerzlosen Ikterus führt häufig erst zur Diagnose
- Weitere Symptome: Gewichtsabnahme, Leistungsknick, Verdauungsstörungen, Schmerzen in Bauch und Rücken, Courvoisier-Zeichen
- Etwa 33% der Pankreaskopf- und 75% der Korpus-/Schwanzkarzinome bereits zum Zeitpunkt der Diagnosestellung mit nachweisbaren Metastasen
- Pankreaskarzinome im Schwanz und Korpus bei Diagnosestellung meist erheblich größer als Karzinome des Kopfes, da erst sehr spät symptomatisch
- Zu > 70% CA 19-9 erhöht (Erhöhung jedoch auch bei gutartigen Erkrankungen möglich)
- Diabetesneumanifestation bei Patienten mit chronischer Pankreatitis ist suspekt auf Entwicklung eines Pankreaskarzinoms
- Sonographische Schwerpunkte bei Verdachtsdiagnose Pankreaskarzinom (7.5):
  - Detektion einer Raumforderung im Pankreas, Differenzierung von chronischer Pankreatitis und malignitätsverdächtigem Prozeß
  - Bei hochgradigem Verdacht auf einen malignen Pankreastumor: Abklärung der räumlichen Beziehungen und Detektion von möglichen Inoperabilitätskriterien

- Inoperabilitätskriterien:
  - Peritonealkarzinose
  - Fernmetastasen (am häufigsten in der Leber)
  - Nicht-regionale Lymphknotenmetastasen
  - Tumorausdehnung über den Pankreaskopf hinaus, Infiltration von Nachbarorganen (außer Duodenalinfiltration)
  - Langstreckige Infiltration von V. portae/V. mesenterica superior oder A. mesenterica superior (relatives Kriterium, da Gefäßersatz möglich)
- Von den zur Operation gelangenden Patienten nur ca. 40% kurativ resektabel (hiervon Fünf-Jahres-Überlebensrate 5 – 10%)
- Neben direktem Tumornachweis mit einer Sensitivität von 67 – 85% (Niederau 1992, Rösch 1992, Brambs 1993) werden auch indirekte Zeichen des Pankreaskopftumors in die Diagnosestellung mit einbezogen:
  - Dilatation von Gallen- und Pankreasgängen
  - Lebermetastasen
  - Aszites
  - Retentionsmagen
  - Vergrößerte Lymphknoten
- In Studien, in die nur die Patienten mit komplett einsehbarem Pankeas einbezogen wurden, liegt Sensitivität der Detektion von Pankreaskarzinomen bei 95 – 98% (Brambs 1993, Gandolfi 1997)
- Differenzierung zwischen Gefäßkompression und -invasion transkutan kompliziert, endosonographisches Tumorstaging mit einer Genauigkeit von ca. 92% sensitiver, deshalb heute klinischer Standard (Sugiyama 1999, T 7.6)
- Unklare sonographische Pankreasbefunde immer weiter abklärungsbedürftig durch zusätzliche Untersuchungen!
- *Weiterführende Diagnostik:*
  ERCP, Endosonographie, Kontrastmittel-CT, MRT, Angiographie, diagnostische Punktion, explorative Laparoskopie/Laparotomie

T 7.5 Sonographische Tumorcharakteristik von Pankreastumoren (nach Yassa et al. 1997, 62 Patienten)

Kriterium	Vorkommen
Durchschnittliche Größe	4,5 – 3,5 cm
Größter Tumor	14 × 19 cm
Kleinster Tumor	1,8 × 1,1 cm
Kopftumor	69%
Korpus- oder Schwanztumor	26%
Diffuses Tumorwachstum	3%
Form oval, rund	60%
Form irregulär	40%
Überschreitung der Pankreaskontur	65%
Homogen echoarm	55%
Homogen echoreich	3%
Homogen echogleich	2%
Heterogenes Echomuster	40%
Tumorkalzifikationen	6%
Intratumorale zystische Strukturen	15%
Pfortaderthrombose	5%
Gefäßummauerung	13%

Sonographische Befundkriterien

- Oft echoarme oder echogleiche **tumoröse Raumforderung;** am Anfang homogen, später mit Überschreitung der normalen Pankreaskontur, ggf. mit feinen Tumorausläufern (**7.52**)
- In großen Tumoren auch echoleere Areale im Sinne von **Tumornekrosen** möglich, große Tumoren auch echoreich darstellbar (**7.53**)
- **Kompression, Verdrängung** und **Infiltration** von Nachbarorganen möglich (Duodenum, Pfortader, V. und A. mesenterica superior, Truncus coeliacus) (**7.54**)
- Eventuell prästenotische **Erweiterung des Pankreasganges** (> 2 – 3 mm) oder der Gallengänge (Ductus hepatocholedochus > 9 mm) (**7.53**)

T 7.6 Vergleich der verschiedenen Diagnostikverfahren bei Verdacht auf ein Pankreaskarzinom (nach Sugiyama 1999, 91 Patienten)

	Intraoperative Sonographie	Transkutane Sonographie	Kontrastmittel-CT	Endosonographie	Angiographie	Kriterium
Sensitivität %	100	79	81	95	54	Detektion von Pankreas- oder Gallengangtumoren < 2 cm
Sensitivität %	92	56	64	91	76	Detektion einer Portalveneninfiltration
Spezifität %	92	73	74	92	83	Detektion einer Portalveneninfiltration

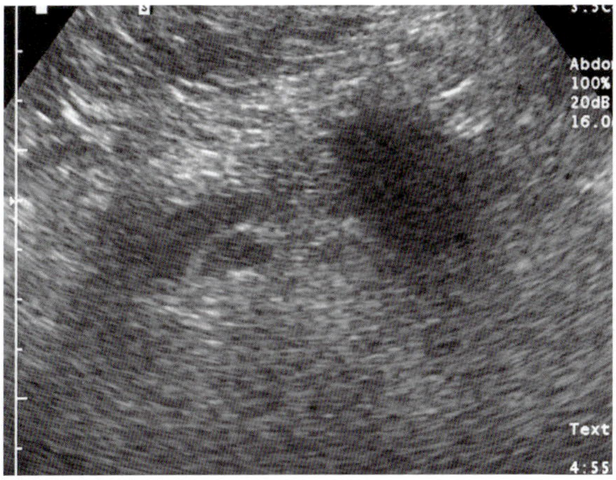

7.52 a Oberbauchquerschnitt: echoarmes Pankreasschwanzkarzinom mit unregelmäßiger Begrenzung und Überschreitung der normalen Pankreaskontur.

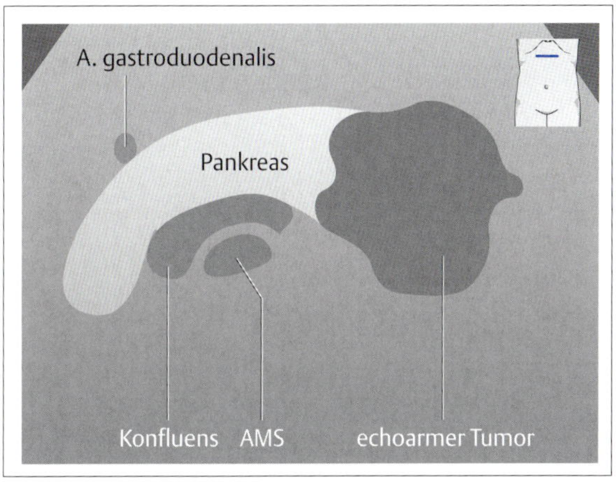

7.52 b Schemazeichnung.
AMS = A. mesenterica superior.

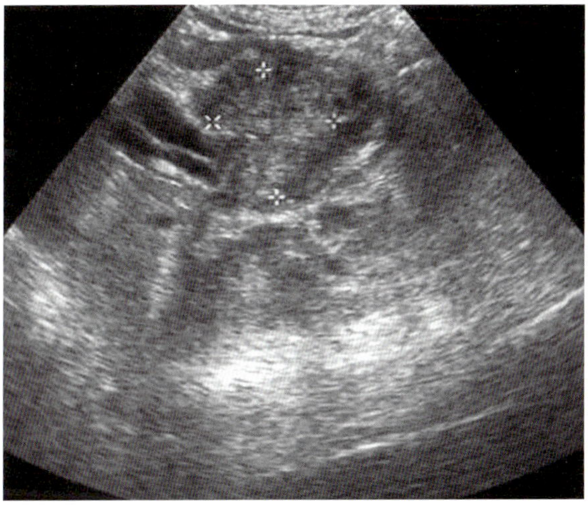

7.53 a Oberbauchschrägschnitt: großes echoreiches Pankreaskopfkarzinom (5,5 × 4,5 cm) mit Stauung im Bereich des DHC.

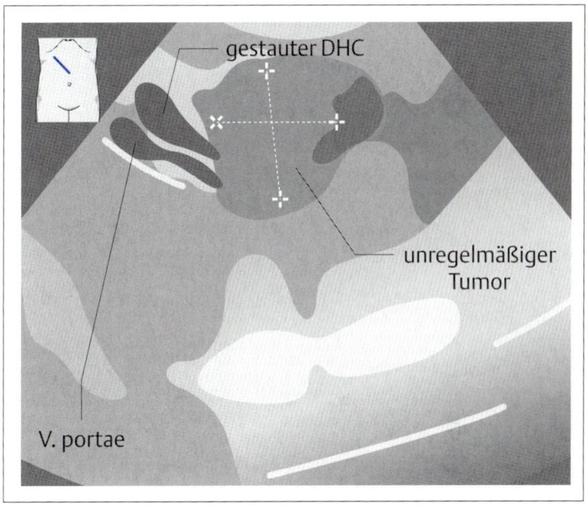

7.53 b Schemazeichnung.
DHC = Ductus hepatocholedochus.

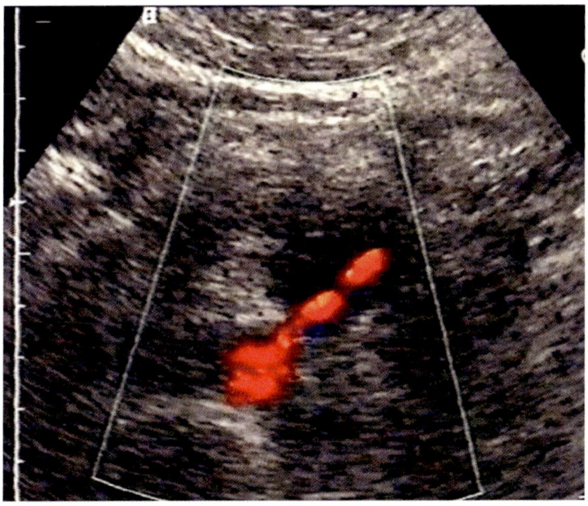

7.54 a Oberbauchschrägschnitt, Farb-Doppler-Sonographie: Pankreaskarzinom mit Ummauerung der A. mesenterica superior.

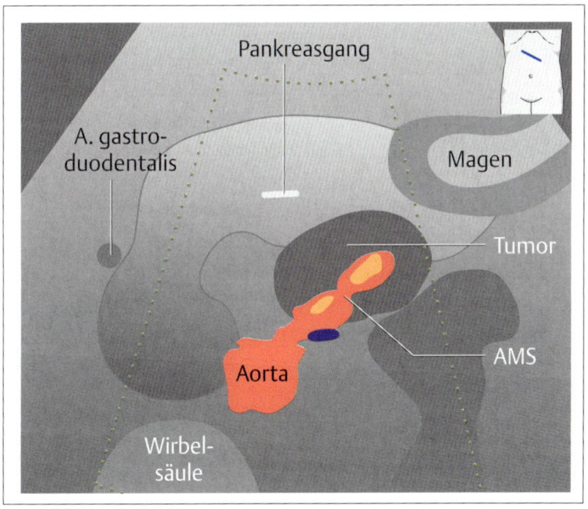

7.54 b Schemazeichnung.
AMS = A. mesenterica superior.

Konsequenz für die Chirurgische Therapie

Befund	Charakteristik	Therapie
Pankreaskopfkarzinom	keine Infiltration von V. portae oder A. mesenterica superior, keine pankreasfernen Lymphknoten-metastasen, keine Organmetastasen	kephale Pankreato-Duodenektomie mit Pyloruserhalt (Traverso/Longmire) oder ohne Pyloruserhalt (Kausch/Whipple)
Pankreaskopfkarzinom	mit kurzstreckiger Infiltration von V. portae oder A. mesenterica superior	erweiterte kephale Pankreato-Duodenektomie, Gefäßersatz individuell indiziert (nur als R_0-Resektion sinnvoll!)
Pankreaskarzinom (unabhängig von der Lokalisation)	nicht-regionale Lymphknotenmetastasen oder Fernmetastasen	Tumorresektion im allgemeinen nicht indiziert, bei entsprechender Symptomatik Bypassoperation (Gastroenterostomie, ggf. biliodigestive Anastomose), palliative Konzepte
Pankreaskorpus- und -schwanzkarzinom	keine pankreasfernen Lymphknoten-metastasen, keine Organmetastasen	Pankreaslinksresektion mit Splenektomie und Lymphadenektomie, ggf. Gefäßersatz individuell indiziert (wenn damit R_0-Resektion möglich)

Seltene Pankreastumoren

Relevante Basisinformationen

- Seröses und muzinöses Zystadenom und das Zystadenokarzinom (ca. 1% der malignen Pankreastumoren) gehören zu Raritäten in der sonographischen Pankreasdiagnostik
- Muzinöse Zystadenome regelmäßig mit Potenz zur Entartung oder zum Zeitpunkt der Diagnose schon maligne
- Klassifikation ohne komplette histologische Aufarbeitung des Tumors nicht möglich, aus diesem Grund komplette Resektion indiziert
- Erstes Symptom kann wiederkehrender Oberbauchschmerz sein, zum Teil mit Ausstrahlung in den Rücken, weitere Symptome lokalisationsabhängig
- Differentialdiagnose zur Pankreaspseudozyste schwierig, häufig jedoch keine pankreatitistypische Krankheitsgeschichte (Meyer et al. 1999)
- Tumordurchmesser zum Zeitpunkt der Diagnose 2–12 cm (Durchschnitt 6,1 cm)
- Zystische Pankreastumoren stellen in einzelnen Berichten (selektioniertes Krankengut!) bis zu 10% aller Pankreaszysten dar (Meyer et al. 1999)
- Zystadenokarzinome scheinen häufiger im Kopf lokalisiert zu sein, während Zystadenome gleichmäßig im Pankreas verteilt sind
- Zystadenokarzinome wachsen im Vergleich zum Pankreaskarzinom langsamer und metastasieren später, so daß häufig eine vollständige Resektion möglich ist
- Ab einer Größe der zystischen Pankreastumoren von > 6 cm fanden Kimura et al. (1999) regelmäßig Malignität
- Fünf-Jahres-Überlebensrate nach Zystadenokarzinom 52–63% (Le Borgne et al. 1999, Hashimoto et al. 1998)
- Etwa 20% der zystischen Pankreastumoren sind Zystadenokarzinome, die Resektionsrate liegt bei durchschnittlich 80%
- Bei benignen Tumoren steht neben kompletter Tumorresektion Erhalt der Organfunktion im Vordergrund, bei Malignität Resektion nach onkochirurgischen Gesichtspunkten, deshalb intraoperativer Schnellschnitt hier von besonderer Bedeutung
- Indikationen zur Resektion einer Pankreaszyste s. T 7.7
- *Weiterführende Diagnostik:* CT, MRT, ERCP, Endosonographie, Punktionszytologie, Punktion:
  - Viskosität des Sekretes?
  - Tumormarkerbestimmung im Zystensekret (CA 19–9)
  - Zytologie

T 7.7 Indikationen zur Resektion einer Pankreaszyste (nach Meyer et al. 1999)

- Patient ohne Trauma oder Pankreatitis in der Anamnese
- Typische Charakteristika (Sonographie, CT, MRT, s. Text) für zystische Pankreastumoren
- Erfolglose interventionelle Therapie
- Erhöhte Tumormarker in der Zystenflüssigkeit
- Positive Zytologie in der Zystenflüssigkeit

Sonographische Befundkriterien

- Runde, oft zystische Raumforderungen, häufig deutlich > 2 cm
- Abgrenzend gegenüber Pseudozysten sind echoreiche Septen oder Schallschatten in der Wand, induziert durch Kalkeinlagerungen
- Von der Zystenwand können kleine papillenähnliche Tumorausläufer in das Lumen hineinragen
- Seröse Zystadenome häufig multilokulär (mehr als sechs) und < 2 cm (Sensitivität der Sonographie 80–93%)
- Muzinöse Tumoren häufig mit weniger als sechs Zysten und > 2 cm (Sensitivität der Sonographie 93–95%) (Fugazzola et al. 1990, Gandolfi 1997)
- Neben Zystadenomen gibt es andere seltene Pankreastumoren ohne typische sonographische Charakteristika

Konsequenz für die Chirurgische Therapie

Befund	Charakteristik	Therapie
Zystischer Pankreaskopftumor	typische Kriterien für zystische Tumoren in Sonographie und weiterführender Diagnostik, ggf. positive Tumormarker oder positive Zytologie in der Zystenflüssigkeit	**komplette** Resektion des zystischen Tumors durch duodenumerhaltende Pankreaskopfresektion bei Malignität kephale Pankreatoduodenektomie (ggf. pyloruserhaltend) mit Lymphadenektomie
Zystischer Pankreaskorpustumor	oft auch auf Pankreasschwanz übergreifend, typische Kriterien für zystische Tumoren in Sonographie und weiterführender Diagnostik, ggf. positive Tumormarker oder positive Zytologie in der Zystenflüssigkeit	**komplette** Resektion des zystischen Tumors (z. B. Pankreaslinksresektion mit Splenektomie und Lymphadenektomie) bei Malignität
Zystischer Pankreasschwanztumor	typische Kriterien für zystische Tumoren in Sonographie und weiterführender Diagnostik, ggf. positive Tumormarker oder positive Zytologie in der Zystenflüssigkeit	**komplette** Resektion des zystischen Tumors (z. B. Pankreasschwanzresektion mit Splenektomie und Lymphadenektomie) bei Malignität

Endokrine Pankreastumoren

Relevante Basisinformationen

- Nur etwa 4% der Pankreastumoren sind endokrin aktiv
- Die häufigsten gutartigen Pankreastumoren sind endokriner Natur, gefolgt von den zystischen Tumoren
- Meist Insulinome (60%) oder Gastrinome (18%), seltener Glukagonome, VIPome, Somatostatinome oder nicht sezernierende Inselzelltumoren
- Größe häufig 0,2–4 cm (Mittelwert 0,8 cm)
- Häufig sonographisch nicht sicher identifizierbar, intraoperative Palpation und intraoperative Sonographie sind sensitiver!
- Insulinome zu 99% intrapankreatisch, zu ca. 90% solitär, bevorzugen keinen Abschnitt des Pankreas, Malignitätsrate < 10%
- Sensitivität der Sonographie bei Lokalisation von Insulinomen zwischen 25 und 63%
- Gastrinome nur zu ca. 30% intrapankreatisch im Pankreaskopfbereich, Malignitätsrate > 50%
- Etwa 70% der Gastrinome in der Duodenalwand gelegen; hier Palpation der intraoperativen Sonographie überlegen
- 80% der Gastrinome solitär
- Gastrinome induzieren Zollinger-Ellison-Syndrom, häufig multipel, ein Drittel der Patienten mit multipler endokriner Neoplasie (MEN I)
- Mehrzahl der Gastrinome lokalisiert in einem Dreieck, das von folgenden Strukturen begrenzt wird:
  - Einmündungsstelle des Ductus cysticus in den Ductus choledochus
  - Unterer Abschnitt des dritten Duodenalsegmentes
  - Grenze zwischen Pankreaskopf und -korpus
- *Weiterführende Diagnostik:* CT, MRT, EUS selektive Pfortaderblutentnahmen, intraoperative Sonographie und Palpation, ggf. Octreotid-Szintigraphie

Sonographische Befundkriterien

- Endokrine Tumoren meist echoarm, rund, scharf begrenzt (👁 **7.55**)
- Überragen in der Regel nicht Organgrenzen
- Selten Verkalkungen oder zystisch-nekrotische Areale

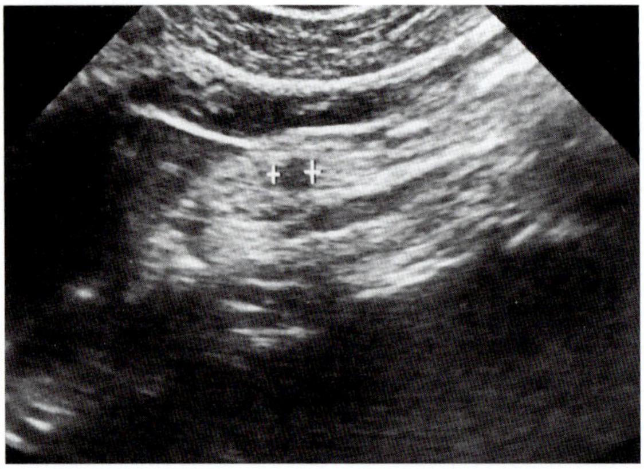

7.55 a Endokriner echoarmer Tumor (10 mm) im Pankreaskorpus (Insulinom), Oberbauchlängsschnitt mit Darstellung der A. mesenterica superior (Klinik für Endokrinologie Uni Magdeburg).

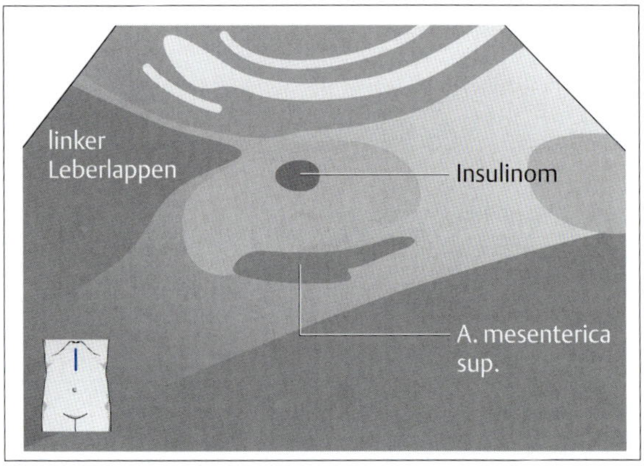

7.55 b Schemazeichnung.

Konsequenz für die Chirurgische Therapie

Befund	Charakteristik	Therapie
Endokriner Tumor im Pankreaskopf oder -korpus	ohne Malignität im Schnellschnitt (sonographischer Beitrag dient zur Lokalisation)	Enukleation (bei enger Beziehung zum Pankreasgangsystem ggf. Drainage in eine Jejunalschlinge), segmentale Pankreasresektion (Kopf oder Korpus) bei Unmöglichkeit einer vollständigen Enukleation
Endokriner Tumor im Pankreaskopf oder -korpus	mit Malignitätsnachweis im Schnellschnitt	onkologisch adäquate Pankreasresektion wie beim duktalen Adenokarzinom
Endokriner Tumor im Pankreasschwanz	ohne Malignität im Schnellschnitt	Pankreasschwanzresektion unter Erhalt der Milz
Endokriner Tumor im Pankreasschwanz	mit Malignitätsnachweis im Schnellschnitt	onkologisch adäquate Pankreasresektion wie beim duktalen Adenokarzinom (Pankreasschwanz- oder -linksresektion, in der Regel mit Splenektomie)

Milz

Relevante Basisinformationen

- Sonographie gilt als Standarduntersuchung bei der Beurteilung der Milz
- Ursachen für Veränderungen der Milzgröße oder -struktur:
  - Lymphatische oder myeloproliferative Erkrankungen
  - Hämolytische Anämien
  - Infektionen
  - Leberzirrhose oder venöse Stauung
  - Abszesse, Infarkte, Metastasen, Zysten
  - Hämatom, Ruptur
- Darstellung im subkostalen/interkostalen Schrägschnitt oder im Flankenschnitt
- Untersuchung in Rechtsseitenlage mit über den Kopf erhobenem Arm führt zu einer Aufweitung der Interkostalräume und erleichtert so die Darstellung
- Inspiration verschiebt die Milz nach kaudal und ermöglicht so die Beurteilung des gesamten Organs
- Lage: subphrenisch intraperitoneal im linken Oberbauch (**7.56**)
- Verlauf in der Längsachse parallel zur 9.–11. Rippe
- Milzabszesse sind selten und treten auf z. B. im Rahmen einer akuten Pankreatitis, Endokarditis oder Sepsis

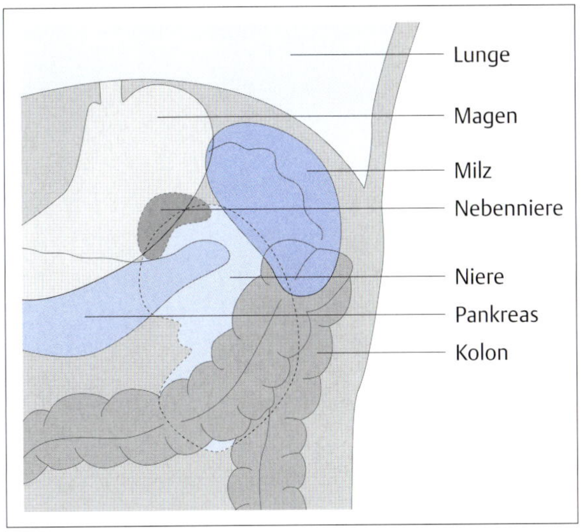

7.56 Schematische Darstellung der Topographie der Milz und ihrer Lagebeziehungen zum Zwerchfell, zur linken Kolonflexur, zum Magen, zur Niere und zum Pankreasschwanz.

- Ursache für Milzverkalkungen sind häufig vorausgegangene Hämatome, Infarkte, Abszesse oder Infektionen (häufiger in Mittelmeerländern)
- Okklusionen der Milzarterien führen regelhaft zum Infarkt, da Äste der Milzarterie Endarterien
- Vielfältige Ursachen eines Milzinfarktes, z. B. Milzarterienaneurysma, Leukämien, Pankreatitis, Pankreaskarzinom mit Infiltration der Milzarterien
- Hämangiome sind die häufigsten gutartigen Tumore der Milz
- Hypersplenismus ist verbunden mit der Verminderung einer oder mehrerer Blutzellinien durch Abbau in der Milz und geht meist mit einer Splenomegalie einher, nach Splenektomie Erholung der zuvor verminderten Blutzellart
- Milzmetastasen nur bei ca. 7% der diffus metastasierten malignen Erkrankungen, bei ca. 50% handelt es sich dabei um Melanommetastasen

Sonographische Befundkriterien

- Normale Milz echoarm und homogen, im Hilusbereich können Gefäße erkennbar sein (7.**57**)
- Normale Milzgröße: Tiefe < 4 cm (Abstand Milzhilus – laterale Oberfläche), Länge < 11 cm (größte kraniokaudale Entfernung), Milzbreite < 7 cm (muß nicht routinemäßig bestimmt werden) (7.**58**)
- **Splenomegalie** kann homogen sein (portale Hypertension, Pfortaderthrombose) oder ein uncharakteristisches Binnenmuster enthalten (Infektionskrankheiten, Systemerkrankungen) (7.**59**)
- **Milzzysten** sind rund, echoleer mit dorsaler Schallverstärkung
- **Milzruptur** kann durch einen sichtbaren Parenchymdefekt gekennzeichnet sein, früher als ein Parenchymdefekt jedoch Nachweis der damit verbundenen freien Flüssigkeit; subkapsuläres Milzhämatom der Milz aufliegend als initial echoreicher, später echoarmer Mantel (7.**60**); Rückbildung des Hämatoms mit echoreicher Kapsel
- **Milzabszesse** sehr unterschiedlich, oft inhomogen mit echoarmen Anteilen, variabler Form, eventuell mit Binnenechos (Gas!) (7.**61**)
- **Milzlymphome** oft echoarme Herde in variabler Form und Größe, häufig mit Splenomegalie (7.**62**)
- **Milzinfarkt** kann keilförmig sein, oft echoarm und irregulär begrenzt, fehlende Vaskularisation in der Farb-Doppler-Sonographie
- **Milzmetastasen** meist echoarm, echoarmer Randsaum und zentrale Nekrosen sind möglich (7.**63**)
- Milzverkalkungen imponieren als helle Echos mit nachfolgendem Schallschatten

- *Weiterführende Diagnostik:* Punktionen, Kontrastmittel-CT, MRT, Szintigraphie, hämatologische Diagnostik

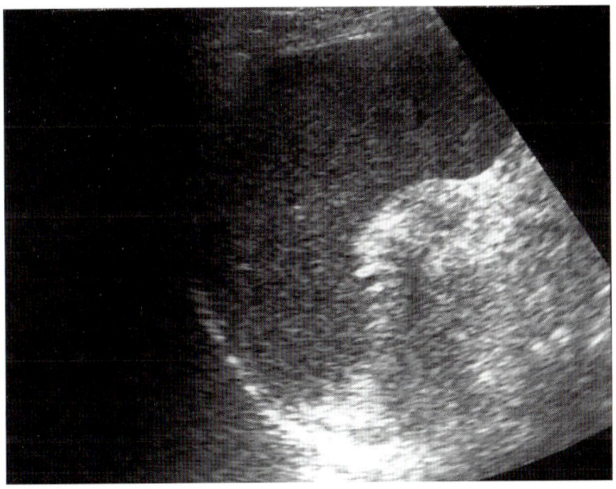

7.57 a Normale Milz im Interkostalschnitt, homogenes Parenchym.

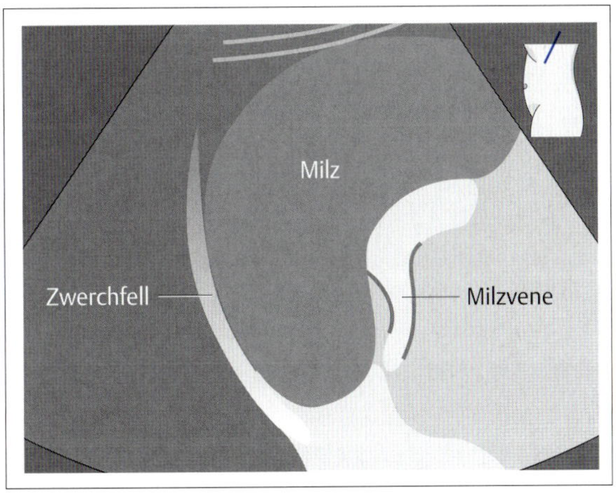

7.57 b Schemazeichnung.

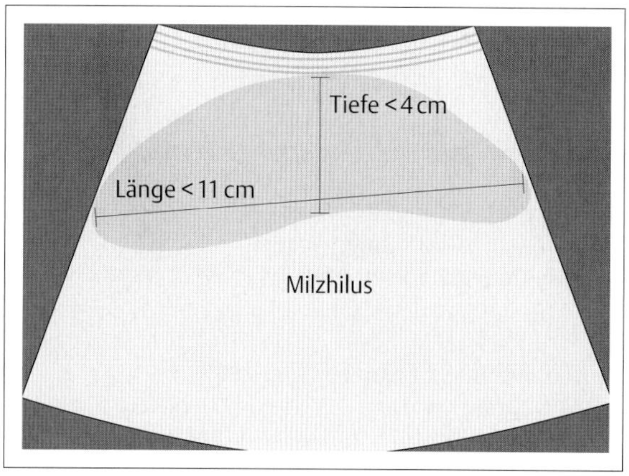

7.58 a Meßlinien zur Größenbestimmung der Milz im Interkostalschnitt, schematische Darstellung (Tiefe und Länge).
Länge = größte kraniokaudale Entfernung
Tiefe = Abstand Milzhilus zur lateralen Oberfläche.

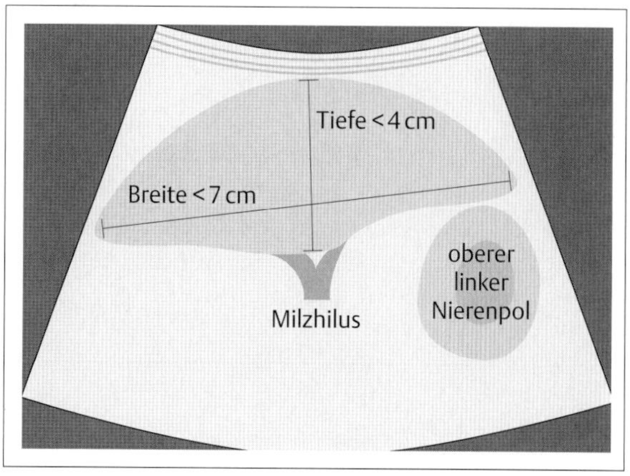

7.58 b Schematische Darstellung der Milzbreite, im klinischen Alltag nicht obligat, transversale Darstellung der Milz.

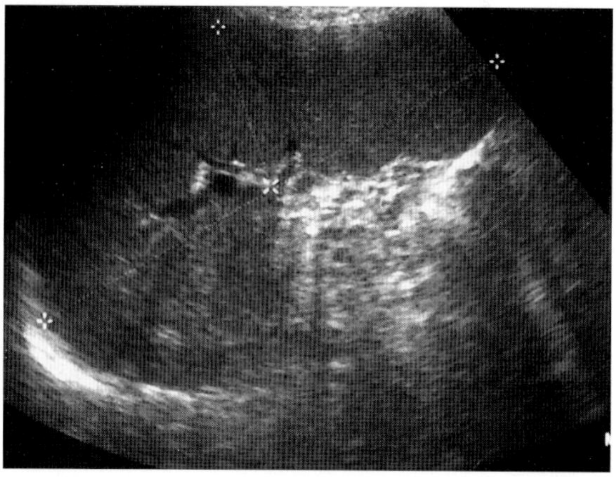

7.59 a Splenomegalie bei portaler Hypertension (Leberzirrhose), homogene Milz, Länge 16,8 cm und Tiefe 5,2 cm, intraparenchymatöse Gefäße durch Stauung gut sichtbar.

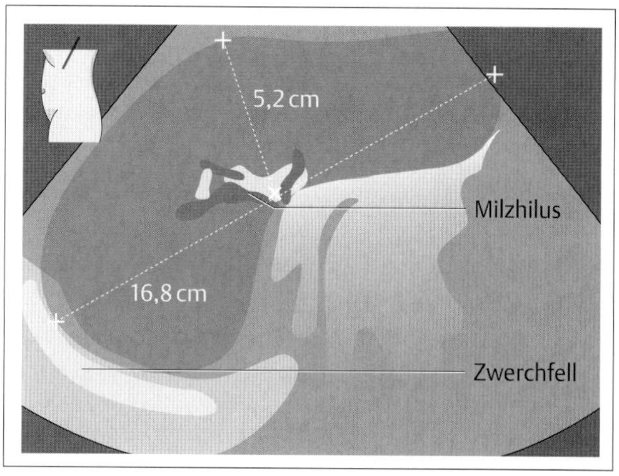

7.59 b Schemazeichnung.

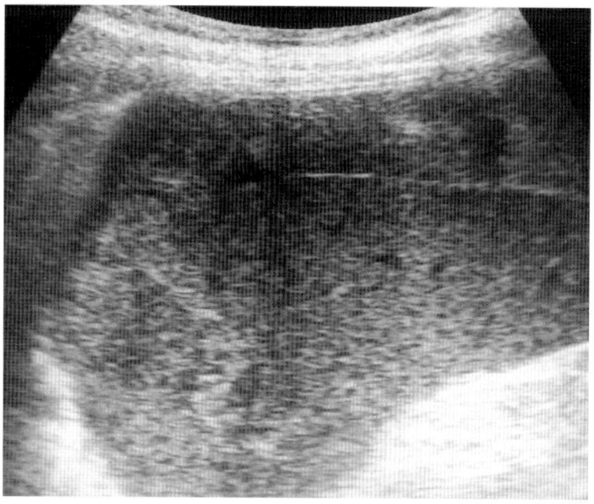

7.60 a Posttraumatische intraparenchymatöse Milzläsion mit vermehrter Echogenität im Vergleich zum übrigen Milzparenchym und Inhomogenität im Bereich des oberen Milzpols.

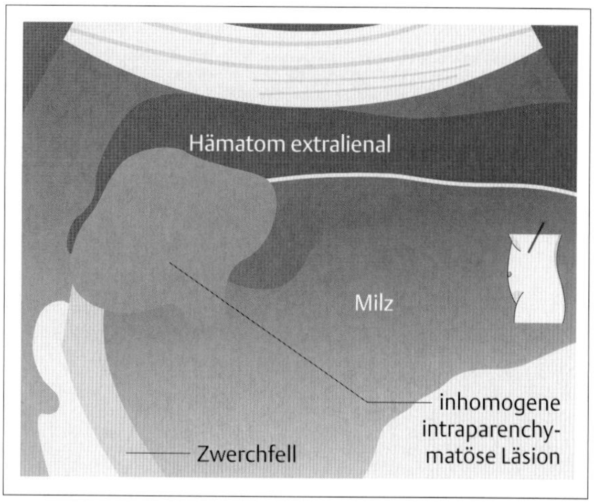

7.60 b Schemazeichnung.

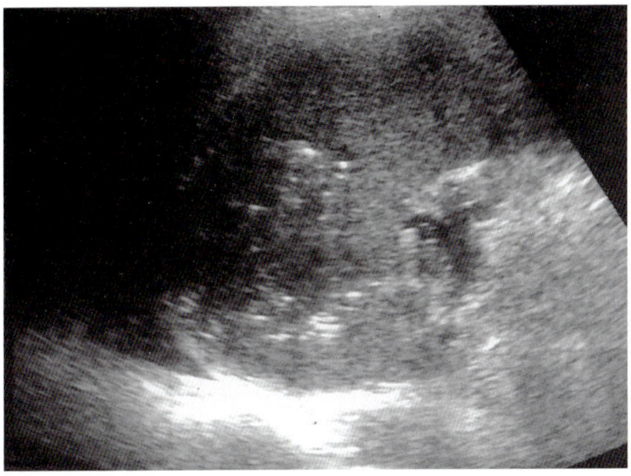

7.61 a Milzabszeß bei Patient nach Lebertransplantation und Immunsuppression, inhomogener Herd mit Gaseinschlüssen und Randsaum.

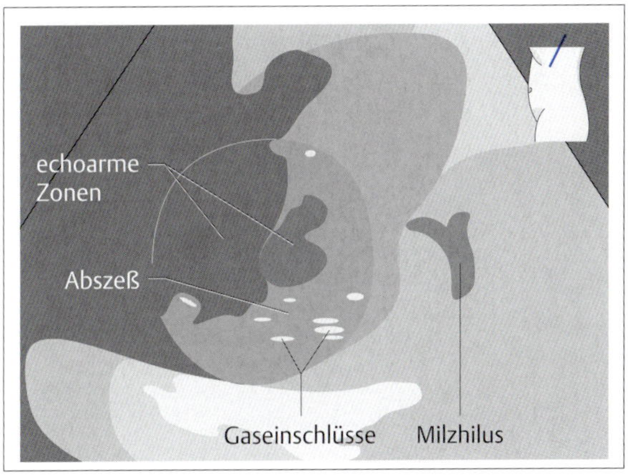

7.61 b Schemazeichnung.

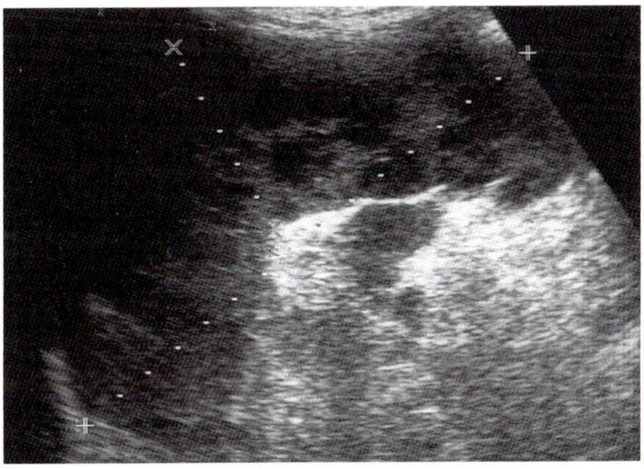

7.62 a Milzinfiltration bei einem hochmalignen Non-Hodgkin-Lymphom mit Ausbildung einer Splenomegalie, echoarme Rundherde im Parenchym.

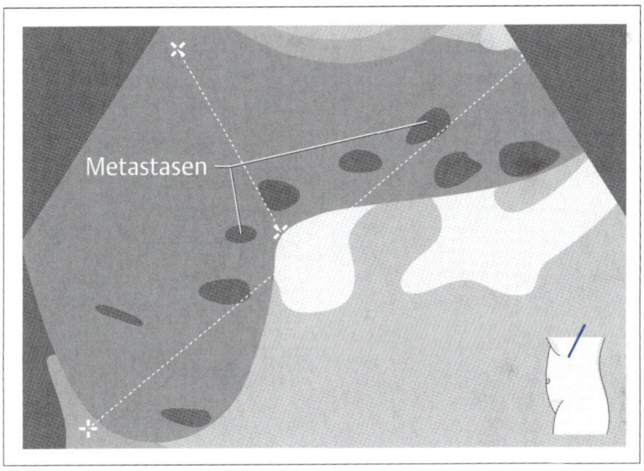

7.62 b Schemazeichnung.

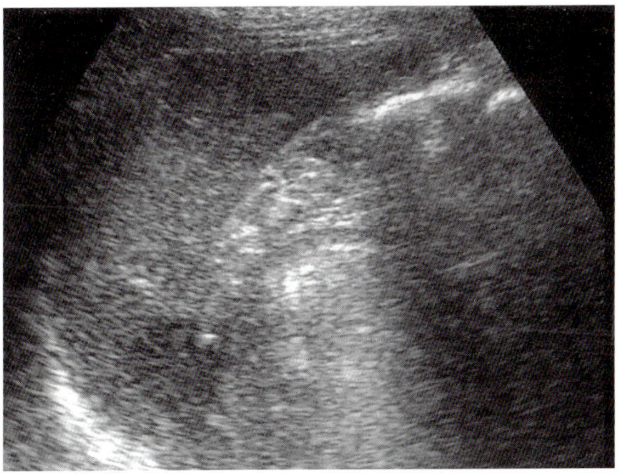

7.63 a Echoarme 1,5 cm große Milzmetastase eines Analkarzinoms.

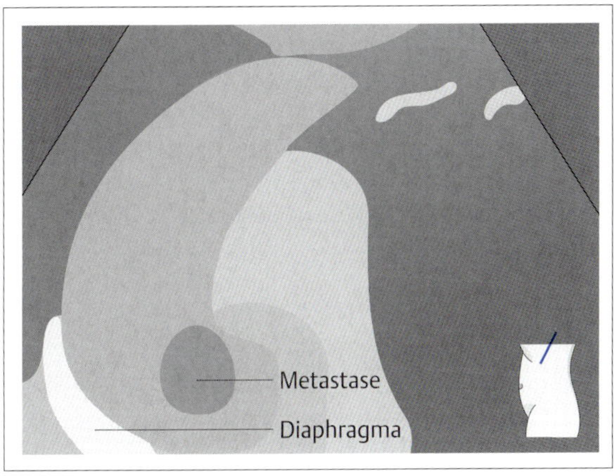

7.63 b Schemazeichnung.

Konsequenz für die Chirurgische Therapie

Befund	Charakteristik	Therapie
Splenomegalie	ohne Hypersplenismus (z. B. Leberzirrhose, Rechtsherzinsuffizienz, Infektionen)	Behandlung der Grundkrankheit
Splenomegalie	mit Hypersplenismus (z. B. primärer Hypersplenismus, hereditäre Sphärozytose, Thalassaemia major, Wärme-autoantikörper, idiopathische thrombozytopenische Purpura), Zustand nach erfolglosem konservativem Therapieversuch	laparoskopische (bei normal großer oder nur mäßig vergrößerter Milz) oder konventionelle Splenektomie
Milzzyste	parasitär (Echinokokkus)	Splenektomie
Milzzyste	kein Tumorverdacht, keine Symptomatik, nicht parasitär	Verlaufskontrolle
Milztumor	V.a. primären Tumor oder Metastase unklarer Tumor ohne Systemerkrankung	histologische Sicherung durch Splenektomie, individuell auch durch diagnostische Punktion
Milztumor	im Rahmen einer lymphatischen Systemerkrankung	spezifische Lymphombehandlung, ggf. Splenektomie im Rahmen einer Staginglaparotomie (kontrovers)
Milzabszeß	wird durch charakteristische abszeßtypische Symptomatik auffällig	Splenektomie, ggf. auch Drainage möglich

Biliäres System

Indikation zur Sonographie

- Sonographie ist erstes bildgebendes Verfahren bei klinischem Verdacht auf eine Erkrankung des biliären Systems, insbesondere bei rechtsseitigen Oberbauchschmerzen und bei Ikterus
- Für Diagnose Cholezystolithiasis hohe Sensitivität und Spezifität (Neubrand et al. 2000), daher vor Cholezystektomie wegen symptomatischer Cholezystolithiasis als alleiniges bildgebendes Verfahren ausreichend
- Bei obstruktiver Cholostase ein diagnostischer Baustein neben den verschiedenen Formen der Cholangiographie
- Als Screeningmethode von Bedeutung bei erhöhtem Malignomrisiko, z. B. für Gallenblasenkarzinom bei Gallenblasensteinträgern oder für Gallengangkarzinom bei primär sklerosierender Cholangitis oder Caroli-Syndrom

Spezielle Untersuchungstechnik und Befunderhebung

- **Gallenblase**
  - Schallwandler mit ca. 3,5 MHz, für bauchdeckennahen Anteil der Gallenblase auch höhere Frequenzen, 5 oder 7,5 MHz
  - Schallkopfankopplung wie bei Leber von interkostal und subkostal
  - Lage der Gallenblase in einer Ausbuchtung der Viszeralfläche der Leber gelegen, in Verlängerung der Fissura interlobularis, die sonographisch als schmales echoreiches Band zwischen den Lebersegmenten IV und V darstellbar ist (s. 👁 7.**30 d**)
  - Form: birnenförmig mit Fundus, Korpus und Kollum (Synonym: Infundibulum)
  - Normale Gallenblase nicht größer als 10 cm Länge, 4 cm Breite, jedoch Größenzunahme (vor allem in Längsrichtung) ohne pathologische Bedeutung zu beobachten im Alter oder bei längerer Nüchternheit
  - Gallenblasenlumen echofrei bis auf für Flüssigkeitsansammlungen typische Artefakte (👁 7.**64**, Kap. 6, Technische Grundlagen)
  - Gallenblasenwand im Nüchternzustand maximal 3 mm dick, bei hoher Auflösung (≥ 5 MHz) Dreischichtung erkennbar: echoreich-echoarm-echoreich. Innere und äußere echoreiche Schicht entsprechen überwiegend Ein- und Austrittsechos, d. h. nicht exakt einer anatomischen Schicht (Weiss et al. 1993), Kap. 7, Gastrointestinaltrakt). Nach Nahrungsaufnahme Kontraktion der Gallenblase mit Verkleinerung des Lumens und Wandverdickung zugunsten der mittleren echoarmen Schicht (überwiegend der glatten Muskulatur entsprechend)

- Abknickungen der Gallenblase häufig: im Fundusbereich als sog. phrygische Mütze oder im Infundibulum (👁 7.**68**). Sonographisch als Septum im Lumen erscheinend, bei Lagewechsel verschwindend. Selten echte Septen oder Divertikel
- Lagevarianten der Gallenblase meist sonographisch zu erfassen:
  - Angeboren: ektope Lage, z. B. intrahepatisch oder im bzw. am linken Leberlappen
  - Erworben: durch Adhäsionen nach Cholezystitis Fixierung an atypischer Stelle möglich, z. B. auch an der ventralen Leberfläche (Naganuma et al. 1998)
- Angeborene Anomalien: Agenesie, Doppelung der Gallenblase, Septen
- Verwechslungsmöglichkeiten der Gallenblase mit abgekapselter peritonealer Flüssigkeit, Darmschlingen, Leberzysten, anderen Leberherden

- **Gallenwege**
  - Schallwandler mit ca. 3,5 MHz, bei schlanken Patienten auch höhere Frequenzen (5 MHz)
  - Schallkopfankopplung für intrahepatische Gallenwege und proximale Anteile der extrahepatischen Gallenwege wie bei der Leber von interkostal und subkostal, für distale Anteile der extrahepatischen Gallenwege im Epigastrium
  - Von den intrahepatischen Gallenwegen mit 3,5-MHZ-Schallsonde sonographisch darstellbar: Hauptstamm des Ductus hepaticus dexter und sinister, weiter periphere Gallenwege nur mit höheren Schallfrequenzen oder bei Dilatation. Verlauf der intrahepatischen Gallenwege entlang der Pfortaderäste. Obere Norm für die intrahepatischen Gallenwege: nicht weiter als 50% des Pfortaderdurchmessers. Bei Dilatation intrahepatischer Gallengänge Doppelflintenphänomen, d. h. zweite tubuläre Struktur parallel zu der der intrahepatischen Pfortaderäste (👁 7.**70**). Doppelflintenphänomen in der Peripherie des Pfortaderastsystems auch möglich durch erweiterte Leberarterien, z. B. bei Arteriosklerose und/oder arterieller Hypertonie. Differenzierung zwischen Gallenwegen und Arterien durch kontinuierliches Verfolgen der tubulären Strukturen zum Leberhilus oder mittels Duplex-Sonographie
  - Von den extrahepatischen Gallenwegen sonographisch darstellbar: Ductus hepaticus communis, Ductus choledochus. Einmündung des Ductus cysticus meist nicht zu identifizieren wegen des geringen Kalibers und seines gewundenen und variablen Verlaufs. Daher kann nicht zwischen Ductus hepaticus und Ductus choledochus differenziert werden, so daß sich für beide zusammen als sonographischer Arbeitsbegriff die Bezeichnung Ductus hepatocholedochus (DHC) eingebürgert hat. Dieser verläuft zunächst parallel zur Pfortader (s. Kap. „Leber"), meist als am weitesten ventral gelegene tubuläre Struktur im Lig. hepatoduodenale, hier Verwechslungsmöglichkeit mit A. hepatica, die am Verlauf vom Truncus coeliacus und an den Pulsationen zu identifizieren ist. Verlauf der Arterien sehr variabel. Häufig zu identifizieren: linker Ast der A. hepatica im Leberhilus bei Kreuzung zwischen DHC und Pfortader (👁 7.**71**)
  - Im weiteren Verlauf des DHC dorsal der Pars descendens duodeni häufig Darmgasüberlagerung. Distales Drittel des DHC im Pankreaskopf bis zur Papille ziehend entlang des dorsalen rechtslateralen Randes des Pankreas (👁 7.**66**). Richtung des DHC entspricht hier Longitudinalachse. Durch Kompression mit dem Schallkopf oder Lagewechsel Versuch der Darmgasverlagerung möglich. Pankreas dient als Schallfenster zum intrapankreatischen Teil des DHC
  - Weite des DHC maximal 6 mm (Niederau et al. 1984, Parulekar 1979). Jedoch altersabhängig (Wu et al. 1984), daher über 60 Jahren maximale Weite in Millimetern entsprechend den Lebensdezennien (bis 70 Jahre 7 mm, bis 80 Jahre 8 mm etc.), nach Cholezystektomie obere Norm 10 mm. Sonographische Normwerte geringer als bei Röntgenkontrastmethoden, vermutlich wegen Dilatation der Gallenwege bei Kontrastmittelapplikation und/oder wegen Vergrößerungsfaktors beim Röntgen. DHC-Durchmesser am größten im mittleren Abschnitt. Da dieser Abschnitt jedoch häufig darmgasüberlagert ist und bei Studien zur Bestimmung des Normdurchmessers meist leberhilusnah gemessen wurde, sind Überschreitungen der Normwerte im mittleren Abschnitt von wenigen Millimetern vermutlich ohne Bedeutung (Bowie 2000). Besonders im mittleren Abschnitt ist darauf zu achten, daß nicht Ductus cysticus zusammen mit DHC gemessen wird. Ductus cysticus verläuft häufig eine Strecke parallel zum DHC, meist dorsal davon, bevor er in diesen einmündet

Cholezystolithiasis

Relevante Basisinformationen

- Gallenblasensteine
  - Prävalenz ca. 6–10%, Geschlechtsverteilung weiblich : männlich 2 : 1, Korrelation mit Alter, Familienanamnese und Body-Mass-Index (Kratzer et al. 1998)
  - Zusammensetzung: zu 80% Cholesterol- oder gemischte Steine (zu > 70% Cholesterol), bei 20% der Patienten Pigmentsteine (> 80% aus Kalziumbilirubinat)
- Gallenblasen„sludge" häufig mit Gallenblasenstein assoziiert oder auch vorangehend, bestehend aus Muzinen und mikroskopisch kleinen Kristallen. Begünstigt durch Hypomotilität der Gallenblase und Störung der Gallezusammensetzung: bei langer Nüchternphase, z. B. postoperativ, während Schwangerschaft, bei Leberzirrhose u. a., meist reversibel (Boland et al. 2000, Chintapalli et al. 1999, Naganuma et al. 1998, Van Bodegraven et al. 1998, Wilkinson et al. 1996). Auch ohne Steine mögliche Ursache für biliäre Pankreatitis (Lee et al. 1992)

- Lebenszeitinzidenz von Symptomen des Gallensteinleidens bei ca. 30% der Gallensteinträger, davon bei 10% mit Komplikation wie Cholezystitis, Cholangitis oder akuter Pankreatitis. Jährliche Komplikationsrate 0,1 – 0,2% bei asymptomatischem Steinträger, 1 – 2% nach erstmaliger Kolik (Neubrand et al. 2000)
- Gallenblasenkarzinomrisiko leicht erhöht bei asymptomatischen Gallensteinträgern, rechtfertigt nicht die Cholezystektomie. Prophylaktische Cholezystektomie wegen deutlich erhöhtem Karzinomrisiko jedoch bei Porzellangallenblase, Gallensteinen > 3 cm, Gallenblasenpolypen > als 1 cm (Neubrand et al. 2000)
- Bei symptomatischer Cholezystolithiasis und gleichzeitig erweiterten Gallenwegen Wahrscheinlichkeit für Gallengangsteine ca. 40% (zugrunde gelegt ein Grenzwert für DHC von 6 mm [Majeed et al. 1999]), daher bei erweiterten Gallenwegen vor Cholezystektomie *weitere cholangiographische Bildgebung* der Gallenwege anstreben, in erster Linie ERCP, falls nicht möglich MRCP, PTC, Endosonographie und/oder intraoperative Cholangiographie. Endosonographie hat diagnostische Qualitätsparameter von > 90% für extrahepatische Cholangiolithiasis (Aubertin et al. 1996). Weitere Bildgebung vor Cholezystektomie auch anstreben bei klinischem Verdacht auf Cholangitis oder bei Transaminasen oder Bilirubin > 200% der Norm (Alponat et al. 1997)
- *Weiterführende Diagnostik:* ERCP, Röntgenzielaufnahme (Nachweis von Aerobilie oder verkalkten Steinen), MRCP, PTC, Endosonographie, intraoperative Cholangiographie

Sonographische Befundkriterien

- **Gallenblasenstein:** heller, meist halbkugelförmiger Reflex mit Schallschatten, lagevariabel im Gallenblasenlumen
- Schallschatten abhängig von Steindurchmesser, Schallfrequenz und Position des Steins zum Schallfeldfokus (bei 3,5 MHz meist ab einem Durchmesser von 2 mm Schallschatten nachweisbar, ggf. höhere Schallfrequenz verwenden, soweit Eindringtiefe ausreicht, s. Kap. 6, Technische Grundlagen). Verwechslungsmöglichkeit: Schallschatten abgrenzen von Lateralschattenartefakt am Rand der Gallenblase (👁 **7.64**)
- Testung der Lagevariabilität notwendig zur Abgrenzung von **Gallenblasenpolypen.** Gallenblasenstein nur selten wandadhärent (nur bei Inkrustierung oder bei Einklemmung im Infundibulum). Gallensteine meist sedimentiert, selten schwebend (Cholesterinsteine)
- In Rückenlage Gallensteine nur schwer von Heister-Klappen im Gallenblaseninfundibulum (👁 **7.64**) oder im Ductus cysticus abgrenzbar, daher Untersuchung immer auch in Linksseitenlage, wenn möglich auch im Sitzen oder Stehen
- Kleine impaktierte Konkremente im Infundibulum oder im Ductus cysticus können übersehen werden, führen jedoch meist zu **Gallenblasenhydrops** (Kap. 1, Akute Cholezystitis)
- Gallensteine, die Schall nicht komplett reflektieren, sondern einen Teil weiterleiten, lassen eine Binnenstruktur erkennen (meist Cholesterinsteine, 👁 **7.65**). Differenzierung der Gallensteinkonsistenz nach dem sonographischen Reflexionsverhalten ist zu ungenau und therapeutisch allenfalls für Lithotripsie als Therapie relevant
- Bei steinvoller Gallenblase kein Gallenblasenlumen mehr darstellbar, sei es durch zahlreiche Konkremente oder Gallenblasentonnenstein. Schwierige Differentialdiagnosen: steinvolle Gallenblase versus **Porzellangallenblase** (s. u.) versus Luft in der Gallenblase („Aerobilie"). Bei allen drei Zuständen sichelförmiger heller Reflex mit Schallschatten, in Form und Lokalisation der Gallenblase entsprechend. Bei Luft in der Gallenblase eventuell klinisch Hinweis für **Gallensteinpenetration** in den Magen-Darm-Trakt mit entsprechender Symptomatik (s. Gallensteinileus, Kap. 1, Akutes Abdomen, Ileus). Porzellangallenblase und steinvolle Gallenblase häufig gemeinsam auftretend, daher Porzellangallenblase nur ausgeschlossen bei guter Abgrenzbarkeit von Gallenblasenwand und Steinen. Im Zweifelsfall Röntgen-Abdomen-Zielaufnahme zum Nachweis der Wandverkalkungen bei Porzellangallenblase
- **Gallenblasenslugde:** feine wolkenartige Echos in der Galle ohne Schallschatten (👁 **7.65**), meist lagevariabel bei Umlagerung oder Kompression, teilweise jedoch von zäher Konsistenz und wandadhärent, dann kaum von Polypen zu unterscheiden. Weitere Differentialdiagnosen: Eiter (Kap. 1, Akute Cholezystitis), Blut (Hämobilie), Kalkmilchgalle oder Mukozele der Gallenblase bei lange bestehendem Gallenblasenhydrops, Aerobilie. Bei feinverteilter Aerobilie (z. B. nach Papillotomie) sehr helle Reflexe mit Kometenschweifartefakten, bei ausgeprägter Aerobilie auch Schallschatten

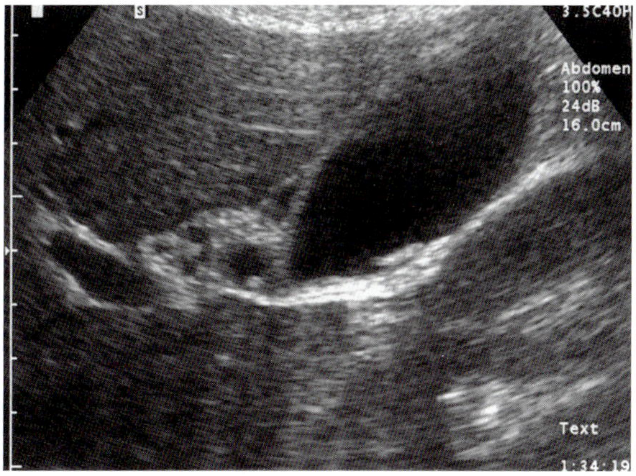

7.64 a Cholezystolithiasis mit akuter Gallenkolik. Prall gefüllte Gallenblase mit mehreren kleinen (ca. 2 – 3 mm) Gallenblasenkonkrementen, ein kleines Konkrement (3 mm) im Infundibulum. Artefakte der Gallenblase: Rauschen schallkopfnah, distal der Gallenblase Schallverstärkung, Lateralschatten. Artefakt der Steine: distaler Schallschatten, wegen der geringen Größe nur schwach.

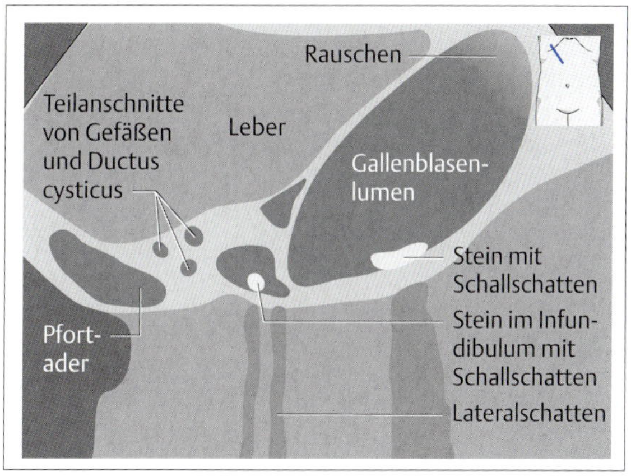

7.64 b Schemazeichnung.

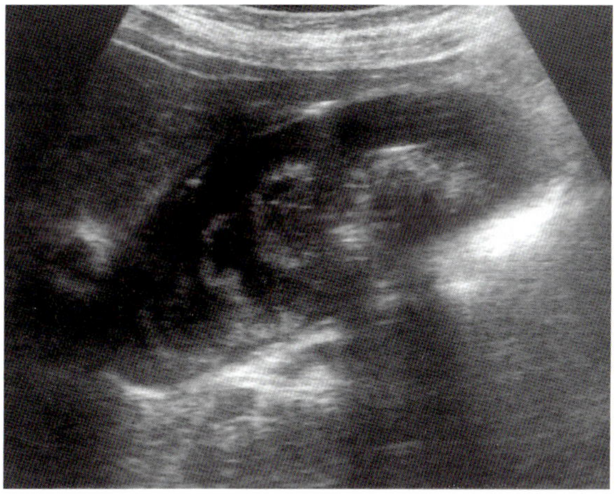

7.65 a Akuter Schub einer chronischen Cholezystitis mit Cholesterolsteinen, beginnende Porzellangallenblase. Gallenblase prall gefüllt und druckschmerzhaft. Gallenblasensteine schalldurchlässig, aber mit Schallschatten, zusätzlich Sludge ohne Schallschatten. Gallenblasenwand leicht verdickt, dreischichtig, in der Wand einzelne Verkalkungen, teilweise mit Kometenschweifartefakt.

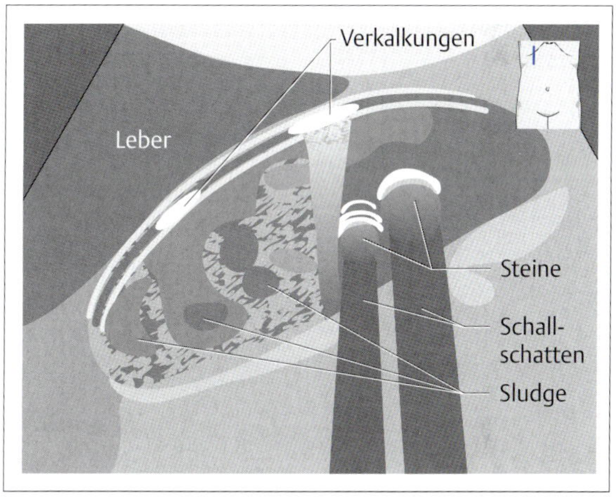

7.65 b Schemazeichnung.

Konsequenz für die Chirurgische Therapie

Befund	Charakteristik	Therapie
Symptomatische Cholezystolithiasis	Gallenblasenstein/e oder Sludge mit typischen Gallenkoliken oder anderen Komplikationen (akute Cholezystitis, biliäre Pankreatitis)	laparoskopische Cholezystektomie
Asymptomatische Cholezystolithiasis mit Karzinomrisiko	sonographischer Gallenblasensteinnachweis mit Porzellangallenblase oder Gallensteinträger mit Stein > 3 cm, oder Polyp > 1 cm	prophylaktische Cholezystektomie, bei Karzinomverdacht offenes Vorgehen!

Gallengangsteine

Relevante Basisinformationen

- Ursache von Gallengangsteinen:
  - Meist Wandern von Gallenblasensteinen aus der Gallenblase (überwiegend Cholesterolsteine) in die Gallenwege; bei Cholezystolithiasis zu ca. 10% auch Cholangiolithiasis
  - Seltener Entstehung in den Gallenwegen (überwiegend Pigmentsteine), häufig bei Abflußhindernis der Gallenwege, z. B. Caroli-Syndrom, Gallengangzyste, Gallengangstenose
- Lokalisation häufig im DHC, selten intrahepatisch (z. B. Caroli-Syndrom)
- Gallengangsteine verursachen in mehr als der Hälfte der Fälle Beschwerden, häufig mit Komplikationen: obstruktive Cholestase, Cholangitis, akute Pankreatitis
- Sensitivität mit Sonographie nur 50%, Spezifität 90%
- Nachweis der Cholangiolithiasis stark eingeschränkt bei Gas in den Gallenwegen („Aerobilie"). Ursachen der Aerobilie: häufig nach vorangegangener Gallengangintervention (Papillotomie, biliodigestiver Anastomose), selten bei akuter Cholangitis mit gasbildenden Bakterien

Sonographische Befundkriterien

- **Cholangiolithiasis**: steintypischer (Kap. 7, Cholezystolithiasis) Reflex im Gallenganglumen, häufig in Kombination mit erweiterten Gallenwegen. Häufige Lokalisation präpapillär (👁 **7.66**), jedoch in Rückenlage teilweise Wandern der Konkremente mit Gravitation zum Leberhilus. Sensitivität eingeschränkt vor allem durch überlagernde Luft im Duodenum. Falsch positive Befunde insbesondere möglich durch Fehlinterpretation von Duodenalluft als präpapilläres Konkrement oder durch A. hepatica (👁 **7.71**)
- **Aerobilie der Gallenwege:** bandförmige, sehr intense Echos mit Kometenschweifartefakten und Schallschatten. Ansammlung entgegen der Gravitation, z. B. bei Rückenlage in ventralen Anteilen der intrahepatischen Gallenwege. In kleinen Gallenwegen Anordnung der Echos wie Perlenkette entsprechend einer Kette von Gasblasen (Kap. 6, Technische Grundlagen, Artefakte)
- Sensitivität wie Spezifität des Gallengangsteinnachweises durch Aerobilie stark beeinträchtigt, da die hellen Gasreflexe Steinreflexe imitieren oder durch distalen Schallschatten Konkremente überlagern

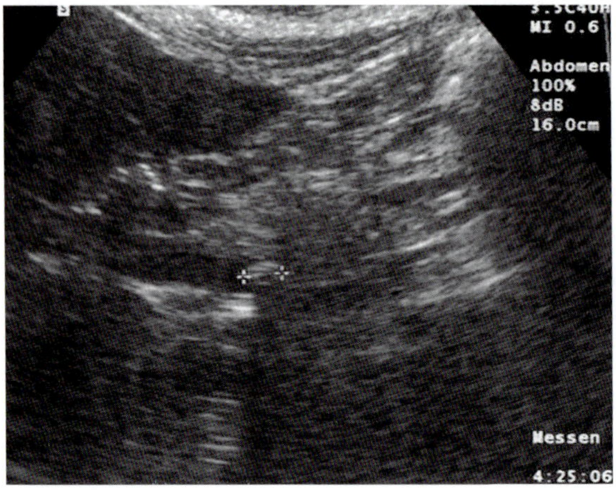

👁 **7.66 a** Cholangiolithiasis des DHC mit mechanischer Cholostase. DHC erweitert auf 10 mm, dorsal des Pankreaskopfes Gallengangstein (10 mm) mit Schallschatten.

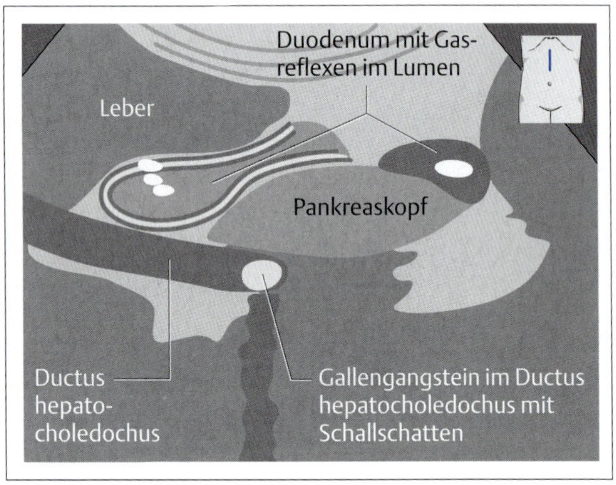

👁 **7.66 b** Schemazeichnung.
DHC = Ductus hepatocholedochus.

Konsequenz für die Chirurgische Therapie

Befund	Charakteristik	Therapie
Gallengangsteine nach Cholezystektomie	sonographisch erweiterte Gallenwege und/oder Nachweis von Gallengangsteinen (intraluminale helle Reflexe mit Schallschatten), bestätigt durch Cholangiographie (ERCP o. a.)	endoskopische Papillotomie mit Steinextraktion; Alternativen: passagere endoskopische Drainage mit ESWL oder perkutane Intervention; bei Versagen operative Gallengangrevision
Gallengangsteine bei Cholezystolithiasis	sonographisch Gallenblasen- und Gallengangsteine, cholangiographisch bestätigt	therapeutisches Splitting, d. h. endoskopische Steinextraktion, Cholezystektomie im Intervall, bei Versagen Gallengangrevision und Cholezystektomie

■ Cholangitis

Relevante Basisinformationen

- Akute eitrige Cholangitis: bakterielle Infektion der Gallenwege mit hoher Sepsisgefahr und relativ hoher Letalität, meist Folge mechanischer Cholostase und/oder abnormer biliodigestiver Verbindung durch spontane biliodigestive Fistel oder vorangegangene Gallengangintervention, d.h. Papillotomie oder biliodigestive Anastomose
- Differentialdiagnosen der mechanischen Cholostase: s. Kap. Gallengangtumoren
- Sekundäre chronische Cholangitis infolge anhaltender bakterieller Infektion und mechanischer Cholostase, führt zu Destruktion und narbiger Stenosierung von Gallengängen mit der Folge einer sekundären biliären Leberzirrhose
- Primär sklerosierende Cholangitis: chronische autoimmune Cholangitis mit multiplen Stenosen vor allem der intrahepatischen, aber auch der extrahepatischen Gallenwege. Komplikationen: Leberzirrhose, cholangiozelluläres Karzinom

Sonographische Befundkriterien

- **Akute Cholangitis:** kein spezifisches sonographisches Zeichen, abgesehen von der seltenen Aerobilie durch gasbildende Bakterien. Kombination von klinischen Zeichen (Charcot-Trias) und sonographischem Nachweis begünstigender Bedingungen (Cholangiolithiasis, erweiterte Gallenwege, Tumor im Verlauf der Gallenwege, Aerobilie als Hinweis für abnorme biliodigestive Verbindung) hinweisend für Diagnose
- **Bei chronischen Formen der Cholangitis** Vermehrung echoreicher Strukturen um die intrahepatischen Gallenwege und, infolge der Stenosen, prästenotische Dilatation verschiedener Abschnitte der Gallenwege

- *Weiterführende Diagnostik:* ERCP oder anderes Cholangiographieverfahren, eventuell CT und Leberhistologie

Konsequenz für die Chirurgische Therapie

Befund	Charakteristik	Therapie
Akute eitrige Cholangitis	rechtsseitiger Oberbauchschmerz, Fieber, Ikterus; sonographisch eventuell erweiterte Gallenwege und/oder Aerobilie	Beseitigung oder Drainage der Gallengangobstruktion, wenn möglich primär endoskopisch-interventionelles Vorgehen, Antibiotika; chirurgische Intervention wenn möglich im Intervall nach Abklingen der Entzündung

■ Chronische Cholezystitis

Relevante Basisinformationen

- Durch wiederholte Cholezystitiden, auch unbemerkte, kommt es zu Atrophie der Schleimhaut und Fibrosierung der Gallenblasenwand. Fibrosierung kann, muß aber nicht, zu einer Verdickung der Gallenblasenwand und einer Schrumpfung führen
- Komplikationen der chronischen Cholezystitis:
  - Akute Schübe
  - Mirizzi-Syndrom
  - Biliodigestive Fistel, eventuell Gallensteinileus (Kap. 1, Akutes Abdomen, Ileus)
- Verkalkungen der Wand verursachen „Porzellangallenblase", eine meist asymptomatische Form der chronischen Cholezystitis. Porzellangallenblase ist Präkanzerose: 10–30% der Patienten entwickeln Gallenblasenkarzinom (Ashur et al. 1978, Sheth et al. 2000, Shimizu et al. 1989)

Sonographische Befundkriterien

- **Chronische Cholezystitis**
  - Echoreiche Wand mit Aufhebung der physiologischen Dreischichtung, eventuell Schrumpfung der Gallenblase, d.h. kleine Gallenblase auch im Nüchternzustand. Eventuell Verdickung der Wand mit echoreicher Struktur (👁 **7.67**)
  - Mirizzi-Syndrom: intrahepatische Gallenwege und DHC erweitert bis auf die Höhe der Gallenblase. Stenosierung des DHC durch Narbe oder Kompression durch Gallenblasenkonkrement
- **Porzellangallenblase:** Aufhebung der physiologischen Dreischichtung der Gallenblasenwand. In der Wand stark reflektierende kleine Echos, teilweise mit Schallschatten oder auch Kometenschweifartefakten (👁 **7.65**) (Kane et al. 1984) (Differentialdiagnosen **T 7.8**)

- *Weiterführende Diagnostik:* Röntgenzielaufnahme, ERCP, eventuell MRCP, PTC, Endosonographie, CT

T 7.8 Differentialdiagnosen heller Echos in oder entlang der Gallenblasenwand mit Schallschatten und Kometenschweifartefakt

Ursache	Sonographische Charakteristik
Aerobilie der Gallenblase	Echos im Lumen, Anordnung entgegen der Gravitation
Cholesterolose	Echos polypenartig wandadhärent, der Wand innen aufgelagert
Inkrustierter Gallenblasenstein	meist im Infundibulum, meist Zeichen der chronischen Cholezystitis
Porzellangallenblase	Kombination mit Gallenblasensteinen, Echos in der vernarbten Wand
Emphysematöse Cholezystitis	Echos in der Wand, Anordnung entgegen der Gravitation, Zeichen der akuten Cholezystitis
Adenomyomatose	Zahlreiche divertikelartige Ausstülpungen in der verdickten Wand, teilweise gefüllt mit Cholesterinkonkrementen

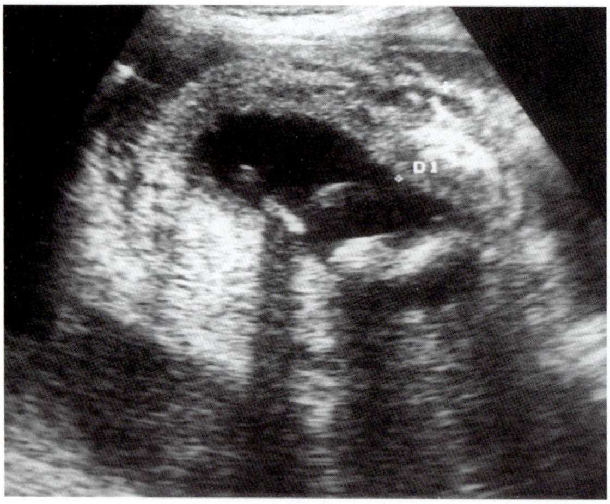

7.67 a Akuter Schub einer chronischen Cholezystitis bei Cholezystolithiasis: Gallenblasenwand massiv verdickt bis 20 mm, überwiegend echoreich, Wandschichtung aufgehoben. Echoarme Zonen der Gallenblasenwand bedingt durch akutes entzündliches Ödem. Gallenblase teilweise von echoreichem, d.h. entzündlich infiltriertem Fettgewebe abgedeckt. Im verkleinerten Gallenblasenlumen mehrere Steine.

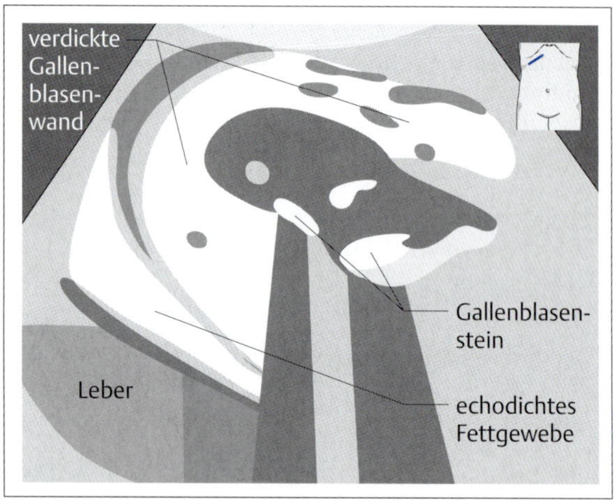

7.67 b Schemazeichnung.

Konsequenz für die Chirurgische Therapie

Befund	Charakteristik	Therapie
Symptomatische chronische Cholezystitis	rezidivierende rechtsseitige Oberbauchschmerzen, echoreiche Gallenblasenwand mit aufgehobener Dreischichtung	laparoskopische Cholezystektomie
Porzellangallenblase	Verkalkungsechos in der Gallenblasenwand mit Schallschatten und Kometenschweifartefakten, Verkalkungen im Röntgenbild	offene Cholezystektomie (Präkanzerose!)

Gallenblasenpolypen, Cholesterolose, Gallenblasentumoren

Relevante Basisinformationen

- Sonographisch dargestellte Gallenblasenpolypen zu etwa 95% Cholesterolpolypen (Heyder et al. 1990), Entstehung wie diffuse Cholesterolose durch Einlagerung von Cholesterolestern in Makrophagen. Übrige Polypen: Adenome, maligne Tumoren, Adenomyomatose, chronische Cholezystitis u. a., maligne Tumoren zu 90% Adenokarzinome
- Nur ein Viertel aller Adenokarzinome der Gallenblase beginnt als Polyp, übrige als diffuse Infiltration. Risikokonstellation für Karzinom: breitbasige Form, Größe > 10 mm, Patientenalter > 60 Jahre, Koexistenz von Gallenblasensteinen (Terzi et al. 2000, Mainprize et al. 2000)
- Maligne Gallenblasentumoren symptomarm, daher häufig Diagnose erst im fortgeschrittenen Stadium
- Staging des Gallenblasenkarzinoms ausreichend genau hinsichtlich Größe und Leberinfiltration, mit transabdomineller Sonographie hinsichtlich peritonealer Aussaat oder Lymphknoteninfiltration jedoch häufig „Under-staging" (Pandey et al. 2000). Endosonographie vielversprechend für präzisere Diagnostik von polypoiden Gallenblasenläsionen, aber noch nicht ausreichend validiert (Fujita et al. 1999, Sugiyama et al. 2000)
- Differentialdiagnosen fokaler Gallenblasenwandverdickung s. T 7.9, der diffusen Gallenblasenwandverdickung (Kap. Akute Cholezystitis)
- Adenomyomatose: diffuse Hyperplasie der glatten Muskulatur und der Drüsen der Gallenblase. In der verdickten Wand erweiterte Rokitansky-Aschoff-Sinus, darin Ablagerung von Cholesterinkonkrementen. Keine maligne Entartung, häufig jedoch Oberbauchbeschwerden
- *Weiterführende Diagnostik:* CT, ERCP, Endosonographie, Laparoskopie, eventuell MRCP, Feinnadelpunktion

Sonographische Befundkriterien

- Typische **Cholesterolpolypen:** echoreich, gestielt (insbesondere bei Größe > 5 mm), zu 50% multipel, kombiniert mit feingranulärer Kontur der Gallenblasenmukosa entsprechend der Cholesterolose (7.**68**); Cholesterolose teilweise mit Kometenschweifartefakt. Meist größenkonstant über Jahre, jedoch auch Verschwinden oder Größenzunahme möglich (Heyder et al. 1990)
- **Adenome** oder **Adenokarzinome** meist breitbasig, Gallenblasenwand nicht scharf abgrenzbar, in der Regel solitär, größenprogredient (7.**69**).
- Bei Infiltration der Leber durch Karzinom, Gallenblasenwand zur Leber unscharf begrenzt, meist echoarme Infiltration (7.**69**). Lymphknoteninfiltration zunächst im Lig. hepatoduodenale und Truncus coeliacus
- Differentialdiagnose **Adenomyomatose:** unregelmäßige Wandverdickung mit kleinen zystischen, divertikelartigen Strukturen. Cholesterinablagerungen mit Reflexen wie bei Cholesterolose oder Wandverkalkungen (T 7.**9**). Eventuell Diagnosebestätigung durch Röntgenkontrastierung der Gallenblase (Hwang et al. 1998)

T 7.9 Differentialdiagnosen der fokalen Gallenblasenwandverdickung

- Gallenblasenpolyp, z. B. Cholesterolpolyp oder Adenom
- Gallenblasenkarzinom, selten Metastasen, Lymphom oder andere Neubildung
- Adenomyomatose
- Akute Cholezystitis oder chronische Cholezystitis mit intramuraler Abszedierung
- Gallenblasenvarizen

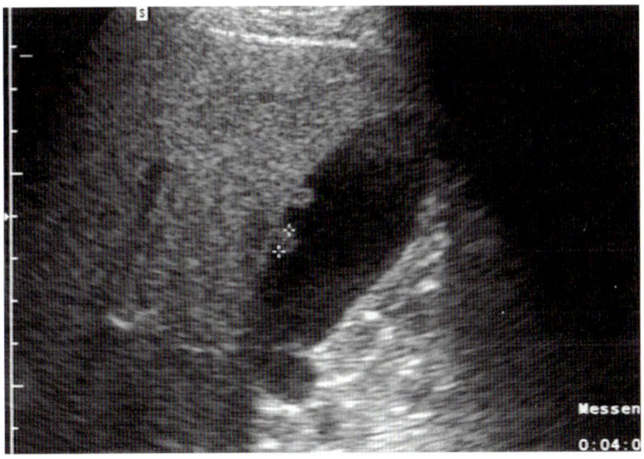

7.68 a Zwei Cholosterolpolypen der Gallenblase: wandadhärente runde Strukturen mit maximal 6 mm Durchmesser ohne Deformierung der Gallenblasenwand. Gallenblaseninfundibulum abgeknickt. Nebenbefund: Leberverfettung mit verdichteter Echostruktur und typischer zonaler Minderverdichtung um die Gallenblase.

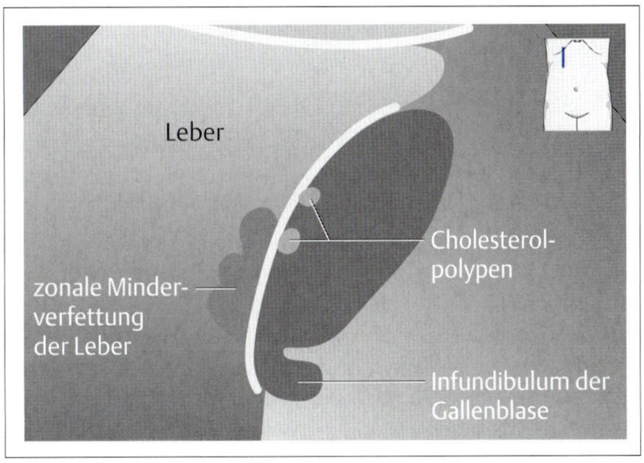

7.68 b Schemazeichnung.

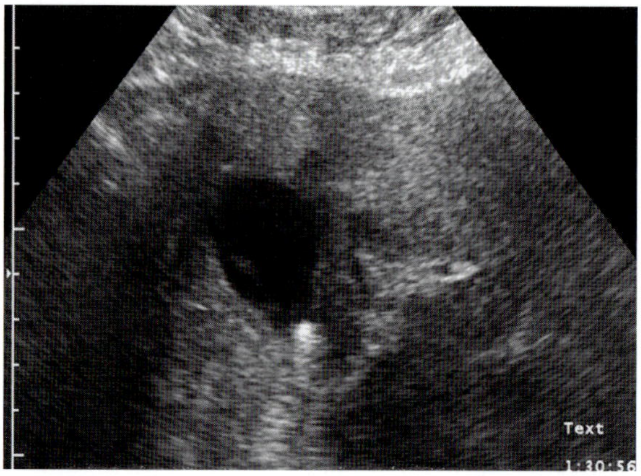

7.69 a Gallenblasenkarzinom mit Leberinfiltration: echoarmer Tumor der Gallenblase mit Destruktion der Wand und Ausbreitung in das Leberparenchym. Im Tumor impaktierter Gallenblasenstein.

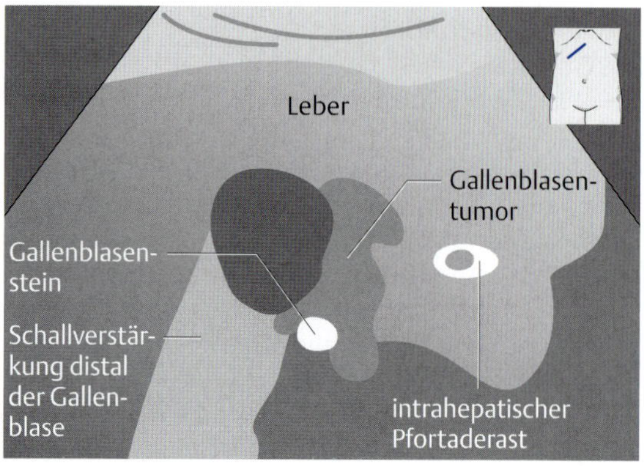

7.69 b Schemazeichnung.

Konsequenz für die Chirurgische Therapie

Befund	Charakteristik	Therapie
Cholesterolpolyp	echoreiche Struktur, gestielt, < 5 mm, eventuell multipel	jährliche sonographische Kontrolle
indeterminierter, nicht zuzuordnender Polyp	breitbasig, aber scharfbegrenzt zur Gallenblasenwand, Größe 5 – 10 mm	Kontrolle alle 3 Monate, bei Größenzunahme Cholezystektomie
adenom- bzw. karzinomsuspekter Polyp	Größe > 10 mm oder Gallenblasenwand nicht scharf abgrenzbar	offene Cholezystektomie
resektables Gallenblasenkarzinom	kein Anhalt für Fernmetastasen oder Infiltration von A. hepatica und V. portae	Gallenblasenresektion en bloc mit Lebersegmentresektion (V), Lymphadenektomie
irresektables Gallenblasenkarzinom	Fernmetastasen, Infiltration des Lig. hepatoduodenale	palliative Therapie, z. B. endoskopische Gallenwegdrainage, eventuell palliative Radio- oder Chemotherapie in Studien

Gallengangtumoren, Differentialdiagnosen der Gallengangobstruktion

Relevante Basisinformationen

- Tumoren der Gallenwege fast ausschließlich Karzinome mit schlechter Prognose, sehr selten benigne oder mesenchymale Tumoren
- Einteilung nach Lokalisation:
  - Proximale Gallengangtumoren (Hepatikusgabelbereich, Klatskin-Tumoren)
  - Tumoren des mittleren Drittels (im Bereich des Ductus choledochus)
  - Tumoren im distalen Drittel (retroduodenaler und intrahepatischer Ductus choledochus)
- Tumoren der Papille häufig Adenome, jedoch zu 60 % assoziiert mit Adenokarzinom. Prognose besser als beim cholangiozellulären Karzinom
- Manifestation von Tumoren des Leberhilus, der extrahepatischen Gallenwege und der Papille fast immer durch Ikterus. Dann bereits häufig in fortgeschrittenem Stadium, sehr selten allenfalls bei Lokalisation in der Leber als Zufallsbefund.
  Eventuell Diagnose im Rahmen eines regelmäßigen Tumorscreenings bei Risikofaktoren für cholangiozelluläres Karzinom:

- Primär sklerosierende Cholangitis
- Caroli-Syndrom
- Gallengangzysten
- Familiäre Polyposis
- Infektion mit Clonorchis sinensis (Parasit in Asien)

- Durch Sonographie Bestimmung der Höhe der Gallengangobstruktion zu etwa 90% möglich, Bestimmung der Ursache zu etwa 70% (Busse et al. 1993), vergleichbar mit CT. Zusätzlich ERCP oder anderes Cholangiographieverfahren notwendig. Differentialdiagnosen der Gallengangobstruktion T 7.10
- Histologische Diagnose durch Biopsie oder Bürstenzytologie bei ERC oder perkutaner Feinnadelpunktion möglich
- Staging mit transabdomineller Sonographie unzureichend, experimentell zusätzlich intraluminale Sonographie (Wagner et al. 1995), intraoperative Sonographie (Bezzi et al. 1998)
- *Weiterführende Diagnostik:* ERCP oder anderes Cholangiographieverfahren, CT, Biopsie oder Bürstenzytologie bei ERC, Feinnadelpunktion

T **7.10** Ursachen einer Gallengangobstruktion

- Gallengangsteine
- Pankreasneubildungen, häufig Karzinom, selten Adenom
- Gallengangtumor (meist Karzinom)
- Papillentumoren, Papillenadenom und/oder -karzinom
- Lymphknotenkompression oder -infiltration, vor allem maligne Lymphknotenvergrößerungen im Lig. hepatoduodenale oder peripankreatisch
- Pankreatitis durch Kompression infolge Ödem oder Pseudozyste oder durch narbige Röhrenstenose
- Narbige Stenose nach Intervention an Gallenwegen
- Aszension von Parasiten, z. B. Askariden oder Clonorchis
- Angeborene Gallenganganomalie

Sonographische Befundkriterien

- Höhe der **Gallengangobstruktion** durch Abbruch der erweiterten Gallenwege zu erkennen. (👁 **7.70**), weiter distal normal weite Gallenwege
- Gallenblase je nach Höhe der Obstruktion kollabiert oder hydropisch
- Echostruktur des **Gallengangkarzinoms** meist echoarm (👁 **7.71**), selten echogleich oder echoreich im Vergleich zum Fett- und Bindegewebe des Leberhilus und des Lig. hepatoduodenale. Im Vergleich zur Leberparenchymstruktur häufig kaum Unterschiede in der Dichte, jedoch inhomogene Struktur und teilweise echoarmer Randsaum. Intrahepatisches Gallengangkarzinom sonographisch nicht zu unterscheiden von hepatozellulärem Karzinom (s. S. 143). Eventuell Destruktion von Leberform und -oberfläche, Verdrängung von Gefäßen und Nachbarstrukturen
- Bei extrahepatischem Tumor schwierige Differentialdiagnose zu malignen Lymphknoten des Lig. hepatoduodenale sowie Tumoren der Papille oder des Pankreaskopfes

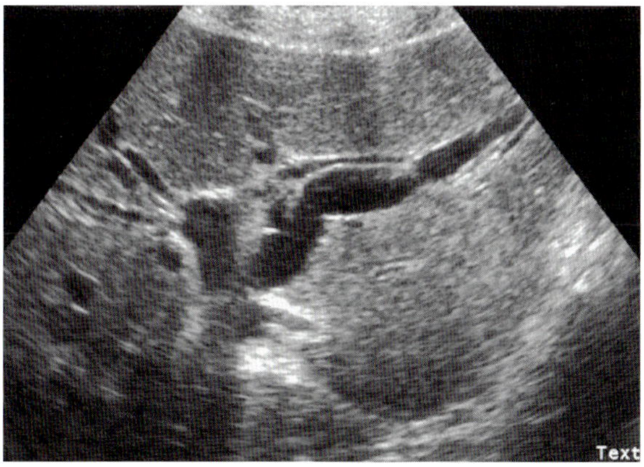

👁 **7.70 a** Erweiterte intrahepatische Gallenwege infolge Gallengangtumor im Leberhilus (Klatskin-Tumor): „Doppelflintenphänomen". Die Gallenwege sind sogar weiter als die Pfortaderäste, Leberarterie nur durch Doppler-Sonographie zu identifizieren.

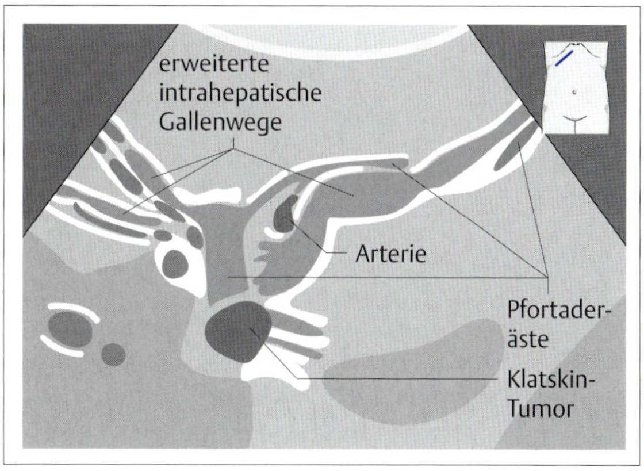

👁 **7.70 b** Schemazeichnung.

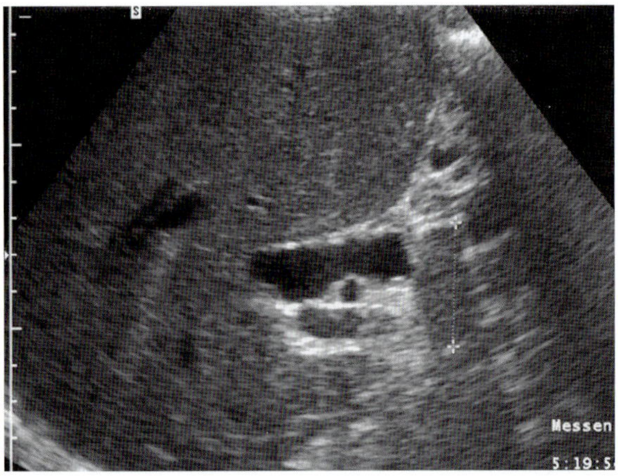

7.71 a Erweiterter DHC mit Abbruch durch Tumorobstruktion. Gallengangkarzinom (34 mm Durchmesser).

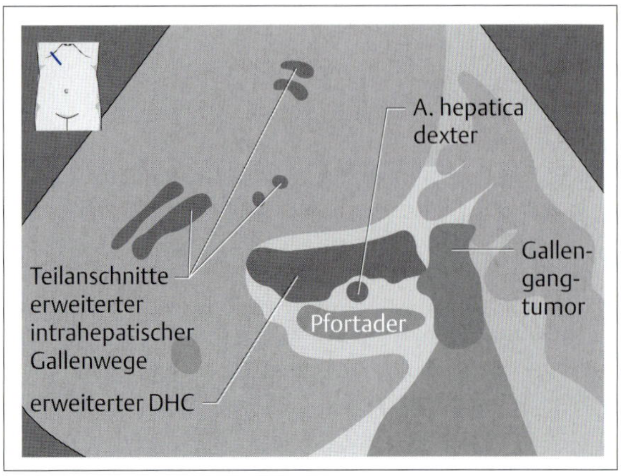

7.71 b Schemazeichnung.

Konsequenz für die Chirurgische Therapie

Befund	Charakteristik	Therapie
Tumoren der Hepatikusgabel (Klatskin-Tumoren), Typ Bismuth I	Tumor betrifft den Ductus hepaticus communis, jedoch nicht die Hepatikusgabel	Resektion des Ductus hepaticus communis und choledochus, biliodigestive Anastomose (ggf. auch Bi-Hepatiko-Jejunostomie), Lymphadenektomie
Tumoren der Hepatikusgabel (Klatskin-Tumoren), Typ Bismuth II	Tumor betrifft auch die Hepatikusgabel, jedoch nicht die sekundären Aufzweigungen rechts und links	Resektion der Hepatikusgabel und des Choledochus, Bi-Hepatiko-Jejunostomie, Lymphadenektomie, ggf. in Kombination mit Leberteilresektion, um R_0 zu erreichen
Tumoren der Hepatikusgabel (Klatskin-Tumoren), Typ Bismuth III	Tumor reicht auf einer Seite bis an die sekundären Zusammenflüsse	Hemihepatektomie unter Mitnahme des Lobus caudatus, der Hepatikusgabel und des Choledochus, Lymphadenektomie, biliodigestive Anastomose
Tumore der Hepatikusgabel (Klatskin-Tumoren), Typ Bismuth IV	sekundäre Zusammenflüsse auf beiden Seiten sind betroffen, keine R_0-Resektion möglich, oft nur durch Exploration definitiv zu klären	palliative transtumorale interventionelle Drainage, in Einzelfällen Lebertransplantation möglich, ggf. palliative Radio- oder Chemotherapie in Studien
Gallengangtumor	mittleres Drittel, entspricht Ductus choledochus	Operation nach Whipple-Kausch, Lymphadenektomie
Gallengangtumor	distales Drittel, retroduodenaler Choledochus und intrapankreatischer Gallengang	Operation nach Whipple-Kausch, Lymphadenektomie

Angeborene Gallenganganomalien

Relevante Basisinformationen

Folgende Anomalien können für sich oder in Kombination vorkommen

- Gallengangatresien oder -hypoplasie:
  - Meist im Bereich des DHC
  - Klinik: Ikterus während erster Lebenswochen, entfärbter Stuhl
  - Auch nach chirurgischer Anastomosierung häufig Cholangitiden und Leberfibrose/-zirrhose
- Zysten des Ductus choledochus, entweder als zystische Erweiterung oder als Divertikel im intraduodenalen Verlauf, häufig verbunden mit gemeinsamem Ausführungsgang von Ductus choledochus und Ductus pancreaticus (Weishorn u. Seitz 1989, Weyant et al. 1998)
  - Komplikationen: Entzündung durch Reflux von Pankreassekret und nachfolgend Stenose mit Cholostase und Cholangitis, durch Reflux auch erhöhtes Risiko von Gallengang- und Gallenblasenkarzinom (Misra u. Dwivedi 1990, Sheth et al. 2000). Daher auch bei asymptomatischer Choledochuszyste regelmäßiges Tumorscreening.
  - Manifestation in unterschiedlichen Lebensaltern
- Zystische Erweiterung der intrahepatischen Gallenwege (Caroli-Syndrom), häufig mit Steinbildung in den zystischen Erweiterungen. Teilweise Kombination mit kongenitaler Leberfibrose. Caroli-Syndrom kann auf einzelne Lebersegmente beschränkt sein
  - Manifestation meist im mittleren Lebensalter mit Cholangitis, Leberabszesse
  - Langzeitkomplikationen: sekundär biliäre Zirrhose, Amyloidose, Gallengangkarzinom. Daher Tumorscreening
- *Weiterführende Diagnostik:* ERCP, MRCP, MRT, CT

Sonographische Befundkriterien

- **Gallengangatresien** oder **-hypoplasie:** erweiterte Gallenwege bis zur Atresie (Kim et al. 1998, Lee et al. 2000)
- **Choledochuszysten:** segmentale Erweiterung oder divertikelartige Ausstülpung des DHC
- **Caroli-Syndrom:** segmental erweiterte intrahepatische Gallenwege, häufig jedoch bereits bei Erstmanifestation mit Cholangitis. Intrahepatische Gallengangsteine, die zystische Gangerweiterung komplett ausfüllen (7.72). Erweiterung der intrahepatischen Gallenwege dann zusätzlich durch Gangobstruktion

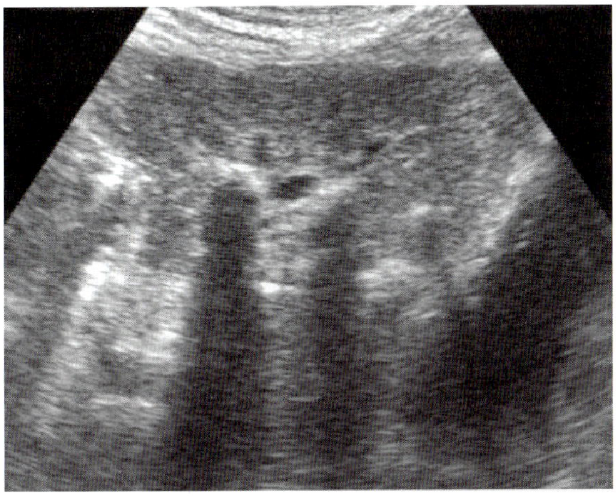

7.72 a Caroli-Syndrom: mehrere intrahepatische Gallengangsteine mit Schallschatten, zystische Gallengangerweiterung. Zusätzlich in einigen Gallengängen Aerobilie nach Papillotomie, Kometenschweifartefakt.

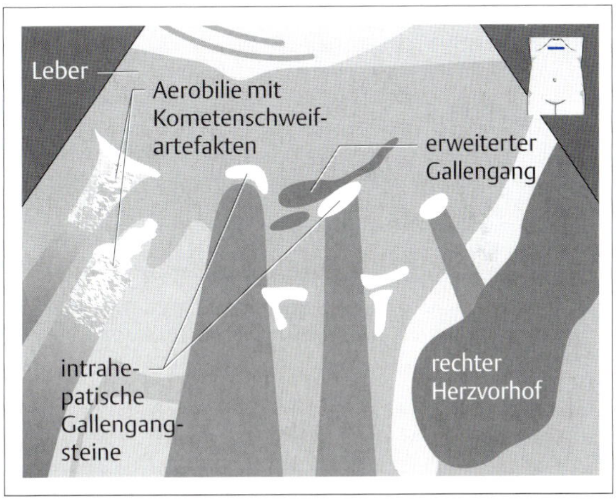

7.72 b Schemazeichnung.

Konsequenz für die Chirurgische Therapie

Befund	Charakteristik	Therapie
Gallengangsatresien oder -hypoplasie	erweiterte Gallenwege bei Neugeborenen	Choledochojejunostomie oder Hepatikojejunostomie
Komplizierte Choledochuszysten	zystische oder divertikelartige DHC-Erweiterung mit Gallenkoliken oder Cholangitis	Exzision der Zyste und Hepatikojejunostomie
Symptomatisches Caroli-Syndrom, segmental begrenzt	zystische Erweiterung intrahepatischer Gallenwege, häufig mit Steinen	Lebersegmentresektion

Literatur

Abu-Yousef MM. Normal and respiratory variations ofthe hepatic and portal venous duplex Doppler waveforms with simultaneous electrocardiographic correlation. J Ultrasound Med. 1992; 11: 263-8.

Al Otaibi L, Whitman GJ, Chew FS. Hepatocellular adenoma. Am J Roentgenol. 1995; 165: 1426.

Albrecht T, Blomley MJ, Heckemann RA, et al. Stimulierte akustische Emission mit dem Ultraschall-Kontrastmittel Levovist: Ein klinisch nutzbarer Kontrasteffekt mit leberspezifischen Eigenschaften. Röfo Fortschr Geb Rontgenstr Neuen Bildgeb Verfahr. 2000; 172: 61-7.

Alponat A, Kum CK, Rajnakova A, Koh BC, Goh PM. Predictive factors for synchronous common bile duct stones in patients with cholelithiasis. Surg Endosc. 1997; 11: 928-32.

Ashur H, Siegal B, Oland Y, Adam YG. Calcified ballbladder (porcelain gallbladder). Arch Surg. 1978; 113: 594-6.

Aubertin JM, Levoir D, Bouillot JL, et al. Endoscopic ultrasonography immediately prior to laparoscopic cholecystectomy: a prospective evaluation. Endoscopy. 1996; 28: 667-73.

Aubin B, Denys A, Lafortune M, Dery R Breton G. Focal sparing ofliver parenchyma in steatosis: role ofthe gallbladder and its vessels. J Ultrasound Med. 1995; 14: 77-80.

Bahr MJ, Manns MP. Leberzirrhose. Internist. 1999; 40: 1308-22.

Bartolozzi C, Lencioni R Paolicchi A, Moretti M, Armillotta N, Pinto F. Differentiation of hepatocellular adenoma and focal nodular hyperplasia ofthe liver: comparison of power Doppler imaging and conventional color Doppler sonography. Eur Radiol. 1997; 7: 1410-5.

Beissert M, Jenett M, Keberle M, et al. Vergleich von Contrast Harmonic Imaging im H-Mode mit stimulierter akustischer Emission, konventionellem H-Mode US and Spiral-CT in der Detektion fokaler Leberläsionen. Röfo Fortschr Geb Rontgenstr Neuen Bildgeb Verfahr. 2000; 172: 361-6.

Bezzi M, Silecchia G, De Leo A, Carbone I, Pepino D, Rossi P. Laparoscopic and intraoperative ultrasound. Eur J Radiol. 1998; 27,Suppl 2: S207-S214.

Bin W, Jianguo L, Baowei D. The sonographic appearances of small bowel tumours. Clin Radiol. 1992; 46: 30-3

Blanc JF, Bernard PH, Carles J, Le Bail B, Balabaud C, Bioulac-Sage P. Cholangiocarcinoma arising in Von Meyenburg complex associated with hepatocellular carcinoma in genetic haemochromatosis. Eur J Gastroenterol Hepatol. 2000; 12: 233-7.

Blum U, Rössle M, Haag K, et al. Budd-Chiari syndrome: technical, hemodynamic, and clinical results of treatment with transjugular intrahepatic portosystemic shunt. Radiology. 1995; 197: 805-11.

Boland GW, Slater G, Lu DS, Eisenberg P, Lee MJ, Mueller PR. Prevalence and significance of gallbladder abnormalities seen on sonography in intensive care unit patients. Am J Roentgenol. 2000; 174: 973-7.

Bosanac ZH, Lisanin L. Percutaneous drainage of hydatid cyst in the liver as a primary treatment: review of 52 consecutive cases with long-term follow-up. Clin Radio1. 2000; 55: 839-48.

Bowie JD. What is the upper limit of normal for the common bile duct on ultrasound: How much do you want it to be? Am J Gastroenterol. 2000; 95: 897-900.

Bozkurt T, Lux G. Transabdominelle Ultraschalldiagnostik bei entzündlichen und tumorösen Darmerkrankungen. Dtsch Med Wochenschr 1998; 123: 128-34.

Brambs HJ, Claussen CD. Pancreatic and ampullary carcinoma: ultrasound, computed tomography, magnetic resonance imaging and angiography. Endoscopy. 1993,25: 58-68.

Busse HJ, Drescher T, Kroner M, Heine R, Schlee H, Dietrich R. Stellenwert der Ultraschalldiagnostik in Differential-Diagnose der Cholestase. Z Gastroenterol. 1993; 31,Suppl 2: 39-41.

Carson BW, Brown JA, Cooperberg PL. Ultrasonographically guided percutaneous biopsy of gastric, small bowel, and colonic abnormalities: efficacy and safety. J Ultrasound Med. 1998; 17: 739-42.

Caselmann WH, Blum HE, Fleig WE, et al. Leitlinien der Deutschen Gesellschaft fur Verdauung. Z Gastroenterol. 1999; 37: 353-65.

Caturelli E, Squillante MM, Andriulli A, et al. Hypoechoic lesions in the "bright liver": a reliable indicator of fatty change. A prospective study. J Gastroenterol Hepatol. 1992; 7: 469-72.

Chalasani N, Horlander JC, Said A, et al. Screening for hepatocellular carcinoma in patients with advanced cirrhosis. Am J Gastroenterol. 1999; 94: 2988-93.

Cherqui D, Rahmouni A, Charlotte F, et al. Management of focal nodular hyperplasia and hepatocellular adenoma in young women: a series of 41 patients with clinical, radiological, and pathological correlations. Hepatology. 1995; 22: 1674-81.

Chiche L, Dao T, Salame E, et al. Liver adenomatosis: reappraisal, diagnosis, and surgical management: eight new cases and review of the literature. Ann Surg. 2000; 231: 74-81.

Chintapalli KN, Ghiatas AA, Chopra S, Escobar B, Esola CC, Dodd GD III. Sonographic findings in cases of missed gallstones. J Clin Ultrasound. 1999; 27: 117-21.

Cottone M, D'Amico G, Maringhini A, et al. Predictive value of ultrasonography in the screening of non-ascitic cirrhotic patients with large varices. J Ultrasound Med. 1986; 5: 189-92.

Curley SA, Izzo F, Ellis LM, Nicolas VJ, Vallone P. Radiofrequency ablation of hepatocellular cancer in 110 patients with cirrhosis. Ann Surg. 2000; 232: 381-91.

Daldrup HE, Reimer P, RummenyEJ, Fischer H, Bocker W, Peters PE.Regression eines hepatozellulären Adenoms nach Absetzen hormonaler Kontrazeption. Röfo Fortschr Geb Rontgenstr Neuen Bildgeb Verfahr. 1995; 163: 449-51.

Danneels F, Steyaert L, Cappelle G, et al. Ultrasonographic findings in peptic ulcer: a report on 24 cases proven endoscopically. J Belge Radiol. 1990; 73: 253-6.

Di Lelio A, Cestari C, Lomazzi A, Beretta L. Cirrhosis: diagnosis with sonographic study of the liver surface. Radiology. 1989; 172: 389-92.

Di Stasi M, Caturelli E, De SI, Salmi A, Buscarini E, Buscarini L. Natural history of focal nodular hyperplasia ofthe liver: an ultrasound study. J Clin Ultrasound. 1996; 24: 345-50.

Dietrich CF, Brunner V, Lembcke B. Intestinale Sonographie bei seltenen Dünn- und Dickdarmerkrankungen. Z Gastroenterol. 1998 a; 36: 955-70.

Dietrich CF, Zeuzem S, Caspary WF, Wehrmann T. Sonographische Lymphknotendarstellung im Abdomen und Retroperitoneum bei gesunden Probanden. Ultraschall Med. 1998 b; 19: 265-9.

Domland M, Gebel M, Caselitz M, Bleck J, Manns MP. Comparison of portal venous flow in cirrhotic patients with and without paraumbilical vein patency using duplex-sonography. Ultraschall Med. 2000; 21: 165-9.

Fanney DR, Castillo M, Casillas J, Montalvo B. Sonographic anatomy ofthe caudate lobe veins. J Clin Ultrasound. 1990; 18: 27-30.

Foster JH, Berman MM. The malignant transformation ofliver cell adenomas. Arch Surg. 1994; 129: 712-7.

Fujita N, Noda Y, Kobayashi G, Kimura K, Yago A. Diagnosis of the depth of invasion of gallbladder carcinoma by EUS. Gastrointest Endosc. 1999; 50: 659-63.

Gaiani S, Bolondi L, Li BS, Zironi G, Siringo S, Barbara L. Prevalence of spontaneous hepatofugal portal flow in liver cirrhosis. Clinical and endoscopic correlation in 228 patients. Gastroenterology. 1991; 100: 160-7.

Gaiani S, Casali A, Serra C, et al. Assessment of vascular patterns of small liver mass lesions: value and limitation of the different Doppler ultrasound modalities. Am J Gastroentero1. 2000; 95: 3537-46.

Gandolfi L, Fukuda M. Current Trends in Digestive Ultrasonography. Basel: Karger; 1997.

Gandolfi L, Leo P, Solmi L, Vitelli E, Verros G, Colecchia A. Natural history of hepatic haemangiomas: clinical and ultrasound study. Gut. 1991; 32: 677-80.

Garcia SJ. Direct sonographic signs of acute duodenal ulcer. Abdom Imaging. 1999; 24: 226 – 7.

Gasche C, Moser G, Turetschek K, Schober E, Moeschl P, Oberhuber G. Transabdominal bowel sonography for the detection of intestinal complications in Crohn's disease. Gut. 1999; 44: 112 – 7.

Gebel M, Caselitz M, Manns MP. Sonographische Diagnostik von Raumforderungen der Leber. Internist. 1997; 38: 901 – 7.

Giorgio A, Tarantino L, de Stefano G, et al. U1trasound-guided percutaneous ethanol injection under general anesthesia for the treatment of hepatocellular carcinoma on cirrhosis: long-term results in 268 patients. Eur J Ultrasound. 2000; 12: 145 – 54.

Görg C, Weide R, Schwerk WB. Lymphominfiltration der Leber: Spektrum sonographischer Erscheinungsformen bei 47 Patienten. Z Gastroenterol. 1994; 32: 597 – 602.

Goyal AK, Pokharna DS, Sharma SK. Ultrasonic diagnosis of cirrhosis: reference to quantitative measurements of hepatic dimensions. Gastrointest Radiol. 1990; 15: 32 – 4.

Grazioli L, Federle MP, Ichikawa T, Balzano E, Nalesnik M, Madariaga J. Liver adenomatosis: clinical, histopathologic, and imaging findings in 15 patients. Radiology. 2000; 216: 395 – 402.

Hargreaves GM, Adam R, Bismuth H. Results after nonsurgical local treatment of primary liver malignancies. Langenbecks Arch Surg. 2000; 385: 185 – 93.

Harvey CJ, Blomley MJ, Eckersley RJ, et al. Hepatic malignancies: improved detection with pulse-inversion US in late phase of enhancement with SH U 508 A – early experience. Radiology. 2000; 216: 903 – 8.

Hecker D, Strobel D, Hahn EG. Tissue Harmonic Imaging und Contrast Harmonic Imaging. Verbesserung der Diagnose von Lebermetastasen? Internist. 2000; 41: 17 – 23.

Heyder N, Gunter E, Giedl J, Obenauf A, Hahn EG. Polypoide Läsionen der Gallenblase. Dtsch Med Wochenschr. 1990; 115: 243 – 7.

Hiatt JR, Phillips EH, Morgenstern L. Surgical diseases of the splen. Berlin, Heidelberg, New York: Springer; 1997.

Holtkamp W, Müller W. Sonographisch gesteuerte perkutane Hochfrequenzthermotherapie von Lebertumoren mit perfundierten Nadelelektroden. Z Gastroenterol. 2000; 38: 221 – 7.

Hresson-Hadni S, Vuitton DA, Hartholomot B, et al. A twenty-year history of alveolar echinococcosis: analysis of a series of 117 patients from eastern France. Eur J Gastroenterol Hepatol. 2000; 12: 327 – 36.

Hwang JI, Chou YH, Tsay SH, et al. Radiologic and pathologic correlation of adenomyomatosis of the gallbladder. Abdom Imaging. 1998; 23: 73 – 7.

Jain D, Sarode VR, Abdul-Karim FW, HomerR, Robert ME. Evidence for the neoplastic transformation of Von-Meyenburg complexes. Am J Surg Pathol. 2000; 24: 1131 – 9.

Joseph AE, Saverymuttu SH, Al Sam S, Cook MG, Maxwell M. Comparison of liver histology with ultrasonography in assessing diffuse parenchymal liver disease. Clin Radiol. 1991; 43: 26 – 31.

Kane R, Eustace S. Diagnosis of Budd-Chiari syndrome: comparison between sonography and MR angiography. Radiology. 1995; 195: 117 – 21.

Kane RA, Jacobs R, Katz J, Costello P. Porcelain gallbladder: ultrasound and CT appearance. Radiology. 1984; 152: 137 – 41.

Kern P, Kratzer W, Reuter S. Alveolare Echinokokkose: Diagnostik. Dtsch Med Wochenschr. 2000; 125: 59 – 62.

Kern P, Kratzer W, Buttenschoen K. Therapie der zystischen Echinokokkose. Dtsch Med Wochenschr.2001; 126: 51 – 4.

Kern P, Reuter S, Buttenschoen K, Kratzer W. Diagnostik der zystischen Echinokokkose. Dtsch Med Wochenschr. 2001; 126: 20 – 3.

Kimmey MB, Martin RW, Haggitt RC, Wang KY, Franklin DW, Silverstein FE. Histologic correlates of gastrointestinal ultrasound images. Gastroenterology. 1989; 96: 433 – 41.

Kratzer W, Kachele V, Mason RA, et al. Gallstone prevalence in Germany: the Ulm Gallbladder Stone Study. Dig Dis Sci. 1998; 43: 1285 – 91.

Kubicka S, Rudolph KL, Hanke M, et al. Hepatocellular carcinoma in Germany: a retrospective epidemiological study from a low-endemic area. Liver. 2000; 20: 312 – 8.

Kubicka S, Rudolph L, Manns MP. Hepatozelluläres Karzinom: Diagnostik und multimodale Therapie. Intemist. 1997; 38: 954 – 62.

Lafortune M, Madore F, Patriquin H, Breton G. Segmental anatomy ofthe liver: a sonographic approach to the Couinaud nomenclature. Radiology. 1991; 181: 443 – 8.

Lee SP, Nicholls JF, Park HZ. Biliary sludge as a cause of acute pancreatitis [see comments]. N Engl J Med. 1992; 326: 589 – 93.

Leifer DM, Middleton WD, Teefey SA, Menias CO, Leahy JR. Follow-up of patients at low risk for hepatic malignancy with a characteristic hemangioma at US. Radiology. 2000; 214: 167 – 72.

Limberg B. Sonographie des Gastrointestinaltraktes. Berlin, Heidelberg: Springer; 1998.

Lippert H. Praxis der Chirurgie. Stuttgart: Thieme; 1998.

Livraghi T, Benedini V, Lazzaroni S, Meloni F, Torzilli G, Vettori C. Long term results of single session percutaneous ethanol injection in patients with large hepatocellular carcinoma. Cancer. 1998; 83: 48 – 57.

Livraghi T, Goldberg SN, Lazzaroni S, et al. Hepatocellular carcinoma: radio-frequency ablation of medium and large lesions. Radiology. 2000; 214: 761 – 8.

Lock G, Schölmerich J. Vorgehen bei sonographisch nachgewiesener Raumforderung der Leber. Internist. 1997; 38: 924 – 7.

Mainprize KS, Gould SW, Gilbert JM. Surgical management of polypoid lesions of the gallbladder. Br J Surg. 2000; 87: 414 – 7.

Majeed AW, Ross B, Johnson AG, Reed MW. Common duct diameter as an independent predictor of choledocholithiasis: Is it useful? Clin Radiol. 1999; 54: 170 – 2.

Martinoli C, Cittadini G, Conzi R, et al. Sonographic characterization of an accessory fissure of the left hepatic lobe determined by omental infolding. J Ultrasound Med. 1992; 11: 103 – 7.

Meckler U, Herzog P. Sonographischer Darmwandaufbau – Bedeutung für die Diagnose entzündlicher Darmerkrankungen. Ultraschall Med. 1989; 10: 152 – 7.

Meyer W, Kohler J, Gebhardt C. Cystic neoplasms of the pancreas – cystadenomas and cystadenomas. Langenbecks Arch Surg. 1999, 384: 44 – 9.

Misra SP, Dwivedi M. Pancreaticobiliary ductal union. Gut 1990; 31: 1144 – 9.

Mohr HH, Godderz W, Meyer zum Buschenfelde KH. Die Duplexsonographie der Leber und des Pfortadersystems. Med Klin. 1998; 93: 669 – 77.

Naganuma S, Ishida H, Konno K, et al. Sonographic findings of anomalous position of the gallbladder. Abdom Imaging. 1998; 23: 67 – 72.

Neubrand M, Sackmann M, Caspary WF, et al. Leitlinien der Deutschen Gesellschaft für Verdauungs- und Stoffwechselkrankheiten zur Behandlung von Gallensteinen. Gastroenterol. 2000; 38: 449 – 68.

Nicolau C, Torra R, Hianchi L, et al. Abdominal sonographic study of autosomal dominant polycystic kidney disease. J Clin Ultrasound. 2000; 28: 277 – 82.

Niederau C, Grendell JH. Diagnosis of pancreatic carcinoma: imaging techniques and tumor markers. Pancreas. 1992; 7: 66 – 86.

Niederau C, Sonnenberg A, Mueller J. Comparison of the extrahepatic bile duct size measured by ultrasound and by different radiographic methods. Gastroenterology. 1984; 87: 615 – 21.

Niederau C, Sonnenberg A. Liver size eva1uated by ultrasound: ROC curves for hepatitis and alcoholism. Radiology. 1984; 153: 503 – 5.

Oosterveld BJ, Thijssen JM, Hartman PC, Rosenbusch GJ. Detection of diffuse liver disease by quantitative echography: dependen-

ce on a priori choice of parameters. Ultrasound Med Biol. 1993; 19: 21-5.
Orlando A, D'Antoni A, Camma C, et al. Treatment of small hepatocellular carcinoma with percutaneous ethanol injection: a validated prognostic model. Am J Gastroenterol. 2000; 95:: 2921 – 7.
Pandey M, Sood BP, Shukla RC, Aryya NC, Singh S, Shukla VK. Carcinoma of the gallbladder: role of sonography in diagnosis and staging. J Clin Ultrasound. 2000; 28: 227 – 32.
Parulekar SG. Ultrasound evaluation of common bile duct size. Radiology. 1979; 133: 703 – 7.
Rieker O, Mildenberger P, Hintze C, Schunk K, Otto G, Thelen M. Segmentanatomie der Leber in der Computertomographie: Lokalisieren wir die Läsionen richtig? Röfo Fortschr Geb Rontgenstr Neuen Bildgeb Verfahr. 2000; 172: 147 – 52.
Ringe B, Lang H, Oldhafer KJ, et al. Which is the best surgery for Budd-Chiari syndrome: venous decompression or liver transplantation? A single-center experience with 50 patients. Hepatology. 1995; 21: 1337 – 44.
Rösch T, Lorenz R, Braig C, Classen M. Endoscopic ultrasonography in diagnosis and staging of pancreatic and biliary tumors. Endoscopy. 1992,24: 304 – 8.
Sabba C, Merkel C, Zoli M, et al. Interobserver and interequipment variability of echo-Doppler examination of the portal vein: effect of a cooperative training program. Hepatology. 1995; 21: 428 – 33.
Sacerdoti D, Bolognesi M, Bombonato G, Gatta A. Paraumbilical vein patency in cirrhosis: effects on hepatic hemodynamics evaluated by Doppler sonography. Hepatology. 1995; 22: 1689 – 94.
Sanford NL, Walsh P, Matis C, Baddeley H, Powell LW. Is ultrasonography useful in the assessment of diffuse parenchymal liver disease? Gastroenterology. 1985; 89: 186 – 91.
Schepke M, Raab P, Hoppe A, Schiedermaier P, Brensing KA, Sauerbruch T. Comparison of portal vein velocity and the hepatic venous pressure gradient in assessing the acute portal hemodynamic response to propranolol in patients with cirrhosis. Am J Gastroenterol. 2000; 95: 2905 – 9.
Schlottmann K, Baer A, Lock G, Scho1merich J, Palitzsch KD. Der sonographische Befund einer echogenen Leber ist ein Indikator einer pathologischen Glukosetoleranz. Dtsch Med Wochenschr. 2000; 125: 517 – 22.
Schwerk WB, Gorg C, Görg K, Richter G, Heckh K. Perkutane Drainagen von Leber- und Milzabszessen. Z Gastroenterol. 1991; 29: 146 – 52.
Schwerk WB, Schwarz S, Rothmund M, Arnold R. Kolondivertikulitis: Bildgebende Diagnostik mit Ultraschall – eine prospektive Studie. Z Gastroenterol. 1993; 31: 294 – 300.
Seitz K, Wermke W. Portale Hypertension – derzeitiger Stand der sonographischen Diagnostik. Z Gastroenterol. 1995; 33: 349 – 61.
Shamsi K, Deckers F, De Schepper A. Is it a haemangioma? Röfo Fortschr Geb Rontgenstr Neuen Bildgeb Verfahr. 1993; 159: 22 – 7.
Sheth S, Bedford A, Chopra S. Primary gallbladder cancer: recognition of risk factors and the role of prophylactic cholecystectomy. Am J Gastroenterol. 2000; 95: 1402 – 10.
Shimizu M, Miura J, Tanaka T, Itoh H, Saitoh Y. Porcelain gallbladder: relation between its type by ultrasound and incidence of cancer. J Clin Gastroenterol. 1989; 11: 471 – 6.
Simonovsky V. The diagnosis of cirrhosis by high resolution ultrasound of the liver surface. Br J Radiol. 1999; 72: 29 – 34.
Stölzel U, Tannapfel A, Wittekind C, Hamm H, Schuppan D. Indikationen zur Leberbiopsie bei Lebertumoren. Dtsch Med Wochenschr. 2000; 125: 1041 – 4.
Strunk H, Stuckmann G, Fröhlich E, et al. Native und signalverstarkte Power-Doppler-Sonographie zur Charakterisierung von Leberherden. Röfo Fortschr Geb Rontgenstr Neuen Bildgeb Verfahr. 1998; 168: 344 – 51.
Sugiyama M, Atomi Y, Yamato T. Endoscopic ultrasonography for differential diagnosis of polypoid gall bladder lesions: analysis in surgical and follow up series. Gut. 2000; 46: 250 – 4.
Sugiyama M, Hagi H, Atomi Y. Reappraisal of intraoperative ultrasonography for pancreatobiliary carcinomas: assessment of malignant portal venous invasion. Surgery. 1999; 125: 160 – 5.
Tandon RK, Grewal H, Anand AC, Vashisht S. Caroli's syndrome: a heterogeneous entity. Am J Gastroenterol 1990; 85: 170 – 3.
Taourel P, Blanc P, Dauzat M, et al. Doppler study of mesenteric, hepatic, and portal circulation in alcoholic cirrhosis: relationship between quantitative Doppler measurements and the severity of portal hypertension and hepatic failure. Hepatology. 1998; 28: 932 – 6.
Teichgräber UK, Gebel M, Hecker H, Benter T, Manns MP. Importance of duplex velocity histograms in the diagnosis of liver cirrhosis. Röfo Fortschr Geb Rontgenstr Neuen Bildgeb Verfahr. 1996; 164: 401-5.
Terzi C, Sokmen S, Seckin S, Albayrak L, Ugurlu M. Polypoid lesions of the gallbladder: report of 100 cases with special reference to operative indications. Surgery. 2000; 127: 622 – 7.
Tous F, Busto M. Assessment of abdominal sonography in the diagnosis of tumors of the gastroduodenal tract. J Clin Ultrasound. 1997; 25: 243 – 7.
Truong M, Atri M, Bret PM, et al. Sonographic appearance of benign and malignant conditions of the colon. Am J Roentgenol. 1998; 170: 1451 – 5.
Uggowitzer MM, Kugler C, Mischinger HJ, et al. Echoenhanced Doppler sonography of focal nodular hyperplasia of the liver. J Ultrasound Med. 1999; 18: 445-51.
Van Bodegraven AA, Bohmer CJ, Manoliu RA, et al. Gallbladder contents and fasting gallbladder volumes during and after pregnancy. Scand J Gastroenterol. 1998; 33: 993 – 7.
Vilgrain V, Lewin M, Vons C, et al. Hepatic nodules in Budd-Chiari syndrome: imaging features. Radiology. 1999; 210: 443 – 50.
Von Herbay A, Frieling T, Niederau C, Häussinger D. Solitary hepatic lesions with a hypoechoic rim: value ofcolor Doppler sonography. Am J Roentgenol.1997; 169: 1539 – 41.
Wagner HJ, Hoppe M, Klose KJ. Perkutane intraluminale Ultraschalluntersuchung der Gallenwege in der Diagnostik maligner biliärer Obstruktionen. Dtsch Med Wochenschr. 1995; 120: 472 – 7.
Weishorn HD, Seitz K. Sonographische Diagnostik bei Choledochuszysten. Ultraschall Med 1989; 10: 132 – 5.
Weiss H, Brockmann W, Bersch W, Fiedler L. Die Schichten der Gallenblasenwand: eine sonographisch-anatomische Vergleichsuntersuchung. Bildgebung. 1993; 60: 125 – 30.
Wernecke K, Henke L, Vassallo P, et al. Pathologic explanation for hypoechoic halo seen on sonograms of malignant liver tumors: an in vitro correlative study. Am J Roentgenol. 1992; 159: 1011 – 6.
Wernecke K, Vassallo P, Bick U, Diederich S, Peters PE. The distinction between benign and malignant liver tumors on sonography: value of a hypoechoic halo. Am J Roentgenol. 1992; 159: 1005 – 9.
Weyant MJ, Maluccio MA, Bertagnolli MM, Daly JM. Choledochal cysts in adults: a report of two cases and review of the literature. Am J Gastroenterol 1998; 93: 2580 – 3.
Wilkinson LS, Levine TS, Smith D, Chadwick SJ. Biliary sludge: can ultrasound reliably detect the presence of crystals in bile? Eur J Gastroenterol Hepatol. 1996; 8: 999 – 1001.
Wohlgemuth WA, Bottger J, Bohndorf K. MRI, CT, US and ERCP in the evaluation of bile duct hamartomas (von Meyenburg complex): a case report. Eur Radiol. 1998; 8: 1623 – 6.
Worlicek H, Dunz D, Engelhard K. Ultrasonic examination of the wall of the fluid-filled stomach. J Clin Ultrasound. 1989; 17: 5 – 14.
Wu CC, Ho YH, Chen CY. Effect of aging on common bile duct diameter: a real-time ultrasonographic study. J Clin Ultrasound. 1984; 12: 473 – 8.

8 Pleura und Thorax

Ch. Görg

Grundlagen

- Indikationen zur Thoraxsonographie: T 8.1
- Sonographische Thoraxuntersuchung erfolgt befundadaptiert
- Zwei Schnittführungen: interkostale oder subkostale Beschallung (👁 **8.1**) (Schwerk und Görg 1993, Reuß 1996, Mathis 1996, Mathis 1997)

T **8.1** Indikation zur Thoraxsonographie (nach Schwerk und Görg 1993)

- Differenzierung raumfordernder Prozesse der Thoraxwand
- Komplementäre Untersuchung bei röntgenologisch flächenhaften Verschattungen
- Verdacht auf Lungenembolie
- Bildgebende Führung zur
  - Thorakozentese/Drainage/Pleurabiopsie
  - perkutanen transthorakalen Feinnadelpunktion
- Prüfung der Zwerchfellbeweglichkeit

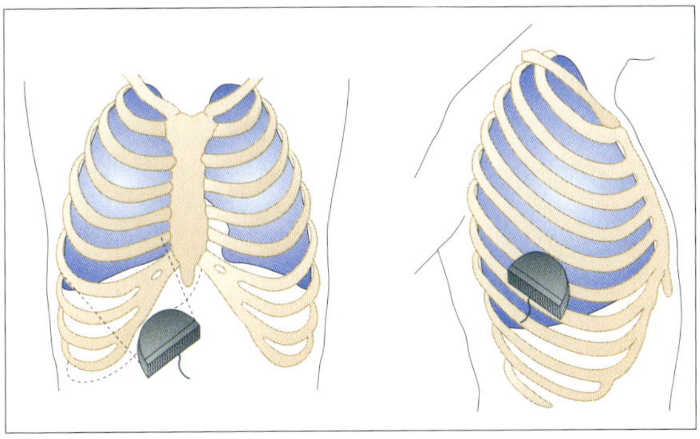

👁 **8.1** Schematische Darstellung der Schallkopfführung bei der Thoraxsonographie.
Linkes Bild: Subkostale transhepatische Schalleinstrahlung zur Beurteilung der kaudalen Lungenanteile.
Rechtes Bild: Rippenparallele interkostale Schalleinstrahlung.

Raumforderungen der Thoraxwand

Relevante Basisinformationen

- Richtungweisend für die Indikation zur Thoraxsonographie: klinischer Befund (z.B. lokalisierter Schmerz bei Rippenfraktur) oder Tastbefund bei der körperlichen Untersuchung
- Bezüglich der Differentialdiagnose raumfordernder Prozesse der Thoraxwand lassen sich häufigere von selteneren Prozessen differenzieren (T **8.2**)
- Wert der Thoraxsonographie u.a. in der Fähigkeit begründet, Raumforderungen sicher örtlich zuzuordnen (intrakutan, subkutan, intramuskulär, knöchern, pleural)
- Ultraschallgesteuerte Fein- bzw. Grobnadelpunktion zur definitiven Histologiegewinnung nahezu komplikationsfrei durchführbar (Bitschnau et al. 1997, Wernecke 1997)

T **8.2** Häufigere und seltene Prozesse der Thoraxwand

häufig	selten
– Rippen-/Sternumfrakturen	– Hautmetastasen
– Rippenmetastasen	– Lipome
– Thoraxwandkarzinome	– benigne Knochentumoren
– Abszesse	– maligne Lymphome
– Hämatome	– Sarkome
	– maligne Mesotheliome

Sonographische Befundkriterien

- **Rippen-/Sternumfraktur:** Sichere Unterscheidung von traumatischen und pathologischen Frakturen sonographisch nicht möglich, Kallusbildung der Heilungsphase sonographisch darstellbar, diagnostische Treffsicherheit der Sonographie in der Diagnose von Frakturen am Thorax dem konventionellen Röntgen überlegen. (👁 8.**2**, 8.**3**, T 8.**3**)
- **Rippenmetastasen:** Bedeutung des Ultraschalls in der Diagnostik von Knochenmetastasen begrenzt und nur ergänzend zur konventionellen Diagnostik sinnvoll, hilfreich zur Verlaufskontrolle unter Therapie oder zur Markierung eines eventuellen Strahlenfeldes (👁 8.**4**, T 8.**4**)
- **Thoraxwandkarzinome/-metastasen:** Karzinome der Thoraxwand nahezu ausschließlich periphere Bronchialkarzinome oder Lokalrezidive bei Mammakarzinom (👁 8.**5**, 8.**6**, T 8.**5**)
- **Hämatome:** Im Akutstadium echoreich, im Verlauf zunehmende echoarme Transformation. Wert der Sonographie liegt in der Diagnose und der Abschätzung der Blutmenge (👁 8.**7**, T 8.**6**)
- **Abszeß:** Wert der Sonographie liegt in der Diagnose und Bildgebung zur Drainagepunktion (👁 8.**8**, T 8.**7**)

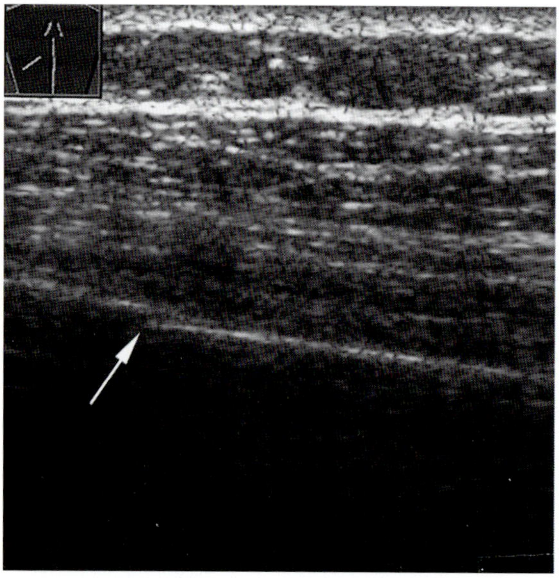
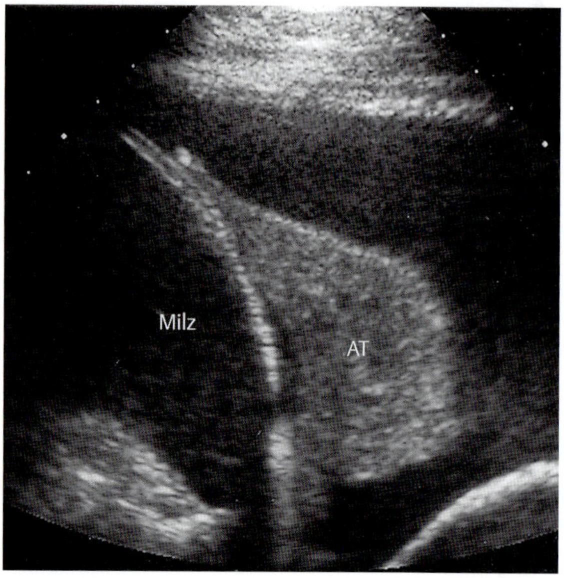

8.2 a 43jähriger Patient mit linksthorakalen Schmerzen nach Sturz vom Pferd.
Linkes Bild: Der Pfeil markiert eine Stufenbildung im Sinne einer Rippenfraktur.

Rechtes Bild: Epidiaphragmaler Pleuraerguß mit Unterlappenatelektase (AT).

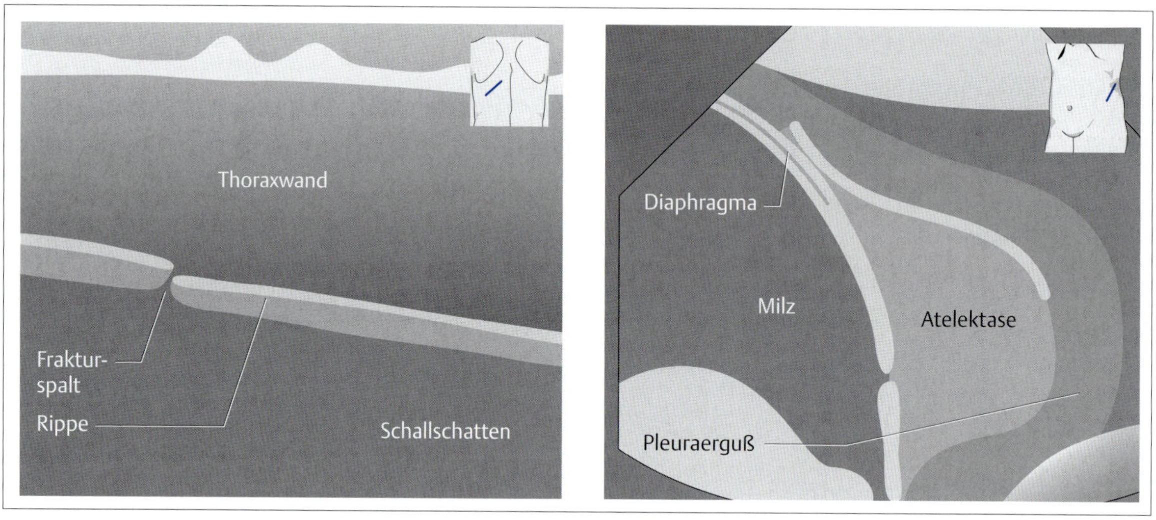

8.2 b Schemazeichnung.

8.3 Mögliche sonographische Frakturzeichen

direkte Zeichen	indirekte Zeichen
- Unterbrechung des Kortikalisreflexes - Bruchspalt (Stufenbildung)	- lokales Hämatom - Pleuraerguß - Pneumothorax - Hämatothorax

8.4 Sonographische Befunde bei Rippenmetastasen

- Unterbrechung des Kortikalisreflexes
- Lokalisierte (in)komplette Schalltransmission
- Echoarmer periossärer Tumor
- Farb-Doppler-sonographische Darstellung von Flußsignalen im Tumor

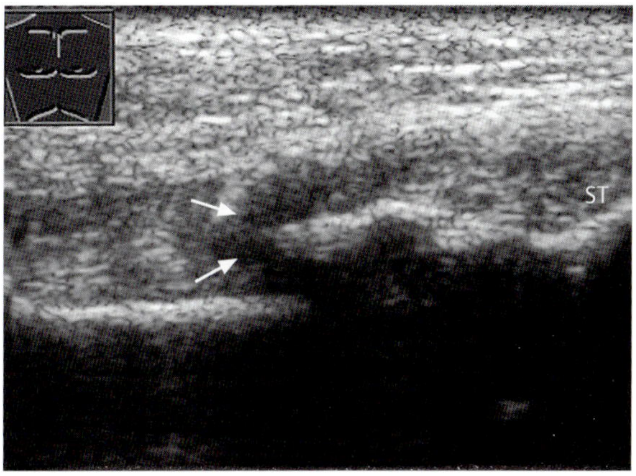

8.3 a 36jährige Patientin mit Mammakarzinom und Schmerzen über dem Sternum (ST). Die Pfeile markieren eine Stufenbildung im Sinne einer Sternumfraktur. Der Kortikalisreflex ist im kaudalen Sternumfragment unscharf und umgeben von echoarmem Gewebe. Der Befund ist mit einer pathologischen Sternumfraktur vereinbar.

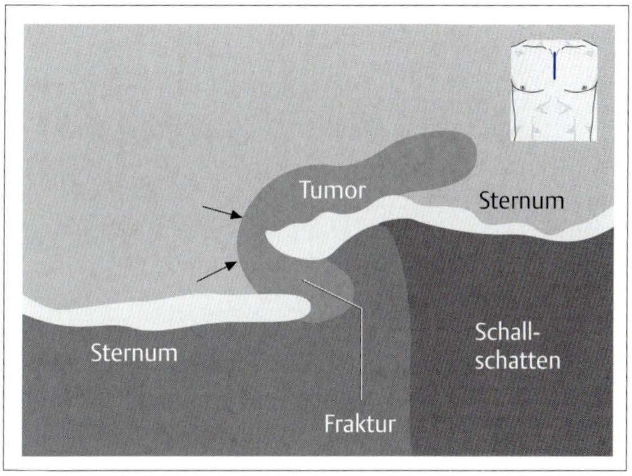

8.3 b Schemazeichnung.

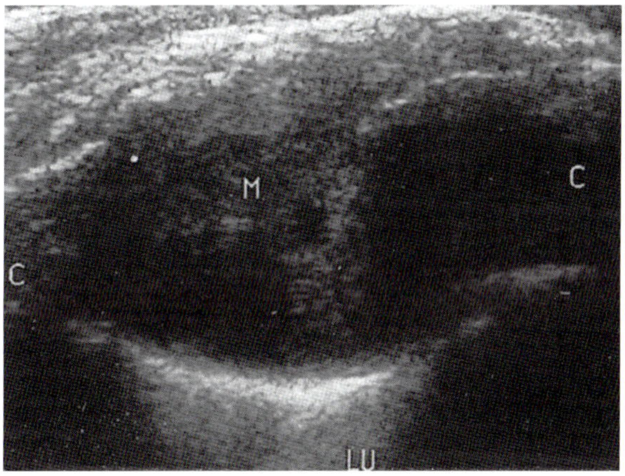

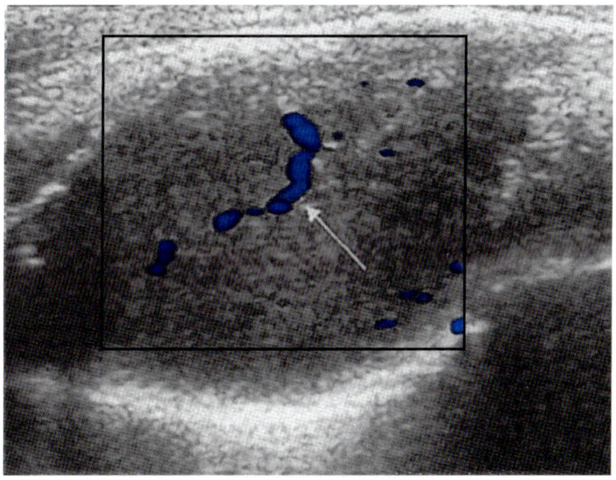

8.4 a 64jähriger Patient mit Bronchialkarzinom und rechtsseitigen parasternalen Schmerzen.

Linkes Bild: Der Kortikalisreflex der Rippe (C) ist unterbrochen mit kompletter Schalltransmission. Es stellt sich eine echoarme Läsion dar (M). Die Lunge (LU) gleitet über die Herdbildung.

Rechtes Bild: In der Power-Doppler-Sonographie lassen sich Strömungsphänomene in Gefäßen darstellen (Pfeil). Der Befund entspricht einer Rippenmetastase.

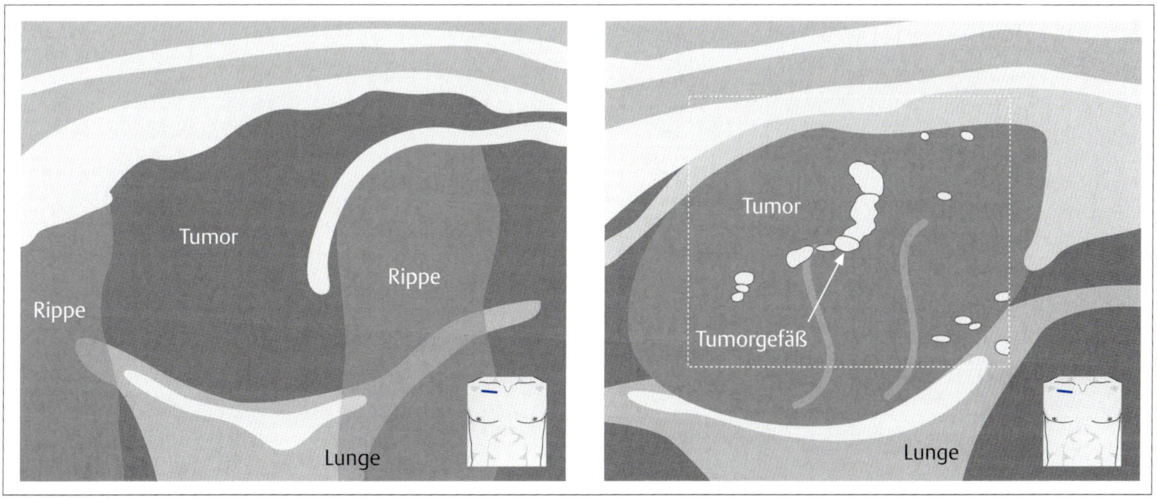

8.4 b Schemazeichnung.

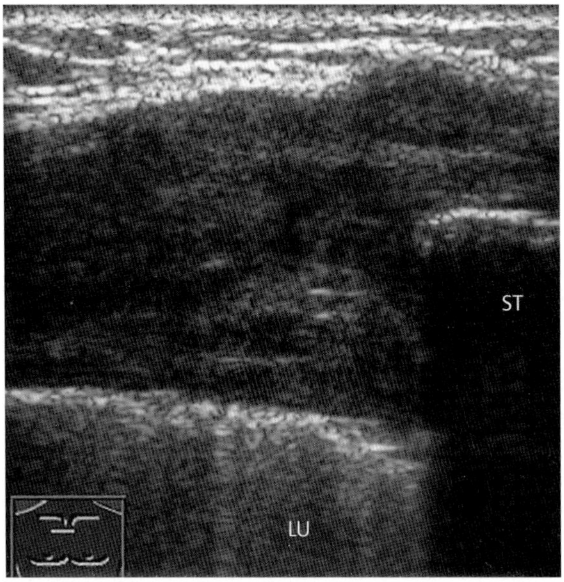

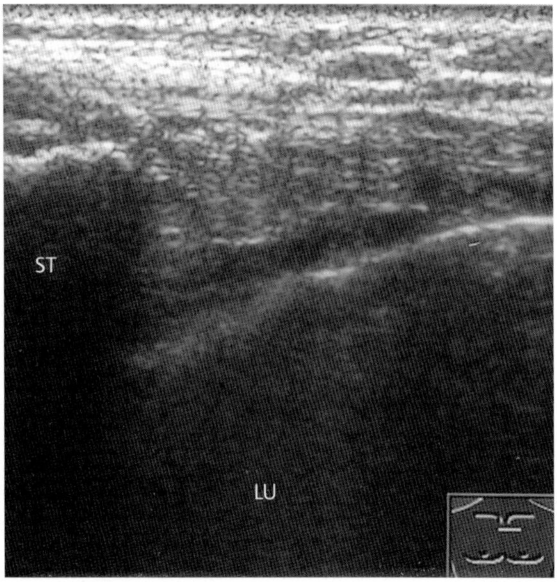

8.5 a 38jährige Patientin mit Mammakarzinom und tastbarer Resistenz rechts parasternal.

Linkes Bild: Echoarme Raumforderung ventral und lateral des Sternums (ST). Die Lunge (LU) gleitet entlang der Tumorformation. Der Befund ist mit einem Thoraxwandrezidiv vereinbar.

Rechtes Bild: Es zeigt die unauffällige Sonoanatomie des linken Parasternalraums.

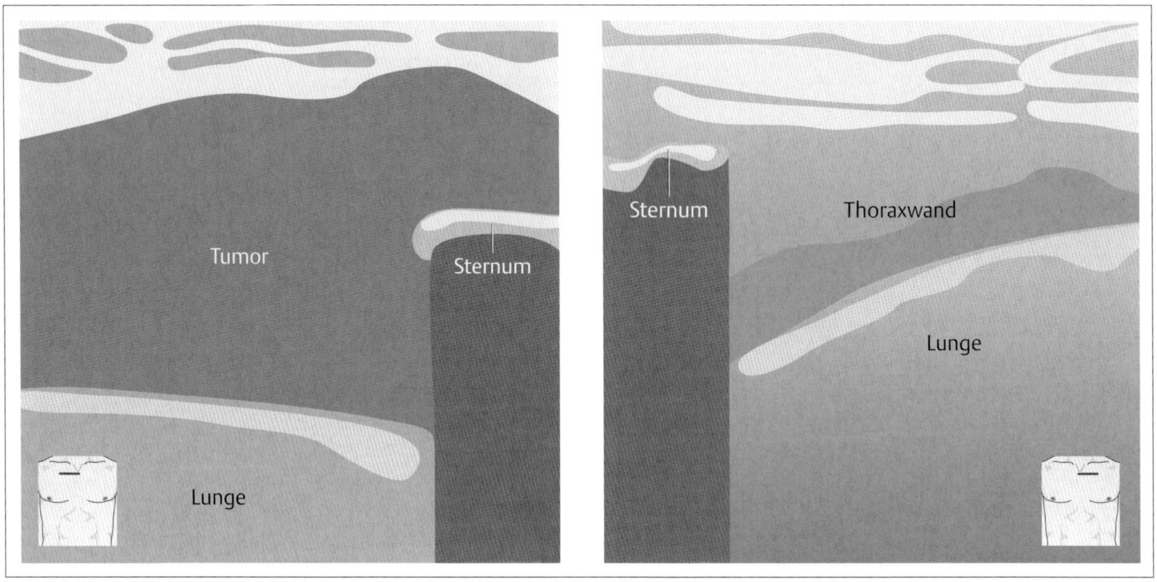

8.5 b Schemazeichnung.

T 8.5 Sonographische Befunde bei Thoraxwandkarzinomen

- Echoarme komplexe Läsion
- Irreguläre Abgrenzung
- Infiltrierendes Wachstum
- Farb-Doppler-sonographisch reduzierte Darstellung von Flußsignalen im Tumor

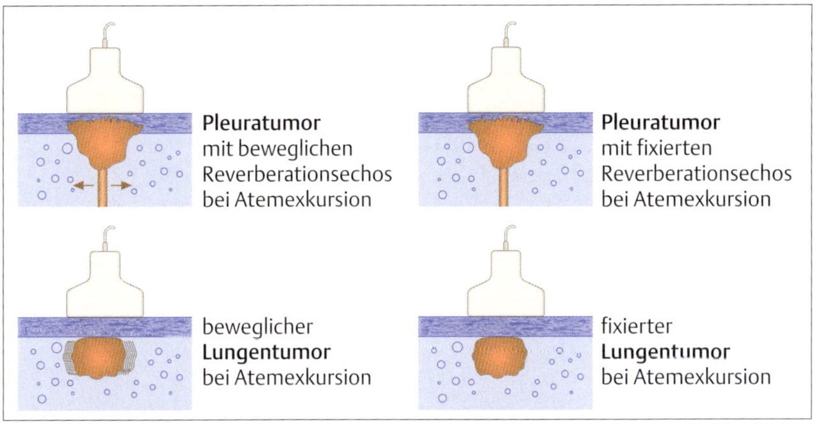

8.6 Schematische Darstellung der Differenzierung eines mobilen von einem fixierten Pleura- bzw. Lungentumor (nach Wernecke 1997).

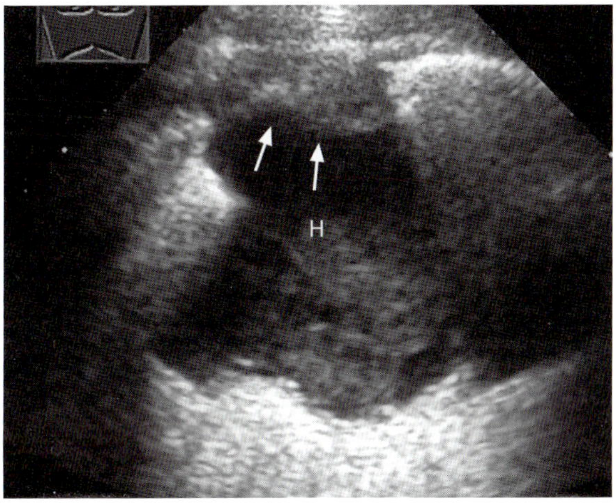

8.7 a 44jährige Patientin mit Thoraxwandmetastasierung bei Sarkom, Bluthusten und Hämoglobinabfall. Die Pfeile kennzeichnen eine tumoröse Verdickung der Pleura parietalis. Dorsal davon stellt sich ein echogenes Areal dar, das bei der Real-Time-Untersuchung Bewegungsartefakte zeigte. Die diagnostische Punktion ergab eine Hämatombildung im Pleuraraum.

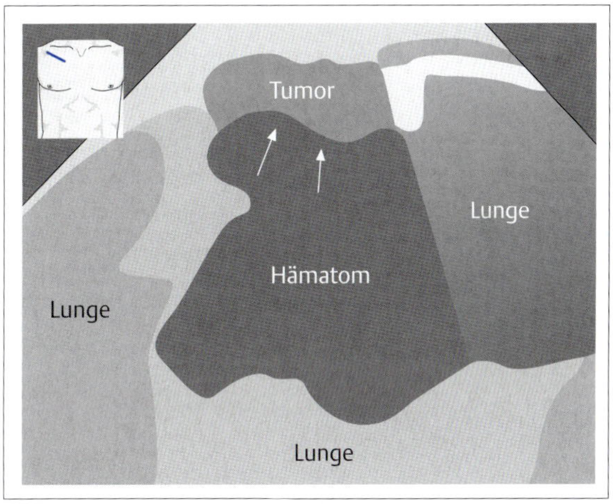

8.7 b Schemazeichnung.

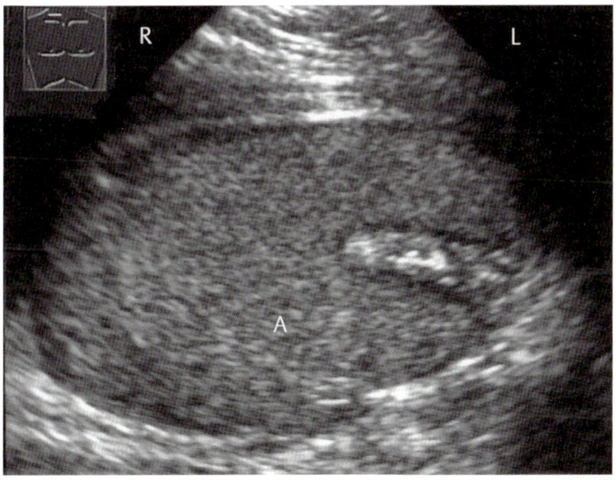

8.8 a 36jährige Patientin mit rechts infraklavikulärer Raumforderung nach Zentralvenenkatheter-Punktion. Es stellt sich eine echogene, glatt begrenzte fluktuierende Raumforderung dar. Die diagnostische Punktion ergab eitriges Material im Sinne eines Abszesses (A).

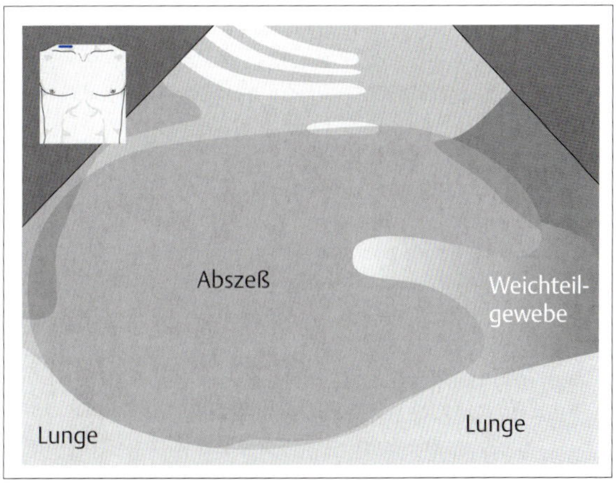

8.8 b Schemazeichnung.

T 8.6 Sonographische Befunde bei Thoraxwandhämatom

Variable Echogenität
Meist glatt begrenzt
Wechselnde Form
Gelegentlich bewegte Binnenechos
Farb-Doppler-sonographisch fehlender Nachweis von Flußsignalen

T 8.7 Sonographische Befunde bei Thoraxwandabszeß

Variable Echogenität (gelegentlich mit Lufteinschlüssen)
Variable Begrenzung (mit echoreicher Kapsel)
Wechselnde Form
Bewegte Binnenechos bei Kompression
Farb-Doppler-sonographisch fehlender Nachweis von Flußsignalen

Konsequenz für die Chirurgische Therapie

Befund	Charakteristik	Konsequenz
Rippen-/Sternumfraktur	lokalisierter Schmerz Thorax stabil Bruchspalt	konservative Therapie
Rippenmetastasen	variabel Unterbrechung des Kortikalisreflexes	chirurgische Resektion palliative Bestrahlung
Thoraxwandkarzinom	variable Form echoarme Läsion infiltrierend	chirurgische Resektion palliative Bestrahlung eventuell Chemotherapie
Hämatom	sehr variabel meist glatt begrenzt keine Verdrängungssymptomatik keine Infektion	konservative Therapie
Abszeß	variable Form fluktuierende Binnenechos lokal begrenzter Prozeß	sonographisch gesteuerte Drainage chirurgische Inzision

Pleuraerguß

Relevante Basisinformation

- Häufigster pathologischer Befund am Thorax, Sonographie hier die einfachste und sicherste diagnostische Methode
- Richtungweisend für Indikation zur Thoraxsonographie ist der klinische Untersuchungsbefund oder der röntgenologische Befund der flächenhaften Lungenverschattung
- Ursachen: T 8.8
- Einteilung der Pleuraergüsse entsprechend dem Eiweißgehalt (≥ 3 g/dl Exsudat, < 3 g/dl Transsudat), T 8.9
- Für die sonographische Beurteilung des Pleuraergusses ist Kenntnis der Röntgenuntersuchung des Thorax notwendig. Zur Abklärung der Ätiologie ultraschallgesteuerte Ergußpunktion, Pleurabiopsie, gezielte Punktion von eventuell darzustellenden Pleuraverdickungen/-tumoren, Thorakoskopie (Goldstandard) (👁 **8.9**) (Görg et al. 1988, Goecke und Schwerk 1990, Görg et al. 1991, Gehmacher et al. 1997)

Sonographische Befundkriterien

- Differenzierung eines Pleuraergusses: **T 8.9**, 👁 **8.10 – 8.15**
- Abschätzung der Pleuraergußmenge mittels sonographischer Volumetrie nach Goecke et al. (1990) (👁 **8.16**)

T 8.8 Mögliche Ursachen einer Pleuraergußbildung

metastatisch/hämodynamisch (meist Transsudat)
- Herzinsuffizienz
- Leberzirrhose
- Urämie
- Hyperkalzämie

entzündlich (meist Exsudat)
- Pleuritis
- Pneumonie
- Lungeninfarkt
- Kollagenose
- Pankreatitis

neoplastisch (meist Exsudat)
- Pleurakarzinose
- Malignes Mesotheliom
- Malignes Lymphom
- Sarkom

T 8.9 Klinische und sonographische Befunde bei Pleuraerguß

Transsudat	Exsudat: Entzündlicher Erguß	Exsudat: Eingebluteter Erguß	Exsudat: Chylöser Erguß	Exsudat: Eitriger Erguß	Exsudat: Maligner Erguß
Punktionsanalyse					
– Protein < 3 g/dl – zellarm – LDH < 200 U/l	– Protein > 3 g/dl – zellreich – Cholesterin > 60 mg/dl	– Protein 3 g/dl – blutig	– Protein > 3 g/dl – milchig-trüb – Triglyzeride > 110 mg/dl	– Protein > 3 g/dl – Detritus	– Protein > 3 g/dl – eventuell Tumorzellen
Beispiele					
– Herzinsuffizienz – Leberzirrhose – Hypalbuminämie	– Pleuropneumonie – Lungeninfarkt – Kollagenose	– Hämatothorax – Tumorblutung	– Thoraxtrauma – malignes Lymphom	– Pleuraempyem – Pyothorax	– Pleurakarzinose – malignes Mesotheliom – malignes Lymphom
Charakteristische sonographische Befunde					
– Areflektiv – Zarte Pleuralinien – Häufig beidseitig	– areflektiv oder Binnenechos – Septierungen – Fibrinfäden – betonte Pleuralinien – Parenchymläsionen	– hyporeflektiv mit Binnenechos – ggf. sedimentierender Echobesatz (Schneegestöber)	– echodicht mit hochamplitudigen Binnenechos (Schneegestöber)	– variabel – ggf. intensive Reflexionen – Fehlen von Pleurabewegungen	– areflektiv oder Binnenechos – Septierungen – Fibrinfäden – Pleuratumoren – Parenchymläsionen

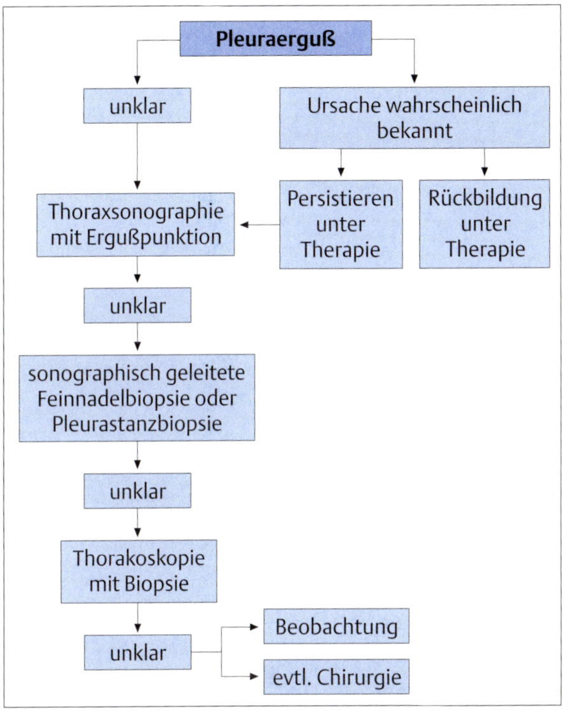

8.9 Diagnostisches Vorgehen bei Pleuraerguß.

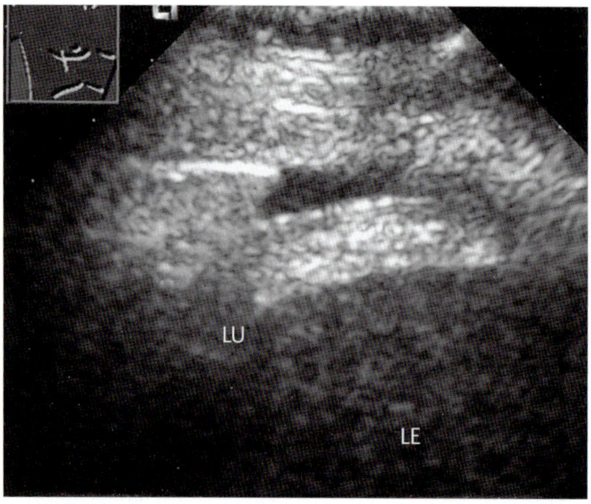

8.10 a Beim sitzenden Patienten stellt sich im Zwerchfellrippenwinkel eine echofreie Formation dar im Sinne eines minimalen Pleuraergusses (LU = Lunge, LE = Leber).

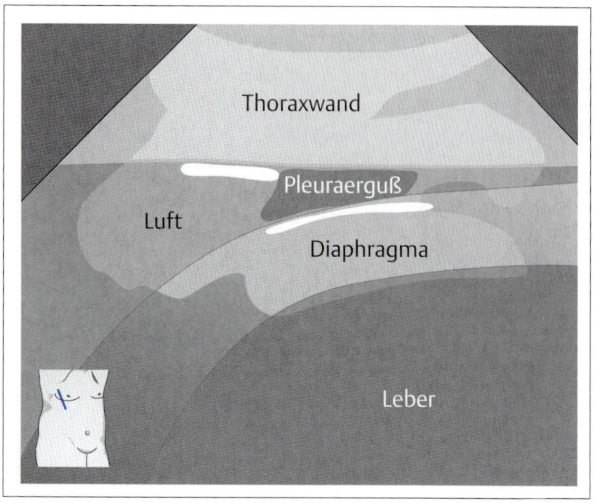

8.10 b Schemazeichnung.

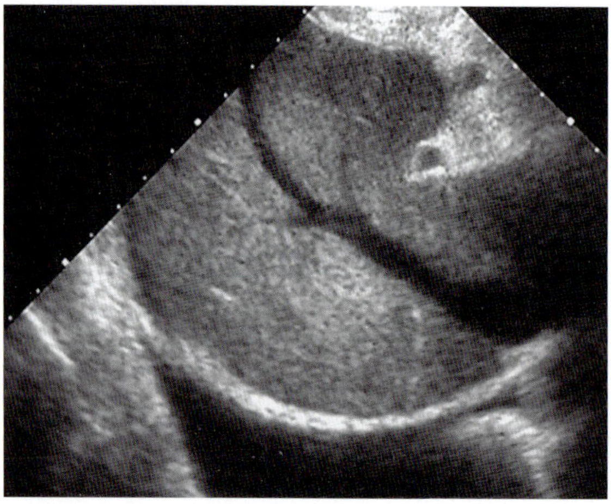

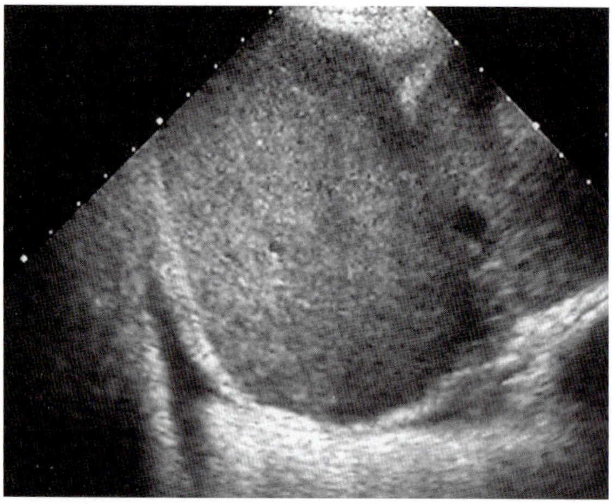

8.11 a Beim liegenden Patienten kann im subkostalen dorsal gerichteten Strahlengang ein Pleuraerguß dargestellt werden **(linkes Bild),** während bei ventraler Schalleinstrahlung die reflektierende luftgefüllte Lunge zur Darstellung kommt **(rechtes Bild).**

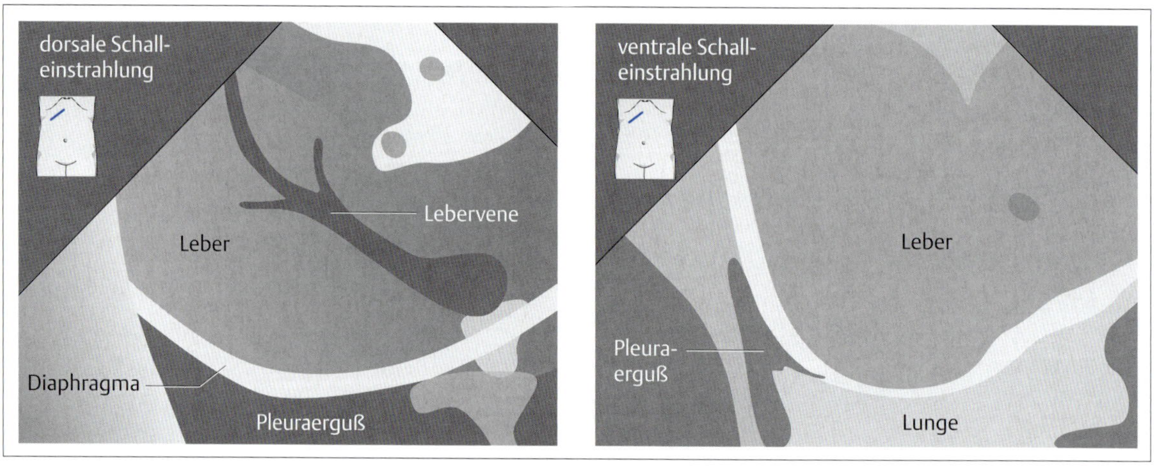

8.11 b Schemazeichnung.

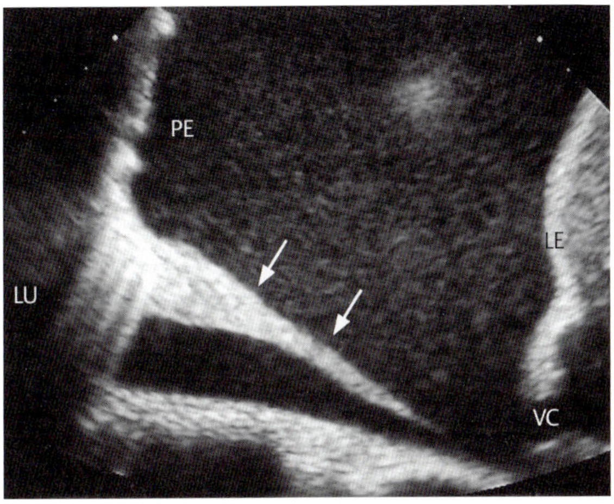

8.12 a 44jährige Patientin mit Mammakarzinom. Es stellt sich ein leicht echogener Pleuraerguß (PE) dar.
Die Pfeile kennzeichnen die Kompressionsatelektase des Unterlappens (VC = Vena cava).

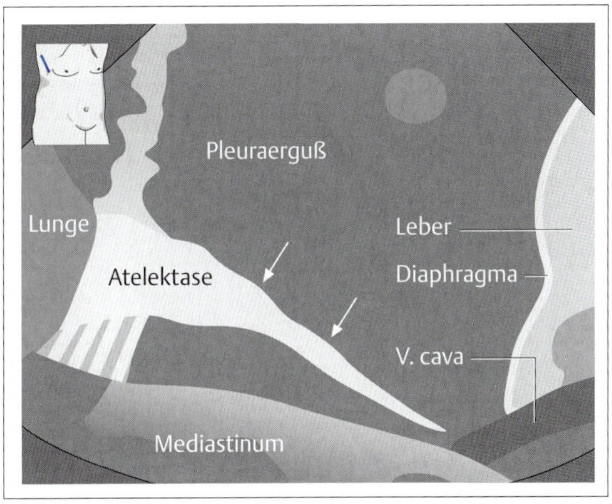

8.12 b Schemazeichnung.

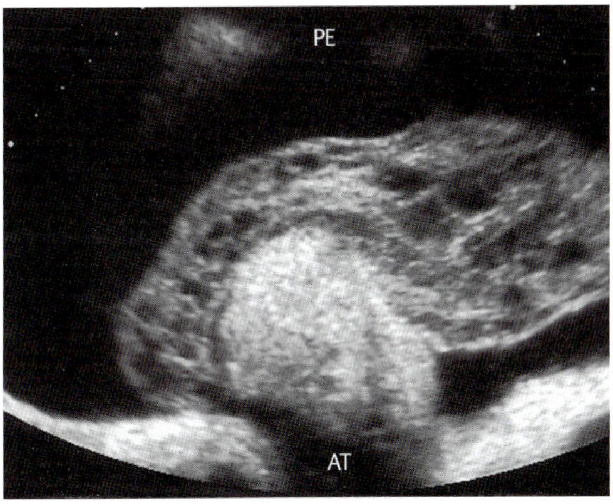

8.13 a 73jähriger Patient mit Bronchialkarzinom. Es stellt sich ein echofreier Pleuraerguß (PE) dar. Die Atelektase ist echoreich; ihr aufgelagert findet sich (AT) fibrinreiches Material (Fibrinkörper) im Sinne einer exsudativen Ergußbildung.

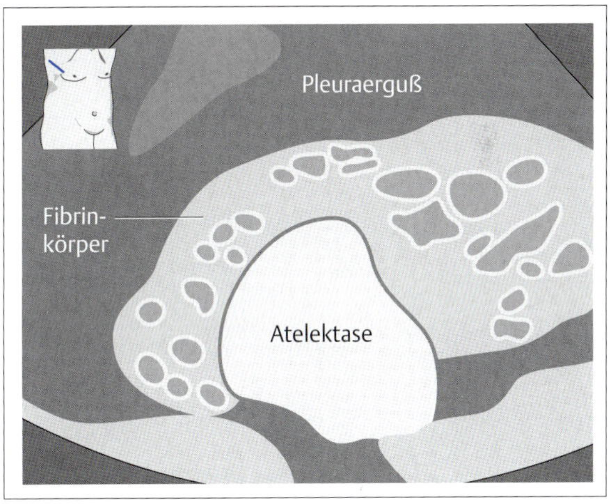

8.13 b Schemazeichnung.

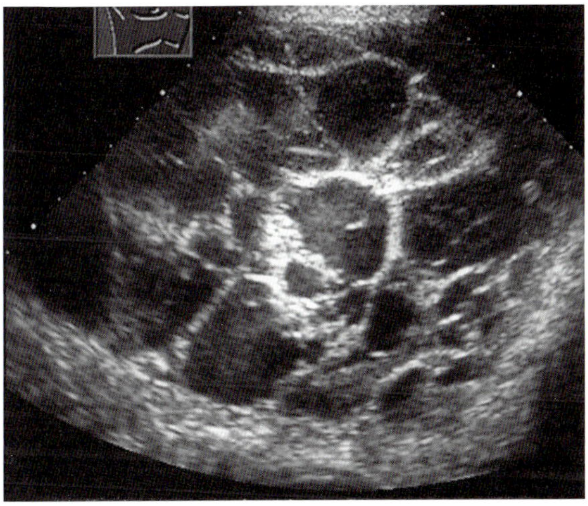

8.14 a 75jähriger Patient mit Pneumonie und exsudativer Ergußbildung. Es stellt sich ein Pleuraerguß dar, durchsetzt mit spinnennetzartigen Fibrinfäden. Eine entlastende Punktion ist hier nicht möglich.

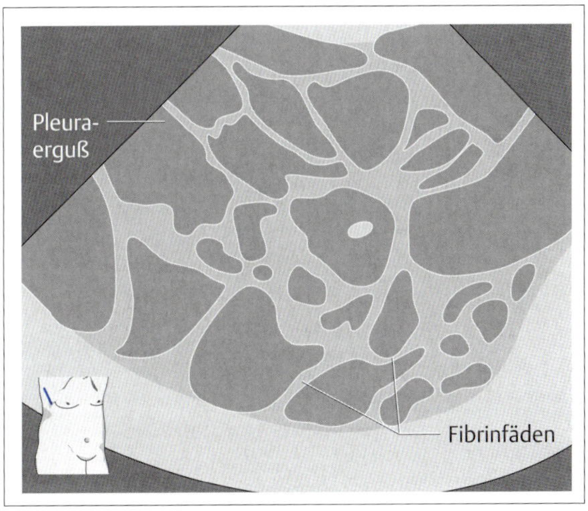

8.14 b Schemazeichnung.

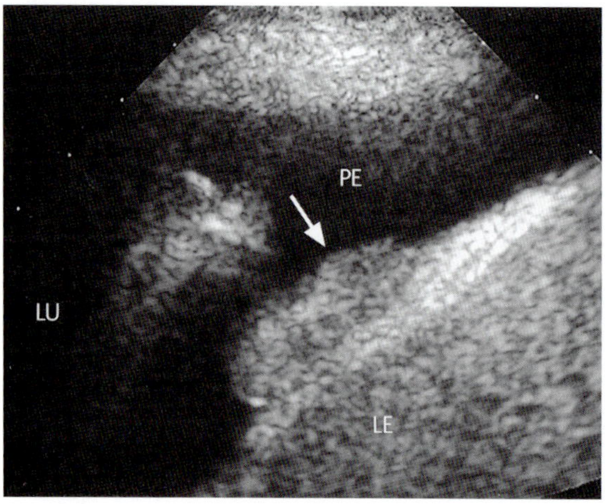

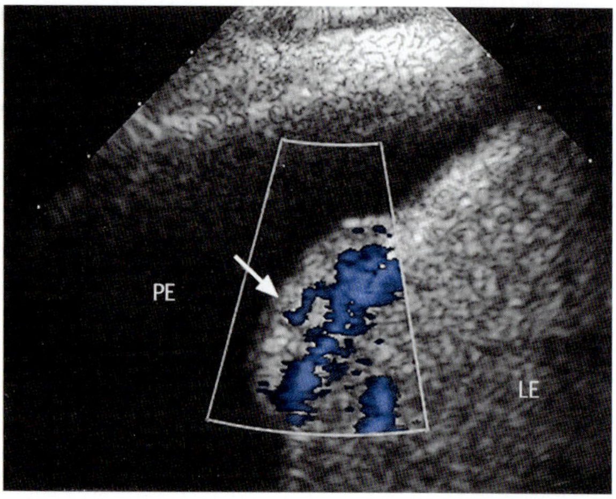

8.15 a 64jähriger Patient mit metastasiertem Hypernephrom.

Linkes Bild: Es stellt sich ein echofreier Pleuraerguß dar. Dem Diaphragma aufgelagert (Pfeil) erkennt man eine echoarme Tumorformation (LU = Lunge, LE = Leber).

Rechtes Bild: Die Power-Doppler-Sonographie zeigt die vom Zwerchfell ausgehende Tumorvaskularisation. Der Befund entspricht einer Pleurakarzinose.

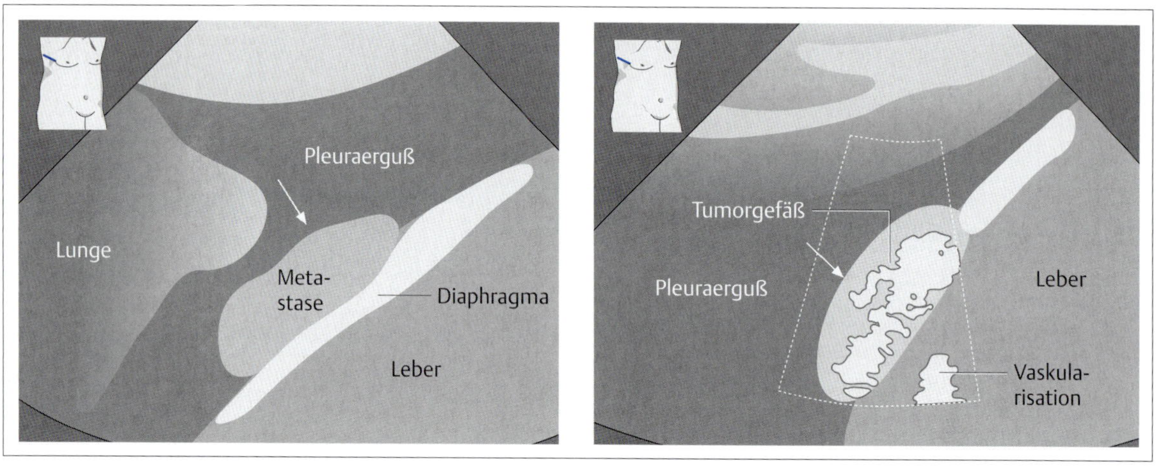

8.15 b Schemazeichnung.

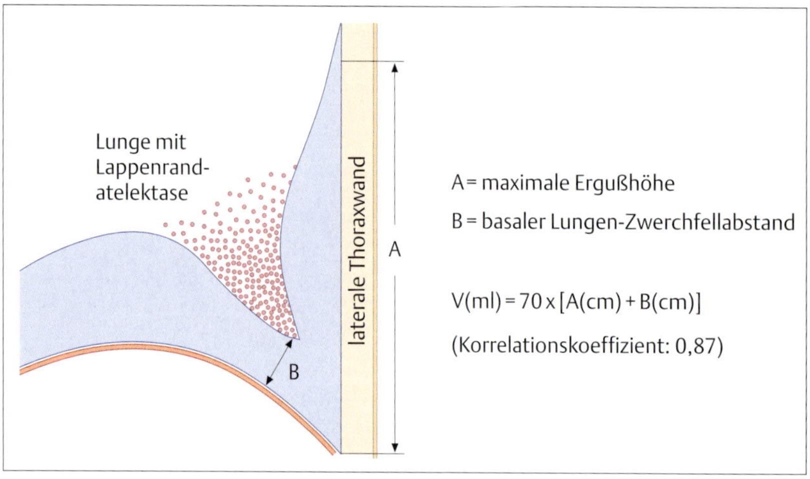

8.16 Schematische Darstellung einer Volumetrie von Pleuraergüssen (nach Goecke et al. 1990).

Konsequenz für die Chirurgische Therapie

Befund	Charakteristik	Konsequenz
Pleuraerguß, transsudativ	meist echofrei Prozedere abhängig von Ätiologie, klinischer Befund richtungweisend	sonographisch gesteuerte Punktion konservative Therapie
Pleuraerguß, exsudativ	variabler sonographischer Befund Prozedere abhängig von Ätiologie, klinischer Befund richtungweisend	sonographisch gesteuerte Punktion konservative Therapie Pleurodese mit Saugdrainage

Lungenparenchymkonsolidierung

Relevante Basisinformation

- Richtungweisend für die Indikation zur Thoraxsonographie ist röntgenologischer Befund einer Lungenparenchymkonsolidierung
- Sonographisch aufgehobener Luftgehalt des Lungengewebes
- Diagnostische Wertigkeit des Ultraschalls beschränkt, da lediglich periphere pleuranahe Herde sichtbar. „Diagnostische Toträume" (Schallschatten hinter knöchernen Strukturen, zentrale und mediastinale Läsionen) lassen die Sonographie nur im Einzelfall und hier bei gezielter Fragestellung sinnvoll erscheinen
- Anatomische Lagebeziehungen der Lungenlappen: 👁 8.**17**
- Standarduntersuchungen zur Abklärung röntgenologisch flächenhafter Lungenparenchymkonsolidierung: Spiral-CT und MRT
- Bei sonographischer Darstellbarkeit ultraschallgesteuerte Fein- bzw. Grobnadelpunktion zur definitiven Histologiegewinnung (z.B. Pancoast-Tumoren) (Yang et al. 1988, Kroschel et al. 1991, Mathis und Dirschmid 1993, Blank 1994, Gehmacher 1996, Yang 1996)

Sonographische Befundkriterien

- Sonographische Beurteilungskriterien flächenhafter Lungenkonsolidierungen: T 8.**10**
- **Pneumonie:** Wert der Sonographie beschränkt, Mehrzahl der entzündlichen (vor allem interstitieller und zentraler) Lungenveränderungen sonographisch nicht erkennbar, periphere Pneumonien darstellbar. Mögliche sonographische Befunde: T 8.**11**, 👁 8.**18.** Sonographische Diagnostik hilfreich in der Verlaufskontrolle einer Pneumonie, in der Erfassung von Komplikationen (z.B. Abszedierung) und zur Differentialdiagnose
- **Lungenabszeß:** Mögliche sonographischen Befunde: T 8.**12**, im Einzelfall schwierig von Pleuraempyem zu differenzieren. Entzündliche Umgebungsreaktion pleuranaher, pulmonaler Abszesse führt in der Regel zu lokaler Verwachsung von viszeraler und parietaler Pleura mit entsprechender Fixation der Raumforderung. Ultraschallgesteuerte Punktion geeignet zur Diagnosesicherung, Materialgewinnung, Entlastung (👁 8.**19**)
- **Lungenembolie:** Voraussetzung für den sonographischen Nachweis einer Lungenembolie ist alveoläre Belüftungsstörung als Folge der Perfusionsstörung. Aufgrund ausreichender Kollateralversorgung, gewöhnlich über Äste der Rr. bronchiales, bei größeren Lungenembolien (Lungen, -lappen und Segmentarterien) häufig kein Infarkt (👁 8.**20**), diese Lungenembolien dann thoraxsonographisch nicht darstellbar. In der Hand eines geübten Untersuchers Sensitivitäten und Spezifitäten von ca. 90% in der Diagnose von Lungenembolien. Mögliche sonographische Befunde bei Lungenembolie: T 8.**13**, 👁 8.**21**
- **Atelektase:** Charakterisiert durch fehlende Belüftung von Lungensegmenten, -lappen oder einer ganzen Lunge, Einteilung auf dem Boden unterschiedlicher Entstehungsursachen (👁 8.**22**, 8.**23**): Kompressionsatelektasen bei voluminösen Pleuraergüssen (externer Flüssigkeitsdruck übersteigt den internen Druck der Außenluft), Obturationsatelektasen bei Verlegung eines Bronchus durch Resorption der Luft im verschlossenen Versorgungsbereich (👁 8. **24**)
  Mögliche sonographische Befunde: T 8.**14**, 8.**15**
- **Lungentumor/-metastasen:** Sonographisch als solide echoarme Raumforderungen darstellbar, wenn sie bis an die Pleura visceralis bzw. parietalis heranreichen. Tumorinvasion der Thoraxwand durch Fixation der Läsion mit der Thoraxwand bei Atemexkursion diagnostizierbar (👁 8.**25**). Mögliche sonographische Befunde: T 8.**16**, 👁 8.**26**

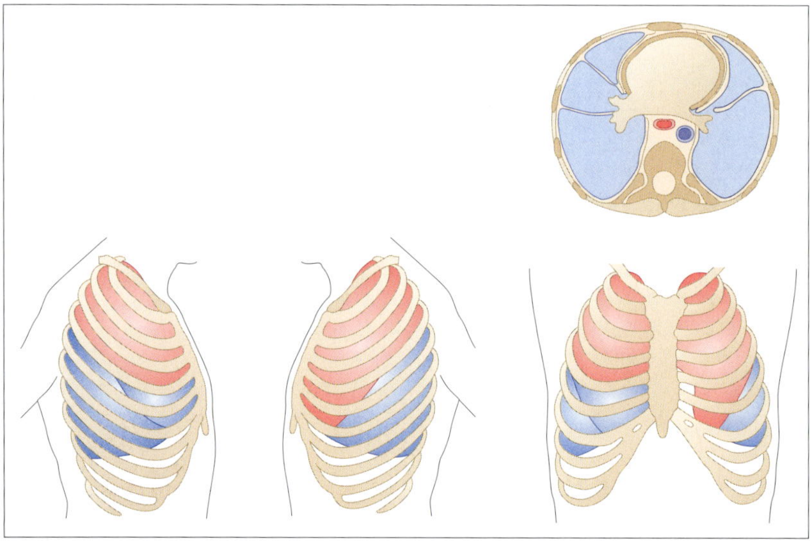

8.17 Anatomische Lagebeziehung der Lungenlappen.

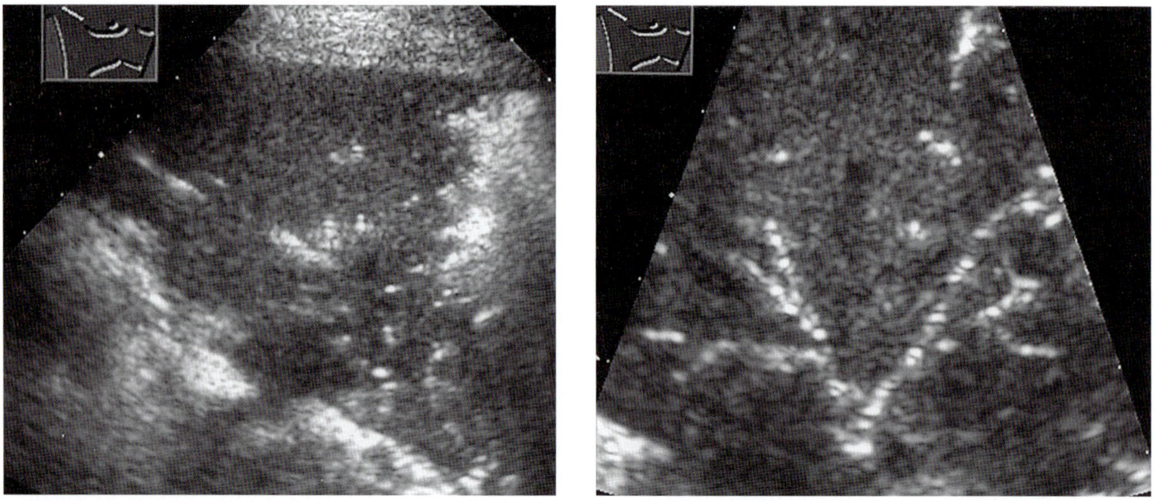

8.18 a 73jähriger Patient mit Fieber.
Linkes Bild: Es stellt sich eine irregulär begrenzte echoarme Formation mit diskreten Luftreflexen dar.

Rechtes Bild: Bei Inspiration kommt das für eine Pneumonie charakteristische astförmige Aerobronchogramm zur Darstellung.

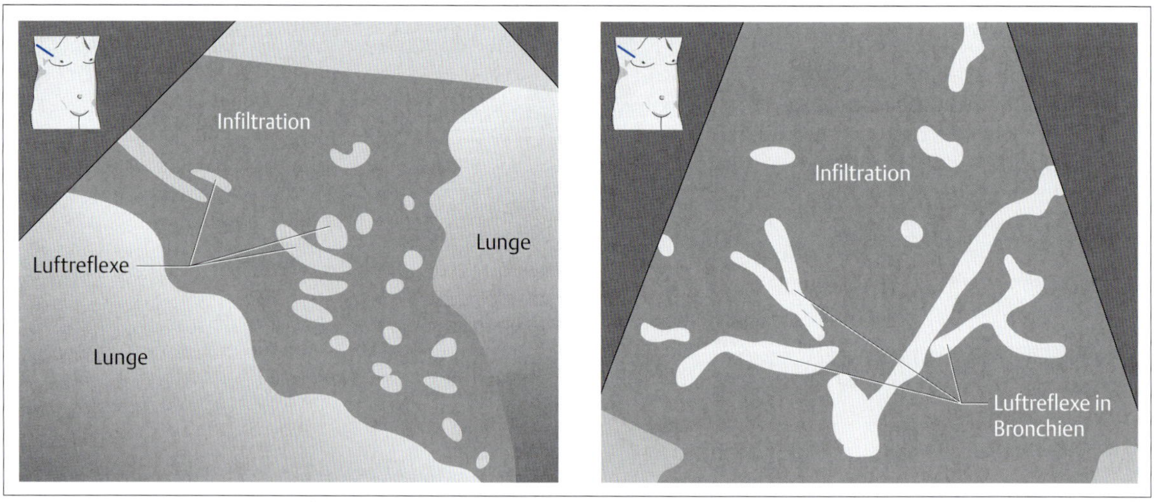

8.18 b Schemazeichnung.

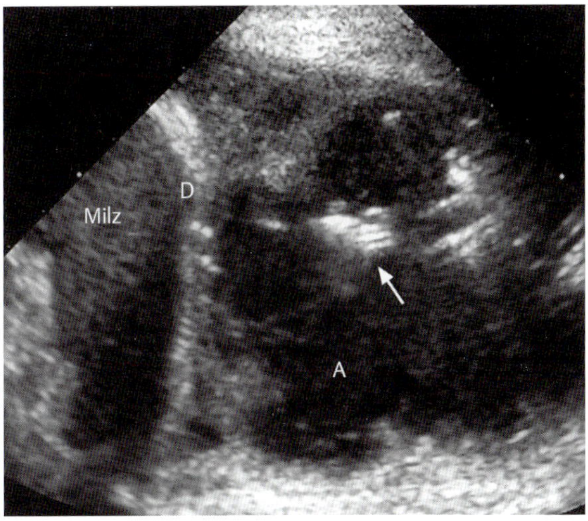

8.19 a 78jähriger alkoholkranker Patient mit Fieber. Es stellt sich eine komplexe Transformation der linken Lunge dar. Zentral in einem echofreien Areal kommen echoreiche Luftreflexe zur Darstellung (Pfeil). Der Befund entspricht einem Lungenabszeß (A). Es erfolgte eine ultraschallgesteuerte Katheterdrainage.

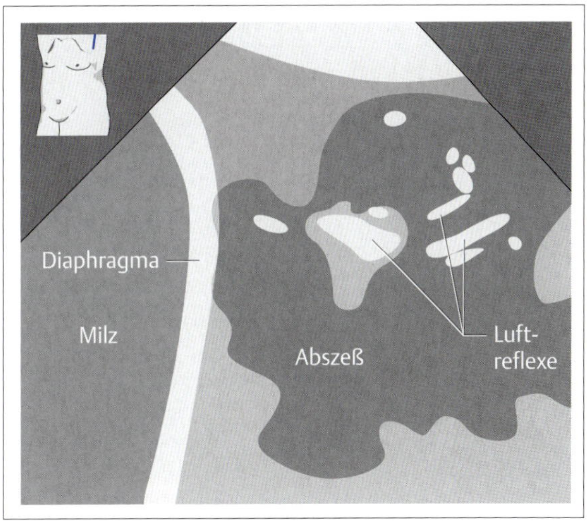

8.19 b Schemazeichnung.

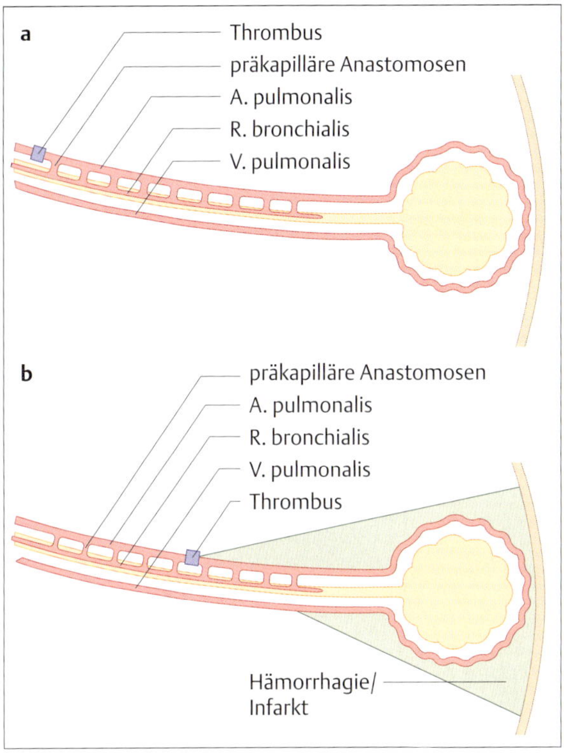

8.20 Schematische Darstellung eines zentralen und peripheren Verschlusses einer Pulmonalarterie. Nur bei peripherem Verschluß eines Astes der A. pulmonalis kommt es zum Lungeninfarkt.

T 8.10 Sonographische Beurteilungskriterien von flächenhaften Lungenkonsolidierungen

B-Bild-Sonographie
- Echogenität (echoarm, echoreich, komplex)
- Echotextur (homogen, inhomogen)
- Begrenzung (glatt, irregulär)
- Form (rund, oval, herdförmig)
- Bewegte Binnenechos unter Real-Time-Beobachtung

Farb-Doppler-Sonographie
- Darstellung von Flußsignalen (fehlend, vorhanden, verstärkt)
- Darstellung Doppler-sonographischer Flußprofile (venös, arteriell)

T 8.11 Mögliche sonographische Befunde bei Pneumonie

B-Bild-Sonographie
- Häufig echoarme Transformation von Lungengewebe
- Eher unscharfe Begrenzung zum belüfteten Lungenparenchym
- Häufig Nachweis eines „Aerobronchogramms“
- Häufig zunehmende Belüftung bei Inspiration
- Häufig Begleiterguß

Farb-Doppler-Sonographie
- Im intraindividuellen Vergleich zur Leber verstärkte Flußphänomene darstellbar
- Doppler-sonographisch triphasisches Spektrum der arteriellen Flußkurve der Pulmonalarterien (Typ Extremitätenarterie)

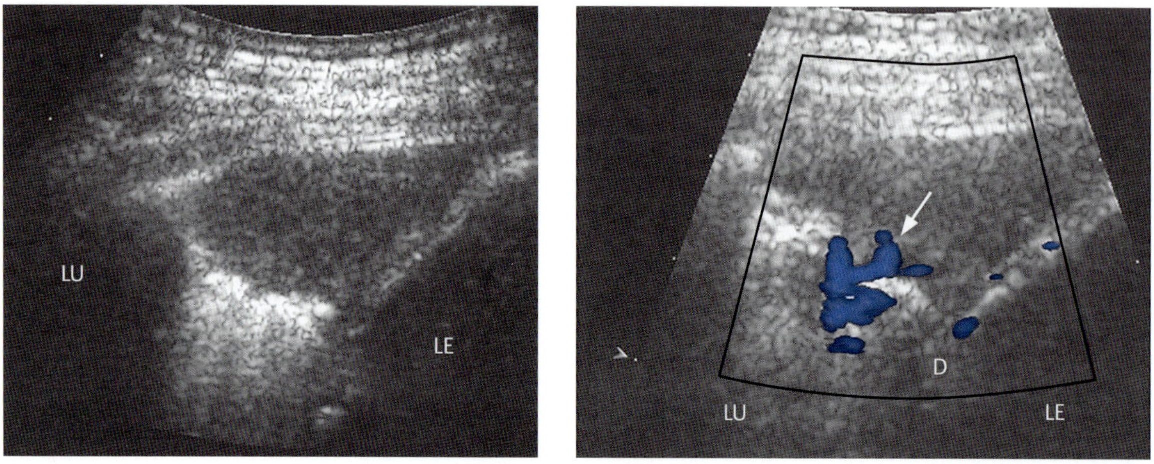

8.21 a 33jährige Patientin mit atemabhängigen Schmerzen und Luftnot.
Linkes Bild: Trianguläre homogen echoarme Transformation des Lungengewebes (LU = normales Lungengewebe, LE = Leber).
Rechtes Bild: Bei der Power-Doppler-Sonographie lassen sich im echoarmen transformierten Gewebe keine Flußsignale ableiten. Der Pfeil kennzeichnet den Gefäßabbruch. Der sonographische Befund ist mit einer Infarktpneumonie bei Lungenembolie vereinbar (D = Diaphragma).

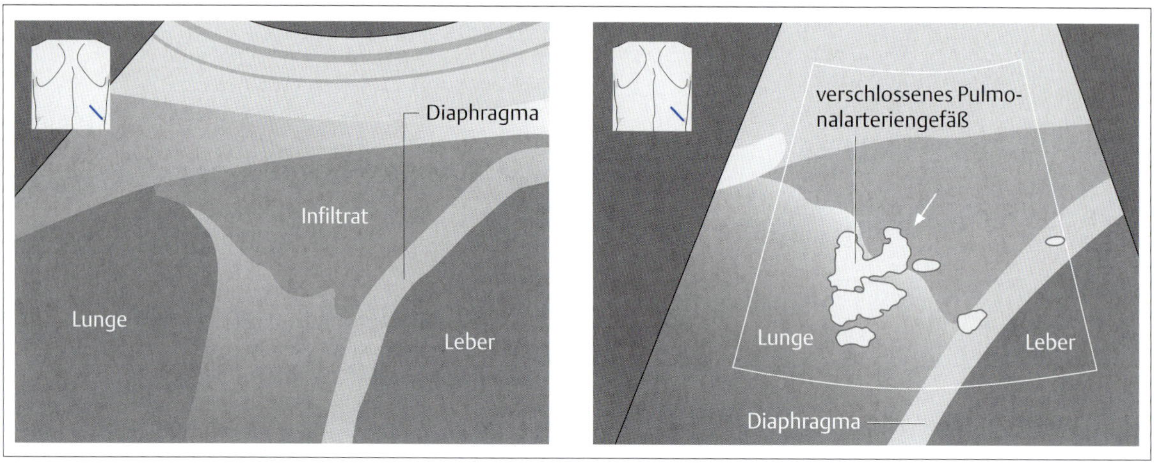

8.21 b Schemazeichnung.

8.12 Mögliche sonographische Befunde bei Lungenabszeß/Empyem

B-Bild-Sonographie
- Komplexe Transformation
- Scharfe Begrenzung zum belüfteten Lungenparenchym
- Echogene Begrenzung der Raumforderung
- Eventuell Nachweis von intraläsionalen Lufteinschlüssen und intraläsional bewegten Echos (Liquidefizierung)

Farb-Doppler-Sonographie
- Fehlender Nachweis von Flußphänomenen

8.13 Mögliche sonographische Befunde bei Lungenembolie

B-Bild-Sonographie
- Lokalisierte irreguläre Eintrittsechos
- Bandförmiges zerrissenes Eintrittsecho
- Keilförmige Läsion
- Größere flächenhafte Strukturtransformation

Farb-Doppler-Sonographie
- Meist fehlender Nachweis von Flußphänomenen im Infarktareal
- Selten Darstellung eines zuführenden Gefäßes

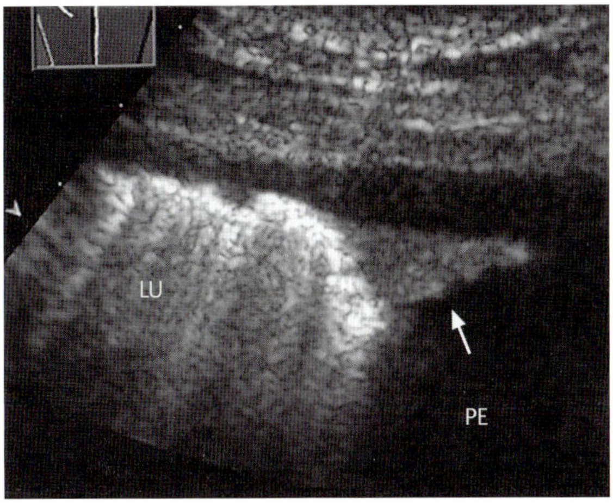

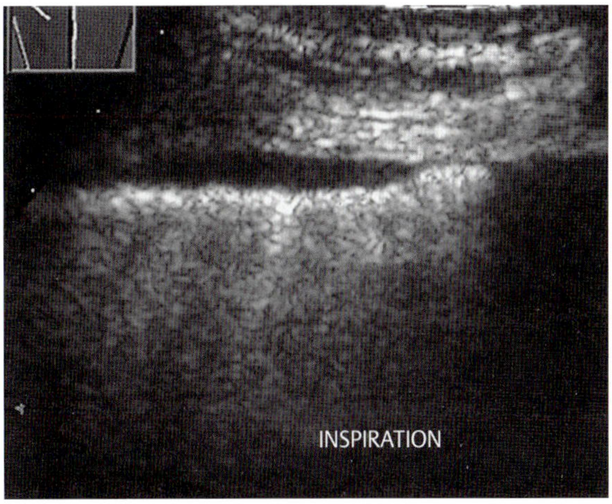

8.22 a 62jähriger Patient mit Herzinsuffizienz.
Linkes Bild: Es stellt sich ein mäßig ausgeprägter Pleuraerguß dar (PE). Vom normalen Lungengewebe (LU) grenzt sich eine trianguläre echoarme Transformation ab (Pfeil).
Rechtes Bild: Bei Inspiration kommt es zur Wiederbelüftung des echoarm transformierten Areals. Der sonographische Befund ist mit einer Kompressionsatelektase vereinbar.

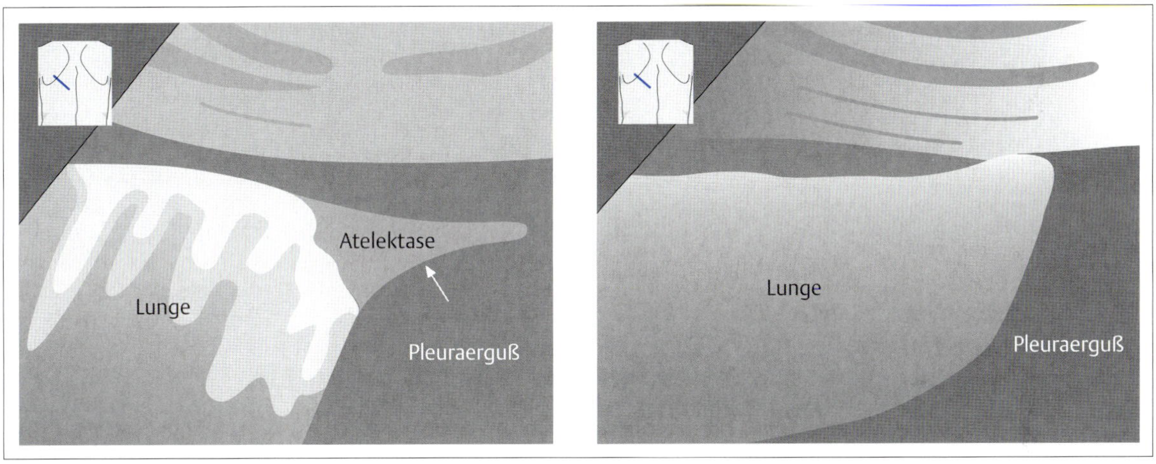

8.22 b Schemazeichnung.

8.14 Mögliche sonographische Befunde bei Kompressionsatelektase

B-Bild-Sonographie
- Mäßiger bis deutlicher Pleuraerguß
- Dreieckige zipfelmützenartige echoarme Transformation des Lungenparenchyms
- Unscharfe Begrenzung zum belüfteten Lungenparenchym
- Teilweise Wiederbelüftung bei Inspiration („Aerobronchogramm")
- Teilweise Wiederbelüftung nach Ergußpunktion

Farb-Doppler-Sonographie
- Im intraindividuellen Vergleich zur Leber verstärkte Flußphänomene darstellbar

8.15 Mögliche sonographische Befunde bei Obturationsatelektase

B-Bild-Sonographie
- Geringer bis fehlender Pleuraerguß
- Homogen echoarme Transformation des Lungenparenchyms
- Ggf. echogene Reflexbänder darstellbar („Fluidbronchogramm")
- Ggf. fokale intraparenchymatöse Herdbildungen darstellbar
  - Parenchymliquidefizierung
  - Mikro-/Makroabszesse
  - Metastasen
- Ggf. Darstellung einer zentralen Raumforderung
- Fehlende Wiederbelüftung bei Inspiration

Farb-Doppler-Sonographie
- Im intraindividuellen Vergleich zur Leber verstärkte Flußphänomene darstellbar
- Doppler-sonographisch triphasisches Spektrum der arteriellen Flußkurve der Pulmonalarterien (Typ Extremitätenarterie)

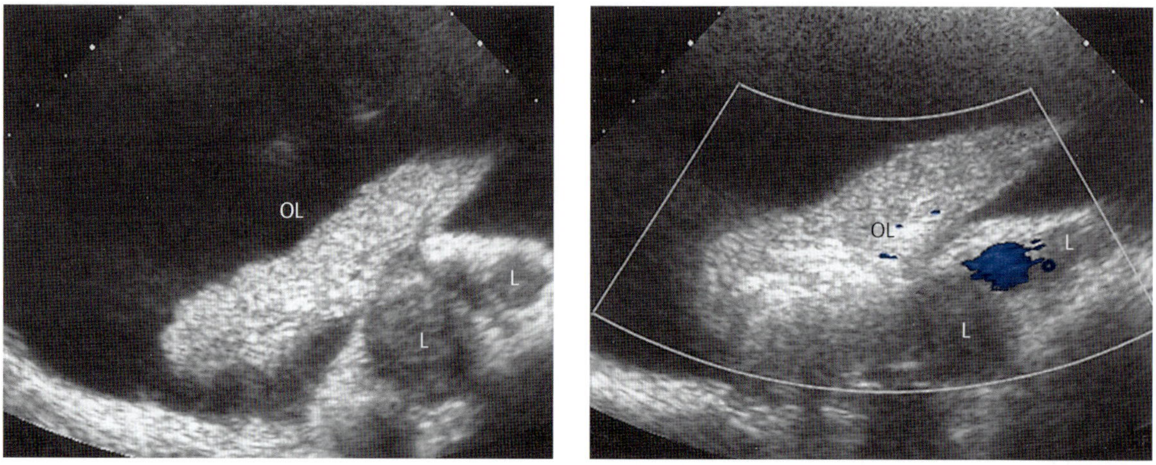

8.23a 73jähriger Patient mit CUP-Syndrom.
Linkes Bild: Es stellt sich eine ausgeprägte Pleuraergußbildung dar. Der Oberlappen ist echogen transformiert. Zentral lassen sich echoarm vergrößerte Lymphknoten (L) nachweisen.
Rechtes Bild: Nach Ergußpunktion kommt es zu einer teilweisen Wiederbelüftung des Lungenoberlappens (OL). Der sonographische Befund ist mit einer Kompressionsatelektase vereinbar.

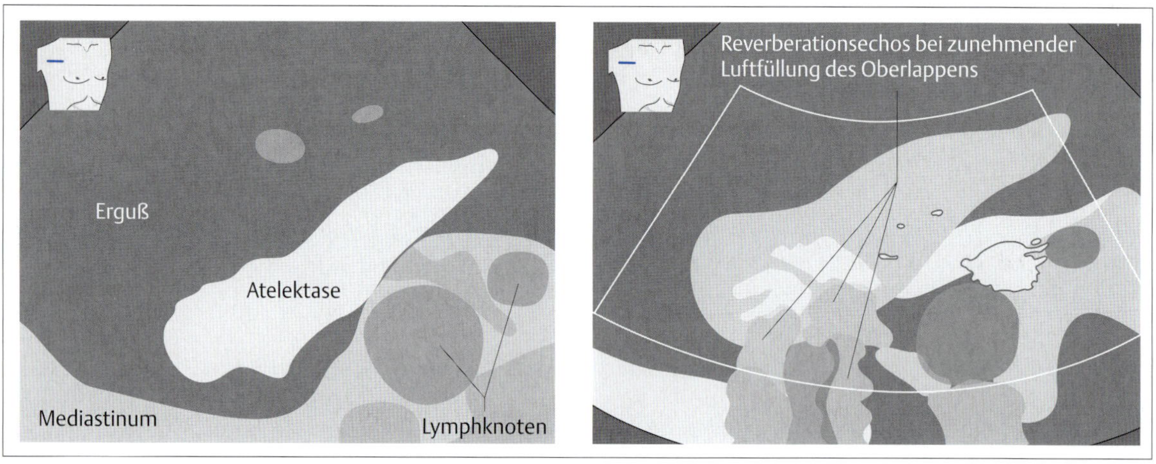

8.23b Schemazeichnung.

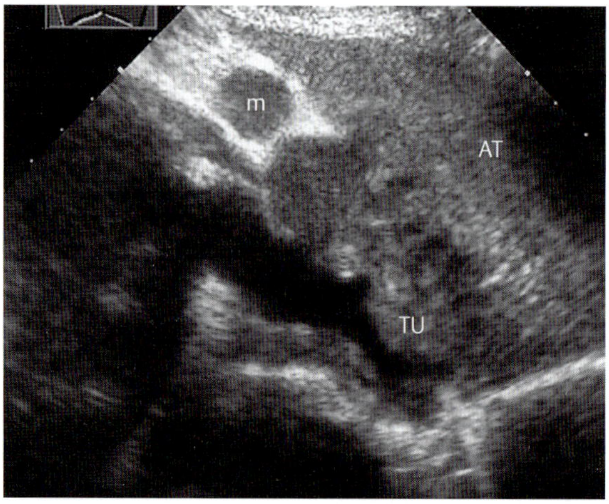

8.24a 61jährige Patientin mit Bronchialkarzinom. Es stellt sich eine zentrale Tumorformation (TU) dar mit regionär vergrößerten Lymphknoten (M). Nachgeschaltet ist das Lungengewebe echoarm transformiert. Der sonographische Befund ist mit einer Obturationsatelektase (AT) vereinbar.

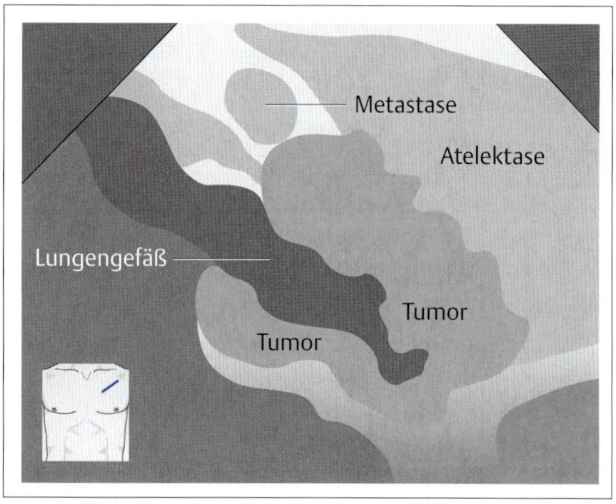

8.24b Schemazeichnung.

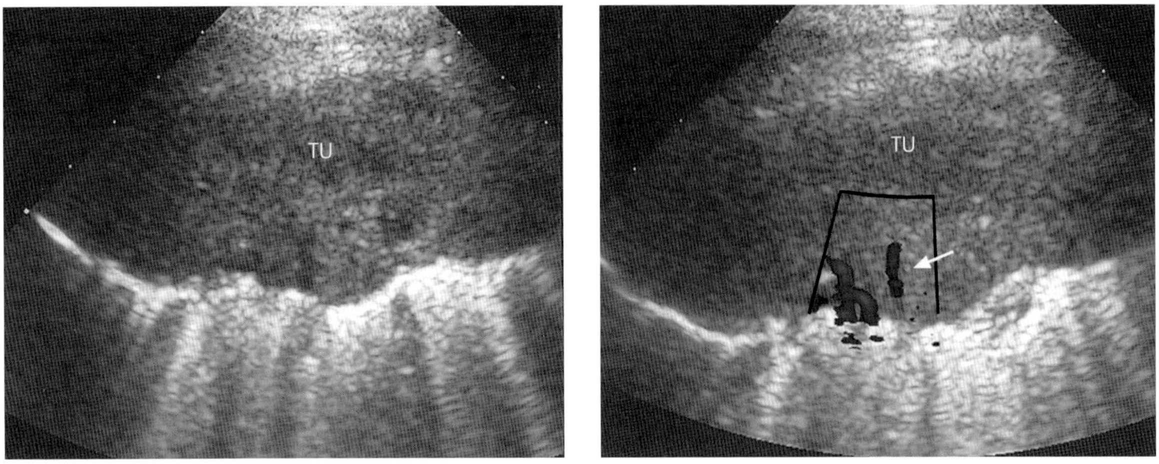

8.25 a 72jähriger Patient mit Bronchialkarzinom.
Linkes Bild: Es stellt sich eine echoarme Transformation von Lungengewebe dar (TU).
Rechtes Bild: Bei der Power-Doppler-Sonographie imponieren zarte Gefäßreflexe (Pfeil). Der sonographische Befund ist mit einer thoraxwandständigen Tumorformation vereinbar.

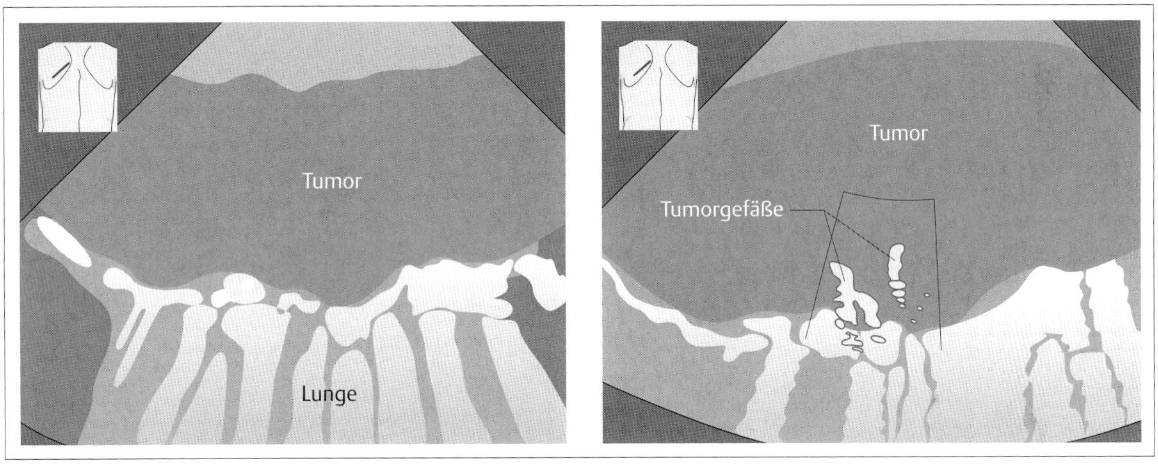

8.25 b Schemazeichnung.

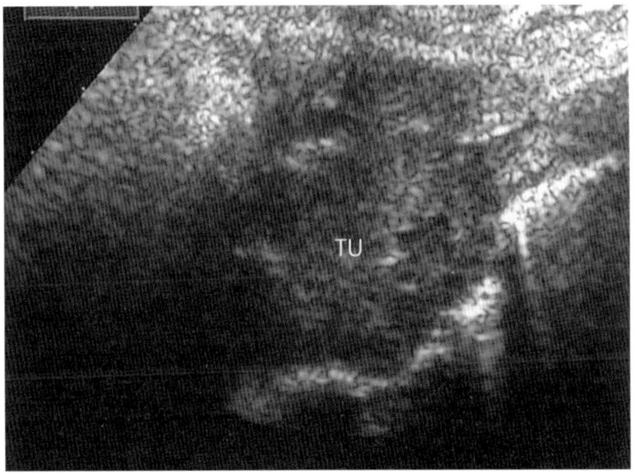

8.26 a 50jähriger Patient mit Horner-Syndrom. In der rechten Supraklavikulargrube stellt sich eine in die Thoraxwand infiltrierend wachsende Tumorformation (TU) dar. Die Lunge ist atemabhängig fixiert. Der sonographische Befund ist mit einem Pancoast-Tumor vereinbar.

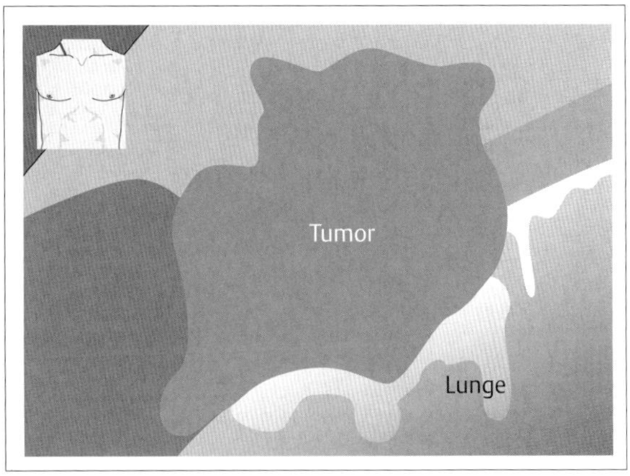

8.26 b Schemazeichnung.

T 8.16 Mögliche sonographische Befunde bei peripheren Lungentumoren

B-Bild-Sonographie	Farb-Doppler-Sonographie
– Meist homogen echoarme Transformation von Lungengewebe – Scharfe Begrenzung zum belüfteten Lungenparenchym – Fehlendes „Aerobronchogramm“ – Gelegentlich zentrale Nekrosenbildung	– Im intraindividuellen Vergleich zur Leber verminderte Flußphänomene darstellbar – Doppler-sonographisch zeigen Tumorgefäße gehäuft hohe diastolische Flüsse (Typ Parenchymarterie)

Konsequenz für die Chirurgische Therapie

Befund	Charakteristik	Konsequenz
Pneumonie	klinische Diagnose echoarme Läsion positives Aerobronchogramm	konservative Therapie bei Abszedierung eventuell Drainage oder chirurgische Therapie
Abszeß	variable Form fluktuierende Binnenechos echogene Wandung	physikalische Drainagebehandlung, falls unzureichend sonographisch gesteuerte Drainageanlage, ggf. chirurgische Sanierung
Lungenembolie	klinische Symptomatik echoarme Läsion fehlende Flußsignale bei der Farb-Doppler-Sonographie	konservative Therapie chirurgische Behandlung abhängig von Klinik
Atelektase, Kompression	echoarme glatt begrenzte Läsion Pleuraerguß	konservative Therapie
Atelektase, Obturation	echoarme glatt begrenzte Läsion zentrale Raumforderung	invasive Diagnostik Bronchoskopie transthorakale Punktion Mediastinoskopie
Lungentumor/-metastasen	echoarme Läsion ggf. infiltrierend wachsend	ultraschallgesteuerte Biopsie chirurgische Resektion

Literatur

Bitschnau R, Gehmacher O, Kopf A, Scheier M, Mathis G. Ultrasonography in the diagnosis of rib and sternal fracture. Ultraschall Med. 1997; 18: 158 – 61.

Blank W. Sonographisch gesteuerte Punktionen und Drainagen. In: Braun G, Schwerk WB, Hrsg. Ultraschalldiagnostik. Landsberg: ECO-Med; 1994: III.II: 5 – 12.

Gehmacher O, Kopf A, Scheier M, Bitschnau R, Wertgen T, Mathis G. Ist die Pleuritis sonographisch darstellbar? Ultraschall Med. 1997; 18: 214 – 9.

Gehmacher O. Ultrasound pictures of pneumonia. Eur J Radiol. 1996; 3: 161 – 7.

Goecke W, Schwerk WB. Die Real-Time-Sonographie in der Diagnostik von Pleuraergüssen. In: Gebhardt J, et al, Hrsg. Ultraschalldiagnostik 89. Berlin, Heidelberg, New York, Tokyo: Springer; 1990: 385 – 7.

Görg C, Görg K, Schwerk WB, Kleinsorge F. Sonographie der Pleura diaphragmatica bei Tumorpatienten. Ultraschall Med. 1988; 9: 274 – 8.

Görg C, Schwerk WB, Görg K, Walters E. Pleural effusion: an “acoustic window” for sonography of pleural metastases. JCU. 1991; 19: 93 – 7.

Kroschel U, Seitz K, Reuß J, Rettenmeier G. Sonographische Darstellung von Lungenembolien. Ergebnisse einer prospektiven Studie. Ultraschall Med. 1991; 12: 263 – 8.

Mathis G, Dirschmid K. Pulmonary infarction: sonographic appearance with pathologic correlation. Eur J Radiol 1993; 17: 170 – 4.

Mathis G. Lungen- und Pleurasonographie. 2. Aufl. Berlin, Heidelberg, New York: Springer; 1996.

Mathis G. Thoraxsonography – part 1: chest wall and pleura. Ultrasound Med Biol. 1997; 23: 1131 – 9.

Reuß J. Sonographic imaging of the pleura: nearly 30 years experience. Eur J Ultrasound. 1996; 3: 125 – 39.

Schwerk WB, Görg C. Pleura und Lunge. In: Braun G, Schwerk WB, Hrsg. Ultraschalldiagnostik. Landsberg: ECO-Med; 1993: 12. Erg. Lfg. III 2.2: 1 – 43.

Wernecke K. Sonographic features of pleural disease. A J Roentgenol. 1997; 168: 1061 – 6.

Yang PC, Lee LN, Luh KT, et al. Ultrasonography of Pancoast Tumor. Chest. 1988; 94: 124 – 8.

Yang PC. Color Doppler ultrasound of pulmonary consolidation. Eur J Radiol 1996; 3: 169 – 78.

9 Sonographie der Schilddrüse und des endokrinen Systems

K. Reschke, H. Lehnert

■ Sonographie der Schilddrüse

Indikationen zur Sonographie

Die Sonographie der Schilddrüse besitzt einen hohen diagnostischen Stellenwert, ist einfach durchführbar und daher in den letzten Jahren zur wichtigsten bildgebenden Untersuchung im Rahmen der Schilddrüsendiagnostik geworden.

Neben einer genauen Volumenbestimmung lassen sich vor allem knotige Veränderungen sicher differenzieren. Die Echogenität des Schilddrüsenparenchyms läßt darüber hinaus Rückschlüsse zur Differentialdiagnose von Schilddrüsenerkrankungen zu.

Ergänzend zur Sonographie liefert die Schilddrüsenszintigraphie mit ^{99m}Tc-Pertechnetat oder ^{125}Jod Informationen über die Stoffwechselsituation.

Sonographie und Szintigraphie sollten als sich ergänzende Untersuchungsmethoden eingesetzt werden.

■ Normale Schilddrüse

Relevante Basisinformationen

- Mit Linearschallkopf (Schallkopf mit 5 bis 7,5 MHz Sendefrequenz) gute Abbildungsbreite bei optimaler Bildtiefe
- Mit zusätzlicher Vorlaufstrecke zwischen Schallkopf und Haut bessere Ankopplung und vergrößerte Bildbreite, dabei existieren Linearschallköpfe mit fest verbundener Wasservorlaufstrecke oder losen Vorlaufstrecken, z.B. aus Proxon (Sonogel, Bad Camberg/Deutschland)
- Größere Linearschallköpfe problematisch für die Längsdarstellung der Schilddrüse bei kurzem Hals oder nicht möglicher Überstreckung des Halses
- Untersuchung in Rückenlage des Patienten bei Reklination des Kopfes mit einer Nackenrolle oder durch ein unter die Schultern gelagertes Polster
- Untersuchung immer in gleicher Reihenfolge durchführen:
  - Querschnitte von kranial nach kaudal im Seitenvergleich beider Schilddrüsenlappen erstellen: Schallkopf dabei in horizontaler Ebene senkrecht unterhalb des Schildknorpels aufsetzen und langsam nach kranial und kaudal verschieben
  - Längsschnitte parallel zur Längsachse der Schilddrüsenlappen von lateral nach medial: Schallkopf parallel zum M. sternocleidomastoideus entsprechend der größten Längsausdehnung des Schilddrüsenlappens aufsetzen und langsam nach lateral und medial verschieben
- Normale Schilddrüse im Querschnitt schmetterlingsförmig, ventral durch oberflächliche Halsmuskulatur, lateral durch große Halsgefäße, medial durch Trachea begrenzt (👁 9.**1**)
- Im Längsschnitt laterale Begrenzung der Schilddrüsenlappen durch große Halsgefäße (A. carotis und V. jugularis), medial durch Knorpelspangen der Trachea (👁 9.**2**)
- Darstellbarkeit der unteren Pole begrenzt bei weit nach kaudal bzw. retrosternal reichendem Schilddrüsenlappen, genaue Volumenbestimmung dann nicht mehr möglich, Volumen kann nur geschätzt werden (eventuell Bilder zusammensetzen, im Befund dokumentieren)
- Durch Aufforderung zum Schlucken retrosternal gelegene Schilddrüsenanteile im bewegten Bild darstellbar
- Normvarianten sind Asymmetrien (häufiger kleinerer linker Schilddrüsenlappen, 👁 9.**3**) oder Aplasie eines Schilddrüsenlappens
- Für Befundvergleich im zeitlichen Verlauf einheitliche Einstellung der Parameter des Ultraschallgerätes (Schalleistung und Echoverstärkung) zu empfehlen
- Dokumentation der größten Quer- und Längsdurchmesser beider Lappen sowie pathologischer Befunde im Bild
- Befund enthält:
  - Lage und Größe beider Schilddrüsenlappen (Volumen in ml)
  - Echostruktur
  - Knoten oder irreguläre Befunde nach Lage, Größe und Echogenität exakt beschrieben
- Volumenbestimmung erfolgt mit der Formel zur Berechnung des Rotationsellipsoids
  - Gesamtvolumen der Schilddrüse entspricht der Summe beider Lappenvolumina, bei vergrößertem Isthmus ist dieser im Befund zu erwähnen
  - Volumen eines Schilddrüsenlappens (in ml) berechnet nach der für den klinischen Alltag gebräuchlichen Formel: **maximale Länge × Breite × Tiefe (jeweils in cm) × Korrekturfaktor 0,5.**
  - Bei erfahrenen Untersuchern maximale Abweichung bei der Volumenbestimmung etwa 10%, bei großen Strumen oder retrosternalen Anteilen größerer Fehler zu erwarten
- Größe der Schilddrüsenfollikel bestimmt Echomuster im Sonogramm: Echogenität steigt mit dem Volumen der Schilddrüsenfollikel

- Normwerte für die Schilddrüsenvolumetrie (Gesamtvolumen) (Gutekunst et al. 1988)
  - 6–10jährige: < 8 ml
  - 11–14jährige: < 10 ml
  - 15–18jährige: < 15 ml
  - Frauen: < 18 ml
  - Männer: < 25 ml

Sonographische Befundkriterien

- Normal große Follikel der gesunden Schilddrüse liefern homogenes, im Vergleich zur echoarmen Halsmuskulatur relativ echodichtes Muster mit feinen Binnenechos (9.1–9.3)

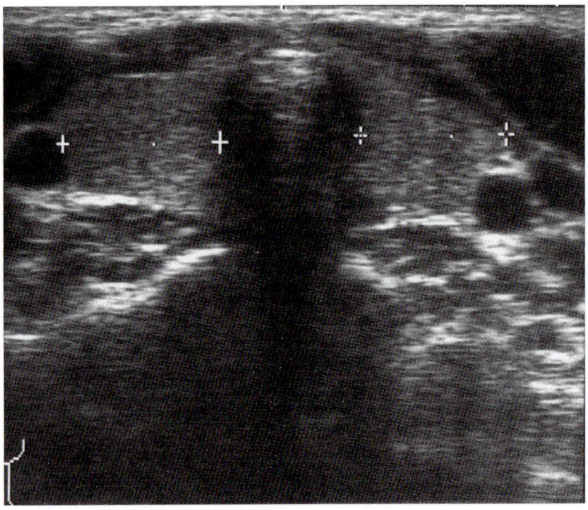

9.1 a Normale Schilddrüse im Querschnitt.

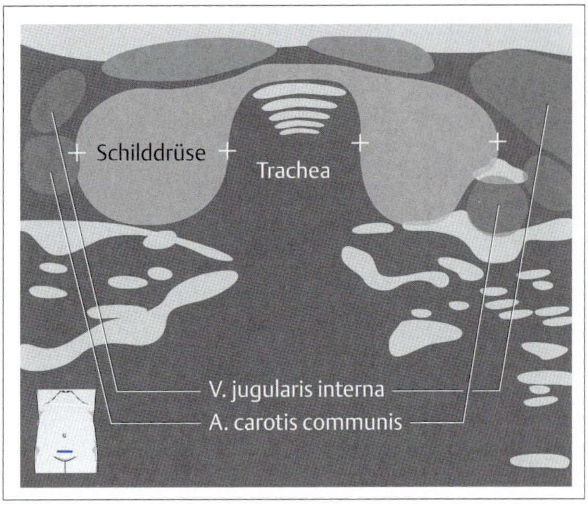

9.1 b Schemazeichnung.

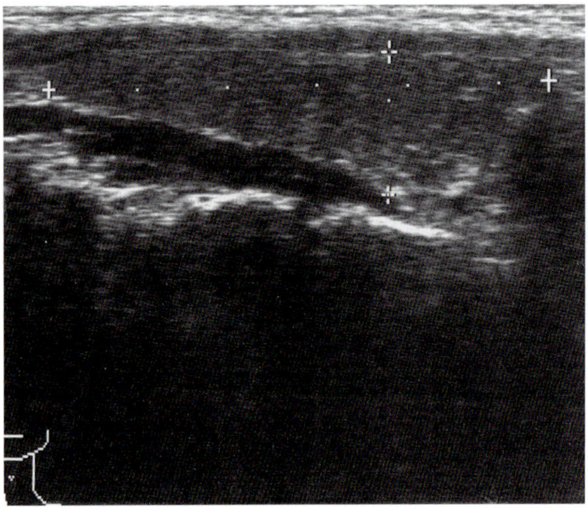

9.2 a Normale Schilddrüse im Längsschnitt.

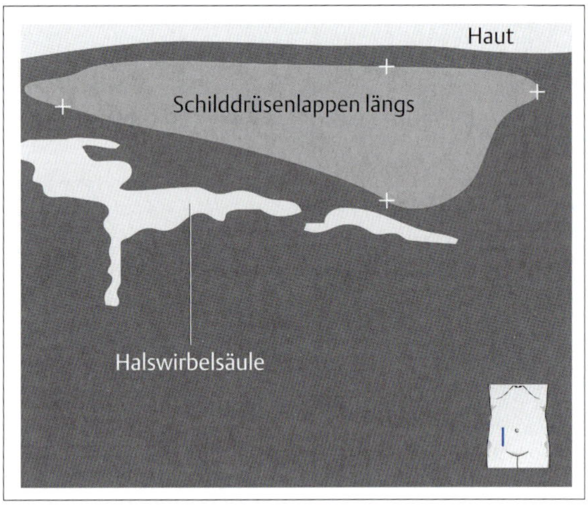

9.2 b Schemazeichnung.

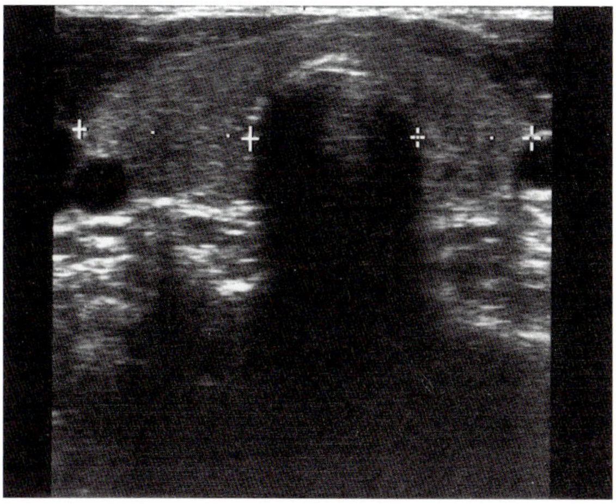

9.3 a Asymmetrie mit kleinerem linken Schilddrüsenlappen (Normvariante, Querschnitt).

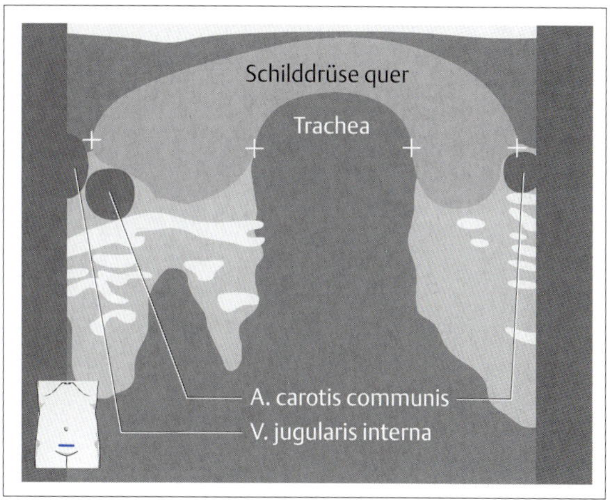

9.3 b Schemazeichnung.

Struma diffusa

Relevante Basisinformationen

- Häufigkeit der euthyreoten Struma im Jodmangelgebiet Deutschland ca. 50% (Hampel et al. 1995)
- Intrathyreoidaler Jodmangel führt TSH-vermittelt zur Zellhypertrophie, lokale Wachstumsfaktoren (IGF, bFGF, EGF) bewirken eine Proliferation von Thyreozyten (Eggo und Sheppard 1994)
- Sonographische Volumenbestimmung für die Diagnostik einer Struma unerläßlich, hat die allein am Palpationsbefund orientierte WHO-Einteilung abgelöst
- Verkleinerung der Struma durch medikamentöse Therapie mit Jodid und/oder L-Thyroxin innerhalb von 6–12 Monaten um ca. 30% (Hintze et al. 1989)
- Jodid bewirkt verstärkte Apoptoserate von Thyreozyten (Sachse et al. 1997)
- Mit steigendem Lebensalter zunehmend regressive Veränderungen (Verkalkungen, Narben durch entzündliche Gewebsveränderungen oder Einblutungen) und Knotenbildungen, auch häufig bei Rezidivstruma z. B. nach chirurgischer Therapie
- *Weiterführende Diagnostik:* TSH zum Nachweis einer euthyreoten Stoffwechsellage

Sonographische Befundkriterien

- Normale Echostruktur in den ersten Jahren nach Manifestation der Struma
- Vergrößertes Organ (9.**4**, 9.**5**)
- Regressive Veränderungen:
  - Inhomogene z. T. verdichtete Echostruktur infolge Vermehrung von Bindegewebe und **Narbenbildung**
  - **Zysten** (z. B. infolge Einblutung) als echofreie Areale mit dorsaler Schallverstärkung
  - **Verkalkungen** als echodichte Areale mit dorsaler Schallauslöschung (9.**6**, 9.**7**)

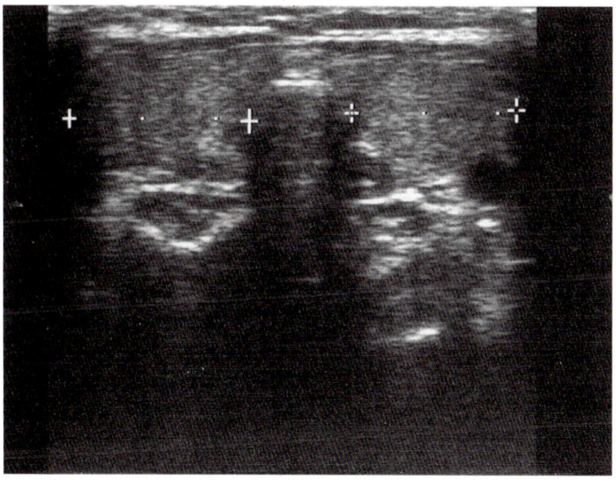

9.4 a Struma diffusa, Gesamtvolumen 29 ml, homogen, echonormal, Querschnitt.

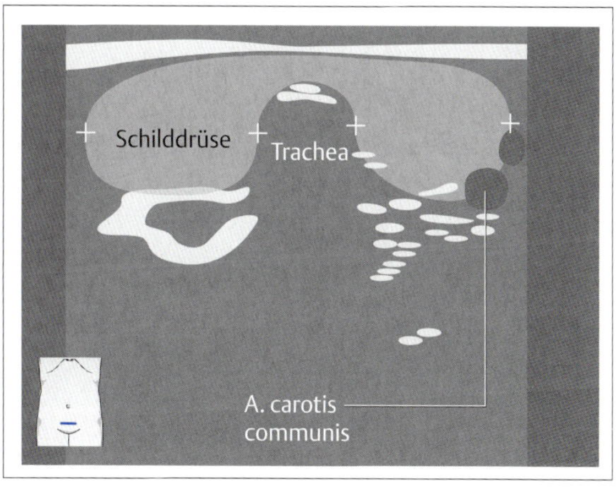

9.4 b Schemazeichnung.

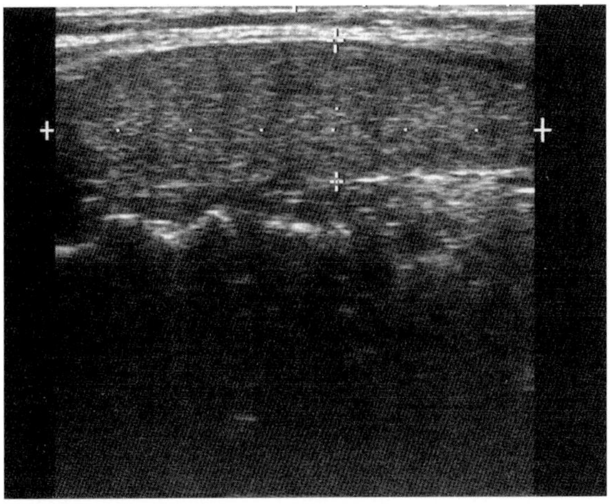

9.5 a Gleiche Struma wie 9.4 im Längsschnitt.

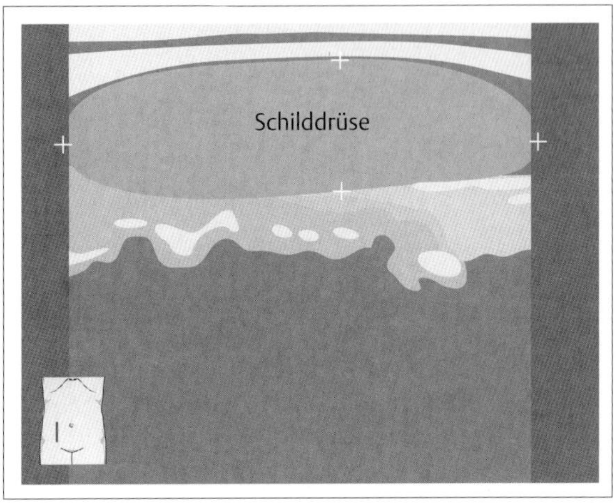

9.5 b Schemazeichnung.

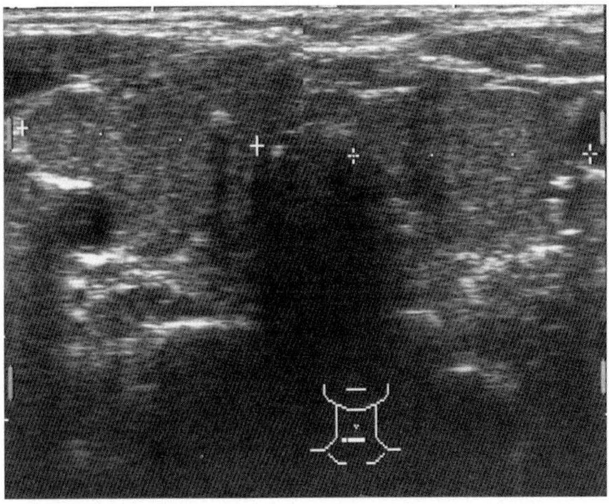

9.6 a Struma mit regressiven Veränderungen, Verkalkung (dorsale Schallauslöschung) im rechten Schilddrüsenlappen, inhomogene Echostruktur (Querschnitt).

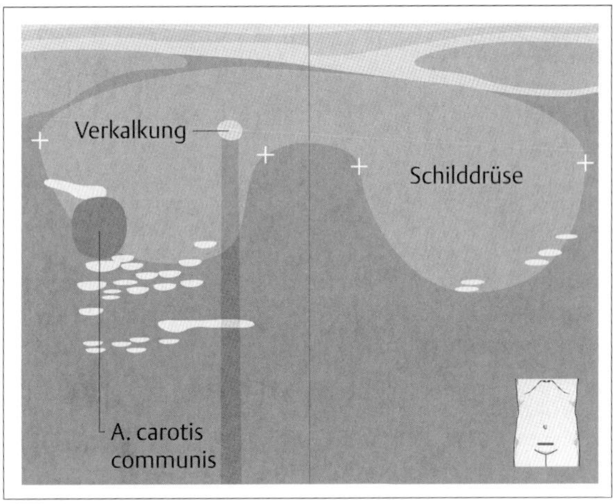

9.6 b Schemazeichnung.

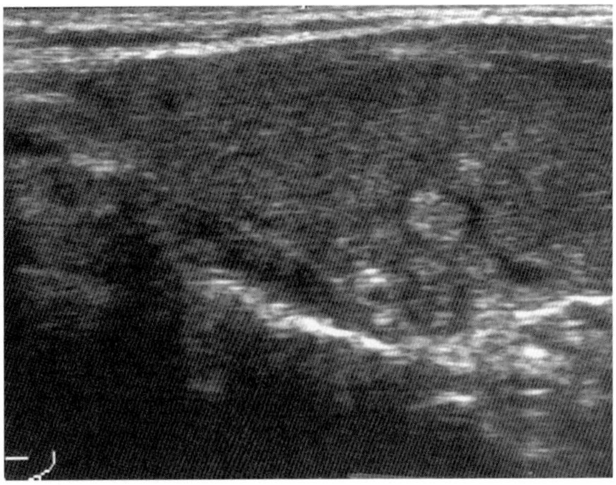

9.7 a Im Längsschnitt erkennbare Inhomogenitäten und kleine echoreiche Rundstrukturen (regressive Veränderungen).

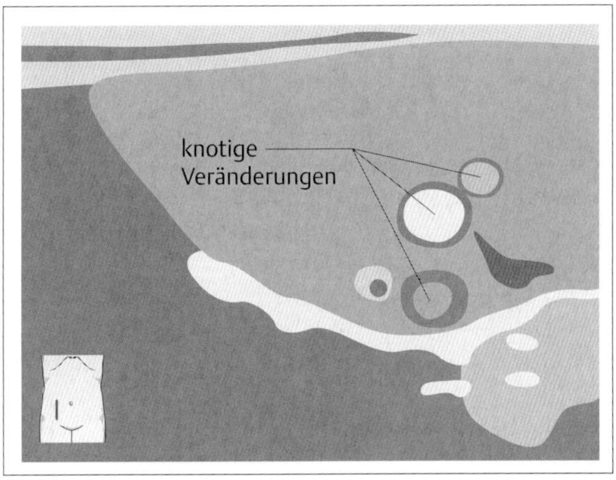

9.7 b Schemazeichnung.

Konsequenz für die Chirurgische Therapie

Befund	Charakteristik	Therapie
Struma diffusa	vergrößertes Volumen, normale Echostruktur	1 Jahr medikamentös (z. B. 100 – 150 μg Jodid und 50 – 125 μg L-Thyroxin/Tag; TSH sollte im unteren Normbereich liegen), sonographische Kontrollen nach ½ – 1 Jahr; bei mechanischen Beschwerden oder Therapieresistenz operative Verkleinerung
Struma mit regressiven Veränderungen, Rezidivstruma	inhomogene Echostruktur, Verkalkungen	Therapieversuch mit L-Thyroxin über ½ Jahr nur bei Rezidiv oder sonographisch dokumentierter Volumenzunahme; bei Therapieresistenz oder Rezidiv mit mechanischen Beschwerden Re-OP oder Radiojodtherapie
Rezidivprophylaxe nach medikamentöser Therapie einer Struma	Zunahme des sonographisch dokumentierten Volumens	Jodid 200 μg/d
Rezidivprophylaxe nach OP	a) Volumen > 8 ml b) Volumen < 8 ml c) sehr kleines Restvolumen	a) Jodid 200 μg/d b) zusätzlich L-Thyroxin 50 – 150 μg/d c) nur L-Thyroxin 50 – 150 (– 200) μg/d

Morbus Basedow

Relevante Basisinformationen

- Pathogenese der Immunhyperthyreose (Morbus Basedow) bisher nicht in allen Einzelheiten geklärt, multifaktoriell, geschätzte Inzidenz in Deutschland 550 auf 100 000 Einwohner/Jahr
- Autoimmunprozeß durch Aktivierung von T-Lymphozyten bei entsprechender genetischer Prädisposition, unter Einfluß bestimmter Umweltfaktoren (z. B. Streß) ausgelöst (Volpe 1991)
- TSH-Rezeptor-stimulierende Antikörper (TRAK) verursachen ungeregelte Schilddrüsenhormonsynthese
- Typische Klinik einer Hyperthyreose mit Tachykardie, Gewichtsabnahme, Unruhe etc.
- Rezidivrate ca. 50 %, höher bei großer Struma und initial hohen T3-Werten
- Keine sicheren Prädiktoren für eine dauerhafte Remission → langfristige Kontrollen erforderlich, Wiederauftreten der Echoarmut im Sonogramm weist auf Hyperthyreoserezidiv hin (Vitti et al. 1992)
- *Weiterführende Diagnostik:* Diagnosesicherung durch Labor (z. B. TSH, fT3, fT4), positive TRAK, bei endokriner Orbitopathie Diagnose eines Morbus Basedow ebenfalls sicher, bei höhergradiger Orbitopathie Mitbehandlung durch Ophthalmologen

Sonographische Befundkriterien

- Bei ca. 75 % der Patienten echoarme Schilddrüse (diffus oder klein-herdförmig) (Raue et al. 1992) und Vergrößerung des Tiefendurchmessers (9.**8** – 9.**12**)
- Echogenität normalisiert sich bei Remission häufig

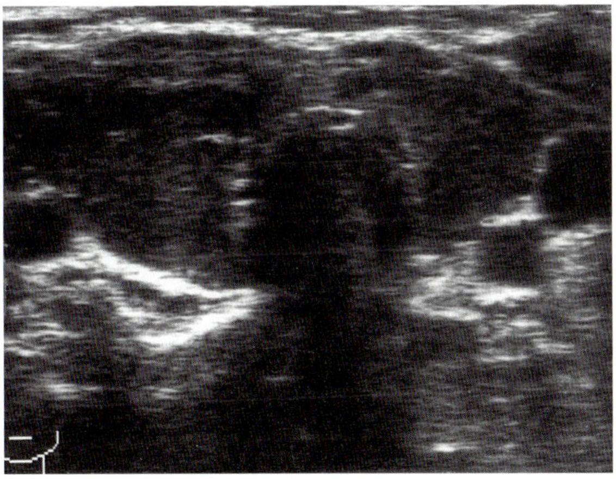

9.**8 a** Morbus Basedow: diffuse Echoarmut, vergrößerter Tiefendurchmesser (Querschnitt).

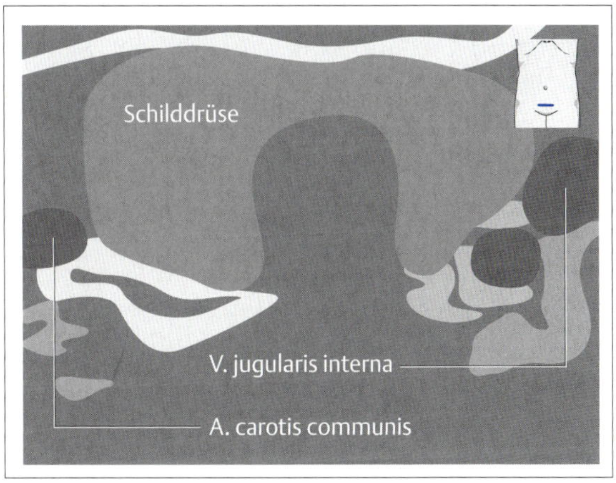

9.**8 b** Schemazeichnung.

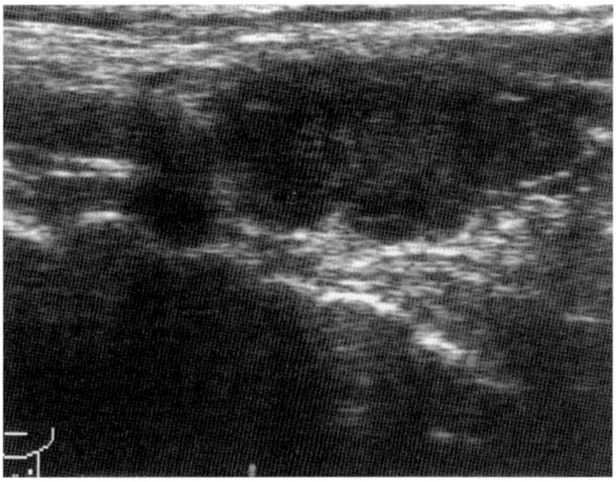

9.9 a Morbus Basedow: diffuse Echoarmut und inhomogene Oberfläche der Schilddrüse im Längsschnitt.

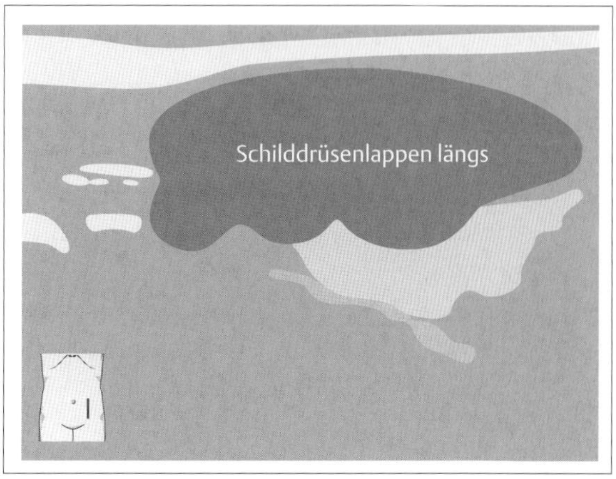

9.9 b Schemazeichnung.

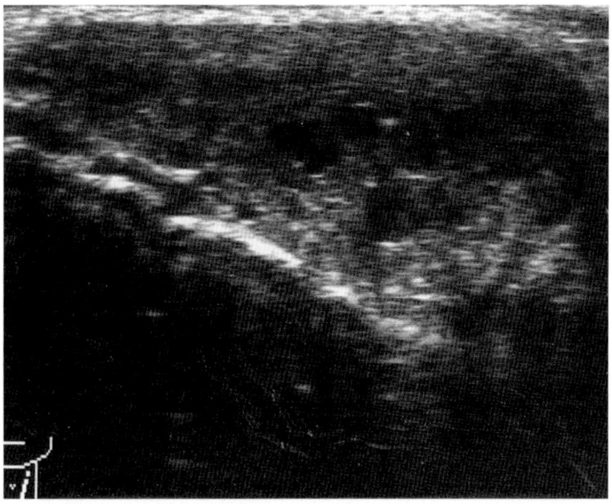

9.10 a Morbus Basedow, Längsschnitt mit zahlreichen kleinen echoarmen Herden.

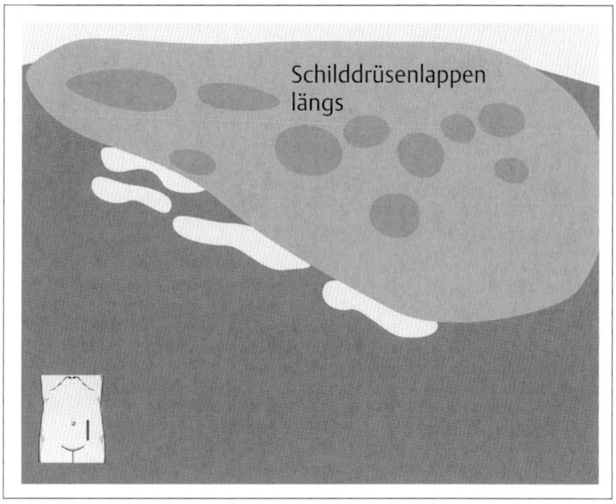

9.10 b Schemazeichnung.

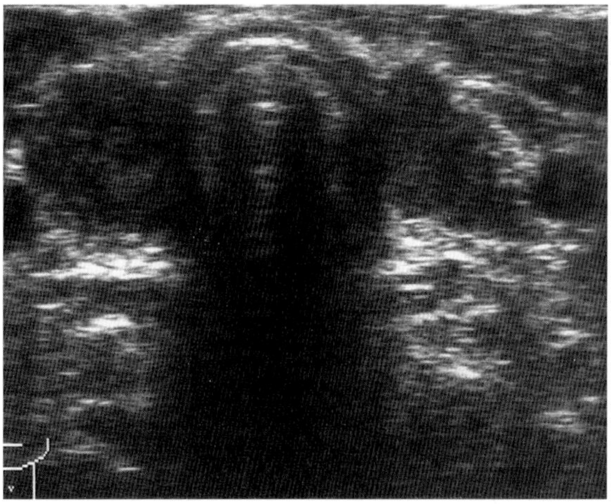

9.11 a Rezidiv eines Morbus Basedow 25 Jahre nach Schilddrüsen-OP, Querschnitt mit rechtsbetonter Rezidivstruma, echoarm.

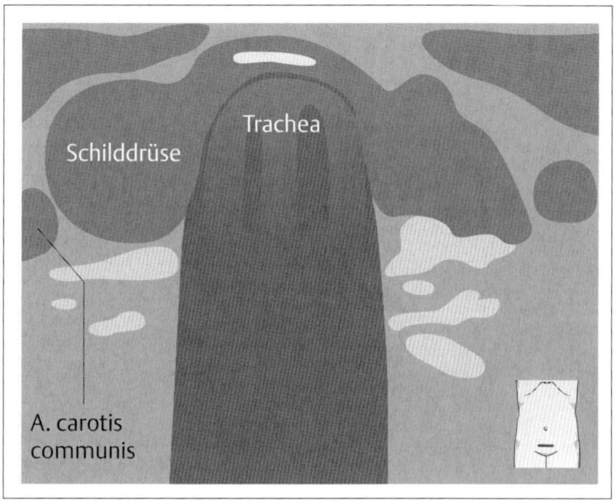

9.11 b Schemazeichnung.

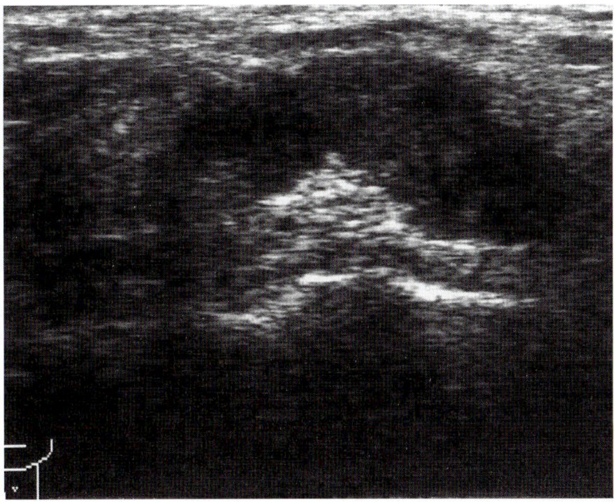

9.12 a Längsschnitt bei Rezidivstruma eines Morbus Basedow, echoarm, keine normale Lappenstruktur erkennbar.

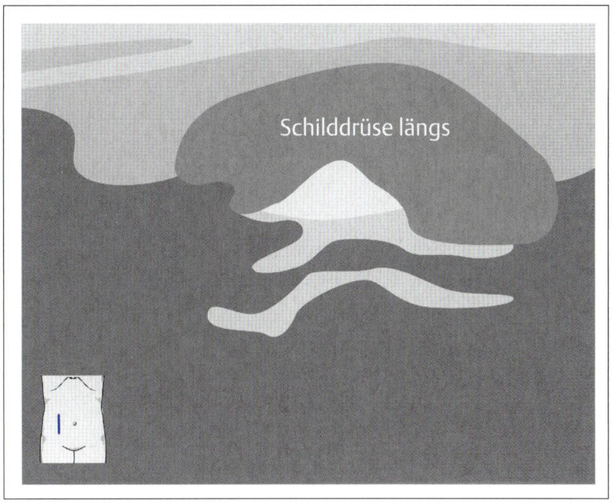

9.12 b Schemazeichnung.

Konsequenz für die Chirurgische Therapie

Befund	Charakteristika	Therapie
Morbus Basedow	echoarme Schilddrüse, vergrößerter Tiefendurchmesser	Primär thyreostatisch (1 – 1,5 Jahre), bei Nebenwirkungen/großer Struma mit initial hohem T3 frühzeitige OP; bei Rezidiv subtotale Schilddrüsenresektion beidseits (Restvolumen ca. 3 ml) oder Radiojodtherapie, postoperativ bei 90% L-T4-Substitution (50 – 200 µg/d) erforderlich, TSH 0,5 – 1,5 mU/l anstreben

Autoimmunthyreoiditis/-hypothyreose, postpartale Thyreoiditis

Relevante Basisinformationen

- Für die Pathogenese der Autoimmunthyreoiditis sind Infiltration der Schilddrüse mit Lymphozyten (Davies et al. 1991), Freisetzung von Zytokinen und Synthese zytotoxischer Antikörper durch autoreaktive B-Lymphozyten bedeutsam
- Erhöhte Antikörper gegen Thyreozyten-Peroxidase (TPO-AK) bei 90% der Patienten nachweisbar
- Apoptose von Thyreozyten nachgewiesen (Hammond et al. 1997)
- Der chronische Entzündungsprozeß verläuft klinisch stumm
- Zunehmender Untergang von Thyreozyten führt zur Hypothyreose mit entsprechender klinischer Symptomatik (Gewichtszunahme, Leistungsinsuffizienz, Müdigkeit etc.)
- Bei Nachweis einer Struma handelt es sich um eine Hashimoto-Thyreoiditis, davon muß die chronisch-atrophische Form mit kleinem Volumen unterschieden werden
- Postpartale Thyreoiditis definiert als transiente Hyper- und/oder Hypothyreose innerhalb der ersten 6 Monate nach Entbindung, permanente Hypothyreose bei ca. 30% der Frauen
- Differentialdiagnostisch nach Bestrahlung im Halsbereich oder Radiojodtherapie häufig eine echoarme Schilddrüse, auch Atrophie des Organs als Folge einer Strahlenthyreoiditis möglich
- *Weiterführende Diagnostik:*
  Labor: Diagnosesicherung der Hypothyreose durch TSH-Erhöhung, zusätzlich Bestimmung der peripheren Hormone und TPO-AK

Sonographische Befundkriterien

- Echoarmut des Parenchyms (diffus oder klein-herdförmig) mit unscharfer Abgrenzung gegenüber den umgebenden Halsstrukturen, je nach Form der Erkrankung **vergrößerte Schilddrüse** oder zunehmende Atrophie (9.**13**, 9.**14**)
- Echoarme Struktur der Schilddrüse bei **Autoimmunhypothyreose** normalisiert sich im Verlauf der Erkrankung nicht
- Fokale (echoarme) Areale innerhalb einer Schilddrüse bei nachgewiesener **Autoimmunthyreoiditis** müssen feinnadelpunktiert und beobachtet werden, Koinzidenz mit Lymphomen oder Schilddrüsenkarzinomen (McKee et al. 1993)

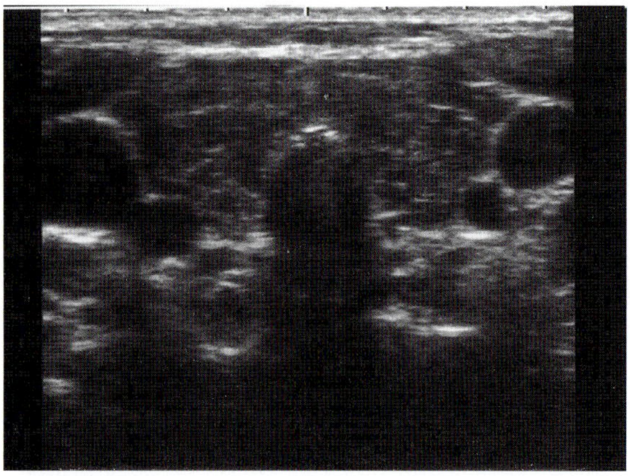

9.13 a Autoimmunhypothyreose, im Querschnitt echoarm mit kleinen echoreicheren Fibrosierungen, kleines Schilddrüsenvolumen.

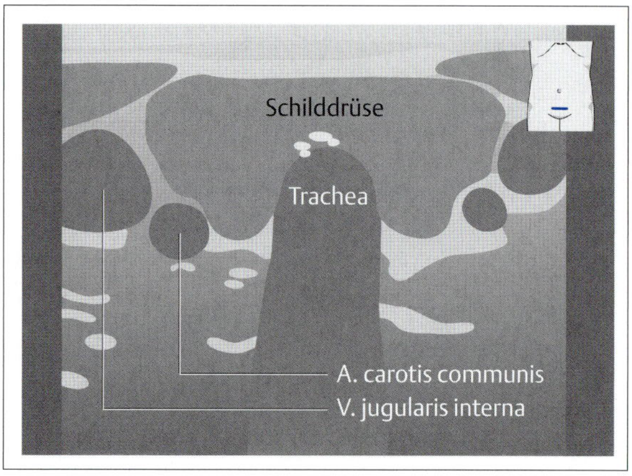

9.13 b Schemazeichnung.

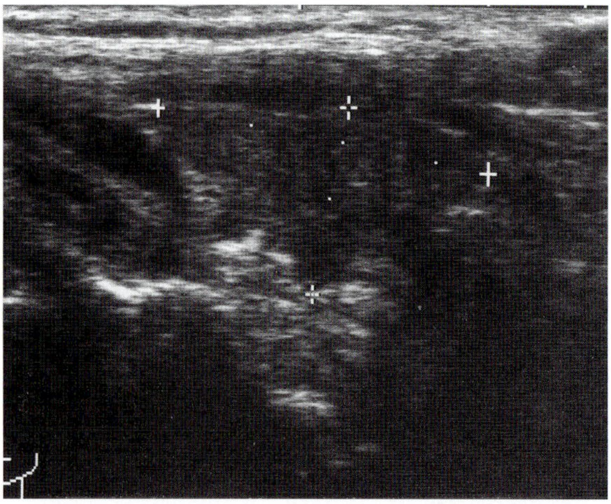

9.14 a Im Längsschnitt bei Autoimmunhypothyreose erkennbare schlechte Abgrenzbarkeit von der Umgebung, echoarme Grundstruktur.

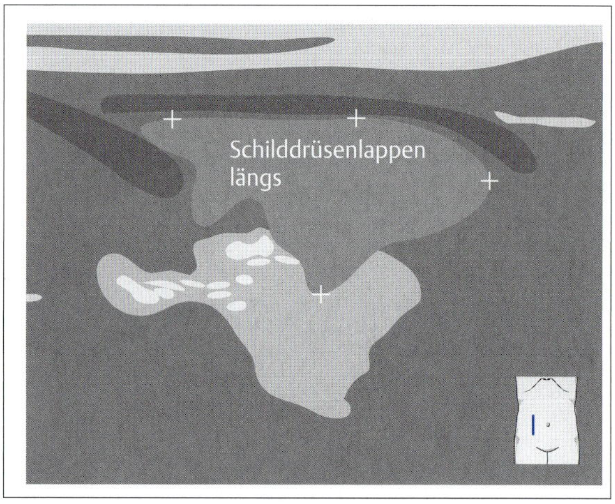

9.14 b Schemazeichnung.

Konsequenz für die Chirurgische Therapie

Befund	Charakteristik	Therapie
Autoimmunthyreoiditis	echoarme Schilddrüse, Atrophie (chronisch-atrophischer Verlauf) oder Struma (Hashimoto-Thyreoiditis) möglich	bei Hypothyreose L-Thyroxin-Substitution, TSH sollte im Normbereich liegen (0,5 – 1,5 mU/l)
Postpartale Thyreoiditis	echoarme Schilddrüse	eventuell (vorübergehende) Substitution mit L-Thyroxin
Nach Bestrahlung/Radiojodtherapie	echoarme Schilddrüse, kleines Volumen	jährliche TSH-Kontrollen, bei Hypothyreose Substitution mit L-Thyroxin

Struma nodosa

- Häufigkeit der Knotenstruma ca. 30%
- Sonographische Unterscheidung je nach Echogenität des Knotens, erlaubt jedoch nur morphologische Einteilung, keine Diagnose (T 9.1, 👁 9.15)

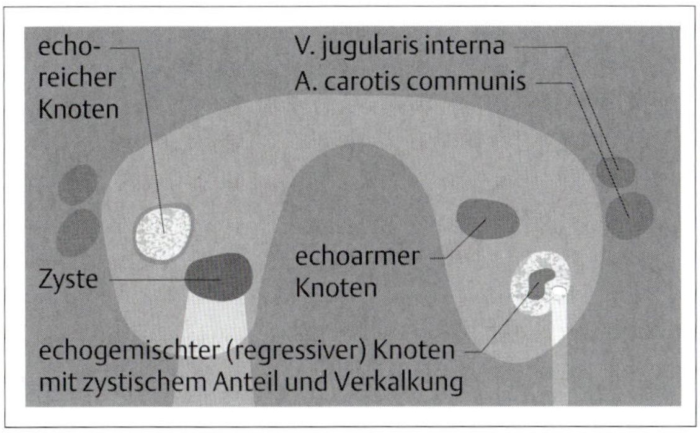

👁 9.15 Knotenstruma. Schemazeichnung.

T 9.1 Differenzierung von Strumaknoten anhand der Echogenität

Echogenität des Knotens	Häufigste Diagnose
Echoreich, echogleich	adenomatöser Knoten (Kolloidknoten)
Echoarm	follikuläre Adenome Malignome Metastasen
Echogemischt	regressiv veränderte große Knoten (sowohl follikuläre Adenome als auch Kolloidknoten)
Echofrei	Zysten

Adenomatöse Knoten (Kolloidknoten)

Relevante Basisinformationen

- Insbesondere in Jodmangelgebieten entstehen in der Schilddrüse durch Strumawachstum und regressive Parenchymveränderungen knotige Areale, die histologisch kolloidreichen Follikeln entsprechen
- Meist sonographischer Zufallsbefund, je nach Größe palpable oder sichtbare Knoten
- Auch Narbenbildungen und Bindegewebevermehrung erhöhen die Echogenität
- Ca. 15–25% aller fokalen Autonomien sind sonographisch echonormal bis echoreich, dabei häufig größere Knoten (Becker et al. 1986) mit Narben und regressiven Veränderungen als Ursache des Echoreichtums
- *Weiterführende Diagnostik:* Stoffwechselsituation klären (TSH-Bestimmung), bei Knoten > 1,5–2 cm Szintigraphie zur Differenzierung funktioneller Autonomien von hypofunktionellem Gewebe (kalter Knoten)

Sonographische Befundkriterien

- **Kolloidknoten** sind echogleiche (👁 9.16, 9.17) oder echoreichere Knoten (👁 9.18, 9.19), häufig durch echoarmen Randsaum (Halo, möglicherweise bindegewebige oder hyaline Kapsel) vom übrigen Schilddrüsengewebe abzugrenzen (👁 9.20)
- **Malignomwahrscheinlichkeit** bei Nachweis eines kompletten Halo um einen echoreichen Knoten sehr gering (Daniels 1996)
- **Verkalkungen** und zystische Veränderungen innerhalb des Knotens möglich (s. 👁 9.17)

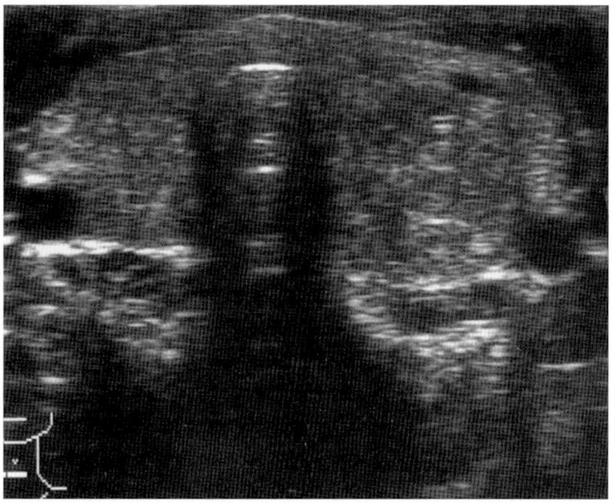

9.**16a** Echogleicher szintigraphisch kalter Knoten im linken Schilddrüsenlappen (Querschnitt), angedeuteter echoarmer Randsaum (Halo) erkennbar.

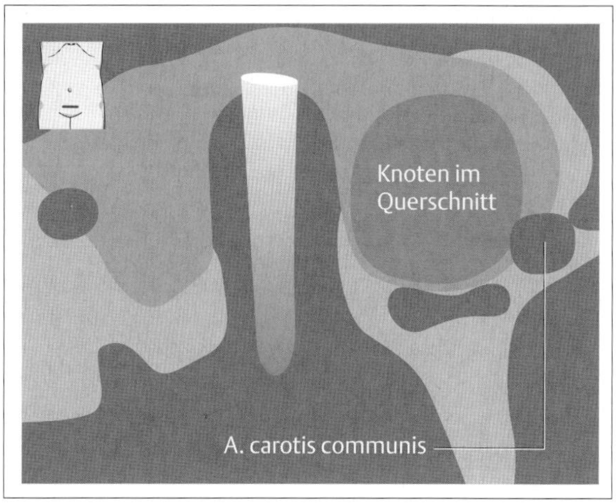

9.**16b** Schemazeichnung.

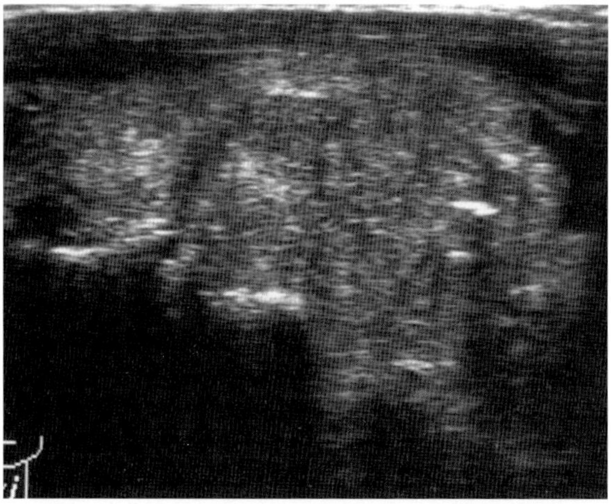

9.**17a** Im Längsschnitt bei echogleichem Knoten inhomogene Knotenstruktur und Verkalkungen am kaudalen Rand.

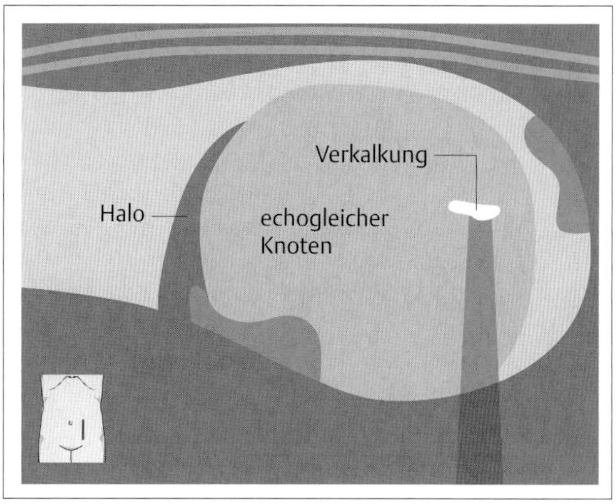

9.**17b** Schemazeichnung.

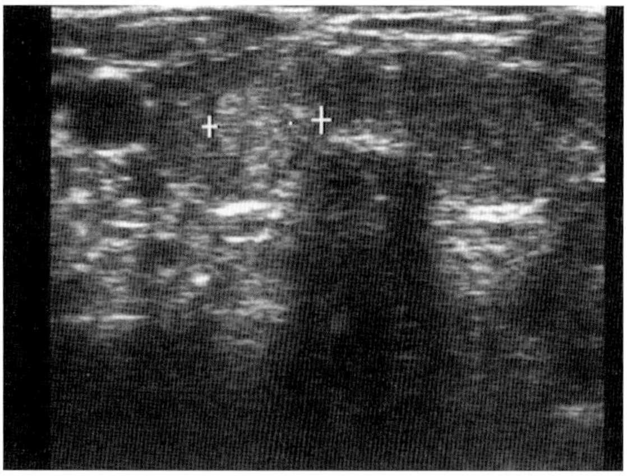

9.**18a** Echoreicher Knoten im rechten Schilddrüsenlappen mit zartem Halo (Querschnitt).

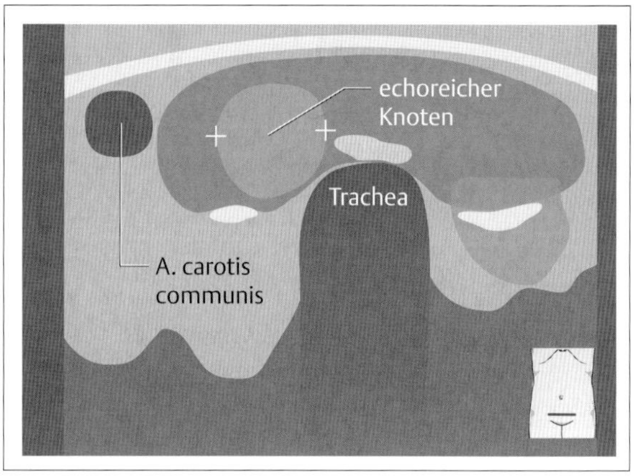

9.**18b** Schemazeichnung.

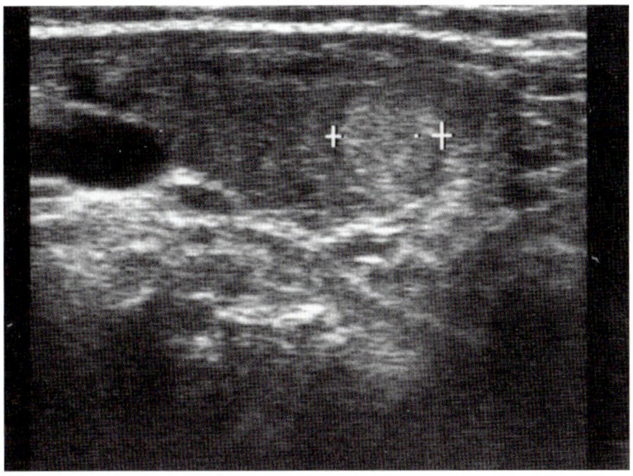

9.**19 a** Echoreicher Knoten mit zartem Halo kaudal im Längsschnitt.

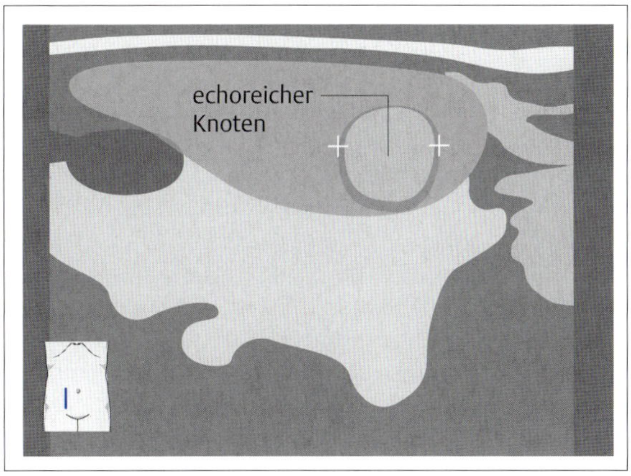

9.**19 b** Schemazeichnung.

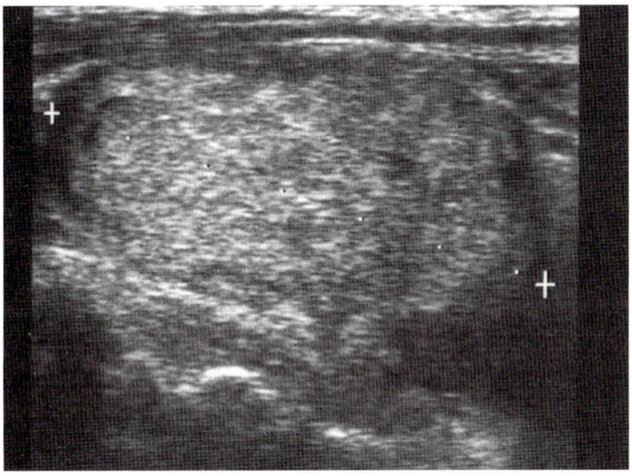

9.**20 a** Großer echogleicher inhomogener Knoten mit Halo, der den linken Schilddrüsenlappen fast vollständig ausfüllt (Längsschnitt).

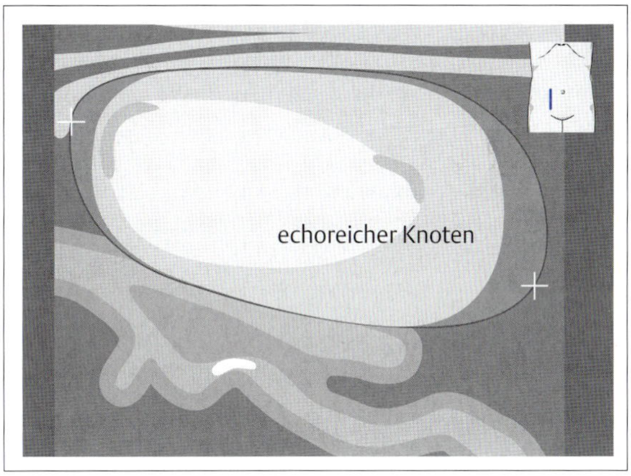

9.**20 b** Schemazeichnung.

Konsequenz für die Chirurgische Therapie

Befund	Charakteristik	Therapie
Adenomatöser oder Kolloidknoten	echogleicher oder echoreicher Knoten	Euthyreose: am ehesten benigne → sonographische Verlaufskontrolle in 6 – 12 Monaten medikamentöser Therapieversuch nur bei Knoten < 2 cm sinnvoll, bei Größenwachstum oder Beschwerden operative Entfernung des Knotens (funktionskritische Resektion)

Follikuläre Adenome

Relevante Basisinformationen

- Intrathyreoidaler Jodmangel auch für die Pathogenese von Schilddrüsenadenomen bedeutsam
- Thyreozytenpopulationen durch unterschiedliche Wachstums- und funktionelle Eigenschaften zu charakterisieren („thyreoidale Heterogenität“)
- Fokale Hyperplasie von Zellen mit erhöhtem Wachstumspotential führt durch mono- oder polyklonales Wachstum zur Knotenbildung (Berghout et al. 1990)
- Daneben somatische Mutationen (im TSH-Rezeptor-Gen oder G-Protein-Mutationen) als Ursache einer Knotenentstehung nachweisbar (Russo et al. 1996)
- In Deutschland Häufigkeit somatischer Mutationen von 40–50% angenommen (Hamacher et al. 1995)
- Follikuläre Adenome entsprechen sowohl hyper- als auch hypofunktionellen Knoten
- Hohe sonographische Variabilität, daher allein von der Echogenität des Knotens keine Zuordnung hinsichtlich Morphologie oder Stoffwechselaktivität, keine sonographische Unterscheidung zu adenomatös-hyperplastischen Parenchymveränderungen möglich
- Ca. 70% der autonomen Adenome entsprechen echoarmen Schilddrüsenknoten (Becker et al. 1986), davon wiederum ca. 50% gemischt echoarm mit echofreien Anteilen (Wiedemann et al. 1993)
- Regressiv-zystische Veränderungen sowohl in szintigraphisch hyper- als auch hypofunktionellen Adenomen
- Dignitätsbeurteilung allein vom sonomorphologischen Bild her nicht möglich, da sich sowohl Adenome als auch Schilddrüsenmalignome und kleinzystisch veränderte Knoten sonographisch als echoarme Knoten darstellen können
- Zytologische oder auch histologische Abklärung muß bei jedem echoarmen Knoten erwogen werden
- Zytologischer Befund einer follikulären Neoplasie bedarf immer einer histologischen Klärung, da follikuläres Karzinom nicht ausgeschlossen werden kann
- *Weiterführende Diagnostik:* Bestimmung der Stoffwechselsituation (TSH, ggf. fT4), Szintigraphie bei Euthyreose und Knoten > 1,5 cm oder bei Hyperthyreose, Feinnadelpunktion solitärer echoarmer oder suspekter Knoten

Sonographische Befundkriterien

- Typischerweise echoarme Knoten (9.**21**, 9.**22**), z. T. echogemischt mit zystischen Veränderungen (9.**23**) oder Verkalkungen
- Etwa ein Drittel auch echogleiche oder echoreiche Knoten

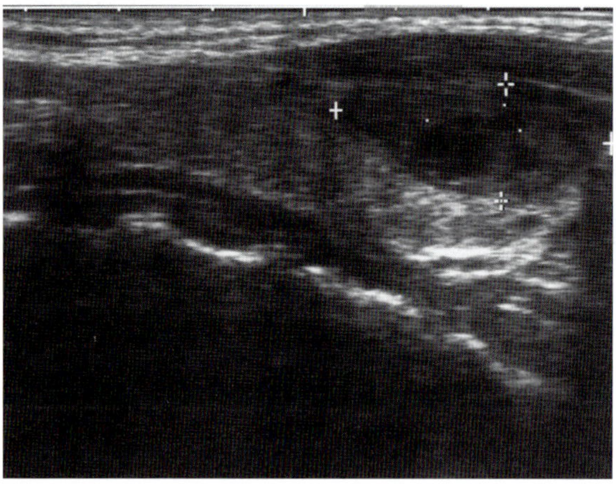

9.**21 a** Echoarmer Knoten (kleines Adenom) mit dorsaler Schallverstärkung im Längsschnitt.

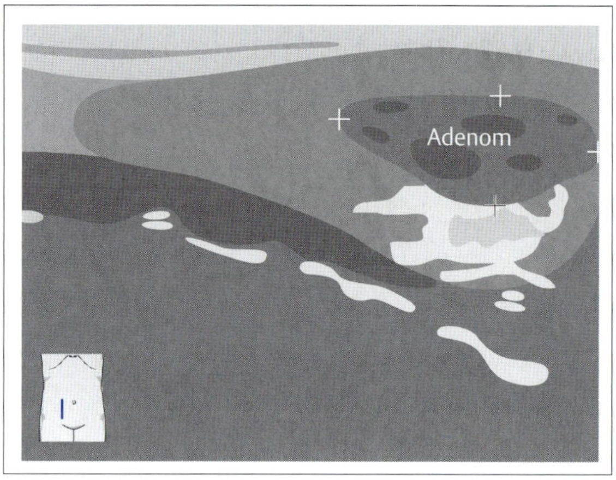

9.**21 b** Schemazeichnung.

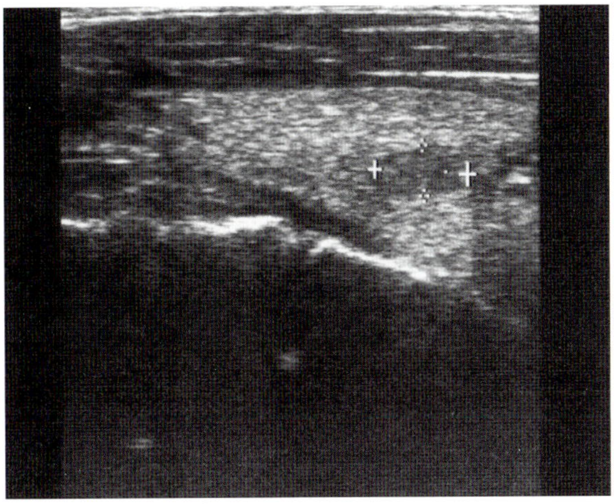

9.22 a Zwei echoarme Knoten, kranial Knoten mit echofreien, d. h. zystischen Anteilen, kaudal kleiner echoarmer Knoten mit dorsaler Schallverstärkung.

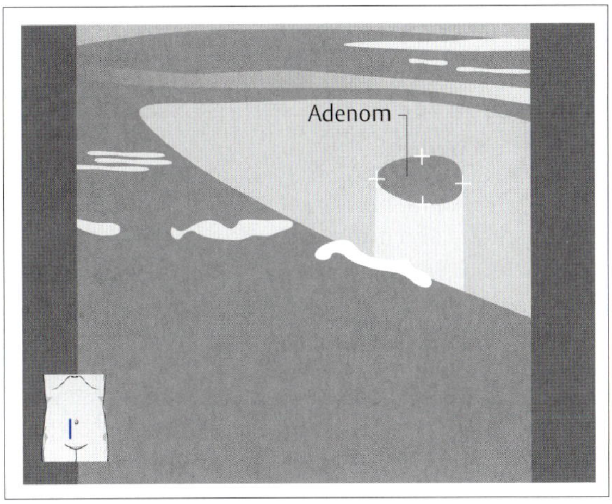

9.22 b Schemazeichnung.

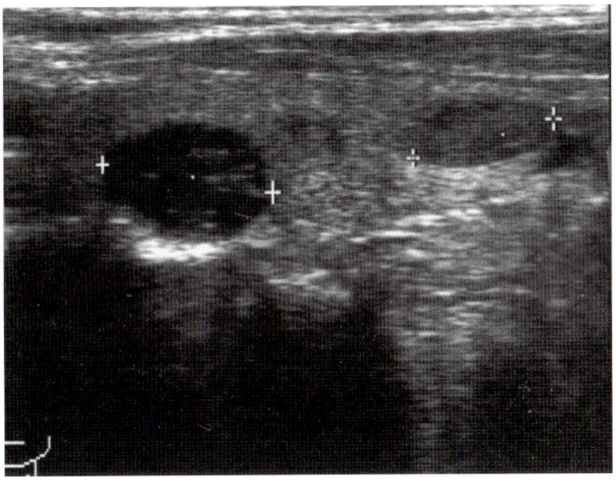

9.23 a Echoarmer Knoten mit echofreien Arealen und zartem Halo im Längsschnitt (follikuläres Adenom).

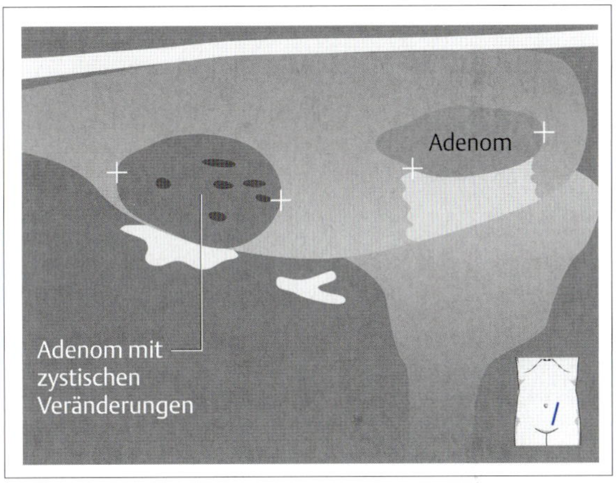

9.23 b Schemazeichnung.

Konsequenz für die Chirurgische Therapie

Befund	Charakteristika	Therapie
Adenom	überwiegend echoarme Knoten (70%), Rest echoreich, häufig gemischt echoreich oder echogleich mit Zysten, Verkalkungen	*hypofunktioneller Knoten:* Feinnadelpunktion, in Abhängigkeit des Befundes (Malignität oder follikuläre Neoplasie) oder bei mechanischen Beschwerden operative Entfernung des Knotens, ansonsten Verlaufskontrolle in 6 Monaten *hyperfunktioneller Knoten:* bei Euthyreose Verlaufskontrolle, cave: Jodkontamination bei niedrigem TSH, bei Hyperthyreose thyreostatische Therapie bis zur Euthyreose, dann operative Entfernung des Knotens oder Radiojodtherapie

Schilddrüsenzysten

Relevante Basisinformationen

- Etwa 15 – 25 % der Schilddrüsenknoten sind Zysten (Rojeski und Gharib 1985)
- Zysten enthalten seröse, kolloidhaltige oder hämorrhagische Flüssigkeit
- Klinisch plötzlich palpable Knoten je nach Größe mit lokalen Beschwerden
- Diagnosesicherung nach Sonographie durch Feinnadelpunktion (FNP)
- Rein seröse Zysten sind benigne
- Blutungs- oder Schokoladenzysten entstehen durch Einblutung in bestehenden Knoten, selten infolge eines Traumas der Halsregion
- Auch hier exakte Diagnosestellung nur durch FNP möglich
- Zysten mit soliden Wandanteilen haben höheres Malignitätsrisiko
- Nach Punktion des flüssigen Zysteninhalts Gewebegewinnung aus soliden Anteilen und zytologische Abklärung erforderlich
- Hohe Rezidivneigung nach Punktion des flüssigen Zysteninhalts
- *Weiterführende Diagnostik:* bei sonographisch eindeutiger Zuordnung zu einer Zyste und klinischer Euthyreose keine, ansonsten TSH-Bestimmung und ggf. Schilddrüsenszintigraphie (Zysten stellen sich szintigraphisch als kalte Knoten dar)

Sonographische Befundkriterien

- **Seröse** oder **Kolloidzysten** können als echofreie Rundherde mit glatter Wand und durch dorsale Schallverstärkung sonographisch eindeutig zugeordnet werden (9.**24**)
- In **Blutungszysten** meist einzelne Binnenechos erkennbar
- Mit zunehmender Resorption von Blutbestandteilen entwickelt sich inhomogene Struktur insbesondere der Randbezirke, septenartige echoreiche Strukturen (9.**25**) mit teilweiser Kammerung sowie ins Lumen reichende polypoide Strukturen möglich (sogenannte **komplizierte Zyste, 9.26**)

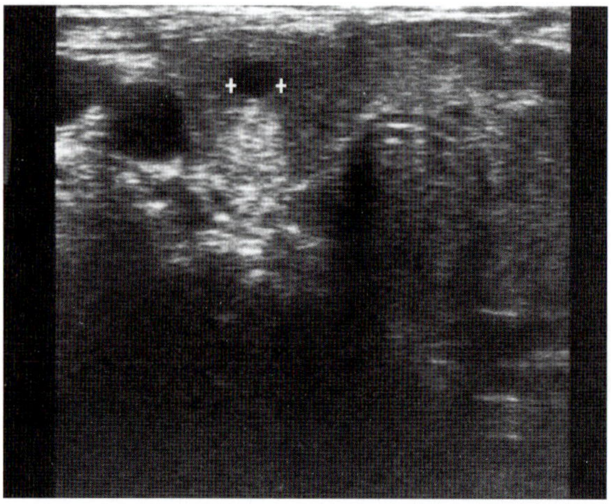

9.**24a** Kleine Schilddrüsenzyste im rechten Schilddrüsenlappen quer (echofrei mit dorsaler Schallverstärkung).

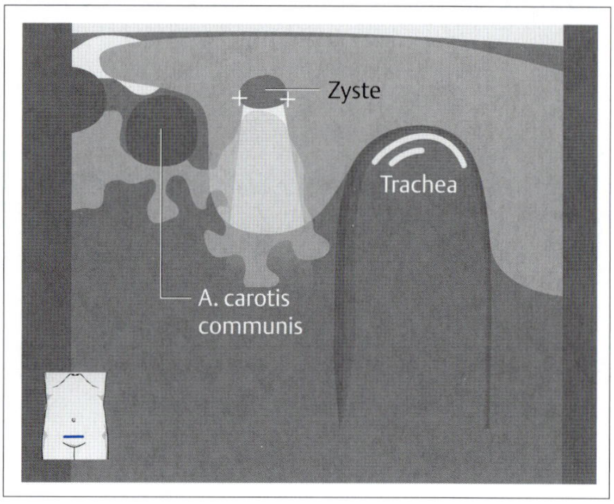

9.**24b** Schemazeichnung.

Konsequenz für die Chirurgische Therapie

Befund	Charakteristika	Therapie
Seröse Zyste	echofreie Läsion, dorsale Schallverstärkung	Feinnadelpunktion mit Entleerung des Zysteninhalts; bei Rezidiv operative Entfernung der Zyste
Blutungszyste	Binnenechos möglich echoreicherer Randsaum Septierung (echoreiche Strukturen)	Feinnadelpunktion; bei Rezidiven/lokalen Beschwerden/Malignitätsverdacht operative Entfernung der Zyste

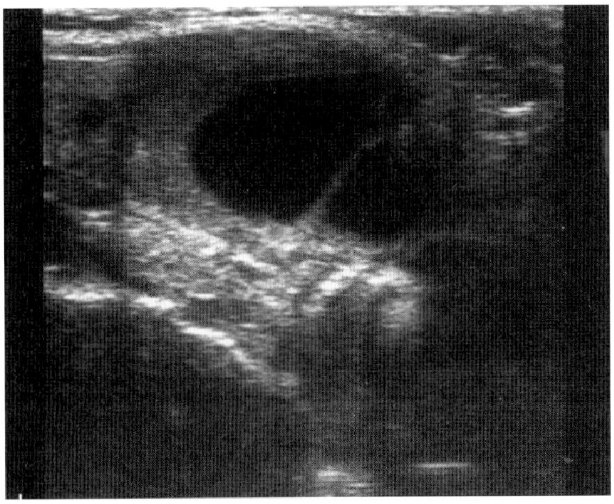

9.25 a Große Blutungszyste im linken Schilddrüsenlappen mit echoreichem Rand und Septierung („komplizierte" Zyste).

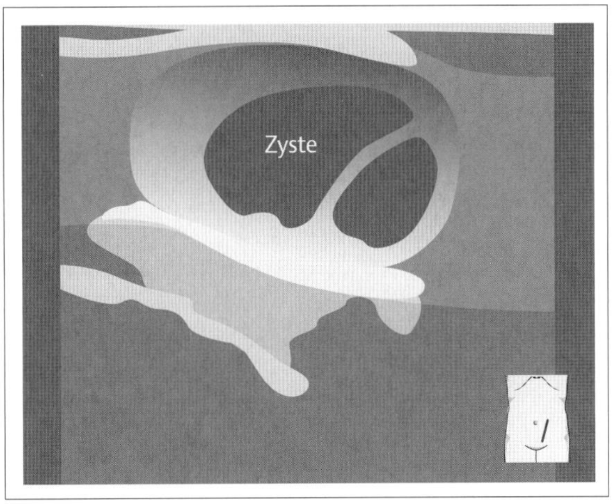

9.25 b Schemazeichnung.

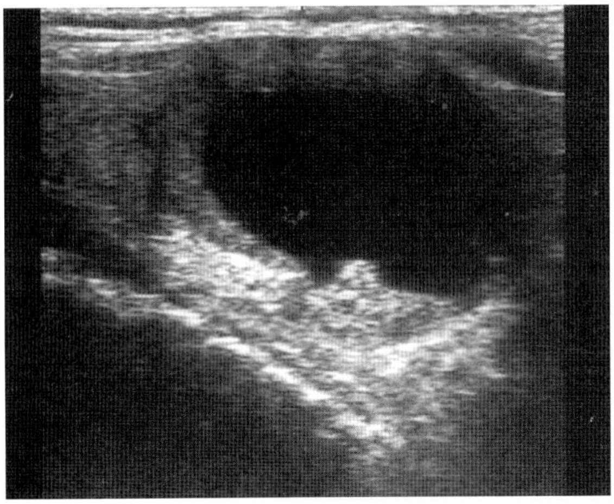

9.26 a Große Blutungszyste mit echoreichem Rand und ins Lumen hineinragender polypoider Struktur.

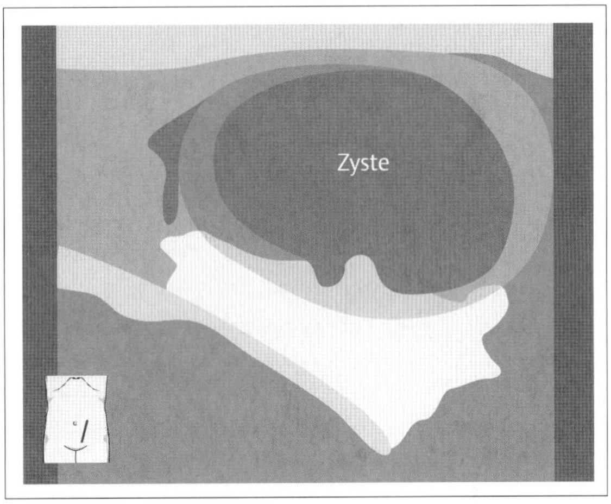

9.26 b Schemazeichnung.

Zystisch veränderte Knoten

Relevante Basisinformationen

- Durch schnelles Knotenwachstum, regressive Veränderungen und Einblutungen entstehen zystisch veränderte Knoten
- Unterscheidung zur echten Zyste bei großen zystischen Anteilen eines Knotens schwierig
- *Weiterführende Diagnostik:* Feststellung der Stoffwechsellage, bei Hyperthyreose (auch latenter Hyperthyreose mit supprimiertem TSH) Szintigraphie zum Ausschluß einer fokalen Autonomie erforderlich

Sonographische Befundkriterien

- In regressiv veränderter **Knotenstruma** meist parallel Nachweis knotiger Veränderungen unterschiedlicher Echogenität mit zystischen Veränderungen (9.**27**), Verkalkungen und heterogener Echostruktur der gesamten Schilddrüse
- Darstellung eines größeren Randsaums oder Anteile soliden Schilddrüsengewebes charakterisieren **ehemaligen Knoten**

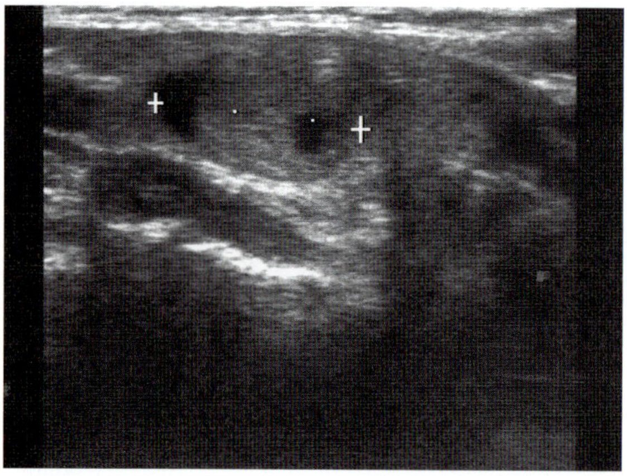

9.**27 a** Kleiner zystisch veränderter echoärmerer Knoten im rechten Schilddrüsenlappen (längs).

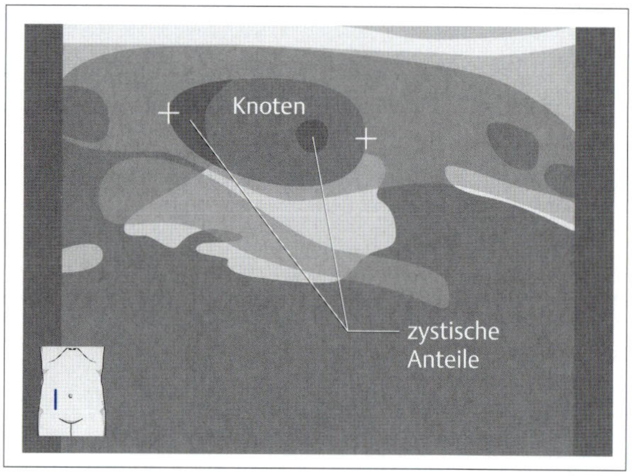

9.**27 b** Schemazeichnung.

Konsequenz für die Chirurgische Therapie

Befund	Charakteristik	Therapie
Zystischer Einzelknoten	Knoten unterschiedlicher Echogenität mit echofreien Arealen	Diagnosesicherung! (TSH-Bestimmung, ggf. fT3/fT4), eventuell Szintigraphie, Autonomie: bei Hyperthyreose thyreostatische Therapie und operative Knotenentfernung/Radiojodtherapie; kalter Knoten/mechanische Beschwerden: FNP, eventuell operative Entfernung des Knotens
Zystischer Knoten in einer knotig oder regressiv veränderten Schilddrüse	Knoten mit zystischen Anteilen, inhomogene Struktur der Schilddrüse, eventuell Verkalkungen	bei Euthyreose: eventuell FNP, suspekter Knoten: TSH, ggf. Szintigraphie, bei Hyperthyreose/mechanischen Beschwerden: funktionskritische Operation unter Erhalt des gesunden Gewebes

Malignome

Relevante Basisinformationen

- Schilddrüsenkarzinome sind seltene Tumoren, 0,5% aller Malignome (Raue 1995), Inzidenz ca. 2–5 Fälle/100 000 Einwohner/Jahr, Frauen zwei- bis dreimal häufiger betroffen (Mann 1994, Foitzik 1996)
- Ca. 5% aller echoarmen Knoten (Gharib 1994, Giuffrida und Gharib 1995) und 5–15% aller hypofunktionellen Knoten entsprechen Schilddrüsenmalignomen (Rojeski und Gharib 1985)
- 60–90% aller Schilddrüsenmalignome sind echoarme, zum Teil unregelmäßig begrenzte Knoten
- Histologische Unterscheidung differenzierter (papillärer, follikulärer) und undifferenzierter (anaplastischer), von den Thyreozyten ausgehender Tumoren sowie medullärer Karzinome aus den C-Zellen; selten Plattenepithelkarzinome, Sarkome, Lymphome möglich
- Sehr gute 10-Jahres-Überlebensrate differenzierter Schilddrüsenkarzinome (70–90%), deutlich schlechter für anaplastische Karzinome (3% nach 2 Jahren)
- Beim papillären Karzinom Häufigkeit von Lymphknotenmetastasen > 80% zum Operationszeitpunkt (besonders zentrales Kompartiment), multilokuläres Wachstum möglich
- Mikrokarzinome (Knoten bis 10 mm Durchmesser) als Zufallsbefund oder autoptisch häufig nachgewiesen (10–13%) (Martinze et al. 1993), biologische Bedeutung bisher nicht geklärt
- Beim medullären Karzinom molekulargenetische Untersuchungen hinsichtlich MEN (multipler endokriner Neoplasie) oder familiärer Variante erforderlich
- *Weiterführende Diagnostik:* TSH zum Nachweis einer euthyreoten Stoffwechsellage, bei klinischem Hinweis für ein medulläres Karzinom (Durchfall) oder positiver Familienanamnese Calcitoninbestimmung, eventuell Szintigraphie (kalter Knoten), FNP
- **Cave:** Bei jedem, insbesondere einzelnen, echoarmen Knoten beim Mann oder nach Bestrahlung der Halsregion sollte an ein Schilddrüsenkarzinom gedacht werden

Sonographische Befundkriterien

- Überwiegend echoarme Knoten (👁 9.**28**)
- Feinverteilte Mikro- oder schollige Verkalkungen beim papillären (👁 9.**29**) und medullären Karzinom beschrieben (Wheeler 1996)
- Sonographische Kriterien der Malignität
  - Irreguläre Begrenzung (👁 9.**28**)
  - Inhomogene echoarme und echofreie Areale
  - Kalkeinlagerungen innerhalb des Knotens
  - Fortgeschrittenes Tumorstadium: organüberschreitendes Wachstum mit unscharfer oder fehlender Abgrenzbarkeit zur Umgebung (Kapseldurchbruch) (👁 9.**30**)
  - Lymphknotenvergrößerungen
- Dorsale Schallabschwächung trotz nahezu echofreier Knotenstruktur (durch bindegewebige Veränderungen und Kalkeinlagerungen, Wiedemann 1993)
- Bei Tumornekrosen liquide Veränderungen denkbar

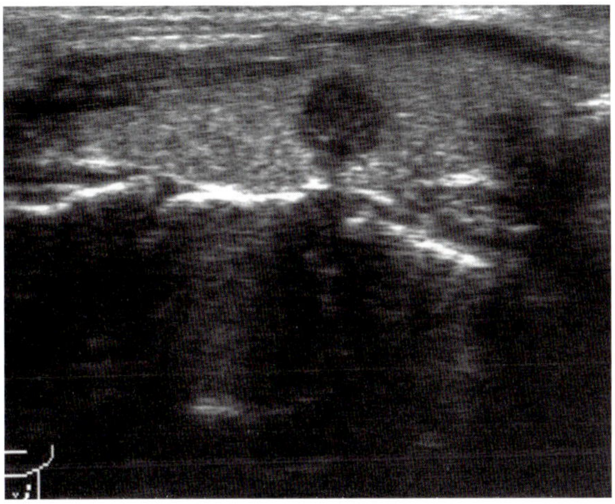

👁 9.**28 a** Polyzyklisch begrenzter kleiner echoarmer Knoten im linken Schilddrüsenlappen: medulläres Schilddrüsenkarzinom.

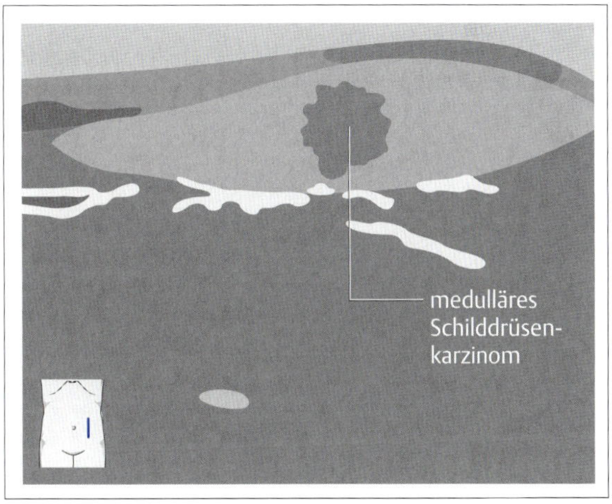

👁 9.**28 b** Schemazeichnung.

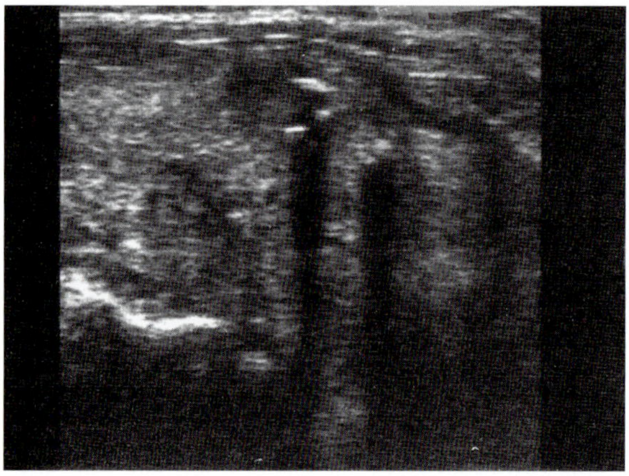

9.29 a Papilläres Schilddrüsenkarzinom: kleiner echoarmer Knoten mit zahlreichen Mikroverkalkungen im Knoten und am Rand.

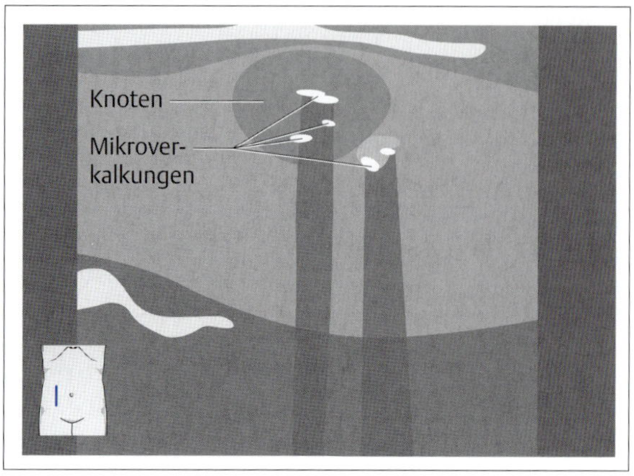

9.29 b Schemazeichnung.

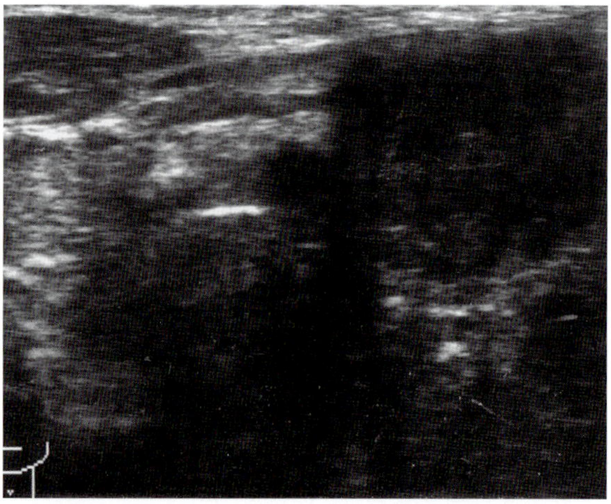

9.30 a Große echoarme, fast echofreie Raumforderung, die den linken Schilddrüsenlappen ausfüllt und von der Umgebung nicht abgrenzbar ist: anaplastisches Karzinom.

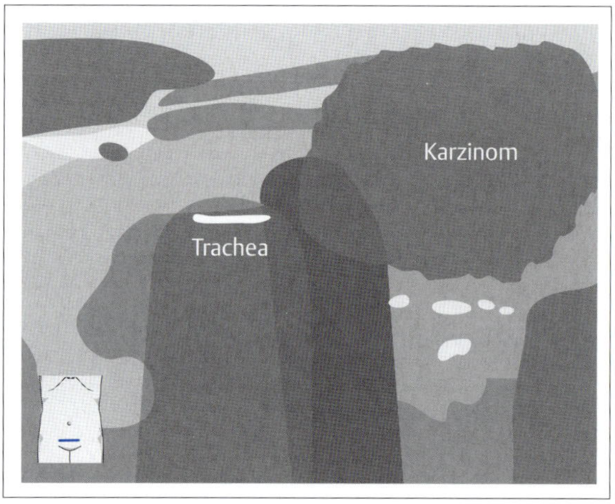

9.30 b Schemazeichnung.

Konsequenz für die Chirurgische Therapie

Befund	Charakteristik	Therapie
Malignom	echoarmer Knoten, irreguläre Begrenzung, Mikroverkalkungen, Lymphknotenvergrößerung	Diagnosesicherung mit FNP, Thyreoidektomie, je nach Histologie (papilläre/medulläre Karzinome) mit Lymphknotenentfernung; bei differenzierten Karzinomen anschließende Radiojodtherapie, danach TSH-suppressive Therapie; beim medullären Karzinom Calcitoninspiegel als Tumormarker; beim papillären oder follikulären Mikrokarzinom bis 1 cm Hemithyreoidektomie ausreichend

Thyreoiditis

Relevante Basisinformationen

- Von einer Thyreoiditis betroffene Schilddrüsenanteile sind vom gesunden Schilddrüsengewebe als echoarme oder nahezu echofreie Areale zu unterscheiden
- Neben scharf abgegrenzten knotigen Veränderungen kann die Entzündung auch die Schilddrüsenlappen inhomogen infiltrieren
- Akute oder subakute Thyreoiditisformen (Ausnahme: „silent" Thyreoiditis) klinisch durch schmerzhafte Schilddrüse gekennzeichnet, Fieber und erhöhte Entzündungszeichen typisch für akute Formen

Subakute Thyreoiditis de Quervain

- Schweres Krankheitsbild mit schmerzhafter Schilddrüse, grippeähnlicher Symptomatik
- Beschwerdelokalisation kann nacheinander beide Schilddrüsenlappen betreffen, Schmerzausstrahlung in Kieferwinkel
- Als Ursache wird Virusinfekt bei genetischer Prädisposition diskutiert
- Zerfall des von der Entzündung betroffenen Schilddrüsengewebes setzt Schilddrüsenhormone frei und verursacht passagere Hyperthyreose
- Übergang in manifeste Hypothyreose nur bei einem kleinen Prozentsatz der Patienten
- *Weiterführende Diagnostik:* FNP (granulomatöse Entzündung mit Epitheloid- und Riesenzellen) sichert die Diagnose, Labor: TSH, fT4, Entzündungsparameter

„Silent" Thyreoiditis

- Bis zu 25% der subakuten Thyreoiditisformen verlaufen klinisch apparent, fallen erst durch Entwicklung einer Hyperthyreose auf
- Zytologisch Nachweis einer lymphozytären Infiltration der Schilddrüse, häufig vorangegangene Jodbelastung eruierbar
- *Weiterführende Diagnostik:* TSH, TPO-AK, differentialdiagnostische Abgrenzung zur Autoimmunhyperthyreose durch fehlende Speicherung im Schilddrüsenszintigramm

Akute Thyreoiditis

- Eitrige Entzündungen der Schilddrüse sind selten
- Fieber, hohe Entzündungsparameter und eine lokal schmerzhafte Schwellung der Schilddrüse für Diagnose typisch
- *Weiterführende Diagnostik:* ggf. FNP zur gezielten Materialgewinnung für bakteriologische Untersuchung (an seltene Entzündungen wie Aktinomykose denken!)

Sonographische Befundkriterien

- **Thyreoiditis de Quervain** und **„silent Thyreoiditis":** unscharf abgegrenzte, z.T. konfluierende echoarme Areale in der Schilddrüse neben echonormalem, nicht befallenen Schilddrüsengewebe (9.**31**)
- Im Stadium der zunehmenden Fibrose werden betroffene Schilddrüsenanteile echoreicher
- **Akute Thyreoiditis:** echoarme Raumforderung mit vergröberter Struktur, bei Abszedierung auch mit echoarmen oder echofreien Bezirken innerhalb normaler Schilddrüse (9.**32**)

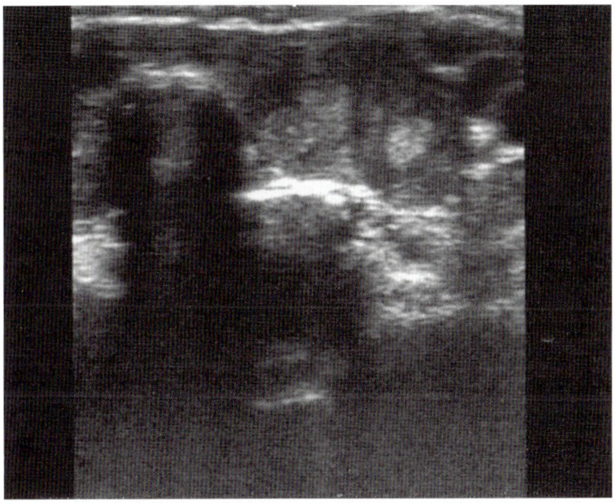

9.**31 a** Thyreoiditis de Quervain, Befall des linken Schilddrüsenlappens mit echogemischten, z.T. knotenähnlichen konfluierenden Strukturen.

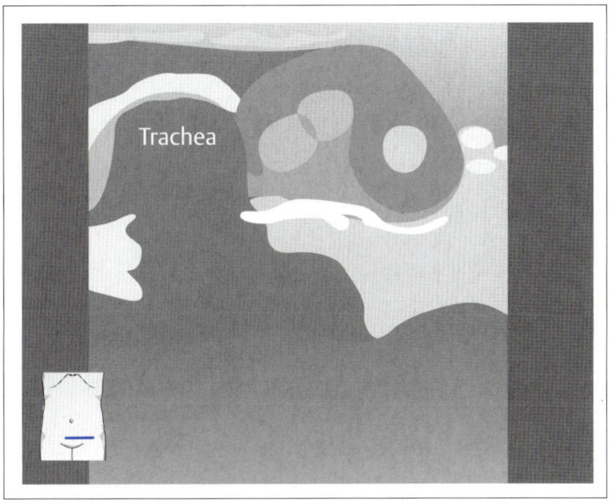

9.**31 b** Schemazeichnung.

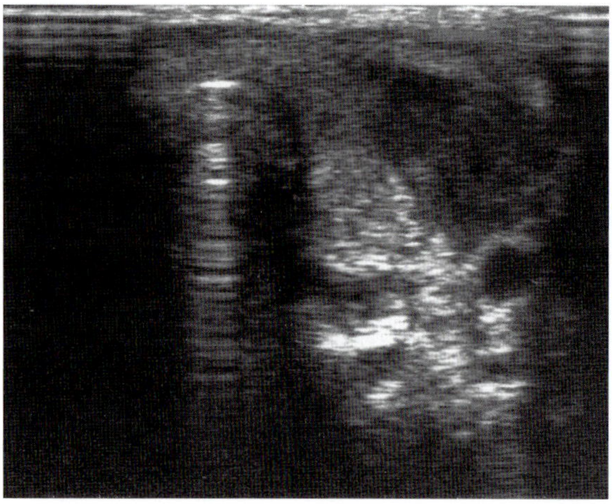

9.32 a Inhomogene echoarme, unregelmäßig begrenzte Struktur im linken Schilddrüsenlappen bei akuter Thyreoiditis, Kompression des gesunden Schilddrüsengewebes.

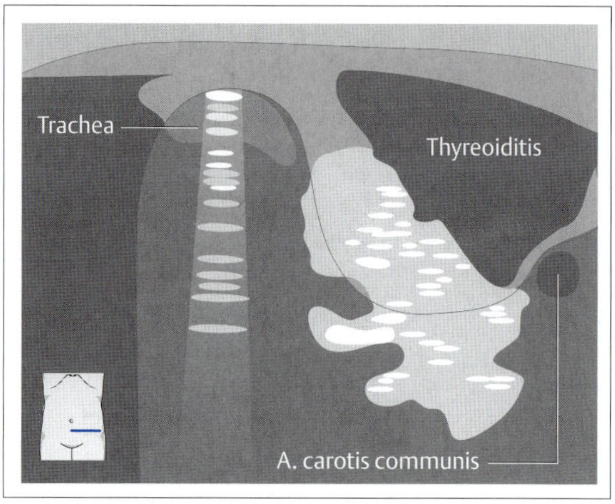

9.32 b Schemazeichnung.

Konsequenz für die Chirurgische Therapie

Befund	Charakteristika	Therapie
Thyreoiditis de Quervain/ „silent Thyreoiditis"	echoarme Areale je nach Ausmaß des Befalls fokal oder größere Anteile der Schilddrüsenlappen betroffen, bei chronischem Stadium und Übergang in Fibrose echoreiche bzw. echokomplexe Veränderungen	konservativ, je nach Stoffwechsellage: Betablocker bei Hyperthyreose durch Zellzerfall, Antiphlogistika, Glukokortikoide (rasche klinische Besserung); L-Thyroxin bei Hypothyreose
Akute Thyreoiditis	echoarme Herde je nach Ausmaß des Befalls, unscharfe Abgrenzung gegenüber Halsweichteilen bei fortschreitender Entzündung	FNP zur bakteriologischen Untersuchung, Antibiose, ggf. operative Sanierung

Riedel-Struma

Relevante Basisinformationen

- Die chronisch invasiv fibrosierende Thyreoiditis Riedel ist eine seltene, durch Nachweis einer eisenharten Struma gekennzeichnete Erkrankung mit ausgeprägten lokalen Beschwerden
- Pathogenetisch wird Zytokin-vermittelte überschießende Fibrosierungsreaktion als Folge eines Autoimmunprozesses angenommen (Heufelder et al. 1994)
- Assoziation mit Fibrosen anderer Lokalisation (z. B. Retroperitoneum, Orbita) konnte gezeigt werden
- *Weiterführende Diagnostik:* bei klinischem Befund einer derben Infiltration muß Malignom differentialdiagnostisch ausgeschlossen werden (FNP oder operativ), TSH zum Ausschluß einer Hypothyreose

Sonographische Befundkriterien

- Von der Entzündung befallene Schilddrüsenareale mit echoarmem Binnenmuster (9.**33**)
- Unscharfe Abgrenzung der Fibrose von der Umgebung

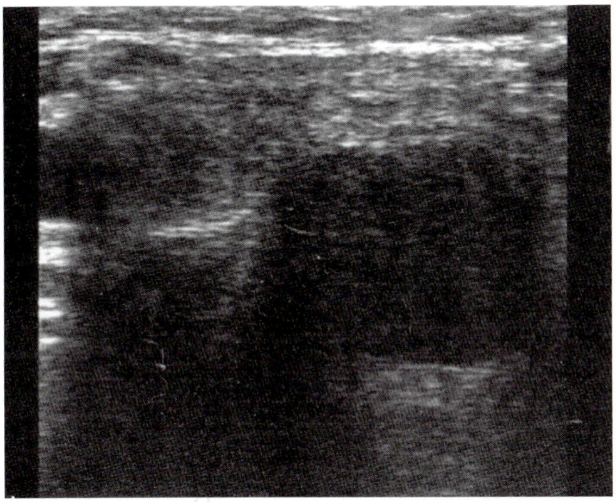

9.**33 a** Große echoarme Struktur im linken Schilddrüsenlappen, Abgrenzung zur Umgebung und nach kaudal nicht möglich bei Riedel-Struma.

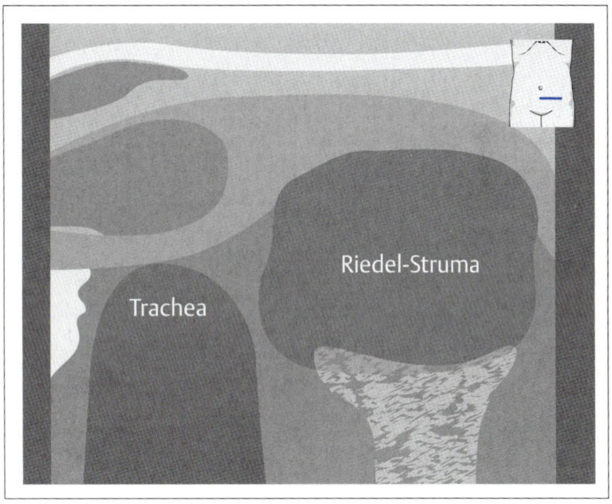

9.**33 b** Schemazeichnung.

Konsequenz für die Chirurgische Therapie

Befund	Charakteristika	Therapie
Riedel-Struma	echoarme Areale mit unscharfer Abgrenzung und Infiltration oder Verdrängung umgebender Halsstrukturen	histologische Abklärung, meist operative Entfernung durch infiltrative Veränderungen nicht vollständig möglich, Glukokortikoidtherapie

Metastasen in der Schilddrüse

Relevante Basisinformationen

- Häufigkeit von Metastasen in der Schilddrüse autoptisch bis zu 24% (Nakhjavani et al. 1997)
- In abfallender Häufigkeit Metastasen von Nieren-, Mamma-, Ösophagus- und Uteruskarzinomen, oft viele Jahre nach Diagnose des Primärtumors (2 Monate bis 22 Jahre)
- *Weiterführende Diagnostik:* korrekte Diagnose eventuell durch FNP, besser histologisch zu stellen

Sonographische Befundkriterien

- Echoarme uni- oder multifokale Raumforderungen in der Schilddrüse (9.**34**)

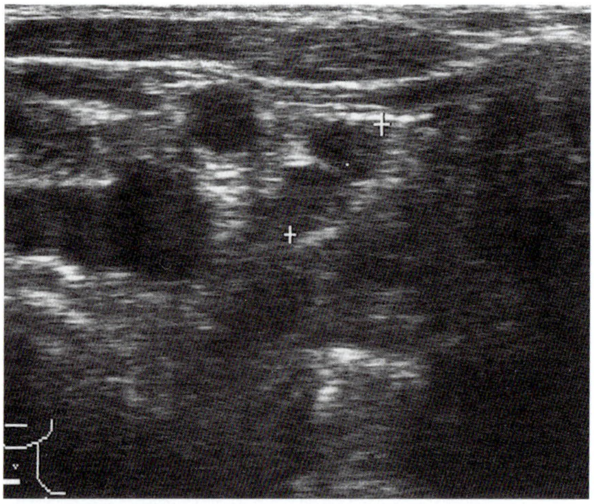

9.**34 a** Mehrere kleine, z. T. konfluierende echoarme Rundherde im rechten Schilddrüsenlappen bei Metastasen eines Nierenzellkarzinoms.

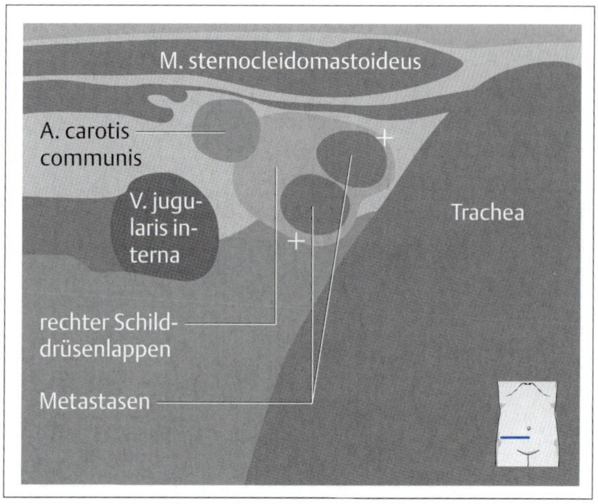

9.**34 b** Schemazeichnung.

Konsequenz für die Chirurgische Therapie

Befund	Charakteristika	Therapie
Metastase solider Tumoren	echoarme Raumforderung, uni- oder multifokal	eventuell FNP, Operation und histologische Sicherung

Nebenschilddrüse

Relevante Basisinformationen

- Normale Nebenschilddrüse bei einer Größe von ca. 5 mm sonographisch nicht darstellbar
- Inzidenz von Nebenschilddrüsenadenomen ca. 25 Fälle/100 000/Jahr, bei 15 % der Patienten multiple Adenome
- Nebenschilddrüsenkarzinome sind selten, < 1 %
- Monoklonales Wachstum von Nebenschilddrüsenzellen führt zu einer autonomen Parathormonsynthese
- Auftreten im Zusammenhang mit einer multiplen endokrinen Neoplasie möglich (MEN 1 oder 2)
- 3 % der Nebenschilddrüsenadenome liegen intrathyreoidal, sonographische Differenzierung zum Schilddrüsenknoten dann nicht möglich
- Mediastinal gelegene Adenome sonographisch nicht darstellbar
- Vergrößerte Lymphknoten am oberen oder unteren Schilddrüsenpol von Raumforderungen der Nebenschilddrüse sonographisch nicht zu unterscheiden
- Erhöhte Parathormon- und Kalziumwerte sichern die Diagnose
- Nur beim symptomatischen Hyperparathyreoidismus (Nachweis einer Osteoporose, Nephrolithiasis) muß eine Revision der Nebenschilddrüsen erfolgen
- Bei unregelmäßiger Begrenzung, inhomogenen Tumoren an Nebenschilddrüsenkarzinom denken
- *Weiterführende Diagnostik:* für Primärdiagnostik Halssonographie als bildgebendes Verfahren ausreichend, bei Rezidiv eines Hyperparathyreoidismus um MRT von Hals und Mediastinum und ^{99m}Tc-MIBI-Szintigraphie sowie ggf. Stufenkatheter erweitern

Sonographische Befundkriterien

- Echoarme, glatt begrenzte Raumforderungen an den oberen oder unteren Schilddrüsenpolen außerhalb der Schilddrüsenkapsel, teilweise Kapsel als echodichter Randsaum abgrenzbar (9.**35**, 9.**36**)

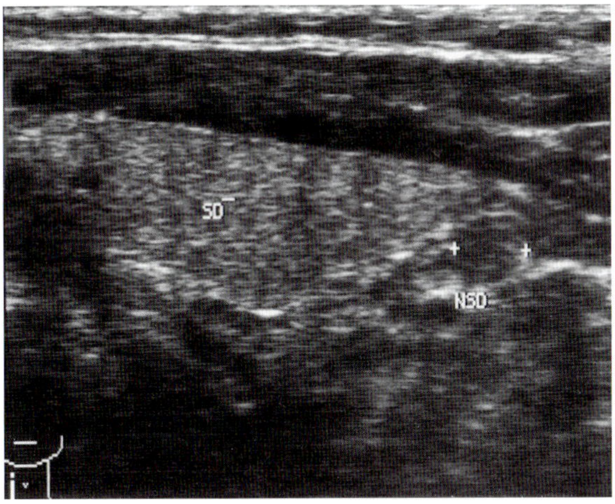

9.**35 a** Kleine echoarme Raumforderung am unteren Pol des linken Schilddrüsenlappens außerhalb der Kapsel: Nebenschilddrüsenadenom.

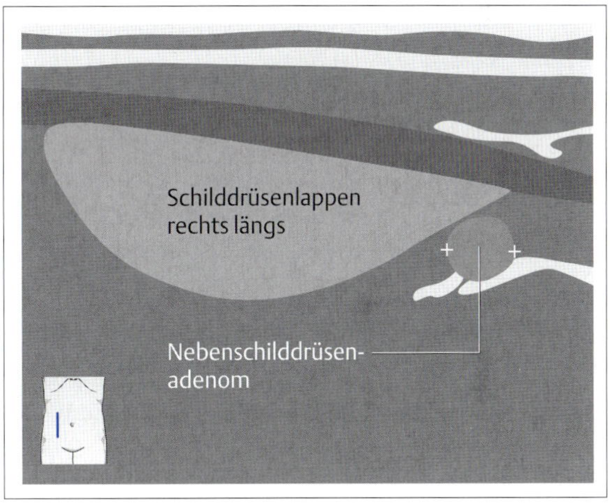

9.**35 b** Schemazeichnung.

Konsequenz für die Chirurgische Therapie

Befund	Charakteristika	Therapie
Nebenschilddrüsenadenom	Echoarme Raumforderung an oberen oder unteren Schilddrüsenpolen	bei symptomatischer Erkrankung operative Entfernung des Nebenschilddrüsenadenoms unter Exploration aller vier Nebenschilddrüsen und PE mit histologischem Ausschluß einer Hyperplasie auch der scheinbar gesunden Nebenschilddrüsen

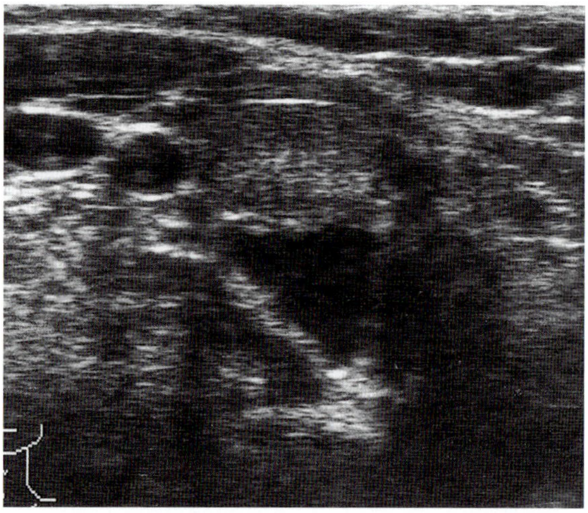

9.36 a Großes Nebenschilddrüsenadenom am unteren Pol des rechten Schilddrüsenlappens, stellt sich als echoarme dreieckförmige Struktur dar.

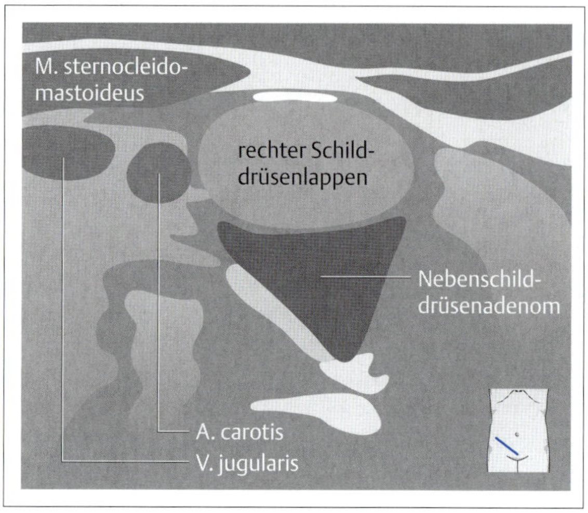

9.36 b Schemazeichnung.

Nebenniere

Relevante Basisinformationen

- Normal große Nebennieren sonographisch normalerweise nicht darzustellen, Raumforderungen in der Nebennierenregion ab 1,5 - 2 cm abgrenzbar
- Rechte Nebennierenregion läßt sich im subkostalen Schnitt durch die Leber medial und ventral des oberen Nierenpols oder durch die Niere mit Darstellung des oberen Nierenpols aufsuchen
- Linksseitig Nebennierenregion zwischen oberem Nierenpol und Aorta
- Nebennierenadenome und -karzinome sind seltene Tumoren, die endokrinologisch hinsichtlich ihrer Hormonaktivität untersucht werden müssen
- Nebennierenkarzinome werden häufig erst spät diagnostiziert, meist große inhomogene Tumoren mit Infiltration benachbarter Strukturen (Leber, Niere, Milz, Gefäße)
- Nebennierenmetastasen bevorzugt bei Bronchial- und Mammakarzinomen sowie beim Melanom, Lymphom und Nierenzellkarzinom
- Als Ursache eines Morbus Addison Verkalkungen bei der heute seltenen Nebennierentuberkulose möglich
- *Weiterführende Diagnostik:* Dünnschicht-Computertomographie der Nebennierenregion erforderlich, klinische Zeichen einer Hormonüberproduktion (Hyperkortisolismus, Hyperandrogenämie, Hypertonie) beachten und abklären
- **Cave:** keine OP einer Nebennierenraumforderung ohne vorherigen Ausschluß eines Phäochromozytoms

Sonographische Befundkriterien

- **Nebennierenhyperplasie oder Nebennierenadenome**
  - Knotige Nebennierenhyperplasie oder Adenome der Nebennierenrinde ab einer Größe von 1,5 cm meist als echoarme Raumforderung (9.**37**), Hyperplasien auch als homogene echodichte Raumforderung darstellbar
- **Nebennierenkarzinome**
  - Große echoarme Rundherde (9.**38,** 9.**39**), Infiltration benachbarter Organe möglich
- **Phäochromozytom**
  - Kleine Phäochromozytome stellen sich als echoarme Raumforderungen dar, bei größeren Befunden findet man regressive Veränderungen mit gemischter Echogenität, echodichten Anteilen und Zysten
- **Lipome und Myelolipome**
  - Echoreiche Tumoren der Nebennierenrinde mit kleinen echoarmen Anteilen, glatte Begrenzung (9.**40**)
- **Nebennierenmetastasen, Nebennierenbeteiligung bei Non-Hodgkin-Lymphom**
  - Meist echoarme Raumforderungen, je nach Größe des Befundes polyzyklische Begrenzung, bei Einblutungen echoarme oder echofreie Areale
- **Einblutungen, Hämatome, Zysten**
  - Echoarme Raumforderungen, bei Zysten auch echofreie Struktur in der Nebennierenregion
  - Ältere Hämatome mit Verkalkungen möglich
- **Nebennierentuberkulose**
  - Verkalkungen (Schallschatten) innerhalb der Nebennierenloge typisch für Nebennierentuberkulose

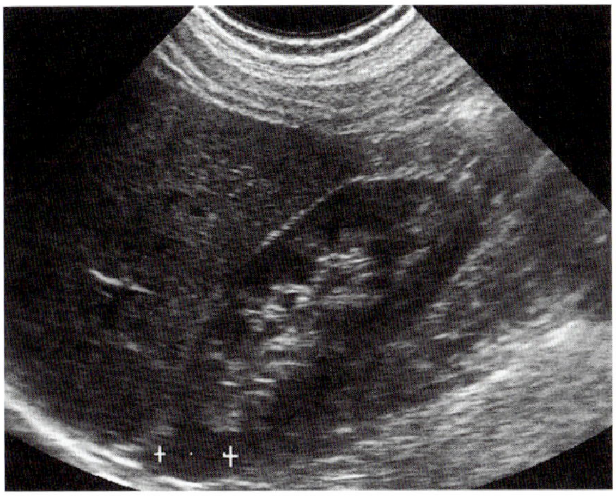

9.37 a Runde echoarme Struktur am oberen Pol der rechten Niere: Nebennierenadenom.

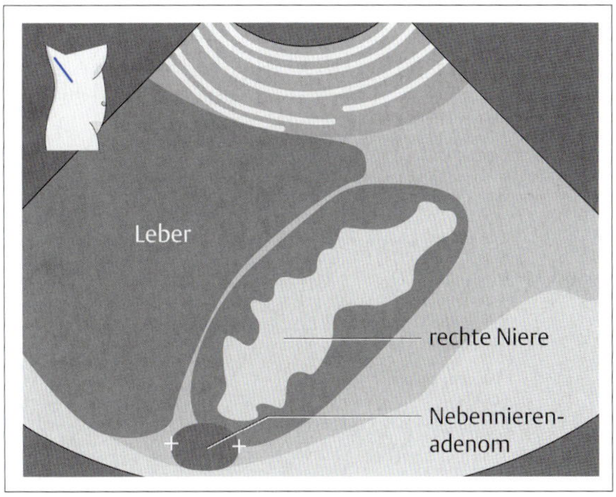

9.37 b Schemazeichnung.

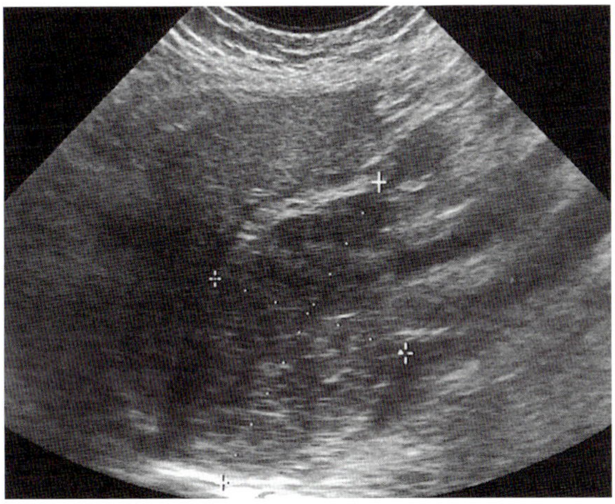

9.38 a In der rechten Nebennierenloge Darstellung eines großen inhomogenen Tumors mit Impression der Leber: Nebennierenkarzinom.

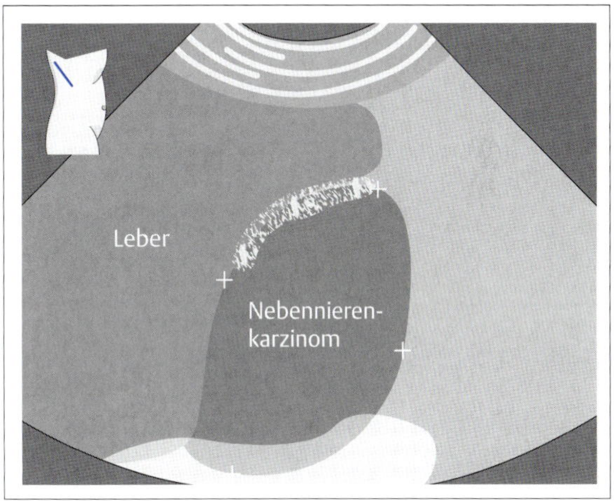

9.38 b Schemazeichnung.

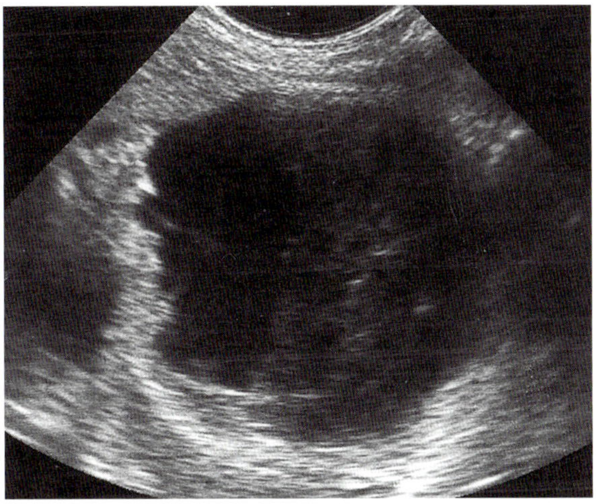

9.39 a Nebennierenkarzinom rechts mit unregelmäßiger Begrenzung und gemischt echoreicheren und echoarmen Anteilen.

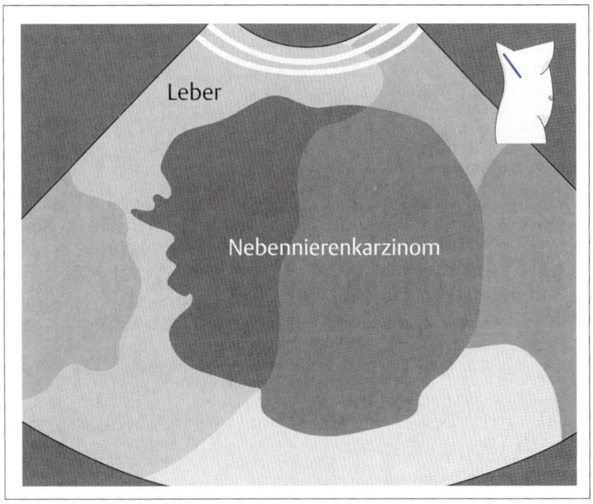

9.39 b Schemazeichnung.

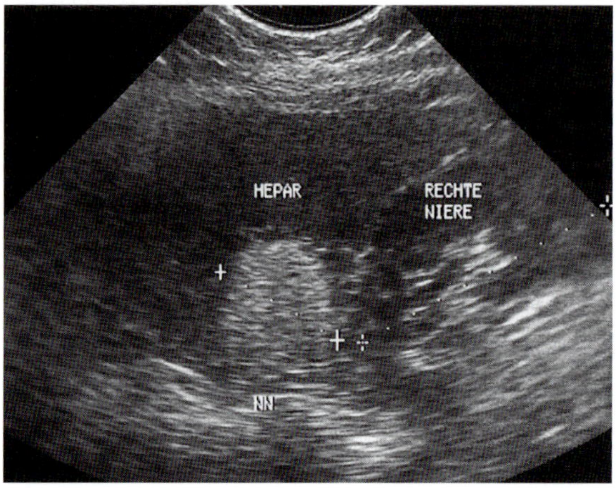

9.40 a Echoreicher Tumor im Bereich der rechten Nebenniere: Myelolipom.

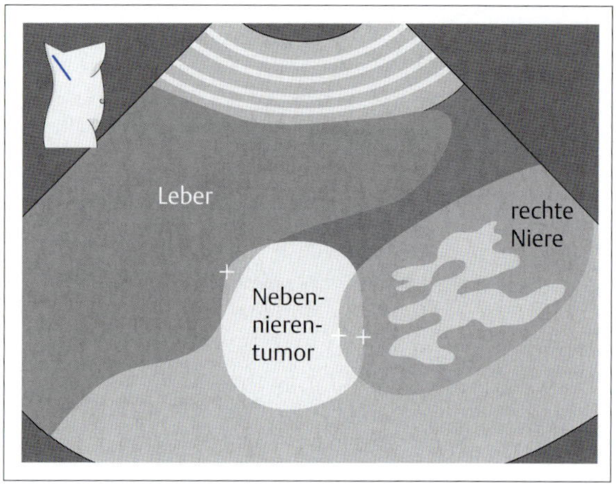

9.40 b Schemazeichnung.

Konsequenz für die Chirurgische Therapie

Befund	Charakteristika	Therapie
Raumforderung im Bereich der Nebenniere	Tumor unterschiedlicher Echogenität, Verkalkungen möglich	weiterführende Diagnostik: CT, Hormondiagnostik; hormonaktive Tumoren: Nebennierenresektion (Phäochromozytom ausschließen, vor OP eines Phäochromozytoms alpha-antagonistische Therapie); hormoninaktive Tumoren: operative Entfernung erst bei Tumor > 5 cm (Malignitätsverdacht)

Literatur

Becker W, Börner W, Gruber G. Szintigraphie und Sonographie bei der Diagnostik der Schilddrüsenautonomie. Dtsch Med Wschr. 1986; 111: 1630 – 5.

Berghout A, Wiersinga W M, Smits N J, et al. Interrelationships between age, thyroid volume, thyroid nodularity and thyroid function in patients with sporadic nontoxic goiter. Am J Med. 1990; 89: 602 – 8.

Daniels GH. Thyroid nodules and nodular thyroids: a clinical overview. Comprehens Ther. 1996; 22(4): 239 – 50.

Davies TF, Martin A, Concepcion ES, Graves P, Cohen L, Ben-Nun A. Evidence of limited variability of antigen receptors on intrathyreoidal T cells in autoimmune thyroid disease. N Engl J Med. 1991; 325: 238 – 44.

Foitzik T. Systematik und Epidemiologie benigner und maligner Schilddrüsenerkrankungen. In: Buhr HJ, Runkel N, Hrsg. Operationskurs Schilddrüse. Berlin: Blackwell; 1996: 1 – 15.

Gharib H. Current evaluation of thyroid nodules. Trends Endocrinol Metab. 1994; 5: 365 – 9.

Giuffrida D, Gharib H. Controversies in the management of cold, hot, and occult thyroid nodules. Am J Med. 1995; 99: 642 – 50.

Gutekunst R, Becker W, Hehrmann R, Olbricht T, Pfannenstiel P. Ultraschalldiagnostik der Schilddrüse. Dtsch Med Wschr. 1988; 113: 1009 – 12.

Hamacher C, Studer H, Zbaeren J, Schatz H, Derwahl M. Expression of functional stimulatory guanine nucleotide binding protein in nonfunctioning thyroid adenomas is not correlated to adenylate cyclase activity and growth of these tumors. J Clin Endocrinol Metab. 1995; 80: 1724 – 32.

Hammond LJ, Lowdell MW, Cerrano PG, Goode AW, Bottazzo GF, Mirakian R. Analysis of apoptosis in relation to tissue destruction associated with Hashimoto's autoimmune thyroiditis. J Pathol. 1997; 182: 138 – 44.

Hampel R, Kühlberg T, Klein K, et al. Strumaprävalenz in Deutschland größer als bisher angenommen. Med Klinik. 1995; 90: 342 – 9.

Heufelder AE, Hay ID. Evidence for autoimmune mechanisms in the evolution of invasive fibrous thyroiditis (Riedel's struma). Clin Investig. 1994; 72: 788 – 93.

Hintze G, Emrich D, Köbberling J. Treatment of endemic goitre due to iodine deficiency with iodine, levothyroxine, or both: results of a multicentre trial. Europ J Clin Invest. 1989; 19: 527 – 34.

Mann K. Schilddrüsenkarzinome. In: Wilmanns W, Hrsg. Internistische Onkologie. Stuttgart: Thieme; 1994: 600 – 10.

Martinze-Tello F, Martinze-Cabruja R, Fernandez-Martin J, Lasso-Oria C, Ballestin-Carcavilla C. Occult carcinoma of the thyroid. Cancer. 1993; 71: 4022 – 9.

Mc Kee RF, Krukoski ZH, Matheson NA. Thyroid neoplasia coexistent with chronic lymphocytic thyroiditis. Br J Surg. 1993; 80: 1303 – 4.

Nakhjavani MK, Gharib H, Goellner JR, van Heerden JA. Metastasis to the thyroid gland. Cancer. 1997; 79: 574 – 8.

Raue F. Struma maligna. Nuklearmediziner. 1995; 18: 147 – 52.

Raue F, Kohlwagen R, Ziegler R. Immunthyreopathie – Morbus Basedow. Diffuse Echoarmut in der Schilddrüsensonographie als diagnostisches Kriterium. Inn Med. 1992; 19: 76 – 9.

Rojeski MT, Gharib H. Nodular thyroid disease: evaluation and management. N Engl J Med. 1985; 313: 428 – 36.

Russo D, Arturi F, Suarez HG, et al. Thyrotropin receptor gene alterations in thyroid hyperfunctioning adenomas. J Clin Endocrinol Metab. 1996; 81: 1548 – 51.

Sachse A, Burzler C, Schopohl D, Gärtner R. Effect of iodine in comparison to d-iodolactone on apoptosis in porcine thyroid follicles in vitro. Endocrine Society. 1997; Abstr 97: P2 – 16.

Vitti P, Rago T, Mancusi F, et al. Thyroid hypoechogenic pattern at ultrasonography as a tool for predicting recurrence of hyperthyroidism after medical treatment in patients with Graves' disease. Acta Endocrinol. 1992; 126: 128 – 31.

Volpe R. Autoimmunity causing thyroid dysfunction. Endocrin Metab Clin North Am. 1991; 20(3): 565 – 87.

Wheeler MH. Investigation of the solitary thyroid nodule. Clin Endocrinol. 1996; 44: 245 – 7.

Wiedemann W. Sonographie und Szintigraphie der Schilddrüse. Stuttgart; Thieme; 1993: 61.

10 Endosonographie (EUS)

U. Will

Indikationen und Technik zur Sonographie

- **EUS-Technik:** Verwendung von hochfrequenten Ultraschallsonden, die am Distalende von Fiberendoskopen oder Sonden befestigt sind, Ankopplung des Ultraschalls über eine Wasserballonvorlaufstrecke und/oder Wasserfüllung des Gastrointestinums
- **Scanner:** Mechanische Sektorscanner (7,5/12 MHz, 360° Vollbild senkrecht zur Geräteachse, Eindringtiefe 6–8 cm); Elektronischer Konvexschallkopf (5/7,5 MHz, 105° Bildsektor längs zur Geräteachse, Spektral-, Farb-, Powerdoppler und EUS-FNP möglich); Minisonden: Einführung über Arbeitskanal des Endoskops (1,9–2,4 mm Durchmesser, 10–20 MHz, 360° Vollbild senkrecht zur Geräteachse, limitierte Eindringtiefe 2–3 cm), Applikation in den Pankreas- und Gallengang als Intraduktaler Ultraschall (IDUS); *Scanner ohne Optik:* Starre Instrumente: Radiale, lineare, multiplane (3 D)-Sonden 15–20 cm zur Anwendung am Rektum
- **Auflösung:** Strukturen und Läsionen ab 2–3 mm Größe
- **Untersuchung:** Patienten in Linksseitenlage, nach Möglichkeit sediert (5–15 mg Midazolam), Untersuchungsdauer 5–20 Minuten in Abhängigkeit von Fragestellung und Erfahrung des Untersuchers
- **Befunderhebung:**
- 1. Endoskopisch orientierte Untersuchung (Ankopplung an endoskopisch sichtbare pathologische oder unklare Befunde im Ösophagus, Magen, Duodenum, Papille und Rektum)
- 2. Sonoanatomisch orientierte Untersuchung (Umgebungsdiagnostik bei Tumoren des GIT; Tumoren/Lymphknoten (LK) im hinteren Mediastinum, Pathologie des pankreatobiliären Systems)
- **Spezielle Techniken:** EUS-Feinnadelpunktion (FNP) mit 19G, 22G Stanzbiopsienadeln zur histologischen/zytologischen Verifizierung von Tumoren und verdächtigen LK; Anwendung von intravenös applizierbaren US-Kontrastmitteln (Galaktose-Palmitinsäuregemisch mit winzigen Mikroluftbläschen, die der Signalverstärkung dienen) in Kombination mit EUS-Farbdoppler- oder Spektraldopplerverfahren zur Darstellung von Gefäßen in Tumoren des Gastrointestinaltraktes (mesenchymale Stromatumoren, neuroendokrine und zystische Tumoren des Pankreas) und zur exakteren Darstellung von Gefäßbeziehungen zu angrenzenden Tumoren
- **EUS-Komplikationen:** Gesamt: 0,05%; Mortalität 0,003%
- **EUS-Spezifika:** Einzige Methode, die eine systematische Beurteilung der Wand des Gastrointestinums und deren Umgebung erlaubt
- Es lassen sich 5 echodifferente Schichten abgrenzen, die einem entsprechenden histomorphologischen Korrelat zuordenbar sind (T 10.**1**; 👁 10.**3**)
- Dies ermöglicht ein präoperatives Tumorstaging
- **Hauptindikation:** T/N-Staging und Beurteilung der Resektabilität von Tumoren des GIT (Ösophagus, Magen incl. Lymphome, Pankreas, Papille, Gallenwege, Rektum); Grundlage multimodaler Therapiekonzepte
- EUS vermeidet Explorativoperationen und risikoreiche, kostenintensive Eingriffe in 55% (Nickl 1996); EUS beeinflußt wesentlich das therapeutische Vorgehen (Änderung der Behandlungsstrategie in 74% nach Nickl)
- EUS dient der präoperativen Prognoseabschätzung, da die Überlebenszeit von Patienten mit Tumoren des GIT von der Tumorausdehnung, Vorhandensein von Fernmetastasen und LK-Metastasen sowie der Radikalität des Eingriffs bestimmt wird; EUS-Trefferrate im T-Staging: 80–90%; N-Staging: 70–80%; Beurteilung der Resektabilität: 80–90% vergleichbar bei allen gastrointestinalen Tumoren; EUS im Staging allen anderen bildgebenden Verfahren deutlich überlegen

T 10.1 Korrelation der endosonographisch abgrenzbaren Wandschichten mit dem histologischen Befund und dem T-Stadium gastrointestinaler Tumoren

EUS-Schicht	Echogenität	Histologisches Korrelat	T- Staging
1. Schicht	echoreich	Eintrittsecho/Mukosa	
2. Schicht	echoarm	Mukosa	uT1m
3. Schicht	echoreich	Submukosa	uT1sm
4. Schicht	echoarm	Lamina muscularis propria	uT2
5. Schicht	echoreich	Austrittsecho und Subserosa, Serosa (Magen, Duodenum), Adventitia (Ösophagus), perirektales Fettgewebe (Rektum)	uT3

- *Fernmetastasen müssen vor der EUS stets ausgeschlossen werden (US, CT), da keine Änderung des therapeutischen Vorgehens durch den EUS-Befund bei MTS zu erwarten ist*
- Die Dignität einer im EUS als Raumforderung imponierenden Struktur ist nicht zu klären (Pankreaskarzinom – chronische Pankreatitis; malignes – benignes Ulkus; Adenom – uT1 Karzinom), wenn eindeutige Infiltrationskriterien fehlen
- Eine peritumoröse Entzündung führt zur Überbewertung (10–15%) vor allem bei T1 und T2-Tumoren; zelluläre Tumorausläufer in tiefere Schichten können nicht detektiert werden – dies führt zur Unterbewertung (5–10%)

Ösophaguskarzinome

Relevante Basisinformation

- 7% aller Malignome des Gastrointestinaltraktes (80–90% Plattenepithelkarzinome, 10–20% distale Adenokarzinome (wenn > 75% der Ausbreitung im tubulären Ösophagus spricht dies endoskopisch für ein primäres Ösophaguskarzinom)
- Inzidenz: 2–5/100 000; Risikofaktoren: chronischer Alkoholkonsum und Nikotinabusus,
- Barrett-Ösophagus als präkanzeröse Bedingung für das Adenokarzinom
- Bei Tumorausdehnung > 5 cm in 90% LK-MTS; bei Vorliegen von Tumorstenosen in 90% T3-T4-Tumoren
- Frühkarzinome vom Mukosatyp haben in 1–3% LK-MTS; Frühkarzinome vom Submukosatyp in 20–40% LK-MTS; Dies rechtfertigt im Falle des Mukosatyps minimal invasive Eingriffe, da die Operationsmortalität höher liegt als die Inzidenz von LK-MTS
- 5-Jahres-Überlebensrate 10–40%; Operationsmortalität 5–8%
- EUS nach endoskopischer und histologischer Sicherung des Tumors, Ausschluß von Fernmetastasen und Infiltration von Mediastinalorganen durch US, CT und ggf. Bronchoskopie; EUS bei endoskopisch suspektem Befund und negativer Histologie zur Beantwortung folgender Fragen: Tiefenbiopsie sinnvoll? EUS-FNP sinnvoll? Infiltrativer Prozeß von außen?
- Stenosierende Tumoren sollten nur in Einzelfällen vor EUS bougiert werden, um eine vollständige Endosonographie zu ermöglichen, da diese bereits in über 90% einem Stadium T3 oder T4 zuordenbar sind; Fragen die eine komplette EUS klären könnte (LK am Truncus? LK im Lig. hepatogastrale? uT3, uT4-Tumor?) helfen in der Entscheidung für ein palliatives oder kuratives Vorgehen. **Cave:** erhöhte Perforationsgefahr (Minimierung durch flexible Bougie-Endosonde o. Minisonden-EUS)
- EUS-FNP von LK intraabdominell zur Optimierung der Spezifität des N-Stagings und der Therapie (nur 10% der Ösophaguskarzinome mit LK-MTS am Truncus sind R0-resektabel)
- Der therapeutische Effekt einer Radio-Chemotherapie (RCT) kann mit EUS beurteilt werden Tumorverkleinerung, der klinische Nutzen einer Kontroll-EUS nach RCT ist bisher nicht belegt; ggf. Selektion der Patienten, die von einer Operation nach Radiochemotherapie (RCT) profitieren (Downstaging)
- Therapeutische Konsequenz einer EUS-Kontrolle nach Operation (Lokalrezidiv?) nicht belegt; häufig durch Fibrose, Entzündung im EUS falsch positiver Tumorbefund
- *Weiterführende Diagnostik:* Bronchoskopie, EUS-FNP infradiaphragmaler LK-MTS, Laparoskopie, Zytologie des Pleurapunktates bei Erguß, Thorakoskopie

Sonographische Befundkriterien

- Echoarme Wandverdickung mit Destruktion der lamellären Wandschichtung proportional zur Infiltrationstiefe und damit dem **Tumorstadium**
  - *Frühstadien* (uT1): Meist exzentrische, fokale Wandverdickung der 1.–3. Schicht, erhaltene Schichtung in der Tumorperipherie (Lamina muscularis propria, Adventitia), (👁 10.**1**)
  - *Spätstadien* (uT3, uT4): Transmurale, konzentrische oder exzentrische Wandverdickung mit Schichtungsverlust, irregulärer Konturierung (uT3), echoarme Tumorausläufer mit Infiltration von Bronchien, Gefäßen (uT4), (👁 10.**2**)
- Nachweis von **Pleuraergüssen** mit echodichter peritumoröser Verdickung, in die retikulär, streifenförmig echoarme Tumorzapfen einlaufen als Hinweis auf eine **Pleurakarzinose**
- Jeder nachweisbare LK in der Umgebung eines histologisch gesicherten Karzinoms muß unabhängig von seiner Konfiguration als primär maligne angesehen werden. Sichere Kriterien für eine **maligne Infiltration** der LK gibt es nicht. Hinweise auf maligne LK sind: Größer als 1 cm, rund, homogen echoarm strukturiert, glatt konturiert, fehlender bandförmig echodichter Zentralreflex (Trefferrate 60–70%), (👁 10.**2**);
- Die EUS-FNP von LK kann die Spezifität auf über 90% erhöhen.

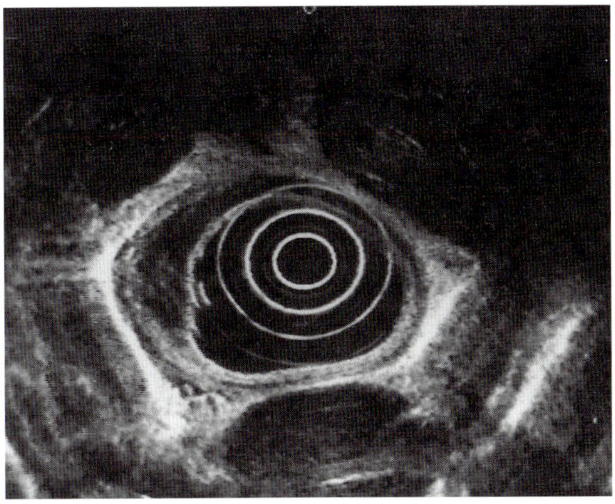

👁 **10.1 a** Frühkarzinom im Ösophagus; uT1, N0.

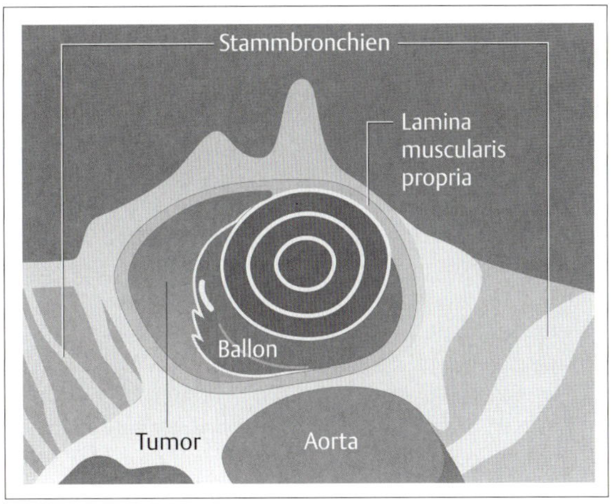

👁 **10.1 b** Schemazeichnung.

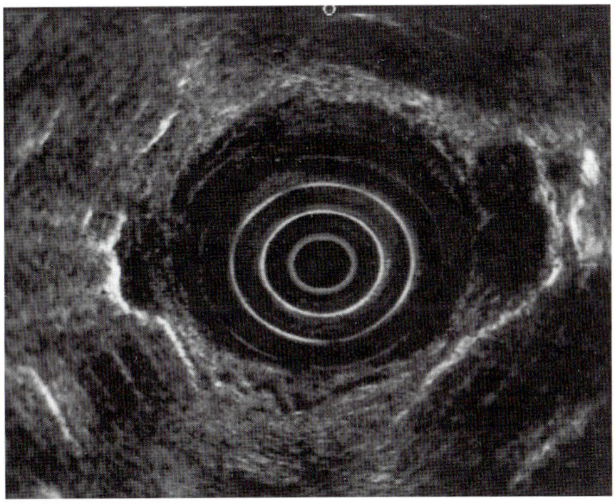

👁 **10.2 a** Ösophaguskarzinom in den rechten Stammbronchus infiltrierend; uT4, N1.

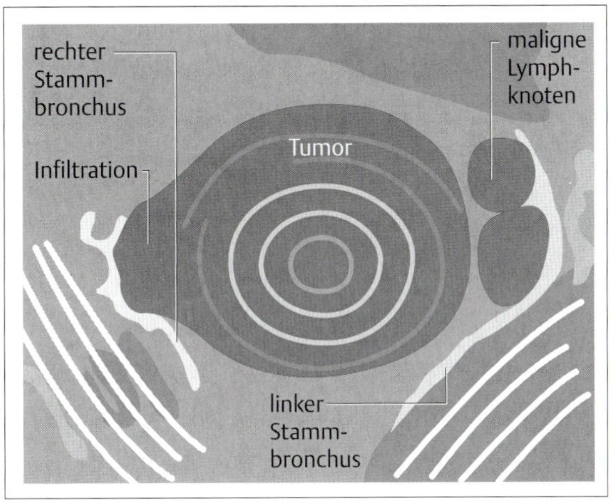

👁 **10.2 b** Schemazeichnung.

Konsequenz für die Chirurgische Therapie

Befund	**Andere relevante Faktoren**	**Therapie**
Echoarmer Tumor begrenzt auf die Mukosa (uT1 m)	nicht ulzerierend < 3 cm keine Lymphknoten Submukosa intakt	Endoskopische Mukosektomie wenn R1-Resektion ohne Submukosa-infiltration → Operation
Echoarmer Tumor begrenzt auf die 1.–4. Schicht supra- und infrabifurkal (uT1, uT2) und Tumoren infrabifurkal mit Infiltration der Adventitia (uT3) mit/ohne LK	Pat. ohne Komorbidität keine LK subdiaphragmal (Truncus, Lig. hepatogastrale)	1. Primär kurative Resektion 2. Neoadjuvante RCT in Studien (wenn LK positiv, wenn infrabifurkal uT3)
Suprabifurkale echoarme Tumoren mit periösophagealer Infiltration (uT3)	Lokoregionäre LK positiv keine LK subdiaphragmal	Neoadjuvante RCT mit konsekutiver Operation nach Restaging
Infiltration in Nachbarorgane (uT4)	Tumorzapfen in Bronchien, linker Vorhof, Azygos, Aorta LK-MTS am Truncus	Primär palliative Konzepte (Stent bei Stenose, palliative RCT, Brachytherapie)

Magenkarzinome, Magenlymphome

Relevante Basisinformation

- Inzidenz 30–50/100 000; Verhältnis Männer : Frauen = 2 : 1
- 90% Adenokarzinome (Klassifikation n. Lauren: intestinaler Typ 9% diffuser Typ 1%);
- 70–80% Lymphome und 20–30% maligne und benigne mesenchymale Stromatumoren
- Risikofaktoren: Rauchen, Alkohol, N-Nitrosoverbindungen, chronisch atrophische Gastritis, intestinale Metaplasie, H.-pylori-Infektion, Zustand nach partieller Gastrektomie, Morbus Menetrier, Adenome, Hyperplasiogene Polypen
- 5-Jahres-Überlebensrate 6–25% (early cancer >90%); Operationsmortalität 4–7%
- Inzidenz von LK-MTS: Mukosatyp pT1 m <3%; Submukosatyp pT1 sm 20%; pT2 40%; pT3 75%; minimal invasive Eingriffe im Falle des Mukosatyps sind gerechtfertigt
- Magenlymphome: bei 50–70% sekundäre Beteiligung, bei 20–30% primäre Manifestation; histopathologisch: hochmaligne/niedrig maligne, 70–75% der niedrig malignen Lymphome im Stadium uT1 (EI1 n. Musshoff) durch H.-pylori-Eradikationstherapie heilbar;
- EUS nach endoskopischer/histologischer Sicherung des Tumors und nach Ausschluß von Fernmetastasen (US, CT) oder bei endoskopisch suspektem Befund (vergröberte, irreguläre Falten, atypische Ulzera und negativer Histologie); Fragen: Tiefenbiopsie oder EUS-FNP sinnvoll? Infiltrativer/szirrhöser Prozess? Lymphom? Morbus Menetrier?
- EUS sensitiv in der Beurteilung einer intramuralen, infiltrativen Einbeziehung des Ösophagus bei proximalen Magenkarzinomen – wichtig für Operationsentscheidung
- Ankopplung über konzentrisch gefüllten Ballonvorlauf und Wasserfüllung des Magens, Luft vorher absaugen, Umlagerung des Patienten bei inoptimaler Ankopplung sinnvoll (subkardiale Region, Angulus, Fundus); *Cave:* Schrägschallartefakte: zu erkennen an einer unterschiedlichen Breite und verwaschenen Wandschichtung, Korrektur durch Endoskop
- EUS – sensitiv in der Erkennung des Lokal- und Anastomosenrezidivs, wobei die Spezifität durch Fibrose und Entzündung, welche einen Tumor vortäuschen können, verschlechtert wird
- EUS-Kontrollen: Nach alleiniger RCT bei Lymphomen obligat; Bei Karzinomen nach RCT oder Operation, nur wenn eine therapeutische Konsequenz ableitbar ist;
- *Weiterführende Diagnostik:* EUS-FNP, Schlingenbiopsie; Laparoskopie

Sonographische Befundkriterien

- Echoarm oder gemischt echogen strukturierter **Tumor** (polypoid, ulzerierend, diffus) mit Destruktion einzelner oder mehrerer Wandschichten
  - *Frühstadien* (early cancer): Mukosatyp uT1 m: Submukosa (3. Schicht) glatt konturiert vom Tumor abgrenzbar – (👁 10.**3**)
  - *Submukosatyp* **uT1** *sm:* Echoarme Tumorausläufer in die Submukosa; uT2: Infiltration der Lamina muscularis propria/Subserosa (👁 10.**4**)
  - *Spätstadien:* Vollständig aufgehobene Schichtung der Wand, die vom Tumor destruiert wird, irreguläre Konturierung nach peripher (uT3); Nachweis echoarmer Tumorausläufer in angrenzende Organe (uT4), (👁 10.**5**)
- **Regionäre Lymphknoten** im EUS gelten bei gesichertem Primum als maligne (s. Ösophaguskarzinome)
- Karzinome vom diffusen Typ zeigen ein pathognomonisches Bild: Konzentrische Auftreibung der Wand, meist glatte periphere Konturierung; Inhomogene, gestörte Schichtung („Pseudolamellierung") mit verdickter Submukosa und Lamina muscularis propria (👁 10.**6**)
- Nachweis von **Aszites** mit echodichten, bei Atem- und Pulsbewegung nicht flottierenden echodichten Strukturen perigastral als Hinweis auf das Vorliegen einer Peritonealkarzinose
- **Fortgeschrittene Lymphome** zeigen ein inhomogenes, heterogenes EUS-Bild: Echoarme Wanddestruktion mit vollständigem Schichtverlust neben konzentrisch verdickten Wandanteilen mit verwascher Schichtung, die eine deutlich verdickte Submukosa und Lamina muscularis propria aufweisen (DD: szirrhöses Karzinom)

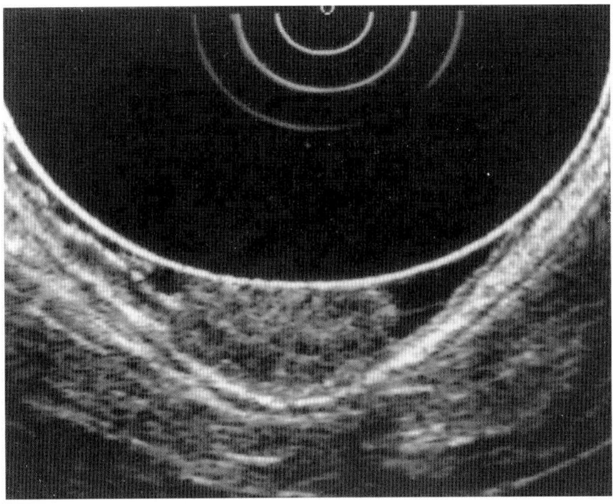

10.3 a Magenfrühkarzinom vom polypoiden Typ; uT1m.

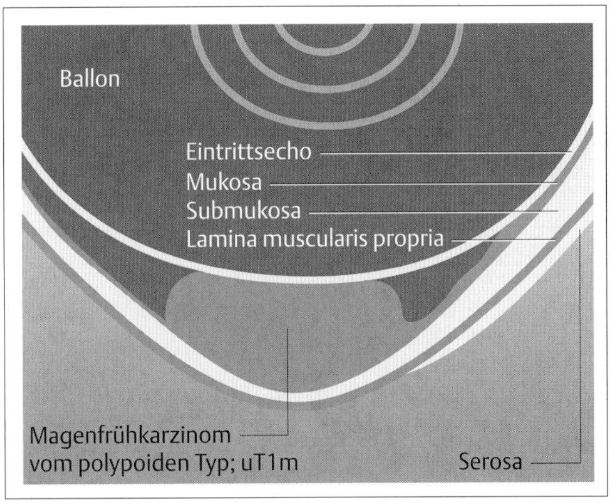

10.3 b Schemazeichnung.

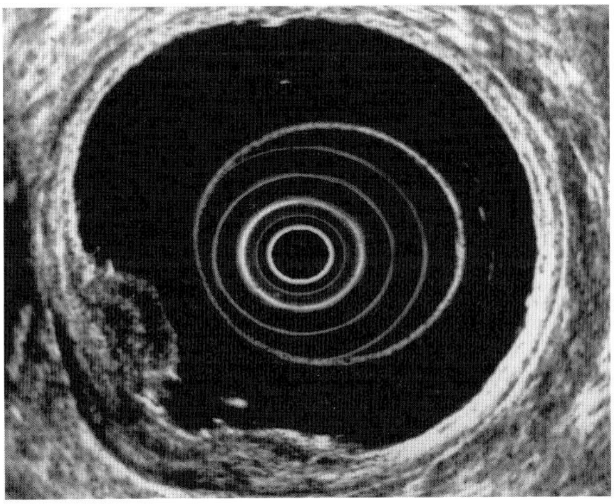

10.4 a Exulzeriertes Magenkarzinom; uT2, N0.

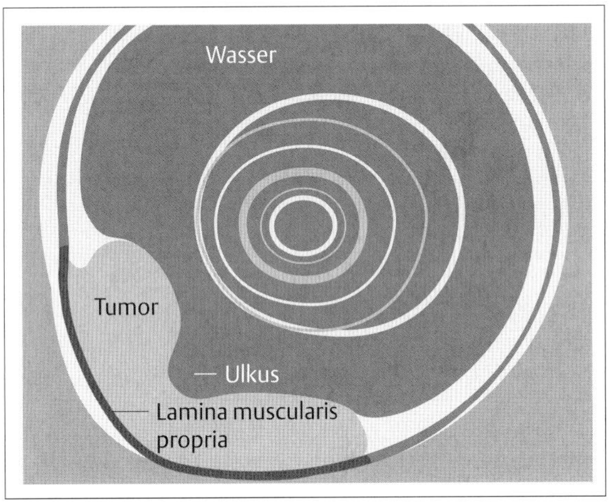

10.4 b Schemazeichnung.

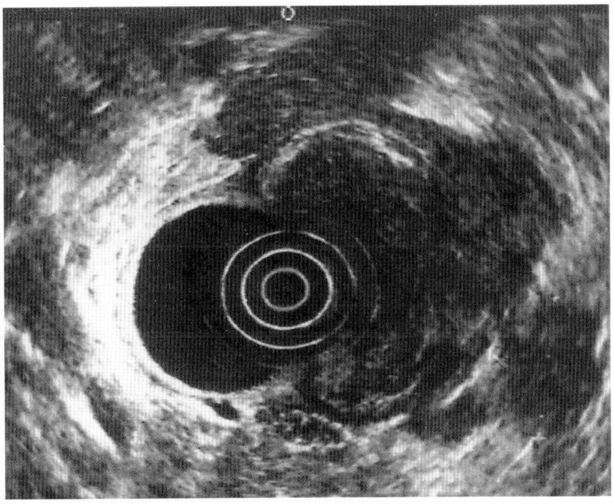

10.5 a Ausgedehntes Magenkarzinom mit Satelliten-metastase im Pankreas; uT4, Nx.

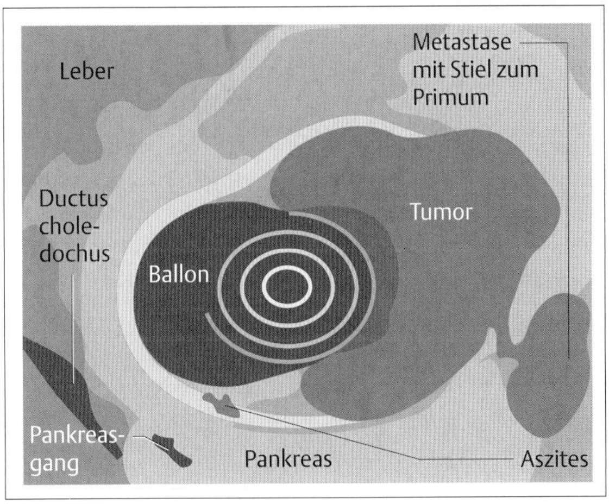

10.5 b Schemazeichnung.

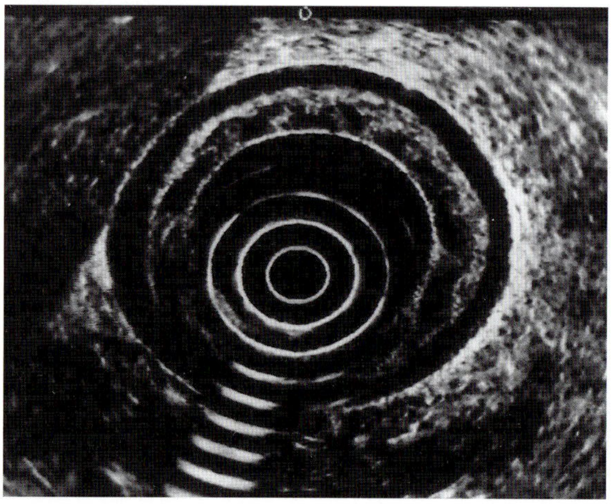

10.6a Pathognomonischer EUS-Befund eines zirrhösen Magenkarzinoms; uT3,N0.

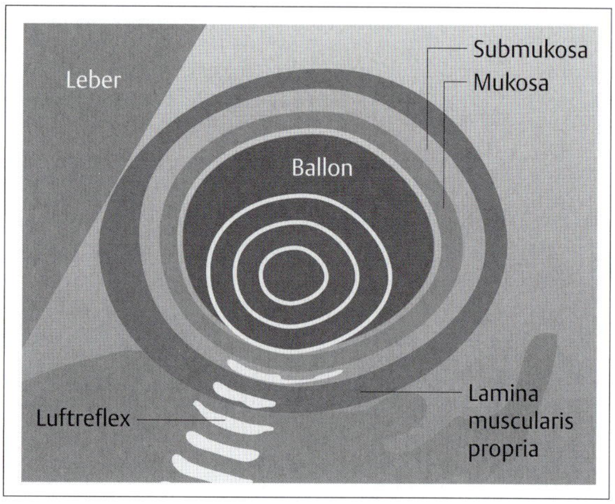

10.6b Schemazeichnung.

Konsequenz für die Chirurgische Therapie

Befund	Andere relevante Faktoren	Therapie
Tumor begrenzt auf die Mukosa (uT1 m)	Patient mit Komorbidität, OP-Risiko; keine LK; Submukosa sicher intakt	Endoskopische Mukosektomie, Laserablation, AGC, kombinierte Verfahren
Lymphom begrenzt auf Mukosa (EI1)	Keine Lymphknoten niedrig maligne, H.-pylori-positiv	Medikamentöse Eradikationstherapie (Studien)
Tumor o. Lymphom begrenzt auf die 1.–4. Schicht (uT1, uT2/EI1–EII1) mit/ohne lokoregionäre LK	Patient ohne Komorbidität und ohne erhöhtes OP-Risiko	Primär kurative Operation (Lymphome EII1 mit postoperativer RCT) (Chemotherapie *hochmaligner* Lymphome EII1 ohne Operation)
Tumor mit Infiltration der Serosa und des angrenzenden Gewebes (uT3) mit lokoregionären und LK am Truncus/Lig. hepatoduodenale	Patient ohne Komorbidität und ohne erhöhtes Op-Risiko	1. Primäre Operation mit erweiterter Lymphadenektomie (Kompartment I und II) oder 2. Downstaging durch neoadjuvante CT mit konsekutiver Operation (Studien)
Lymphom mit Infiltration von Organen und N2-LK (EII2, IV)		Chemotherapie, Radiotherapie
Infiltration in Nachbarorgane (uT4)	Tumorinfiltration in Pankreasschwanz, Kolon, linker Leberlappen	Erweiterte Resektion unter kurativen Gesichtspunkten
	Peritonealkarzinose, diffuse Lebermetastasen	Neoadjuvante CT in Studien

Submuköse Tumoren

Relevante Basisinformationen

- Mesenchymale Stromatumoren (1% der gastrointestinalen Tumoren) lassen sich immunhistologisch hinsichtlich ihrer Herkunft und ihres Malignitätsgrades einteilen; Benigne Leiomyome und Schwannome stehen Leiomyosarkomen und malignen Schwannomen gegenüber. Neben den Leiomyomen machen die Gastrointestinalen Stroma-Tumoren (GIST) die größte Gruppe aus (30–40%)
- Während Leiomyome keine maligne Potenz besitzen, wird diese den GIST zugeschrieben
- GIST exprimieren als pathognomonische Oberflächenmarker CD 34 und CD 117, die den Leiomyomen fehlen
- Lipome und Zysten (incl. Duplikaturzysten) sind selten und zeigen kaum Komplikationen; Liposarkome sind eine Rarität
- Diagnostik: Zufallsbefund in der Endoskopie (Vorwölbung, Brückenfalten), auffällig durch Dysphagie, Obstruktion oder Arrosionsblutung aus einem exulzerierten Tumor (mesenchymale Stromatumoren sind hochvaskularisiert, 👁 10.**7**)
- EUS kann zwischen Kompression durch angrenzende Organe (Aorta, Ventrikel, LK im Mediastinum, Milz, A. und V. lienalis, Leber, Gallenblase) und submukösem Tumor sicher unterscheiden
- Generierende Schicht, Größe, Konturierung und Echotextur lassen einen Rückschluß zu auf die Art und eingeschränkt auf die Dignität des Tumors
- *Weiterführende Diagnostik:* EUS-FNP, Schlingenabtragung (Tumoren in der 1.–3. Schicht)

Sonographische Befundkriterien

- **Leiomyome, GIST:** Echoarme, homogen strukturierte, glatt konturierte, spindelförmige oder runde Tumoren in der Lamina muscularis propria (👁 10.**8**)
- seltener in der Lamina muscularis mucosae (2. Schicht) gelegene Tumoren mit intakter peripherer Schichtung, größere Tumoren sind im EUS-kontrastmittelverstärkten Farbdoppler und Spektraldoppler mit Flußsignalen belegt (👁 10.**7**)
- **Lipome:** Echodichte, glatt konturierte, homogen strukturierte spindelförmige bis runde Tumoren in der Submukosa (3. Schicht), angrenzende Lamina muscularis propria und Mukosa intakt
- **Karzinoide, aberrierendes Pankreas:** meist echoarm strukturiert, in der Submukosa gelegen, Abgrenzung zur L. musc. propria oft unsicher (DD: Leiomyom? Infiltration?) – frühzeitige Tiefenbiopsie oder Abtragung zur Diagnosesicherung vor allem bei klinischer Symptomatik erforderlich
- Kriterien für **maligne mesenchymale Stromatumoren:** Inhomogene, gemischt echogene Texturierung mit echofreien zystoiden oder tubulären Strukturen und echodichten Foki, irreguläre Konturierung, angrenzende Wandschichten schlecht abgrenzbar (👁 10.**9**), irreguläre intratumoröse Gefäßstrukturen im kontrastmittelverstärktem EUS-Farbdoppler, Wachstumstendenz im Kontroll-EUS

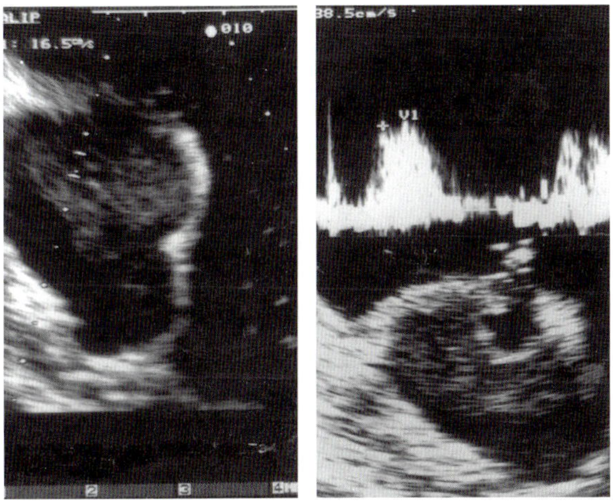

👁 10.**7a** Exulzeriertes Leiomyom im Magen; Nachweis arterieller Flüsse im Tumor.

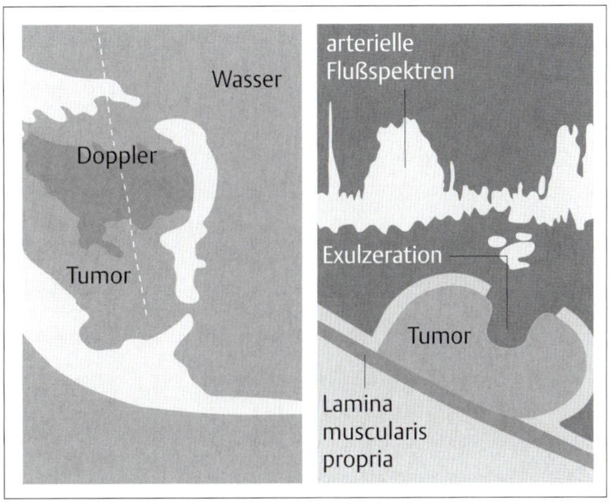

👁 10.**7b** Schemazeichnung.

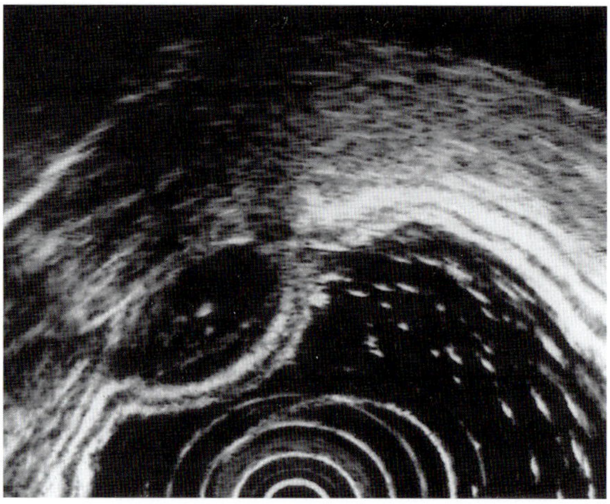

10.8 a Leiomyom im Magen.

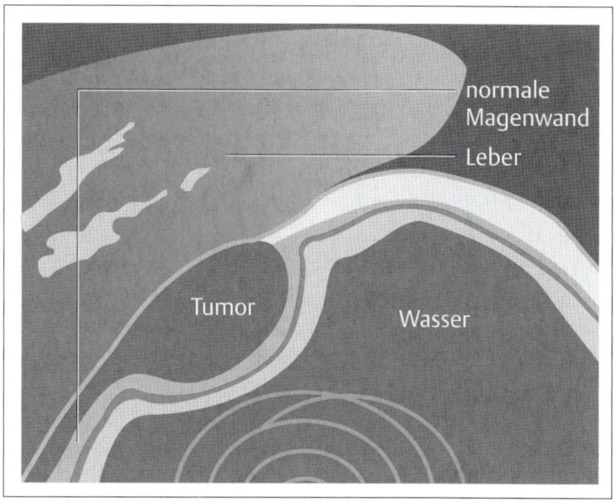

10.8 b Schemazeichnung.

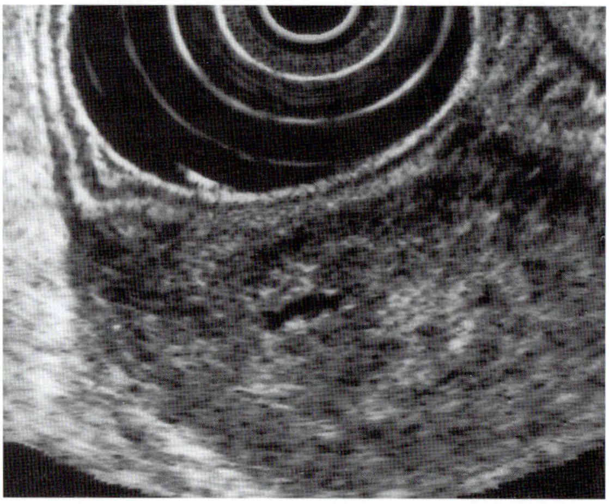

10.9 a Leiomyosarkom im Magen, ausgehend von der L. muscularis propria.

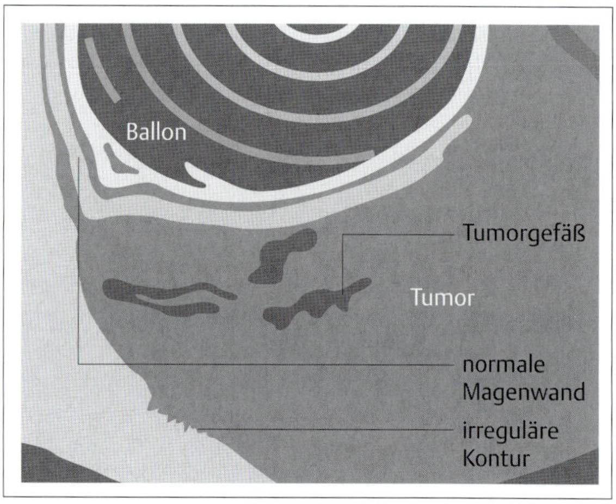

10.9 b Schemazeichnung.

Konsequenz für die Chirurgische Therapie

Befund	Andere relevante Faktoren	Therapie
Tumor < 3 cm, glatt konturiert, homogen strukturiert, Wandschichtung intakt	Patienten ohne Symptomatik Tumor ohne Komplikationen	Abwartende Haltung halbjährliche Verlaufskontrollen über 2 Jahre; ggf. EUS-FNP, endoskopische Abtragung (1.–3. Schicht)
Tumor > 3–4 cm oder (unabhängig von der Größe) Tumor irregulär konturiert mit inhomogener Textur (zystoid, echodichte Foki), Destruktion der Wandschichtung	Patienten mit Symptomatik Tumoren mit Komplikationen Lokoregionär suspekte LK Wachstum/Echotexturänderung in EUS-Kontrolle Maligne in EUS-FNP	sofortige Operation

Tumoren des Pankreas

Relevante Basisinformation

- 80–85% duktale Adenokarzinome mit schlechter Prognose, 5–10% zystische Neoplasien inkl. intraduktal papillär muzinöse Tumoren (IPMT), < 1% Azinuszellkarzinome, Lymphome etc.
- Inzidenz: 80–100/100 000
- Resektionsrate 20–40%; Operationsmortalität in Zentren 5%, sonst bis 40%
- Mediane Überlebenszeit 4–7 Monate; 5-Jahres-Überlebensrate aller Tumoren < 5%, 5-Jahres-Überlebensraten nach R0-Tumorresektion 17–37% (abhängig von LK-MTS, perineuraler Infiltration)
- Risikofaktoren: Rauchen, Alkohol, chronische Pankreatitis (10–16fach erhöhtes Risiko)
- Inzidenz von LK-MTS korreliert mit T-Stadium (uT1 40%; uT2 60%, uT3 80%, uT4 100%)
- Neuroendokrine Tumoren (Gastrinome, Insulinome, Somatostatinome, Karzinoidtumoren) können hormonaktiv (klinische Symptomatik) und häufiger hormoninaktiv sein; EUS-Detektionsrate 80–90%;
- EUS ist indiziert bei geringstem Verdacht auf einen Pankreasprozess, nach Ausschluß von Fernmetastasen vor allem bei unauffälligem Pankreas im US und CT oder unklarem Duktogramm in der ERCP. Sensitivste Methode in der Detektion „okkulter Karzinome", im Staging und in der Beurteilung der Resektabilität von Pankreastumoren
- Hohe Auflösung ohne störende Luftartefakte durch direkte Ankopplung an das Pankreas
- EUS dient:
  - 1. Selektion von Patienten, die einer kurativen Resektion zuführbar sind (Beurteilung der Gefäßinfiltration uT4, als sicheres Indiz der Inkurabilität),
  - 2. Vermeidung von Explorativlaparotomien,
  - 3. Erhöhung der R0-Resektionsraten,
  - 4. Kostenersparnis
- Die Differenzialdiagnose zwischen fokal segmental chronischer Pankreatitis und Pankreaskarzinom ist schwierig
- Beurteilung einer Tumorinfiltration des arteriellen Systems eingeschränkt – bei Verdacht ist eine Kombination mit Duplexsonographie, EUS-Duplex und Angiographie sinnvoll
- Kann die Dignität präoperativ nicht geklärt werden und besteht Resektabilität im EUS, folgt zwingend eine Explorativoperation mit kurativem Ansatz (Rate der Pseudotumoren bei chronischer Pankreatitis, die primär unter Karzinomverdacht operiert wurden, 5–8%)
- *Weiterführende Diagnostik:* EUS-FNP (👁 10.**14**)
- Sensitivität 95%, Spezifität 88%, EUS-Farbdopplersonographie mit Kontrastmittel (👁 10.12); Duplexsonographie; Angiographie; Laparoskopie (Peritonealkarzinose); Positronenemissionstomographie (PET);

Sonographische Befundkriterien

- **Karzinome:** Echoarme Tumoren, homogen oder inhomogen strukturiert (meist abhängig von der Größe), irreguläre Konturierung mit echoarmen Ausläufern bei fortgeschrittenen Tumoren, Verlust der Grundstruktur im Vergleich zum angrenzenden Pankreas (keine Gefäßwandreflexe, keine duktalen Reflexe, keine Lobulierung), Ductus Wirsungianus vorgeschaltet, meist dilatiert (Tumorobstruktion); Ductus choledochus erweitert, wenn Tumor im präpapillärem, Segment des Pankreaskopfes lokalisiert (Leitsymptom Ikterus!) (👁 10.**10**); fehlende Flußsignale im EUS-Farbdoppler
- **Hinweise für Inkurabilität:** Nachweis von Tumorzapfen im Portalsystem meist mit peripankreatischen tubulären, echofreien Strukturen (venöse Kollateralen) (👁 10.**11**)
- Unsichere Zeichen für **Gefäßinfiltration:** Uferbegrenzung des Portalsystems irregulär konturiert, Verlust des Grenzreflexes
- **Cave:** Schallartefakt
- *Hinweise auf eine* ***fokal segmental chronische Pankreatitis*** *– Pseudotumor:* Wabig lobulierte echoarme Textur mit echodichten septenartigen Strukturen im angrenzenden Pankreas; Pankreasgang mit irregulär konturiertem Verlauf und akzentuierten echodichten Begrenzungsechos; Tumor meist im Kopfbereich mit inhomogener, dominant echoarmer Textur, tubuläre und duktale Strukturen sind erkennbar, Uferbegrenzung zum Portalsystem echodicht und verbreitert, im kontrastmittelverstärktem EUS-Farbdoppler multiple Gefäßsignale im Tumor (Entzündungshyperämie)
- **Neuroendokrine Tumoren:** meist glatt konturiert und rund, gemischt echogen strukturiert z.T. mit tubulären echofreien Strukturen, die sich im EUS-Farbdoppler als Gefäße identifizieren lassen (👁 10.**12**)
- **Zystische Neoplasien:** multiple kleine (seröses Zystadenom) oder größere, irregulär konturierte Zysten (muzinöses Zystadenom, Zystadenokarzinom), die von echodichten, verbreiterten, septenartigen z.T. soliden Strukturen mit Flußsignalen im EUS-Farbdoppler flankiert werden (👁 10.**13**); Infiltration in peripankreatisches Gewebe als Hinweis auf eine maligne Transformation **(muzinöses Zystadenokarzinom), Cave:** Differentialdiagnose: Atypische **Pseudozyste** bei chronischer Pankreatitis; **Intraduktal papillär muzinöse Tumoren:** Erweiterte Pankreasgangsysteme, die zystisch imponieren mit echodichten wandadherenten raumfordernden Strukturen im Gangsystem

Neuroendokrine Tumoren: Somatostatin-Rezeptorszintigraphie, intraoperative Sonographie

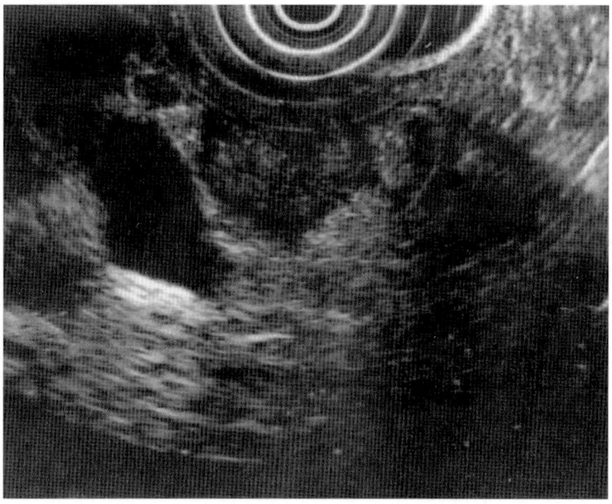

10.10 a Kleines Pankreaskarzinom mit lokoregionärer LK-MTS; uT1, N1.

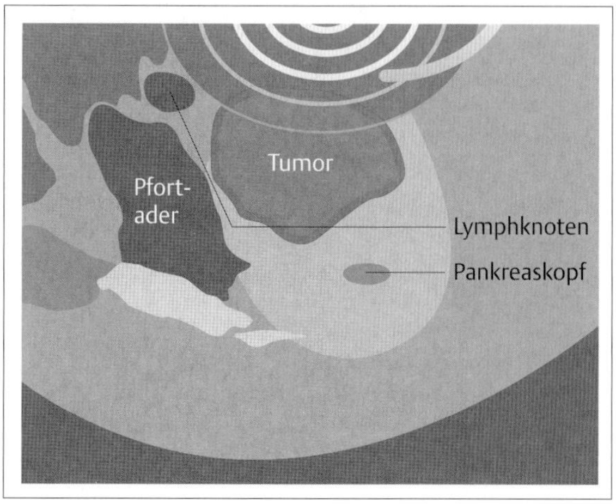

10.10 b Schemazeichnung.

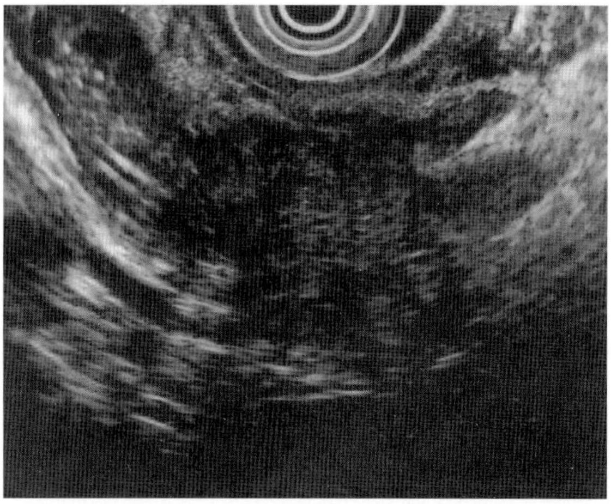

10.11 a Pankreaskarzinom mit Infiltration in das Portalsystem; uT4, Nx.

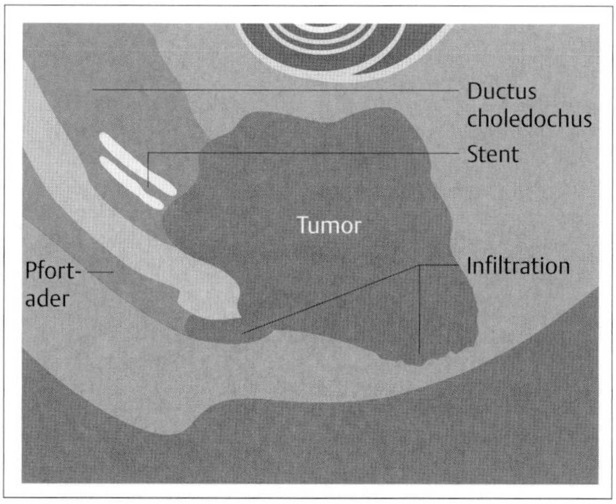

10.11 b Schemazeichnung.

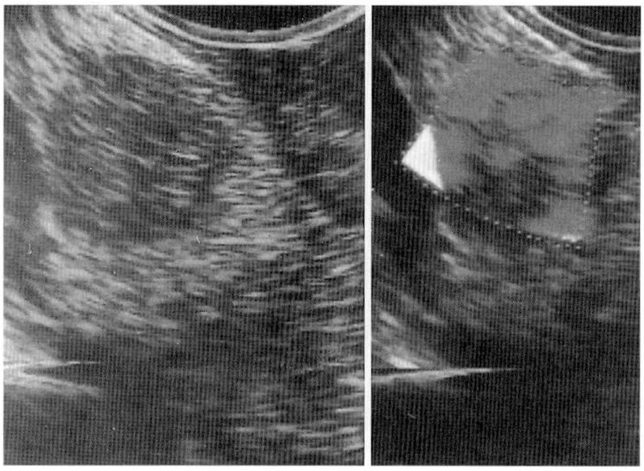

10.12 a Hochvaskularisierte Raumforderung im Pankreasschwanz im B-Mode und nach Kontrastmittel im Farbdoppler (Powermode); histologisch: Insulinom.

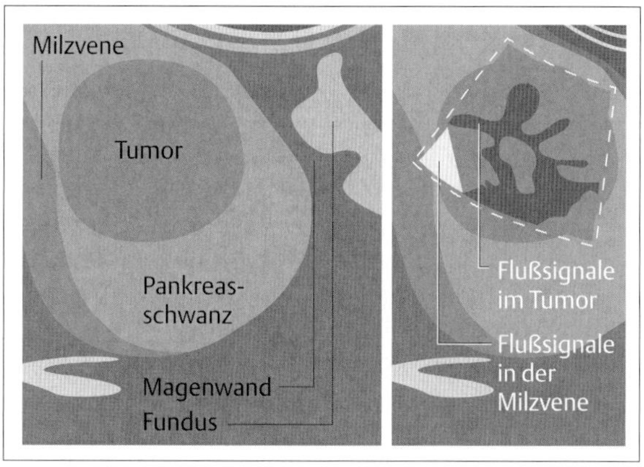

10.12 b Schemazeichnung.

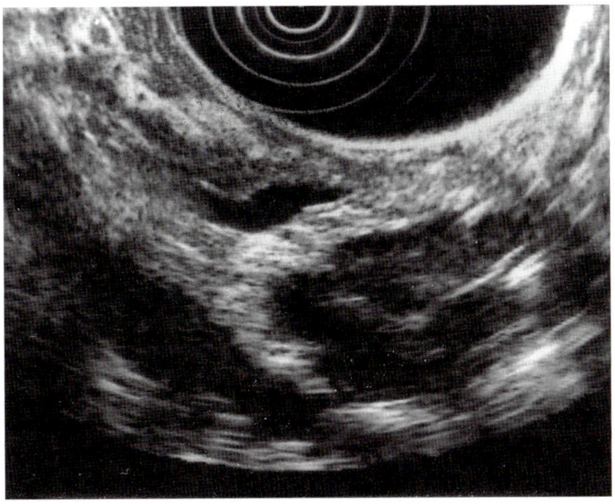

10.13 a Polyzystische Raumforderung im Pankreaskopf; Histologisch: Muzinöses Zystadenom.

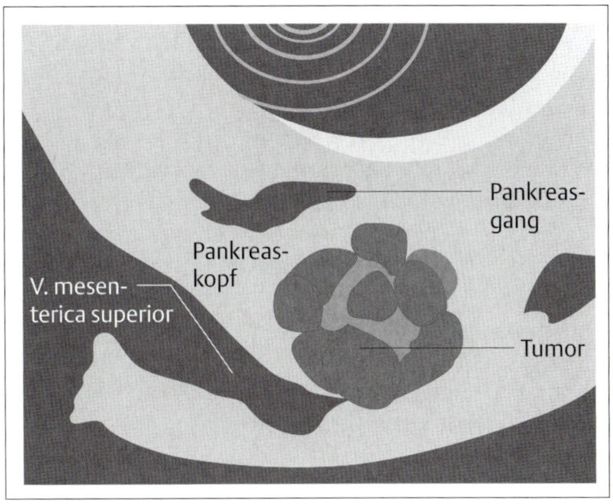

10.13 b Schemazeichnung.

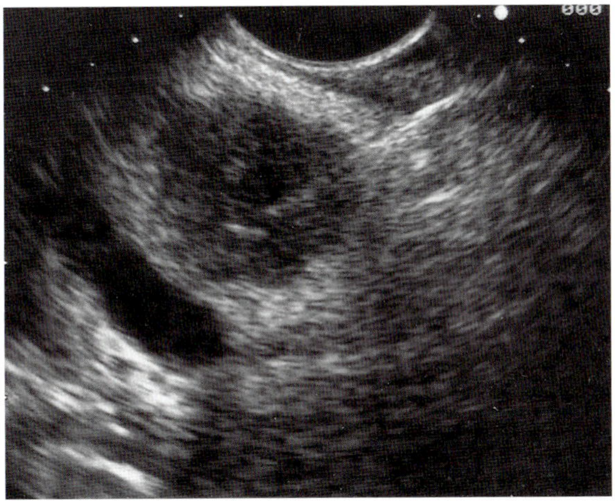

10.14 a EUS-FNP einer kleinen Raumforderung im Pankreaskopf; uT1, N0; Histologisch: Adenokarzinom.

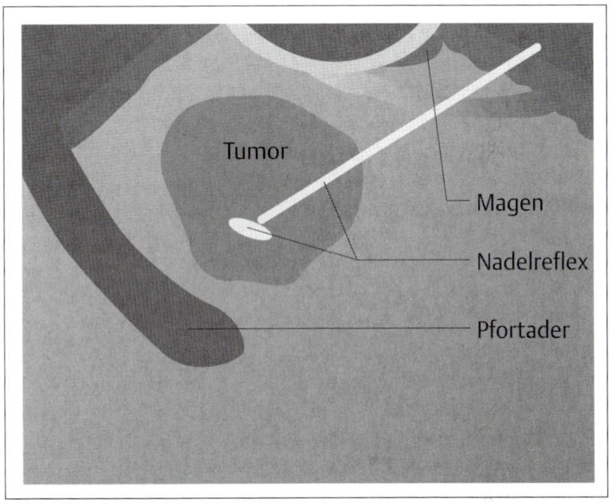

10.14 b Schemazeichnung.

Konsequenz für die Chirurgische Therapie

Befund	Andere relevante Faktoren	Therapie
Tumor begrenzt auf das Pankreas < 2 cm (uT1), > 2 cm (uT2); Tumor mit Infiltration in D. choledochus, Duodenum, peripankreatisch (uT3);	Patient ohne Komorbidität Keine malignen LK am Truncus Keine Peritonealkarzinose Keine Gefäßinfiltration	Primäre Operation mit kurativem Ansatz, auch ohne vorherige Histologie, wenn Tumor operabel erscheint
Tumor mit Zeichen der Gefäßinfiltration (uT4)	Unabhängig vom T-Stadium: Fernmetastasen Peritonealkarzinose Maligne LK am Truncus (EUS-FNP) Patienten mit Komorbidität	Primär palliative Therapiekonzepte (Ikterus – Endoskopie mit Stenteinlage oder bilio-digestive Anastomose; Obstruktion Duodenum – Gastroenterostomie)
Hochvaskularisierter, runder, echoarmer Tumor (V. a. neuroendokrine Tumoren – DD: MTS eines Nierenzellkarzinoms)	Patienten ohne erhöhtes OP-Risiko Patienten mit endokriner Symptomatik	Primäre Operation (Enukleation bei benignen Tumoren, Whipple-Op)

Tumoren der Gallenwege

Relevante Basisinformation

- Inzidenz 1–5/100 000, Hauptsymptom: Ikterus
- Risikofaktoren: sklerosierende Cholangitis, parasitäre Infektionen, Colitis ulcerosa, Choledochuszysten, Cholangiolithiasis, Papillomatosis
- 95% Adenokarzinome mit papillärem oder sklerosierendem Wachstum
- Klassifikation nach Ausdehnung und Lokalisation (Bismuth-Corlette Typ I–IV)
- 5-Jahres-Überlebensrate 20–40%; Operationsmortalität 5–27%; in Zentren 5%
- EUS indiziert nach Ausschluß von Metastasen (US, CT) bei Tumornachweis zur Beurteilung der Operabilität (Infiltration Portalsystem) und bei unklaren Duktogrammen in ERC ohne Tumornachweis (unklarer Verschlußikterus)
- EUS-Schwierigkeiten: Darstellung der Bifurkation eingeschränkt, deshalb Typ IIIa/IV Tumoren (Einwachsen in den rechten Ductus hepaticus/Leber) schlecht beurteilbar
- Tumorlokalisationen im distalen Abschnitt sind nicht vom Pankreaskopfkarzinom zu unterscheiden (Entität der peripapillären Karzinome)
- Eine Differentialdiagnose zwischen entzündlichen und malignen Stenosen ist ohne Nachweis von Infiltrationskriterien unsicher, EUS-FNP zur Verifizierung bei negativer transpapillärer Diagnostik sinnvoll (Trefferrate 80–90%)
- *Weiterführende Diagnostik:* ERCP, MRC, Duplexsono, Duktoskopie mit Biopsie, IDUS, Laparoskopie

Sonographische Befundkriterien

- Echoarmer Tumor in Projektion auf den Ductus choledochus im Lig. hepatoduodenale, vorgeschalteter Ductus choledochus (dreischichtig) erweitert mit akzentuierter Schichtung (bedingt durch Cholestase). Im Bereich des Tumors aufgehobene Wandschichtung (glatte Kontur – uT2; Irreguläre Kontur, Tumorzapfen ins Pankreas laufend – uT3; Gefäßinfiltration (meist Pfortader) – uT4 (10.**15**)

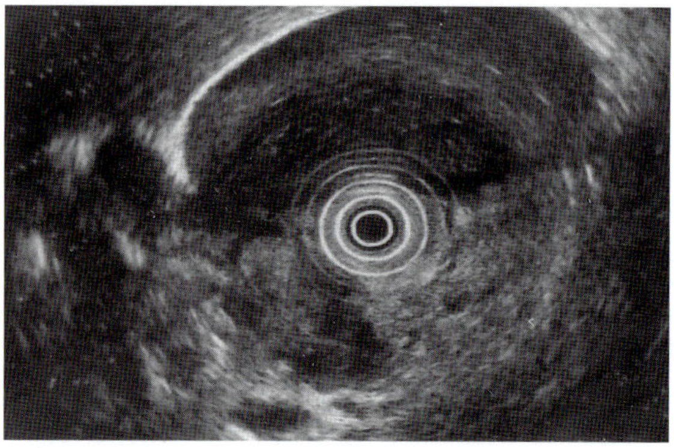

10.**15 a** Gallengangskarzinom in die Pfortader infiltrierend; uT4, N1.

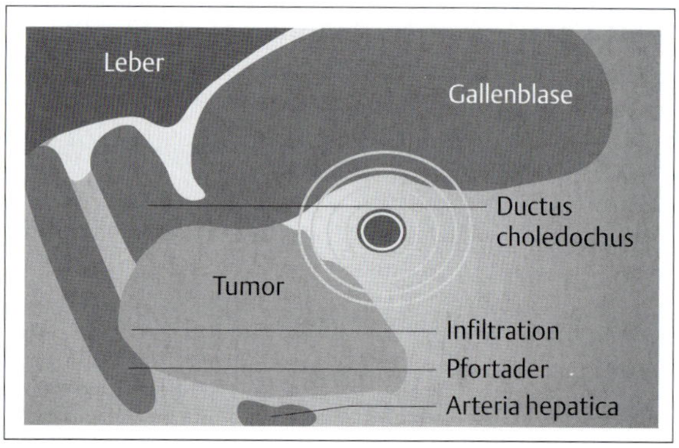

10.**15 b** Schemazeichnung.

Konsequenz für die Chirurgische Therapie

Befund	Andere relevante Faktoren	Therapie
Tumor im mittleren und distalen Choledochus – eingeschränkt im proximalen Choledochus-, begrenzt auf die Wand (uT1, uT2), oder mit Umgebungsinfiltration (uT3)	Allgemeine Operabilität Keine Peritonealkarzinose	Operation mit kurativem Ansatz (Whipple-Op)
Tumor im proximalen Drittel (Klatskintumor) bis uT3	Allgemeine Operabilität Keine LK am Truncus Keine Metastasen	Resektion mit Hepatikojejunostomie; ggf. postoperative Radiatio (Afterload) bei R1-Resektion, LTX
Tumor mit sicherer Gefäßinfiltration (uT4)	Unabhängig vom Stadium: Peritonealkarzinose LK am Truncus Komorbidität	Palliative Konzepte (Hepatikojejunostomie, endoskopisches Stenting, Brachytherapie, PDT)

Tumoren der Papilla Vateri

Relevante Basisinformation

- 5% der Neoplasien des Gastrointestinaltraktes
- Wuchsformen: ampullär, polypoid, ulzerierend
- Pathohistologie: Adenome, Adenokarzinome, neuroendokrine Tumoren, Lymphome
- Entität der peripapillären Tumoren: Lokalisation in der ampullären Region, wobei der Tumorursprung (Papille, Pankreas, Duodenum, distaler Choledochus) unklar ist (👁 **10.16**)
- Resektionsquote 50–90%, 5-Jahres-Überlebensrate 40–60% (pT1, 2–70%; pT3, 4–0–5%);
- Risikofaktoren: Familiäre adenomatöse Polypose, Gardner-Syndrom, Adenome (Adenom-Karzinom-Sequenz)
- Inzidenz von LK-MTS: pT1 < 1%; pT2 40%; pT3 50%; pT4 100%; dies rechtfertigt minimal invasive Eingriffe im Stadium uT1
- EUS Indikationen:
  1. Unklarer Verschlußikterus (Frühsymptom!) nach Durchführung von Duodenoskopie ggf. Biopsie und Ausschluss von Fernmetastasen indiziert;
  2. Bei negativer Biopsie und endoskopisch auffälliger Papille;
  3. Pathologisches Duktogramm und scheinbar normale Papille (Fragen: Intramuraler Tumor? Tiefenbiopsie nach Papillotomie sinnvoll?)
- Bei unklarem Verschlussikterus EUS vor ERCP sinnvoll wegen:
  1. Sicherer Detektion der Verschlußursache
  2. Festlegung der therapeutischen Strategie (ERCP, Operation; Kuratives – palliatives Vorgehen)
  3. Im Gegensatz zur ERCP keine Komplikationen bei vergleichbarer Aussage
- Aussagen zur Dignität des papillären Tumors unsicher bei fehlenden Infiltrationskriterien, **Cave:** Entzündliche Papillenstenosen täuschen Tumoren vor!
- *Weiterführende Diagnostik, diagnostische Papillektomie:* ERCP, IDUS, transpapilläre Biopsie nach Papillotomie, Laparoskopie

Sonographische Befundkriterien

- **Adenome:** Homogen strukturiert, unterschiedliche Echogenität, glatt konturiert, Submukosa und Lamina muscularis propria intakt, keine lokoregionären LK (👁 10.**17**, u. 10.**18**);
- Hinweise für karzinomatöse Entartung trotz bioptischer Adenomdiagnose: Gemischt echogener Tumor (z.B. luminal echodichter, Basis echoärmer), irreguläre Konturierung, Submukosa nicht mehr abgrenzbar, suspekte lokoregionäre LK; *Cave:* Entzündlicher Schub bei Cholestase; nach Manipulation (Papillotomie) pseudotumoröser EUS-Befund – deshalb EUS vor ERCP empfohlen
- **Karzinome:** Echoarm strukturiert, glatt konturiert, Submukosa intakt, begrenzt auf Ampulle (uT1); Echoarme irreguläre Konturierung – transmurale Tumorausbreitung auf die Duodenalwand (uT2); periduodenale echoarme Tumorausläufer ins Pankreasparenchym < 2 cm (uT3); Tumorausbreitung > 2 cm ins Pankreas und oder benachbarte Organe und Gefäßinfiltration (uT4) – in diesem Stadium nicht mehr vom Pankreaskarzinom, Gallenwegskarzinom zu differenzieren
- Hinweise auf eine **benigne organische Stenose** (Adenomyomatose, Papillitis stenosans): Ampullärer Teil des Ductus choledochus mit beidseits konvexbogig ins Lumen ragenden, echodichten, raumfordernden Strukturen, die in die Papille einlaufen. Das Lumen des Ductus choledochus erscheint filiform eingeengt, Wand des Ductus choledochus intakt – keine Zeichen einer Tiefeninfiltration (👁 10.**19**)
- EUS-Befund als Indikation zur Papillotomie mit transpapillärer Biopsie z.A. von intramuralen Adenomen/Karzinomen, da Dignität im EUS unsicher

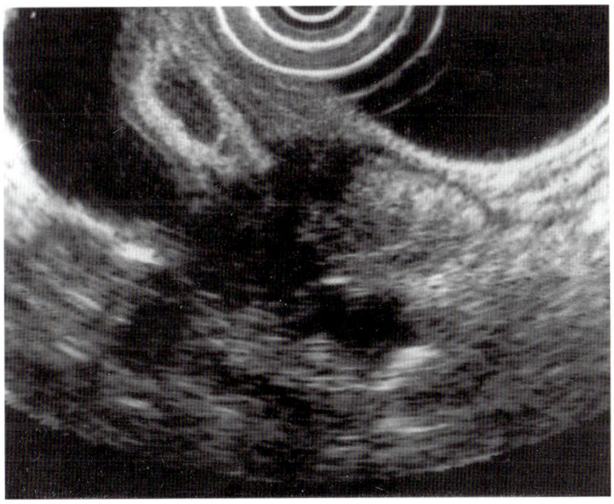

👁 10.**16a** Peripapilläres Karzinom mit lokoregionärer LK-MTS; uT3, N1.

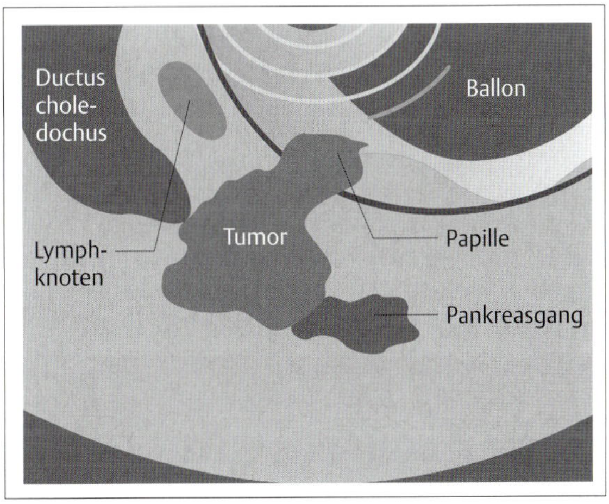

👁 10.**16b** Schemazeichnung.

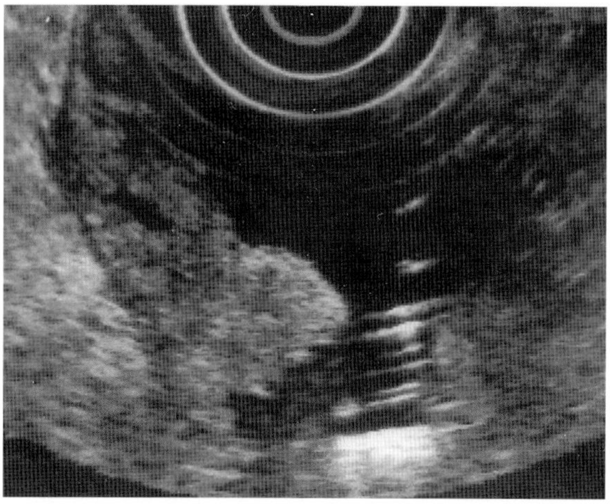

10.17 a Papillenadenom.

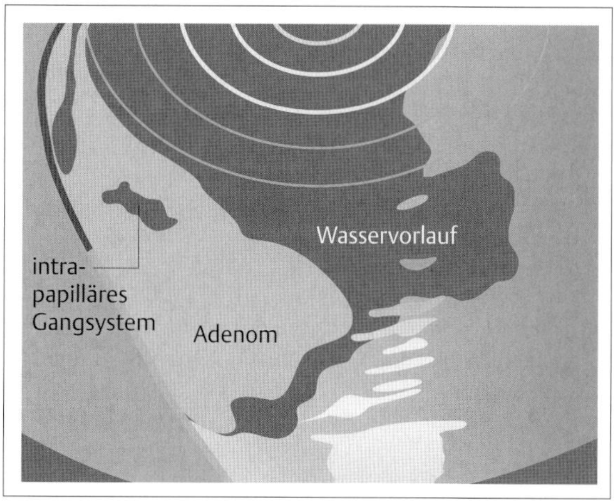

10.17 b Schemazeichnung.

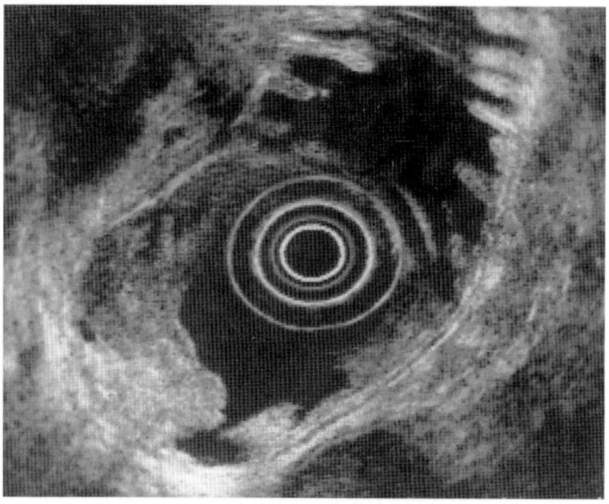

10.18 a Sessiles tubuläres Papillenadenom.

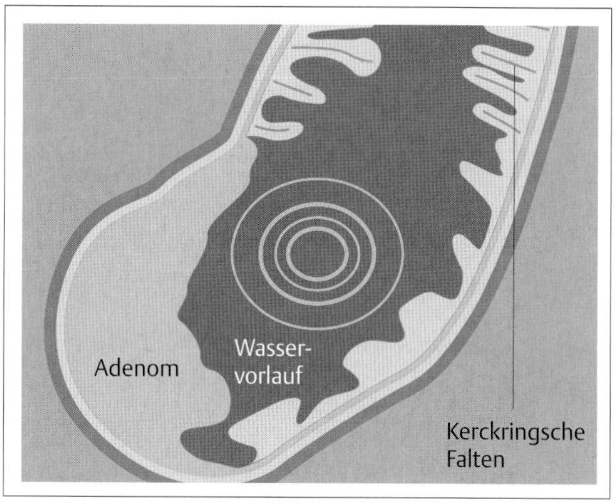

10.18 b Schemazeichnung.

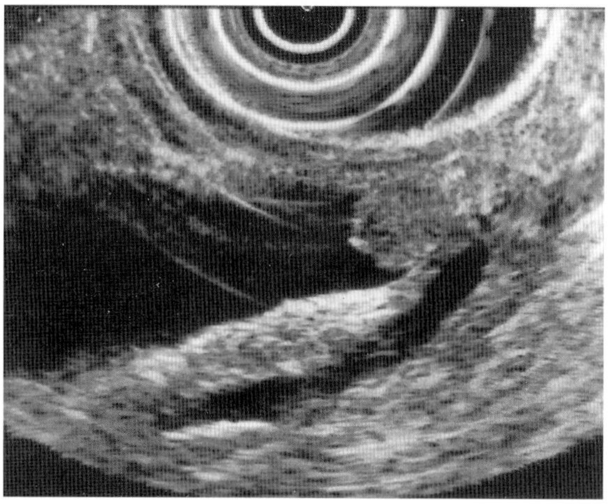

10.19 a Adenomyomatose der Papille.

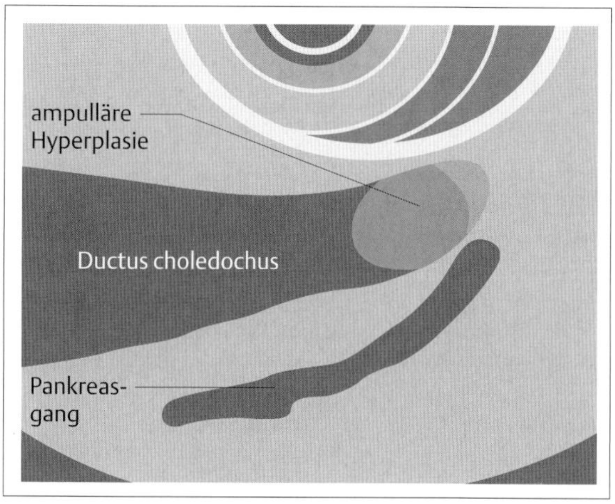

10.19 b Schemazeichnung.

Konsequenz für die Chirurgische Therapie

Befund	Andere relevante Faktoren	Therapie
Tumor begrenzt auf die Papille (uT1), histologisch Adenom	Kein V. a. karzinomatöse Entartung, Keine vergrößerten LK	Endoskopische Papillektomie 1. Adenom im Gesunden → Kontrolle n. ½ Jahr Adenom mit Karzinom → Operation
Tumor begrenzt auf die Papille – histologisch Adenom oder Karzinom uT1	Pat. mit Komorbidität Keine vergrößerten LK	1. Endoskopische Papillektomie in Kombination mit APC, Chirurgische Papillektomie
Maligne Tumoren der Papille ohne Gefäßinfiltration (uT1 – uT3)	Pat. operationsfähig Keine vergrößerten LK am Truncus oder Leberhilus (N2) Keine Gefäßinfiltration	Primäre Operation Duodenopankreatektomie
Ausgedehnte Tumoren mit Gefäßinfiltration, Infiltration in die Leberpforte (uT4)	Unabhängig vom Stadium: Peritonealkarzinose Pat. mit Komorbidität/nicht operationsfähig	Palliative Konzepte Endoskopische Papillotomie mit Drainage des Gallenganges

Kolorektale Karzinome

Relevante Basisinformation

- Ätiologie: 1% Familiäre adenomatöse Polypose (FAP), 5% Hereditary non-polyposis colorectal cancer (HNPCC), 4% de novo Karzinome, 90% Adenom-Karzinom-Sequenz
- Adenome: 30 – 40% der Pat. > 60 Jahre; 80% tubulär, 15% tubulovillös, 5% villös; 20 – 50% der Adenome > 3 – 4 cm sind karzinomatös entartet
- Maligne entartete Adenome, die nach histologischer Aufarbeitung des endoskopischen Resektats (Abtragung im Gesunden) operiert wurden (uT1), wiesen nur in 0,3% (gestielt) bzw. 1,5% (sessil) lokoregionäre LK-MTS auf – dies rechtfertigt minimal invasive Eingriffe!
- Resektionsquote: 80 – 85%; Mortalität der Kolonresektion 2 – 5%; 5-Jahres-Überlebensraten abhängig vom Stadium (Dukes A 90%, B 70%, C (LK pos.) 40%, D (MTS) 1 – 3%)
- EUS-Indikation nach Ausschluß von Fernmetastasen bei:
  1. Endoskopisch nicht oder nur mit Risiko abzutragenden Adenomen (meist sessil) im Rektum;
  2. Staging aller histologisch verifizierten Rektumkarzinome;
  3. Relative Indikation: EUS bei Kolonadenomen/-karzinomen (Selektion des T1-Tumors) zur Planung von laparoskopischen Operationen;
- **Cave:** schlechtes LK-Staging beim Kolonkarzinom: Trefferrate 40 – 60%
- Differenzierung zwischen uT1-Karzinom und Adenom unmöglich
- EUS in der Nachsorge: Detektion des Anastomosen- und extraluminalen Rezidivs nach minimal invasiven Eingriffen am Rektum (sensitiver als Endoskopie und CT, Anastomositis ergibt falsch positive Befunde – Verbesserung durch EUS-FNP)
- Validierung des Ansprechens nach neoadjuvanter präoperativer Therapie mit EUS fraglich – Trefferrate um 50% (Entzündung, Fibrose, Nekrose täuschen Resttumor vor)
- *Weiterführende Diagnostik:* MRT, EUS-FNP, PET

Sonographische Befundkriterien

- **Adenome:** Homogen strukturiert, unterschiedliche Echogenität, glatt konturiert, Submukosa und Lamina muscularis propria intakt, keine lokoregionären LK
- Hinweise für karzinomatöse Entartung trotz bioptischer Adenomdiagnose: Gemischt echogener Tumor (**Cave:** Zustand n. Biopsie!), irreguläre Konturierung, Submukosa nicht mehr abgrenzbar, suspekte lokoregionäre LK
- **Karzinome:** Echoarm, inhomogen strukturiert, auf Mukosa und Submukosa begrenzt, glatt konturiert mit abgrenzbarer Lamina muscularis propria (uT1) (👁 10.**20**);
- **Tumor mit transmuraler Tumorausbreitung** und glattem perirektalen Reflex, Lamina muscularis propria nicht vom Tumor abgrenzbar (uT2); Echoarme Tumorausläufer ins perirektale Fettgewebe (uT3); Infiltration von angrenzenden Organen (uT4)

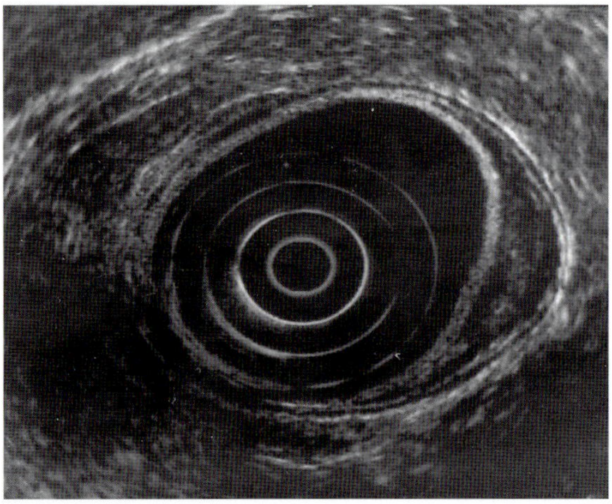

10.20 a Rektumkarzinom; uT1, N0.

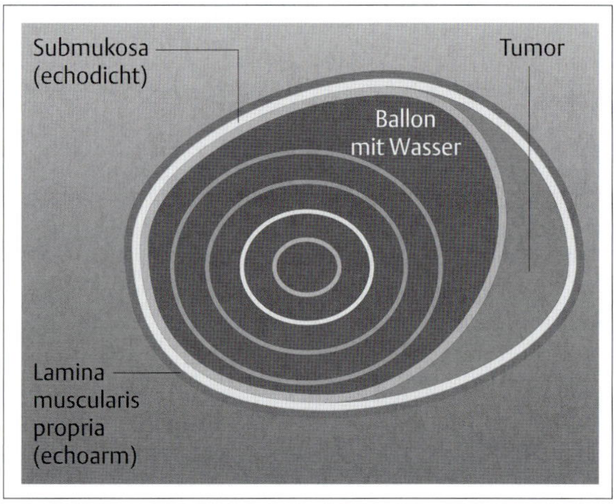

10.20 b Schemazeichnung.

Konsequenz für die Chirurgische Therapie

Befund	Andere relevante Faktoren	Therapie
Tumor (Adenom) begrenzt auf die Mukosa; Submukosa intakt (uT1)	Abtragung technisch möglich; Keine LK im EUS	Endoskopische Abtragung – wenn Resektionsrand nicht tumorfrei oder Karzinom folgt TEM oder Operation
Karzinom uT1; endoskopisch nicht abzutragendes Adenom	Keine LK im EUS uT2, N0-Karzinome und Komorbidität oder Op-Risiko	Transanal endoskopische Mikrochirurgie (TEM)
Karzinom uT2, uT3	Perirektale LK	Kurative Resektion; adjuvante RCT (bei N+; T3)
Tumor mit Organinfiltration uT4	Perirektale LK Lebermetastasen	Neoadjuvante Radio-Chemotherapie vor OP; Metastasenchirurgie; palliative OP

Weitere Indikationen

- Achalasie: Konzentrische Wandverdickung im Bereich der Kardia, vorgeschaltet verdickte Lamina muscularis propria; Hinweis auf sekundäre Achalasie, die durch Tumor bedingt ist: Exzentrische Verdickung der Kardia mit Ausläufern nach kaudal und kranial, suspekte LK – EUS-FNP
- Chronische Pankreatitis:
  Stadium I: Wabig echoarm lobulierte Struktur mit retikulären echodichten Septen, Pankreasgang normal weit mit akzentuiertem Wandreflex; Stadium II, III: Verkalkungen, Zysten, Gangerweiterungen, irregulärer Gangverlauf, Pankreasgangsteine,
  EUS-FNP (CEA,CA 19-9 Amylase, Lipase Zytologie) zur Differentialdiagnose zystische Neoplasiepseudozyste, Drainage von Pankreaspseudozysten
- Gallengangsteine: Sensitivität 96%, Spezifität 95%; selektiver Einsatz vor Cholezystektomie zur Therapieplanung (ERCP, Laparoskopie, operative Gallengangrevision)
- Gallenblasenprozesse, wenn diese durch den externen Ultraschall unzureichend abklärbar
- Mediastinaltumoren, LK-MTS bei Bronchialkarzinom, Lymphome – EUS-FNP
- Diagnostik pararektaler Abszesse; Analsphinkterdefekte
- EUS-FNP zur Plexusneurolyse bei Pankreasprozessen

Literatur

Caletti G, Fusaroli P, Bocus P: Endoscopic Ultrasonography. Endoscopy 1998; 30: 198 – 221.

Dancygier H.: Endoskopische Sonographie in der Gastroenterologie. Stuttgart: Thieme, 1997.

Tio T.: Gastrointestinal TNM Cancer Staging by Endosonography. Igaku-Shoin, New York – Tokio; 1995.

Rösch T, Classen M: Gastroenterologic Endosonography. Stuttgart: Thieme, 1992.

Rösch T, Will U, Chang K: Longitudinal Endosonography. Heidelberg, New York: Springer Verlag, 2001.

Nickl NJ, Bhutani MS, Catalano M, et al. Clinical implications of endoscopic ultrasound: the American Endosonography Club Study. Gastrointest Endosc 1996; 44: 371 – 377.

Van Dam J: Endosonography 2000. Gastrointestinal Endoscopy 2000; 6 (Suppl.): 52.

Wiersema MJ, Vilmann P, Giovannini M, et al. Endosonography-guided fine-needle aspiration biopsy: diagnostic accuracy and complication assessment. Gastroenterology 1997; 112: 1087 – 1095.

11 Sonographie von Niere, harnableitendem System und Skrotum

G. Kaiper

Indikationen zur Sonographie

- Sonographie der Nieren, des harnableitenden Systems und des Skrotums ist Basisuntersuchung im Rahmen der urologischen Diagnostik
- Ziel ist die übersichtsmäßige Beurteilung der Organe bezogen auf die Klinik
- Palpable Veränderungen des Skrotalinhaltes können verschiedene pathologische Ursachen haben
- Schmerzhafte Veränderungen des Skrotalinhaltes sind hauptsächlich bedingt durch Epididymitis, Orchitis, Abszeß, Hodentorsion, Trauma oder inkarzerierte Leistenhernie. Schmerzlos sind hingegen Hodentumor, Hydrozele, Spermatozele, chronische Epididymitis, alte Hodentorsion, Varikozele und unkomplizierte Hernie
- Der Ureter ist im Normalfall sonographisch nicht darstellbar und nicht zu beurteilen
- Der gestaute Ureter kann sonographisch dargestellt werden, hier am sichersten im subpelvinen und prävesikalen Abschnitt
- Sonographie des Skrotums ergänzt Inspektion, Palpation und Diaphanoskopie insbesondere zur Differentialdiagnose klinisch gleichartiger Veränderungen

Untersuchungstechnik und Befunderhebung

- Schallkopf 3,5 – 5,0 MHz für Abdomen, 7,5 – 10 MHz (small-parts) für Skrotum
- Ergänzend Duplex- oder Farbduplexsonographie zur Beurteilung der Hodendurchblutung bei Torsionsverdacht
- transrektaler Schallkopf (6 – 7,5 MHz) für Prostata und Samenblasen
- Untersuchungspositionen T 11.1
- Beurteilung von Lage, Größe und Form der Nieren
- Beurteilung von Lage, Form und Füllungszustand der Harnblase
- Beurteilung der Hodengröße, Echotextur.
- Bei paarigen Organen stets beide in Längs- und Querschnitt untersuchen
- Erfassung pathologischer Veränderungen im Zusammenhang mit der Klinik und Veränderungen ohne klinische Relevanz

T 11.1 Untersuchungspositionen zu Untersuchung des Harntraktes und Skrotums

Rückenlage	– rechte Niere (Leber als Schallfenster) – linke Niere (durch Darmüberlagerung oft nur unvollständig darstellbar) – Harnblase (in gefülltem Zustand) – Prostata/Samenblasen (Suprapubisch bei gefüllter Harnblase) – Skrotum (Penis nach kranial halten lassen)
Linksseitenlage	– rechte Niere
Rechtsseitenlage	– linke Niere
sitzende Position	– beide Nieren (von dorsal)

Normalbefund der Niere

- Nierengröße a) Erwachsener: Länge 10 – 12, Breite 5 – 6, Dicke 4 cm
  b) Kind (altersabhängig)
- Parenchymbreite 13 – 18 mm
- sonographische Anatomie der Niere:
  - Parenchymsaum – echoarm, homogen, Pyramiden oft noch echoärmer
  - zentrales Reflexband (Sinus renalis) – echodicht (Gefäße, Hohlsystem, Fett)
  - Capsula fibrosa – reflexdichter Saum (👁 11.1)

Normalbefund der Harnblase

- Sonographie der Harnblase in gefülltem Zustand (> 200 ml) transkutan suprapubisch
- Querschnitt: ovaläre bis quadratische Form
- Längsschnitt: dreieckförmig mit abgerundeten Ecken
- Innenkontur glatt
- Wanddicke abhängig vom Füllungszustand (< 50 ml 5 – 10 mm, bei max. Füllung 1 – 3 mm)

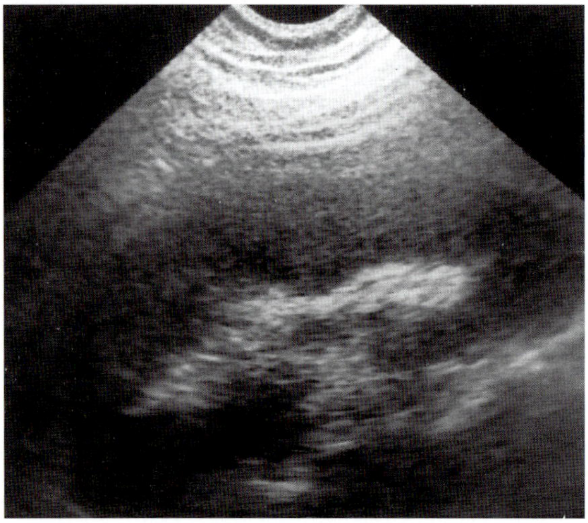

11.1 a Sonographisches Bild einer normalen Niere.

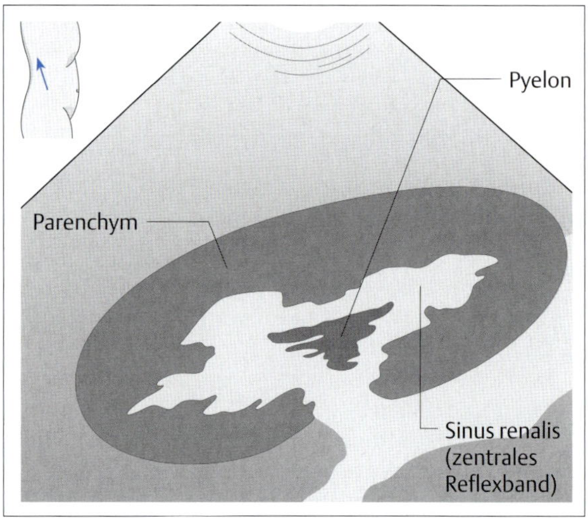

11.1 b Schemazeichnung.

Normalbefund der Prostata

- Suprapubisch (gefüllte Harnblase!) transversal dreieckförmig, longitudinal schlechter beurteilbar (11.**2**)
- Echobesatz homogen und zart (Variationen durch Schallverstärkung der gefüllten Blase)
- Einzelheiten der Drüsenstruktur besser erkennbar durch transrektalen Ultraschall (TRUS) mit Spezialschallkopf (6–7,5 MHz)
- Samenblasen suprapubisch darstellbar (gefüllte Harnblase!), der Blase dorsal seitlich anliegend. Detailbeurteilung günstiger durch TRUS (11.**3**)

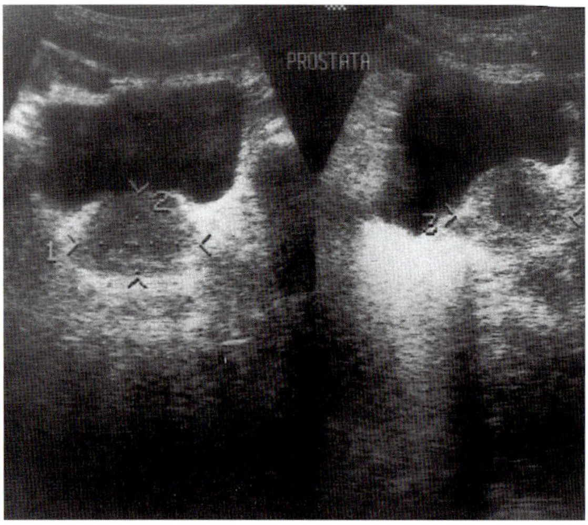

11.2 a Suprapubische Darstellung der Prostata in zwei Ebenen.

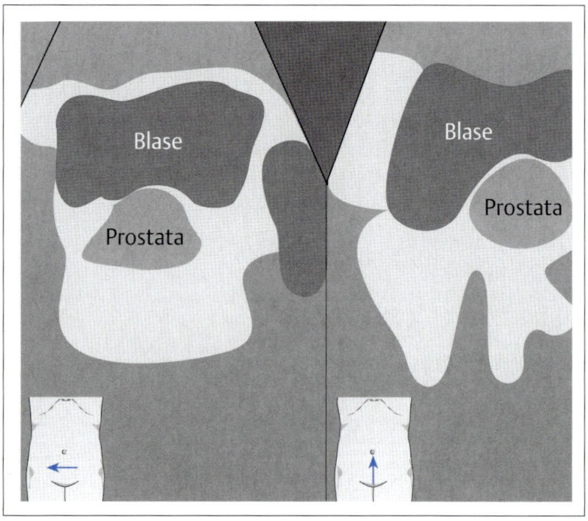

11.2 b Schemazeichnung.

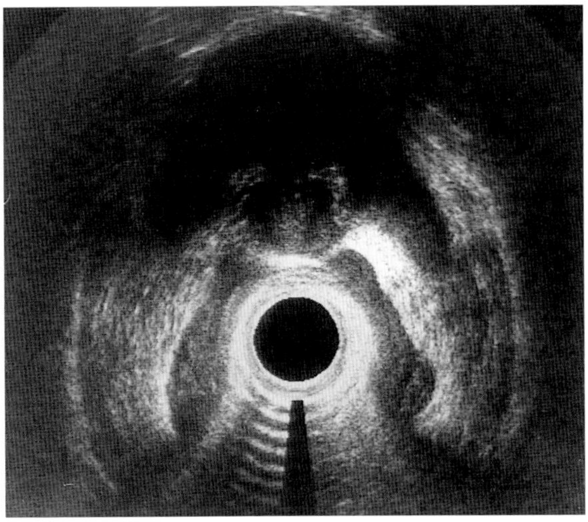

11.3 a Transrektale Sonographie der Samenblasen im Querschnitt.

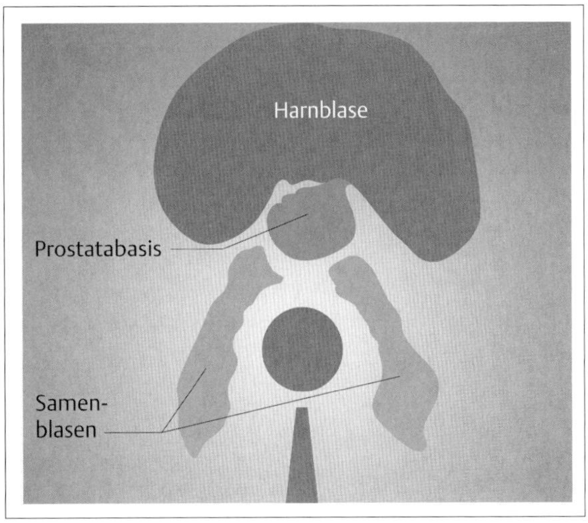

11.3 b Schemazeichnung.

Normalbefund des Hodens

- Größe variabel
- Reflexmuster homogen, mittlere Echodichte (vergleichbar mit Schilddrüse)
- Nebenhodenkopf als längsovale Kappe am oberen Hodenpol, etwas echodichter als Hodenparenchym.
  Corpus und Cauda epididymis schlechter darstellbar
- Oft schmaler Flüssigkeitssaum innerhalb der Tunica vaginalis testis (11.4)

Volumenmessung der Harnblase (Restharnbestimmung)

- Transabdominaler Schall, Transversal- und Längsschnitt (geteiltes Bild) und Aufsuchen der jeweiligen Maximalausdehnung
- Messung der maximalen Höhen-, Quer- und Längsausdehnung (in cm), Berechnung des Volumens nach der Formel des Rotationsellipsoids:
  Für die Praxis in vereinfachter Form:
  - Volumen (ccm^3) = Länge × Breite × Höhe × 0,5
  - zwischen 60 und 100 ml Fehlerbreite ca. ±25 %

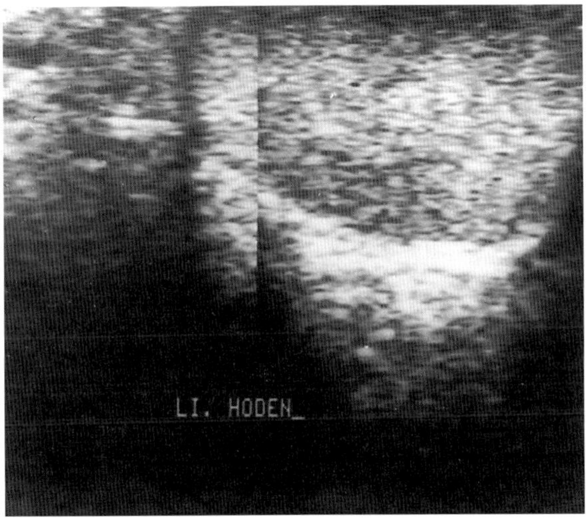

11.4 a Sonographischer Normalbefund des Hodens/Nebenhodens.

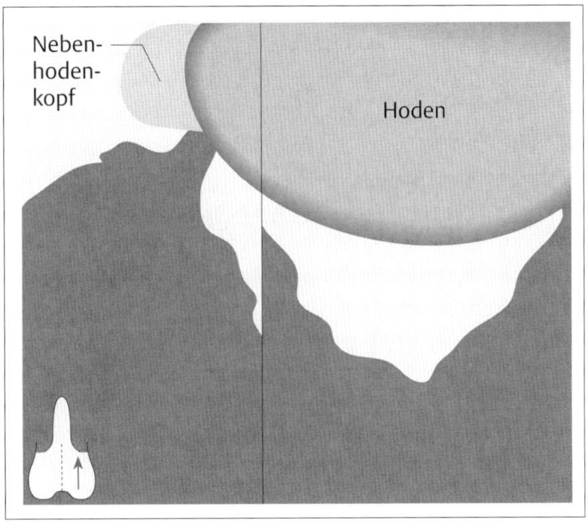

11.4 b Schemazeichnung.

Harnstauungsniere

Relevante Basisinformationen

- Harnstauungsniere ist häufige Erscheinung unterschiedlicher Ursachen (Konkremente, Tumoren des Ureters und der Blase, extraurologische Ursachen)
- Klinisch persistierender, dumpfer Flankenschmerz, ggf. Fieber
- Erweiterung des Nierenbeckens und der Kelche führt zur Druckatrophie der Papillen und später des Parenchyms, Wassersackniere als Endzustand

Sonographische Befundkriterien

- Aufspreizung des zentralen Reflexbandes durch echofreie, konfluierende Areale (Nierenbecken, Kelchhals und Kelchen entsprechend) (11.5)
- Ausmaß der Harnstauung unterteilt in Schweregrade (T 11.2)
- Darstellung von Binnenreflexen im Hohlsystem als Hinweis auf putriden Inhalt

T 11.2 Einteilungskriterien der Harnstauungsniere

Grad I	zentrale Aufspreizung des zentralen Reflexbandes mit Ausläufern in die Kelche Hauptkelche 5 – 10 mm weit; Parenchymbreite normal
Grad II	Nierenbecken erweitert mit baumartiger Aufzweigung zu den Kelchen Hauptkelche 10 – 16 mm weit; Parenchymbreite normal
Grad III	Kelchweite > 16 mm, Kelche oft nur stummelförmig Parenchym verschmälert
Grad IV	nahezu zystisch wirkende liquide Strukturen, durch Septen voneinander getrennt, typisches Bild der „Sackniere"; Parenchymdicke nur wenige Millimeter

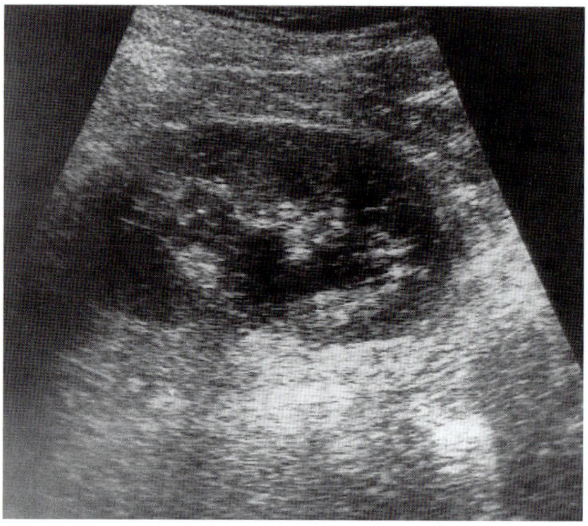

11.5 a Harnstauungsniere I./II. Grades.

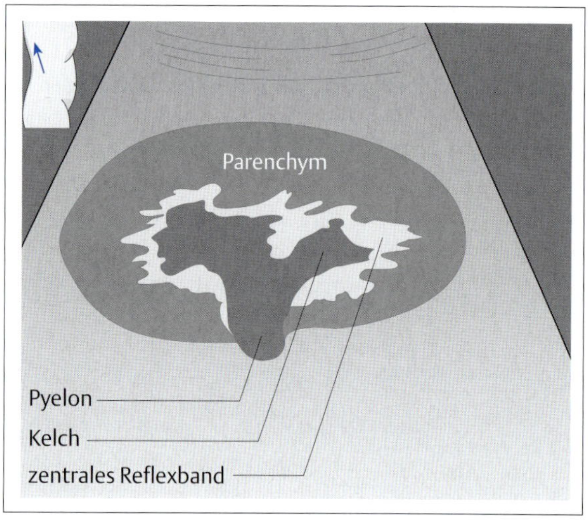

11.5 b Schemazeichnung.

Konsequenz für die Chirurgische Therapie

Befund	Charakteristik	Therapie
Harnstauung I./II. Grades ohne subjektive Beschwerden	Kelchweite bis 16 mm	weiterführende Diagnostik (i. v. Urogramm, retrogrades Ureteropyelogramm, endourologische Drainage)
Harnstauung II./III. Grades mit febrilen Temperaturen	Kelchweite > 16 mm ggf. Sludgephänomen im Nierenbecken	retrograde Sondierung (Pigtailkathetereinlage oder perkutane Nephrostomie), weitere Therapie entsprechend der Ursache
Harnstauung IV. Grades (meist symptomlos)	zystisch wirkende Niere ggf. mit erweitertem Ureter	Nierenszintigraphie (Restfunktion?) ggf. Nephrektomie

Nephrolithiasis

Relevante Basisinformationen

- Nephrolithiasis kommt in einer Häufigkeit von bis zu 5% der Bevölkerung vor, nicht selten rezidivierend
- Klinisches Bild geprägt durch die Kolik, ggf. auch Hämaturie
- Nicht selten sind Harnsteine völlig symptomlos

Sonographische Befundkriterien

- Konkremente verursachen durch Impedanzdifferenz kräftige Reflexe mit dorsalem Schallauslöschungsphänomen (Schallschatten) (👁 11.**6**)
- Sonographischer Nachweis erschwert bei Lage in den Kelchen und geringer Größe (< 4 mm) (👁 11.**7**)
- Nachweis sekundärer Veränderungen (Harnstauung) bei blockierenden Steinen (👁 11.**8**)

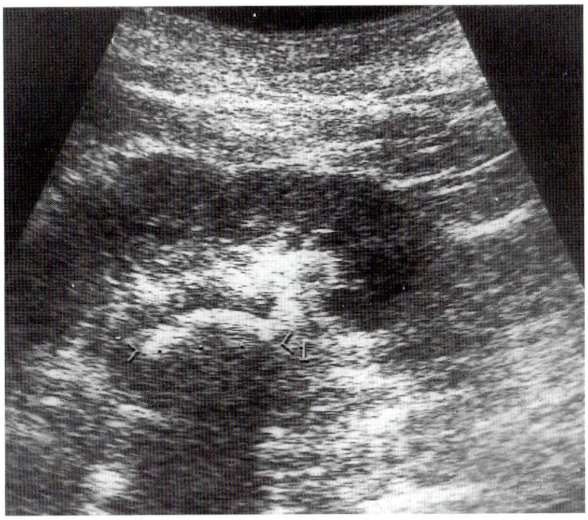

👁 11.**6 a** Großer Nierenbeckenstein ohne Harnstauung.

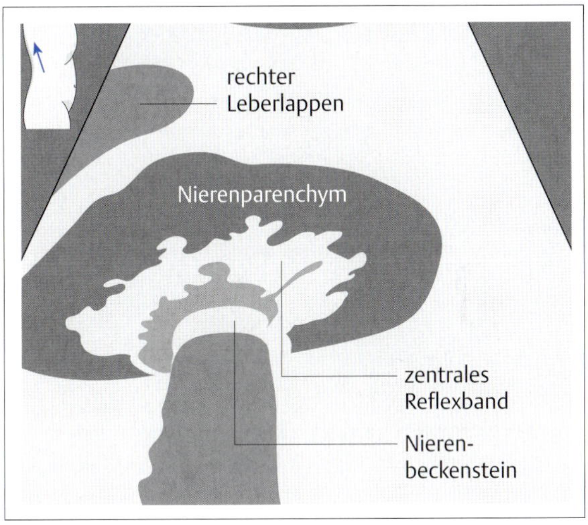

👁 11.**6 b** Schemazeichnung.

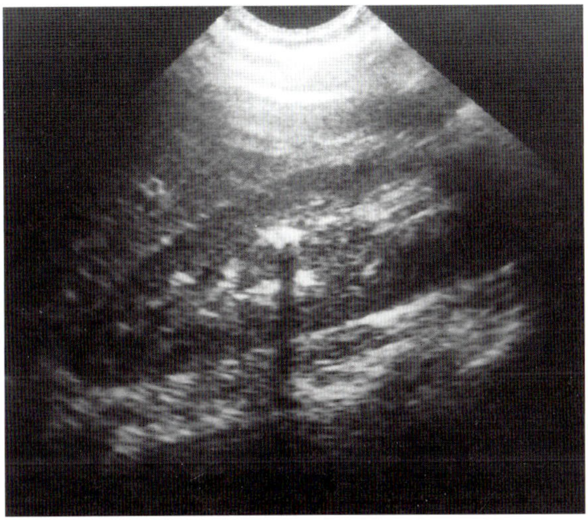

👁 11.**7 a** Kelchstein im mittleren Kelch der rechten Niere.

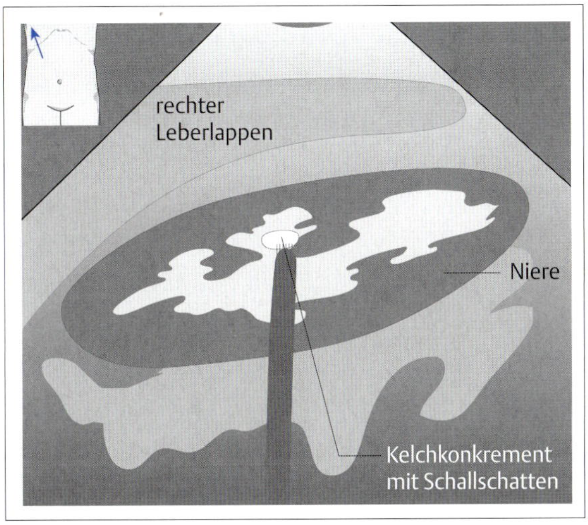

👁 11.**7 b** Schemazeichnung.

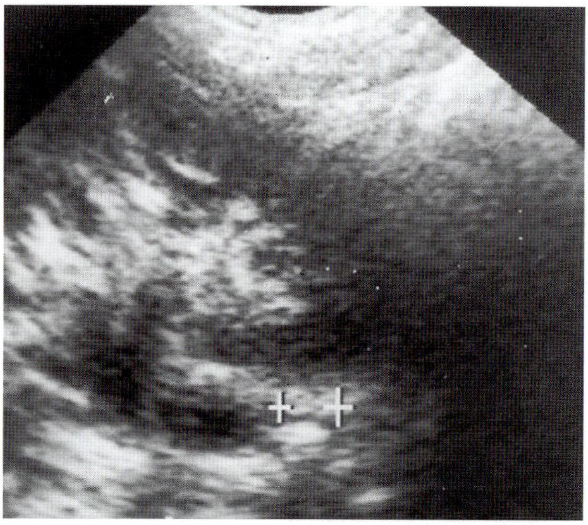

11.8 a Harnstauungsniere bei hochsitzendem Ureterstein.

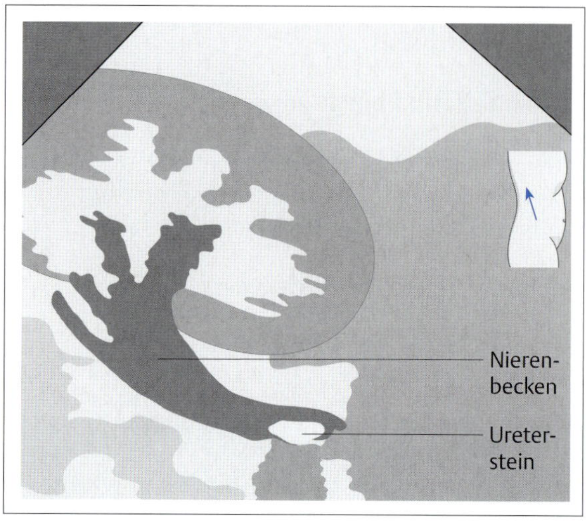

11.8 b Schemazeichnung.

Konsequenz für die Chirurgische Therapie

Befund	Charakteristik	Therapie
Kleiner Kelchstein ohne klinische Symptome und ohne Stauung	Konkrementnachweis in Papillennähe, Größe < 4 – 5 mm	Kontrollen, bei Größenzunahme extrakorporale Stoßwellenlithotripsie (ESWL)
Konkrement im Nierenbecken, Ventilstein oder hoher Ureterstein	größeres Konkrement im Nierenbecken oder oberen Ureter mit Harnstauung	ESWL in situ, ggf. vorher push-back des Konkrementes und Pigtailkathetereinlage, perkutane Nephrostomie (PCN)
Nierenbecken-Kelch-Ausgußstein (Korallenstein)	nebeneinander liegende haubenförmige Reflexe mit summierendem Schallschatten	je nach Nierenfunktion (Clearance!) perkutane Nephrolitholapaxie (PNL) und ESWL (Restkonkremente) oder primäre offene operative Sanierung

Nierenzysten

Relevante Basisinformationen

- Zysten entwickeln sich im Rahmen genetisch vorgegebener Alterungsvorgänge, evtl. exogen beeinflußt
- Ursprung sind die Bowmansche Kapsel mit proximalem Tubulus, die sich zystisch erweitern
- Ursprung der parapelvinen Zysten sind wohl ektatische Anteile des Lymphsystems
- Auftreten der Zysten solitär, multilokulär, ein- oder doppelseitig
- „Atypische Zysten" sind solche, die vom typischen Bild abweichen

Sonographische Befundkriterien

- Echofreies Binnenmuster mit Ein- und Austrittsecho als schmaler Saum
- Dorsale Schallverstärkung
- Tangentialphänomen (bei größeren Zysten)
- Je nach Lage sind zu unterscheiden: oberflächliche Zysten, Parenchymzysten, parapelvine und zentrale Zysten (11.9)
- Gekammert erscheinende Zysten, umschriebene Wandverdickungen, Nachweis von Binnenechos gelten als „atypische Zysten"

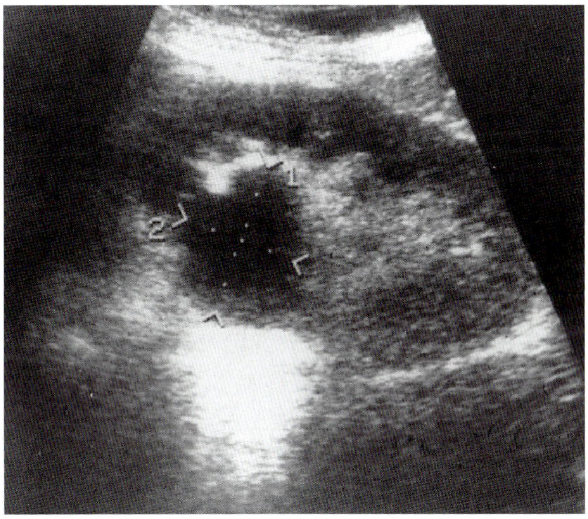

11.9 a Zentrale Nierenzyste.

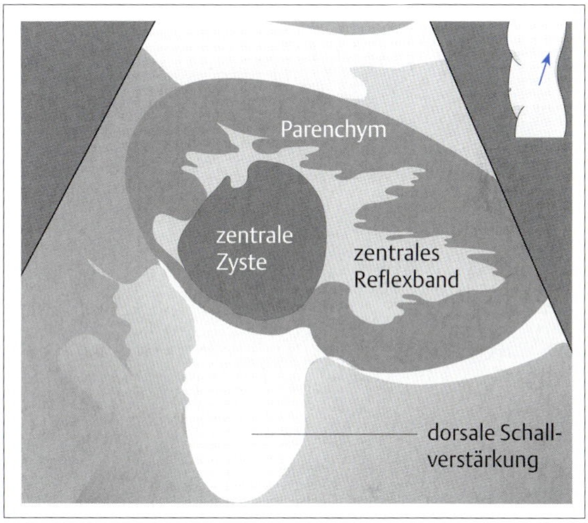

11.9 b Schemazeichnung.

Konsequenz für die Chirurgische Therapie

Befund	Charakteristik	Therapie
Solitäre oder multiple Zysten ohne Symptome	typische echofreie Rundareale ohne sekundäre Folgen	keine, ggf. Verlaufskontrolle
Zysten mit subjektiven Beschwerden und/oder Beeinträchtigung des Harntransportes	Zysten im Bereich des pyeloureteralen Übergangs, sekundäre Harnstauung	ultraschallgestützte perkutane Punktion (zytologische Untersuchung, LDH-Bestimmung), ggf. Verödung oder offene Operation
Atypische Zysten	Wandunregelmäßigkeiten, Nachweis von Binnenechos	weiterführende Diagnostik (CT, Feinnadelpunktion mit Zytologie, LDH-Bestimmung) operative Freilegung bei Verdacht auf maligne Entartung

Polyzystische Nierendegeneration

Relevante Basisinformationen

- Zystisch erweiterte und normale Nephrone kommen nebeneinander vor (Erwachsenenform Potter III) und sind diffus über die Niere verteilt. Autosomal dominant vererbbar, Inzidenz 1 : 1000
- Vergrößerung der Zysten mit zunehmendem Lebensalter, evtl. dadurch Schmerzen
- Druckatrophie der funktionierenden Nephrone führt zur Niereninsuffizienz, ggf. Hypertonie
- Manifestation zwischen 30. - 40. Lebensjahr mit Niereninsuffizienz/Hypertonie
- In 20 - 30 % Vergesellschaftung mit Zysten in anderen Organen (Leber, Milz, Pankreas)

Sonographische Befundkriterien

- Mäßige bis monströse Vergrößerung der Nieren
- Diffus verteilte multiple Zysten unterschiedlicher Größe im gesamten Organ
- Solide Anteile (Parenchym) nur zu Beginn der Erkrankung differenzierbar (👁 11.**10**)
- Zentrales Reflexband (Sinus renalis) nicht mehr sicher abzugrenzen
- Polyzyklische Oberfläche der vergrößerten Niere(n), in einzelnen Zysten oft Binnenechos nachweisbar (Blut?)

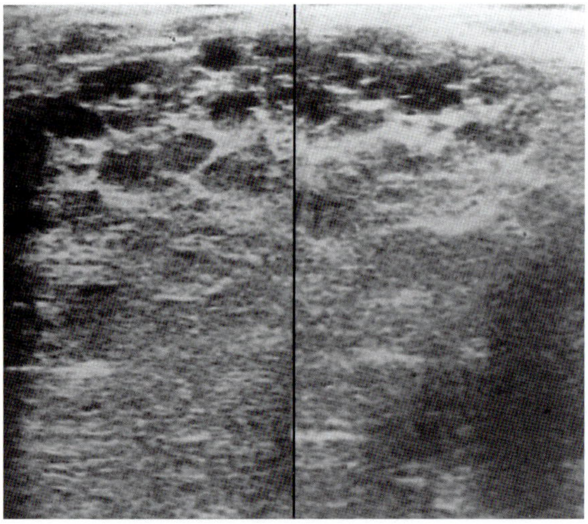

👁 11.**10 a** Polyzystische Nierendegeneration (Potter III).

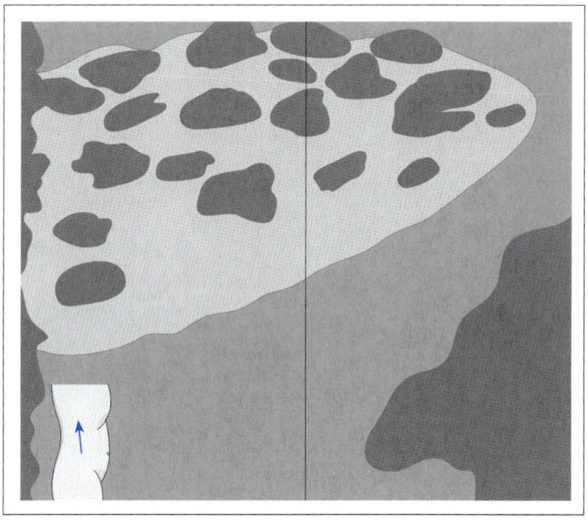

👁 11.**10 b** Schemazeichnung.

Konsequenz für die Chirurgische Therapie

Befund	Charakteristik	Therapie
Beiderseits vergrößerte Nieren, Niereninsuffizienz, Beschwerdefreiheit	beiderseits multiple Zysten unterschiedlicher Größe, Parenchyminseln	konservativ
Subjektive Beschwerden, evtl. Fieber	Nachweis von Binnenechos in einzelnen Zysten, Harnstauung sonographisch nicht auszuschließen	zum Ausschluß einer Harnstauung retrograde Ureteropyelographie, CT bei Blutungsverdacht ggf. Indikation zur Nephrektomie, insbesondere bei septischem Bild

Tumoren des Nierenparenchyms und Nierenbeckens

Relevante Basisinformationen

- In ca. 90% der soliden Tumoren des Erwachsenen liegt ein Nierenzellkarzinom vor, häufigste maligne Nierenerkrankung 5–8/100 000, Männer/Frauen 2 : 1, Inzidenz und Mortalität zunehmend
- Formenreichtum der Tumoren ist groß
- Benigne Tumoren (Angiomyolipom, Adenome und Fibrome) sind seltener
- Die Hämaturie gilt als Indiz für einen Tumoreinbruch in das Hohlraumsystem
- Selbst riesige Tumoren können lange symptomlos bleiben und Zufallsbefunde sein
- Hohlraumtumoren verursachen frühzeitig eine Hämaturie, in der Regel schmerzlos, bei Okklusion durch Koagel auch Stauungsbeschwerden

Sonographische Befundkriterien

- Sonographisches Bild vielfältig, in der Regel echoärmer bis echogleich mit dem Parenchym
- Selten sind Tumoren < 2 cm Größe erkennbar
- Vorbuckelung der Oberfläche der Niere oder Destruktion der Strukturen des zentralen Reflexbandes (👁 11.**11**)
- Unregelmäßige echofreie Areale als Hinweis für Nekrosen im Tumor
- Dignität eines Tumors ist sonographisch nicht bestimmbar, Ausnahme: Angiomyolipom mit dem typischen homogenen und echoreichen Bild (👁 11.**12**)
- Echoarme unregelmäßige Strukturen im Sinus oder in einem dilatierten Nierenbecken sind verdächtig auf einen Hohlraumtumor (👁 11.**13**)

Konsequenz für die Chirurgische Therapie

Befund	Charakteristik	Therapie
Rundherd im Parenchym	homogen, echoreich und allenfalls zentral echoärmere Strukturen	Verdacht auf Angiomyolipom, CT mit Dichtemessung (Fettgewebe!). Bei Größe < 3 cm Kontrolle, bei Größenzunahme Operation, evtl. Nierenteilresektion
Hämaturie und/oder Schmerzen, evtl. palpabler Tumor	inhomogene, meist echoärmere Struktur, vom Parenchym abgrenzbar, Vorbuckelung der Organoberfläche	Nierentumorverdacht, weiterführende Diagnostik (Urogramm, CT, ggf. DSA) radikale Tumornephrektomie oder Nierenteilresektion (kleine Tumoren, Niereninsuffizienz)
Hämaturie, ggf. Schmerzen bei Koagelabgang oder Harnstauung	im Reflexband echoärmere, dem Hohlraumsystem folgende Strukturen oder Wandunregelmäßigkeiten	Verdacht auf Nierenbeckentumor. Urogramm, Urinzytologie, retrogrades Ureteropyelogramm, Ureterorenoskopie mit PE, CT, Nephroureterektomie mit Blasenwandmanschette

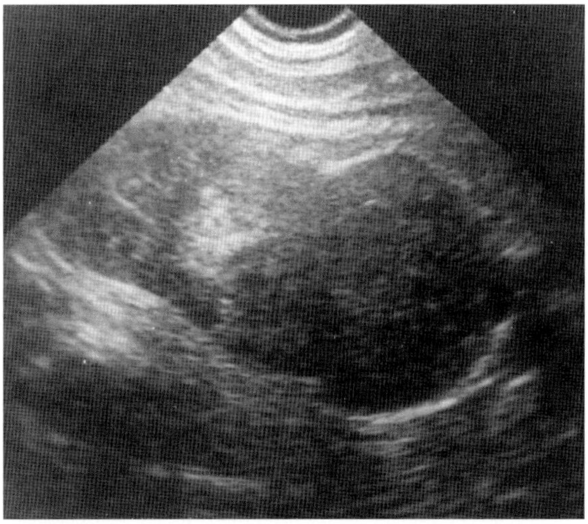

11.11 a Solider Tumor der Niere im Unterpolbereich.

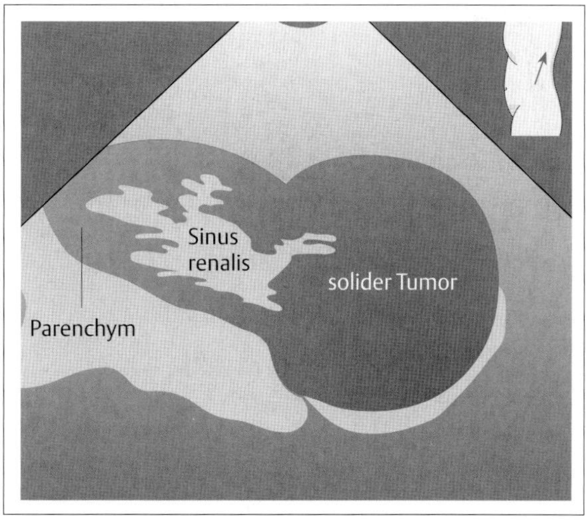

11.11 b Schemazeichnung.

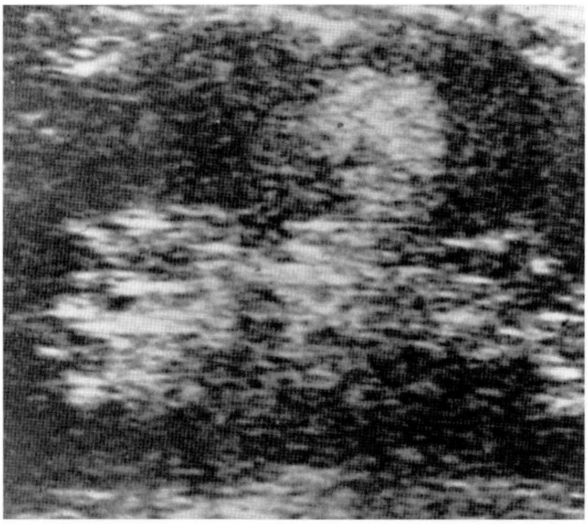

11.12 a Angiomyolipom im Mittelgeschoß der Niere.

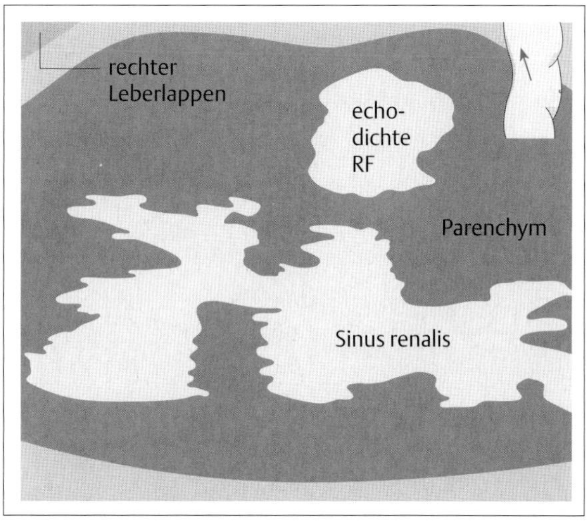

11.12 b Schemazeichnung.

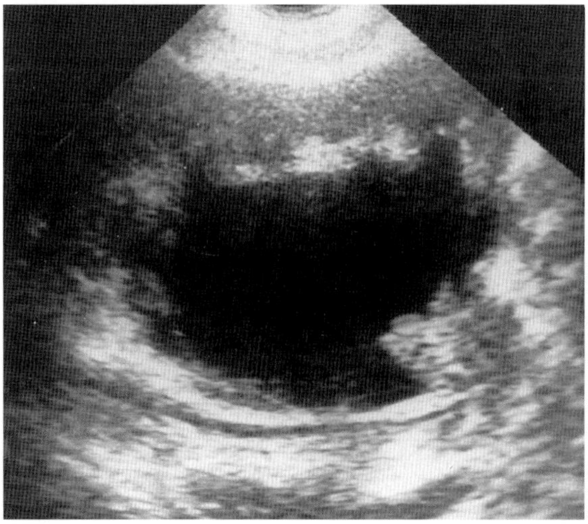

11.13 a Harnstauungsniere 3. Grades bei Nierenbeckentumor.

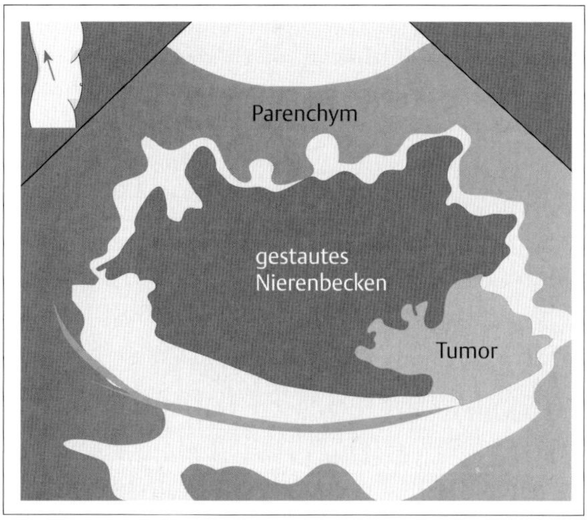

11.13 b Schemazeichnung.

Akute diffuse Nierenparenchymerkrankungen

Relevante Basisinformationen

- Diffuse Parenchymerkrankungen der Niere sind:
  - bakterielle interstitielle Nephritis (Pyelonephritis)
  - akute abakterielle interstitielle Nephritis
  - akute Glomerulonephritis
- Klinisch stehen bei bakteriellen Prozessen vor allem Schmerzen (auch einseitig) und Fieber im Vordergrund
- Akute Glomerulonephritis einhergehend mit Erythrozyturie (Hämaturie), Proteinurie, Hypertonie sowie Nierenfunktionseinschränkung
- Akutes Nierenversagen ist vorwiegend kardiovaskulärer Genese
- Aussagemöglichkeiten der Sonographie bei akuten diffusen Nierenerkrankungen sind begrenzt

Sonographische Befundkriterien

- Beiderseits vergrößerte Nieren, verbreiterter Parenchymsaum mit verminderter Echogenität relativ typisch bei akutem Nierenversagen; verwaschener, verschmälerter Sinus renalis
- Zunahme der Echodichte des Parenchyms mit gut abgrenzbaren Pyramiden (👁 11.**14**)
- Bei bakterieller Nephritis Vergrößerung der betroffenen Niere, verbreiterter Parenchymsaum mit verminderter Echodichte, jedoch inhomogenes Echomuster
- Abszedierende Pyelonephritis zeigt Zunahme der Inhomogenität des Parenchyms und verwaschene Grenze zwischen Parenchym und Reflexband

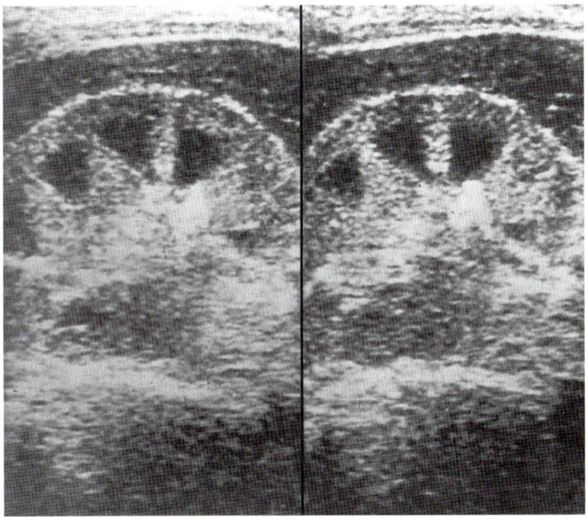

👁 11.**14 a** Nierenveränderungen bei Glomerulonephritis.

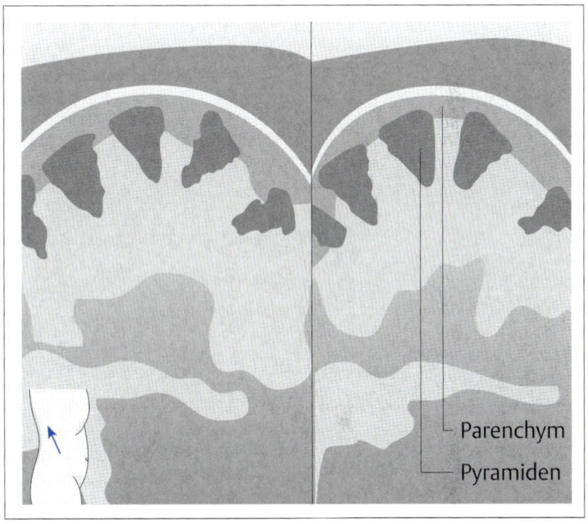

👁 11.**14 b** Schemazeichnung.

Konsequenz für die Chirurgische Therapie

Befund	Charakteristik	Therapie
Schmerzlose Mikrohämaturie, Proteinurie, Hypertonie, Nierenfunktionseinschränkung bei Glomerulonephritis	Parenchym echodichter mit deutlicher Abgrenzung der Pyramiden	nach histologischer Sicherung (FNP) internistische Therapie
Akutes Nierenversagen	beiderseits vergrößerte Nieren mit echoarmem Parenchym, verschmälerter, verwaschener Sinus renalis	Akutdialyse und Therapie des Grundleidens
Ein- oder doppelseitige Nierenbeschwerden, Fieber, Verdacht auf Pyelonephritis	Niere vergrößert, Parenchym echoärmer, aber inhomogen	Breitbandantibiotika (Urinkultur!), sekundär Ursachenforschung
Einseitige Nierenbeschwerden, hohes Fieber, evtl. Diabetes, Verdacht auf abszedierende Pyelonephritis	inhomogenes Nierenparenchym, Grenze Parenchym-Reflexband verwaschen	Antibiotikatherapie Ausschluß einer mechanischen Ursache (bei Harnstauung Harnableitung!)

Nierenabszeß, paranephritischer Abszeß

Relevante Basisinformationen

- Nierenabszesse sind konfluierende, embolisch eitrige Herde der Nierenrinde (Karbunkel)
- Entstehung hämatogen als Rindenabszeß (Staph. aureus-Infektion), seltener im Rahmen einer aszendierenden Pyelonephritis (gramnegative Erreger), prädisponierend; Diabetes mellitus
- Paranephritischer Abszeß = Eiteransammlung zwischen Nierenkapsel und perirenaler Faszie (Gerota), meist Folge eines Nierenabszesses. Prädisponierend: Diabetes und Urolithiasis
- Klinisch finden sich Flankenbeschwerden mit Fieber, unter Umständen Flankenvorwölbung und/oder Rötung beim peri- und paranephritischen Abszeß
- Der Abszeß weist eine variable Sonomorphologie auf
- Eingeschränkte Atemverschieblichkeit der Niere bei paranephritischem Abszeß

Sonographische Befundkriterien

- **Abszesse** imponieren teilweise zystisch mit Binnenechos, Randsaum oft echodichter, jedoch unscharf zum Parenchym abgegrenzt (👁 11.**15**)
- **Oberflächliche Abszesse** mit unscharfer Begrenzung der Nierenoberfläche, inhomogene Echostruktur des umgebenden Gewebes (echoarme, echofreie und echodichte Strukturen nebeneinander) kennzeichnend für den paranephritischen Abszeß

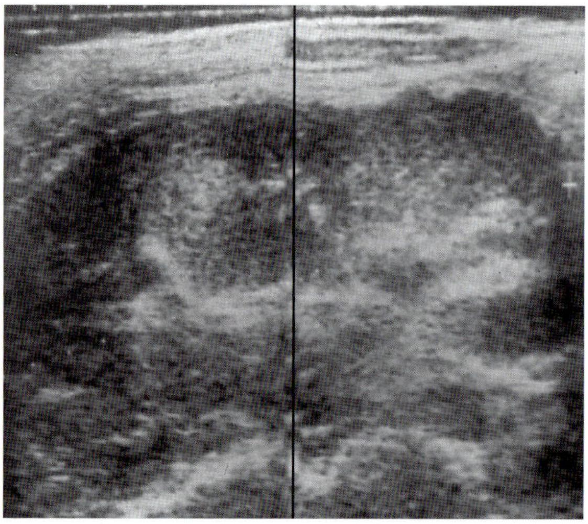

👁 11.**15 a** Nierenabszeß im Mittelgeschoß (Nierenkarbunkel).

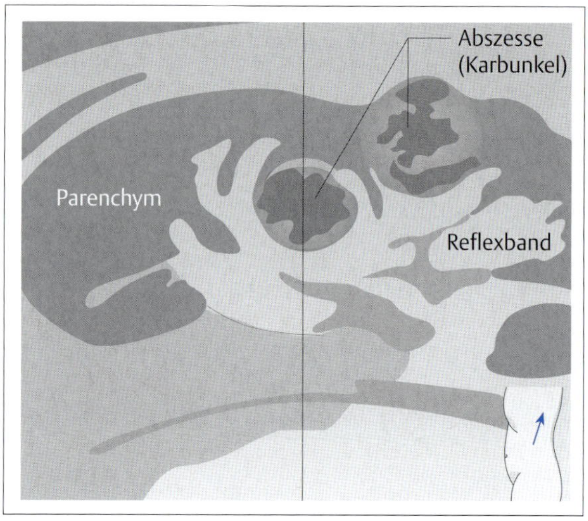

👁 11.**15 b** Schemazeichnung.

Konsequenz für die Chirurgische Therapie

Befund	Charakteristik	Therapie
Einseitige Nierenbeschwerden, hohes Fieber	umschriebener echoarmer Herd mit Binnenechos und Randsaum, so daß Verdacht auf Nierenabszeß	CT zur weiterführenden Diagnostik, Breitbandantibiotika, ggf. perkutane Abszeßdrainage
Flankenbeschwerden, Fieber, ggf. Flankenschwellung und Rötung	unscharfe Nierenkontur mit umschriebenem Übergang in inhomogenes perirenales Gewebe, fehlende Atemverschieblichkeit der Niere	CT bei Verdacht auf paranephritischen Abszeß, Drainage durch Punktion oder operative Freilegung

Erkrankungen der Harnblase

Relevante Basisinformationen

- Harnblasentumoren sind häufigste Neubildung der ableitenden Harnwege mit Bevorzugung der Männer im Verhältnis 4:1, hauptsächlich höheres Lebensalter (Max. 6.–7. Dezennium), nur 5% der Tumoren in den ersten 3 Dezennien
- Hauptsymptom: Hämaturie (in der Regel schmerzlos), ggf. so ausgeprägt, daß gesamte Blase mit Koagula ausgefüllt (Tamponade)
- Sonographische Erkennbarkeit des Blasentumors von Füllungszustand der Blase und Lokalisation des Tumors abhängig. Hauptlokalisation: Trigonum und Seitenwand, oft multipel
- Harnblasenkonkremente führen meist zu zystitischen Beschwerden, in der Regel vergesellschaftet mit subvesikaler Abflußstörung (benigne Prostatahyperplasie, Prostatakarzinom, Blasenhalssklerose, Urethrastriktur)
- Harnblasendivertikel sind überwiegend dorsal in Ostiumnähe, alle Wandschichten umfassend, unterschiedlich weite Verbindung zur Blase (Divertikelhals), Divertikel klinisch oft stumm, Gefahr der Entstehung eines Divertikelkarzinom

Sonographische Befundkriterien

- **Blasentumoren** gekennzeichnet durch lumenwärts gerichtete zipflige oder polyzyklische Strukturen; echoärmer als die Wand, jedoch inhomogen, kein Aufschluß über Dignität, mögliche Wandinfiltration suprapubisch nicht zu beurteilen (👁 11.**16**)
- **Harnblasenkonkremente:** typische helle Reflexe mit dorsalem Schallschatten, bei Lagewechsel Positionsänderung deutlich nachweisbar
- **Harnblasendivertikel** gekennzeichnet durch paravesikale liquide Areale, sicherer Nachweis erst durch Darstellung des Divertikelhalses, Wandunregelmäßigkeiten als möglicher Hinweis auf ein Divertikelkarzinom
- Die Zystitis bietet kein spezifisches sonomorphologisches Bild

- Akute Harnblasenentzündung häufig. Diagnosestellung hauptsächlich klinisch (Dysurie, Pollakisurie, evtl. terminale Hämaturie) und durch Laboruntersuchung

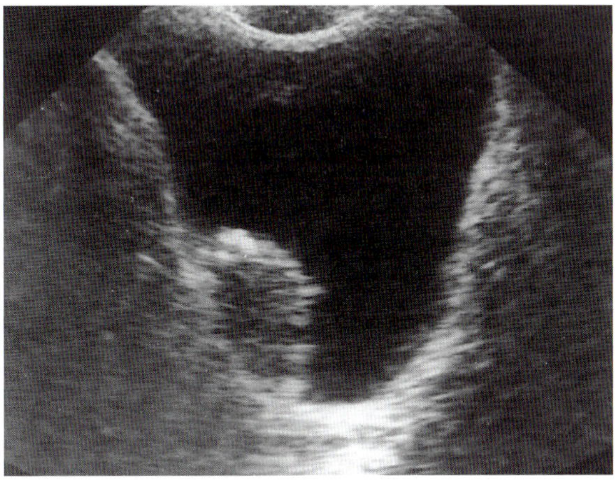

👁 11.**16 a** Solider Tumor der rechten Wand der Harnblase.

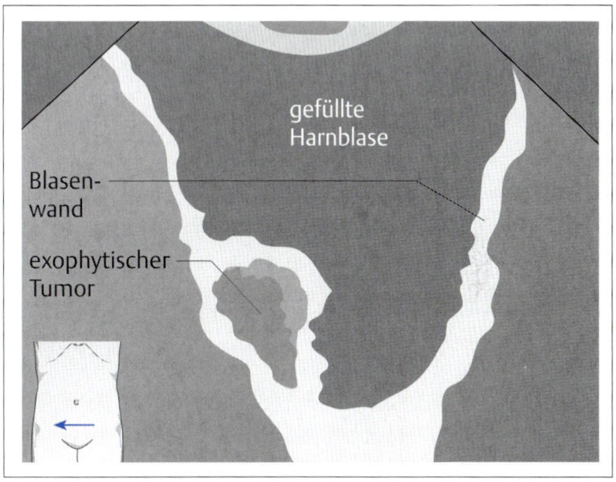

👁 11.**16 b** Schemazeichnung.

Konsequenz für die Chirurgische Therapie

Befund	Charakteristik	Therapie
Schwere dysurische Beschwerden, Druckschmerz des Blasenlagers, evtl. Hämaturie; Verdacht auf Zystitis	sonographisch meist nur gering gefüllte Harnblase ohne Besonderheiten	konservativ
Miktionsbeschwerden und Hämaturie insbesondere nach Belastung, klinischer Verdacht auf Blasensteinbildung	typisches Bild des Konkrementes im Blasenlumen, ortsinkonstant bei Lagewechsel, evtl. zusätzlich Prostatavergrößerung	Urogramm, Endoskopie, Infektbehandlung, Lithotripsie evtl. kombiniert mit Prostataresektion
Makrohämaturie (meist schmerzlos oder intermittierend)	Blase mit echodichten Strukturen, Verdacht auf Blasentamponade. Umschriebene lumenwärts gerichtete Raumforderung(en)	Blasentamponade: Ausräumung, Dauerspülbehandlung. Endoskopie, transurethrale Resektion bei Bestätigung des Tumors, weitere Therapie stadienbezogen (Zystektomie, Chemotherapie)

Erkrankungen der Prostata

Relevante Basisinformationen

- Die Prostatitis ist akute Entzündung der Prostata. Schmerzen im Dammbereich, Miktionsstörungen bis zum Harnverhalt möglich; palpatorisch Prostata vergrößert, teigige Konsistenz, druckschmerzhaft
- Prostataabszeß kann sich aus Prostatitis entwickeln. Palpatorisch umschriebene, sehr dolente, fluktuierende Schwellung, Fieber
- Prostatahyperplasie: benigne, Folge altersphysiologischer Prozesse, Vermehrung der periurethralen Drüsen (Innendrüse) auf Kosten der eigentlichen Prostata (Außendrüse). Klinisch: Miktionsstörungen (Restharn!) bis zum Harnverhalt, Sekundärveränderungen an der Blase (Wandhypertrophie-Balkenblase)
- Prostatakarzinom: Entwicklung in der Außendrüse, Symptome ähnlich wie bei Hyperplasie. Klinische Diagnose durch Palpation (derbe Herde), Bestimmung prostataspezifisches Antigen (PSA)

Sonographische Befundkriterien

- **Prostata altersbezogen** vergrößert, echoarm und homogen spricht für Entzündung
- **Prostataabszeß:** unregelmäßige, weitgehend echofreie Areale in der Drüse (👁 11.**17**)
- eingelagerte echodichte Strukturen, teils schollig oder mit Schallschatten (Prostatakonkremente) bei chronischer Prostatitis oder entzündlichen Residuen
- **Prostatahyperplasie** gekennzeichnet durch vergrößerte Drüse, mittlere Echodichte mit homogenem Verteilungsmuster, ggf. Anhebung des Blasenbodens (DD Tumor der Harnblase) (👁 11.**18**)
- **Blasenwandhypertrophie** (Balkenblase) zeigt diffus sägezahnartige oder wellige Kontur der Schleimhaut
- **Prostatakarzinom:** echoärmere herdförmige Veränderungen. Suprapubische Sonographie hier überfordert. Im Verdachtsfall besser transrektaler Ultraschall (TRUS) mit Spezialschallkopf (👁 11.**19**)

Konsequenz für die Chirurgische Therapie

Befund	Charakteristik	Therapie
Perineale Schmerzen, Miktionsbeschwerden. Palpatorisch weiche Prostata	vergrößerte, echoarme homogene Prostata als typisch für Prostatitis	konservativ (Antibiotika), bei erheblicher Miktionsstörung ggf. suprapubischer Harnblasenkatheter
Perineale Schmerzen, Miktionsbeschwerden, hohes Fieber; rektal: fluktuierende Schwellung, Abszeßverdacht	vergrößerte Prostata mit echofreien, unregelmäßig begrenzten Arealen	Abszeßeröffnung durch transurethrale Elektroresektion oder perineale Punktion, Harnableitung über suprapubischen Harnblasenkatheter, Breitbandantibiotika
Miktionserschwernis, Nykturie, Restharn bis Harnverhalt; rektal derbelastische Prostata	vergrößerte Prostata mit mittlerer Echodichte, ggf. angehobener Blasenboden, sekundäre Blasenwandveränderungen (Wandhypertrophie = Balkenblase)	konservativ medikamentös bei geringem Restharn, Harnableitung bei Harnverhalt transurethraler oder suprapubischer Harnblasenkatheter, operative Sanierung (TUR-P oder offen chirurgisch)
Miktionsbeschwerden, palpatorisch: Prostata mit derbem Herd, Karzinomverdacht	evtl. asymmetrische Prostatavergrößerung mit echoärmerem Herd; besser: transrektaler Ultraschall (TRUS)	PSA-Bestimmung, TRUS, sonographisch gestützte Biopsie oder Randombiopsie bei diffusen Veränderungen, stadiengerechte Therapie nach histologischer Bestätigung

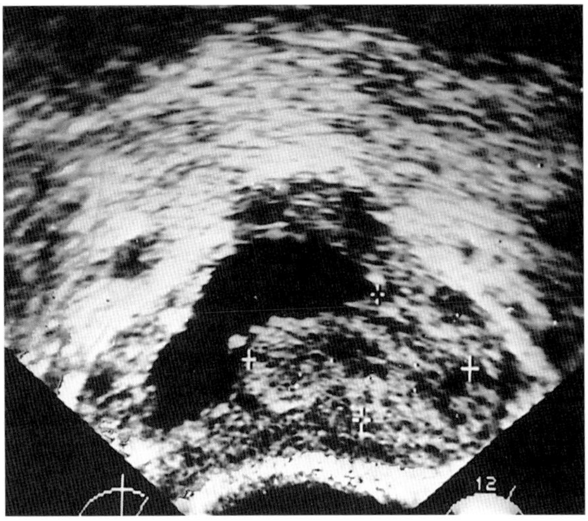

11.17 a Transrektaler Ultraschall (TRUS) bei Prostataabszeß.

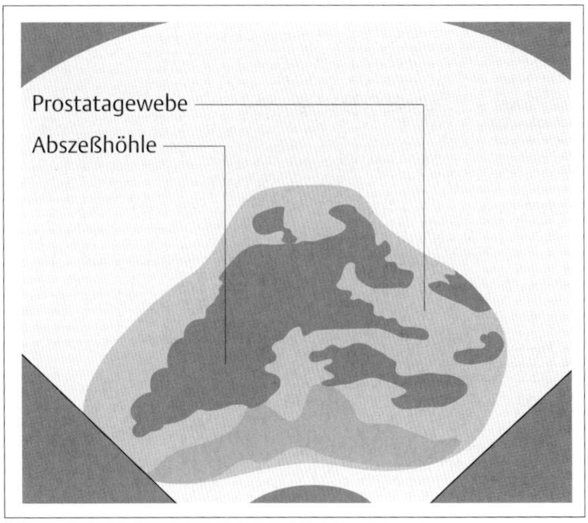

11.17 b Schemazeichnung.

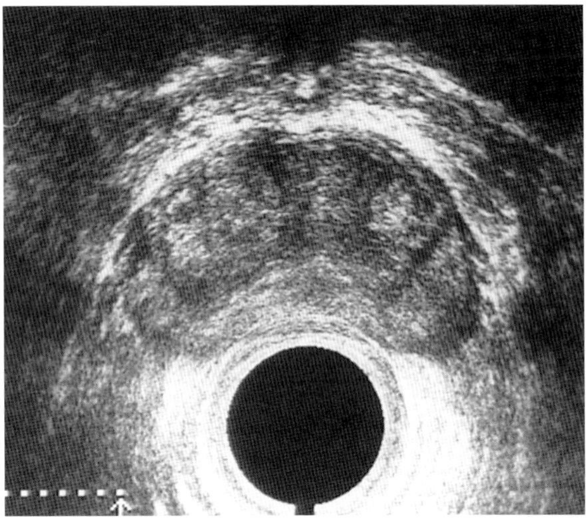

11.18 a TRUS bei Prostatahyperplasie (Demarkierung von Innen- und Außendrüse).

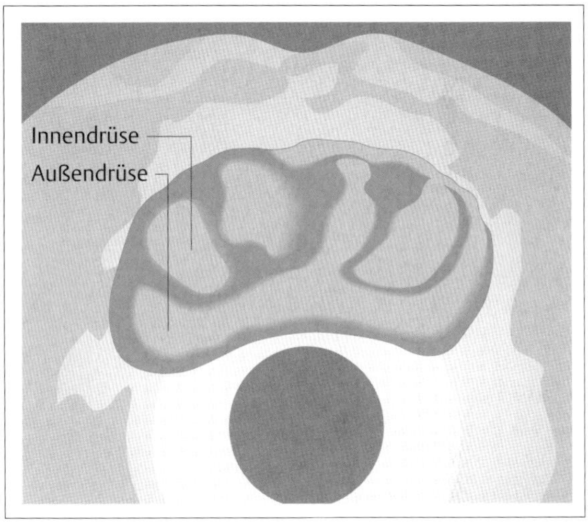

11.18 b Schemazeichnung.

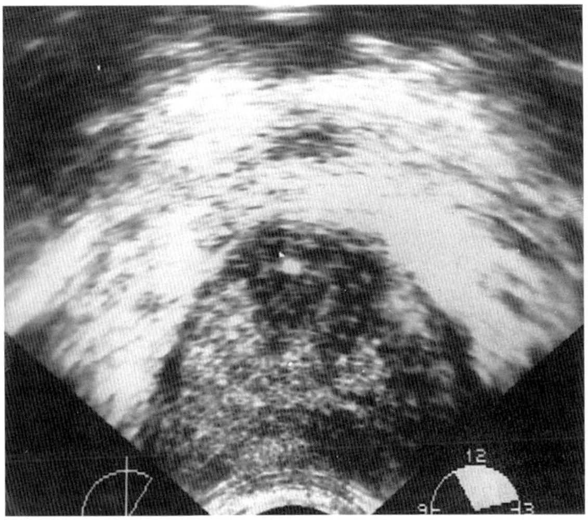

11.19 a TRUS bei Prostatakarzinom, insbesondere im linken Lappen.

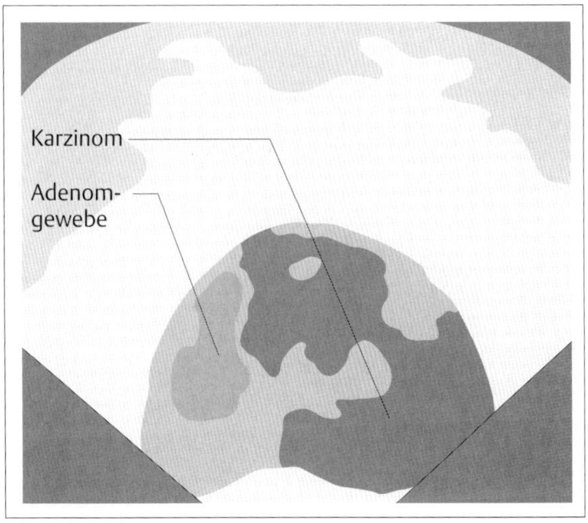

11.19 b Schemazeichnung.

Erkrankungen der Skrotalorgane

Relevante Basisinformationen

- Schwellungen des Skrotums haben viele Ursachen
- Hydrozele häufige Ursache einer Skrotalschwellung, prallelastisch und schmerzlos, zum Samenstrang abgrenzbar, Hoden nicht oder schlecht abgrenzbar
- Umschriebene kugelige Verhärtung im Nebenhodenbereich weist auf eine Spermatozele hin
- Nicht schmerzhafte Verhärtung im Hoden mit oder ohne Organvergrößerung ist stets tumorverdächtig
- Schmerzhafte Hodenveränderungen mit Fieber bei Entzündungen (Orchitis, Epididymitis)
- Akuter Schmerz mit initial Übelkeit, Hautödem und -rötung, Hodenhochstand, fehlender Cremasterreflex, kein Fieber, häufiges Alter: Kinder und Jugendliche
- Ausgeprägte Skrotalschwellung und Hämatom beim Skrotaltrauma

Sonographische Befundkriterien

- **Hydrozele** gekennzeichnet durch echofreien Saum um den Hoden, dieser selbst ist unauffällig. Abgrenzung zum Samenstrang deutlich (👁 11.**20**)
- **Spermatozele:** echofreies Areal im Nebenhoden (meist Kopfbereich), zarter Saum, dorsale Schallverstärkung (👁 11.**21**)
- Intratestikulärer echoarmer oder inhomogener Herd typisch für **Tumor,** Schallbild läßt keine Rückschlüsse auf die Dignität zu (👁 11.**22**)
- Hoden vergrößert, echoarm (Vgl. mit Gegenseite!) bei **Orchitis,** bei zusätzlicher Abszedierung eingelagerte unregelmäßige echofreie Areale, unscharf begrenzt
- Vergrößerter inhomogener Nebenhoden kennzeichnet die **Epididymitis,** ggf. auch **Begleithydrozele** (👁 11.**23**)
- **Hodentorsion** im B-Bild uncharakteristisch (Parenchym echoärmer, evtl. torquierter Samenstrang darstellbar), besser: Doppler- oder Farbdopplersonographie (fehlende Durchblutung des Hodenparenchyms!) (👁 11.**24**)
- **Hodentrauma:** Nachweis echofreier Strukturen im Parenchym, evtl. Defekt der Tunika oder nur Veränderungen im Sinne einer Hämatozele oder subkutanes Hämatom (👁 11.**25**)

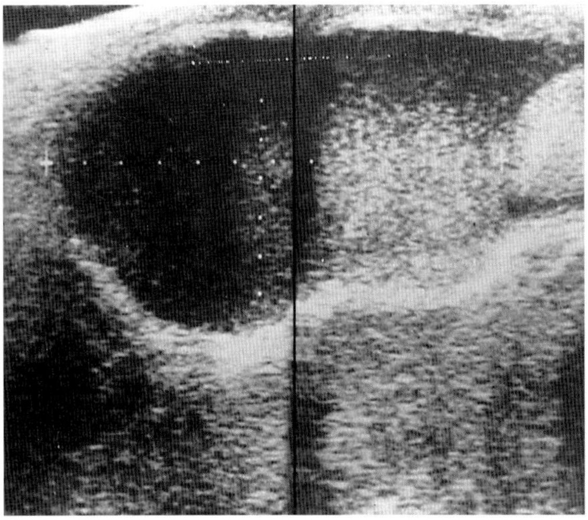

👁 11.20 a Ausgeprägte Hydrozele mit partiellem Sludgephänomen.

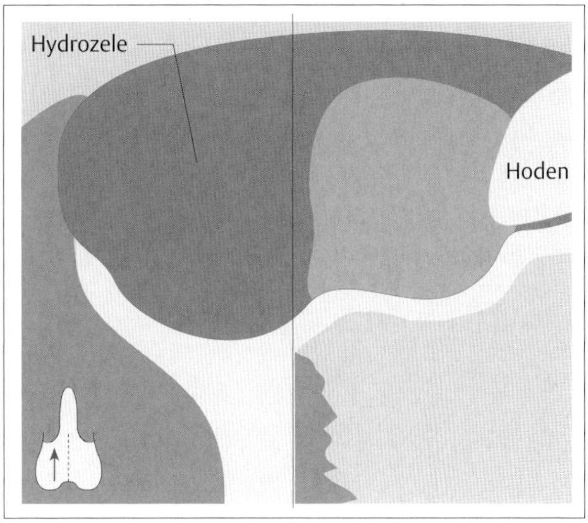

👁 11.20 b Schemazeichnung.

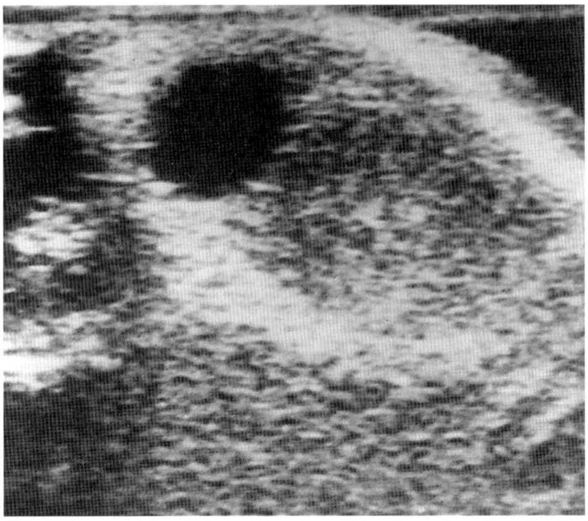

👁 11.21 a Nebenhodenkopfzyste (Spermatozele).

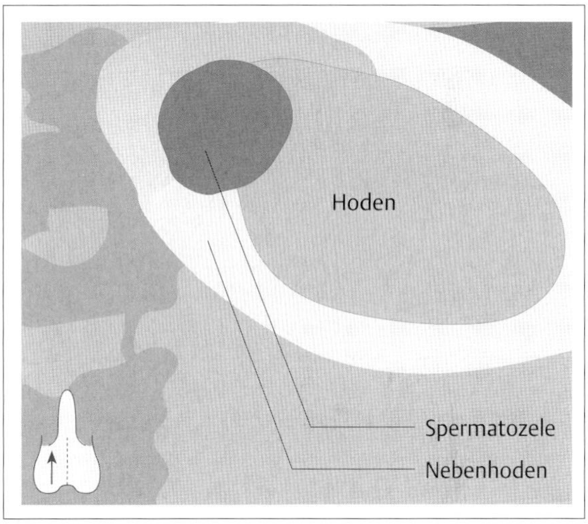

👁 11.21 b Schemazeichnung.

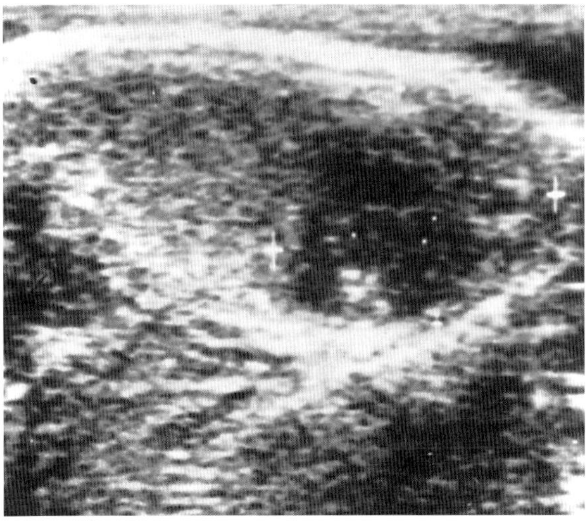

👁 11.22 a Intratestikuläre solide Raumforderung.

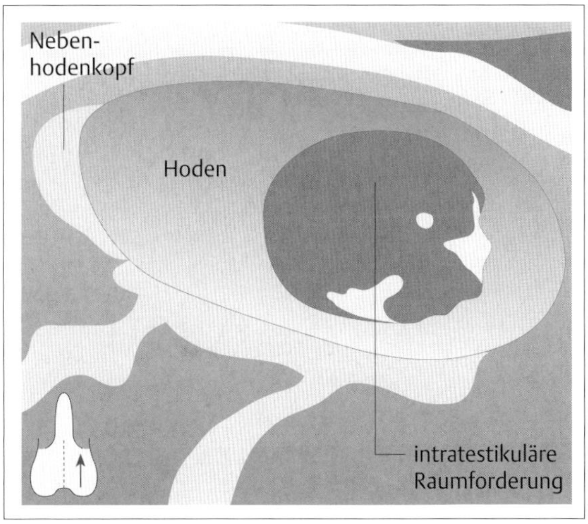

👁 11.22 b Schemazeichnung.

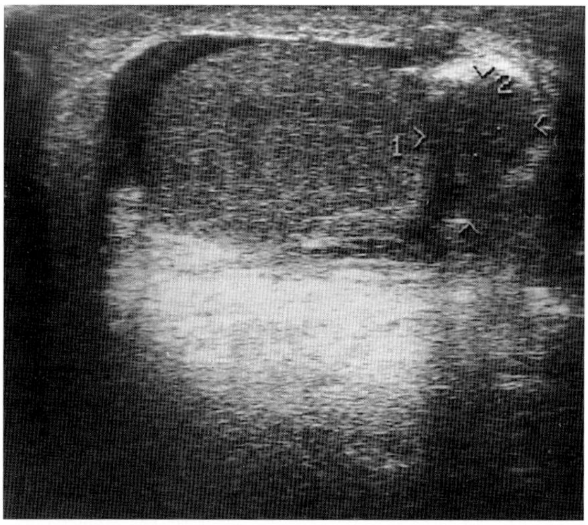

11.23 a Epididymitis im Bereich der Cauda mit Begleithydrozele.

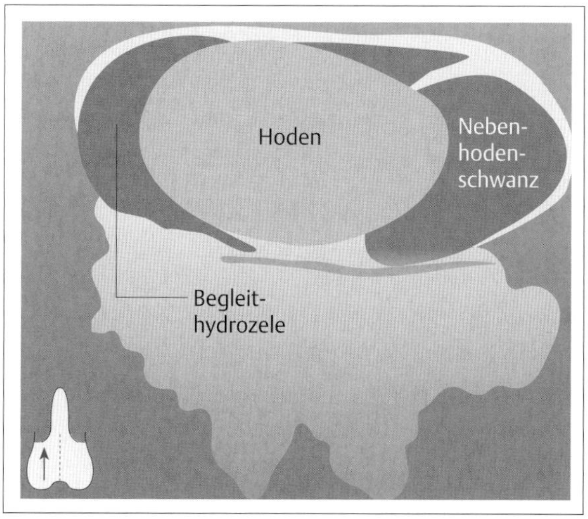

11.23 b Schemazeichnung.

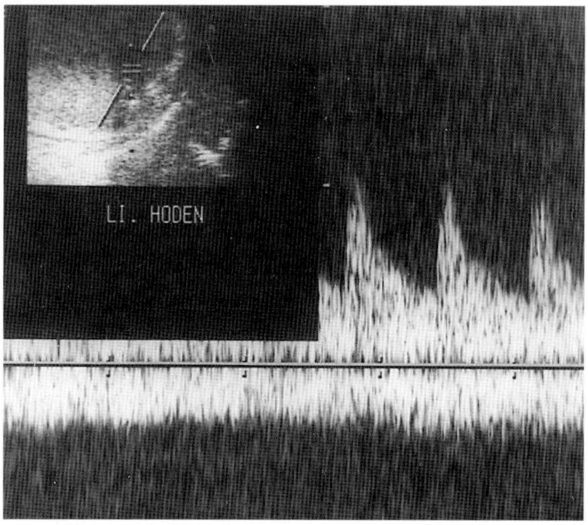

11.24 a Dopplersonographie des linken Hodens, normale Durchblutung.

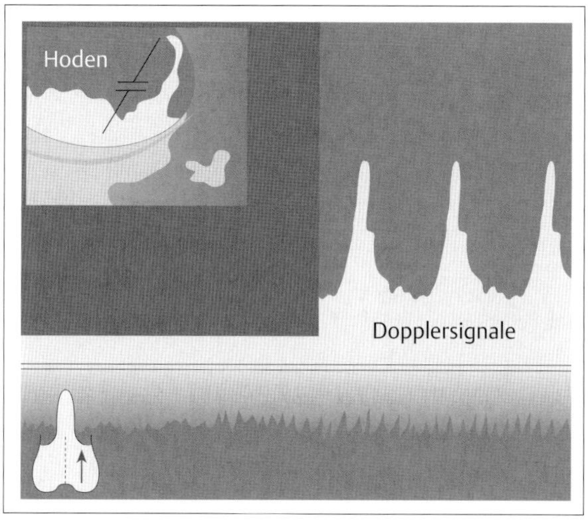

11.24 b Schemazeichnung.

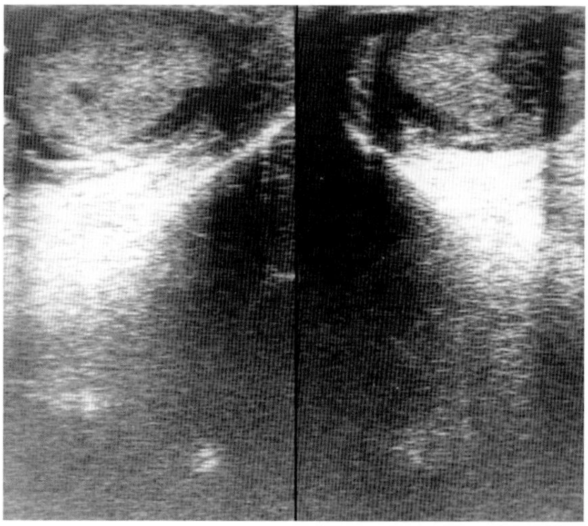

11.25 a Traumatische Hodenruptur.

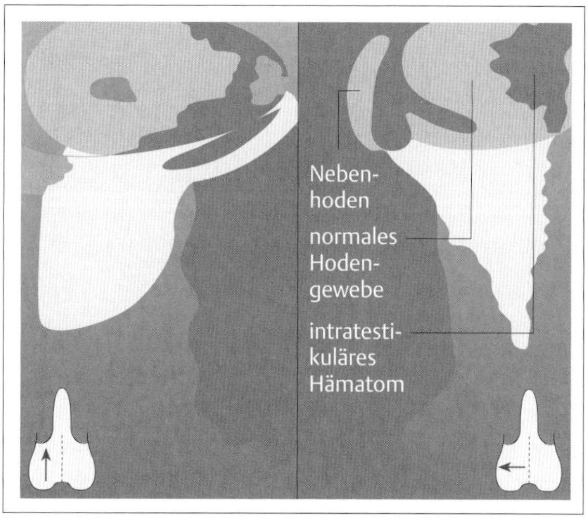

11.25 b Schemazeichnung.

Konsequenz für die Chirurgische Therapie

Befund	Charakteristik	Therapie
Indolente prallelastische Schwellung, Hoden nicht abgrenzbar, Diaphanoskopie positiv	echofreier breiter Saum um Hoden und Nebenhoden typisch für Hydrozele	Hydrozelenresektion nach verschiedenen Verfahren
Palpatorisch derbe, kugelige und indolente Struktur am oberen Hodenpol	Hoden unauffällig, im Nebenhodenkopf echofreies Areal typisch für Spermatozele	Kontrollen, bei Größenzunahme Exstirpation
Indolente Vergrößerung des Hodens mit derber Konsistenz	Nachweis von echoarmem oder inhomogenem Herd im Parenchym = Tumorverdacht	operative Freilegung zur histologischen Sicherung, hohe Ablatio testis, dann weitere stadien- und histologiegerechte Therapie
Hoden vergrößert, dolent, Fieber. Unter Umständen doppelseitig. Evtl. Mumpserkrankung in der Umgebung	homogen echoarmer und vergrößerter Hoden = Orchitis	konservativ (Breitbandantibiotika)
Gerötetes, geschwollenes Skrotum, Fieber, Druckschmerz im Nebenhoden = Epididymitis	Hoden unauffällig, Nebenhoden (Kopf oder Schwanz) vergrößert, inhomogen und echoärmer	konservativ (Antibiotika und lokale Maßnahmen); bei Abszedierung ggf. Ablatio testis erforderlich
Skrotum geschwollen mit Hämatom. Hoden/Nebenhoden nicht abgrenzbar	Nachweis von Flüssigkeit im Cavum scroti (Hämatozele) oder subkutan echoarme Strukturen = Hämatom; Ruptur: Hoden mit intratestikulären echofreien Arealen und Tunikadefekt	konservativ bei Hämatozele oder subkutanem Hämatom; bei intratestikulären Hämatomen und Tunikadefekt operative Freilegung
Akuter Hodenschmerz, evtl. initial Übelkeit/Erbrechen Gerötetes Skrotum, Hoden höherstehend, kein Fieber	leichte Hydrozele, Hoden echoarm, ggf. echodichtes Samenstrangknäuel = Torsionsverdacht besser: Dopplersonographie	bei sicherer Torsion oder auch Verdacht operative Freilegung (6-Stundengrenze!) Detorquierung, Orchidopexie (prophylaktisch auch Gegenseite pexieren!)
Akute Schwellung und Schmerzen im Skrotum, palpatorisch nach kranial nicht abgrenzbar	Hoden/Nebenhoden unauffällig, kranial inhomogene Strukturen (evtl. Lufteinschluß) = Verdacht auf inkarzerierte Hernie	operative Versorgung

Literatur

Braun, Günther, Schwerk. Ultraschalldiagnostik: Lehrbuch und Atlas. 7. Auflage, ecomed Verlagsgesellschaft mbH: Landsberg, München, Zürich 1990.

Gladisch, R. Praxis der abdominellen Ultraschalldiagnostik. 2. Auflage, Schattauer Verlag Stuttgart – New York 1992.

Jocham, D. und K. Miller. Praxis der Urologie. In zwei Bänden, 1. Auflage, Georg Thieme Verlag: Stuttgart, New York 1994.

Meckler, U. und W. Wermke. Sonographische Differentialdiagnostik – systematischer Atlas. Deutscher Ärzteverlag: Köln 1997.

Rassweiler, J. und W. Merkle. Ultraschall in der Urologie. 1. Auflage, Georg Thieme Verlag: Stuttgart, New York 1997.

Probleme mit Hämodialyseshunts

J. A. Schmidt-Lucke

Relevante Basisinformationen

- Zahl terminal niereninsuffizienter Patienten ständig zunehmend
- Anlage von Dialyseshunts nach Möglichkeit am Unterarm als Brescia-Cimino-Fisteln (👁 **11.26**): Arterie-Seit-zu-Vene-End-Anastomosen. Kann diese Fistelform am Unterarm nicht angelegt werden, Verwendung des Oberarms mit A. brachialis und V. cephalica (👁 **11.31**). Andere körpereigene Shunts nur Reservezugänge und -techniken, eher Ausweichen auf Fisteln mit PFTE(Gore-Tex)-Interponaten am Oberarm in gerader (👁 **11.29**) oder Loop-Form (👁 **11.30**); hierbei aber zwei Anastomosen, Seit-zu-End und End-zu-Seit mit Anfälligkeit für Stenosen und Thrombosen.
  Wichtigste Shunttypen: 👁 **11.26** – **11.30**
- Primäre Offenheitsrate nach 1 Jahr bei ca. 60%, nach 5 Jahren nur noch 30% für körpereigene Fisteln, für PTFE-Fisteln deutlich niedriger. Sekundäre Offenheitsraten, z. B. nach perkutaner transarterieller Angioplastie (PTA), ebenfalls geringer
- Für suffiziente Dialysen zu geringe Flußvolumina können bedingt sein durch Stenosen oder Thrombosen
- Zu große Fisteln mit erhöhtem Flußvolumen können zu Kreislaufbelastung und lokalen Steal-Phänomen (ca. 5% aller Dialyseshunts) führen
- Meist temporäre Problemen sind lokale umschriebene oder diffuse Hämatome sowie Thrombophlebitiden
- *Weiterführende Diagnostik:* radiologische Shuntdarstellung, bevorzugt in i.v.-DSA-Technik (sinnvoll vor allem bei unbekannten OP-Details und unübersichtlicher Anatomie)

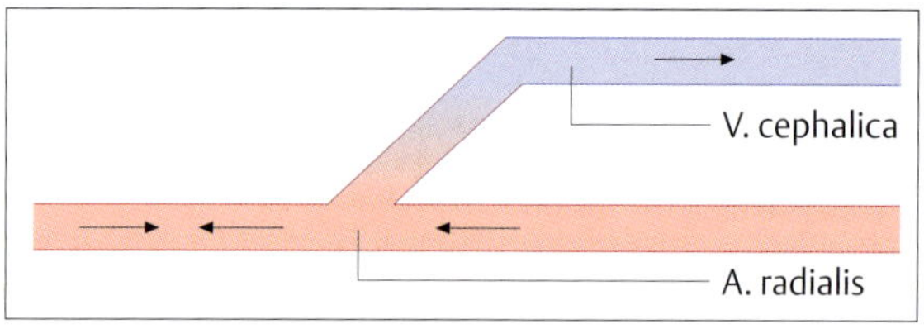

👁 **11.26** Schema Brescia-Cimino-Fistel am Unterarm.

Sonographische Befundkriterien

- **Gefäßstenosen** besonders häufig in den Anastomosenbereichen (👁 **11.28**). Lumeneinengung vor allem durch farbkodierte Dopplersonographie (FKDS) leicht erkenntlich. Farbmuster mit Verwirbelungen, PW- oder CW-Doppler-Signal ist hochfrequent und rauh. Flußbehinderungen können auch durch externe Kompression, z. B. durch Hämatome entstehen. Exakte direkte Stenosequantifizierung kaum möglich
- Bei **Thrombosen,** vor allem im venösen Schenkel (👁 **11.28**) fehlt im FKDS die Farbgebung, vaskuläre Komprimierbarkeit ist eingeschränkt. Mit zunehmendem Alter der Thrombose meist Zunahme der Echogenität
- **Perivaskuläre Hämatome** sind umschriebene oder diffuse unterschiedlich echogene z. T. liquide bzw. liquifizierte oder thrombosierte Raumforderungen meist mit hoher Schallabsorption
- **Thrombophlebitiden** erkennbar an irregulären intravasalen Wandverdickungen
- Wände von Shuntgefäßen oft mit erheblichen schalldichten Verkalkungen
- Zu ausgeprägte langstreckige Dilatationen vor allem im venösen Schenkel; umschriebene Formen entsprechen **Aneurysmata** (👁 **11.27**)
- Mit modernen Farb-Duplex-Ultraschallgeräten menügesteuert leicht **Volumenbestimmungen** möglich (👁 **11.32** – **11.35**). Untersuchung am liegenden oder sitzenden Patienten. Prinzipiell im arteriellen oder venösen Schenkel durchführbar. Leicht pulsatiler Blutfluß zur Abgrenzung der Herzaktionen für eine korrekte Messung sinnvoll. Es dürfen keine zu großen Verwirbelungen des Blutstromes vorliegen. Fehler auch durch Teilvoluminabestimmungen in venösen Kollateralen.
- In die Berechnung geht der Gefäßdurchmesser ein (unter Annahme einer kreisförmigen Geometrie die Querschnittsfläche und die winkelkorrigierte Flußgeschwindigkeit im gesamten Gefäßquerschnitt, meist gemittelt über zwei bis drei Herzzyklen) nach der Formel: Gefäßdurchmesser × mittlere Fließgeschwindigkeit (in ml/min). Die **Flußvolumenbestimmung** sollte mehrfach wiederholt und ein Mittelwert angegeben werden. Die mittels Duplex-Sonographie ermittelten Shuntperfusionsraten liegen im optimalen Fall bei ca. 450 ml/min (± 200) für Cimino-Fisteln und 600 – 800 für PTFE-Fisteln

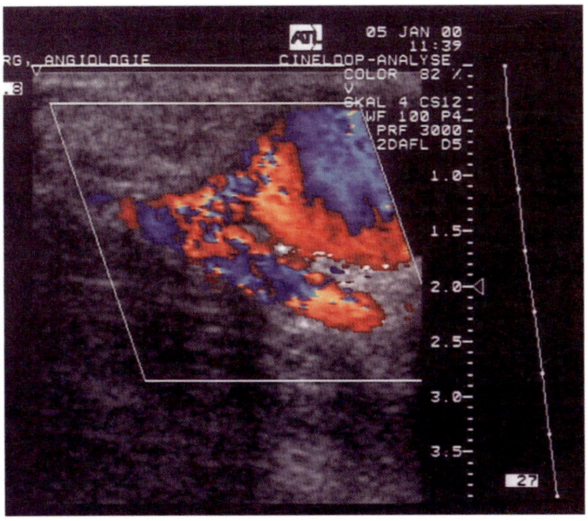

11.27 a Brescia-Cimino-Fistel am Unterarm mit venösem Aneurysma mit wandständigen Thromben bei postaneurysmatischer Stenose.

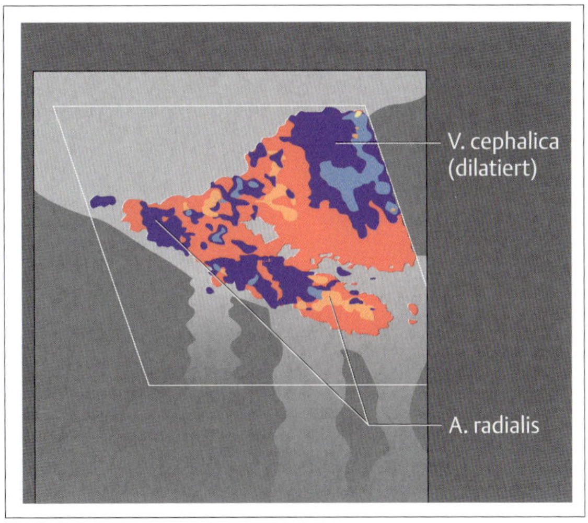

11.27 b Schemazeichnung.

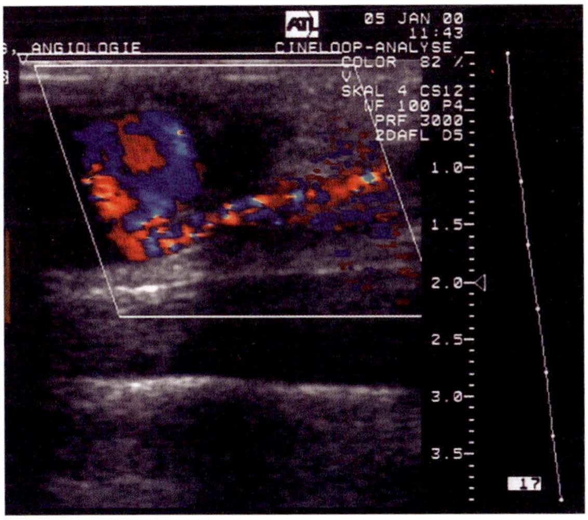

11.28 a Brescia-Cimino-Fistel am Unterarm mit venösem Aneurysma mit wandständigen Thromben bei postaneurysmatischer Stenose. Fortsetzung der 11.2 nach kranial.

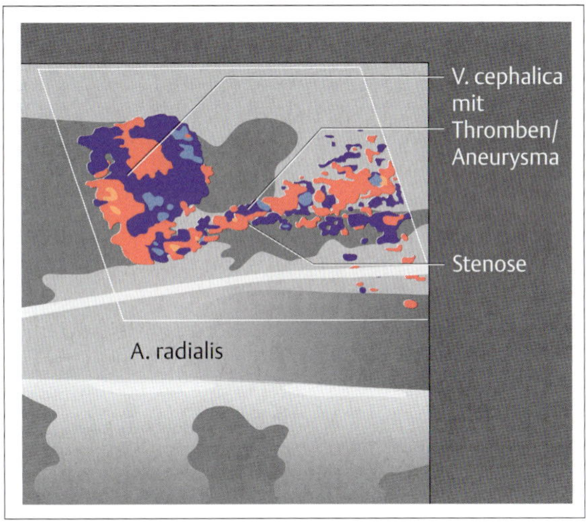

11.28 b Schemazeichnung.

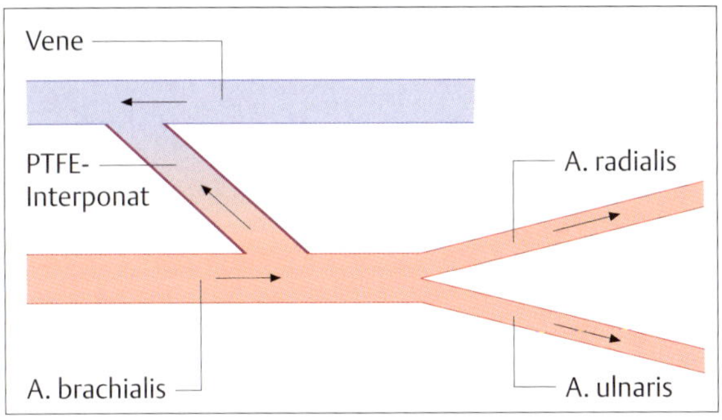

11.29 Schema: gerade PTFE-Fistel.

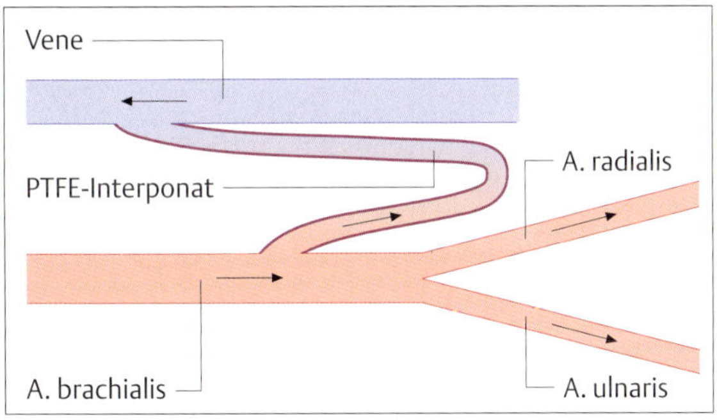

11.30 Schema: PTFE-Loop-Fistel.

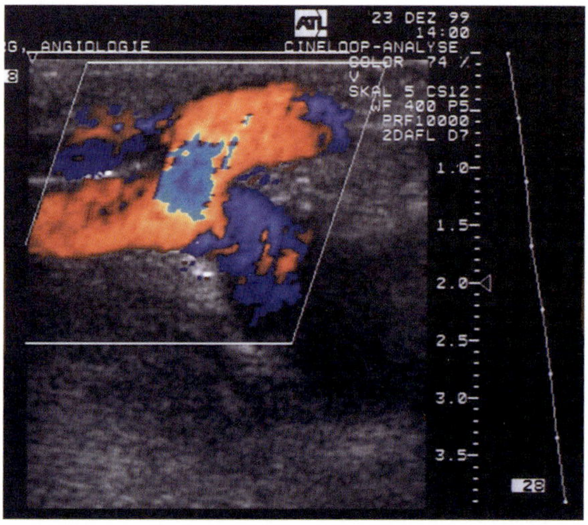

11.31 a Cimino-Fistel in der Ellenbeuge.

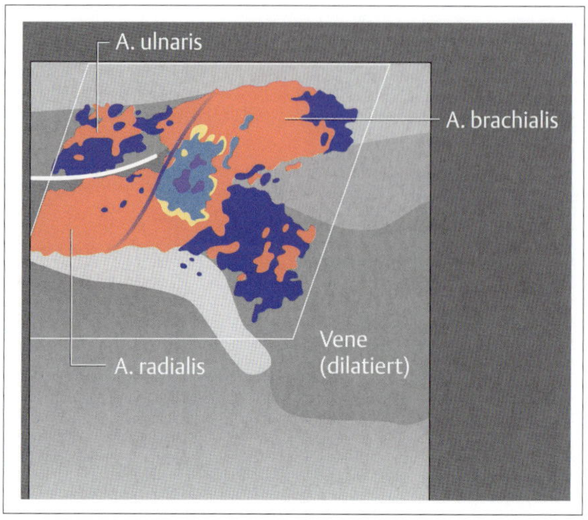

11.31 b Schemazeichnung.

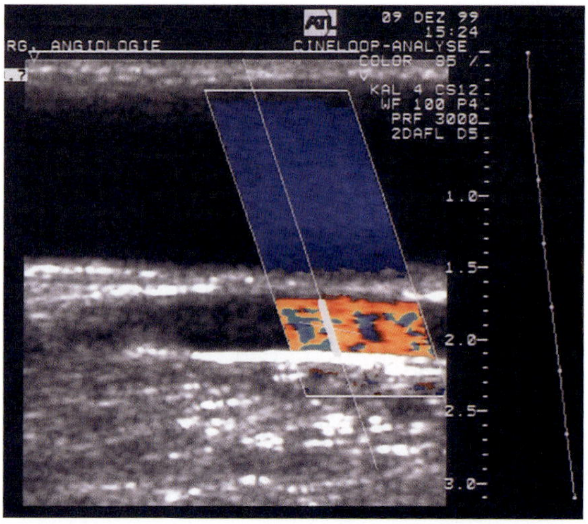

11.32 a Flußvolumenmessung in Shunt-Arterie.

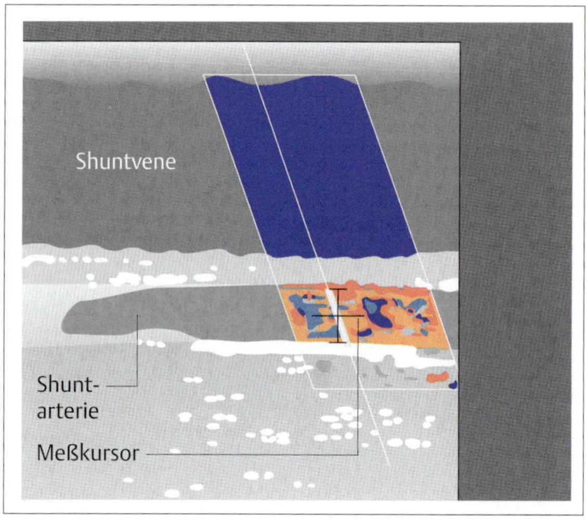

11.32 b Schemazeichnung.

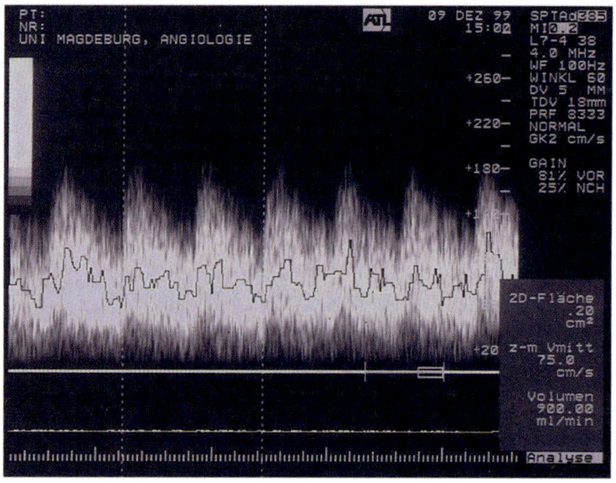

11.33 a Flußvolumenmessung in Shunt-Arterie (Fortsetzung der 11.32).

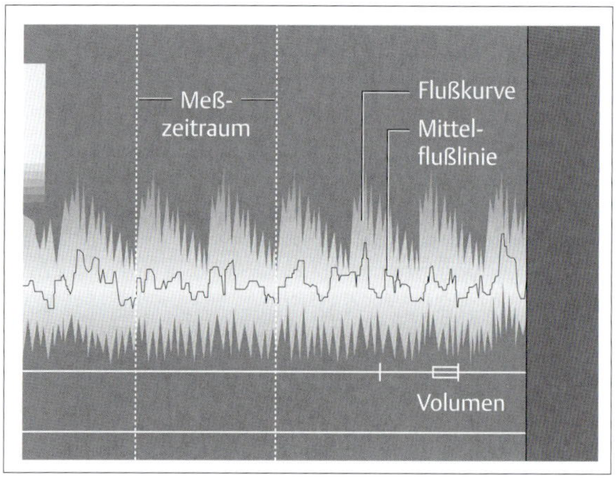

11.33 b Schemazeichnung.

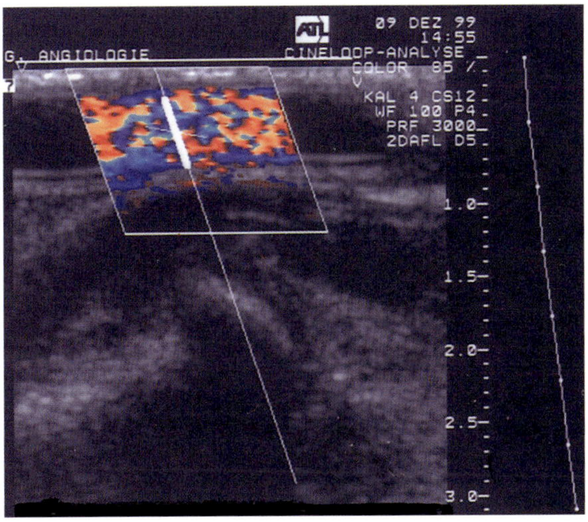

👁 **11.34 a** Flußvolumenmessung in PTFE-Shunt-Graft (sehr verwirbelter Fluß).

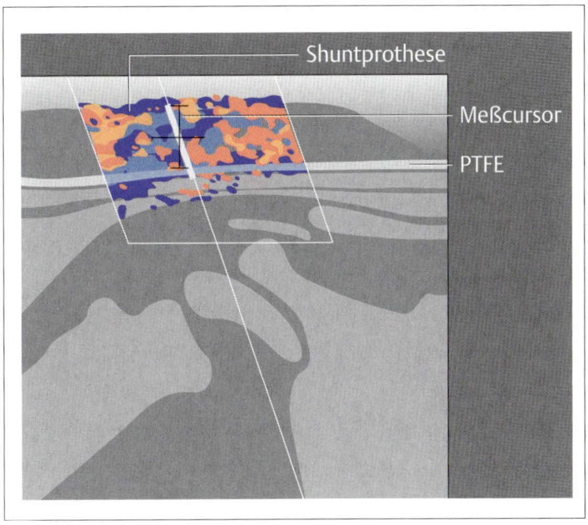

👁 **11.34 b** Schemazeichnung.

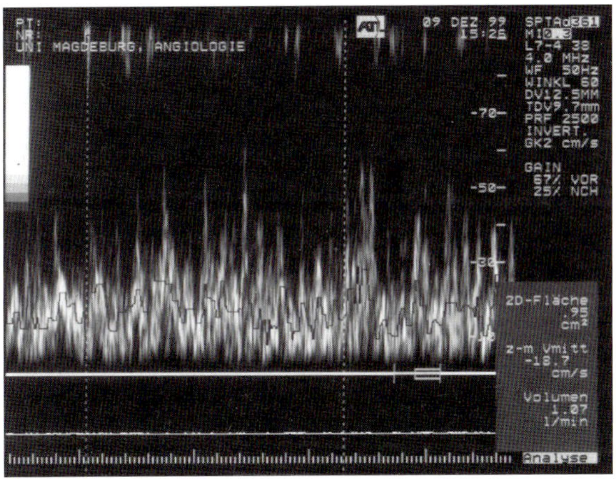

👁 **11.35 a** Flußvolumenmessung in PTFE-Shunt-Graft, Fortsetzung der 👁 **11.34**.

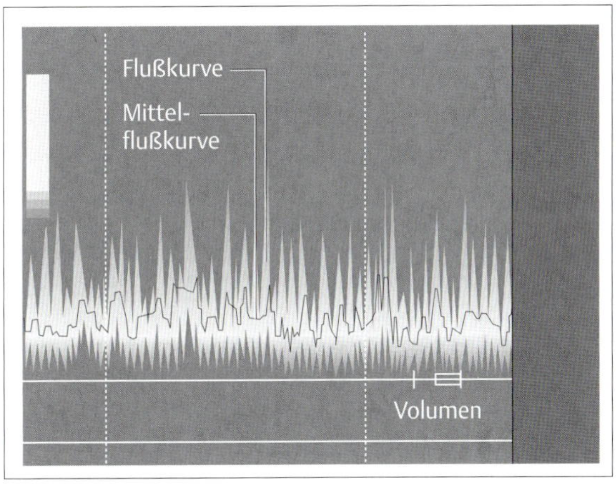

👁 **11.35 b** Schemazeichnung.

Konsequenz für die Chirurgische Therapie

Befund	Charakteristik	Therapie
Zu geringe Flußvolumina	< 200 – 300 ml/min	Thrombolyse PTA Stent operative Shunterweiterung
Zu hohe Flußvolumina	> 1000 ml/min	operative Verminderung (z. B. banding)
Thrombophlebitis	unregelmäßige Wandverdickung	Längerfristige s.c.-Gabe niedermolekularen Heparins
Hämatom	extravasale Raumforderung wie unter Befundkriterien beschrieben	in der Regel konservativ

Literatur

Edwards JM, Zierler RE. Duplex ultrasound assessment of uprer extremity arteries. In: Zwiebel WJ, ed. Introduction to vascular ultrasonography 3rd ed. Philadelphia: WB Saunders; 1992: 223 - 35.

Kathrein H, König P, Weimann S, Judmaier G, Dittrich P. Nicht-invasive morphologische und funktionelle Beurteilung arteriovenöser Fisteln von Dialysepatienten mit der Duplexsonographie. Ultraschall. 1989; 10: 33 - 40.

Leapman SB, Boyle M, Pescovitz MD. The arteriovenous fistula for hemodialysis access: gold standard or archaic relic? Am Surg. 1996; 62: 652 - 6.

Morsy AR, Hulbasky M, Chen C. Incidence and characteristics of patients with hand ischemia after a hemodialysis procedure. J Surg Res. 1998; 74: 8 - 10.

Rosenfield K, Schainfeld R, Isner JM. Percutaneous revascularization in peripheral arterial disease. In: Loscalzo J, Creager MA, Dzau VJ, eds. Vascular Medicine. 2nd ed. Boston: Little, Brown; 1996: 717 - 64.

12 Sonographie der weiblichen Brustdrüse

H. Madjar

Indikationen zur Sonographie

Das Mammakarzinom stellt in den westlichen Industrieländern die häufigste Krebserkrankung dar und betrifft etwa 10% der weiblichen Bevölkerung. Erschreckend ist vor allem, daß die Inzidenz ansteigt und trotz aller Fortschritte bislang kein entscheidender Durchbruch in der Therapie erzielt wurde. Die Röntgenmammographie gilt als etablierte Screeninguntersuchung bei asymptomatischen Frauen. Durch weltweit durchgeführte Studien konnte gezeigt werden, daß die Mortalität durch eine frühzeitige Diagnostik reduziert werden kann. Besonders bei postmenopausalen Frauen mit Involutionsmammae erreicht die Mammographie eine hohe Trefferrate. Die Aussagekraft ist jedoch bei dichten Parenchymverhältnissen reduziert. Daher versagt die Mammographie relativ häufig bei jüngeren Frauen mit dichtem Drüsengewebe. Zusätzlich spielt als limitierender Faktor auch die Qualitätskontrolle, die vor allem in Ländern mit einem dezentralisierten Gesundheitssystem schwierig ist, für die Effektivität des Screenings eine große Rolle.

Die Sonographie ist die wichtigste ergänzende Untersuchung. Sie erlaubt bei dichtem Parenchym eine gute Beurteilung. Vor allem lassen sich mit geeigneter Gerätetechnik Weichteilveränderungen besser charakterisieren als mit der Mammographie. Daher muß heutzutage die alleinige Durchführung der Mammographie ohne zusätzliche Sonographie als unzureichend betrachtet werden, es sei denn, daß eine weitgehende Involution vorliegt, die eine mammographische Fehlbeurteilung mit hoher Sicherheit ausschließen läßt. Leider muß einschränkend angemerkt werden, daß die Leistungsfähigkeit der Sonographie sehr stark von der Gerätetechnik und von der individuellen Untersuchererfahrung abhängt. Da es derzeit noch keine allgemeingültigen Standards gibt, muß man die Indikationen der Sonographie differenziert betrachten. Man muß unterscheiden zwischen der Basis- oder Standarddiagnostik, zu der jeder nach den Richtlinien der kassenärztlichen Bundesvereinigung ausgebildete Arzt imstande ist. Davon abzugrenzen ist die weiterführende Diagnostik, die dem Spezialisten vorbehalten ist. Dieser zeichnet sich durch besonders große Erfahrung und durch den Einsatz hochwertiger Geräte aus.

Sonographische Befundkriterien

- Beurteilung dichter Parenchymverhältnisse bei jungen Frauen
- Differenzierung zystischer und solider Raumforderungen
- Unklare Befunde in Schwangerschaft und Laktation
- Mammographische Verdichtungen
- Unklare Tastbefunde
- Brustentzündung

Weiterführende Sonographie:

- Dignitätsbeurteilung bei soliden Tumoren.
- Operationsplanung: Präoperatives Staging; Tumorgröße; Multifokalität und Multizentrizität; axilläre, parasternale, infra- und supraclavikuläre Lymphknotenmetastasen.
- Vor- und Nachsorge nach Silikonprothesen.
- Nachsorge nach Mastektomie und brusterhaltender Operation.
- Erweiterte Vorsorge bei Risikopatientinnen.
- Interventionelle Sonographie.

Spezielle Untersuchungstechnik und Befunderhebung

Allgemeine Basisinformationen

Viele Untersucher beschränken sich darauf, mit dem Schallkopf nur tastbare Herdbefunde zu untersuchen. Da mit modernen, hochauflösenden Ultraschallgeräten jedoch auch sehr kleine und subklinische Befunde entdeckt werden können, sollte der Untersuchungsablauf so standardisiert sein, daß er die vollständige Durchuntersuchung der gesamten Brust sicherstellt.

Untersuchungstechnik (👁 12.**1**):

- Untersuchung in Rückenlage
- Die Arme werden eleviert und die Hände im Nacken verschränkt
- Meanderförmige Führung des Transducers in sagittalen Schnittebenen von kranial nach kaudal und/oder in transversalen Schnittebenen von lateral nach medial
- Ergänzend radiäre Schallkopfführung bei Verdacht auf abnorme Veränderungen der Milchgänge
- Es ist wichtig, daß der Schallkopf immer senkrecht zur Brustoberfläche geführt wird
- Der Schallkopf sollte mit geringem Druck angekoppelt werden, so daß er gerade gleichmäßig an der Hautoberfläche anliegt.
- Gezielte Kompression mit dem Schallkopf ist nötig, wenn die Schallpenetration in der Tiefe nicht ausreicht oder zur Abklärung der Elastizität unschriebener Herdbefunde

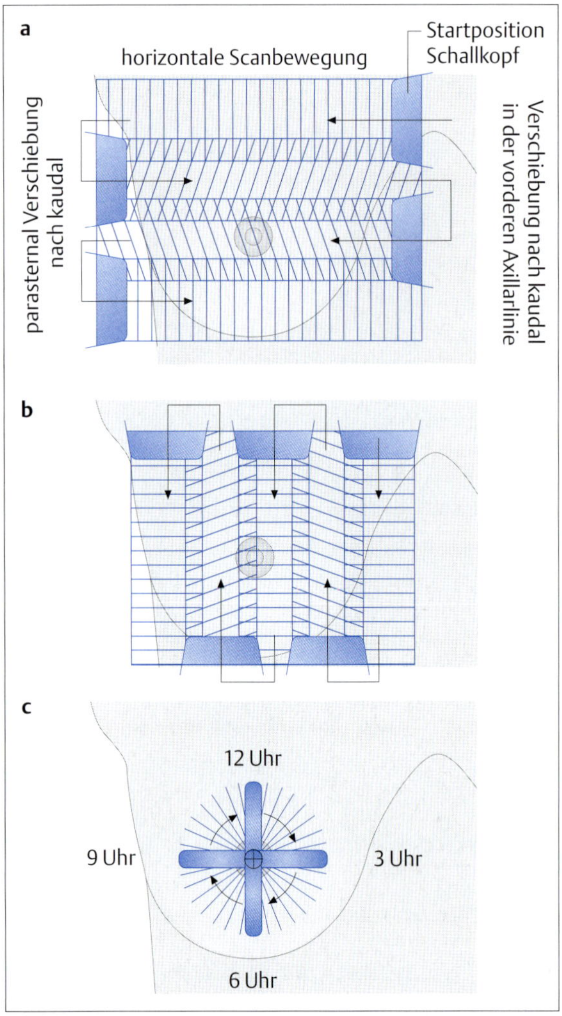

12.1 a – c Untersuchungsschema zur systematischen Durchuntersuchung der Brust.

a Der Schallkopf wird in sagittalen Schnittebenen meanderförmig von oben nach unten in überlappenden Schallebenen durch die Brust geführt.

b Horizontale Schallkopfführung in transversalen Schnittebenen.

c Untersuchung in radiären Schnitten.

Zur Gerätetechnik ist anzumerken, daß derzeit noch die Geräterichtlinien der Kassenärztlichen Bundesvereinigung von 1993 gültig sind. Aufgrund der technischen Weiterentwicklungen ist eine Änderung dringend erforderlich. Die Bildqualität hängt nicht nur von der Frequenz ab, sondern vielmehr von der Signalverarbeitung des Systems. Objektive Angaben über die Gerätequalität können derzeit nur durch standardisierte Phantomuntersuchungen erfolgen. Da es bislang noch keine entsprechenden Vorschriften zur Qualitätskontrolle gibt, ist die Wertigkeit der Ultraschalldiagnostik nicht einheitlich definierbar. Zu empfehlen ist:

Gerätetechnik

- Hochfrequente Schallköpfe (7 – 13 MHz) mit ausreichender Eindringtiefe bis mindestens 4 cm
- Hoher Bildkontrast bei hoher räumlicher Auflösung
- Axiale Auflösung in der gesamten Bildtiefe mindestens 1 mm
- Verstellbarer Fokus im Bereich von 1 bis 4 cm
- Mehrfachfokussierung, dabei ist zu beachten, daß durch die Erhöhung der Fokuszonen die Bildaufbaurate langsamer wird. Zu fordern ist eine gleichmäßige Fokussierung bis 4 cm Eindringtiefe bei schnellem Realtimebild, das eine zügige Schallkopfbewegung ohne „Nachzieheffekt" erlaubt
- Laterale (horizontale) Auflösung im Bereich der maximalen Fokussierung mindestens 1 mm
- Laterale Auflösung im Bereich der ganzen Eindringtiefe (4 cm) mindestens 2 mm
- Als Standard sind heutzutage zahlreiche andere Details der Gerätesicherheit und Technik zu werten, wie z. B. korrekte Bildgeometrie, Schallgeschwindigkeitseichung, kalibrierte Meßvorrichtung, 64 Graustufen, einstellbarer Dynamikbereich, Sende- und Empfangsleistung und Tiefenausgleich sowie geeignete Dokumentationsmöglichkeit u. a. m.

Brustanatomie

Relevante Basisinformationen

Bei jeder Untersuchung muß beiderseits die gesamte Brust durchuntersucht und entsprechend beschrieben werden. Der Befund muß in Relation zum Alter, zum klinischen und mammographischen Befund interpretiert werden (👁 12.**2** – 12.**3**).

Sonographische Befundkriterien

- **Parenchymbeschaffenheit** (normal, Fibrose, ausgeprägte Fibrose, kleinzystische Veränderungen)
- **Fettgewebsanteil** (Prozentangabe oder zumindest unterscheiden nach Involutionsbrust, teilinvolviert und dichtem Parenchym)
- **Beurteilbarkeit** (bei ausgeprägter Fibrose und Makromastie kann die Aussagekraft der Ultraschalluntersuchung reduziert sein)
- **Milchgänge** (Kaliber, Kontur, Gangunregelmäßigkeiten, evtl. auffällige Binnenechos)
- **Hautdicke** (normalerweise 1 – 2 mm). Durch Tumoren, Entzündungen oder nach Strahlentherapie kann ein Hautödem hervorgerufen werden
- **Beschreibung der Axilla.** Falls axilläre Lymphknoten erkennbar sind, Größe und Lokalisation, sowie Reflexmuster (echoreicher Hilus, wie bei reaktiven Veränderungen, oder inhomogene bzw. echoarme Binnenstruktur). Bei Auffälligkeiten ist auch die Parasternal-, die Infra- und Supraklavikulärregion zu beschreiben

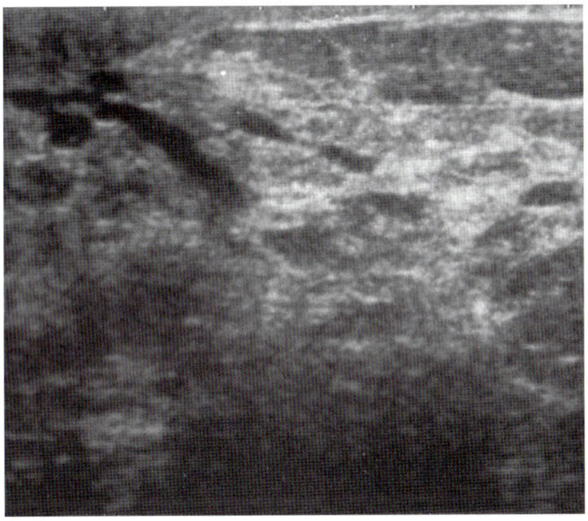

👁 12.**2a** Normale Brustanatomie, gezeigt ist jeweils ein Sagittalschnitt in Brustmitte. Prämenopausale Frau mit dichtem Parenchym (echoreich), geringem Anteil an subkutanen Fett (echoarm) und flüssigkeitsgefüllte Milchausführungsgänge.

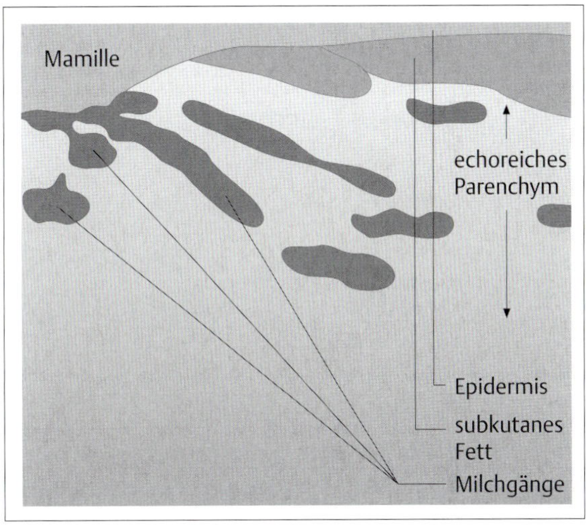

👁 12.**2b** Schemazeichnung.

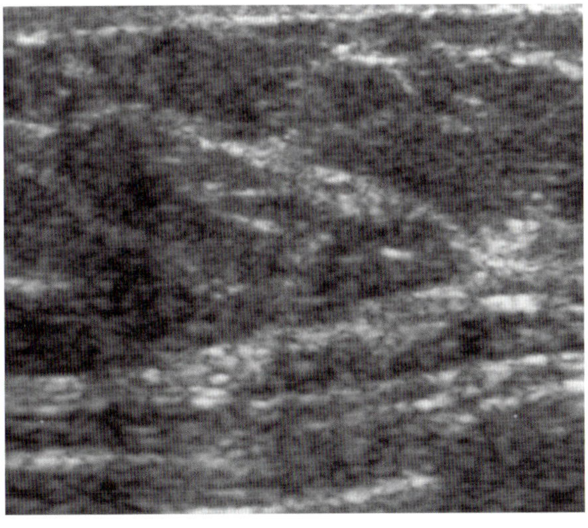

👁 12.**3a** Involutionsbrust: Man sieht residuale Parenchyminseln und viel Fettgewebe. Die Milchgänge sind nicht erkennbar.

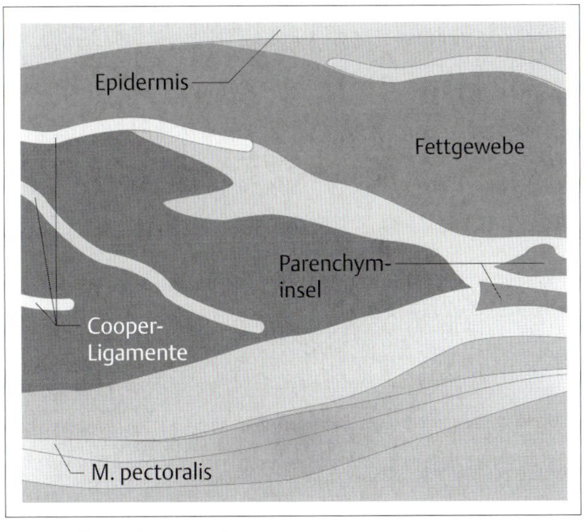

👁 12.**3b** Schemazeichnung.

Umschriebene Herdbefunde

Relevante Basisinformationen

Jeder auffällige Befund ist in 2 Ebenen zu messen und mit genauer Lokalisationsangabe zu dokumentieren. Eine Ausnahme kann nur bei multiplen Zysten gemacht werden, hier genügt es nach sorgfältiger Durchuntersuchung aller Zysten, exemplarisch die größten zu messen und zu dokumentieren. Auf einer Befundskizze sollte eingezeichnet werden, wo sich die Zysten befinden.

Allgemeine Befundkriterien

- Tumorgröße
- Lokalisation (Uhrzeit, Mamillenabstand, Hautabstand)
- Form (rund, oval, polymorph)
- Tumorachse (horizontal, indifferent, vertikal)
- Kontur (glatt, gelappt, unregelmäßig)
- Begrenzung (scharf, unscharf)
- Binnenstruktur (homogen, inhomogen)
- Echogehalt (echofrei, echoarm, echoreich)
- Schallfortleitung (abgeschwächt, indifferent, verstärkt)
- Randschatten (keiner, uni- oder bilateral)
- Elastizität (nicht, mäßig oder gut komprimierbar)
- Verschieblichkeit (nicht, mäßig oder gut verschieblich)
- Architekturveränderung (Bindegewebs- und Parenchymstrukturen)
- Umgebungsreaktion (echoreiche Tumorumgebung)
- Umgebungsinfiltration (Haut, Muskel, Thoraxwand, Gefäße)

Zysten

Relevante Basisinformationen

- Häufig mit umschriebenen oder diffusen, oft zyklischen Schmerzen und Knoten einhergehend
- Mit Zyklusstörungen und hormoneller Dysbalance assoziiert
- Kein erhöhtes Karzinomrisiko. Karzinome werden aber häufig übersehen, da Zysten augenfälliger sind und weil die Mammographie wegen dichtem Parenchym oft nur eingeschränkt beurteilbar ist
- Häufiger Befund, typischerweise bei Frauen zwischen dem 40. und 50. Lebensjahr, unterschiedlich stark ausgeprägt bei ca. 50% aller Frauen dieser Altersgruppe

Problemfälle:

- Eingedickte oder hämosiderinhaltige Zysten weisen homogene Binnenechos auf und ähneln Fibroadenomen
- Konglomerate von multiplen Zysten sind gelegentlich mit proliferativen Mastopathien vergesellschaftet
- Umschriebene Wandverdickungen weisen auf Proliferationen hin
- Intrazystische Papillome müssen operativ entfernt werden, jedoch können harmlose Einblutungen wie Papillome oder wandständige Proliferationen imponieren
- Zysten mit unterschiedlichen Flüssigkeitskomponenten (wässrig und ölig) weisen Spiegelbildungen auf. Diese müssen von soliden Binnenstrukturen unterschieden werden
- Juvenile Zysten treten häufig in der Pubertät auf. Sie imponieren als schmerzhafte Knoten. Hier ist ein streng konservatives Vorgehen angezeigt

Sonographische Befundkriterien (👁 12.4 – 12.5)

- Form (rund, oval)
- Tumorachse (horizontal)
- Kontur (glatt)
- Begrenzung (scharf)
- Binnenstruktur (homogen)
- Echogehalt (echofrei)
- Schallfortleitung (verstärkt)
- Randschatten (bilateral [nicht obligat])
- Elastizität (mäßig komprimierbar)
- Verschieblichkeit (gut verschieblich)
- Architekturveränderung (keine)
- Umgebungsreaktion (keine)
- Umgebungsinfiltration (keine)
- Milchgänge (evtl. Duktektasien, glatt, echofrei)

Konsequenz für die Chirurgische Therapie

Befund	Charakteristik	Therapie
Einfache Zyste	Beschwerdefreiheit	keine Therapie
Einfache Zyste	schmerzhafte Knoten	sonographisch gezielte Punktion
Papillome	meist symptomlos	Operation, keine Punktion, da sonst das Papillom für die präoperative Markierung nicht auffindbar ist. Evtl. selektive Punktion der soliden Struktur
Juvenile Zyste	Beschwerdefreiheit	konservativ, Rückbildung meist spontan
Juvenile Zyste	Schmerzen, Entzündung	Punktion, möglichst keine Operation, da hierdurch Teile der Brustdrüsenanlage reseziert werden.
Proliferationsverdacht	unklare Mammographie	Operation bei polymorphen gruppierten Mikroverkalkungen

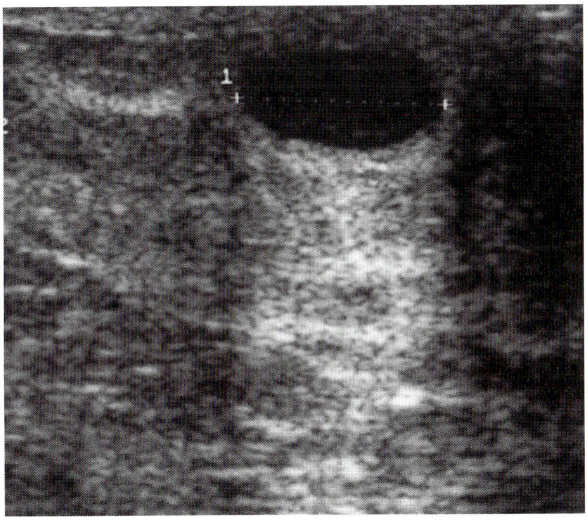

12.**4 a** Typische Zyste.

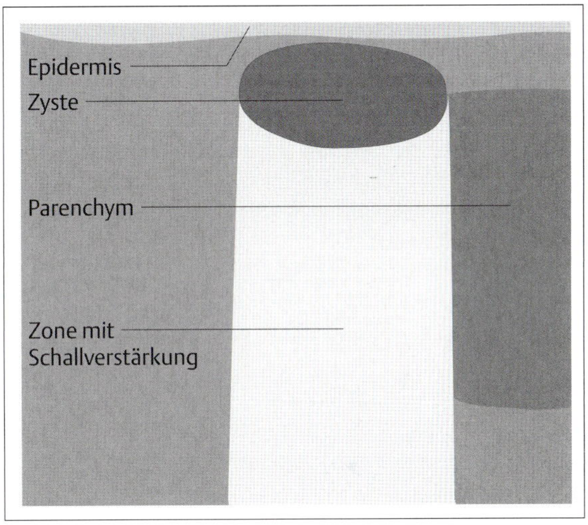

12.**4 b** Schemazeichnung.

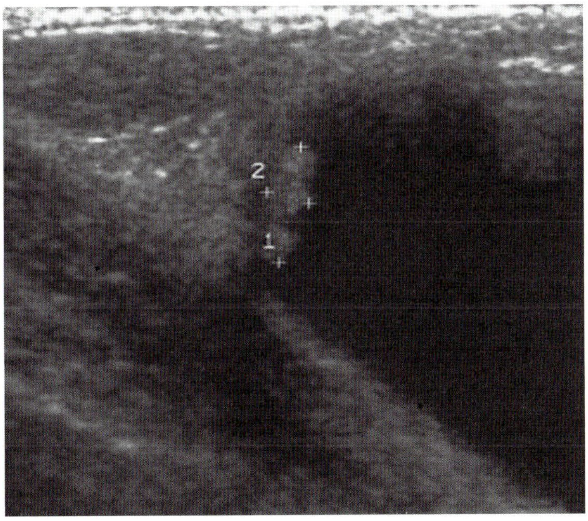

12.**5 a** Zyste mit intrazystischem Papillom.

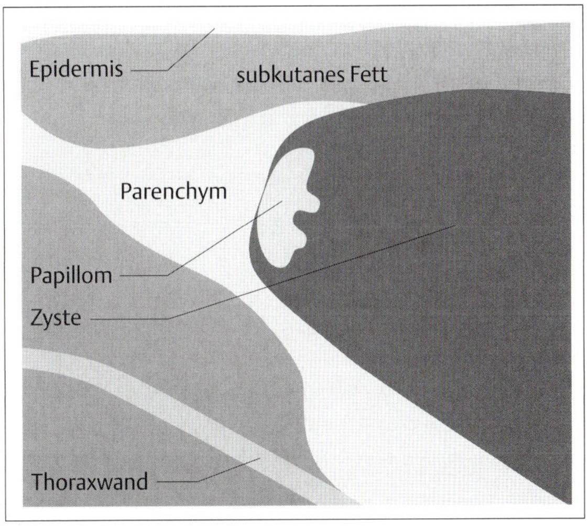

12.**5 b** Schemazeichnung.

Fibroadenome, benigne Tumoren

Relevante Basisinformationen

- Häufigster Tumor bei jungen Frauen
- Klinisch als glatt, mobiler Knoten imponierend
- Ohne Proliferationen ist das Karzinomrisiko kaum erhöht
- Manchmal treten multiple Tumoren in unterschiedlichen Brustregionen auf. Manche Frauen neigen zum wiederholten Auftreten von Fibroadenomen
- Hormonabhängig (Schwangerschaft und Laktation) findet sich oft ein starkes Wachstum
- Die Entstehung in der Menopause ist eine Rarität. Oft werden aber durch eine Vorsorgemammographie erstmals in diesem Alter langjährig bestehende Tumoren entdeckt

Problemfälle:

- Proliferierende oder regressive Fibroadenome und solche mit intrakanalikulärem Wachstum sind oft inhomogen mit teils unscharfer Begrenzung
- Hinter einem vermeintlichen Fibroadenom verbirgt sich in ca. 2% der Fälle ein glatt begrenztes Karzinom
- Im Alter neigen Fibroadenome zu grobscholligen Verkalkungen. Daraus resultiert ein Schallschatten mit suspektem Ultraschallbild
- Schwierige Abgrenzung gegenüber eingedickten Zysten

Sonographische Befundkriterien (👁 12.6 – 12.7)

- Form (rund, oval)
- Tumorachse (horizontal)
- Kontur (glatt, gelappt)
- Begrenzung (scharf)
- Binnenstruktur (homogen)
- Echogehalt (echoarm)
- Schallfortleitung (indifferent bis verstärkt)
- Randschatten (bilateral [nicht obligat])
- Elastizität (nicht komprimierbar)
- Verschieblichkeit (gut verschieblich)
- Architekturveränderung (keine)
- Umgebungsreaktion (keine)
- Umgebungsinfiltration (keine)

Konsequenz für die Chirurgische Therapie

Befund	Charakteristik	Therapie
Typischer Befund	homogene Struktur	Eine Operation ist nicht nötig, aber zur morphologischen Sicherung Feinnadelpunktion oder Stanzbiopsie
Atypischer Befund	Proliferationsverdacht inhomogene Struktur	Operation
Sonographie atypisch mit Schallschatten	Mammographie: typische grobschollige Verkalkungen	Kontrolle

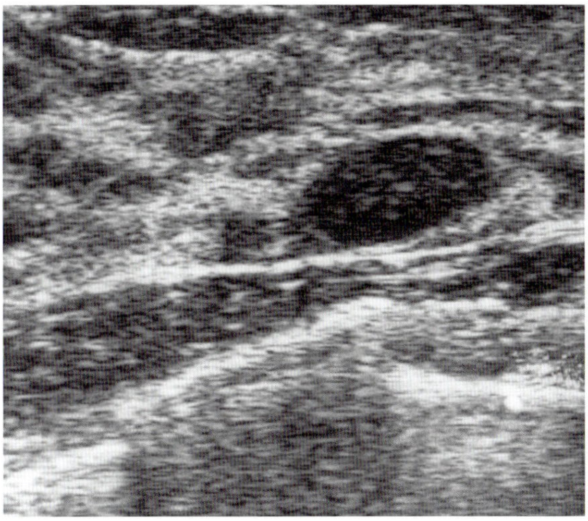

12.6 a Typisches Fibroadenom.

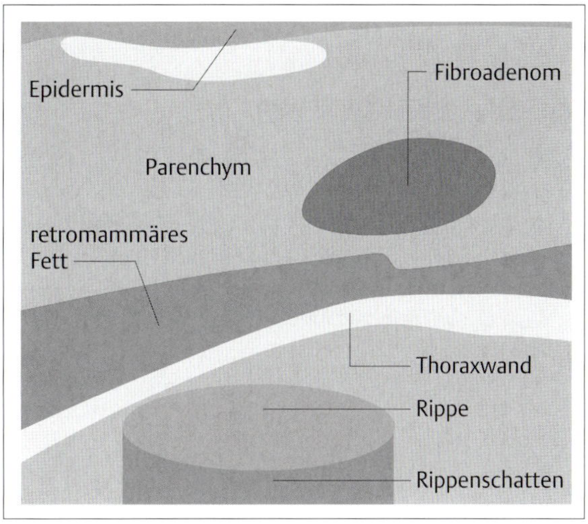

12.6 b Schemazeichnung.

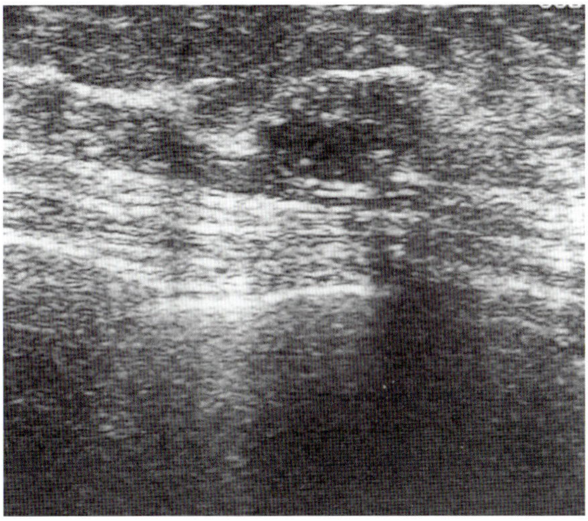

12.7 a Regressiv verändertes Fibroadenom.

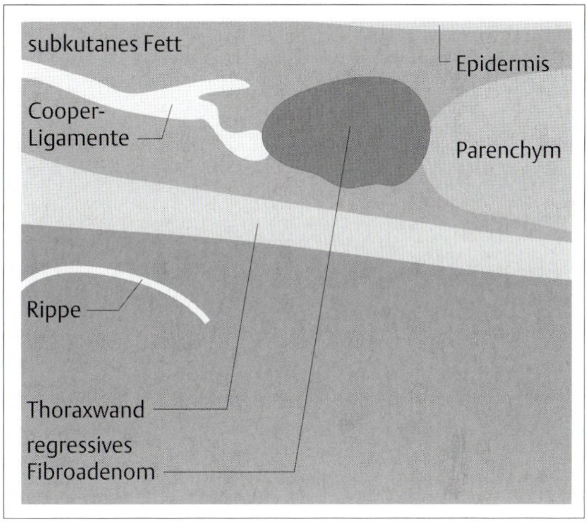

12.7 b Schemazeichnung.

Andere benigne Tumoren

Relevante Basisinformationen

- Neben den Fibroadenomen sind andere benigne Tumoren differentialdiagnostisch abzugrenzen
- Fibrome, Adenofibrome, Fibrolipome, Mastopathieknoten: Die Sonomorphologie entspricht meist Fibroadenomen (s.o.)
- Lipome lassen sich durch die weiche Konsistenz und Komprimierbarkeit unterscheiden
- Phylloidestumoren und das Zystosarkoma Phylloides unterscheiden sich durch zystische Binnenstrukturen

Mastitis

Relevante Basisinformationen

- Die nonpuerperale und die puerperale Mastitis sind zu unterscheiden
- Klinisch meist mit Fieber und schmerzhafter Rötung der Brust einhergehend. Diffuse Brustinduration, bei Einschmelzung fluktuierender Tastbefund
- Wichtige Differentialdiagnose: Inflammatorisches Karzinom

Problemfälle:

- Karzinome können mit dem Bild einer Mastitis einhergehen
- In der Akutphase ist die Mammographie wenig aussagefähig
- Wenn keine Einschmelzung vorliegt, nach Basisdokumentation Verlaufskontrolle. Nach Abklingen der akuten Entzündung vergleichende Mammographie

Sonographische Befundkriterien (👁 12.**8** - 12.**9**)

- Form (Bei florider Entzündung diffuses oder umschriebenes Gewebsödem. Bei Einschmelzung polymorpher Herdbefund.)
- Tumorachse (meist horizontal)
- Kontur (bei Einschmelzung glatt, gelappt)
- Begrenzung (bei diffuser Einschmelzung unscharf)
- Binnenstruktur (inhomogen, teils zystisch, teils solid)
- Echogehalt (echoarm)
- Schallfortleitung (verstärkt)
- Randschatten (nur bei glatt begrenzten Abszeßen)
- Elastizität (mäßig komprimierbar)
- Verschieblichkeit (mäßig verschieblich)
- Architekturveränderung (Strukturdefekt im Bereich der Einschmelzung)
- Umgebungsreaktion (selten, evtl. perifokales Ödem)
- Umgebungsinfiltration (keine)

Konsequenz für die Chirurgische Therapie

Befund	Charakteristik	Therapie
Diffuse Entzündung	Gewebsödem	keine Operation, Antibiotika; zum Ausschluß eines Karzinoms Mammographie nach Abklingen der Entzündung
Abszedierung	sonographischer Herd	Inzision und Drainage. Bei infizierten Zysten genügt oft die sonographisch gezielte Punktion

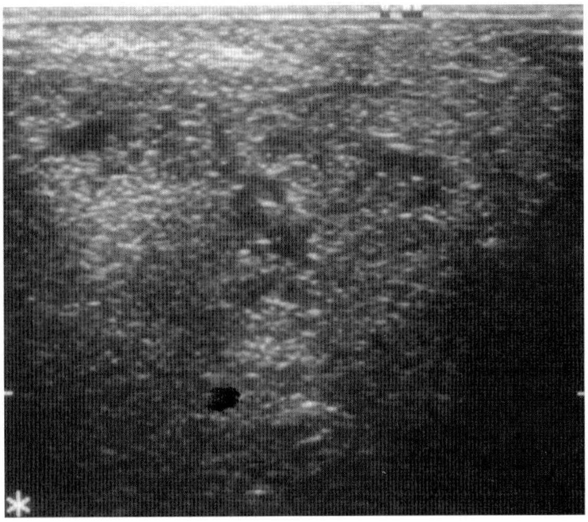

12.8 a Mastitis. Frühes Entzündungsstadium mit Gewebsödem.

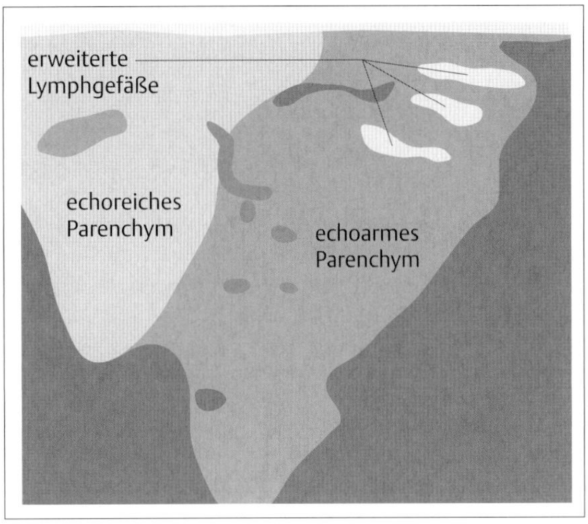

12.8 b Schemazeichnung.

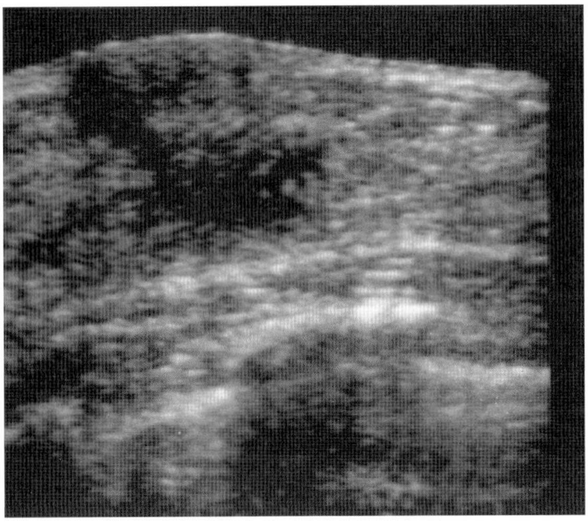

12.9 a Abszeßbildung mit Fistelgang nach außen.

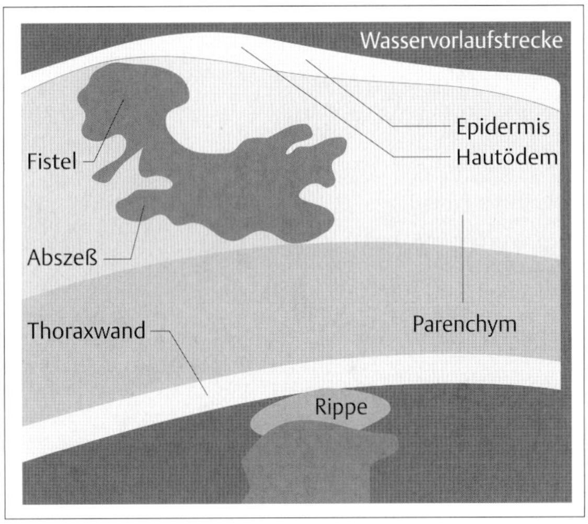

12.9 b Schemazeichnung.

Karzinome

Relevante Basisinformationen

- Tritt meist in der Menopause auf, 20–30% jedoch prämenopausal
- Klinischer Befund variabel, nicht zuverlässig, die Palpation erlaubt keine Frühdiagnostik
- In 20–40% treten multiple Tumoren in unterschiedlichen Brustregionen auf
- Bei mammographischer Vorsorgediagnostik werden bis zu 20% im präinvasiven Stadium entdeckt
- Nur ein Teil der Karzinome fällt durch Mikrokalk auf
- Die Tumorausdehnung reicht häufig über den Bereich der Verkalkungen hinaus
- Die mammographische Diagnostik der Tumorausdehnung und multifokaler Herde ist ungenau

Problemfälle:

- In ca. 2% der Fälle treten glatt begrenzte Karzinome auf, die als benigne Tumoren fehlinterpretiert werden. Die betrifft vor allem medulläre, muzinöse und tubuläre Karzinome, aber auch solid wachsende, duktal invasive Karzinome
- Diffus infiltrierende, lobulär invasive und Comedokarzinome haben gelegentlich eine erhöhte Echogenität und sind dann schwer erkennbar. Lediglich die sorgfältige Beurteilung der Drüsenstruktur zeigt die abnorme Architekturveränderung. Ein unauffälliger Ultraschallbefund muß daher in Abwägung aller sonstigen Informationen abschließend beurteilt werden
- Karzinome werden leicht übersehen, wenn gleichzeitig andere Veränderungen vorliegen, die augenfälliger sind
- In situ-Karzinome sind nur dann im Ultraschall erkennbar, wenn sie zu Erweiterungen der Milchgänge führen. Zeigt die Mammographie polymorphe, gruppierte Verkalkungen, so ist eine Abklärung auch bei unauffälligem Ultraschall indiziert
- Fortgeschrittene Lymphknotenmetastasen sind echoarm. Bei frühem Befall sind Asymmetrien im Bereich der Rinde oder des Hilus erkennbar. Mikrometastasen sind meist nicht erkennbar.

Sonographische Befundkriterien

(👁 12.**10**–12.**11**)

- Form (polymorph)
- Tumorachse (vertikal)
- Kontur (unregelmäßig)
- Begrenzung (unscharf)
- Binnenstruktur (inhomogen)
- Echogehalt (echoarm)
- Schallfortleitung (abgeschwächt)
- Randschatten (keiner)
- Elastizität (nicht komprimierbar)
- Verschieblichkeit (Strukturunterbrechung)
- Umgebungsreaktion (gelegentlich echodichter Randsaum)
- Umgebungsinfiltration (bei entsprechender Tumorausdehnung)
- Lymphknotenmetastasen (echoarm, ohne Hilusstruktur)

Anmerkung: Bei der präoperativen Planung ist unter Berücksichtigung der Mammographie zu entscheiden, ob nach Tastbefund, nach mammographischer oder sonographischer Markierung operiert wird. Bei Verdacht auf Multifokalität (👁 12.**12**) muß mit dem Diagnostiker besprochen werden, wie der Verdacht prä- oder intraoperativ gesichert werden kann. Bei ausschließlich sonographisch lokalisierbaren Herden müssen diese in einem Präparatesonogramm markiert werden, so daß der Pathologe bei der Aufarbeitung die einzelnen Herde auffinden kann.

Konsequenz für die Chirurgische Therapie

Befund	Charakteristik	Therapie
Suspekt	Mammographie suspekt	Operation
Suspekt	unauffällige Mammographie	Operation, evtl. bei Unsicherheit präoperativ Sicherung durch Punktion
Unklar		im Zweifelsfall Diagnosesicherung durch Feinnadelpunktion oder Stanzbiopsie
Benigne (?)	Mammographie benigne	minimal invasive Diagnosesicherung, da die Narbenbildung bei offener Biopsie in der Folgezeit Probleme bereiten kann

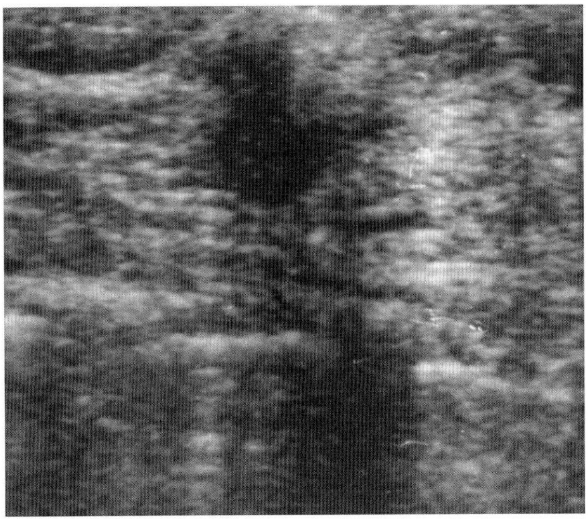

12.**10 a** Unterschiedliche Sonomorphologie bei invasiv duktalen Karzinomen. Unregelmäßig und unscharf begrenzter echoarmer Tumor mit dorsaler Schallabschwächung.

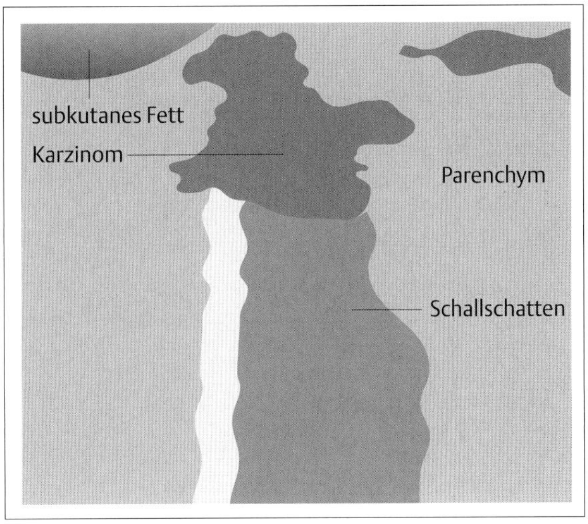

12.**10 b** Schemazeichnung.

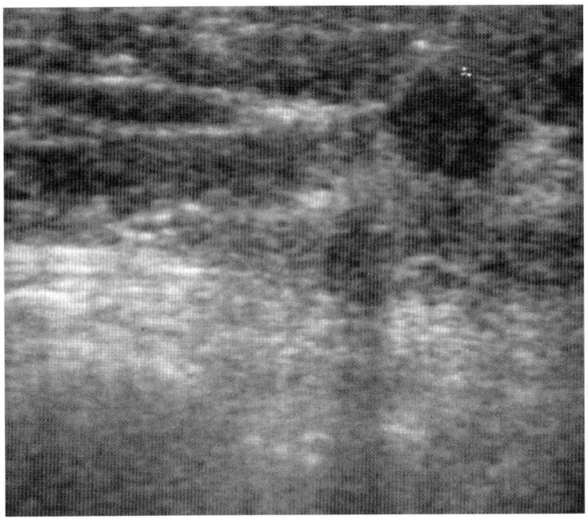

12.**11 a** Unterschiedliche Sonomorphologie bei invasiv duktalen Karzinomen. Scharf, aber unregelmäßig begrenzter Tumor mit guter Schallfortleitung.

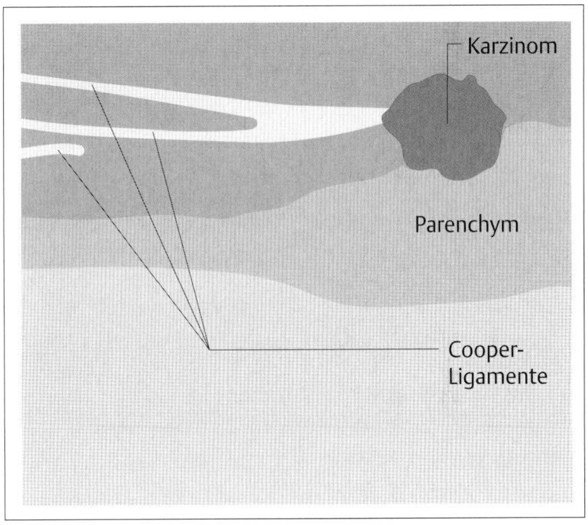

12.**11 b** Schemazeichnung.

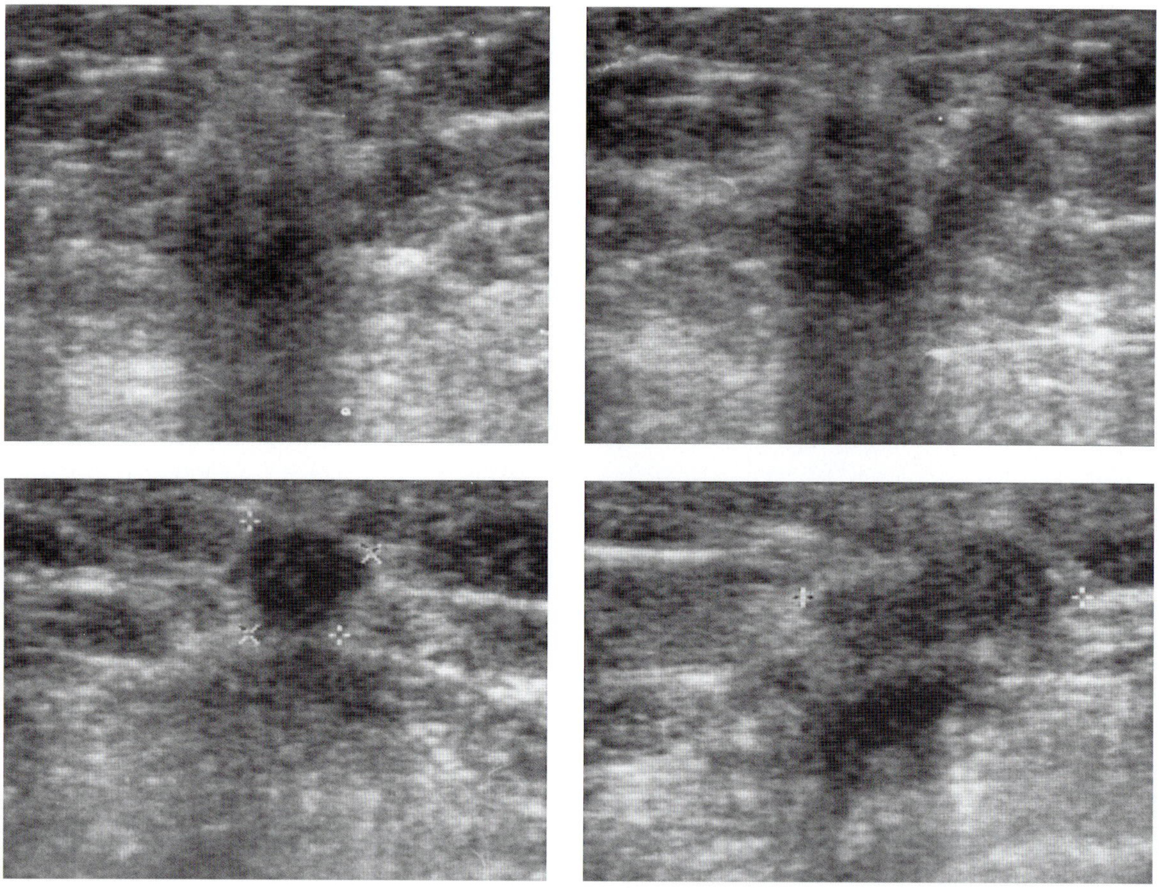

12.12 a Mehrere Schnittebenen einer Brust mit multifokalem teils duktal, teils lobulär invasivem Karzinom.

Interventionelle Techniken

Methoden

- Feinnadelpunktion
- Stanzbiopsie
- Minimal invasive sonographisch gesteuerte Tumorresektion
- Präoperative Markierung von nicht tastbaren Tumoren
- Präparatesonographie zum Nachweis der vollständigen Exzision

Indikationen für interventionelle Maßnahmen

- Schmerzhafte oder proliferationsverdächtige Zysten
- Glatt begrenzte solide Tumoren, Absicherung der Gutartigkeit
- Präoperative Sicherung malignomverdächtiger Befunde zur Operationsplanung, wenn Schnellschnittdiagnostik nicht in Betracht kommt
- Bestätigung bei Verdacht auf Multifokalität zur Planung des operativen Vorgehens
- Minimal invasive sonographisch gesteuerte Resektion, wenn bei wahrscheinlich gutartigem Befund die Exzision ohne störende Narbenbildung erwünscht ist

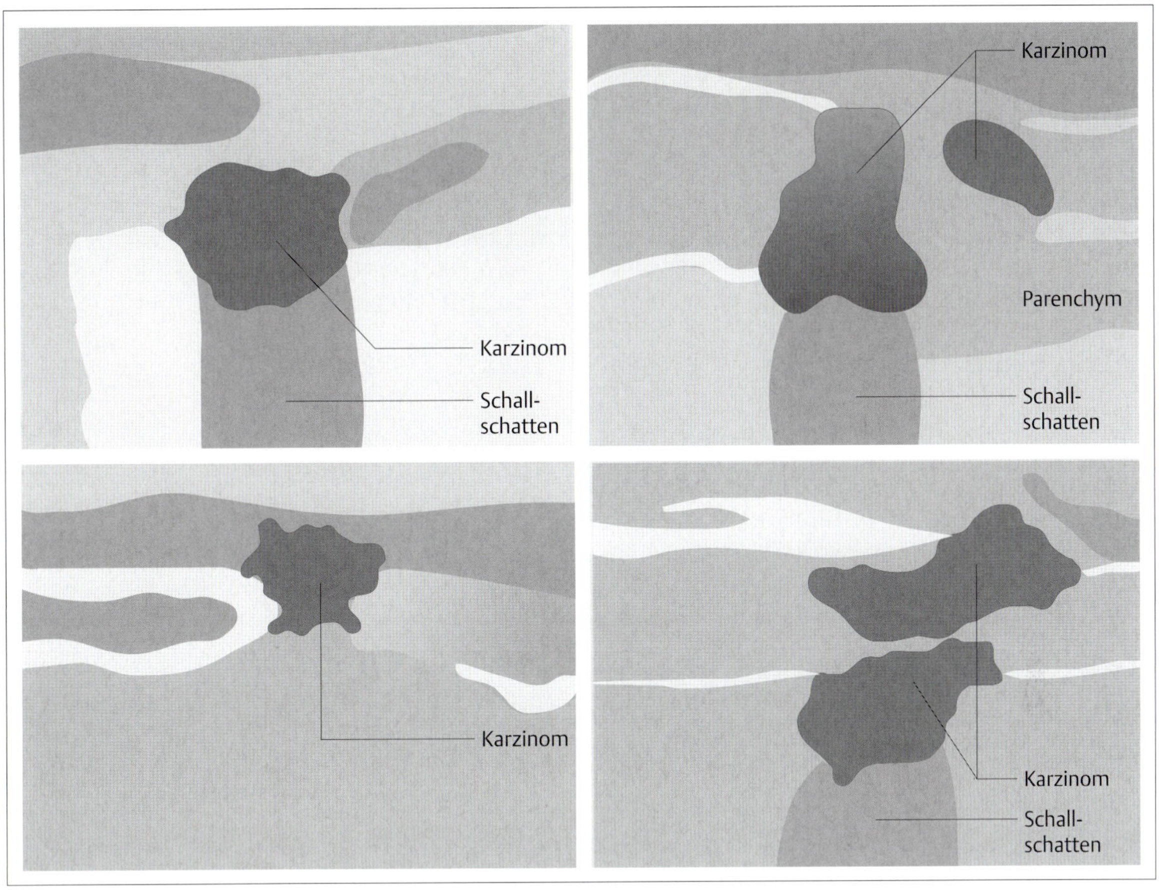

12.**12 b** Schemazeichnung.

Durchführung der Punktionstechnik (12.**13** – 12.**14**)

- Punktionsrichtung entlang dem Schallfeld in der Bildebene
- Nadelführung parallel zur Thoraxwand zur Vermeidung von Verletzungen in der Tiefe und zur optimalen Darstellung der Punktionsnadel (senkrechter Schalleinfallswinkel)
- Immer unter Realtime-Sichtkontrolle arbeiten
- Bei der Feinnadelpunktion mehrfache Fächerbewegungen innerhalb des Tumors unter Sog
- Für die Stanzbiopsie sollten Hochgeschwindigkeits-Punktionssysteme verwendet werden
- Bei der Stanzbiopsie wird die Nadelspitze vor der Auslösung in den Tumor eingeführt, so daß dieser während der Punktion nicht ausweichen kann

Schlußbemerkungen

Die Sonographie ist geeignet, die Operationsplanung wesentlich zu verbessern. Außerdem erlaubt sie eine optimale Diagnostik bei jungen Frauen mit dichtem Parenchym, bei entzündlichen und postradiogenen Veränderungen, die mammographisch nur sehr eingeschränkt beurteilbar sind. Dieses Spektrum wird durch die Möglichkeiten der interventionellen Diagnostik und Therapie erweitert. Allerdings ist zu beachten, daß die Brust eine Vielzahl von normalen und pathologischen Veränderungen aufweist. Die Leistungsfähigkeit der Methode hängt von der Erfahrung des Untersuchers und von der Gerätequalität ab. Die Abhandlung in diesem Buch kann nur einen Einblick in die Materie geben. Zur Vertiefung des Wissens sind spezielle Lehrbücher der Mammadiagnostik erforderlich.

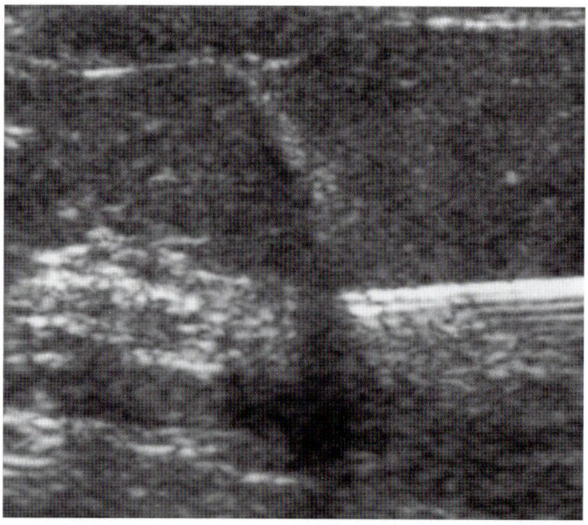

12.13 a Ultraschallgezielte Feinnadelpunktion. Optimale Punktionsrichtung entlang der Bildebene und parallel zur Thoraxwand.

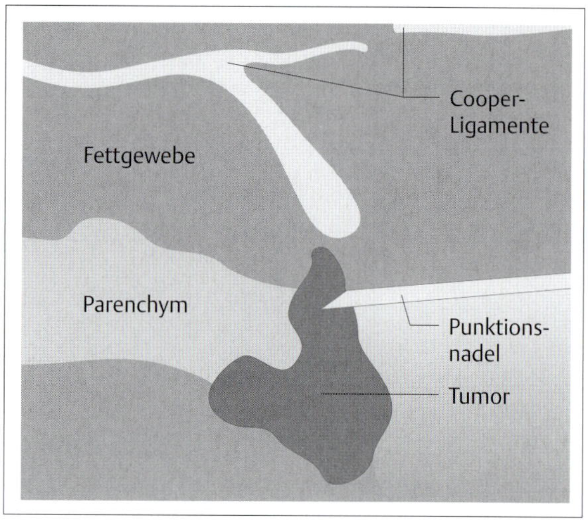

12.13 b Schemazeichnung.

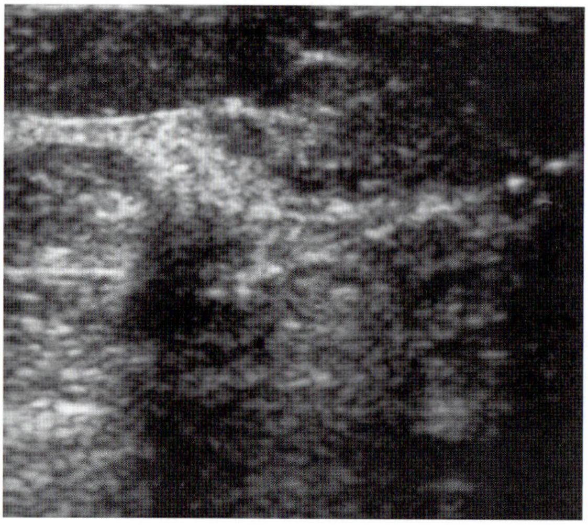

12.14 a Schlechte Punktionsrichtung: Die Nadel inseriert neben dem Schallkopf und muß relativ steil in die Tiefe geführt werden. Dadurch ist sie schlecht sichtbar.

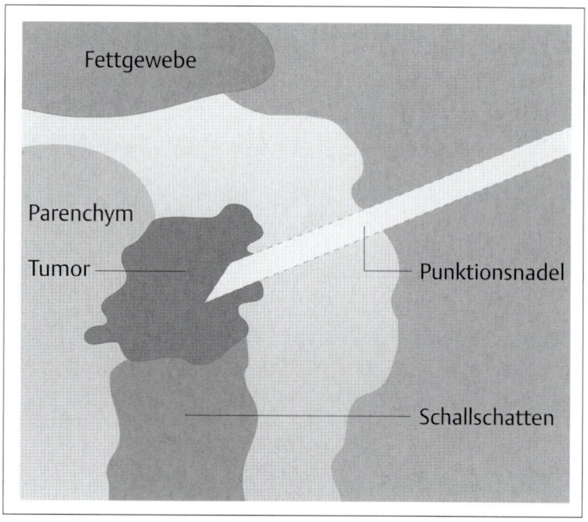

12.14 b Schemazeichnung.

Literatur

Porrath, S. A Multimodality Approach to Breast Imaging. Rockwell, Maryland: Aspen Publishers; 1986

Leucht, D., Madjar, H. Atlas Mammasonographie. 2. Aufl. Stuttgart: Georg Thieme Verlag; 1995

Madjar, H., Teubner, J., Hackelöer, B. J. Breast Imaging Update. Basel: Karger; 1994

Madjar, H. Kursbuch Mammasonographie. Stuttgart: Georg Thieme Verlag; 1999

Sohn, Ch., Blohmer, J. U. Mammasonographie. Stuttgart: Georg Thieme Verlag; 1996

Tabar, L., Dean, P.B . Teaching Atlas of Mammography. 2nd edition, Stuttgart: Georg Thieme Verlag; 1985

Teboul, M., Halliwell, M. Atlas of Ultrasound and Ductal Echography of the Breast. Oxford: Blackwell Science; 1995

Tohno, E., Cosgrove, D. O., Sloane, J. P. Ultrasound Diagnosis of Breast Disease. London: Churchill Livingstone; 1994

13 Sonographie der Gelenke, Knochen und angrenzenden Weichteile

K. Mahlfeld, G. Pap, H. R. Merk

Einleitung

Durch verbesserte technische Voraussetzungen, insbesondere durch die Bereitstellung leistungsfähiger Untersuchungsgeräte und auch durch die ständig wachsende Erfahrung der Untersucher wurde die Sonographie seit Mitte der 80er Jahre zunehmend für die Diagnostik von Erkrankungen der Bewegungsorgane interessant. Ultraschalluntersuchungen der Gelenke, des Knochens und der angrenzenden Weichteile gehören heute zum diagnostischen Standard und sollten im diagnostischen Algorithmus nach Anamneseerhebung, der klinischen Untersuchung und vor Einsatz anderer bildgebender Verfahren angewandt werden.

Die Sonographie ist als anwendungseinfaches, nicht invasives und zeitsparendes Verfahren in der Lage, Erkrankungen und Verletzungen im Bereich der Stütz- und Bewegungsorgane differentialdiagnostisch abzuklären, daraus eine Therapie abzuleiten und eine Objektivierung des Therapieerfolges vorzunehmen. Die diagnostische Aussagekraft hängt von der Erfahrung des Untersuchers und der richtigen Einordnung des Sonographiebefundes in das gesamte klinische Bild ab.

Sonographie von Muskulatur und Sehnen

Unter Mitarbeit von I. Stürmer und H.-J. Witt

Sonographie bei Verletzungen der Muskulatur

Relevante Basisinformationen

- Sonographische Darstellung der normalen und der pathologisch veränderten Skelettmuskulatur gut möglich aufgrund der anatomisch oberflächlichen Lage
- Darstellung jeweils in zwei Ebenen, Standardebenen wie bei der Arthrosonographie existieren jedoch nicht
- Routinemäßig bei der Muskelsonographie dynamische Untersuchung einbeziehen: kleinere Befunde sind oft erst dadurch darstellbar
- Bei den meisten myosonographischen Fragestellungen Überlegenheit des 7,5-MHz-Linearschallkopfs gegenüber dem 5-MHz-Schallkopf, bei der Darstellung von tiefer gelegenen Prozessen, z. B. innerhalb der Oberschenkelmuskulatur, ist letzterer jedoch unerläßlich
- Gesunde Muskulatur zeigt eine mittlere Echogenität, einzelne Muskelfasern sind nicht darstellbar
- Die durch Verschmelzung mehrerer Muskelfaserbündel entstehenden Primärbündel werden nahezu echofrei, Perimysium der Muskelfaserbündel echoreich, im Längsschnitt als feine Linie und im Querschnitt punktförmig dargestellt
- Septierungen durch die Muskelfaszien (Epimysium) können dem Muskel im Längsschnitt ein streifiges oder fischzugartiges Muster geben
- Im frühen Kindesalter sehr geringe Zahl an Muskelsepten, etwa ab dem 5. Lebensjahr entsprechend der des Erwachsenen
- Echogenität der Muskulatur ganz wesentlich abhängig vom Anschallwinkel, nicht korrekt senkrechte Anschallung führt zu einer veränderten Echogenität, die kein morphologisches Korrelat hat
- Von diesem Phänomen der Reflexumkehr bzw. dem Phänomen des wandernden Reflexes sind einige Muskeln physiologischerweise aufgrund ihrer Verlaufsrichtung betroffen (z. B. M. infraspinatus, M. brachialis, M. triceps)
- Verteilungsmuster echoarmer und echoreicher Areale individuell und von Muskel zu Muskel sehr unterschiedlich, außerdem alters- und trainingsabhängig
- *Weiterführende Diagnostik:* Röntgen in Weichteiltechnik, MRT, Angiographie, PE

Sonographische Befundkriterien

- Frische **Muskelkontusion** (Muskelquetschung) nur bei ausreichender Größe darstellbar, imponiert aufgrund des Muskelödems als echoarme Strukturveränderung, zum Teil zeigt sich eine hämorrhagische Einblutung mit unscharfer Zeichnung der Septen
- **Muskelzerrung** (Distraktionstrauma Grad 1) ist charakterisiert durch partielle Faserüberdehnung ohne Durchtrennung des Flechtwerkes. Sonographisch umschriebene Volumenzunahme, je nach Schwere bis zu 50% des Muskelquerschnitts. Bei schweren Zerrungen echofreie Hämatome, bei leichten Zerrungen eventuell Normalbefund
- Beim **partiellen Muskelriß** (Distraktionstrauma des Grades 2) stärkere Verletzung des Muskelbündels, Unterbrechung von Muskelsepten, Begleithämatom. In das Hämatom können Muskelstümpfe einragen

(Glockenschläger-Zeichen), die Rupturenden sind echogen. Bei isometrischer Kontraktion Dehiszenz, oft lokale Muskelspasmen. Sonographisch sicher erkennbar sind Muskelverletzungen > 1 cm

- **Kompletter Muskelriß** (Distraktionstrauma Grad 3) mit vollständiger Kontinuitätsunterbrechung gekennzeichnet durch ausgedehntes Begleithämatom mit dorsaler Schallverstärkung, Glockenschläger-Zeichen und Faszienverletzung. Distraktion der Rupturenden ist möglich. Nach Ausheilung Residuen im Sinne von persistierendem Parallelitätsverlust der Septen, die Narben können Verkalkungen enthalten (👁 13.**1**, 13.**2**)
- **Tumoren** meist echoarm, genaue Unterscheidung zwischen malignem und benignem Prozeß ist ebensowenig möglich wie eine Feindiagnostik. Ausschließlich sonographisch gestützte Biopsie von Tumoren dieses Areals ist möglich
- Das akute **Kompartmentsyndrom** ist primär eine klinische Diagnose, sonographische Kriterien: u. a. Volumen- und Echogenitätszunahme des Muskels bei erhaltenen Muskelsepten
- **Myopathien** im wesentlichen durch eine Veränderung des charakteristischen Muskelechomusters bestimmt, Querschnitt hierbei aussagekräftiger als Längsschnitt. Muskelfaszien werden schlechter abgrenzbar. Bei generalisierten neuromuskulären Erkrankungen Erhöhungen der Muskelechogenität
- Fehlbildungen wie **Aplasien/Hypoplasien** sonographisch im Seitenvergleich gut darstellbar. Akzessorische Muskeln imponieren als Weichteiltumor mit muskeltypischem Erscheinungsbild.
- **Muskelhernien** sind als Vorwölbungen mit Durchtritt durch die Faszien gut darstellbar, von anderen Weichteiltumoren unterschieden durch ihr isomuskuläres Echomuster

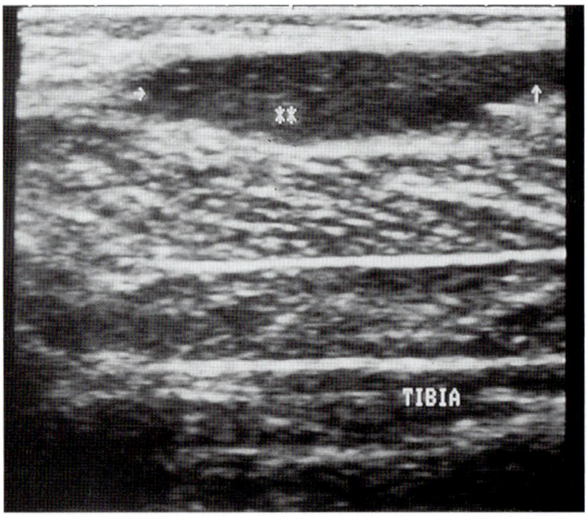

👁 13.**1 a** Längsschnitt im Bereich des dorsalen Unterschenkels: echoarme Raumforderung im Bereich des medialen Kopfes des M. gastrocnemius, sonographisch besteht der Verdacht auf einen Muskelfaserriß.

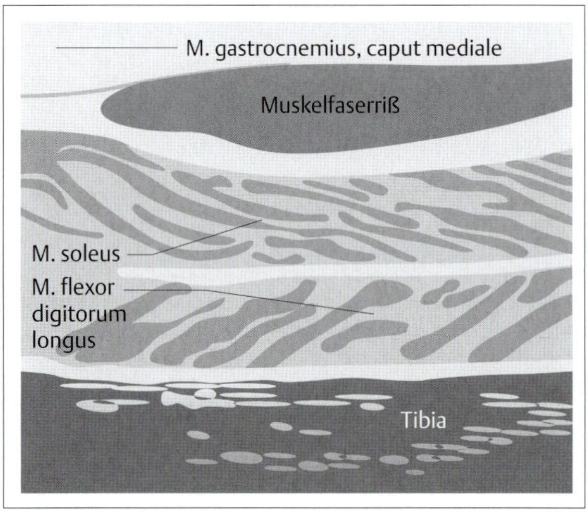

👁 13.**1 b** Schemazeichnung.

Konsequenz für die Chirurgische Therapie

Befund	Charakteristik	Therapie
Muskelkontusion	echoarme Strukturveränderung	konservativ
Muskelzerrung	umschriebene Volumenzunahme, echofreie Areale	konservativ
Muskelriß	großes echofreies Areal, Glockenschläger-Phänomen	konservativ
Kompartmentsyndrom	Volumen- und Echogenitätszunahme	Faszienspaltung
Myopathien	Erhöhung der Echogenität	konservativ

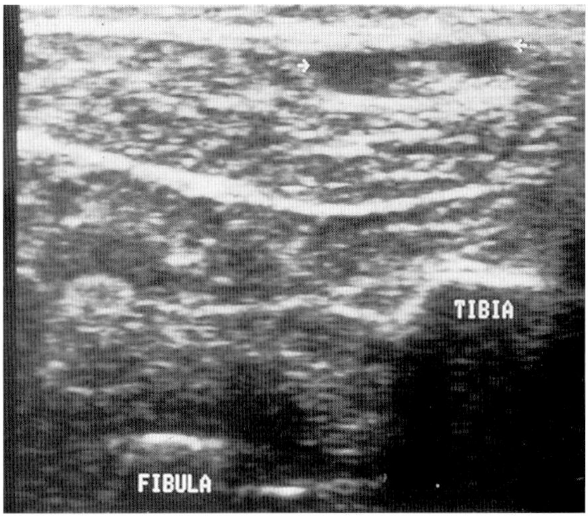

13.2 a Querschnitt im Bereich des Unterschenkels: oberhalb der Tibia zeigt sich bei dem gleichen Patienten wie in 13.1 ebenfalls die echoarme Veränderung im medialen Gastroknemiuskopf.

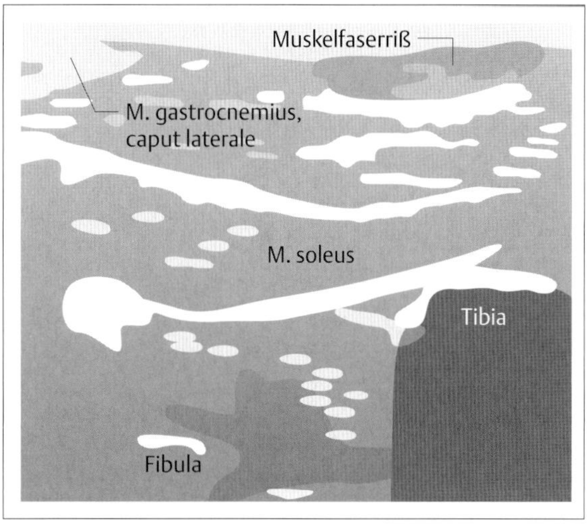

13.2 b Schemazeichnung.

Sonographie bei Verletzungen und Erkrankungen der Sehnen

Auf die Untersuchung der Sehnen im Bereich der oberen Extremität wird in den entsprechenden Abschnitten weiter unten eingegangen, so daß an dieser Stelle vorrangig die großen Sehnen der unteren Extremität betrachtet werden sollen.

Relevante Basisinformationen

- Sonographie ist Methode der Wahl bei der Differentialdiagnose von Erkrankungen und Verletzungen der großen Sehnen der unteren Extremität
- Untersuchung nach Anamneseerhebung und klinischer Befunderhebung
- Sonographische Darstellung der Sehnen mit einem 5- bzw. 7,5-MHz-Linearschallkopf, die Verwendung einer Vorlaufstrecke ist wegen der teilweise schwierigen Ankopplung vorteilhaft
- Durch dynamische Untersuchung unter Anspannung der Sehne Aussagen über das Gleitverhalten und die Kontraktilität der Sehne möglich, so daß diese Untersuchungstechnik neben der statischen Untersuchung unbedingt anzuraten ist
- Evaluierung der Sehne in zwei Schnittebenen (Longitudinal- und Transversalschnitt), der Seitenvergleich ist empfehlenswert
- Häufigste pathologische Befunde: Sehnenrupturen, Bursitiden, Tendinitiden, Peritendinitiden
- Sehnenrupturen im Bereich der Achillessehne sind relativ häufige Verletzungen, Rupturen der Quadrizepssehne und der Patellarsehne im Gegensatz dazu seltener anzutreffen
- Sehnen im Longitudinalschnitt als glattes, gleichmäßig begrenztes echoreiches Band (fischzugartig) darstellbar, deutlich echogener als die umgebende Muskulatur und etwas echogener als umgebendes Fettgewebe
- Peritendineum begrenzt die Sehne echoreich, bei der dynamischen Untersuchung gut vom Umgebungsgewebe abgrenzbar
- Aufsetzen des Schallkopfs genau orthograd zur Sehnenoberfläche, weil sonst Rücklaufechos nicht mehr im Schallkopf registriert werden und die Sehnen dann eine technisch bedingte Echoarmut zeigen
- Im Transversalschnitt erscheinen Sehnen ovalär mit punktförmig ausgerichteten Sehnenechos, der Ansatzbereich der Sehnen an Knochenstrukturen erscheint echoarm und sollte nicht mit einer Ergußbildung verwechselt werden
- Referenzwerte s. 13.1
- *Weiterführende Diagnostik:* Röntgen, MRT

13.1 Sehnenreferenzwerte

Sehne	Dicke in mm	Breite in mm
Quadrizepssehne	4–8	30–50
Patellasehne	3–6	15–25
Achillessehne	4–9	8–16

Sonographische Befundkriterien

- Entscheidende sonomorphologische Veränderung bei einer **Sehnenruptur** (👁 13.**3** u. 13.**4**) ist die Kontinuitätsunterbrechung. Die verbliebenen Stümpfe erscheinen verdickt und vermehrt echogen, da sie sich zurück- und zusammenziehen können. Sichere sonographische Zeichen einer frischen Sehnenruptur: Kontinuitätsunterbrechung, echoarme Defektzone durch frische Einblutung, echogene Rißränder, Dehiszenzzunahme bei der dynamischen Untersuchung. Bei alten Rupturen echoreichere Defektzone durch beginnende Organisation des Hämatoms
- Bei der **Peritendinitis achillae** peritendinöses Gewebe sonographisch echoarm, Sehnenecho verbreitert, der sagittale Durchmesser kann sich verdoppeln. Im Peritendineum und auch innerhalb des Sehnengewebes Verkalkungen mit nachfolgender Schallauslöschung darstellbar. Bei akuter Tendinitis Verdickung der Sehne bei normalem Peritendineum, erst im chronischen Stadium auch Veränderungen des Peritendineums mit zunehmender Echogenität und Inhomogenität der Sehne
- Bei **Bursitis** (Reizung der Bursa subachillae oder der Bursa calcanea) (👁 13.**5** u. 13.**6**) Einlagerung von echoarmer Flüssigkeit zwischen die normalerweise sonographisch nicht darstellbaren Bursablätter. Die Bursitis ist dann als längsovale echoarme Struktur mit typischer Lokalisation sonographisch darstellbar. Bei Chronifizierung zunehmende echogene Verdikkung der Bursablätter
- Beim **Patellaspitzensyndrom** (Ansatztendinose der Patellarsehne) (👁 13.**7**) sind die sonographischen Veränderungen abhängig von der Anamnesedauer. Bei kurzer Beschwerdedauer nur geringe, hypoechogene Verbreiterung des Sagittaldurchmessers am Ansatzbereich im Seitenvergleich, im weiteren Verlauf Verdickung der gesamten Sehne. Im chronischen Stadium echoreiche Veränderungen innerhalb der Patellasehne mit nachfolgender Schallauslöschung als Zeichen eines Verkalkungsherdes (T 13.**2**)

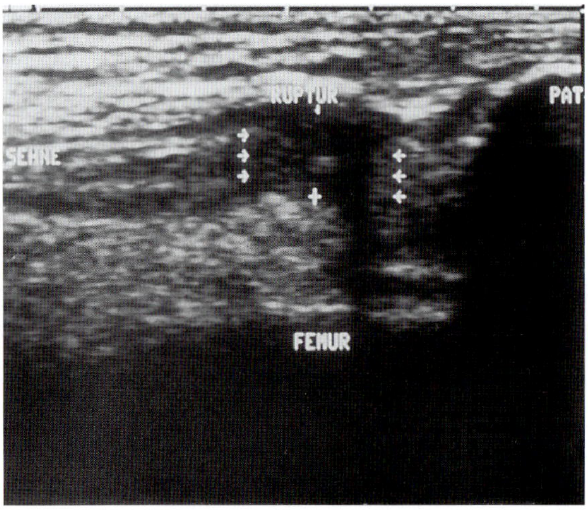

👁 13.**3 a** Suprapatellarer Longitudinalschnitt linkes Kniegelenk bei einem 76jährigen Patienten: Quadrizepssehnenruptur.

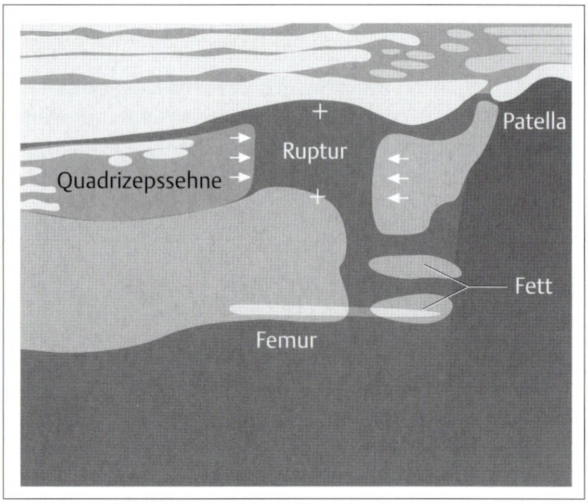

👁 13.**3 b** Schemazeichnung.

T 13.**2** Sonographische Klassifikation des Patellaspitzensyndroms

Sehnenmorphologie	Stadium
Verdickung im Ansatzbereich an der Patellaspitze bis maximal 2 mm im Seitenvergleich	1
Verdickung im Ansatzbereich an der Patellaspitze über 2 mm im Seitenvergleich	2
Verdickung der Sehne im gesamten Verlauf	3
Verdickung der Sehne mit Verkalkungsherden	4
Partialruptur	5
Totalruptur	6

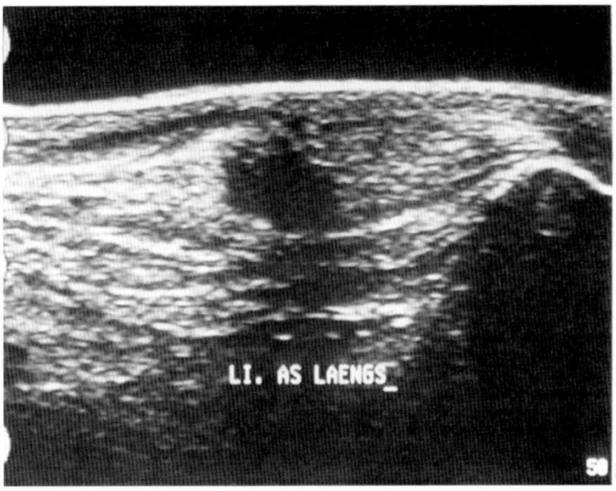

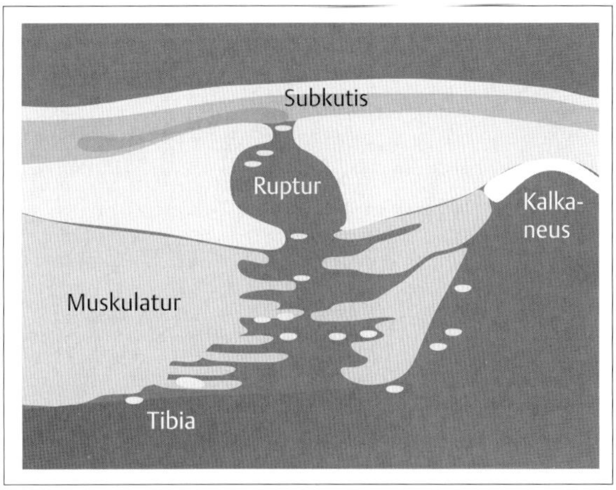

◈ 13.**4 a** Longitudinalschnitt über der Achillessehne links: echoreiche Rißränder und echoarmer Rupturbezirk bei Achillessehnenruptur.

◈ 13.**4 b** Schemazeichnung.

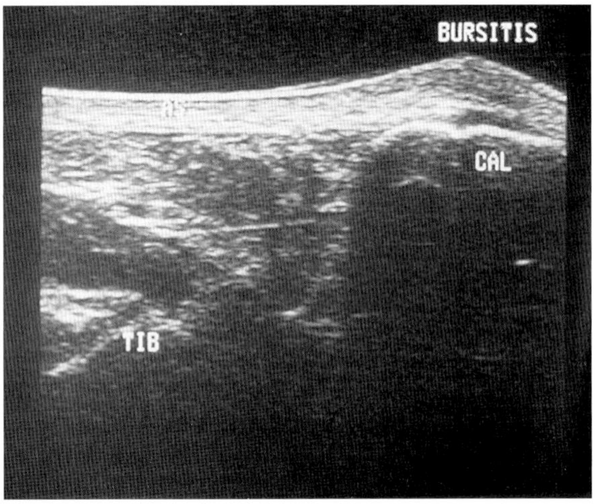

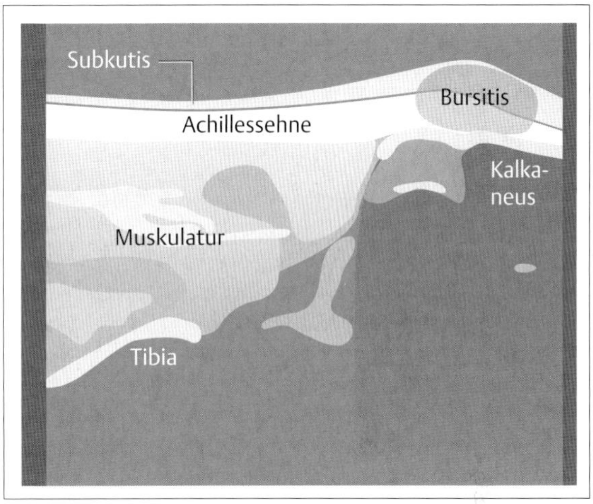

◈ 13.**5 a** Longitudinalschnitt über der Achillessehne rechts: sonographischer Verdacht auf Bursitis subcutanea, echoreiche Veränderung direkt über dem Kalkaneus gelegen.

◈ 13.**5 b** Schemazeichnung.

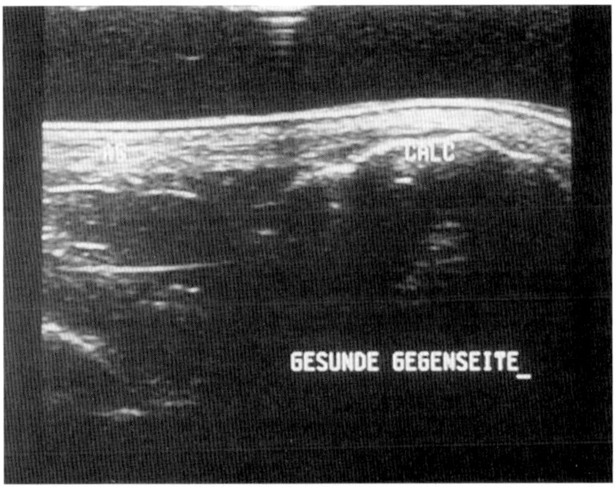

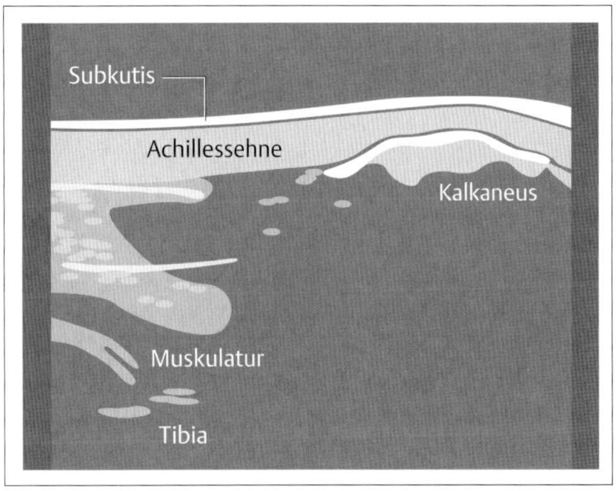

◈ 13.**6 a** Longitudinalschnitt über der Achillessehne rechts: gesunde Gegenseite zur Patientin aus ◈ 13.**5** mit typischem fischzugartigen Muster der Achillessehne.

◈ 13.**6 b** Schemazeichnung.

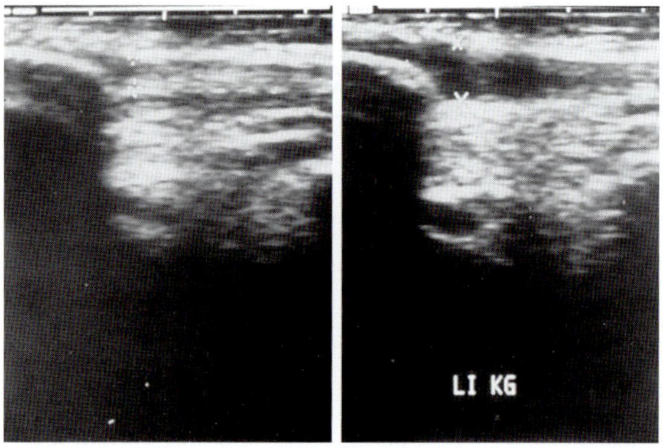

13.7 a Infrapatellarer Longitudinalschnitt über beiden Kniegelenken: auf der linken Bildhälfte (rechtes Kniegelenk) ist ein Normalbefund zu erkennen, auf der rechten Bildhälfte zeigt sich eine Verbreiterung des Sehnenansatzes des Lig. patellae, Patellaspitzensyndrom Stadium II.

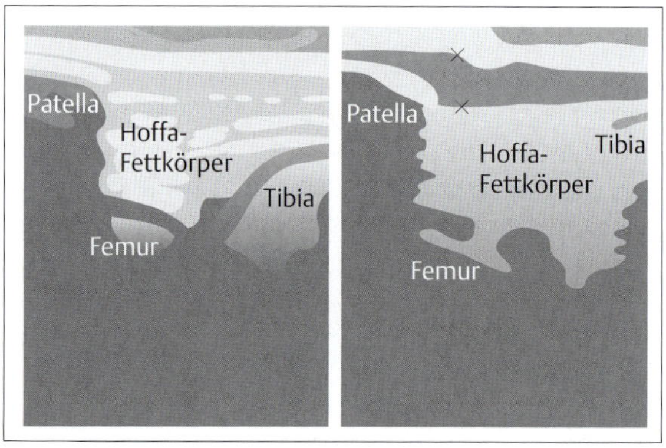

13.7 b Schemazeichnung.

Konsequenz für die Chirurgische Therapie

Befund	Charakteristik	Therapie
Patellaspitzensyndrom	hypoechogene Verbreiterung des Sehnenansatzes	konservativ
Peritendinitis achillae	echoarmer Saum um Sehne, Sehne verdickt	konservativ, bei chronischem Verlauf operative Tendolyse
Bursitis	echoarme Struktur (Flüssigkeit) im Bursabereich	konservativ, bei chronischem Verlauf Bursektomie
Sehnenruptur	echoarme Kontinuitätsunterbrechung, echoreiche Rupturränder	operative Sehnennaht

Sonographie der Gelenke

Unter Mitarbeit von R. Kayser, A. Mahlfeld

Schultergelenk, Akromioklavikulargelenk

Relevante Basisinformationen

- Schultergelenk wegen des großen Anteils von Weichteilstrukturen und der zahlreichen hier lokalisierten Pathologien für den Einsatz der sonographischen Diagnostik besonders gut geeignet
- Entsprechend der unterschiedlichen Lokalisation der verschiedenen Schultergelenkpathologien sonographische Darstellung in den verschiedenen Ebenen
- Hauptorientierungsstruktur: Kontur des Humeruskopfes
- Sonographische Untersuchung des Schultergelenkes mit 5- oder 7,5-MHz-Linearschallkopf, dynamische Untersuchungen sinnvoll bei der Untersuchung der Sehnen (Bizepssehne, Supra- und Infraspinatussehne)
- Befunddokumentation grundsätzlich in zwei Ebenen, möglichst im Seitenvergleich
- Sonographische Untersuchung der Schulter entsprechend den DEGUM-Richtlinien in drei standardisierten Untersuchungsebenen, in jeder Ebene ergeben sich jeweils 2 senkrecht zueinander stehende Schallkopfebenen:
  - ventrale Schulterebenen (Transversal- und Longitudinalschnitt)
  - laterale Schulterebenen (Transversal- und Longitudinalschnitt)
  - dorsale Schulterebenen (Transversal- und Longitudinalschnitt).
- Obgleich nicht zwingend vorgeschrieben, ist ein einheitlicher Untersuchungsgang von ventral über lateral nach dorsal von Vorteil
- Der Arm hängt bei der Untersuchung der ventralen Schulterebenen zweckmäßigerweise in leichter Außenrotation frei nach unten, während für die Untersuchung der lateralen Schulterebenen der Schürzengriff, für die

Untersuchung der dorsalen Schulterebenen die Desault-Stellung empfehlenswert sind

- Darstellung von Pathologien der Bizepssehne in der ventralen Schulterebene (Transversal- und Longitudinalschnitt). Im Rahmen der dynamischen Untersuchung Sonographie der Bizepssehne unter Anspannung des M. biceps brachii und unter Pro- und Supinationsbewegungen möglich
- Darstellung der Pathologien der Rotatorenmanschette und des Subakromialraumes hauptsächlich in den lateralen Standardebenen. Durch Lagerung des Armes im Kreuzgriff (Hand auf den Rücken gelegt) bessere Darstellung der Sehne des M. supraspinatus in ihrem Verlauf möglich. Die dynamische Untersuchung beinhaltet im wesentlichen Rotationsbewegungen des Oberarmes
- Darstellung des Akromioklavikulargelenkes durch Positionierung des Schallkopfs in Längsrichtung des Klavikulaverlaufes direkt über dem getasteten Gelenk. Bei Verdacht auf eine Verletzung im Bereich des Akromioklavikulargelenkes sollte als weiterer Schnitt der korakoklavikuläre Schnitt zur Anwendung kommen, dabei senkrechtes Aufsetzen des Schallkopfes auf das Korakoid und Einstellen des Klavikulaunterrands. Die Verwendung einer Vorlaufstrecke ist empfehlenswert
- *Weiterführende Diagnostik:* Röntgen, MRT, Arthro-CT, ggf. Arthroskopie

Sonographische Befundkriterien

- Sonographische Zeichen der **Supraspinatussehnen-Ruptur** differieren entsprechend dem Ausmaß der Ruptur (komplett, partiell) und deren Aktualität (akut traumatisch, degenerativ). Insgesamt unterscheidet man sichere von unsicheren Zeichen mit gleichen Charakteristika im Transversal- und im Longitudinalschnitt. Sichere Zeichen: Defekt, Verschmälerung, Konturumkehr (von konvex zu konkav), Kalibersprung, Stufenbildung, echoarme Zone mit echogenen Rißrändern (besonders akute Ruptur). Unsichere Zeichen: echoreiche, echoarme oder kombinierte Veränderungen, Unterbrechungen der Bursagrenzschicht, Störungen des Gleitens bei der dynamischen Untersuchung (👁 13.**8**)
- **Bursitis subacromialis** gekennzeichnet durch Verbreiterung des kapillären Spalts zwischen den Bursablättern von > 2 mm, ggf. mit Verdickung der Bursablätter (Schwielenbildung, Seitenvergleich)
- Bei **Tendinitis calcarea** häufig ein echogener Kalkherd mit Schallschatten erkennbar, in der Resorptionsphase kann auch ein echogener Herd ohne Schallschatten sichtbar sein (👁 13.**9**)
- **Bizepssehnentendinitis** zeigt sich im *Transversalschnitt* durch vergrößerten Halo, konvexes Retinakulum und Transversaldurchmesser > 10 mm. Im *Longitudinalschnitt* im Verlauf der Sehne ein echoarmer Halo. Bizepssehnentendinitis kann auch Hinweis auf eine sogenannte S.L.A.P.-Läsion sein (👁 13.**10**)
- **Bizepssehnenruptur** imponiert im *Transversalschnitt* bei frischer Ruptur als echoarme Auftreibung des Retinakulums, hervorgerufen durch eine Einblutung, fehlende Darstellbarkeit bei veralteter Ruptur (jedoch kein sicheres Zeichen), Ruptur des Retinakulums. Im *Longitudinalschnitt* bei frischer Ruptur echoarmer Rupturbezirk (Einblutung) und echoreiche Rißränder, bei veralteter Ruptur keine Darstellbarkeit
- **Bizepssehnen(sub)luxation** im *Transversalschnitt* durch Herausgleiten der langen Bizepssehne aus dem Sulcus bicipitalis bei forcierter Supination des Unterarmes gegen Widerstand darstellbar
- Arthritis des **Akromioklavikulargelenkes** imponiert durch eine konvexe Verbreiterung der Gelenkkapsel (Seitenvergleich) mit dorsaler Schallverstärkung und unter Umständen durch Usuren/Erosionen der Gelenkflächen
- **Akromioklavikulargelenksprengung** sonographisch gekennzeichnet durch Gelenkspaltverbreiterung (Seitenvergleich), auch sonographisch darstellbare Stufenbildung zwischen Klavikula und Akromion (Seitenvergleich) und meist Ergußbildung in Abhängigkeit vom Verletzungsausmaß. Bei Tossy I immer ein echoarmer Gelenkerguß und somit eine Abhebung der Gelenkkapsel, Klavikulahochstand und eine Gelenkspaltverbreiterung sind nicht nachweisbar (👁 13.**11**). Tossy II mit echoarmem Gelenkerguß und verbreitertem Gelenkspalt, nur geringe Stufenbildung zwischen Akromion und Klavikula. Korakoklavikuläre Distanz im Seitenvergleich nur gering vergrößert, das Lig. coracoclaviculare im Regelfall darstellbar (👁 13.**12**). Tossy III im sonographischen Bild ebenfalls mit echoarmem Gelenkerguß und Verbreiterung des Gelenkspaltes. Die Stufenbildung ist deutlich, die korakoklavikuläre Distanz stark vergrößert. Echoarmer Saum im Bereich des Lig. coracoclaviculare (Hämatom)

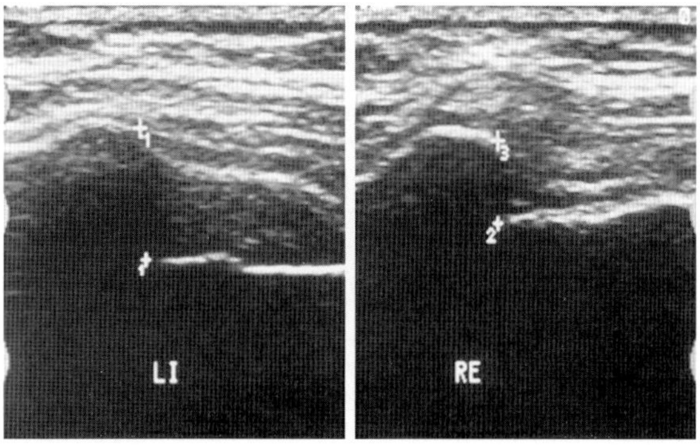

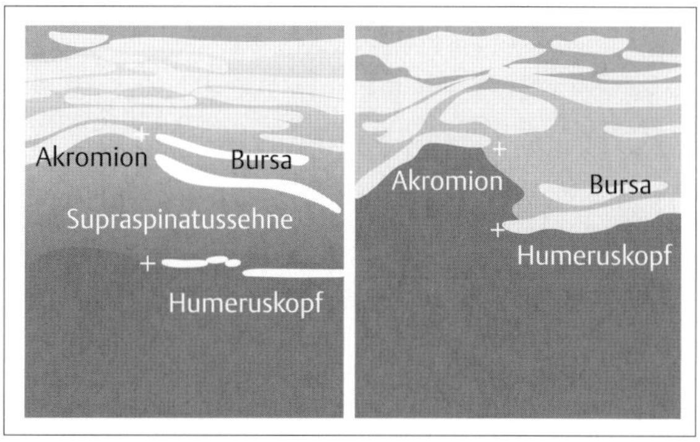

13.8 a Lateraler Longitudinalschnitt der Schulter: Im linken Bildausschnitt ist ein sonographischer Normalbefund erkennbar, der Abstand zwischen Humeruskopf und Akromion beträgt 10,6 mm, im rechten Bildausschnitt ist das rechte Schultergelenk dargestellt, hier ergibt sich ein Abstand zwischen Akromion und Humerus von 6,6 mm, das Bursablatt liegt unmittelbar dem Humeruskopf auf, der M. supraspinatus ist nicht dargestellt, komplette Supraspinatussehnenruptur rechts.

13.8 b Schemazeichnung.

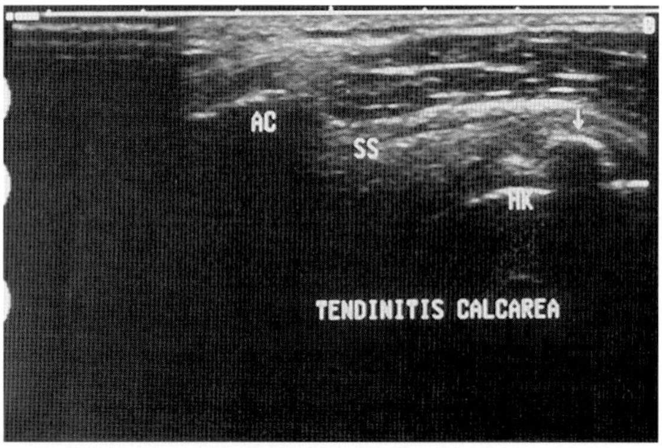

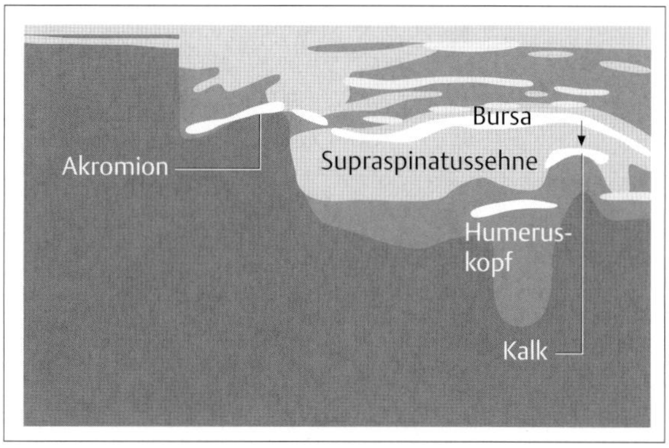

13.9 a Lateraler Longitudinalschnitt der Schulter: echogene Struktur im M. supraspinatus mit nachfolgender Schallauslöschung im Bereich des Humeruskopfes, Tendinitis calcarea im M. supraspinatus.

13.9 b Schemazeichnung.

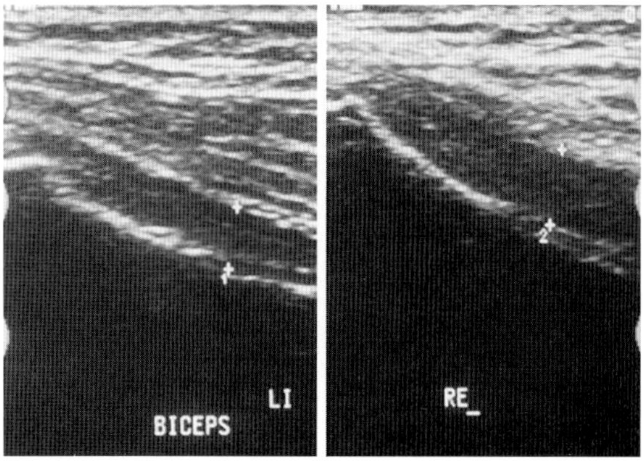

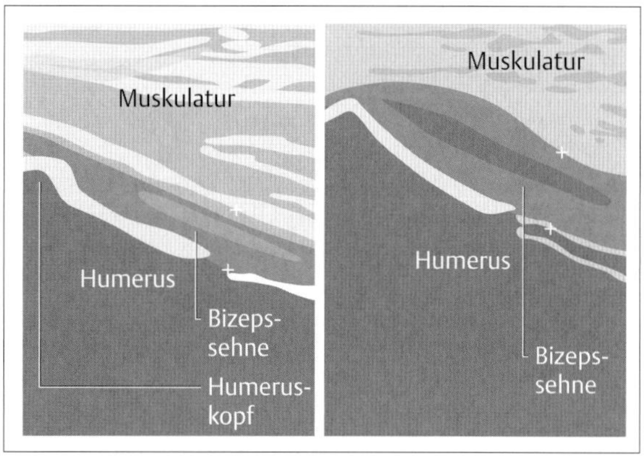

13.10 a Ventraler Longitudinalschnitt: im linken Bildausschnitt ist die Bizepssehne als Normalbefund dargestellt, im rechten Bildausschnitt stellt sich ein großer echoarmer Saum um die Bizepssehne dar, Tendinitis der langen Bizepssehne.

13.10 b Schemazeichnung.

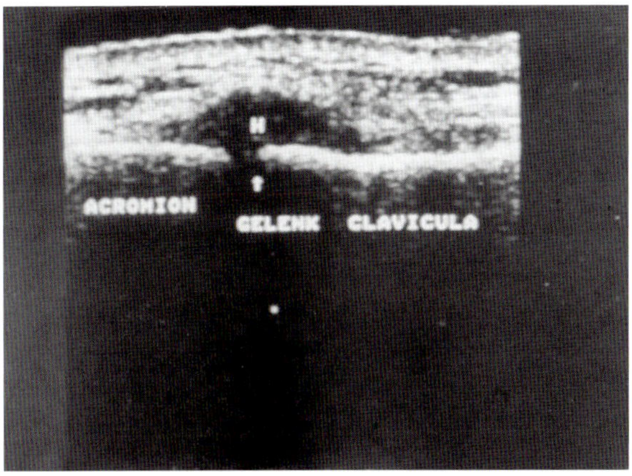

👁 **13.11 a** Longitudinalschnitt über dem Akromioklavikulargelenk: Abhebung der Gelenkkapsel mit darunter liegender echoarmer Formation, sonographische Verdachtsdiagnose einer Tossy-I-Verletzung.

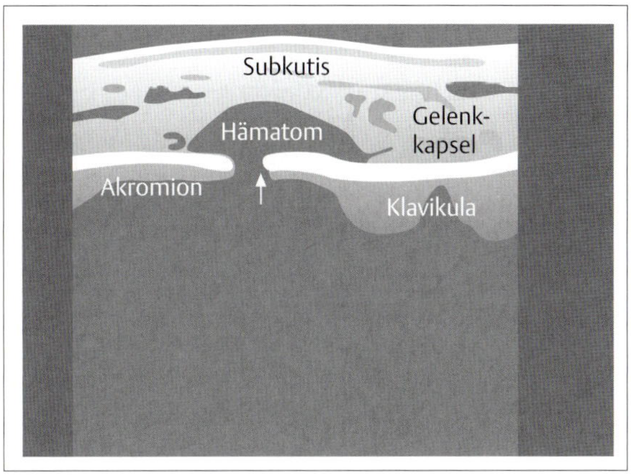

👁 **13.11 b** Schemazeichnung.

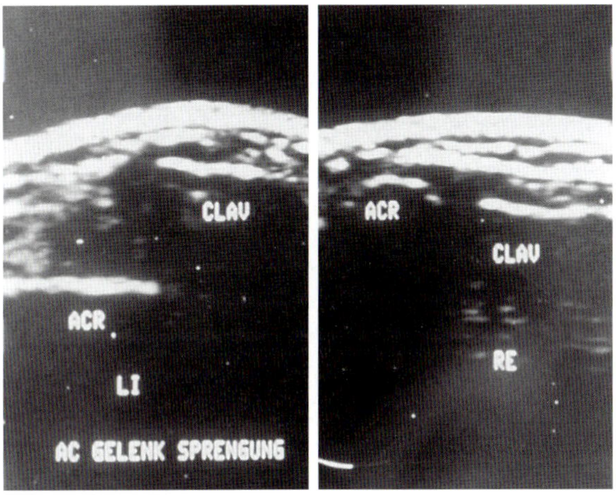

👁 **13.12 a** Longitudinalschnitt über dem Akromioklavikulargelenk: im linken Bildausschnitt ist das linke Akromioklavikulargelenk eines 42jährigen Patienten erkennbar, deutliche Stufenbildung zwischen Klavikula und Akromion, echoarmer Gelenkerguß, sonographischer Nachweis einer Tossy-III-Verletzung, im rechten Bildausschnitt ist die gesunde rechte Gegenseite des gleichen Patienten dargestellt.

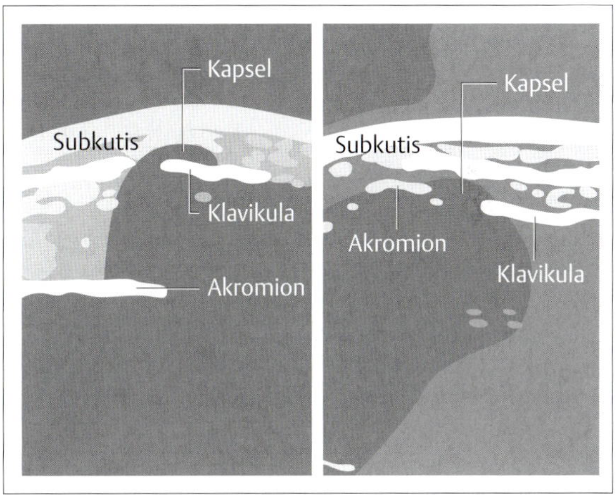

👁 **13.12 b** Schemazeichnung.

Konsequenz für die Chirurgische Therapie

Befund	Charakteristik	Therapie
Bizepssehnentendinitis	echoarmer Halo um Sehne	konservativ
Bizepssehnenruptur	echoarme Auftreibung des Retinakulums	konservativ bei proximaler Ruptur, operativ bei distaler Ruptur
Supraspinatussehnen-Ruptur	Defekt, Verschmälerung, Konturumkehr, Kalibersprung, Stufenbildung, echoarme Zone mit echogenen Rißrändern	konservativ, eventuell Arthroskopie und Sehnennaht
Bursitis subacromialis	Verbreiterung des Spaltes zwischen den Bursablättern > 2 mm	konservativ, bei chronischem Verlauf arthroskopische Bursektomie
Tendinitis calcarea	echogener Herd mit Schallschatten	konservativ, bei chronischem Verlauf arthroskopische Exstirpation
Akromioklavikulargelenk-sprengung	Gelenkspaltverbreiterung, Stufenbildung, echoarme Raumforderung im Gelenk (Hämatom)	konservativ, bei Tossy III eventuell operativ

Sonographie am Sternoklavikulargelenk und am Sternum

Relevante Basisinformationen

- Schwellungen und damit verbundene Beschwerden im Bereich des Sternoklavikulargelenkes sind selten anzutreffende Krankheitsbilder bzw. Symptome
- Neben traumatischen und habituellen Luxationen entzündliche, degenerative und tumoröse Prozesse als Ursache möglich
- Klinische Diagnose einer frischen traumatischen Sprengung im Sternoklavikulargelenk im Regelfall bei bekannter Anamnese einfach zu stellen, differentialdiagnostische Abklärung einer Schwellung im Sternoklavikulargelenk ansonsten problematisch
- Radiologische Darstellbarkeit einer Sternumfraktur nicht in jedem Fall eindeutig. Insbesondere Fissuren und nur wenig dislozierte Frakturen können im Röntgenbild unerkannt bleiben.
- Verwendung eines 7,5-MHz-Linearschallkopfs unter Benutzung einer Vorlaufstrecke
- Bei der sonographischen Beurteilung des Sternoklavikulargelenkes dienen Klavikula und Manubrium sterni als Leitstrukturen
- Gemessen werden die Weite des Gelenkspaltes und die Höhe der Distanz zwischen Klavikula und Manubrium sterni
- Beurteilt werden eventuelle intraartikuläre Flüssigkeitsansammlungen, Abhebungen der Gelenkkapsel, Verkalkungen innerhalb des Gelenkes und Veränderungen der Kortikalisstruktur der Klavikula oder des Manubrium sterni
- Bei der Beurteilung des Sternums wird der Schallkopf im Längsverlauf und im Querschnitt aufgesetzt.
- Nach Aufsetzen des Schallkopfes auf das Sternum im Längsverlauf Darstellung eines kräftigen Kortikalisreflexes
- Am Übergang vom Manubrium zum Corpus sterni kleine physiologische Unterbrechung der durchgehenden Kortikalislinie: die bindegewebige Synchondrosis sternalis
- *Weiterführende Diagnostik:* Röntgen, MRT, CT

Sonographische Befundkriterien

- Eine Übersicht gibt T 13.3
- Je nach Schweregrad der **Luxation** bei allen frischen Verletzungen Erweiterung des Gelenkspaltes und Stufenbildung im Sternoklavikulargelenk nachweisbar. Echogenitätsveränderungen mit nachfolgender Schallauslöschung im Sinne einer Verkalkung sind in der Gelenkkapsel nicht zu erkennen. Auch das Knochenecho erscheint homogen. Bei veralteten Luxationen sonographisch im Gegensatz zu akuten Verletzungen nur Stufenbildung ohne intraartikuläres Begleithämatom. Habituelle Luxationen von Verletzungen eindeutig abgrenzbar, Abgrenzung ist mittels der dynamischen Untersuchung zu dokumentieren, bei der in Abhängigkeit der Stellung des Armes eine Stufenbildung ausgelöst werden kann (👁 13.**13**, 13.**14**). Die degenerative Pseudoluxation entsteht durch kolbenartige Auftreibung des sternalen Klavikulaendes. Die Ultraschalluntersuchung ergibt hier neben der ausgemessenen Stufe vor allem hyperechogene Reflexe im Kapsel-Band-Apparat als Zeichen kleiner Verkalkungen. Der Knochenreflex des sternalen Klavikulaendes erscheint inhomogen, keine Ergußbildungen
- Sonographische Zeichen für eine **Arthritis** sind deutliche Ergußbildung im Sternoklavikulargelenk, Abhebung der Gelenkkapsel und Weichteilinfiltration. Der Knochenreflex ist unregelmäßig, die Kortikalis durchbrochen
- An sonographischen Kriterien einer **Sternumfraktur** zeigen sich:
  - Unterbrechung des Kortikalisreflexes
  - Darüberliegende echoarme Zone als Ausdruck eines begleitenden Frakturhämatoms
  - Stufenbildung innerhalb des Kortikalisreflexes bei dislozierten Frakturen
  - Federn des Bruchspaltes bei vorsichtigem Schallkopfdruck (👁 13.**15**).

T 13.**3** Sonographische Befunde am Sternoklavikulargelenk

Diagnose	Gelenkspalt erweitert	Stufenbildung	Flüssigkeitsansammlung im Gelenk	Gelenkkapsel verkalkt	Knochenecho
Frische traumatische Luxation	+	+	+	–	regelmäßig
Alte traumatische Luxation	+	+	–	–	regelmäßig
Habituelle Luxation	+	+	–	–	regelmäßig
Degenerative Luxation	(+)	+	–	+	unregelmäßig
Tumor gutartig	–	–	–	–	regelmäßig
Tumoren bösartig	(+)	–	–	–	unregelmäßig
Bakterielle Arthritis	–	–	+	–	unregelmäßig

+ = vorhanden; – = nicht vorhanden; (+) = fakultativ vorhanden

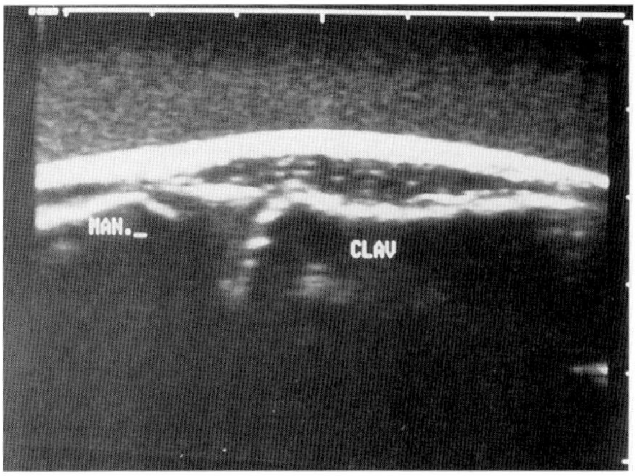

13.**13a** Longitudinalschnitt über dem rechten Sternoklavikulargelenk bei einer 15jährigen Patientin: Manubrium und Klavikula sind auf einer Höhe gelegen.

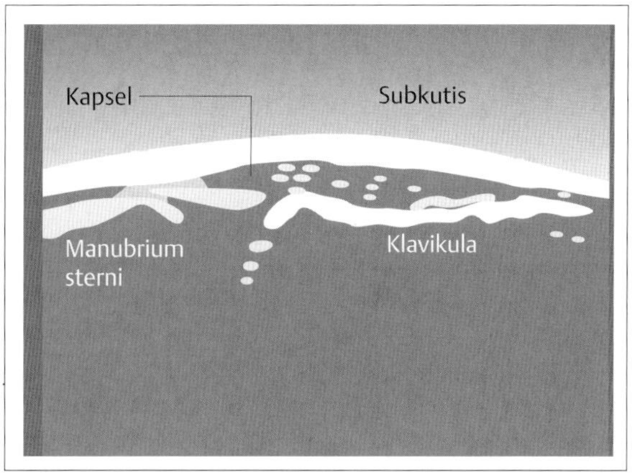

13.**13b** Schemazeichnung.

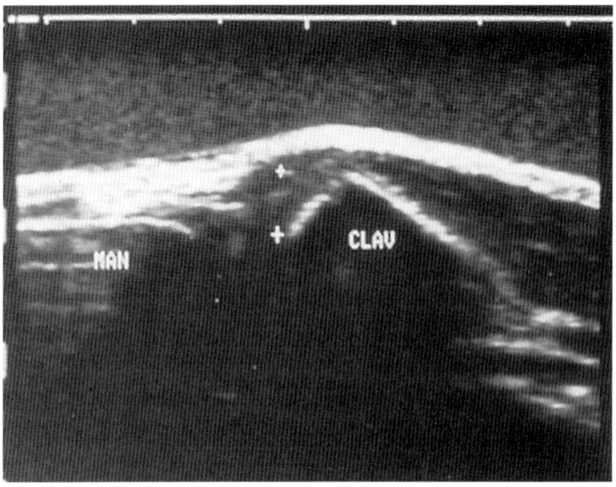

13.**14a** Longitudinalschnitt über dem rechten Sternoklavikulargelenk bei der gleichen Patientin: Arm wird in Außenrotation gehalten, Stufe von 7 mm zwischen Klavikula und Manubrium ausmeßbar, habituelle Luxation im Sternoklavikulargelenk.

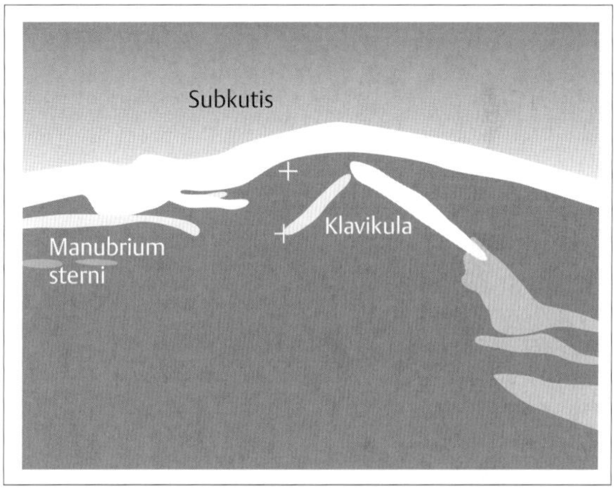

13.**14b** Schemazeichnung.

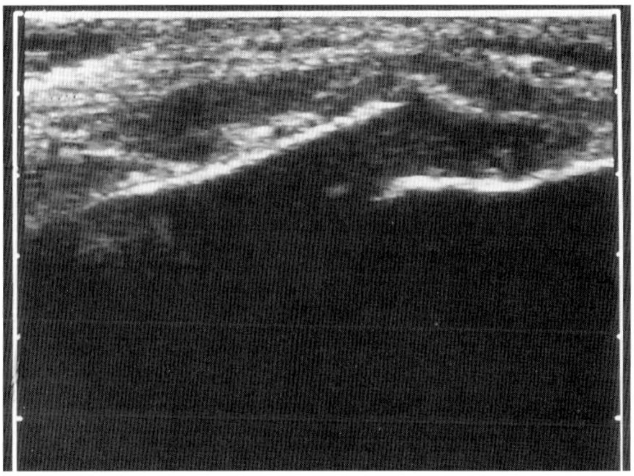

13.**15a** Longitudinalschnitt über dem Sternum: deutliche Unterbrechung des Kortikalisreflexes erkennbar, proximales Fragment nach kranial luxiert, echoarme Formation oberhalb des distalen Kortikalisechos, Sternumfraktur bei 30jährigem Patienten.

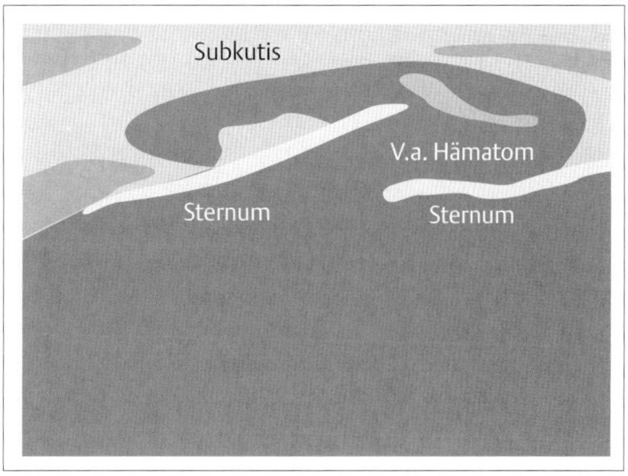

13.**15b** Schemazeichnung.

Konsequenz für die Chirurgische Therapie

Befund	Charakteristik	Therapie
Sternoklavikulargelenkluxation	Gelenkspalterweiterung, Stufenbildung, Erguß	konservativ, selten operative Fesselung notwendig
Arthritis	Erguß, eventuell Weichteilinfiltration	konservativ, eventuell operative Ausräumung
Sternumfraktur	Stufenbildung in der Kortikalis, darüber echoarme Zone als Ergußzeichen	konservativ

Ellenbogengelenk

Relevante Basisinformationen

- Sonographische Untersuchung des Ellenbogengelenkes wahlweise sowohl mit 5- als auch mit 7,5-MHz-Linearschallkopf möglich. Eine Vorlaufstrecke ist aus Gründen der besseren Ankopplung von Vorteil, wird aber nicht zwangsläufig benötigt
- Bei der Sonographie des Ellenbogens sollte der Arm auf einer Rolle gelagert werden, die unter das Ellenbogengelenk gelegt wird. Damit ist die gestreckte Position des Ellenbogens für den Patienten bequemer einzunehmen
- Nach den Richtlinien der DEGUM fünf Standardebenen:
  - Untersuchung von drei ventralen Schnittebenen (humeroradialer und humeroulnarer Längsschnitt, ventraler Horizontalschnitt) bei gestrecktem Arm
  - Untersuchung der zwei dorsalen Ebenen (Längs- und Querschnitt) bei etwa 90°-gebeugtem Gelenk
- Nachweis oder Ausschluß einer intraartikulären Ergußbildung ist wichtigste Indikation der sonographischen Ellenbogendiagnostik
- *Weiterführende Diagnostik:*
  Röntgen, MRT, ggf. Arthroskopie

Sonographische Befundkriterien

- Je nach Befall ist ein **Erguß** (z. B. Kubitalarthritis) getrennt nach den einzelnen Kompartimenten nachweisbar. Je größer er ist, um so deutlicher ist die Gelenkkapsel vom Knochen abgehoben. Untersuchung der Gegenseite ist notwendig, um im Seitenvergleich Distanz zwischen Kapsel und Knochenecho auszumessen (👁 13.**16**)
- Bei der **Bursitis olecrani** je nach Ergußart eine echoarme bis echoreiche Raumforderung über dem Olekranon. Bei serösen Bursitiden (echoarmer Bursainhalt) dorsale Schallverstärkung und erhöhter Impedanzsprung am darunterliegenden Knochen
- Bei der **Osteochondrosis dissecans** eventuell Unterbrechung der Kortikaliskontur mit kleiner treppenförmiger Knochenstufe und darüberliegender Abhebung der Kapsel als Zeichen einer Ergußbildung darstellbar

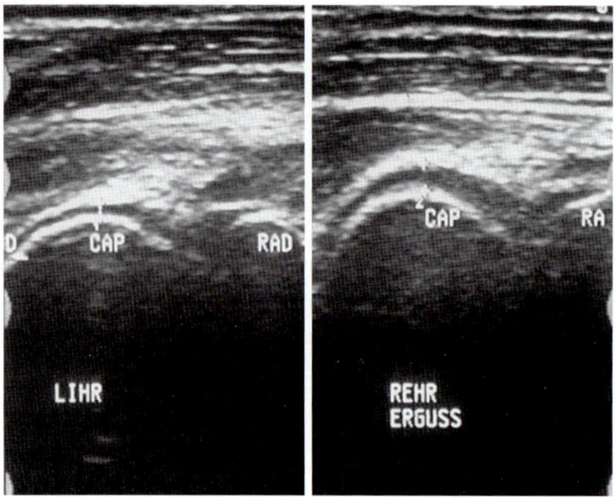

👁 13.**16a** Humeroradialer Longitudinalschnitt: in der linken Bildhälfte ist das linke Humeroradialgelenk dargestellt, hier sonographischer Normalbefund, im rechten Bildausschnitt zeigt sich eine Abhebung der Gelenkkapsel vom Kapitulum, intraartikulärer Erguß im rechten Humeroradialgelenk.

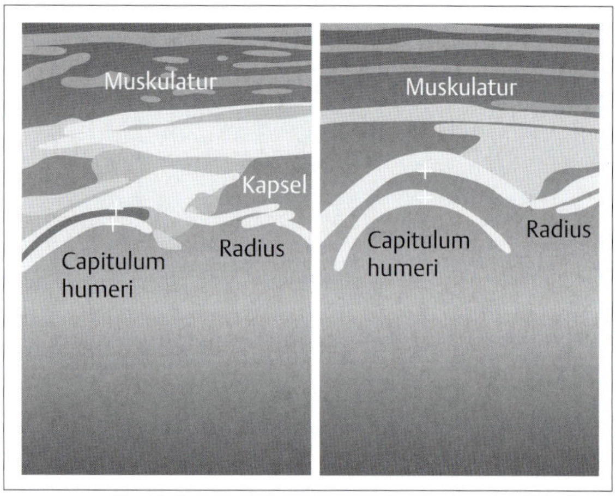

👁 13.**16b** Schemazeichnung.

Konsequenz für die Chirurgische Therapie

Befund	Charakteristik	Therapie
Erguß	Abhebung der Gelenkkapsel	konservativ, eventuell Punktion
Bursitis olecrani	echoarme bis echoreiche Raumforderung über Olekranon	konservativ, eventuell operative Bursektomie
Osteochondrosis dissecans	Unterbrechung der Kortikaliskontur, darüber Abhebung der Gelenkkapsel als Zeichen einer Ergußbildung	konservativ, eventuell arthroskopische Anbohrung und Fragmententfernung

Gelenke der Hand

Relevante Basisinformationen

- Sonographische Untersuchung an den Gelenken der Hand mit 7,5-MHz-Linearschallkopf
- Vorlaufstrecke und Seitenvergleich sind notwendig
- Dynamische Untersuchungen insbesondere zur Darstellung von Sehnenveränderungen palmarseitig empfehlenswert
- An den Fingergelenken und an der Mittelhand jeweils eine dorsal-palmare und eine längs-quere Untersuchungsebene, am Handgelenk zusätzlich noch eine radial-ulnare Ebene
- Häufige, sonographisch gut darstellbare Befunde sind Ganglien (Darstellung von Größe und Lage) und Ergüsse (meist im distalen Radioulnargelenk), bei denen jedoch nur eine semiquantitative Diagnostik möglich ist
- *Weiterführende Diagnostik:* Röntgen, MRT

Sonographische Befundkriterien

- Ein **Erguß** stellt sich als echofreier bis echoarmer Bezirk zwischen Unterarm und Handwurzelknochen dar
- Eine **Tendosynovialitis** imponiert als a- oder hyporeflexive, die Sehne umgebende Schicht (entspricht der Synovialflüssigkeit)
- **Ganglien** stellen sich als flüssigkeitsgefüllte, d. h. echoarme, glatt berandete Tumoren dar
- **Fremdkörper** kommen meist als heller echoreicher Reflex mit kompletter dorsaler Schallauslöschung in einer echoarmen Umgebung (Entzündungsreaktion) zur Darstellung

Konsequenz für die Chirurgische Therapie

Befund	Charakteristik	Therapie
Erguß	echofreier bis echoarmer Bezirk im Gelenk	konservativ, eventuell Punktion
Tendosynovialitis	areflexive oder hyporeflexive Schicht um Sehne	konservativ, eventuell Synovektomie
Ganglien	echoarm bis echofreier glatt berandeter Tumor	Exstirpation
Fremdkörper	heller echoreicher Reflex mit dorsaler Schallauslöschung	operative Entfernung

Hüftgelenk des Jugendlichen und Erwachsenen

Relevante Basisinformationen

- Aufgrund der tiefen anatomischen Lage und der umgebenden Weichteilstrukturen bringt die Palpation keinen ausreichenden Informationsgewinn
- Sonographie des Hüftgelenkes beim Jugendlichen und beim Erwachsenen insbesondere bei Diagnose eines Gelenkergusses von hohem Stellenwert, sollte wegen der guten Aussagekraft nach Anamnese und klinischer Untersuchung das zuerst durchgeführte bildgebende Verfahren sein
- Hauptindikation zur Durchführung der Hüftgelenksonographie beim Kind/Jugendlichen und Erwachsenen ist die Ergußdiagnostik bzw. Diagnostik von Erkrankungen, die mit einem Hüftgelenkerguß einhergehen (Morbus Perthes, Epiphysiolysis capitis femoris u. a.), da praktisch jede relevante Hüftgelenkerkrankung des Kindes und Jugendlichen zumindest im Anfangsstadium mit einem Hüftgelenkerguß vergesellschaftet ist
- Untersuchung mit 5-MHz-Linearschallkopf in Rückenlage des Patienten, es werden in der Regel zwei Ebenen dargestellt
- Beim ventralen Längsschnitt wird der Schallkopf im Verlauf des Schenkelhalses etwa in einem Winkel von 90° zum Leistenband aufgesetzt. Bedingt durch die Antetorsion des Schenkelhalses und die ventral abgeflachte Pfanne wird somit ein relativ großer Ausschnitt des Hüftgelenkes mittels der Sonographie darstellbar
- Der Querschnitt verläuft senkrecht zum Longitudinalschnitt durch den Hüftkopf
- Zur Beantwortung spezieller Fragestellungen (z. B. beim Morbus Perthes) bietet sich als dritter Schnitt noch der laterale Längsschnitt an, hierbei Aufsetzen des Schallkopfs in Höhe des Trochanter major in Längsrichtung oberhalb des Trochanter major
- Als Leitstrukturen bei der Hüftsonographie des Erwachsenen dienen Hüftkopfkontur, Schenkelhals und Gelenkkapsel

Sonographische Befundkriterien

- Beim **Hüftgelenkerguß** hebt sich die Gelenkkapsel ventral konvex vom Schenkelhals ab, die Parallelität zwischen Kapsel und Femur ist aufgehoben. Der Erguß stellt sich als echoarmer Bereich dar. Gemessen wird die Abhebung der Gelenkkapsel in Bezug auf den Schenkelhals. Eine Differenz von 2,5 mm oder mehr zwischen der normalen und der schmerzhaften Seite ist für eine Ergußbildung beweisend. Seitenunterschiede bei der Coxitis fugax meist nur gering ausgeprägt (selten > 5 mm), bei septischen Arthritiden dagegen beträchtlich mit Werten zwischen 8 und 12 mm. Bei chronischen Verläufen durchbrochene Gelenkkapsel, man kann den Abszeß in die Weichteile verfolgen (👁 13.**17**)
- Bei allen akuten **Epiphysenlösungen (Epiphysiolysis capitis femoris)** Ergußbildung, Stufenbildung der Epiphyse in Bezug auf die Metaphyse und nachweisbare Verbreiterung der Epiphysenfuge im Seitenvergleich. Bei chronischen und schleichenden Formen oft nur sehr diskrete Ergußbildung, in Einzelfällen auch kein Erguß, aber Abflachung der normalerweise halbrunden Kopfform der Epiphyse. Aus der Höhe der gemessenen Stufe der Epiphyse in Bezug auf die Metaphyse ist indirekt auf den Abrutschwinkel (1 mm Stufenbildung etwa 7° Abrutschwinkel) im Röntgenbild (Lauenstein-Aufnahme) zu schließen (👁 13.**18**)
- Der **Morbus Perthes** läuft in verschiedenen Stadien ab mit jeweils sonographisch charakteristischen Merkmalen:
  - *Initialstadium:* immer nachweisbarer Erguß, zum Teil leichte Abflachung der Kopfkappe, unruhige Kortikalisstruktur und Verbreiterung der Epiphysenfuge
  - *Kondensationsstadium:* immer Ergußzeichen, zusätzlich Kopfhöhenminderung und beginnende Unterbrechung der Kortikalisstruktur, Verbreiterung der Epiphysenfuge. Subchondrale Frakturlinien (doppelkonturierte Epiphyse) sichtbar, eventuell metaphysäre Veränderungen
  - *Fragmentationsstadium:* Ergußbildung in 80–90%, Kortikalislinie deutlich unterbrochen, Epiphyse ist inhomogen mit möglicher Lateralisation und Ventralisation. Es überwiegt der echoreichere (alte sklerotische), sich im Abbau befindliche Knochen
  - *Regenerationsstadium:* nur noch selten Ergußzeichen, es überwiegt der echoärmere, sich im Aufbau befindliche neue Knochen. Ansonsten ähnliche Veränderungen wie im Fragmentationsstadium
  - *Endstadium:* nur noch selten Ergußbildung, Kortikalislinie wieder intakt. Nach Ausheilungszustand Ventralisation und/oder Lateralisation der Epiphyse als Zeichen für eine Coxa magna oder beim gut ausgeheilten Befund regelrecht geformte Epiphyse (👁 13.**19**)
- Bei der **Schenkelhalsfraktur** immer Unterbrechung der Kortikalislinie und intraartikuläre Ergußbildung (Hämatom)
- Bei **Endoprothesen** in Abhängigkeit vom jeweiligen Prothesentyp nach Implantation einer Hüft-Totalendoprothese im Verlauf des Schenkelhalses echoreicher treppenförmiger Reflex (Prothesenhals). Frühestens nach 2 Monaten läßt sich eine neue Gelenkkapsel vom umgebenden Gewebe abgrenzen. Bei septischen Infektionen kommt es wieder zu einer konvexförmigen Abhebung der Gelenkkapsel. Diese ist aufgrund der Gewebenekrose nach längerem Verlauf unterbrochen, und das Entzündungsexsudat breitet sich in die umgebende Muskulatur aus. Auch bei Prothesenlokkerungen läßt sich im Regelfall ein Gelenkerguß darstellen

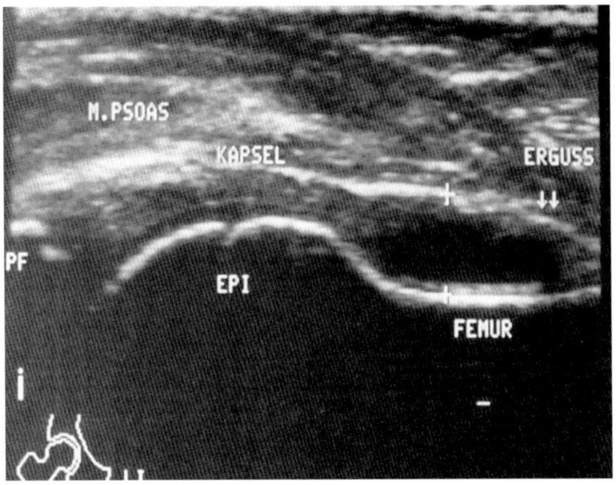

13.**17 a** Longitudinalschnitt über dem Hüftgelenk bei einem 12jährigen Jungen: Abhebung der Gelenkkapsel vom Femur, echoarm dargestellter Erguß zwischen Gelenkkapsel und Femur, sonographisch geäußerter Verdacht auf eine Koxitis.

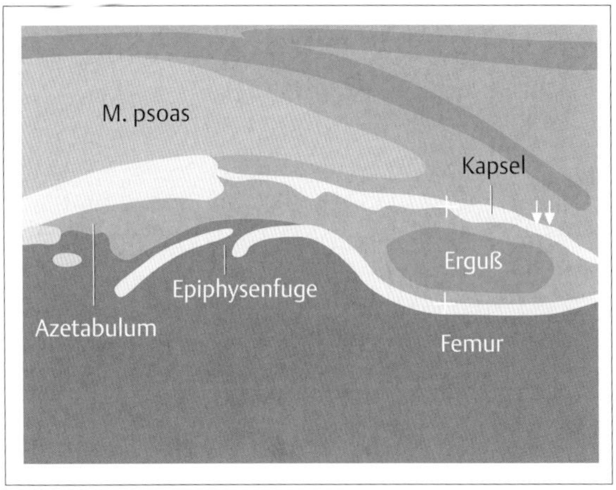

13.**17 b** Schemazeichnung.

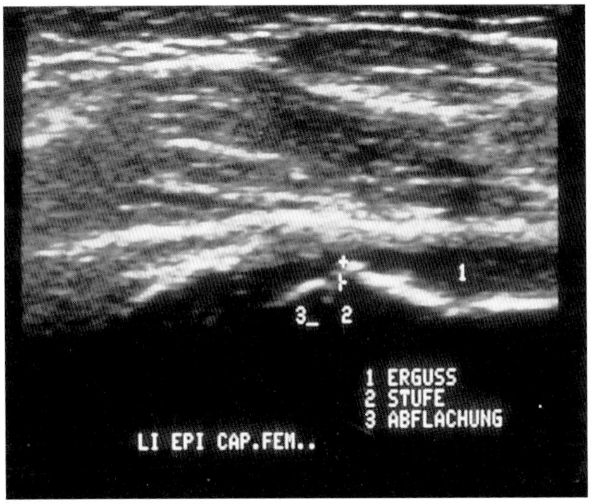

13.**18 a** Longitudinalschnitt linkes Hüftgelenk bei einem 13jährigen Jungen: 3,1 mm hohe Stufe zwischen Metaphyse und Epiphyse, deutliche Abhebung der Gelenkkapsel als Zeichen einer intraartikulären Ergußbildung, sonographischer Nachweis einer Epiphysiolysis capitis femoris linkes Hüftgelenk.

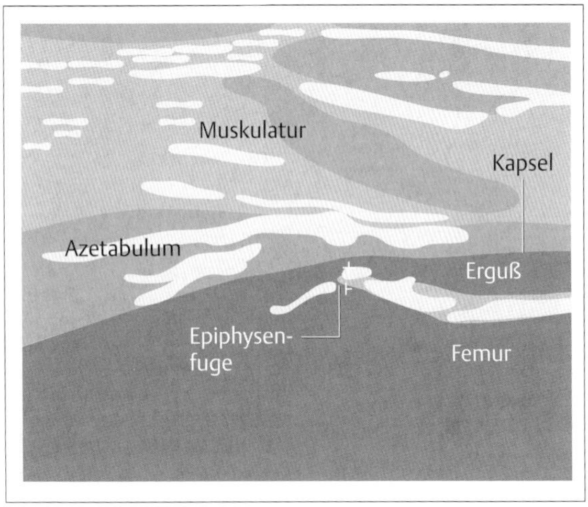

13.**18 b** Schemazeichnung.

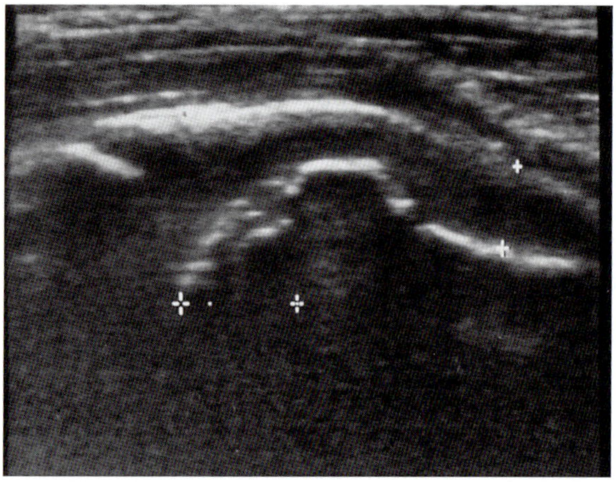

13.**19 a** Longitudinalschnitt im Bereich des rechten Hüftgelenkes bei einem 8jährigen Jungen: Verkleinerung und Fragmentation der Epiphyse, Abhebung der Gelenkkapsel und somit Nachweis einer intraartikulären Ergußbildung, sonographischer Nachweis eines Morbus Perthes im Stadium der Fragmentation.

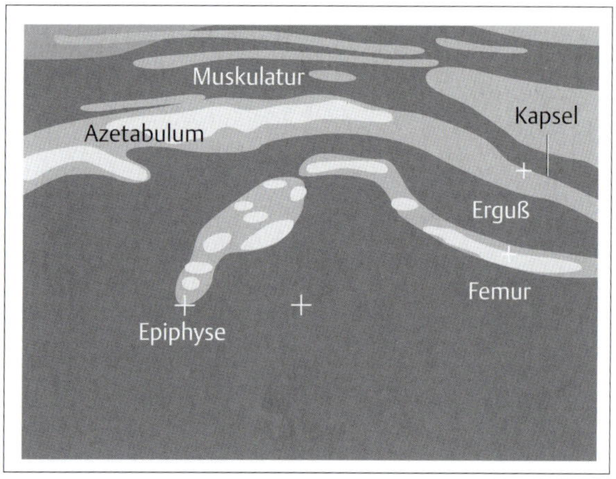

13.**19 b** Schemazeichnung.

Konsequenz für die Chirurgische Therapie

Befund	Charakteristik	Therapie
Hüftgelenkerguß	konvexe Abhebung der Gelenkkapsel, echoarmer Bezirk über Schenkelhals, Seitendifferenz > 2,5 mm	konservativ, eventuell Punktion, bei bakteriellen Ergüssen operative Synovektomie
Morbus Perthes	sonographische Merkmale abhängig vom Stadium (s. vorher)	konservativ mit entlastendem Apparat oder operativ (Umstellungsosteotomie)
Epiphysiolysis capitis femoris	Ergußbildung, Stufenbildung der Epiphyse, Epiphysenfuge verbreitert	Kirschner-Draht-Spickung, bei Abrutschwinkel > 50° Imhäuser-Osteotomie
Schenkelhalsfraktur	Unterbrechung der Kortikalislinie, intraartikuläre Ergußbildung	Osteosynthese, Endoprothese

Kniegelenk

Relevante Basisinformationen

- Sonographische Untersuchung des Kniegelenkes mit 5- oder 7,5-MHz-Linearschallkopf (Sektorscanner für die Meniskussonographie) mit Hilfe von ventralen, lateralen und dorsalen Schnitten entsprechend den Richtlinien des Arbeitskreises „Stütz- und Bewegungsorgane" der DGOT
  - *Ventrale Schnitte* (supra- und infrapatellarer Longitudinalschnitt, suprapatellarer Transversalschnitt)
  - *Laterale Schnitte* (lateraler und medialer Longitudinalschnitt)
  - *Dorsale Schnitte* (medialer, interkondylärer und lateraler Longitudinalschnitt, Transversalschnitt durch Fossa poplitea)
- Untersuchung der ventralen und lateralen Schnitte in Rückenlage des Patienten
- Dorsale Schnitte werden in Bauchlage des Patienten untersucht
- Bei entsprechender klinischer Pathologie wird die Untersuchung um Zusatzebenen erweitert, Leitstrukturen sind jeweils Femur und Tibia
- Zu den am häufigsten sonographisch zu untersuchenden Pathologien gehören die Bursitiden, die gehäuft unter dem M. gastrocnemius in Verbindung mit der sog. Baker-Zyste zu finden sind. Bursitis praepatellaris häufig mit einem präpatellaren Erguß vergesellschaftet. Extraartikuläre Bursitiden sind eher selten
- Darstellung der Menisci ist ein weiteres häufiges Anwendungsgebiet der Kniesonographie. Sie erfolgt im Längsschnitt, wobei die einzelnen Abschnitte (Vorder-

horn, Pars intermedia, Hinterhorn) sowohl getrennt als auch fließend untersucht werden

- Zur Sonographie sowohl der Vorderhörner als auch der Pars intermedia empfehlen wir die Durchführung in Rückenlage des Patienten (Bein des Patienten etwa 90° flektiert), die Meniskushinterhörner werden demgegenüber günstigerweise beim in Bauchlage liegenden Patienten mit leichter Kniegelenkflexion von ca. 30° sonographiert
- Es ist sowohl die Verwendung eines Linear- als auch eines Sektorschallkopfes möglich, der Sektorschallkopf ist jedoch deutlich überlegen
- *Weiterführende Diagnostik:* Röntgen, MRT, Arthroskopie

T 13.4 Bursaformen und Sonoanatomie

Bursitis – Form	**Sonoanatomie**
Seröse Form	echoarme Strukturvermehrung
Eitrige Form	echoreiche Strukturvermehrung
Chronische Form	Zunehmende Echogenität der Bursablätter
Verkalkte Form	Echoreiche Lamelle mit Schallschatten
Rheumatische Form	zottige Binnenstruktur

Sonographische Befundkriterien

- Die häufigsten **Arthrozelen** sind die Poplitealzysten (Baker) in der typischen dorsomedialen Position zwischen den Köpfen des M. gastrocnemius. Bei echofreien Zysten Effekt der dorsalen Schallverstärkung. Kammerungen (polyzystische Form) sind gut darstellbar. Im Rahmen der chronischen Polyarthritis erhöhte Echogenität durch fibrinreiches Exsudat (👁 13.**20**, 13.**21**).
- **Ergüsse** im Kniegelenk stellen sich durch die Kommunikation der Schleimbeutel zuerst als echofreie Struktur suprapatellar dar. Schnittebene der Wahl ist der suprapatellare Longitudinalschnitt. Eine deutliche Distalisierung der Patella ist ebenfalls darstellbar. Hier sollte dynamisch untersucht und die Verformbarkeit dokumentiert werden. Bei erhöhter Echogenität muß an ein Hämarthros oder Pyarthros gedacht werden
- Die **Synovialitis** ist als Konsistenzvermehrung zunächst im Recessus suprapatellaris darstellbar. Die Struktur ist verdickt und echoreich (Synovialödem). Im Transversalschnitt ist eine Dickenmessung möglich. Bei chronisch proliferativen Synovialitiden z.B. im Rahmen der chronischen Polyarthritis ist eine Synovialisdicke bis zu 1 cm möglich
- Insgesamt werden dem Bursainhalt nach mehrere Formen von **Bursitiden** (👁 13.**22**) unterschieden, die auch sonographisch unterschiedlich zur Darstellung kommen (T 13.**4**)
- **Freie Gelenkkörper** nur im Recessus suprapatellaris oder im Bereich eines Gelenkspaltes darstellbar, dann als echodichte, rundliche Struktur mit dorsalem Schallschatten
- Beim **Morbus Osgood-Schlatter** fehlt die glatte Begrenzung der knöchernen Struktur der Tuberositas tibiae. Das Knochenecho ist aufgelockert und durchbrochen. Der Sehnenansatz an der Tuberositas tibiae ist verbreitert und inhomogen. Die knorpelig angelegte Apophyse ist verdickt und teilweise doppelt so stark wie auf der Gegenseite. Zu 50% begleitende Bursitis infrapatellaris (👁 13.**23, 13.24**)
- Bei **akuten Bandrupturen** typischerweise begleitendes Hämatom darstellbar, darüber hinaus eine Instabilität, wobei dann häufig auch die Unterbrechung der echoreichen Bandstruktur sichtbar ist. Hierbei kommt der Dokumentation von Kollateralbandrupturen größere Bedeutung zu als der Darstellung von Kreuzbandrupturen. Ausführung der Streßbewegungen durch eine Hilfsperson
- Zu den gut darstellbaren **Rupturen der Quadrizepssehne** siehe Abschnitt „Sonographie der Sehnen", S. 273
- Im Ultraschallbild heben sich **Meniskusrisse** durch ihr echoreiches Reflexmuster deutlich vom homogenen, graufarbenen Meniskusdreieck ab. Dabei zeigt ein helles Doppelstrichecho mit dazwischenliegendem, echoarmem Spalt mit sehr hoher diagnostischer Sicherheit eine Rißläsion an, bei Dehiszenz der Rißanteile kann aber auch ein Einfachstrichecho ohne dazwischenliegenden echoarmen Spalt erscheinen
  - Konturen des **frischen Meniskusrisses** im Ultraschallbild hell und scharf, das Reflexmuster (Einfach- oder Doppelstrichechos) muß dabei über mehrere Schnittebenen reproduzierbar zu verfolgen sein
  - **Alte Meniskusrisse** mit degenerativen Veränderungen der Umgebung werden nicht mehr so scharf dargestellt, müssen jedoch auch über mehrere Schnittebenen verfolgbar sein. Häufig auch Meniskusganglion im Hinterhornbereich als echoarme zystische Struktur sichtbar
  - **Degenerationen des Meniskus** stellen sich auch echoreich dar, doch zeigen sie in der Regel im Gegensatz zu den scharfen Konturen des frischen Risses ein mehr wolkiges Bild. Sie sind über mehrere Schnittebenen nicht immer an der selben Stelle im Ultraschallbild zu erwarten, sondern wechseln in jeder neuen Schnittebene ihr Bild. Differentialdiagnostisch sind in diesem Zusammenhang die freien Gelenkkörper zu nennen, die sich zwar ebenfalls als echoreiche Bezirke ausmachen lassen, jedoch außerhalb des Meniskusdreieckes

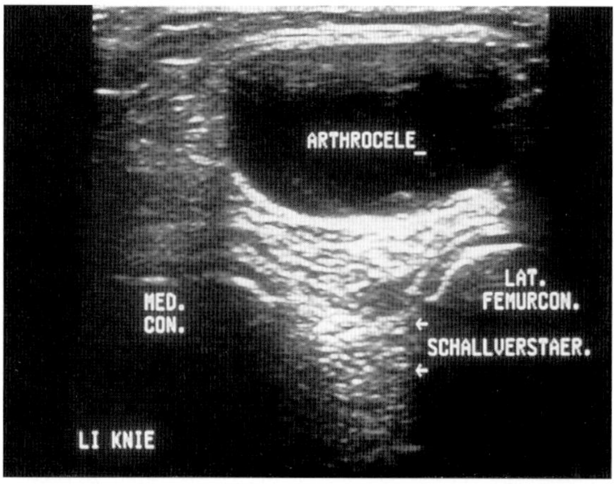

13.**20 a** Dorsaler Transversalschnitt durch die Fossa poplitea: echoarme rundliche Struktur mit dorsaler Schallverstärkung in der Fossa poplitea, sonographischer Verdacht auf eine Arthrozele.

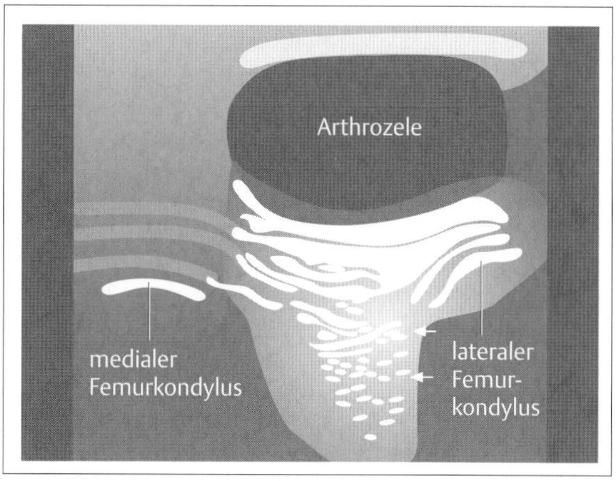

13.**20 b** Schemazeichnung.

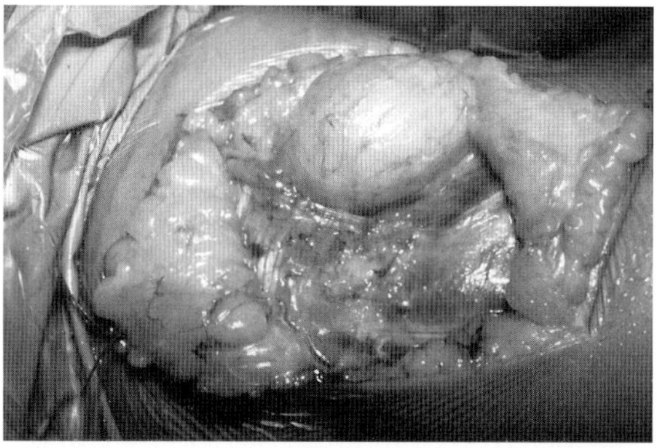

13.**21** Gleiche Patientin wie in Abbildung 13.**20,** intraoperativer Befund einer in der Fossa poplitea gelegenen Arthrozele.

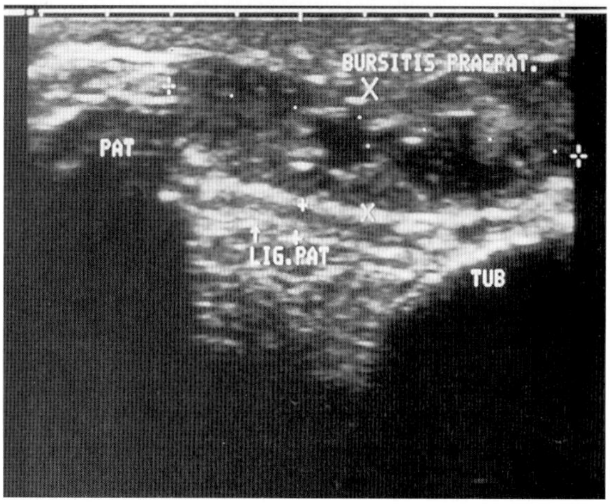

13.**22 a** Infrapatellarer Longitudinalschnitt bei einer 50jährigen Patientin: oberhalb des Lig. patellae stellt sich eine 5 × 63 × 18 mm große abgekapselte echogene Struktur dar, das Lig. patellae ist verdrängt, es handelt sich hier um eine Bursitis praepatellaris.

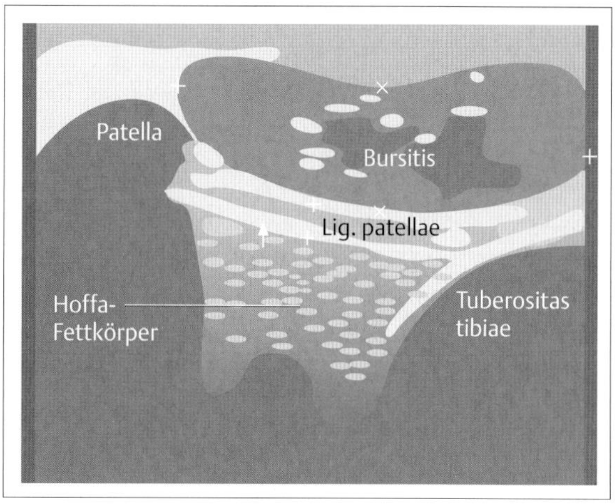

13.**22 b** Schemazeichnung.

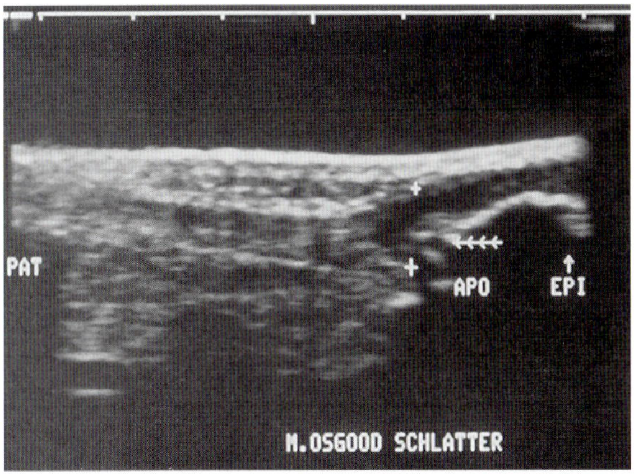

13.23 a Infrapatellarer Längsschnitt bei einer 14jährigen Patientin: am Ansatz des Lig. patellae an der Tuberositas tibiae zeigt sich eine Fragmentation der Apophyse, eine Verbreiterung des Sehnenansatzes, sonographischer Verdacht auf einen Morbus Osgood-Schlatter.

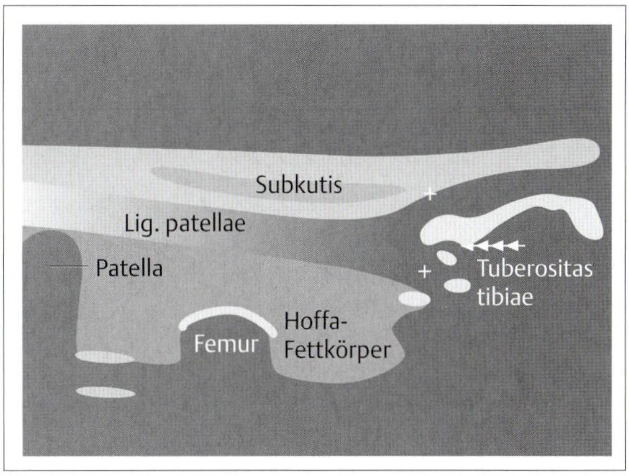

13.23 b Schemazeichnung.

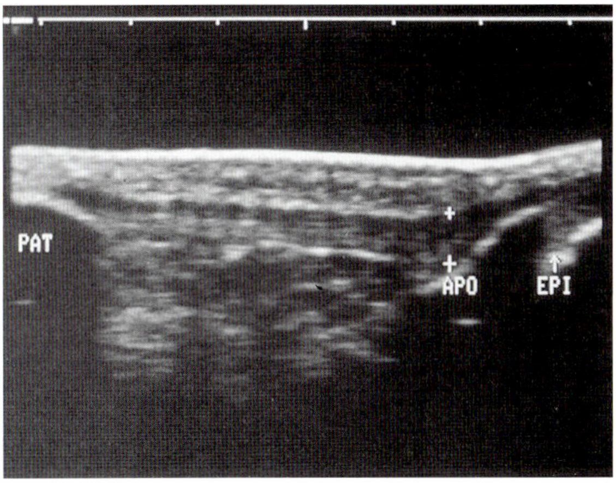

13.24 a Infrapatellarer Longitudinalschnitt des linken Kniegelenkes: gesunde Gegenseite der gleichen Patientin wie in Abbildung 13.23.

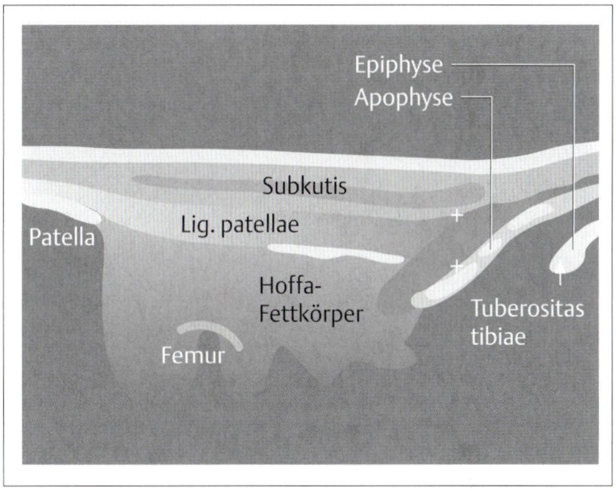

13.24 b Schemazeichnung.

Konsequenz für die Chirurgische Therapie

Befund	Charakteristik	Therapie
Arthrozelen	echofreies, gut abgrenzbares Areal mit dorsaler Schallverstärkung	Sanierung des Kniebinnenschadens und Exstirpation
Ergüsse im Kniegelenk	echofreie Struktur suprapatellar	Punktion, Abklärung der Ursache
Synovialitis	echoreiche Verdickung der Synovialis bis zu 1 mm	konservativ oder operative Synovektomie
Bursitis praepatellaris	in Abhängigkeit von der Bursitisform (Tab. 13.4) echoarme bis echoreiche Darstellung der normal nicht sichtbaren Bursa	konservativ, eventuell Bursektomie
Morbus Osgood-Schlatter	Verdickung des Lig. patellae (distal) und der Apophyse mit Auflockerung der Kortikalis	konservativ
Meniskusriß	echoreicher Reflex im homogenen Meniskusdreieck	Arthroskopie, Meniskusnaht oder partielle Entfernung

Sprunggelenk

Relevante Basisinformationen

- Sonographie des Sprunggelenkes insbesondere zur Gewinnung von Zusatzinformationen und als Ergänzung zu anderen Untersuchungsverfahren
- Haupteinsatzgebiet ist die Diagnostik von Bandverletzungen
- Untersuchung mit 7,5-MHz-Linearschallkopf, Verwendung einer Vorlaufstrecke wird empfohlen
- Entsprechend den Richtlinien der DEGUM fünf verschiedene Schnittebenen:
  - Zwei *ventrale Schnittebenen* (Transversal- und Longitudinalschnitt)
  - Eine *laterale Schnittebene* (Diagonalschnitt)
  - Zwei *dorsale Schnittebenen* (Transversal- und Longitudinalschnitt)

Sonographische Befundkriterien

- Ein **Gelenkerguß** stellt sich insbesondere in den beiden ventralen Schnittebenen als Abhebung der Gelenkkapsel von den knöchernen Strukturen dar. Dabei ist der Vergleich mit der Gegenseite notwendig
- Eine **Tendosynovitis** imponiert sonographisch als areflexive oder hyporeflexive Schicht. Diese umgibt die Sehne und entspricht der Synovialflüssigkeit
- **Hämatome** stellen sich als echoarme Flüssigkeitsansammlung im Weichteilmantel dar, deren allmähliche Organisation zu einer Zunahme in der Echogenität führt.
- **Freie Gelenkkörper** stellen sich als heller echoreicher Reflex mit in der Regel kompletter dorsaler Schallauslöschung dar
- Bei frischer **fibulotalarer Bandruptur** ist der Nachweis eines Hämatoms richtungsweisend. Bei Untersuchung in lateraler Aufklappung (apparative Haltevorrichtung) ergibt sich eine Dehiszenz der beiden knöchernen Referenzpunkte

Konsequenz für die Chirurgische Therapie

Befund	Charakteristik	Therapie
Gelenkerguß	Abhebung der Gelenkkapsel	konservativ, Abklärung der Ursache
Tendosynovialitis	areflexive oder hyporeflexive Schicht um Sehne	konservativ
Fibulotalare Bandruptur	Hämatom über Band	konservativ, selten operativ notwendig

Sonographische Untersuchung spezieller Erkrankungen

Unter Mitarbeit von J. Franke, H. Wissel

Sonographie bei entzündlichen Erkrankungen des Bewegungsapparates

Relevante Basisinformationen

- Diagnostik entzündlicher Erkrankungen des Haltungs- und Bewegungsapparates beruht vorrangig auf Anamnese, klinischen und paraklinischen Befunden
- Die Paraklinik wird sinnvoll und wirtschaftlich durch die Sonographie ergänzt
- Sonographie bei entzündlichen Erkrankungen des Bewegungsapparates gemäß den bei den einzelnen Organen/Organsystemen bereits beschriebenen Richtlinien
- Verwendung von 5- oder 7,5-MHz-Linearschallköpfen und Darstellung der Befunde in zwei Ebenen
- Wegen der großen Bedeutung entzündlicher Erkrankungen des Bewegungsapparates soll im folgenden noch einmal kurz auf wesentliche Pathologien eingegangene werden
- *Weiterführende Diagnostik:* Röntgen, MRT, Szintigraphie

Sonographische Befundkriterien

- Bei der **Osteomyelitis** zeigt sich sonographisch eine unregelmäßige Knochenstruktur, typischerweise Kortikalisdefekte und subperiostale Abszesse (spindelförmige, echoarme Auftreibung über der Kortikaliskontur, Abhebung des Periostreflexes). Begleitende Weichteilinfiltrate können vorhanden sein
- Bei einer **Arthritis** zeigt sich wie bei jeder intraartikulären Ergußbildung eine Abhebung der Gelenkkapsel. Darüber hinaus ist eine Verdickung der Gelenkkapsel, Synovialzotten, echoarme bis relativ echogene Flüssigkeitsansammlungen in der Gelenkhöhle Ausdruck für die Entzündung. Es können sonographisch sichtbare ossäre Läsionen (Usuren, Erosionen) vorhanden sein
- **Weichteilabszesse** können unter anderem solitär, im Rahmen einer Osteomyelitis oder bei Spondylitis auftreten. Sie imponieren sonographisch als echoarmer, ovaler Bereich in der Muskulatur mit Verdrängung der Muskelsepten. Im Frühstadium zeigt sich oft eine diffuse Infiltration, das Spätstadium ist in der Regel durch eine Abkapselung gekennzeichnet, die glatt begrenzt ist und eine erhöhte echoreiche Binnenstruktur aufweist. Unter Umständen können Verkalkungsherde nachweisbar sein.
- Bei der **Rheumatoidarthritis** sind die Veränderungen ähnlich wie oben unter Arthritis beschrieben. Unterschiede zeigen sich in den stärker ausgeprägten Veränderungen der Synovialis mit deutlicher Zottenbildung sowie zusätzlichen Bursitiden (mehr oder weniger echogene Flüssigkeitsansammlungen im Bereich der Bursen)

Konsequenz für die Chirurgische Therapie

Befund	Charakteristik	Therapie
Osteomyelitis	unregelmäßige Knochenstruktur, darüber spindelförmige und echoarme Aufreibung als Zeichen subperiostaler Abszesse	operative Sanierung durch Ausräumung und Spül-Saug-Drainage
Arthritis	Gelenkkapselabhebung, echoarme bis echoreiche Flüssigkeitsansammlung im Gelenk	Punktion, Abklärung der Ursache
Weichteilabszeß	echoarmer und ovaler Bereich in der Muskulatur mit Verdrängung der Septen	Abszeßspaltung
Rheumatoidarthritis	Synovialisverdickungen, Zottenbildungen in der Bursa	konservativ, Operation in Abhängigkeit vom Befund und Ausmaß

Sonographie bei Weichteil- und Knochentumoren

Relevante Basisinformationen

- Trotz zahlreicher Möglichkeiten zur Darstellung und Beurteilung von Knochen- und Weichteiltumoren mittels Ultraschall ist es mit den heute zur Verfügung stehenden Möglichkeiten der Sonographie nicht möglich, eine sichere Differenzierung benigner und maligner Tumoren durchzuführen. Aus diesem Grunde kommt in der Sonographie von Weichteil- und Knochentumoren der genauen deskriptiven Befundung der Sonographiebilder eine herausragende Bedeutung zu. Hierin sollten nach Graf (1988) folgende Punkte unbedingt enthalten sein: Qualität des Prozesses (solide, zystisch), innere Struktur (homogen, inhomogen, eventuell Verkalkungen), Abgrenzung zum umgebenden Gewebe (glatt, unregelmäßig, höckrig, verdrängend, infiltrativ etc.), Größe in Längs-, Quer- und Tiefenausdehnung, wenn möglich in metrischen Maßen, topographisch-anatomischen Beziehungen
- Eine Beurteilung von tumorösen Knochenveränderungen ist wegen der Reflexion von Schallwellen an Knochenstrukturen nur dann möglich, wenn entweder durch den Tumor die äußere Form des Knochens verändert ist oder wenn Defekte der Kortikalis vorliegen
- Bei Weichteiltumoren sind besonders solche gut darstellbar, die entweder eine besonders echoarme oder eine besonders echodichte Konsistenz aufweisen
- Als besonders echoarme Veränderungen sind Zysten (z. B. Baker-Zysten) oder die hyalinknorpeligen Strukturen (zum Beispiel der knorpelige Anteil von kartilaginären Exostosen) zu nennen, wobei erstere durch die umgebende Zystenkapsel besonders gut darstellbar sind
- Als besonders echoreiche Veränderungen sind in erster Linie heterotope Ossifikationen (zum Beispiel Tendinosis calcarea oder Myositis ossificans) zu nennen, die dann durch den entstehenden Schallschatten von dem umgebenden Weichteilgewebe gut unterscheidbar sind
- Wenn die Abgrenzbarkeit von Tumoren gegenüber dem umgebenden Weichteilgewebe und die Zuordnung zu anatomischen Strukturen schwierig ist, so kann versucht werden, durch eine dynamische Untersuchung Bewegungen von Weichteilstrukturen direkt sichtbar zu machen
- Bei Knochentumoren sind auftretende Kortikalisdefekte, die sonographisch zu einer Kontinuitätsunterbrechung der Knochenkontur führen, richtungweisend. Sie führen dann gleichermaßen zu einer Unterbrechung des Ultraschallreflexes im Sonographiebild und ermöglichen unter Umständen darüber hinaus auch Reflexionen an tiefer gelegenen Strukturen mit einer entsprechenden Darstellbarkeit weiterer Anteile
- Besonders im Bereich der Meta- und Epiphysen kann es jedoch wegen der ohnehin oft unregelmäßig geformten Knochenoberfläche teilweise schwierig sein, solche Veränderungen zu beurteilen. Sonographisch sichtbare Kortikalisdefekte können sowohl bei bösartigen wie auch bei gutartigen Tumoren auftreten, sie werden jedoch am weitaus häufigsten bei bösartigen Tumoren gesehen
- *Weiterführende Diagnostik:*
  Röntgen, CT, MRT, histologische Untersuchung (DE/PE)

Sonographische Befundkriterien

- Die Mehrzahl der **Weichteiltumoren** (T 13.**5**, 13.**6**) stellt sich echoarm dar. Aus diesem Grund sind Aussagen über die Art eines sonographisch sichtbaren Tumors eher durch die (typische) Lokalisation und die Anamnese als mit Hilfe des Echomusters zu treffen (T 13.**1**, 13.**2**). Ist die Schalleitfähigkeit des Tumors nicht von dem umgebenden Weichteilgewebe verschieden (zum Beispiel beim subkutan gelegenen Lipom), so bietet die einen Tumor teilweise umgebende Kapsel eine Differenzierungsmöglichkeit. Da eine solche Kapsel häufig bei malignen, infiltrativ wachsenden Tumoren, z. B. im Randbereich von Metastasen, fehlt, ist eine Abgrenzung insgesamt jedoch schwierig (👁 13.**25**, 13.**26**)
- **Knochentumoren** (T 13.**5**, 13.**6**) stellen sich neben der typischen Kortikalisunterbrechung sonographisch meist inhomogen dar. Echofreie bzw. echoarme Areale sind meist mit echodichten Bezirken kombiniert. Häufig sind in Knochentumoren Schallschatten als Hinweis auf Verkalkungen nachzuweisen. Darüber hinaus ist auch die Darstellung von parossalen Anteilen von Knochentumoren besonders im Bereich der Extremitäten mit Hilfe der Sonographie gut möglich. Problematisch ist dabei jedoch die Frage, in wie weit sich in einem unscharfen Interface zwischen Tumor und den benachbarten anatomischen Strukturen tatsächlich Tumorgewebe oder lediglich Ödem befindet. Neben den beschriebenen Kriterien zur sonographischen Beurteilung von Knochentumoren ist ein weiterer wichtiger Aspekt das Verhalten des Periosts im Übergangsbereich von normalem zu verändertem Knochen. So findet man bei Osteosarkomen und Ewing-Sarkomen gelegentlich Periostabspaltungen mit subperiostalen Verkalkungen, die den im Röntgenbild sichtbaren Codman-Dreiecken entsprechen (👁 13.**27**)
- Bei **kartilaginären Exostosen** ist durch die fast vollständige Echoarmut des hyalinen Knorpels dieser Knorpelkappen eine sehr gute Beurteilung des knorpeligen Anteils der Exostosen und deren genaue Ausdehnung möglich. Da eine Darstellung dieser knorpeligen Exostosenanteile im Röntgenbild kaum möglich ist, wird die Sonographie hier als Methode der Wahl angesehen

T 13.5 Sonographische Charakteristika benigner Tumoren (modifiziert nach Reimers 1998)

Tumor	Echogenität	Bemerkungen
Hämangiom	solider Anteil mittlerer Echogenität mit echoreichen oder -armen Anteilen, homogen echoarm bis -reich	eventuell multilokulär; eventuell echoreiche Phlebolithen; Formänderung nach Kontraktion; Größenzunahme nach muskulärer Belastung
Lipom	echoarm mit echodichten Strukturen (punkt- oder bogenförmig)	von Kapsel umgeben, dadurch gute Abgrenzbarkeit, subkutane Lokalisation erleichtert Diagnose
Angiomyolipom	echoarm oder -reich	
Fibröses Histiozytom	echoarm	
Fibrom	homogen echoarm	bei Veränderungen in der Nähe kräftiger Faszien in Betracht ziehen
Myxom	echoarm	dorsale Schallverstärkung, z. T. millimetergroße zystische Binnenstruktur
Desmoid	echoarm	eventuell vollständige Reflexion an der Tumoroberfläche
Arteriovenöse Malformation	echoreich	lokale Muskelhypertrophie
Osteochondrom	echofreie Formation auf der Knochenoberfläche	oft massive Anhebung der Knochenoberfläche Schallschattenbildung durch spornartiges Überragen der Basis, gut abgrenzbar gegen Umgebung

T 13.6 Sonographische Charakteristika maligner Tumoren (modifiziert nach Reimers 1998)

Tumor	Echogenität	Bemerkungen
Liposarkom	meist echoreich	Abgrenzung von umgebendem Muskelgewebe wegen ähnlicher Echogenität eventuell schwierig
Andere Sarkome	echoarm	gut abgrenzbar
Malignes fibröses Histiozytom	echoarme und echodichte Areale	inhomogene Struktur, Übergänge ohne scharfe Abgrenzung
Lymphome	echoarm oder gemischte Echogenität	z. T. gut abgrenzbar
Osteosarkom	echodicht mit abwechselnd echoarmen und echofreien Arealen	erst bei Kortikaliszerstörung sichtbar, häufig mehrere unscharf begrenzte Kortikalisdefekte nebeneinander; periostale Verkalkungen im Randbereich (Codman-Dreiecke)
Chondrosarkom	echoarm mit echodichten großflächigen Binnenechos	Darstellung erst möglich, wenn Kortikalis geschädigt; stark irreguläres, strukturelles Echobild; extraossäre Teile mit glatter Begrenzung gegen Umgebung, Schallschattenbildung an Ossifikationsherden
Metastase	echoarm oder inhomogen	

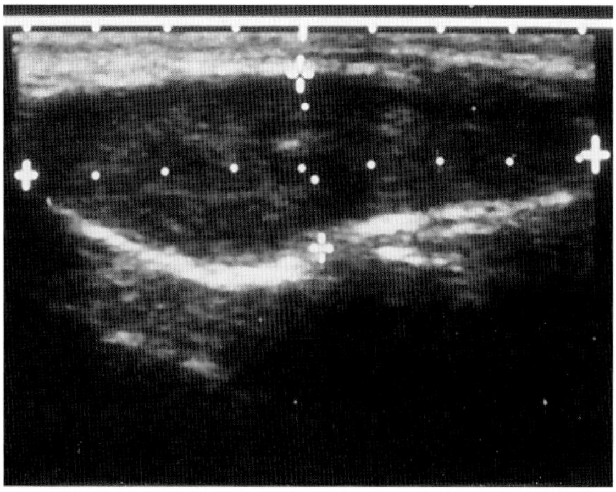

13.**25 a** Longitudinalschnitt unter dem Mittelfuß: 82 × 24 mm große abgekapselte echogene Formation, sonographischer Verdacht auf Weichteiltumor.

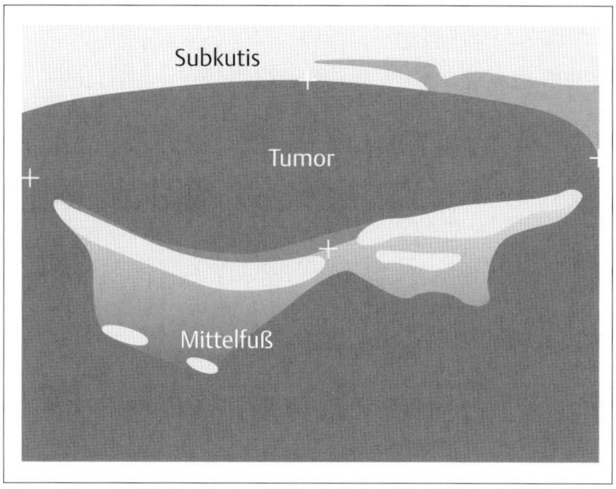

13.**25 b** Schemazeichnung.

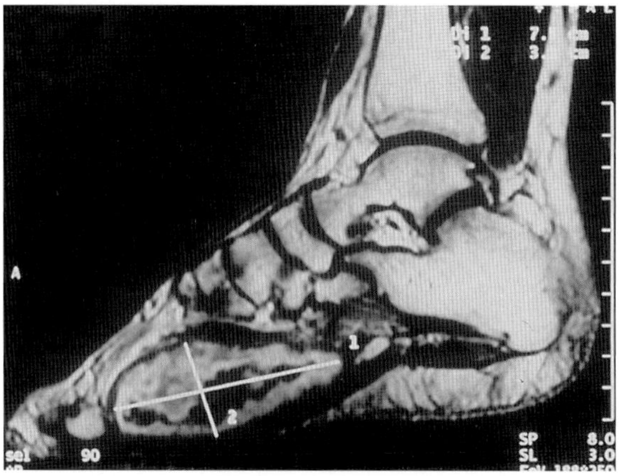

13.**26** Gleiche Patientin wie in Abbildung 13.**25**, im MRT bestätigt sich der sonographisch festgestellte Tumor, histologisch handelte es sich um ein benignes Schwannom.

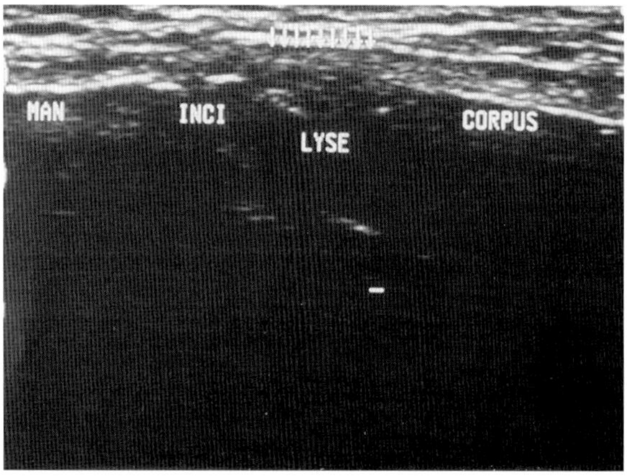

13.**27 a** Longitudinalschnitt über dem Sternum bei einem 33jährigen Patienten: distal der Synchondrosis sternalis zeigt sich im proximalen Bereich des Corpus sterni eine Lysezone, die histologische Sicherung ergab ein Plasmozytom.

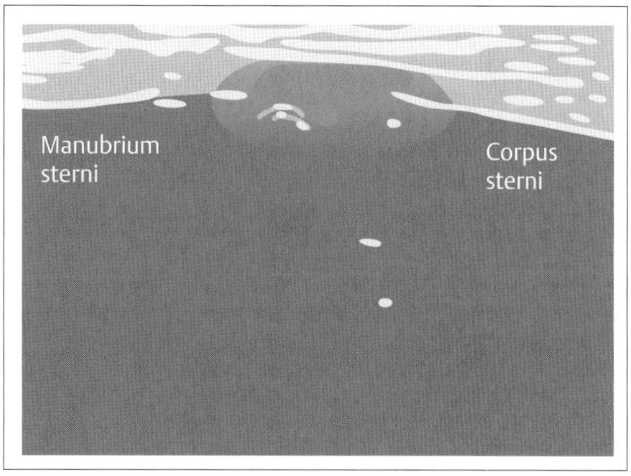

13.**27 b** Schemazeichnung.

Konsequenz für die Chirurgische Therapie

Befund	Charakteristik	Therapie
Weichteiltumor	meist echoarm (genaue Differenzierung: Tab. 13.**5**, 13.**6**)	Biopsie, in Abhängigkeit von der Histologie Entscheidung über weitere Therapienotwendigkeit
Knochentumor	Kortikalisunterbrechung, echogene Inhomogenität (genaue Differenzierung: Tab. 13.**5**, 13.**6**)	Biopsie, in Abhängigkeit von der Histologie Entscheidung über weitere Therapienotwendigkeit
Kartilaginäre Exostose	echofreie Formation auf Knochenoberfläche	Exstirpation bei Beschwerden

Literatur

Benson LS, Donaldson JS, Carroll NC. Use of ultrasound in management of posterior sternoclavicular dislocation. J Ultrasound Med. 1991; 10: 115 - 118.

Bialik R. Sonography and diagnosis in painful hips. Int Orthopedics. 1991; 15: 155 - 9.

Bruns J, Lussenhof S. Sonographische Darstellung am Ellenbogengelenk. Freie Gelenkkörper und Osteochondrosis dissecans. Ultraschall Med. 1993; 14: 58 - 62.

Casser HR, Füsting M. Aktuelle Entwicklung der Meniskussonographie. Orthopäde. 1993; 22: 307 - 16.

Casser HR, Füsting M, Tenbrock F. Experimentelle Untersuchungen zur Meniskus-Sonographie. Z Orthop. 1991; 129: 94 - 103.

Casser HR, Sohn Ch, Kiekenbeck A. Current evaluation of sonography of the meniscus. Results of a comparative study of sonographic and arthroscopic findings. Arch Orthop Trauma Surg. 1990; 109: 150 - 4.

Fornage BD. Musculoskeletal ultrasound. New York: Churchill Livingstone; 1995.

Freyschmidt J, Ostertag H, Jundt G. Ultrasonographie. In: Freyschmidt J, Ostertag H, Jundt G, Hrsg. Knochentumoren. Klinik, Radiologie, Pathologie. Berlin, Heidelberg: Springer; 1998: 37 - 8.

Gohlke F, Lauterbach T, Mayer B. Über den Wert der Meniskussonographie. Eine Studie unter Berücksichtigung des klinischen und arthroskopischen Befundes. Z Orthop. 1993; 131: 404 - 9.

Graf R, Schuler P. Sonographie bei Weichteiltumoren. Orthopäde. 1988; 17: 128 - 33.

Grifka J, Richter J. Meniskussonographie. Lehrbuch und Atlas. Stuttgart: Enke; 1992: 27 - 9.

Grifka J, Richter J, Gumtau M. Klinische und sonographische Meniskusdiagnostik. Orthopäde. 1994; 23: 102 - 11.

Gruber G. Sonographie des Kniestreckapparates. Ultraschall Med. 1996; 17: 206 - 11.

Gruber G, Konermann W, Müller-Miny H, Gruber GM. Standardisierte sonographische Untersuchung des Kniegelenkes. Ultraschall Med. 1997; 18: 52 - 61.

Harland U, Sattler H. Tumoren. In: Harland U., Sattler H, Hrsg. Ultraschallfibel Orthopädie, Traumatologie, Rheumatologie. Berlin, Heidelberg: Springer; 1991: 26 - 38.

Hoffmann V. Ultraschalldiagnostik in Pädiatrie und Kinderchirurgie. Stuttgart: Thieme; 1996: 484 - 7.

Jerosch J, Marquardt M, Görtzen M. Sonographische Diagnostik von Hill-Sachs-Läsionen bei instabilen Schultergelenken. Ultraschall Med. 1990; 11: 251 - 3.

Kellner H, Reimers CD. Sonographie der Bewegungsorgane. Urban & Schwarzenberg; 1996.

König S, Sell S, Zacher J. Sonographie des Hüftgelenkes bei chronisch-entzündlichen Erkrankungen. Akt Rheumatol. 1992; 17: 31 - 7.

Konermann W, de Pellegrin M. Die Differentialdiagnose des kindlichen Hüftschmerzes im Sonogramm. Orthopäde. 1993; 22: 280 - 87.

Konermann W, Gruber G. Sonographische Standardschnittebenen an der oberen Extremität: Schulter- und Ellenbogengelenk. Ultraschall Med. 1998; 19: 130 - 8.

Mahlfeld A, Franke J, Mahlfeld K. Sonographische Diagnostik von Sternumfrakturen. Zentralbl Chir. 2001; 126: 62 - 4.

Mahlfeld A, Kayser R, Merk H, Mahlfeld K. Pathologische sonographische Befunde der Patellasehne und ihrer Insertionsstellen. In: Oestern HJ, Rehm KE, Hrsg. Hefte zu der Unfallchirurg. Band 268. Berlin, Heidelberg: Springer; 1998: 1031 - 2.

Mahlfeld A, Merk H, Franke J, Kayser R, Mahlfeld K. Sonographische Diagnostik am Sternoclaviculargelenk. Ultraschall Med. 1999; 20: 74 - 7.

Mahlfeld K, Kayser R, Mahlfeld A, Merk H. Sonographische Befunde der Patellasehne und ihrer Insertionsstellen. Ultraschall Med. 1997; 18: 249 - 53.

Mahlfeld K, Mahlfeld A, Kayser R, Franke J, Merk H. Wert der Sonographie in der Diagnostik von Quadrizepssehnenrupturen: Ultraschall Med. 1999; 20: 22 - 5.

Mahlfeld K, Mahlfeld A, Kayser R, Merk H. Die Sonographie als Methode der Wahl bei der Diagnostik des Patellaspitzensyndroms. Orthopädische Praxis. 1997; 33: 324 - 7.

Mahlfeld K, Franke J Graßhoff H. Die beidseitige und simultane Quadrizepssehnenruptur bei sekundärem Hyperparathyroidismus. Zentralbl Chir. 1999; 124: 1045 - 48.

Mahlfeld K, Kayser R, Mahlfeld A, Graßhoff H, Franke J. Wert der Sonographie in der Diagnostik von Bursopathien im Bereich der Achillessehne. Ultraschall Med. 2001; 22: 87 - 90.

Matter HP, Gruber G, Konermann W, Gruber GM, Litzelbauer HD. Standardisierte sonographische Untersuchung des Sprunggelenkes. Ultraschall Med. 1998; 19: 34 - 9.

Merk H, Wissel H, Merkel M. Sonographische Nachuntersuchung nach operativ versorgten Achillessehnenrupturen. Ultraschall Med. 1997; 18: 254 - 7.

Merk H. Die hochauflösende Real-Time-Sonographie in der Diagnostik von Achillessehnenerkrankungen. Ultraschall. 1989; 10: 192 - 7.

Merk H, Mahlfeld K. Sonografie des Hüftgelenkes. In: Hoffmann V, Deeg KH, Hoy PF, Hrsg. Ultraschalldiagnostik in Pädiatrie und Kinderchirurgie. Stuttgart: Thieme; 1996: 484 - 7.

Merk H, Mahlfeld K, Jahn R. Sonographische Verlaufskontrollen nach Achillessehnennaht. Ultraschalldiagnostik 1991. Berlin, Heidelberg: Springer; 1992.

Milbrandt H, Calleja A,Cancho A, Qaiyumi A, Galanski M. Sonographie des Handgelenkes und der Hand. Radiologe.1990; 30: 360 – 5.

Peter FW, Eisenbeis W, Voigt PM, Büttemeyer R. Die Sonomorphologie der gesunden und der kranken Hand. Handchir Mikrochir Plast Chir. 1995; 27: 195 – 200.

Pollock RC, Bankes MJ, Emery RJ. Diagnosis of retrosternal dislocation of the clavicle with ultrasound. Injury. 1996; 27: 670 – 1.

Reimers CD, Gaulrapp H. Muskel- und Sehnensonographie. Köln: Deutscher Ärzteverlag; 1998.

Richter J, Grifka J, Fisseler-Eckhoff A, Müller KM, Krämer J. Sonomorphologische Kriterien zur Beurteilung von Meniskusveränderungen – eine experimentelle Studie. Z Orthop. 1996; 134: 137 – 43.

Roeren T, Gindele A, Großpietsch C, Dueck M, Kauffmann GW. Bildgebende Verfahren in der präoperativen Diagnostik von Weichteiltumoren. Vergleich MRT – CT-Sonographie – Angiographie – konventionelles Röntgen. Radiologe. 1992; 32: 591 – 6.

Sell S, König S, Zacher J. Die sonographische Untersuchung des Ellenbogengelenkes bei Patienten mit chronisch-entzündlichen Gelenkerkrankungen – eine Bereicherung der Diagnostik? Z Rheum. 1993; 52: 156 – 60.

Stürmer I, Merk H, Witt HJ. Ultraschalldiagnostik bei Arthritiden und Osteomyelitiden. Ultraschalldiagnostik 91. Berlin, Heidelberg: Springer; 1992: 249 – 53.

Weishaupt D, Berbig R, Prim J, Brühlmann W. Sonographische Befunde nach Schulterluxation. Ultraschall Med. 1997; 18: 129 – 34.

Wittner B, Holz U. Die sonographische Darstellung des ventrokaudalen Labrums bei der ventralen Instabilität der Schulter. Unfallchirurg. 1996; 99: 38 – 42.

Wörth WD. Erstdiagnose eines Knochentumors durch die Sonographie. Z Rheumatol. 1993; 52: 110 – 3.

Wülker N, Kohn D. Sonographische Routinediagnostik der Schulter. Ein vereinfachter Untersuchungsgang. Ultraschall Med. 1991; 12: 228 – 35.

14 Sonographie der Bauchdecke

W. Grechenig

Indikation zur Sonographie

Bei der Sonographie des Abdomens ist die Bauchdecke Schallfenster zu den darunter liegenden Bauchorganen. Ausgedehnte Narbenbildungen (nach zahlreichen Laparatomien) oder eine übermäßige Zunahme der subkutanen Fettschicht (Adipositas, Fettschürze) können die sonographische Einsicht in das Abdomen erschweren. Ein Hautemphysem (bei begleitendem Thoraxtrauma) kann die Untersuchung sogar unmöglich machen.

Die gezielte sonographische Untersuchung der Bauchdecke ist ein fester Bestandteil des diagnostischen Rundganges bei der Abklärung des stumpfen Bauchtraumas und bei Patienten mit akutem Abdomen. Die Untersuchung erfolgt in unmittelbarem Anschluß an die klinische Diagnostik, am besten durch denselben Untersucher.

Bei Bauchwandhämatomen, Tumoren, Hernien, eingesprengten Fremdkörpern, Bauchdeckenabszessen und zur postoperativen Wundkontrolle kann die Sonographie als erste bildgebende Diagnostik eingesetzt werden und eine klinische Diagnose absichern. Im günstigsten Fall kann sie wesentliche Zusatzbefunde über Ausdehnung, Größe und Lokalisation pathologischer Veränderungen der Bauchdecke liefern.

Spezielle Untersuchungstechnik und Befunderhebung

- Patient in Standardposition (Rückenlage)
- Hochfrequente Schallköpfe mit 5–7,5 und mehr MHz-Linearschallköpfen
- Untersuchung erfolgt in Längs-, Quer- und Schrägschnitten entsprechend der Anatomie der Bauchdeckenmuskulatur
- Differenzierte Darstellung der einzelnen Bauchwandmuskeln, Faszienblätter und Gefäße entsprechend den anatomischen Gegebenheiten
- Isometrische Muskelkontraktion ermöglicht eine zusätzliche Funktionsprüfung der paarig angeordneten Bauchmuskulatur
- Zur Untersuchung bei Wunden im Bereich der Bauchwand kann der Schallkopf mit einem sterilen Einmalhandschuh überzogen und als Kontaktgel Alkohol oder steriles Ultraschallgel verwendet werden. Es kann auch eine sterile Einmalfolie über der Wunde appliziert werden
- In jedem Fall sollte die Untersuchung mit einer Übersichtsdarstellung des M. rectus abdominis im Längs- und Querschnitt mit einem 5-MHz-Schallkopf (der größere Bildausschnitt erleichtert die anatomische Zuordnung und Orientierung) erfolgen und anschließend bei gezielter Fragestellung die Untersuchung mit höherfrequenten Sonden (kleinerer Bildausschnitt) fortgeführt werden
- Die ventrale Bauchwand besteht in der Mitte aus Längsmuskulatur und seitlich aus schräg gerichteter Muskulatur, die in drei Schichten angeordnet ist. Da diese Muskeln in mehreren Schichten und in zueinander schrägem Verlauf angeordnet sind, kann eine orthograde Schallkopfposition nicht für alle am Bildschirm abgebildeten Muskelanteile gewährleistet sein. Besonders für die Beurteilung der Echogenität von Muskeln und Faszien ist aber eine orthograde Schallkopfposition eine wichtige Voraussetzung (Gefahr der Fehlinterpretation durch Artefakte)

Traumatische Verletzung der Bauchwand – Rektusscheidenhämatom

Relevante Basisinformationen

- Häufigste Ursache: Blutung nach Trauma oder spontan bei Antikoagulanzientherapie
- Seltene Ursachen: Koagulopathie, Penetration einer subkutanen Gefäßprothese, Frakturen
- Blutungen in der Rektusscheide werden häufig fälschlich als akutes Abdomen interpretiert
- Die Flüssigkeit bleibt größtenteils auf den Muskelbereich zwischen zwei angrenzenden Zwischensehnen beschränkt
- Unterhalb des Nabels fehlen die Zwischensehnen, wodurch eine Ausbreitung des Hämatoms in das kleine Becken und Retroperitoneum möglich ist
- Seit der Einführung von abgerundeten Fahrradlenkstangen und der Autokindersitz- und Gurtpflicht ist die Bauchwandverletzung beim Kind sehr selten geworden

- Beckengurtverletzungen der Bauchwand (quere, streifenförmige Hautblutungen meist in Nabelhöhe) können bei Kindern äußeres Zeichen eines Lap-belt-complex (= Lendenwirbelsäulenfraktur mit oder ohne Paraplegie und intestinale Verletzung) sein
- Initial nachweisbare Bauchwandhämatome sollten klinisch und sonographisch bis zur Rückbildung kontrolliert werden, da die Entwicklung einer posttraumatischen Bauchwandhernie und deren Abgrenzung zu einem Muskeleinriß initial durch eine hämatombedingte Bauchwandschwellung schwierig sein kann
- Stumpfe Bauchwandtraumen erfordern eine klinische Überwachung und sonographische Abklärung von Abdomen und Retroperitoneum sowie laborchemische Untersuchungen

T 14.1 Muskeltrauma – sonographische Befunde

Muskelkontusion (inter-, intramuskuläres Hämatom)
- kompaktes Hämatom oder diffuse Einblutung
- bei der dynamischen Untersuchung kein Auseinanderweichen der Muskelfasern
- echoärmere Hämatome verdrängen die Muskelfasern
- eine diffuse Einblutung kann auch zu einer Zunahme der Echogenität führen

Muskelzerrung – Muskelfaserriß
- feine längsverlaufende Reflexe, die in ihrer Kontinuität unterbrochen sind
- Muskelfaserbündel weichen bei der Kontraktion auseinander
- evtl. ist eine Delle sonographisch palpierbar und erweiterbar
- flottierende Muskelfaserbündel (Glockenschlägelphänomen)

Kompletter Muskelriß
- flüssigkeitsgefüllte Ansammlung bei völligem Fehlen der Muskelstruktur im Faszienschlauch
- Muskelstümpfe retrahieren sich bei isometrischer Kontraktion

Sonographische Befundkriterien

- Ein **intramuskuläres Bauchwandhämatom** führt zu umschriebener Verbreiterung der Bauchwandmuskulatur und zu einer irregulären Echogenität derselben, wobei sowohl hyperechogene als auch hypoechogene Areale und Kontinuitätsunterbrechungen der längsgerichteten Muskeleigenreflexe zu beobachten sind (👁 **14.1** u. 14.**2**)
- Die **Flüssigkeitsansammlung in der Rektusscheide** ist durch Muskelkontraktion oder externe Kompression (Schallkopf, digital) sicher als solche zu differenzieren
- Schweregrad der Muskelverletzung: T **14.1** und 👁 **14.3**
- Bei ausgedehnten **Blutungen im Bereich des Unterbauches** und bei Symphysenruptur, die sehr oft mit einem ausgedehnten prävesikalen Hämatom einhergehen, ist diese Differenzierung teilweise schwierig. Meist sind beide Seiten betroffen und somit eine Kontrolle und Vergleich mit der gesunden Seite nicht möglich
- *Weiterer Verlauf:* häufig sonographisches Mischbild (👁 14.**4**); anschließend Verflüssigung mit Bildung eines Bauchwandseroms oder Resorption mit Vernarbung und evtl. sekundären Verkalkungen
- *Zur Differentialdiagnose echoarmer Areale:* Blutung, Ödem, Artefakt (fehlende orthograde Anschallung der Muskulatur)
- *Lap-belt-complex:* meist freie sonoluzente intraabdominelle Flüssigkeit (vor allem im Douglas-Raum) sowie Zeichen eines retroperitonealen Hämatoms (Verbreiterung des Retroperitoneums mit unscharf begrenzten hypo- oder hyperechogenen Arealen)

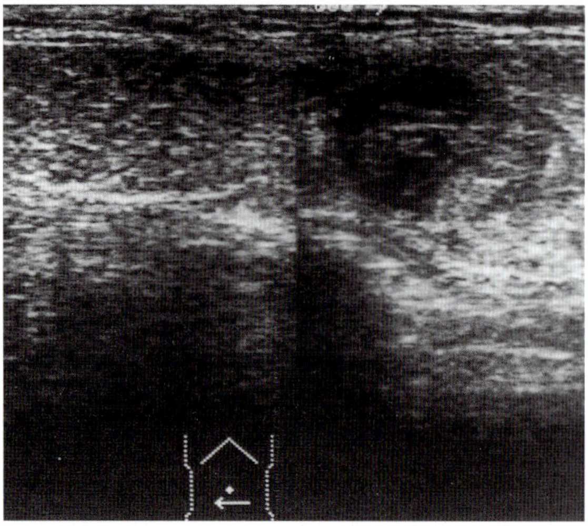

👁 **14.1 a** Querschnitt Unterbauch, Rektusscheidenhämatom (rechte Bildhälfte), gesunde Seite im Vergleich (linke Bildhälfte).

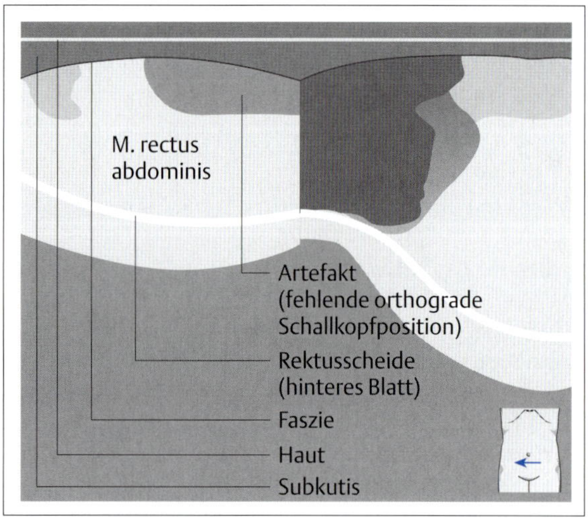

👁 **14.1 b** Schemazeichnung.

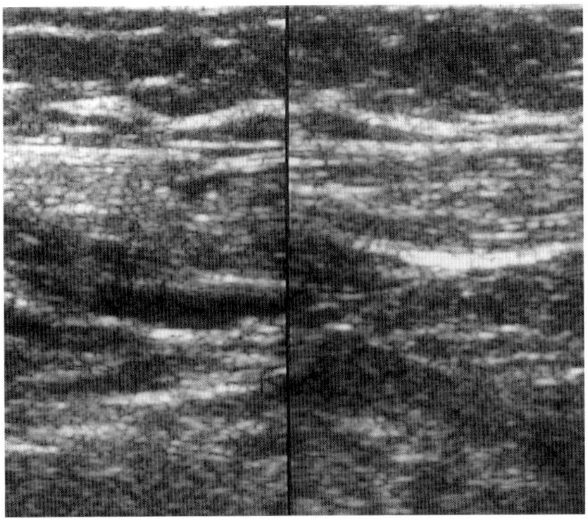

👁 **14.2 a** Längsschnitt Unterbauch, Rektusscheidenhämatom (linke Bildhälfte), gesunde Seite im Vergleich (rechte Bildhälfte).

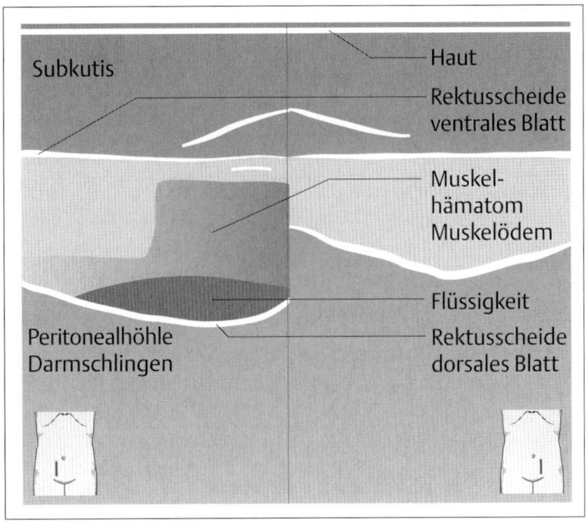

👁 **14.2 b** Schemazeichnung.

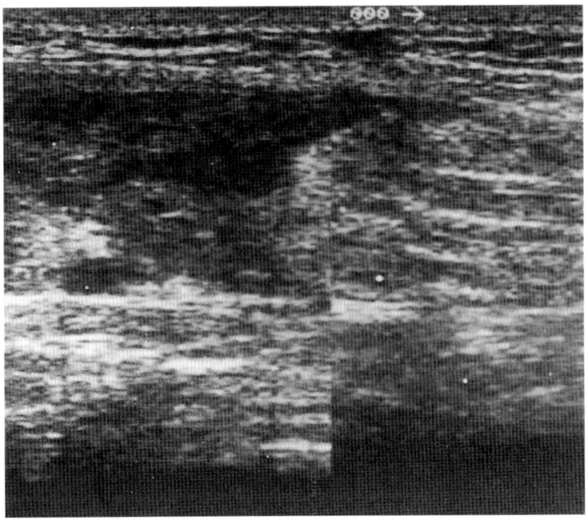

👁 **14.3 a** Längsschnitt Unterbauch, ausgedehntes Rektusscheidenhämatom mit Ruptur des linken M. rectus abdominis.

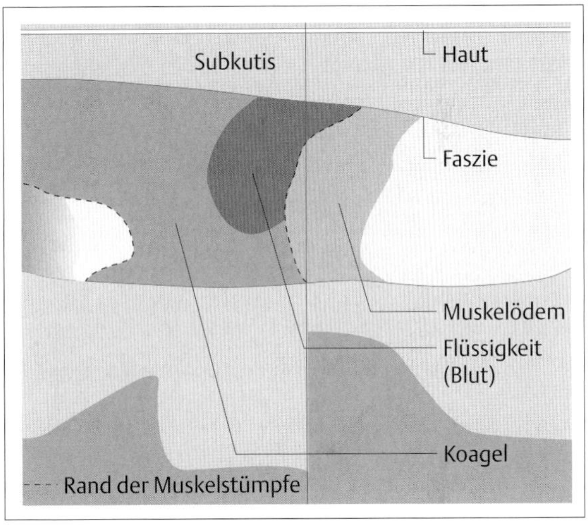

👁 **14.3 b** Schemazeichnung.

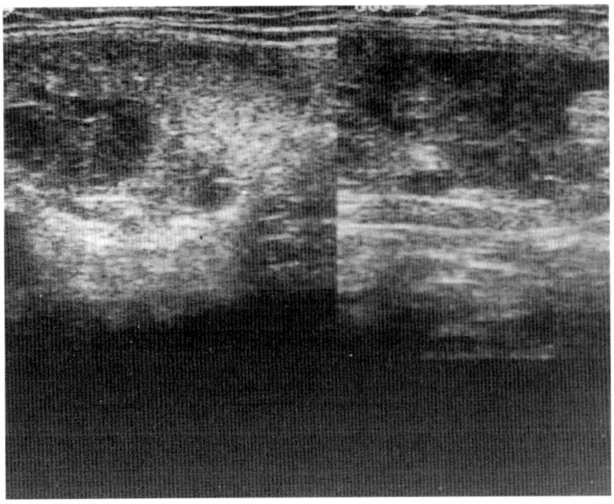

👁 **14.4 a** Rektusscheidenhämatom – drei Wochen nach Trauma und konservativer Therapie (linke Bildhälfte im Querschnitt, rechte Bildhälfte im Längsschnitt).

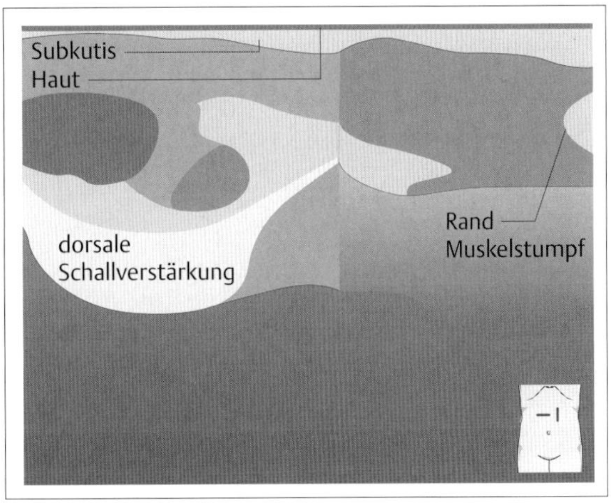

👁 **14.4 b** Schemazeichnung.

Konsequenz für die Chirurgische Therapie

Befund	Charakteristik	Therapie
Intramuskuläres Bauchwand-hämatom/Muskeleinrisse	irreguläre Echogenität und Auftreibung des Muskels, Unterbrechung der Muskelfaserbündel	Intervallbeobachtung, Laborkontrolle, evtl. erweiterte Diagnostik bei Verdacht auf begleitendes stumpfes Bauchtrauma
Komplette Muskelruptur mit starker Schwellung und starken Schmerzen	komplette Unterbrechung der Muskelkontinuität, ausgeprägte Blutung (echoarm – echoleer), massive Koagel (echodicht, evtl. Mischbild)	chirurgische Hämatomentleerung und Drainage. Evtl. Muskelnaht und Refixation der Muskulatur an der Symphyse
Im Verlauf Muskellyse und Serombildung	echoarme bis echofreie Flüssigkeitsansammlung	evtl. ultraschallgezielte Punktion und Drainage (sehr häufig füllt sich das Serom nach → mehrmalige Punktion erforderlich)
Traumatische Bauchwandhernie	Nachweis von Darmwandanteilen (Luftreflexe, hyperechogene Areale, [Netz-, Fettgewebe]) in der Bruchpforte	Operation rasch bei enger Bruchpforte, sonst nach Hämatomresorption
Lap-belt-complex (neurologische Ausfälle, akutes Abdomen möglich)	freie intraperitoneale Flüssigkeit und/oder retroperitoneales Hämatom	Stabilisation instabiler LWS-Frakturen; bei Hohlorganperforation oder akutem Abdomen: Laparotomie; freie intra- oder retroperitoneale Flüssigkeit mit intakter Nierendurchblutung oder akutes Abdomen: intensive Überwachung

Postoperative Flüssigkeitsansammlungen, Bauchwandabszeß

Relevante Basisinformationen

- Bei tastbaren Tumoren kann sonographisch sicher zwischen Flüssigkeit und soliden Bestandteilen differenziert werden
- Beurteilung der Flüssigkeit durch ultraschallgezielte Punktion (Differenzierung von Blut, Serom und Pus)
- Auch bei eingeschränkter klinischer Untersuchbarkeit (Adipositas) ist eine sonographische Lokalisation von Flüssigkeit immer möglich
- In den ersten postoperativen Wochen ist die Beurteilung der Bauchdecke durch Artefakte (z.B. hervorgerufen durch Nahtmaterialien) erschwert
- Bei frischen postoperativen Wunden erfolgt die Untersuchung über eine sterile Opsite-Folie und mit Alkohol als Kontaktgel
- Bauchdeckenabszeße – häufigste Ursachen – T 14.2

Sonographische Befundkriterien

- **Postoperative Flüssigkeitsansammlungen** stellen sich echofrei bis echoarm dar
- Darstellbare Fluktuation unter Druck mit der Schallsonde oder digitaler Manipulation mit Möglichkeit der Konsistenzbeurteilung
- **Abszeß:** echoarme bis echofreie Raumforderung evtl. mit schwebenden Echos (Schneegestöber), echodichte unregelmäßige Wandkontur, Binnenechos mit Schallschatten oder Wiederholungsechos bei Gasbildung, evtl. echoarmer Randbezirk durch Ödem und Infiltration; Punctum maximum des Druckschmerzes sonographisch lokalisierbar (👁 **14.5**)
- **Detritus, Nekrosen und Eiter** sedimentieren in Flüssigkeit, verursachen eine Echozunahme und verwirbeln bei Kompression
- *Bei geplanter Punktion* kann der idealste Punktionsort (echofreier Bezirk – Flüssigkeit) sonographisch lokalisiert werden
- *Bei geplanter Drainage* oder Inzision kann der tiefste Punkt der Flüssigkeitsansammlung lokalisiert werden

T 14.2 Bauchdeckenabszeß – Ursachen

- Wundinfektion
- Zustand nach Operation
- Zustand nach Injektion, Diabetes mellitus
- Insektenstich
- Fremdkörper
- Nahtmaterial
- akute Pankreatitis
- Leukose, Zytostase, AIDS
- Protheseninfektion nach subkutaner Prothesenimplantation
- Sekundärinfektion nach Bauchdeckenhämatom
- nach Anlage von transkutanen Sonden oder Drainagen

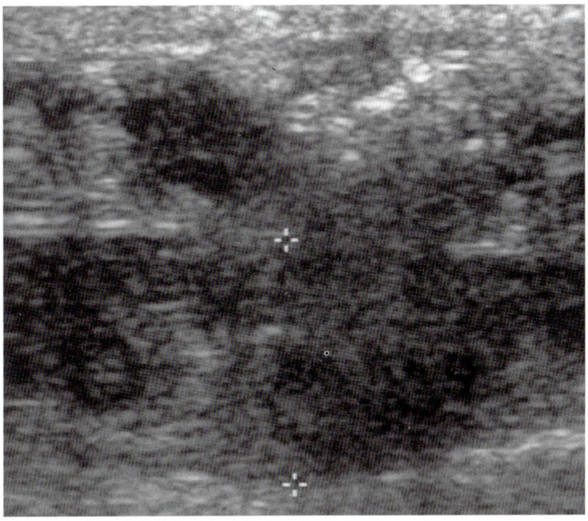

14.5 a Subkutaner Abszeßanteil (echoarm, unregelmäßig begrenzt). Unterbauchlängsschnitt mit kräftigen Reflexen und Wiederholungsechos, hervorgerufen durch Gasansammlung. Die darunter gelegene Bauchwandmuskulatur ist entzündlich verdickt und ödematös (zwischen den Meßpunkten).

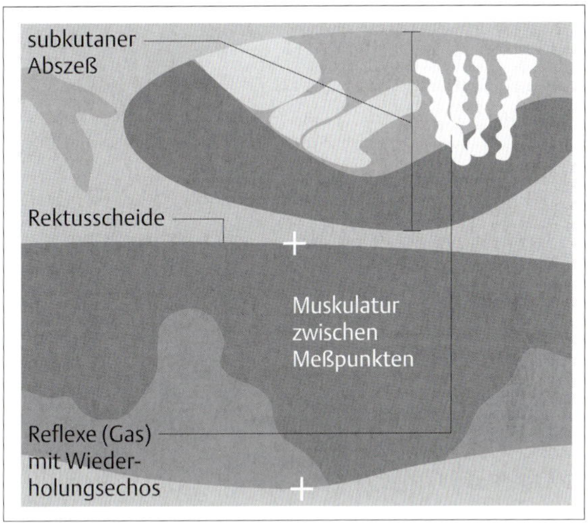

14.5 b Schemazeichnung.

Konsequenz für die Chirurgische Therapie

Befund	Charakteristik	Therapie
Lokalisierte postoperative Flüssigkeitsansammlung ohne Klinik	echoarme gut abgegrenzte Areale	Beobachtung, Punktion, Abstrich
Lokalisierte postoperative Flüssigkeitsansammlung mit klinischen Zeichen der Entzündung	echoarme Areale mit Sediment	bei der Punktion trübes Sekret, Erregernachweis, chirurgische Intervention, Drainage, Antibiotika
Bauchdeckenabszeß	echoarme bis echofreie Raumforderung, Binnenechos, lokalisierter Druckschmerz, unregelmäßige Wandkontur	chirurgische Intervention

Bauchwandhernien

Relevante Basisinformationen

- Eine Hernie ist die Ausstülpung des parietalen Bauchfelles durch eine präformierte oder sekundär entstandene Lücke
- Die chirurgisch wichtigsten Bestandteile einer Hernie sind:
  - Bruchpforte
  - Bruchsack
  - Bruchinhalt
  - Bruchhüllen
- Die Einklemmung eines Bruches ist die gefährlichste Komplikation. Durch Kongestion oder Strangulation im Bruchring resultiert eine Durchblutungsstörung des Bruchinhaltes
- Wichtigste Lokalisationen: Leistenhernie (bei Kindern und Jugendlichen zu 99% indirekte Hernie), Femoralhernie, epigastrische Hernie, Spiegel-Hernie, Lumbalhernie, Nabelhernie, Narbenhernie
- Bei posttraumatischen Bauchwandhernien hilft die Sonographie bei der Festlegung eines günstigen Operationstermins (je enger die Bruchpforte, desto raschere Operation erforderlich) sowie bei der Abschätzung der Hämatomausdehnung
- Durch aktive Bauchpresse können auch kleine Hernien im Seitenvergleich gut zur Darstellung kommen

Sonographische Befundkriterien

- Lokalisation der **Kontinuitätsunterbrechung der Bauchdecke** (👁 14.**6**) durch sichere anatomische Zuordnung der einzelnen Bauchdeckenschichten und des Peritoneums (👁 14.**7** u. 14.**8**) – häufig gelingt eine Darstellung typischer Darmwandstrukturen mit zentralen Luftreflexen und etwas freier Flüssigkeit zwischen den Darmwandanteilen im Bereich der Hernie (👁 14.**9** u. 14.**10**)
- Ein Nachweis von Darmperistaltik ist möglich
- Durch Kippen der Schallsonde können **Darmschlingen** zwischen Bruchsack und Abdominalhöhle durch die Pforte in ihrer Kontinuität verfolgt werden
- **Netz** stellt sich als unbewegliche, reflexreiche (👁 14.**11**) oder reflexarme Struktur (Ödem) dar
- Bei **Inkarzeration** und Fehlen der Peristaltik kann durch das Darmwandödem und bei fehlendem Nachweis von Luftreflexen eine sichere Differenzierung zwischen Darm und Netz erschwert sein
- Bei manueller Reposition des Bruches kann sonographisch der **Repositionserfolg** dokumentiert werden
- Durch sonographische Darstellung der epigastrischen Gefäße kann zwischen **direkter und indirekter Hernie** präoperativ differenziert werden. Durch Pressen wölbt sich der Bruchsack medial oder lateral der Gefäße vor

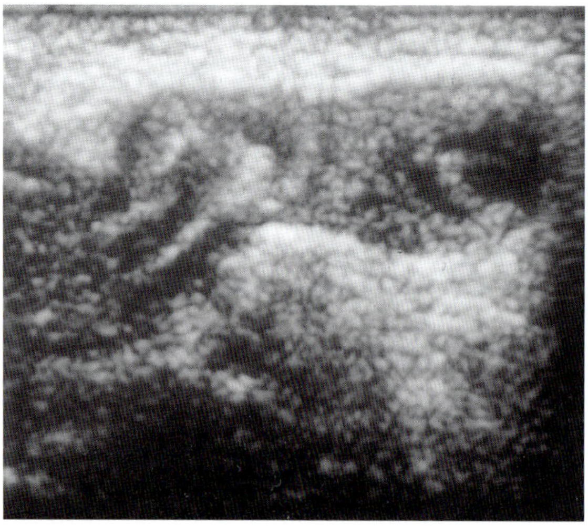

👁 14.**6 a** Längsschnitt im Leistenkanal bei Hernia inguinalis.

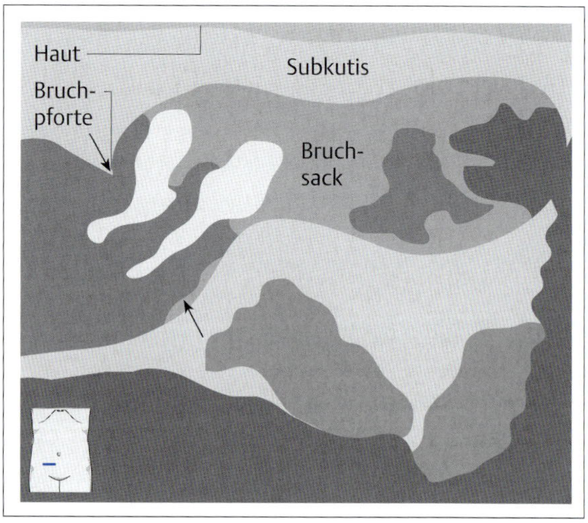

👁 14.**6 b** Schemazeichnung.

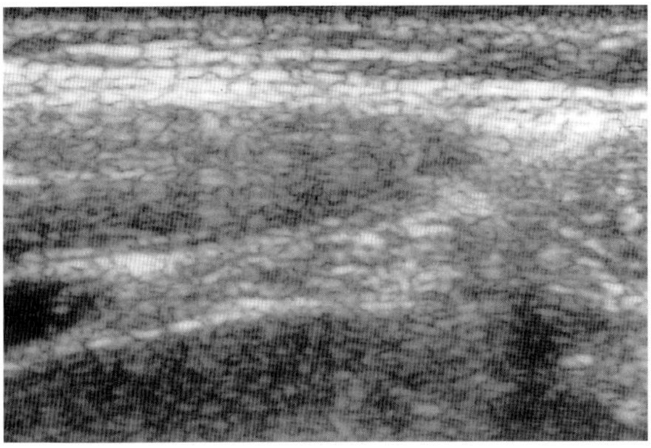

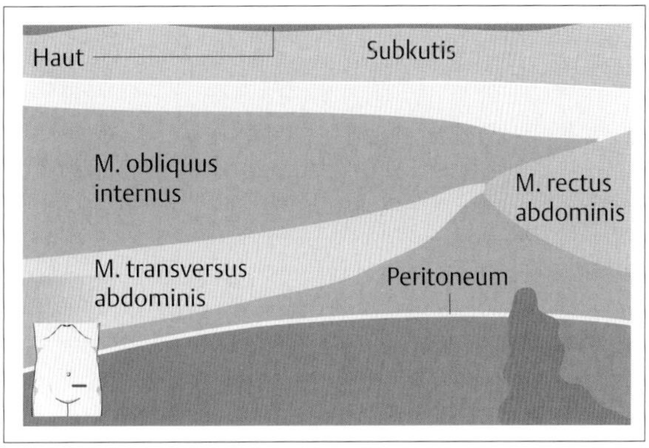

👁 14.7 u. 14.8 Achtjähriger Knabe mit traumatischer Bauchwandhernie im linken Unterbauch nach Sturz auf Fahrradlenkstangenende.

👁 14.7 a Unverletztes Bauchdeckenareal im Vergleich.

👁 14.7 b Schemazeichnung.

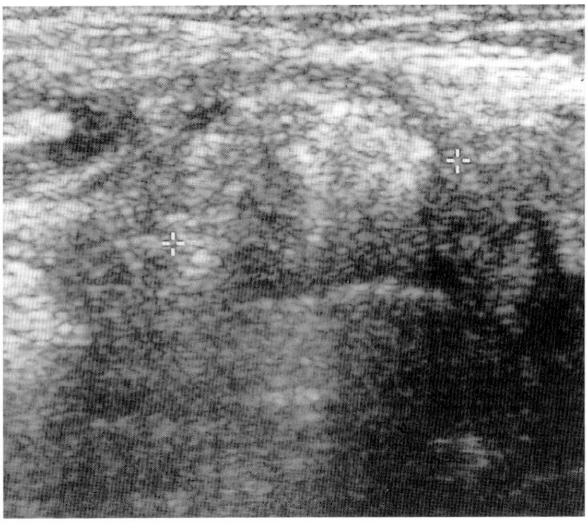

👁 14.8 a Querschnitt über der Hernie.

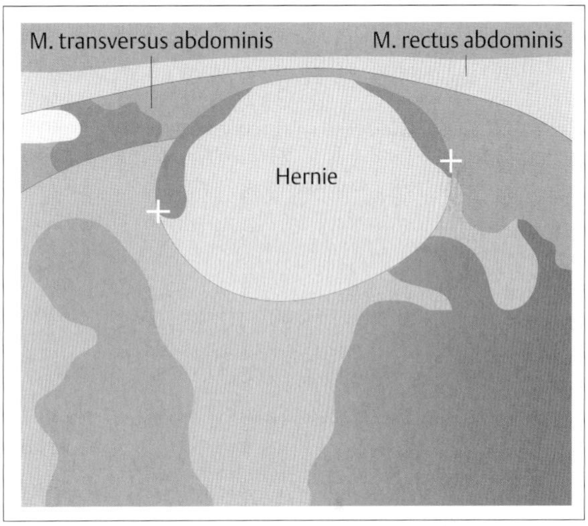

👁 14.8 b Schemazeichnung.

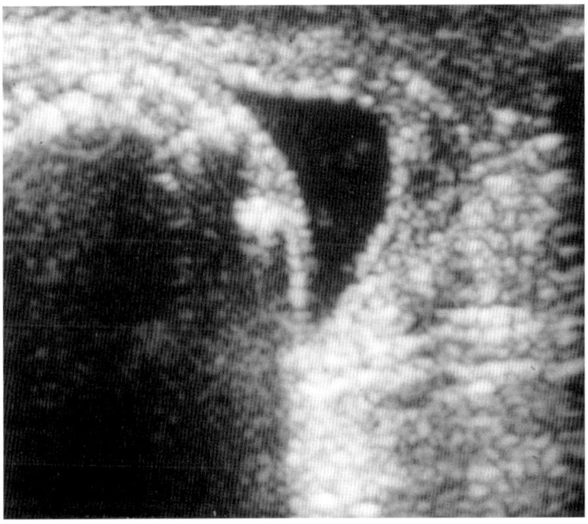

👁 14.9 a Hernia inguinalis rechts.

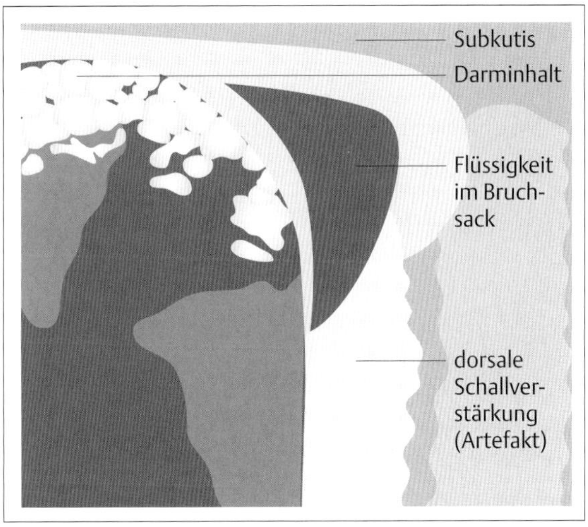

👁 14.9 b Schemazeichnung.

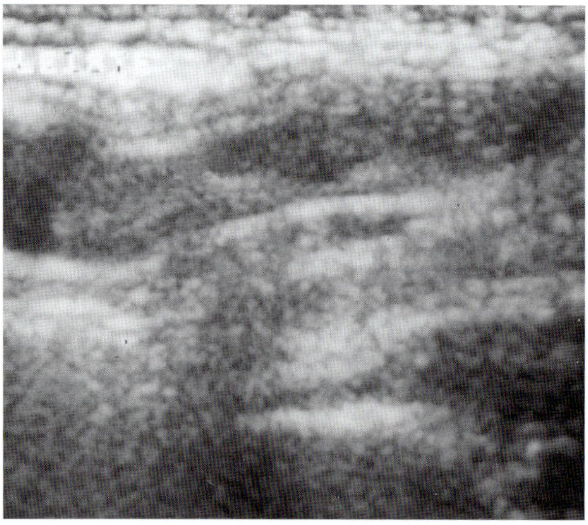

14.10 a Längsschnitt im Leistenkanal. Große Hernia inguinalis mit Darm im Bruchsack.

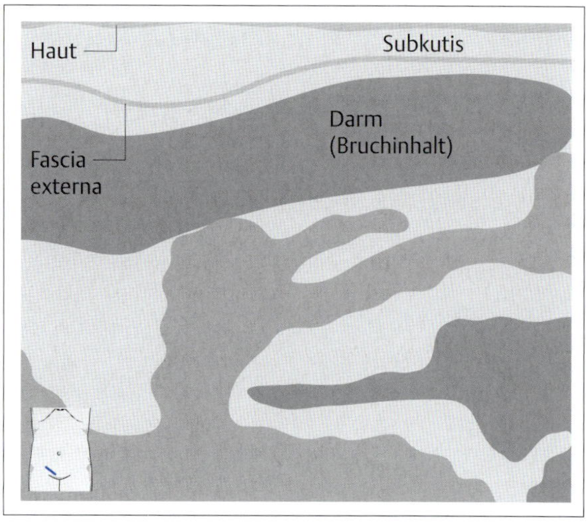

14.10 b Schemazeichnung.

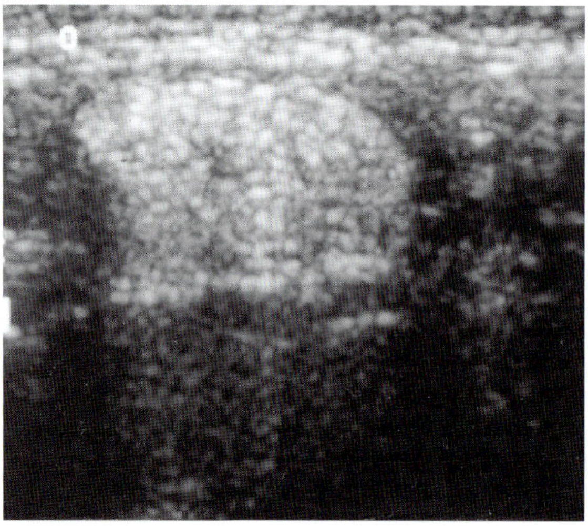

14.11 a Querschnitt in der Leiste bei inkarzerierter Leistenhernie.

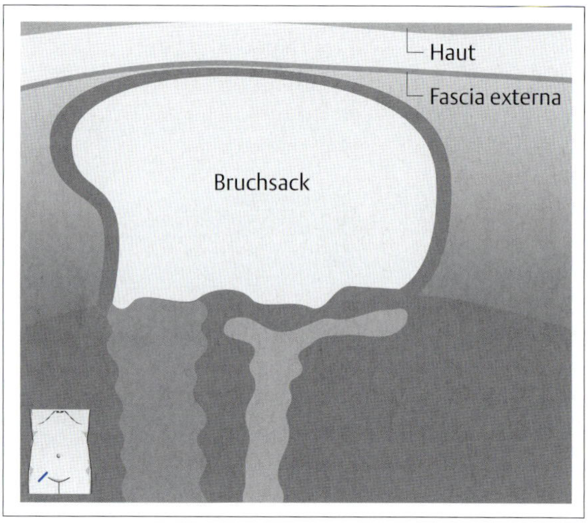

14.11 b Schemazeichnung.

Konsequenz für die Chirurgische Therapie

Befund	Charakteristik	Therapie
Inkarzerierte Hernie	Kontinuitätsunterbrechung der Bauchdecke, Bruchsack mit/ohne sicheren Nachweis von Darminhalt	frühzeitige chirurgische Intervention
Hernie ohne Inkarzeration	Erweiterung des Bruchsackes durch Bauchpresse, sonographische Beurteilung der Weite der Bruchlücke, evtl. Nachweis von Darminhalt	chirurgische Versorgung in Abhängigkeit von Allgemeinbefund und Beschwerden; elektive Sanierung anstreben, um einer Einklemmung vorzubeugen – wenn Operation ohne hohes Risiko möglich ist

Weichteiltumoren

Relevante Basisinformationen

- In den meisten Fällen gutartig (Lipom, Fibrom, Atherom), Fadengranulome
- Meistens subkutan gelegen
- Oft als Schwellung sichtbar oder als Knoten palpierbar
- Darstellung in Längs-, Quer- und Schrägschnitten über dem Tumor
- Bei unklarem Befund weiterführende Diagnostik und Exstirpation

Sonographische Befundkriterien

- Bei **gutartigen Tumoren** gut abgrenzbar in Größe und Ausdehnung, sonographisch exakt beurteilbar, Echogenität echoarm bis echodicht, häufig Mischbilder (👁 **14.12**)
- Bei **Fremdkörpergranulomen** vielfach im Zentrum ein kräftiger Reflex mit dorsalen Schallphänomenen (Schallschatten, Schallabschwächung, Reverberationsechos, Kometenschweif) und echoarmem Randsaum (Ödem, Infiltration)

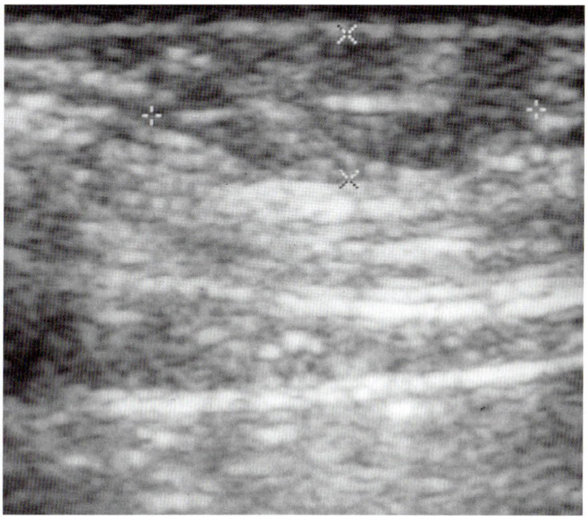

👁 14.**12 a** Längsschnitt im Unterbauch rechts. Fibrom der Subkutis (zwischen den Markern) mit echodichtem Mischbild und Kompression der darunter gelegenen Bauchdecke und Muskulatur.

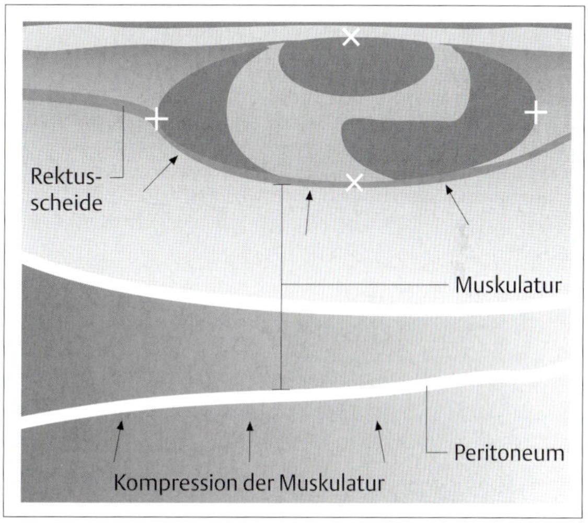

👁 14.**12 b** Schemazeichnung.

T 14.3 Mögliche Ursachen echoarmer Areale in der Bauchdecke nach Laparotomie

- lokales Ödem oder Hämatom im Bereich der Muskulatur und der Subkutis
- lokales Serom als Entzündungsreaktion bei Auflösung von Nahtmaterial
- Dehiszenz einzelner Bauchdeckenabschnitte
- Artefakte bedingt durch fehlende orthograde Anschallung der Bauchdeckenabschnitte nach Wundverschluß

Konsequenz für die Chirurgische Therapie

Befund	Charakteristik	Therapie
Kleiner Weichteiltumor	echoarm bis echodicht, häufig Mischbild, gut zur Umgebung abgrenzbar	Dignitätsbeurteilung sonographisch nicht möglich, Entscheidungshilfe aufgrund der exakten Lokalisation (epi- oder subfaszial) bezüglich Operation in Lokalanästhesie oder Allgemeinnarkose
Weichteiltumoren unklarer Dignität	echoarm bis echodicht, Mischbilder, evtl. unscharfe Begrenzung mit Infiltration	weitere Diagnostik und Exzision entsprechend onkologischer Kriterien

Literatur

Benson M. Rectus sheath hematomas: ultrasonographic diagnosis. AJR. 1982; 128: 283–5

Beyer D, Mödder U. Diagnostik des Akuten Abdomens mit bildgebenden Verfahren. Heidelberg: Springer 1985

Bonnaire F, Berwarth H, Paul C, Muller B, Kumer H. Einsatz der Sonographie zur Akut- und Verlaufsdiagnostik in der septischen Unfallchirurgie. Unfallchirurgie. 1994; 97: 164–70

Furtschegger A, Lungenschmid D. Einfluß der Sonographie auf das therapeutische Vorgehen bei posttraumatischen, postoperativen und entzündlichen Weichteilläsionen. Radiologe. 1990; 30: 337–42

Grechenig W, Clement H, Bahadori K, Freigassner M, Grechenig M. Sonographie und Pathologie der Bauchdecke. Ultraschall Klinik und Praxis. 1997; 11: 60–7

Kaftori JK, Rosenberger A, Pollack S, Fish JW. Rectus sheath hematomas: ultrasonographic diagnosis. AJR. 1977; 128: 283–5

Weber K, Mahlfeld A, Otto W. Stellenwert der Ultraschalluntersuchung bei Verletzung der Symphyse. Unfallchirurgie. 1996; 22: 36–8

15 Sonographie der Arterien und Venen

R. Mantke, Th. Bürger

Farbkodierte Duplex-Sonographie (FKDS) des peripheren Gefäßsystems

R. Mantke, Th. Bürger

Sonographische Untersuchungstechniken gehören zum diagnostischen Standard der meisten Gefäßerkrankungen.

Ihre wesentlichen Vorteile sind Nichtinvasivität sowie eine risikofreie und kurzfristige Reproduzierbarkeit. Neben einer Beurteilung der Gefäßmorphologie läßt die FKDS zusätzlich funktionelle Aussagen zum Blutsystem zu. Entsprechend ihrer Bedeutung sind Duplex-sonographische Untersuchungen fester Bestandteil sowohl der gefäßchirurgischen als auch der viszeralchirurgischen Weiterbildungsordnung. Grundsätzliche Kenntnisse zu Möglichkeiten und Grenzen der Methode sind von jedem Arzt zu erwarten.

Allgemeine Basisinfomationen

- **Cw-Doppler**
  - Continuous wave, arbeitet im kontinuierlichen Sende- und Empfangsbetrieb
  - Keine Tiefenselektivität, sämtliche beweglichen Schallreflektoren (z.B. Erythrozyten), die eine Frequenzverschiebung bewirken, tragen zum Doppler-Signal bei (führt zur Überlagerung hintereinander gelegener Gefäße)
  - Korrekte Erfassung auch sehr hoher Geschwindigkeiten möglich (in kHz)
- **Pw-Doppler**
  - Pulsed wave, arbeitet mit nur einem Kristall, der abwechselnd sendet und empfängt
  - Aus der Zeitspanne vom Aussenden eines Ultraschallimpulses bis zum Empfang des Echos kann eine Tiefenzuordnung der Strömungsinformation erfolgen, vor dem Aussenden des nächsten Impulses muß der Empfang des vorherigen abgewartet werden
  - Je tiefer die zu untersuchende Region, um so länger das Sende-Empfangs-Intervall, die Pulsrepetitionsrate erniedrigt sich (PRF = puls repetition frequency)
  - Das Meßvolumen bezeichnet die räumliche Ausdehnung der Empfangsregion (sample volume), das Sample Volume kann genau wie die Meßtiefe im Pw-Modus verändert werden
  - Der Vorteil der genauen Tiefenzuordnung des Meßvolumens im Pw-Modus wird durch die Begrenzung der korrekt meßbaren Maximalgeschwindigkeit relativiert, diese entspricht bei symmetrischer positiver und negativer Skalierung jeweils der Hälfte der Pulsrepetitionsrate (Nyquist-Grenze = PRF/2)
  - Durch Verschiebung der Nullinie nach unten (Darstellung nur einer Strömungsrichtung) kann der korrekte Meßbereich verdoppelt werden. Beispiel: bei einer PRF von 6000/s beträgt die Nyquist-Grenze ± 3000 Hz, d.h. Frequenzverschiebungen/Geschwindigkeiten von 3 kHz können dargestellt werden, bei größeren Geschwindigkeiten tritt Aliasing auf.
- **Aliasing**
  - Geschwindigkeiten, welche die durch die Ableitungstiefe und die PRF bedingte Nyquist-Grenze überschreiten, werden abgeschnitten und erscheinen in der entgegengesetzten Strömungsrichtung
  - Aliasing tritt sowohl beim PW- als auch beim Farb-Doppler (FKDS: farbkodierte Duplex-Sonographie) auf, beim Überschreiten der maximal darstellbaren Geschwindigkeit kommt es zu einem Farbumschlag in den hellsten Farbton der Gegenrichtung (z.B. von orange-rot zu türkis-blau)
- **FKDS**
  - Flächenhafte Darstellung der Strömungsinformation
  - Strömung auf den Schallkopf zu wird rot, vom Schallkopf weg blau dargestellt (oder umgekehrt), je höher die Geschwindigkeit, desto heller die Farbtondarstellung
  - Hohe Geschwindigkeiten erscheinen im Rotbereich durch Gelbbeimischung orange, im Blaubereich türkis
- **Power-Doppler**
  - Hier wird nicht die Frequenzverschiebung farblich dargestellt, sondern die Energie des nach Reflexion empfangenen Frequenzspektrums
  - Darstellung erfolgt nur mit einer einzigen Farbe, da weder Flußrichtung noch Geschwindigkeit berücksichtigt werden
  - Besonders zur Darstellung kleiner Gefäße mit langsamen Strömungen geeignet
- **Frequenzspektrum**
  - Im Gegensatz zur Doppler-Analogkurve gibt das Frequenzspektrum die gesamte Strömungsinformation wieder
  - Entsprechend ihrer Häufigkeit werden die Frequenzen in verschiedenen Grautönen dargestellt
  - Darstellung von maximaler und mittlerer Frequenzverschiebung ist möglich, unter Einbeziehung des Doppler-Winkel ist eine Umrechnung der Frequenzverschiebung in Flußgeschwindigkeiten möglich

T 15.1 Charakteristik der wichtigsten Beinvenen

Vene	Charakteristik	Beurteilbarkeit
V. iliaca communis	reicht von der Einmündung der V. iliaca interna bis zur V. cava inferior, ist häufig von Darm überlagert und schlecht einsehbar	+ (anderer Schallkopf 3,5 MHz)
V. iliaca externa	beginnt proximal des Leistenbandes und verläuft an der Beckenschaufel (Linea arcuata) nach kranial, erhält ventral des Iliosakralgelenks als Zufluß die V. iliaca interna	++ (anderer Schallkopf 3,5 MHz)
V. femoralis communis	entsteht beim Zusammenfluß von V. femoralis superficialis und V. femoralis profunda und endet am Leistenband, die V. saphena magna mündet knapp unterhalb des Leistenbandes medial ein	+++
V. femoralis superficialis	entsteht aus der V. poplitea und wird nach dem Einfluß der V. femoralis profunda zur V. femoralis communis, ist in 20–30% doppelt angelegt, Einsehbarkeit im Adduktorenkanal aufgrund der Gewebedicke erheblich eingeschränkt	++
V. femoralis profunda	drainiert 2/3 der dorsalen Oberschenkelmuskulatur, mündet ca. 8–10 cm unterhalb des Leistenbandes in die V. femoralis superficialis (distal der Arterienbifurkation) und bildet so die V. femoralis communis, in 30–40% existiert eine direkte Verbindung zur V. poplitea	++
V. poplitea	entsteht durch den Zusammenfluß der anterioren und posterioren Tibialvenen und der Peronealvenen, in 30% doppelt angelegt, wird mit Eintritt in den Adduktorenkanal als V. femoralis superficialis bezeichnet	+++
Vv. tibialis anteriores	drainieren das anteriore Unterschenkelkompartiment, und verlaufen auf der Membrana interossea	+++
Vv. tibialis posteriores	ziehen vom medialen Malleolus in die Tiefe zum M. soleus, im proximalen Unterschenkel sind sie schwieriger darzustellen, da sie unter dem medialen Kopf des Gastroknemius verlaufen	++
Vv. peroneales	liegen dorsal und medial der Fibula, tief hinter dem M. soleus, M. gastrocnemius und M. flexor hallucis longus	+
Soleusvenen	drainieren den Soleus und münden entweder in die Peronealvenen oder die Vv. tibialis posteriores	++
Gastroknemiusvenen	drainieren den Gastroknemius und münden in die V. poplitea	++
Perforansvenen	Verbindungsvenen des oberflächlichen und des tiefen Venensystems, wichtigste Gruppen: • Cockett (proximal des Innenknöchels) • Boyd (medial, unterhalb des Knies) • Hunter (medial, distal am Oberschenkel) • Dodd (medial, mittlerer Oberschenkel)	+++
V. saphena magna	beginnt subkutan vom Malleolus medialis aus und drainiert die mediale Seite des Beines, mündet im Crossenbereich in die V. femoralis communis	+++
V. saphena parva	läuft subkutan und drainiert die laterale Unterschenkelseite, mündet in die V. poplitea	+++
V. femoro-poplitea	aus der tiefen Flexorenmasse des Oberschenkels absteigend (recurrent), in die V. poplitea einmündend	+++

- **Contrast Harmonic Imaging**
  - Zur besseren Darstellbarkeit (Erhöhung der Reflexion) des Blutes werden dem Patienten gasgefüllte Bläschen (Ultraschallkontrastmittel, z. B. Levovist) injiziert
  - Beim Contrast Harmonic Imaging erfolgt eine zusätzliche Signalverbesserung durch das Senden mit einer bekannten Frequenz und durch den Empfang mit der doppelten Frequenz (verbessert den Strömungsnachweis)

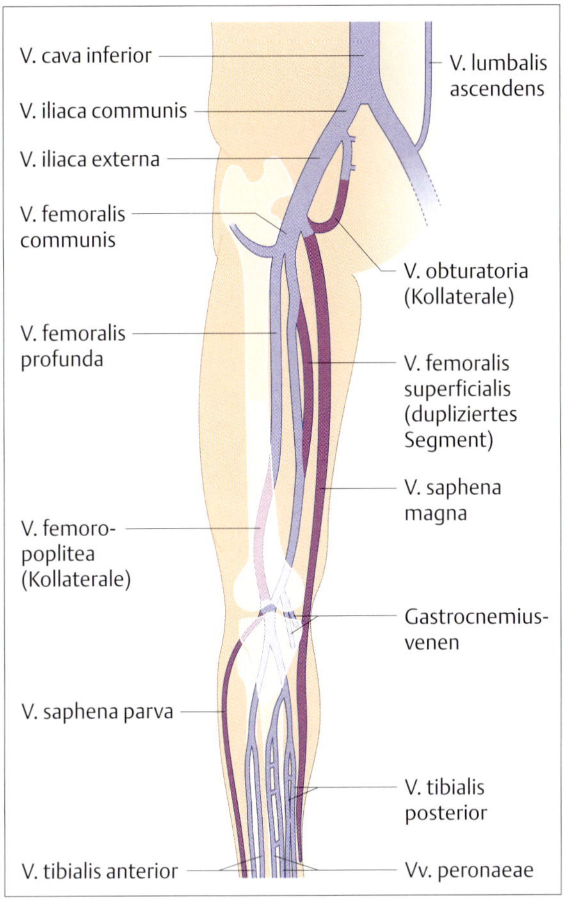

15.1 Große Venen des Beines, potentielle Kollateralen im Rahmen einer Thrombose sind blau dargestellt.

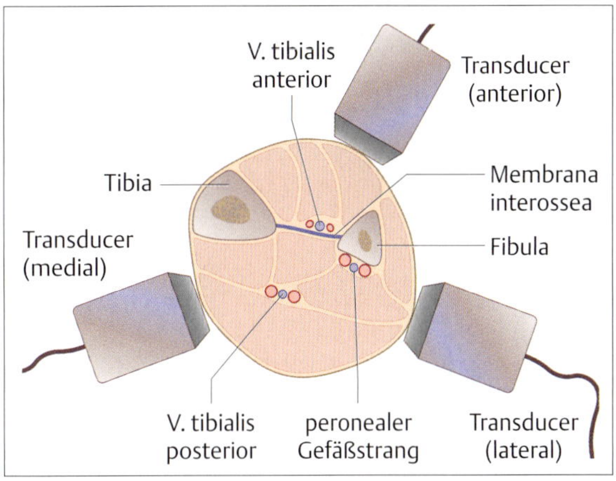

15.2 Lage und Darstellbarkeit der Unterschenkelgefäße, linker Unterschenkel von unten betrachtet im Querschnitt.

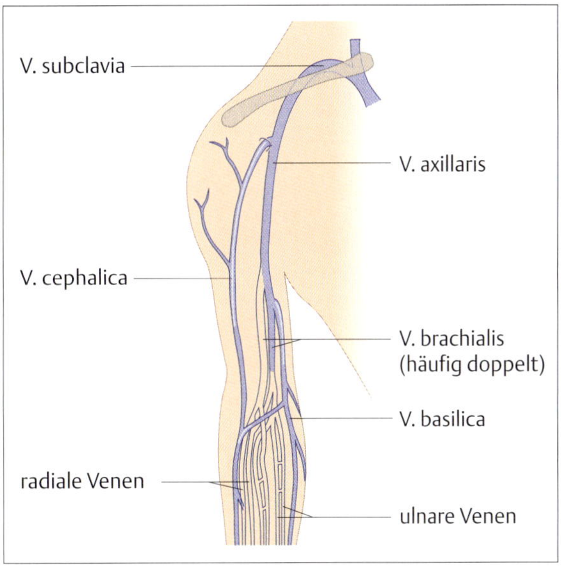

15.3 Anatomie der Armvenen.

Peripheres venöses System

Allgemeine relevante Basisinformationen

- Venöse Drainage am Bein über ein oberflächliches und ein tiefes Venensystem
- Die tiefen Venen des Unterschenkels sind fast immer doppelt angelegt (V. tibialis posterior, V. tibialis anterior, V. peronealis bzw. fibularis)
- Peronealvenen mit der FKDS aufgrund ihrer Lage dorsal und medial der Fibula am schwierigsten zu beurteilen
- Durch Zusammenfluß der Vv. tibiales posteriores, der Peronealvenen und der Vv. tibiales anteriores bildet sich unterhalb des Knies die V. poplitea (15.**1**, 15.**2**)
- Venen des M. soleus münden entweder in die Peronealvenen oder die V. tibialis posterior
- Venen des M. gastrocnemius münden direkt in die V. poplitea
- Eine Grobcharakteristik der wichtigsten Venen gibt 15.**1**
- Die tiefen und die oberflächlichen Venen des Armes münden alle in die V. axillaris (15.**3**)
- Die V. axillaris entsteht aus dem Zusammenfluß der Vv. brachiales und der V. basilica
- Die V. subclavia beginnt an der Kreuzungsstelle mit der ersten Rippe und reicht bis zum Zusammenfluß mit der V. jugularis interna, der distale Bereich der V. subclavia wird mit der Ultraschallsonde von infraklavikulär untersucht, der mediale Teil der V. subclavia wird über ein supraklavikuläres Fenster geschallt
- Ein Kompressionsversuch der V. subclavia ist nicht sinnvoll
- Die V. axillaris wird bei einem ca. 70–90° abduzierten Arm von der Axilla aus dargestellt
- Die Untersuchung beginnt am Unterarm und endet im Bereich des medialen Drittels der Klavikula
- Darstellung der Beinvenen erfolgt in Rückenlage des Patienten mit flachem Oberkörper (gute Beurteilbarkeit

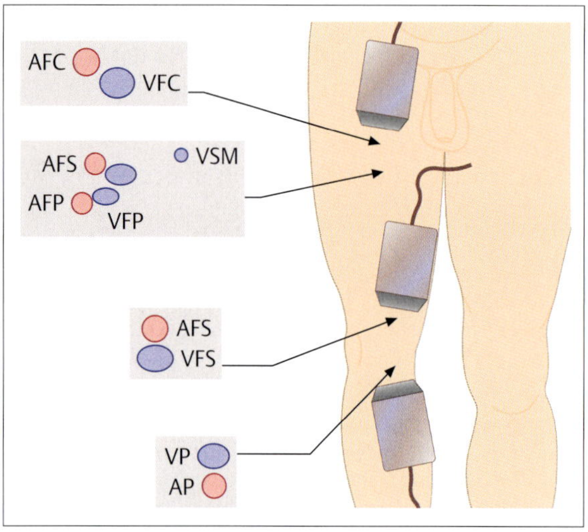

👁 15.4 Anatomische Beziehung von Arterie und Vene im Oberschenkel- und Kniebereich bei einer typischen Thrombosediagnostik mit transversaler Schallebene.

AFC/VFC	A. femoralis communis/V. femoralis communis
AFP/VFP	A. femoralis profunda/V. femoralis profunda
AFS/VFS	A. femoralis superficialis/V. femoralis superficialis
AP/VP	A. poplitea/V. poplitea
VSM	V. saphena magna

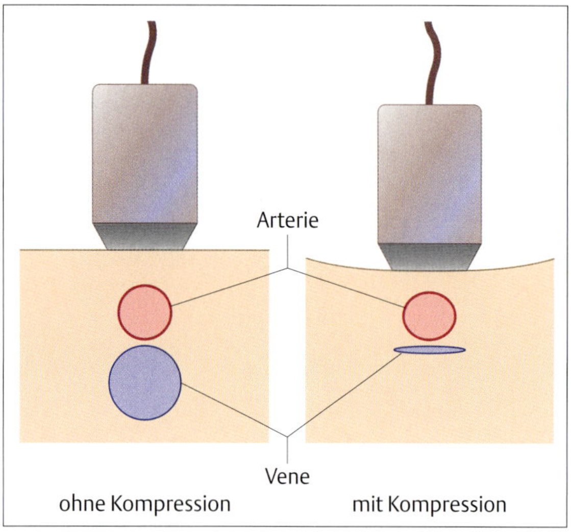

👁 15.5 Normale vollständige Komprimierbarkeit einer Vene im Querschnitt zum Ausschluß eines Thrombus.

T 15.2 Valsalva-Preßversuch

Patient	Auswirkung
Atmet normal	atemmodularer Blutfluß
Atmet tief ein und preßt den Bauch heraus (erhöht intraabdominellen Druck)	kurzer Reflux, dann Stop bei suffizientem Venenklappenschluß
Atmet weiter	starker zentral gerichteter Fluß bei Ausatmung

der Leistenregion und ungehinderter venöser Rückstrom zum Herz)

- Beine sind leicht nach außen rotiert und gestreckt
- Untersucht wird von proximal nach distal, beginnend im Bereich der distalen V. iliaca externa/V. femoralis communis (👁 15.**4**)
- Diagnostik der V. poplitea und der dorsalen Unterschenkelvenen erfolgt am einfachsten in Bauchlage mit leicht gebeugtem Knie (10–20°), alternativ in Seitenlage oder mit angehobenem Bein
- Es werden Linearschallköpfe mit einer Frequenz von 5–7,5 MHz verwendet
- Werden die Unterschenkelvenen mit untersucht, muß man mit einem Zeitaufwand von ca. 10 min pro Extremität rechnen
- Die großen tiefen Beinvenen (V. femoralis communis und superficialis) zeigen regelhaft einen kontinuierlichen atemmodularen Blutfluß (während der Inspiration kommt es zu einer Erhöhung des intraabdominalen Druckes und damit zu einer Verlangsamung des Blutflusses, bei Exspiration erhöht sich der Blutfluß wieder)
- In der V. poplitea und den Vv. tibialis posteriores wird ein atemmodularer Fluß nicht regelhaft beobachtet, in den Vv. tibialis anteriores und den Peronealvenen tritt er überhaupt nicht auf
- Der Blutfluß kann durch eine externe Kompression des Unterschenkels oder durch eine Dorsal- oder Plantarflexion des Fußes erhöht werden, eine prompte Erhöhung des Blutflusses spricht für ein normal durchgängiges Venensystem distal der Ableitungsstelle
- Zur Identifizierung der Unterschenkelvenen ist eine distale Kompression unerläßlich, eine Orientierung ist anhand der meist gut ableitbaren Unterschenkelarterien möglich
- Während zum Ausschluß einer Thrombose der V. femoralis und V. poplitea das normale B-Bild ausreichen kann, ist zum Beurteilen der Unterschenkelvenen die FKDS erforderlich
- Es sollten immer beide Beine untersucht werden, um eine stumme Thrombose der Gegenseite nicht zu übersehen und die anatomischen Strukturen im Seitenvergleich beurteilen zu können
- Während die V. saphena magna immer darstellbar ist, kann eine normale V. saphena parva nicht immer identifiziert werden (variabler Verlauf)
- Die Durchgängigkeit der V. iliaca kann auch indirekt geprüft werden: Bei Darstellung der distalen V. iliaca externa kommt es beim Valsalva-Preßversuch zum Sistieren des Blutflusses und zur Dilatation der Vene mit anschließender Zunahme der Flußgeschwindigkeit, Seitengleichheit läßt indirekt auf eine frei perfundierte Bekkenvene schließen
- Neben dem atemmodularen Flow und der charakteristischen Flußkurve der Venen im Valsalva-Preßversuch (T 15.**2**) ist die Komprimierbarkeit der Venen ein wesentliches diagnostisches Kriterium zum Ausschluß einer Thrombose (👁 15.**5**)

Venenthrombose

Relevante Basisinformationen

- Risiko einer Thrombose ohne Heparinprophylaxe in der Allgemeinchirurgie 10–30, in der Hüftchirurgie bis zu 54% (Lippert 1998)
- Phlebothrombosen haben in Deutschland eine Häufigkeit von 160/100 000 Einwohner pro Jahr
- Lungenembolien treten etwa mit einer Häufigkeit von 60/100 000 Einwohner und Jahr auf
- Ursache einer Lungenembolie ist in über 80% eine Thrombose der tiefen Bein- und Beckenvenen
- Isolierte Unterschenkelvenenthrombosen verursachen nur zu 15–26% Lungenembolien, iliofemorale Thrombosen dagegen zu 56–85%, Lungenembolien sind nur zu 0,1–5% letal (je nach Risikogruppe, Polak 1992)
- Klinische Symptomatik wird von der Lokalisation der Thromben entscheidend beeinflußt (👁 15.**6**)
- Thromboseentstehung hat ihren Ausgangspunkt meist in den venösen Sinusoiden der Unterschenkelmuskulatur oder an den Venenklappen von V. poplitea und V. femoralis, da hinter ihnen eine relative Stase vorherrscht (👁 15.**7**)
- Eine Venenthrombose durchläuft mehrere Stadien, sie beginnt mit einem kleinen nichtobstruktiven Thrombus, z. B. an einer Venenklappe, zu ca. 20% folgt eine proximale Ausdehnung mit Verschluß der V. poplitea oder V. femoralis. Dabei kann eine klinische Symptomatik mit einer schmerzhaft geschwollenen Extremität auftreten
- 3–7 Tage nach einer Thrombusentstehung ist dieser an der Venenwand sicher fixiert (Patient kann wieder voll mobilisiert werden)
- Der frische echoarme Thrombus besteht aus Erythrozyten und Thrombozyten, nach einigen Stunden bildet sich dann ein Fibringerüst
- Nach einigen Tagen erfolgt eine Hämolyse mit einem partiellen Abbau des Fibrins, und der Thrombus erscheint heterogen
- Das verschlossene Venensegment wird entweder langsam rekanalisiert (körpereigene Lyse) oder bleibt permanent verschlossen (in bis zu 30%)
- Eine partielle Rekanalisation bedingt eine unregelmäßige Venenwand, die Venenklappen vernarben und werden funktionslos
- Folgende vier diagnostische Kriterien sind bei der Thrombosediagnostik relevant:
  - Direkte Darstellung eines Thrombus
  - Vergrößerung des Venenlumens bei frischer Thrombose
  - Verlust der normalen vollständigen Komprimierbarkeit einer Vene
  - Veränderungen des Blutflusses

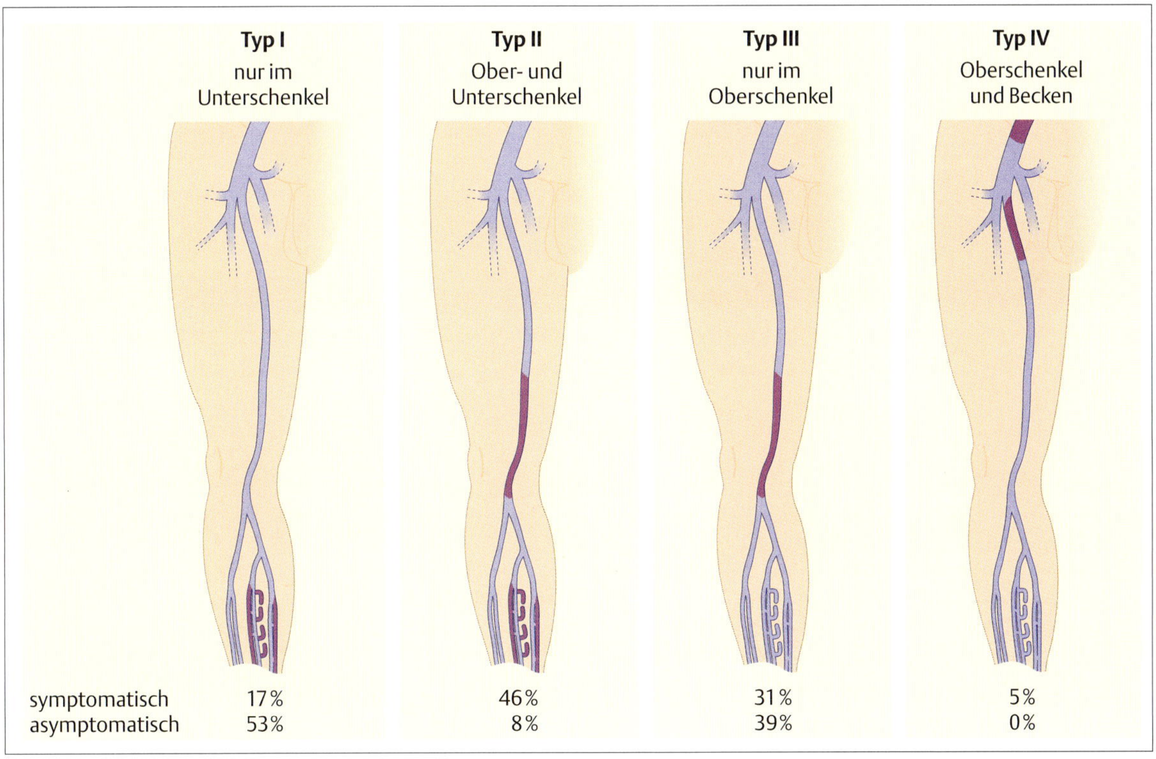

👁 15.6 Lokalisation und Symptomatik einer tiefen Venenthrombose (Phlebothrombose) (modifiziert nach Polak 1992). Bei primär symptomatischen Patienten liegt in 46% der Typ II vor, bei asymptomatischen Patienten am häufigsten der Typ I (53%).

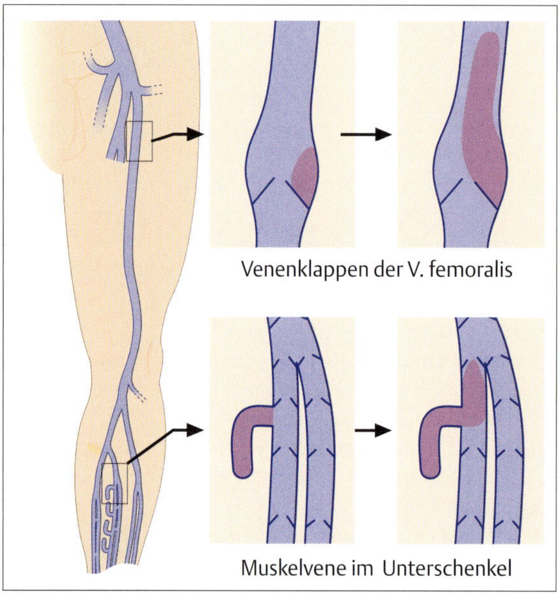

15.7 Bevorzugte Orte der Thromboseentstehung.

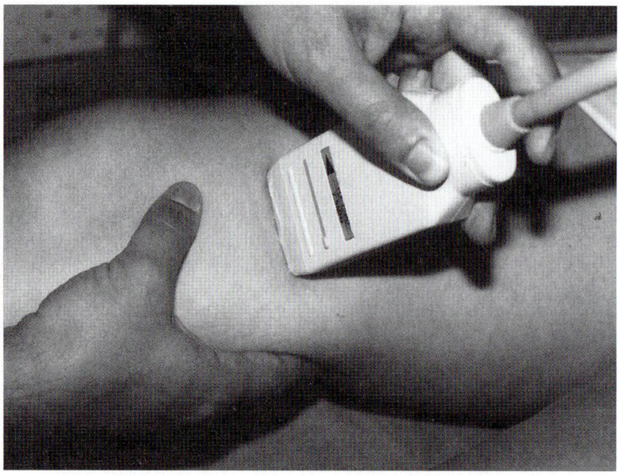

15.8 Verbesserung der Einsehbarkeit des Adduktorenkanals durch Anheben der Weichteile des medio-dorsalen Oberschenkels.

- Bestimmung des Thrombusalters ist sonographisch schwierig, denn die Thrombosebildung ist kein synchroner Prozeß, und die einzelnen Thromben können sich in ganz unterschiedlichen Stadien befinden. Des weiteren findet neben der Thrombusbildung gleichzeitig eine körpereigene Fibrinolyse statt, dadurch entstehen zusätzlich heterogene Abbildungen von Thromben, die bei jedem Patienten individuell verschieden sein können
- Je tiefer die Venen und je adipöser die Patienten, desto unsicherer (Artefakte, Absorption, Streuung) ist eine Altersbestimmung einer Thrombose anhand sonographischer Kriterien
- In der eigenen Erfahrung hat sich eine Orientierung am Zeitpunkt des Beginns der Symptomatik bewährt, um ein Alter des zuletzt gebildeten, die Symptomatik auslösenden Thrombus abzuschätzen
- Echogenität eines Thrombus wird in entscheidendem Maße auch von der Frequenz des verwendeten Schallkopfes bestimmt (je niedriger die Frequenz, um so echoärmer der Thrombus)
- Zusammengefaßt spricht ein homogener, echoarmer oder echoreicher Thrombus eher für eine frische Thrombose (1–3 Tage) und ein inhomogener Thrombus mit echoarmen Arealen (Fibrinolyse) eher für einen älteren Thrombus
- Der Durchmesser einer verschlossenen Vene kann ebenfalls zum Abschätzen des Thrombosealters herangezogen werden (Wolf und Fobbe 1993)
- Eine frische Thrombose führt zu einer erheblichen Aufweitung der Vene, die sonographisch im Verhältnis zur Begleitarterie genau beurteilt werden kann
- Fobbe et al. (1991) schlagen die Bildung eines Quotienten aus dem größten Durchmesser der thrombosierten Vene (unter Kompression) und dem größten Durchmesser der Begleitarterie vor; ist der Quotient größer oder gleich 2, so ist die Thrombose wahrscheinlich nicht älter als 10 Tage
- Im weiteren Verlauf kommt es durch eine Retraktion des Fibringerüstes zu einer Schrumpfung der Vene und damit zur Verringerung des Quotienten
- Insgesamt sollte man bei der Altersbestimmung im Sonogramm zurückhaltend sein
- Das praktisch wichtigste und einfachste Kriterium in der Thrombosediagnostik ist der Verlust der Komprimierbarkeit einer Vene mit einem Thrombus
- Der Kompressionstest wird dabei immer im Transversalschnitt durchgeführt (Vene kann nicht aus dem Bild herausgleiten), der Druck wird dabei so gewählt, daß die Begleitarterie nicht wesentlich in ihrer Form verändert wird
- Der Schallkopf wird dann in 1- bis 2-cm-Schritten kaudal bewegt und das Kompressionsmanöver wiederholt
- Mit dem Kompressionstest gelingt ein sicherer Thromboseausschluß im Bereich der V. poplitea und der V. femoralis
- Mögliche Fehlerquellen beim Kompressionstest: infrapopliteale Thromben, Thromben im Adduktorenkanal, postthrombotisches Syndrom, inkomplette Thrombosen, Venenduplikaturen
- Zur Untersuchung der V. iliaca und der V. femoralis profunda ist der Kompressionstest ungeeignet
- Eine klinisch relevante Abschwemmung eines Thrombus unter der Kompression haben wir im eigenen Krankengut bei ca. 2000 Patienten nicht beobachtet
- Die Untersuchung im Adduktorenkanal läßt sich durch ein Anheben der Weichteile mit der Hand von dorsal erleichtern (15.**8**)

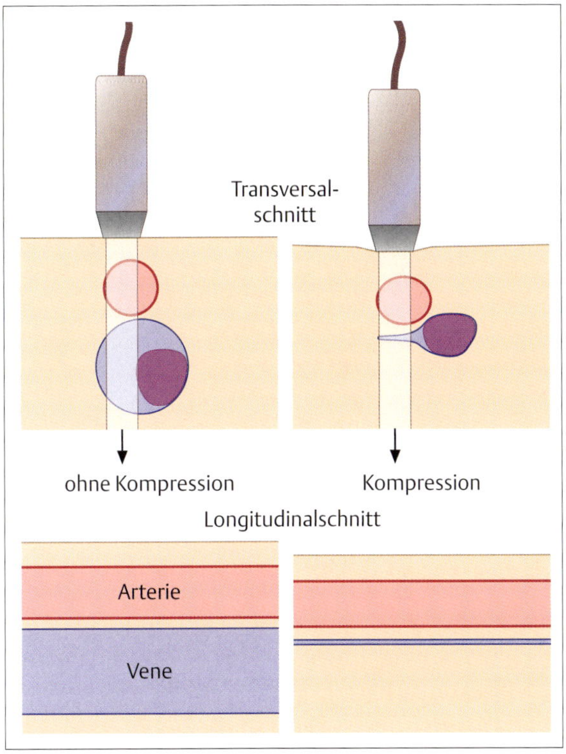

15.9 Fehlerquellen bei longitudinaler Untersuchung der Venen bei Thromboseverdacht.

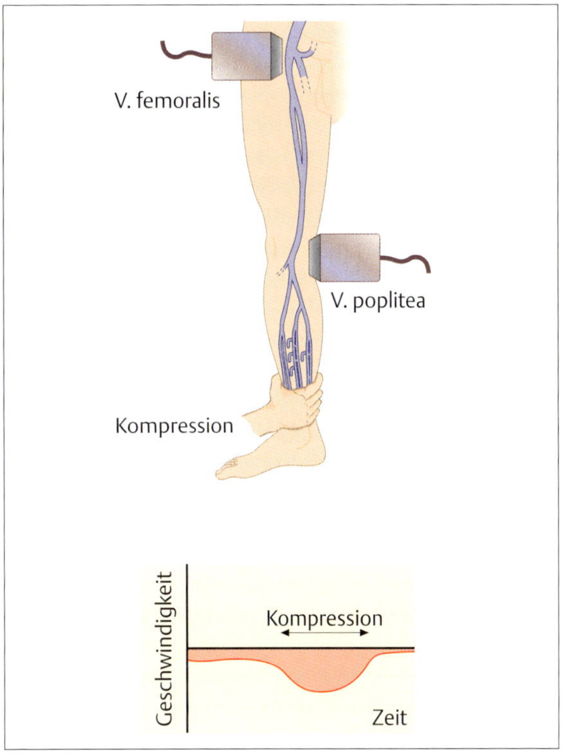

15.**10** Normalbefund bei venöser Kompression am Unterschenkel.

- Fehlerquellen bei longitudinaler Venenuntersuchung und Kompression (15.**9**)
- Eine Thrombose verändert ebenfalls das venöse Flußverhalten
- Zur Untersuchung des Flußverhaltens wird die Duplex-Sonographie/FKDS benötigt
- Ein Verlust der Atemmodularität in den großen Beinvenen kann durch eine Thrombose oder einen externen Venenverschluß proximal der Ableitstelle bedingt sein (Ebenso durch: geringes Blutvolumen, erhöhten Rechtsherzdruck, ungünstige Patientenposition – Seitenvergleich wichtig!!)
- Die Durchgängigkeit der V. iliaca kann auch indirekt geprüft werden: bei Darstellung der distalen V. iliaca externa kommt es beim Valsalva-Preßversuch zum Sistieren des Blutflusses und zu einer Dilatation der Vene mit anschließender Zunahme der Flußgeschwindigkeit. Ist dies der Fall und im Seitenvergleich identisch, so kann man indirekt eine frei perfundierte Beckenvene annehmen
- Ein zusätzlicher indirekter Test kann durch eine externe Kompression des Unterschenkels durchgeführt werden („augmentation"), eine prompte Erhöhung des Blutflusses spricht für ein normal durchgängiges Venensystem distal und bedingt auch proximal der Ableitungsstelle (15.**10**, 15.**11**)

Sonographische Befundkriterien

- Ein frischer Thrombus imponiert im Vergleich zum Blut als homogene echoreiche Struktur im Gefäßlumen, das Venenlumen ist unter Kompression gut doppelt so groß wie das der Begleitarterie, ein Blutfluß ist bei kompletter Thrombose nicht nachweisbar (15.**12** – **15.15**)
- Verlust der Komprimierbarkeit einer Vene als sicheres Zeichen einer Thrombose (15.**16**)
- Bei inkompletter Okklusion einer Vene sind eine partielle Komprimierbarkeit und ein Flowsignal in der FKDS zu verzeichnen (15.**17**, 15.**18**)
- Bei einem flottierendem Thrombus ist das Venenlumen ebenfalls nur partiell komprimierbar, im Valsalva-Preßversuch ist eine deutliche Zunahme des Venendurchmessers darzustellen, der Thrombus scheint im Lumen zu schweben
- Normale FKDS-Darstellung einer Unterschenkelvene (15.**19**)

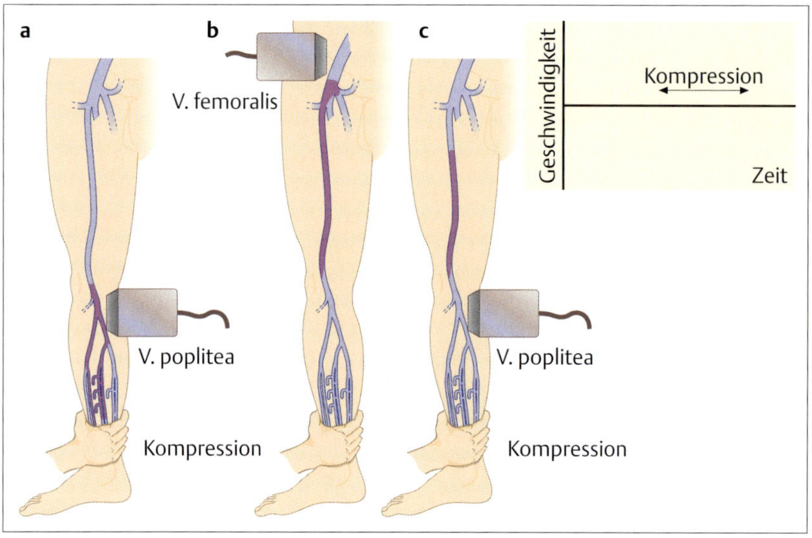

15.11 Patient mit Thrombose, ohne Erhöhung der Flußgeschwindigkeit bei Unterschenkelkompression, Verlust der Flowerhöhung unter Kompression in Höhe des Thrombus (**a**), proximal des Thrombus (**b**) und distal des Thrombus (**c**).

T 15.3 Sensitivität und Spezifität der FKDS

Methode	Sensitivität	Spezifität
FKDS proximale Venen	90–100%	91,7–100%
FKDS Unterschenkel	67–87,5%	93–100%

- Fehlerquellen bei der Durchführung dieses Kompressionstestes können inkomplette Venenthrombosen oder Thrombosen mit einer guten Kollateralisierung sein
- Zur Identifizierung der Unterschenkelvenen ist eine distale Kompression unerläßlich, eine Groborientierung ist an den Unterschenkelarterien möglich, da diese auch im Liegen gut mit der FKDS identifizierbar sind
- Bei Kompression kommt es in der FKDS zu einer prompten Darstellung des erhöhten Blutflusses im Farbbild
- Sensitivität und Spezifität der FKDS im Vergleich zur Phlebographie (Goldstandard in zehn Studien) zeigt **T 15.3**
- Indikationen für FKDS
  - Klinischer Verdacht auf Thrombose oder Lungenembolie
  - Standardverfahren der Thrombosediagnostik (aber lokale Genauigkeit beachten, Probleme am Unterschenkel möglich, ggf. mit VVP kombinieren)
- Indikationen für Phlebographie
  - Sicherer klinischer Verdacht auf eine Thrombose und negative Duplex-Sonographie
  - Ausgangsbefund vor Lysetherapie oder Thrombektomien
  - Gutachterliche Fragestellungen
- Ein Thromboseausschluß an den Armvenen läßt sich im wesentlichen mit den gleichen Kriterien führen, wie sie an den Beinvenen angewendet werden
- Der Verlust der Komprimierbarkeit (V. basilica, cephalica, brachialis, axillaris, jugularis) ist auch am Arm das einfachste und wichtigste Thrombosekriterium
- Die V. subclavia ist nur im distalen Drittel komprimierbar, das mittlere und das mediale Drittel werden anhand der Gefäßbetrachtung (Echogenität des Gefäßlumens) und der Flowparameter beurteilt (Verlust der Atemabhängigkeit des venösen Blutflusses bei komplettem zentralem Verschluß und Verlust des Blutflusses im Thrombusbereich)
- Das mittlere und mediale Drittel der V. subclavia können schwer beurteilbar sein, und ein sicherer Thromboseausschluß gestaltet sich in diesem Bereich oft schwierig
- Die V. jugularis wird von der Karotisbifurkation aus nach kaudal untersucht und ist gut im gesamten Verlauf zu beurteilen
- Ursachen von Armvenenthrombosen
  - Zentralvenenkatheter
  - Intravenöse Medikamentenapplikation (Chemotherapie)
  - Klavikula- oder Rippenfraktur
  - Zustand nach Axilladissektion
  - Thoracic Inlet Syndrome
  - Malignome
  - Herzinsuffizienz
  - Mediastinaltumor
- *Weiterführende Diagnostik:*
  - Phlebographie, venöse Verschlußplethysmographie (VVP), (Szintigraphie, MRT), D-Dimere
  - Klären der Ursache, Hämostaseologie, Malignome?

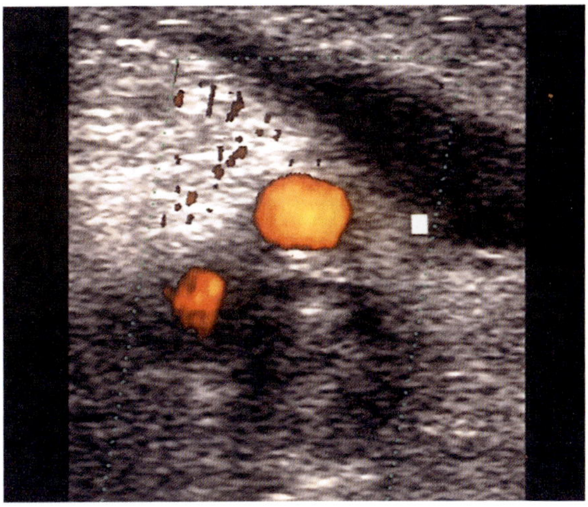

👁 15.**12 a** Klinisch 3 Tage alte komplette Thrombose der V. femoralis communis, dilatiertes, echoreiches, nicht komprimierbares Venenlumen. Zustand nach Lebertransplantation und Anschluß der Biopumpe in der V. femoralis, transversale Darstellung.

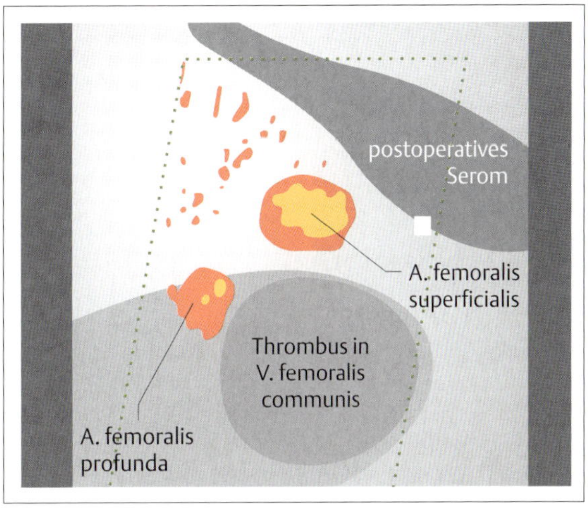

👁 15.**12 b** Schemazeichnung.

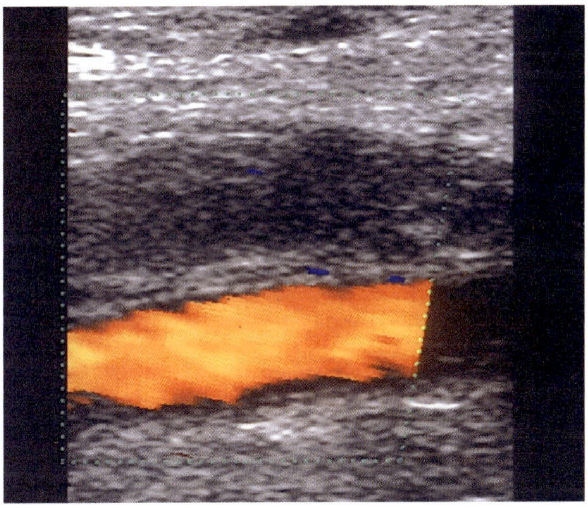

👁 15.**13 a** Klinisch 3 Tage alte komplette Thrombose der V. poplitea, longitudinal, Vene deutlich dilatiert. Das Lumen ist mit relativ homogenem echoreichem Material ausgefüllt.

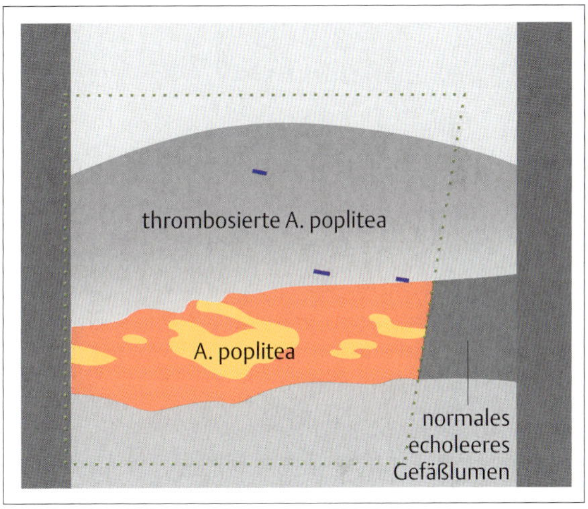

👁 15.**13 b** Schemazeichnung.

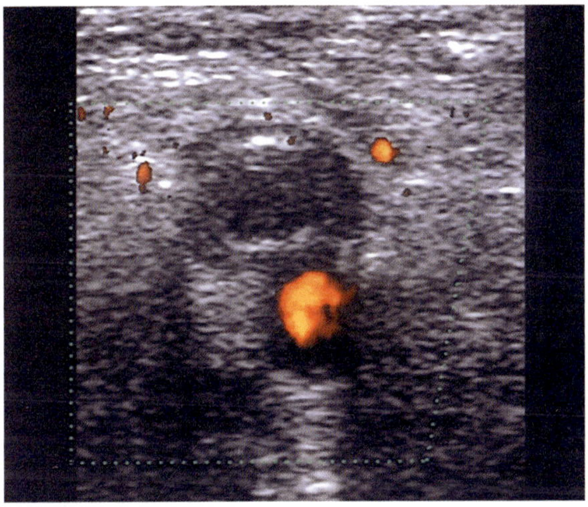

👁 15.**14 a** Derselbe Patient wie 👁 15.**13,** jedoch transversale Darstellung, keine Kompression möglich, kein Fluß in der V. poplitea nachweisbar, Vene erheblich dilatiert.

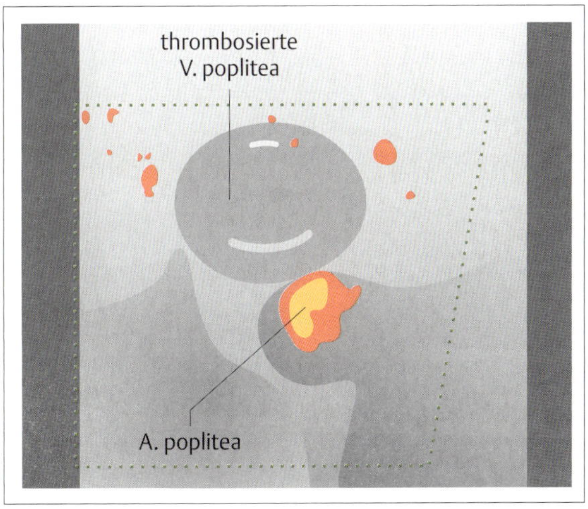

👁 15.**14 b** Schemazeichnung.

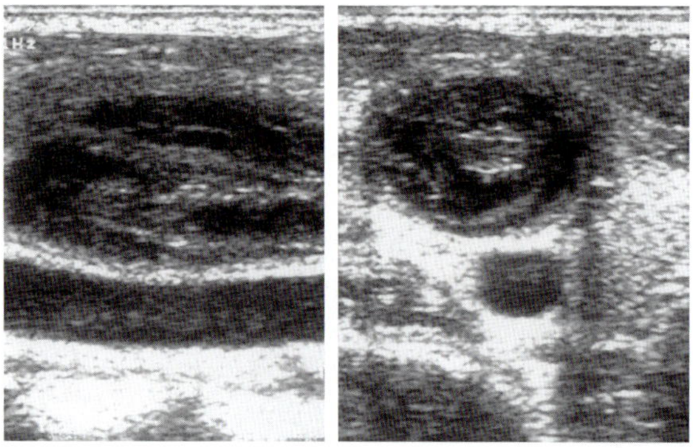

15.15 a Komplette inhomogene, ältere Thrombose der V. jugularis interna links bei Zustand nach Zentralvenenkatheter, longitudinal und transversal.

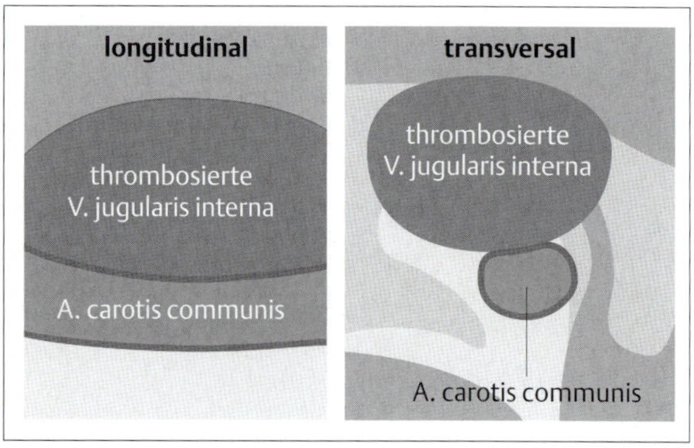

15.15 b Schemazeichnung.

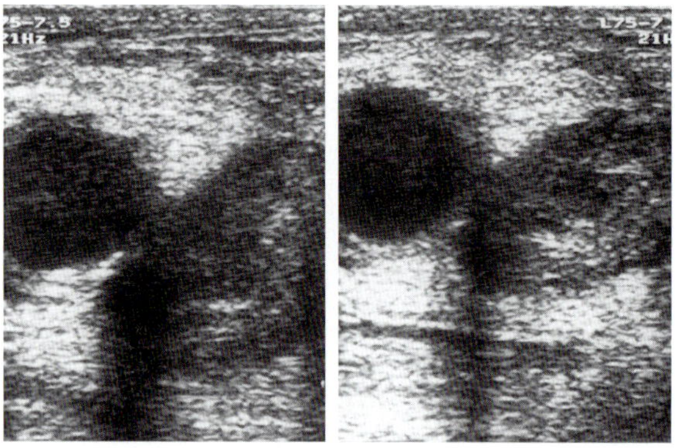

15.16 a Thrombose der V. femoralis communis, transversale Darstellung mit und ohne Kompression in einem Bild, das Venenlumen läßt sich nicht mit dem Schallkopf komprimieren und ist mit echoreichem inhomogenem Material ausgefüllt.

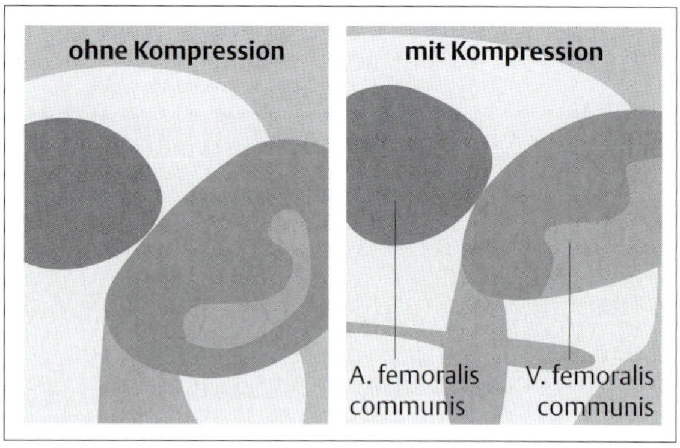

15.16 b Schemazeichnung.

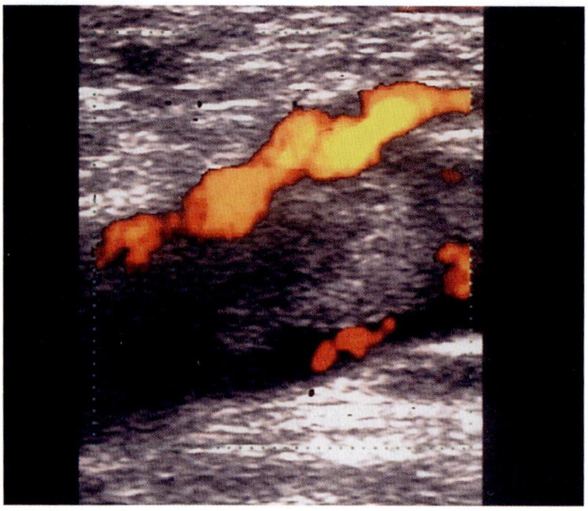

15.17 a Partielle Thrombose der V. femoralis communis, longitudinal, mit echoreichem, in der FKDS umspültem, nach klinischen Angaben ca. 7 Tage altem Thrombus, Power-Mode-Darstellung.

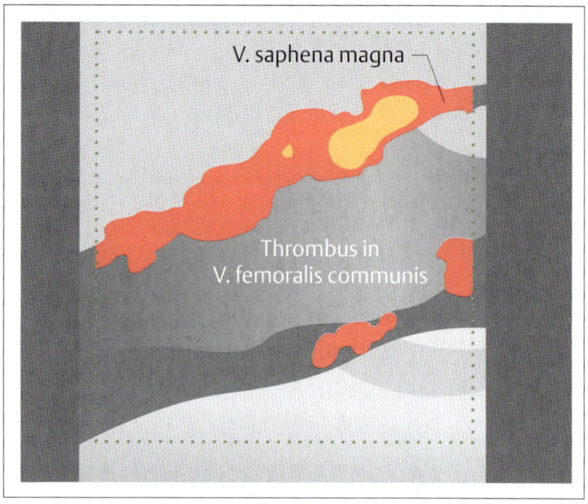

15.17 b Schemazeichnung.

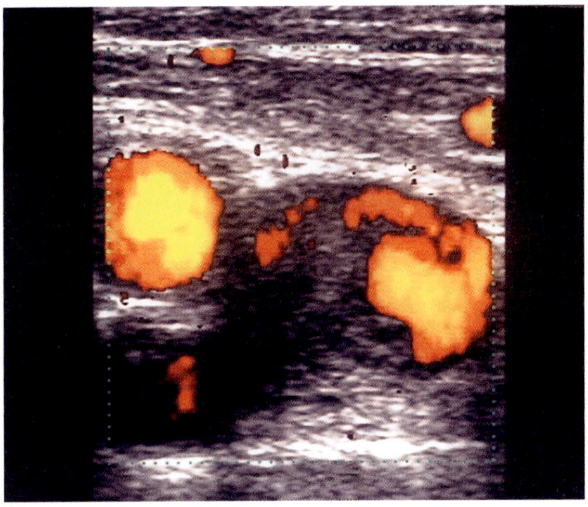

👁 15.**18a** Derselbe Patient wie bei 👁 15.**17**, jedoch transversale Darstellung im Bereich der Femoralisbifurkation, umspülter Thrombus im Power-Mode.

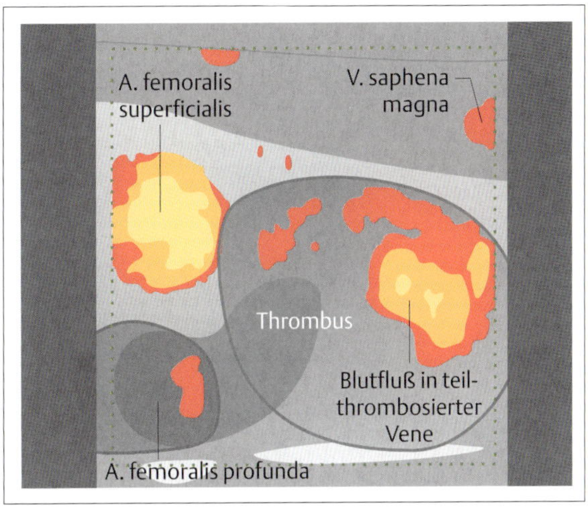

👁 15.**18b** Schemazeichnung.

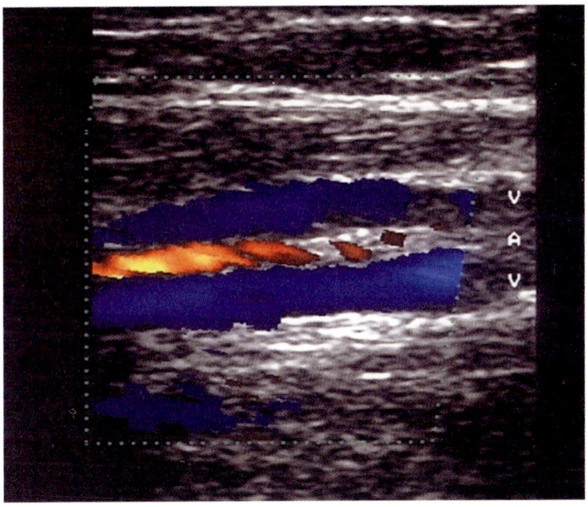

👁 15.**19a** Normale, paarige V. tibialis posterior, longitudinal, mit deutlichem Blutfluß in der FKDS nach Kompression des Fußes, Arterie als Leitstruktur leicht aufzufinden.

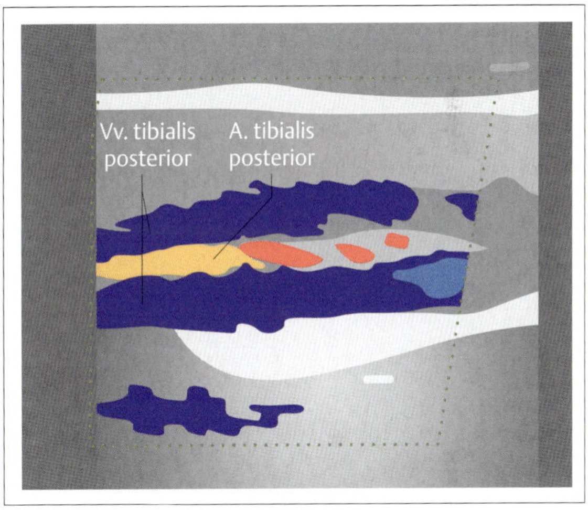

👁 15.**19b** Schemazeichnung.

Konsequenz für die Chirurgische Therapie

Befund	Charakteristik	Therapie
Frische tiefe Venenthrombose am Bein	komplette Beinvenenthrombose (alle Etagen betroffen), Klinik kürzer als 7 Tage **Klinik:** Schmerz in der Wade Schweregefühl einseitige Schwellung Zyanose Tachykardie, Fieber, Unruhe	Bettruhe, intravenöse therapeutische Vollheparinisierung, Bein mit elastischen Kurzzugbinden wickeln, hochlagern, später Kumarineinstellung für 6 – 12 Monate Therapie der Phlebothrombose zunehmend auch mit dafür zugelassenen niedermolekularen Heparinen möglich ggf. Lysetherapie, Gerinnungsdiagnostik
Frische tiefe Venenthrombose am Bein	mit Ausbildung einer Phlegmasia coerulea dolens	venöse Thrombektomie Vollheparinisierung im Einzelfall Lyse
Frische tiefe Venenthrombose am Bein	isolierte Unterschenkelvenenthrombose (ggf. auch mit Einbeziehung der V. poplitea)	niedermolekulares Heparin (Zulassung!), Kompressionsverband, Mobilisierung, kurzfristige Duplex-sonographische Kontrolle, anschließende Kumarineinstellung für 6 – 9 Monate, ambulante Therapie möglich; oder therapeutische Vollheparinisierung, Bein mit elastischer Kurzzugbinde wickeln, hochlagern, später Kumarineinstellung für 6 – 9 Monate
Tiefe Armvenenthrombose	V. brachialis, axillaris oder subclavia (ungefähr 2 % aller Extremitätenthrombosen), häufig oberflächliche Kollateralvenen gut zu sehen	Arm hochlagern, Kompression, Antikoagulation (Heparin, auch NMH, anschließend Kumarin für 3 Monate) im Einzelfall Lysetherapie oder Thrombektomie (Phlegmasie), ggf. Ursache chirurgisch beseitigen (bei Thoracic Inlet Syndrome)
Frische Thrombose oberflächlicher Venen	an Arm oder Bein, Thrombophlebitis bei Varikosis, nach Infusionen oder Trauma	Kompression, Mobilisation, Analgetika, Antiphlogistika (z. B. ASS), kühlen, bei ausgedehntem Befund NMH ambulant, ggf. Stichinzision, bei Aszension und flottierendem Thrombus in der Magnacrosse: Crossektomie

Chronisch venöse Insuffizienz

- Kombination von Venen- und Hautveränderungen (bei konstanter venöser Hypertonie
- Stadien:
  - Ödemneigung, Corona phlebectatica paraplantaris
  - Hyperpigmentierung, -keratose, Dermatosklerose
  - Ulcus cruris
- Ursachen:
  - Postthrombotisches Syndrom bei Zustand nach Phlebothrombose mit Ausbildung sekundärer Varizen
  - Primäre Varikosis

Postthrombotisches Syndrom (PTS)

Relevante Basisinformationen

- Venöse Insuffizienz (Verlust der Fähigkeit des normalen Venenklappenschlusses und des regulären Weitertransportes des Blutes aus dem Bein) der tiefen Beinvenen (Leitvenen) kann aus einer Schädigung des Klappenapparates im Rahmen einer Thrombose resultieren (👁 15.**20**)
- Als Folge einer chronisch venösen Insuffizienz aufgrund einer Thrombose kann es zur Ausbildung eines postthrombotischen Syndroms (PTS) mit unten genannter Klinik kommen
- Ca. 5 % der Bevölkerung in Deutschland leiden an einem PTS

- In 10–50%, je nach Ausprägung und Lokalisation der Thrombose, kommt es zur Ausbildung eines PTS (Kappert 1989)
- Nach Polak (1992) leiden 5–6 Jahre nach einer ausgedehnten Thrombose der Popliteal- und Femoralregion 75% der Patienten an einer CVI
- Symptome des PTS (Latenzzeit 1–20 Jahre):
  • Schwellneigung, Schweregefühl
  • Ziehende dumpfe Beinschmerzen
  • Trophische Hautstörungen (Induration, Atrophie, Pigmentierung)
  • Ulcus cruris
- Trotz vollständiger Rekanalisation einer Thrombose kommt es zu einer Schädigung des Gefäßendothels mit Folge einer Proliferation und Sklerosierung der Venenwand („Neointimabildung")
- Einfach angelegte Venen mit einer hohen Flußgeschwindigkeit (z.B. V. femoralis communis) rekanalisieren schneller als paarige Venen, von denen nur eine thrombosiert ist (z.B. doppelte V. femoralis superficialis oder Unterschenkelvenen)
- Aufgrund der Insuffizienz des tiefen Venensystems kommt es hier zu einer Druckerhöhung und zu einem Rückstrom von Blut über die Vv. perforantes in das oberflächliche Venensystem mit der Folge einer Dilatation und Ausbildung einer sekundären Varikosis
- Eine sekundäre Varikosis kann auch aus einer übermäßigen Volumenbelastung (als Kollateralgefäß) bei einem permanenten Verschluß von tiefen Leitvenen resultieren
- *Weiterführende Diagnostik:*
  Phlebographie, VVP, LRR, Phlebodynamometrie

Sonographische Befundkriterien

- Schmaler Flußkanal bei noch gut sichtbarem homogenem Thrombus im Venenlumen als Zeichen einer **inkompletten Rekanalisation,** nur partielle Komprimierbarkeit der Vene (👁 15.**21**)
- Deutlicher **Reflux** im Valsalva-Preßversuch bei einer **Leitveneninsuffizienz** im Rahmen eines PTS (👁 15.**22**, 15.**23**)
- Reflux in einer Leitvene (V. femoralis, V. poplitea) im Valsalva-Preßversuch oder nach Kompression des Beines distal der Ableitungsstelle < 0,5 s ist normal, Reflux von 0,5–1 s ist grenzwertig, Reflux > 1 s ist sicher pathologisch = **venöse Insuffizienz**
- Bei dauerhaftem Verschluß kann durch *Retraktion* und Organisation die primär verschlossene Vene kaum noch identifizierbar sein, jedoch ihre Kollateralen (Untersuchung ggf. im Stehen und unter distaler Kompression)
- *Test der Venenklappenfunktion,* besonders im Bereich der V. poplitea, ist auch durch ein Kompressionsmanöver distal und proximal der Ableitstelle möglich

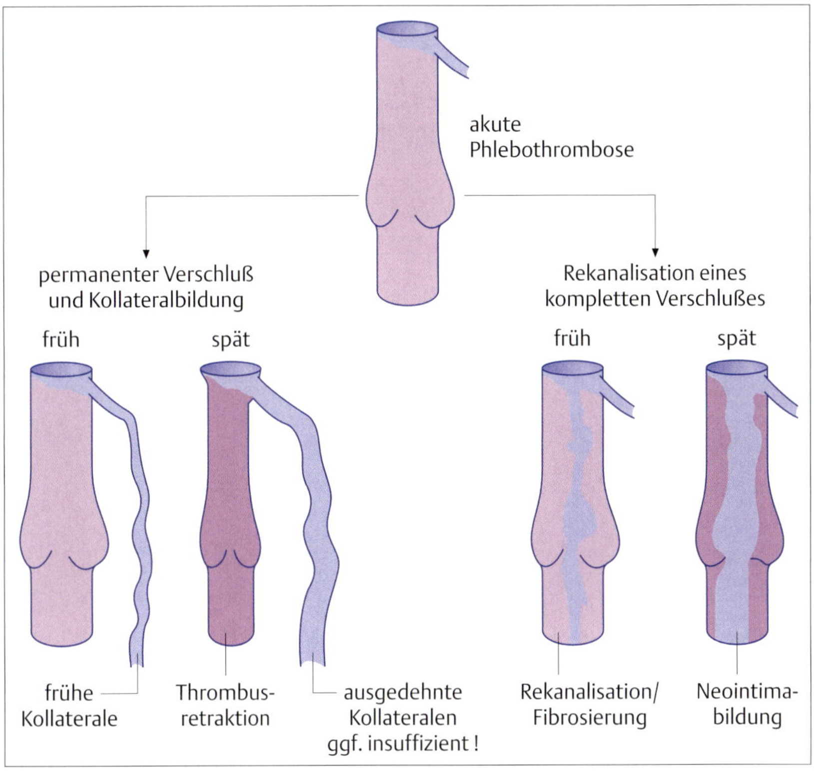

👁 15.**20** Möglicher Verlauf einer kompletten tiefen Beinvenenthrombose.

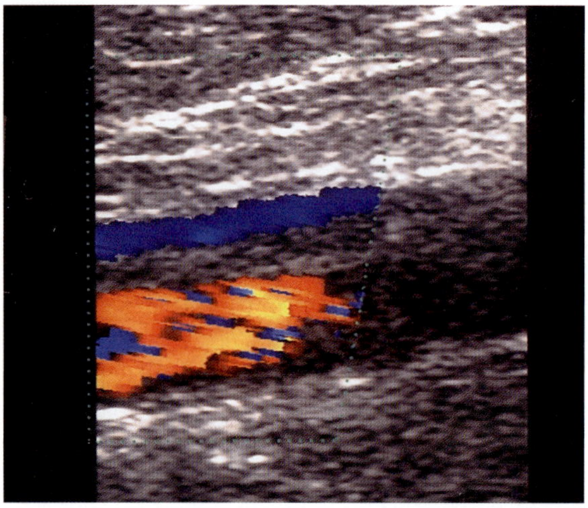

15.21 a V. poplitea longitudinal bei Zustand nach Phlebothrombose, Vene nur zu ca. einem Drittel rekanalisiert, echoreicher homogener Thrombus in der Vene dargestellt, 16 Jahre nach Beinvenenthrombose.

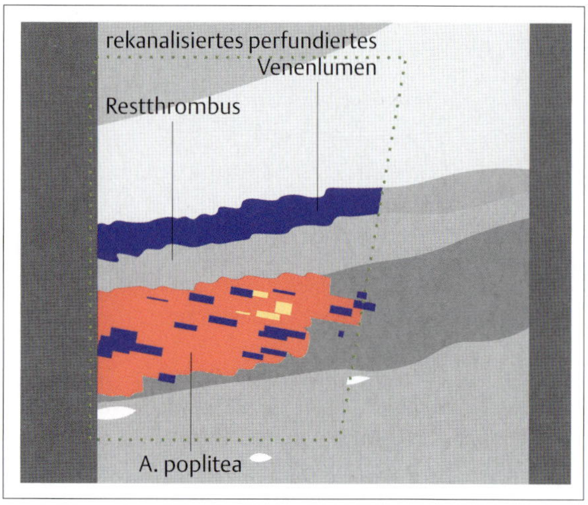

15.21 b Schemazeichnung.

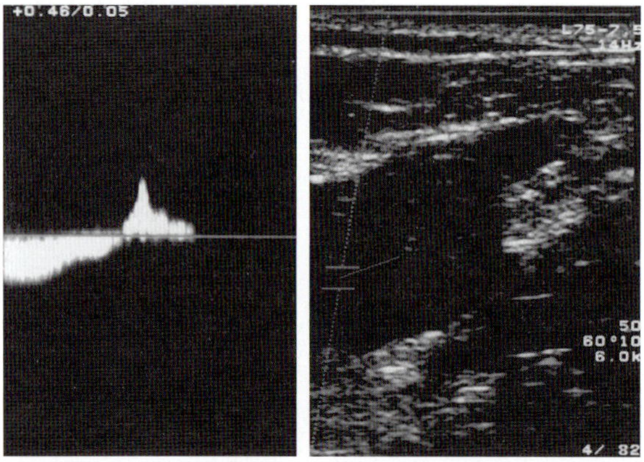

15.22 a V. femoralis communis longitudinal bei einem gesunden Probanden, atemmodular und mit regelrechtem Klappenschluß im Valsalva-Preßversuch und einem Reflux < 1 s.

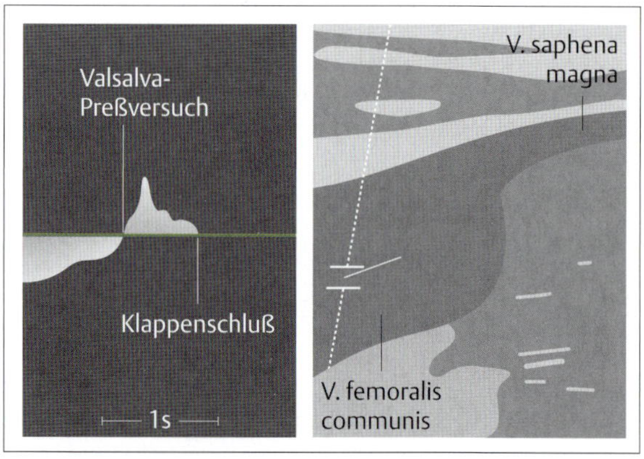

15.22 b Schemazeichnung.

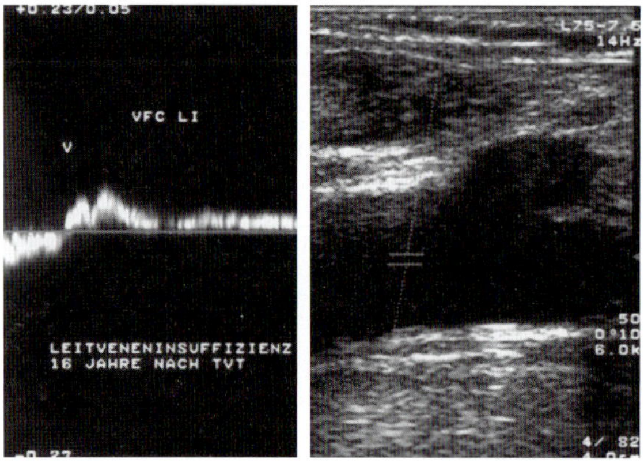

15.23 a Deutlicher Reflux (> 1 s) im Valsalva-Preßversuch in der V. femoralis communis bei einem postthrombotischen Syndrom (CVI Stadium II) 16 Jahre nach einer kompletten Beinvenenthrombose, longitudinale Darstellung, Duplex-Sonographie.

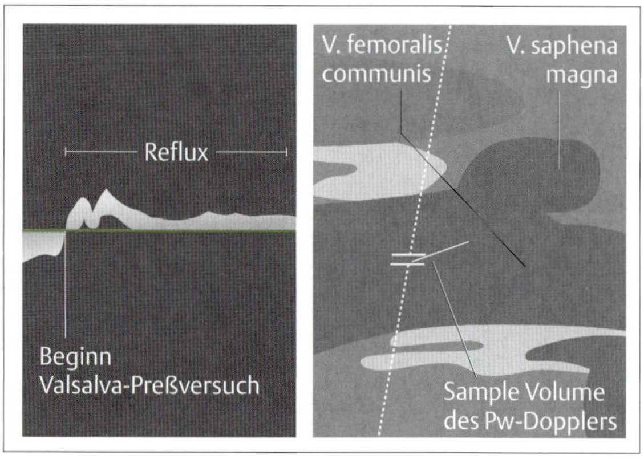

15.23 b Schemazeichnung.

Konsequenz für die Chirurgische Therapie

Befund	Charakteristik	Therapie
Leitveneninsuffizienz bei Zustand nach Phlebothrombose	in V. femoralis und V. poplitea, mit Symptomatik im Sinne einer CVI I–II	Oberschenkel-Kompressionsstrümpfe der Klasse II oder Strumpfhose
Leitveneninsuffizienz bei Zustand nach Phlebothrombose	in V. femoralis und V. poplitea, mit Symptomatik im Sinne einer CVI III	Oberschenkel-Kompressionsstrümpfe der Klasse II oder Strumpfhose spezielle Ulkustherapie ggf. Perforansvenendissektion ggf. rekonstruktive Chirurgie der Venenklappen (direkte Rekonstruktion oder Klappentransfer)
Leitveneninsuffizienz bei Zustand nach Phlebothrombose	nur im Unterschenkelbereich lokalisiert, Klappenschluß weiter kranial suffizient	Unterschenkel-Kompressionsstrumpf der Klasse II
Leitveneninsuffizienz bei primärer Varikose	durch Volumenüberbelastung entstanden, keine Anzeichen einer Thrombose	chirurgische Sanierung der Varikose Oberschenkel-Kompressionsstrumpf der Klasse II

Varikose der unteren Extremität

Relevante Basisinformationen

- Degenerative Venenerkrankung (Risikofaktoren: Erbfaktoren, Adipositas, Schwangerschaft) mit Atrophie der Venenwandmuskulatur, Kollagenvermehrung und Fibrosierung, die zum Verlust der elastischen Wandeigenschaften der Venen und damit zu einer Dilatation führen
- Durch Überdehnung verlieren die Venenklappen ihre Funktion und das Blut „versackt" im Bein, dadurch werden die tiefen Venen, über die Perforansvenen, zusätzlich mit Blut belastet, dies kann zu einer Schädigung des tiefen Venensystems mit Ausprägung einer Leitveneninsuffizienz führen
- Beginn der primären Varikose meist im 2.–3. Lebensjahrzehnt
- Erscheinungsformen: Besenreiser, retikuläre Varikosis, Seitenastvarikosis, Perforansinsuffizienz, Stammvarikosis (V. saphena magna oder parva)
- Jeder Untersuchung des oberflächlichen Venensystems sollte eine Untersuchung des tiefen Venensystems vorausgehen, um eine Leitveneninsuffizienz oder eine durchgemachte Phlebothrombose mit Veränderungen im tiefen Venensystem auszuschließen
- Vor der Duplex-sonographischen Untersuchung sollte man den Patienten klinisch (stehend) untersuchen, um sich ein Bild von den Varizen zu machen
- Zur Kontrolle der Suffizienz der Venenklappen werden der Valsalva-Atemtest, bei dem es zu keinem Reflux in die V. saphena magna oder parva kommen darf (Reflux bis 0,5 s normal, ab > 1 s sicher pathologisch) und die distale Kompression des Beines (mit vorübergehender Flußerhöhung und ohne anschließenden Reflux in eine der beiden oberflächlichen Stammvenen) angewandt
- Untersuchung der Magnacrosse/Parvacrosse (Einmündungsstelle der V. saphena magna bzw. parva in die V. femoralis bzw. die V. poplitea) und der Funktion der dort lokalisierten Venenklappe kann prinzipiell auch im Liegen erfolgen
- Untersuchung am stehenden Patienten (Körpergewicht auf dem nicht untersuchten Bein lastend) spiegelt jedoch die physiologischen Verhältnisse besser wider und ist deshalb zu bevorzugen
- Die Vv. saphena magna et parva werden bei der Untersuchung von ihrer Einmündungsstelle an nach distal in Längsrichtung untersucht und ein Reflux mittels Valsalva und einer distalen und ggf. proximalen Kompression der Beinweichteile ausgeschlossen
- Beurteilung der gesamten Länge ist besonders wichtig, da es trotz intakter Mündungsklappe der V. saphena magna im weiteren Verlauf zu einem Reflux über insuffiziente Perforansvenen kommen kann (T 15.**4**)

T 15.4 Möglicher Untersuchungsablauf bei Varikosis

Untersuchtes Gefäß	Fragestellung
1. Distale V. iliaca externa, V. femoralis, poplitea, tibialis posterior und anterior	Suche nach vorausgegangenen Phlebothrombosen, Leitveneninsuffizienz
2. V. saphena magna	suffiziente Magnacrosse? Verlauf der V. saphena magna – Ausdehnung der Insuffizienz, Perforansinsuffizienz
3. V. saphena parva	suffiziente Parvacrosse? Insuffizienz im Verlauf
4. Perforansvenen	Insuffizienzen an den typischen Lokalisationen

- Durch die oberflächliche Lage der Varizen ist ihre Untersuchung erschwert, und der geringste Druck mit dem Ultraschallkopf führt zum Kollaps der Venen
- Die Varikosis bleibt eine klinische Diagnose, die FKDS/Duplex-Sonographie dienen zur Beurteilung des tiefen Venensystems, zur Lokalisation des proximalen und distalen Insuffizienzpunktes und zur Identifizierung pathologischer Vv. perforantes, sie ermöglichen somit eine stadiengerechte Varizenchirurgie
- Phlebographie als Routinediagnostik der Varikosis ist durch die FKDS weitgehend abgelöst
- FKDS ist auch zur Diagnostik eines Varizenrezidives geeignet (10 Jahre nach Babcock-Operation ist in bis zu 27% mit klinischem Varizenrezidiv zu rechnen, Mantke et al. 1993)
- *Weiterführende Diagnostik:*
  Phlebographie, VVP, LRR, Phlebodynamometrie

Sonographische Befundkriterien

- **Regelrechter Klappenschluß** der Mündungsklappe der V. saphena magna im Valsalva-Preßversuch, **Reflux** < 1 s (15.**24**)
- FKDS der Mündungsregion der V. saphena magna mit atemmodularem Flow, **Normalbefund** (15.**25**)
- Reflux im Valsalva-Preßversuch bei **insuffizienter Mündungsklappe** in die V. saphena magna (15.**26**)
- **Variköse Venen** wirken dilatiert und zeigen nach distaler Kompression einen Reflux
- Testung auf **Insuffizienz** mittels distaler Kompression (15.**27**)
- Zu langer Stumpf der V. saphena magna bei nicht exakt durchgeführter Babcock-Operation (15.**28**)

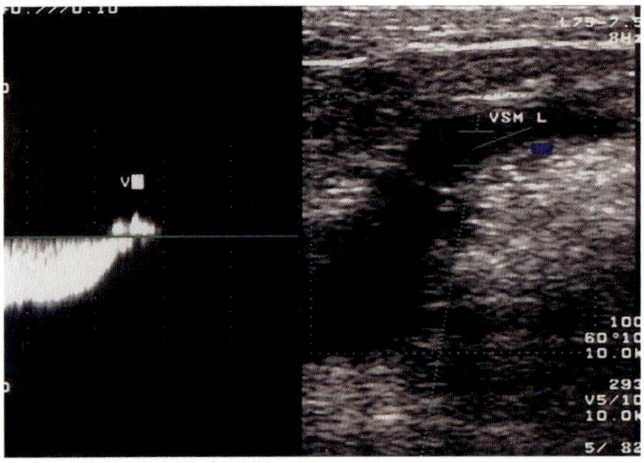

15.**24a** Regelrechter Klappenschluß im Bereich der Magnacrosse und nur minimaler Reflux im Valsalva-Preßversuch (deutlich < 1 s), Längsdarstellung der V. saphena magna und ihrer Einmündungsstelle.

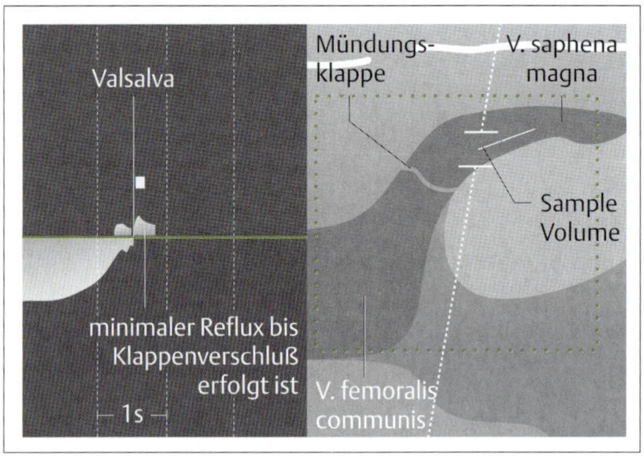

15.**24b** Schemazeichnung.

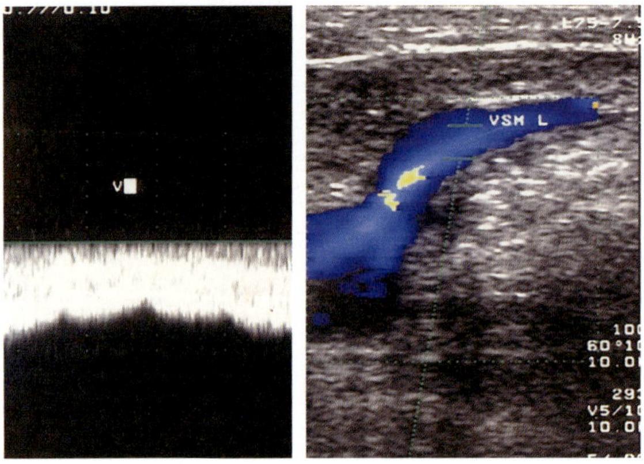

15.**25a** FKDS der Mündungsregion der V. saphena magna mit atemmodularem Flow, longitudinale Darstellung: Normalbefund.

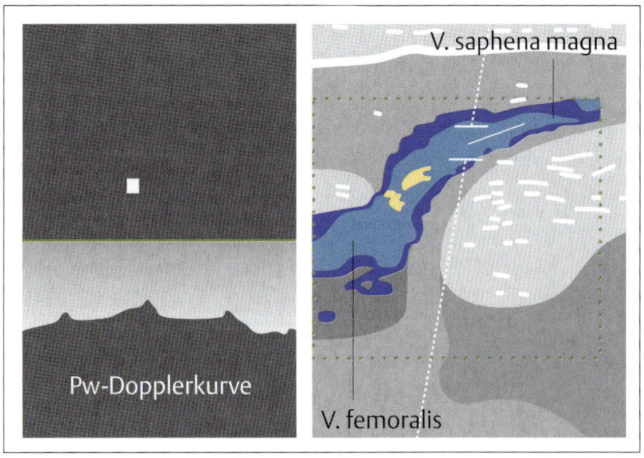

15.**25b** Schemazeichnung.

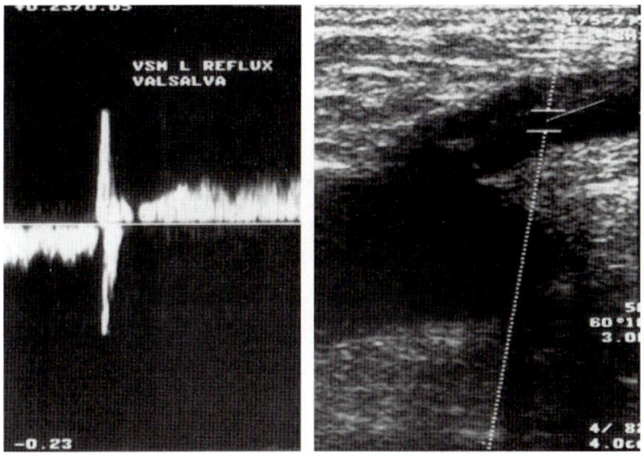

15.26a Insuffiziente Mündungsklappe der V. saphena magna mit Reflux im Valsalva-Preßversuch.

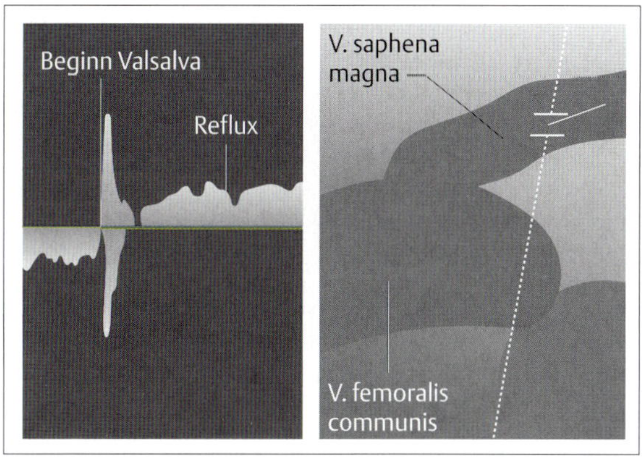

15.26b Schemazeichnung.

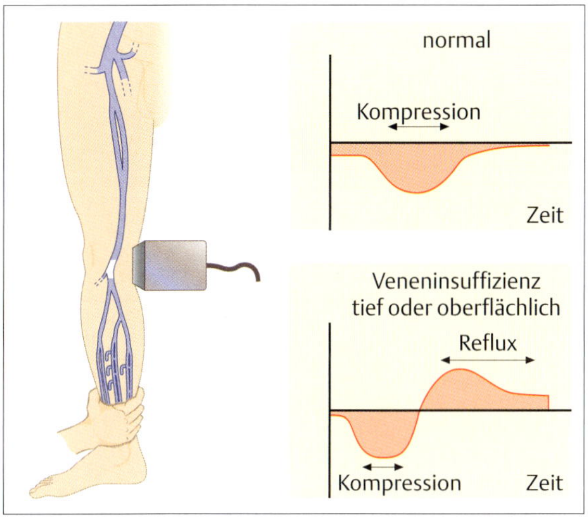

15.27 Blutfluß in einer Beinvene bei distaler Kompression der Beinweichteile bei suffizientem und insuffizientem Venensystem.

Konsequenz für die Chirurgische Therapie

Befund	Charakteristik	Therapie
Besenreiser	keine Crosseninsuffizienz, keine Leitveneninsuffizienz, keine Phlebothrombose	Sklerosierung, ggf. bipolare Koagulation oder Laserbehandlung
Retikuläre Varizen	keine Crosseninsuffizienz, keine Leitveneninsuffizienz, keine Phlebothrombose	ggf. Sklerosierung
Seitenastvarikosis	keine Crosseninsuffizienz, keine Leitveneninsuffizienz, keine Phlebothrombose	Kompressionsstrümpfe Klasse II, Sklerosierung oder minichirurgisches Entfernen
Insuffizienz der V. saphena magna	keine Phlebothrombose	Isolierte Crosseninsuffizienz = Crossektomie Kombinierte Crossen- und Magnainsuffizienz = Crossektomie + Stripping der insuffizienten Abschnitte Kompressionsstrumpf Klasse II
Insuffizienz der V. saphena parva	keine Phlebothrombose	1. Crossektomie + Stripping der insuffizienten Abschnitte 2. Kompressionsstrumpf Klasse II
Perforansinsuffizienz	keine Phlebothrombose keine Crosseninsuffizienz	1. Isolierte Perforansdissektion 2. Kompressionsstrumpf Klasse II

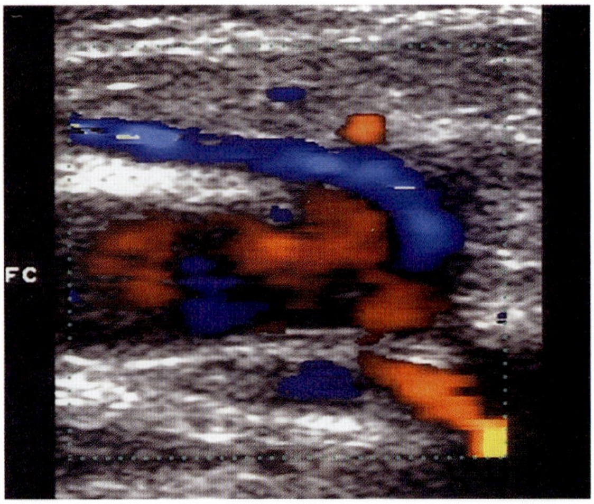

15.28 a Zu lang belassener Magnastumpf mit Ausbildung eines Crossenrezidivs 3 Jahre nach Babcock-Operation: longitudinal.

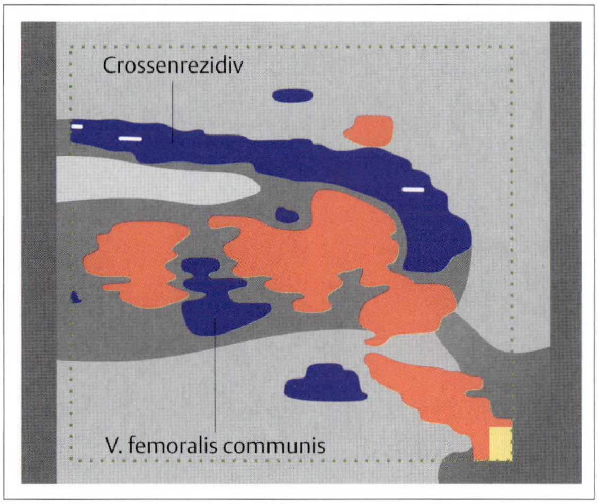

15.28 b Schemazeichnung.

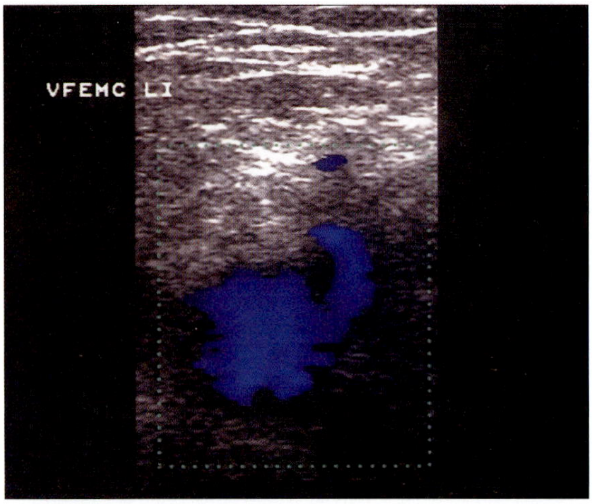

15.28 c Wie 15.28 a: transversal.

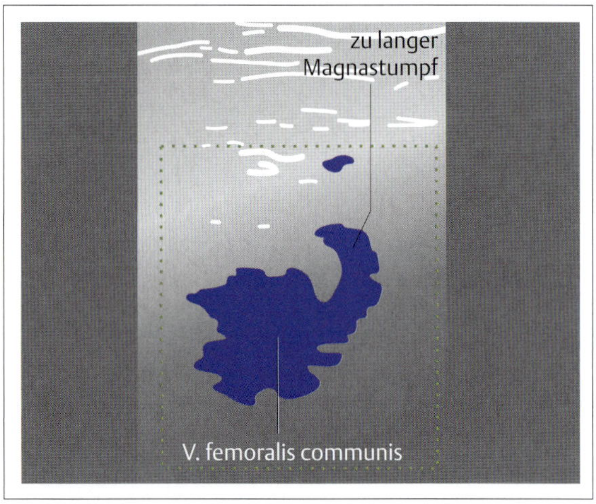

15.28 d Schemazeichnung.

Peripheres arterielles Gefäßsystem, Grundlagen

- Indikationen:
  - Relevante Gefäßstenosen und -verschlüsse
  - Echte und falsche Aneurysmen
  - Hämatome
  - A.v.-Fisteln
  - Bypass-Stenosen oder -Verschlüsse
- Untersuchung der Becken- und Beinarterien beginnt in Rückenlage
- Iliakalarterien nur in 40–50% komplett darstellbar, dabei sollte eine 3,5-MHz-Sonde verwendet werden
- Distaler Anteil der A. iliaca externa und die übrigen Beingefäße werden mit einer 5- bis 7,5-MHz-Sonde dargestellt
- Zur Verlaufsorientierung hat sich zuerst die transversale Gefäßdarstellung bewährt, zum Ableiten einer Pw-Doppler-Kurve ist jedoch eine longitudinale Darstellung der Gefäßabschnitte unerläßlich
- Von kranial nach kaudal wird jedes Arteriensegment mit der FKDS dargestellt, in den Regionen, in denen im Farb-Doppler Turbulenzen oder Geschwindigkeitsveränderungen sichtbar sind, erfolgt eine Pw-Doppler-Sonographie, ferner sollten die A. femoralis communis, superficialis und poplitea jeweils mit einer Doppler-Kurve dokumentiert werden
- Die Ausbildung von Kollateralgefäßen zur Umgehung arterieller Verschlußprozesse erschwert die Beurteilbarkeit in der FKDS
- Die A. poplitea kann sowohl in Rückenlage, bei außenrotiertem leicht gebeugtem Bein, als auch in Bauchlage untersucht werden (nach eigener Erfahrung besser geeignet)
- Ca. 6–7 cm vom Kniegelenk entfernt teilt sich die A. poplitea in die A. tibialis anterior, die im weiteren Verlauf

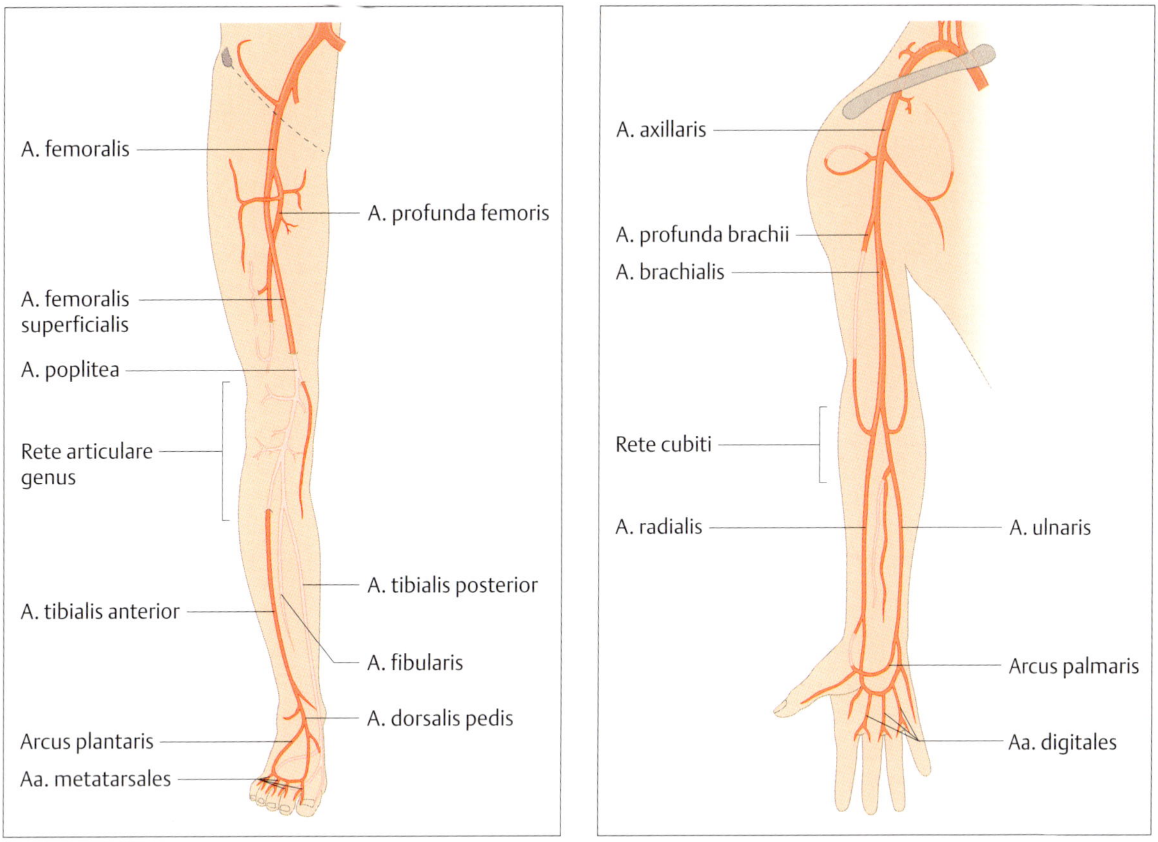

👁 15.**29** Gefäßanatomie an Bein und Arm von anterior, dorsale Gefäßabschnitte gestrichelt gezeichnet.

die Membrana interossea perforiert und die Vorderseite des Unterschenkels erreicht, und in die eigentliche Fortsetzung, den Truncus posterofibularis mit der A. fibularis/peronea und der A. tibialis posterior auf (👁 15.**29**)

- Die A. tibialis posterior ist am besten von medial her einzusehen, die A. tibialis anterior von frontal, beide Arterien können bis in Knöchelhöhe gut verfolgt werden
- Da die A. fibularis in der Tiefe verläuft, ist sie nicht immer gut darstellbar
- Das typische Flußmuster einer Extremitätenarterie ist triphasisch (steiler systolischer Anstieg, Abfall und geringer Reflux, erneuter antegrader Flow mit geringer Amplitude in der Diastole)
- Die Stärke des retrograden Blutflusses verringert sich in den Arterien unterhalb des Knies
- Allerdings findet man die ideale triphasische Doppler-Kurve nicht bei allen gefäßgesunden Patienten (👁 15.**30**)
- Die dritte Phase (mitteldiastolische Vorwärtsströmung) ist abhängig von der Elastizität der Gefäßwand und kann im fortgeschrittenen Lebensalter verschwinden
- Im Seitenvergleich bestehen in der Amplitudenhöhe der Doppler-Kurve keine wesentlichen Differenzen
- Das enddiastolische Niveau der Doppler-Kurve befindet sich unter Ruhebedingungen auf der Nullinie (= kein Blutfluß in der Arterie)

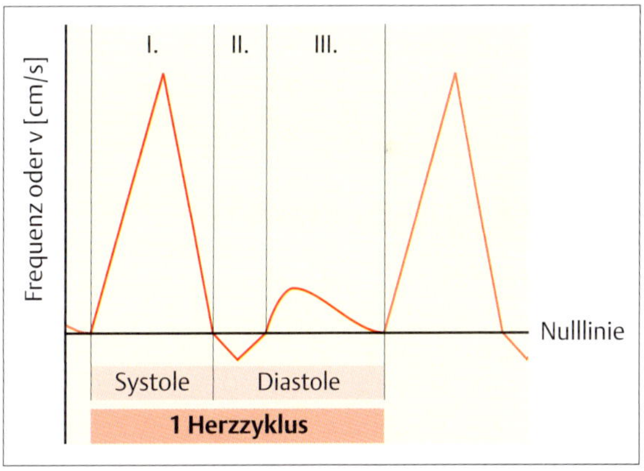

👁 15.**30** Schema einer idealen Doppler-Kurve einer Extremitätenarterie.

- Unter Belastung und danach bis zur Erholung ergeben sich folgende physiologische Veränderungen der Doppler-Kurve (T 15.**5**):
  - Systolische Spitzengeschwindigkeit erhöht
  - Anhebung der frühdiastolischen Rückwärtsströmung über die Nullinie, wobei die Akzentuierung erhalten bleibt
  - Erhöhung der enddiastolischen Strömungsgeschwindigkeit

T 15.5 Beeinflussung der Doppler-Kurve (modifiziert nach Kopp und Ludwig 1999)

Parameter	**Beeinflussung** *Verringerung*	*Erhöhung*
Systolische Spitzenfrequenz (Spitzengeschwindigkeit)	je steiler der Sondenwinkel desto kleiner die Amplitude	Gefäßspasmen und in/nach Stenosen
	Venenüberlagerung	Hyperthyreose
		Erhöhung
Systolische Signalbreite		bei Stenosen > 70% oder Verschlüssen proximal der Ableitstelle
	Verringerung	
Frühdiastolische Rückwärtsströmung	durch eine Verringerung des peripheren Gefäßwiderstandes, proximale Stenosen	
		Erhöhung
Enddiastolische Frequenz (Flußgeschwindigkeit)		durch Verringerung des Ausstromwiderstandes
		Erhöhung
Bandbreite des Frequenzspektrums		Störungen des laminaren Blutflusses bei Stenosen, Aufzweigungen, Erweiterungen oder Knickbildungen

Pseudoaneurysmen, Aneurysmen und A.v.-Fisteln

Relevante Basisinformationen

- Ein Pseudoaneurysma kann nach einem Trauma, einer chirurgischen Intervention oder häufiger nach einer Herzkatheteruntersuchung, einer Angiographie oder nach Plazierung einer arteriellen Druckmessung entstehen
- Bevorzugte Lokalisation ist die A. femoralis communis, nach Punktion dieser Arterie ist mit einer Inzidenz von 0,5 – 1% mit Pseudoaneurysmen zu rechnen
- Das Pseudoaneurysma hat dabei unmittelbaren Kontakt mit der Punktionsstelle der Arterie und ist über einen variablen Kanal mit dem Gefäßlumen verbunden (👁 15.**31**)
- Bei arteriellen Punktionen proximal des Leistenbandes ist das Risiko der Entwicklung von Komplikationen (auch Pseudoaneurysmen) höher als bei Punktionen der A. femoralis communis. Unzureichende Kompression, adipöse Patienten und Antikoagulantien erhöhen das Risiko der Entwicklung von Pseudoaneurysmen
- Klinisch können Hämatome durch eine Fortleitung der Pulsation als Pseudoaneurysmen imponieren
- Aneurysmen entwickeln sich überwiegend im Alter von > 60 Jahren, das pathologische Korrelat liegt dabei in der nachlassenden Stabilität der Gefäßwand (aufgrund einer Atherosklerose [> 90%], einer Entzündung oder einer genetischen Disposition) (👁 15.**31**)
- Poplitealaneurysmen und Aneurysmen der A. femoralis sind an den Extremitäten am häufigsten, sie treten zu 35 – 50% bilateral auf, zu 20 – 35% sind sie mit Aneurysmen der Aorta abdominalis kombiniert
- Die FKDS ist der Goldstandard in der Aneurysmendiagnostik dieser Region, da bei der Angiographie durch einen Thrombus häufig ein normales Popliteallumen vorgetäuscht werden kann
- Poplitealaneurysmen können lange asymptomatisch bleiben, die Gefahr besteht neben der selteneren Ruptur in einer progredienten Thrombosierung und Embolisierung in die Unterschenkelarterien
- Ab einer Arteriendurchmesserzunahme um 50% kann man sicher von einem Aneurysma sprechen; ist der Durchmesser im Poplitealbereich > 2 cm, so steigt die Komplikationsrate deutlich an
- A.v.-Fisteln imponieren klinisch durch eine Vibration der Venenwände (Schwirren), die auskultierbar und palpabel ist
- Hauptursache sind arterielle Punktionen im Bereich der A. femoralis communis (Inzidenz etwa 0,5%) und angeborene Fehlbildungen (z.B. beim Klippel-Trenaunay-Syndrom)
- Trauma oder Operation als Ursache für A.v.-Fisteln sind sehr selten
- Zur Identifizierung der Fistel ist die FKDS im Transversalschnitt gut geeignet
- *Weiterführende Diagnostik:* DSA, Angio-CT, Angio-MRT

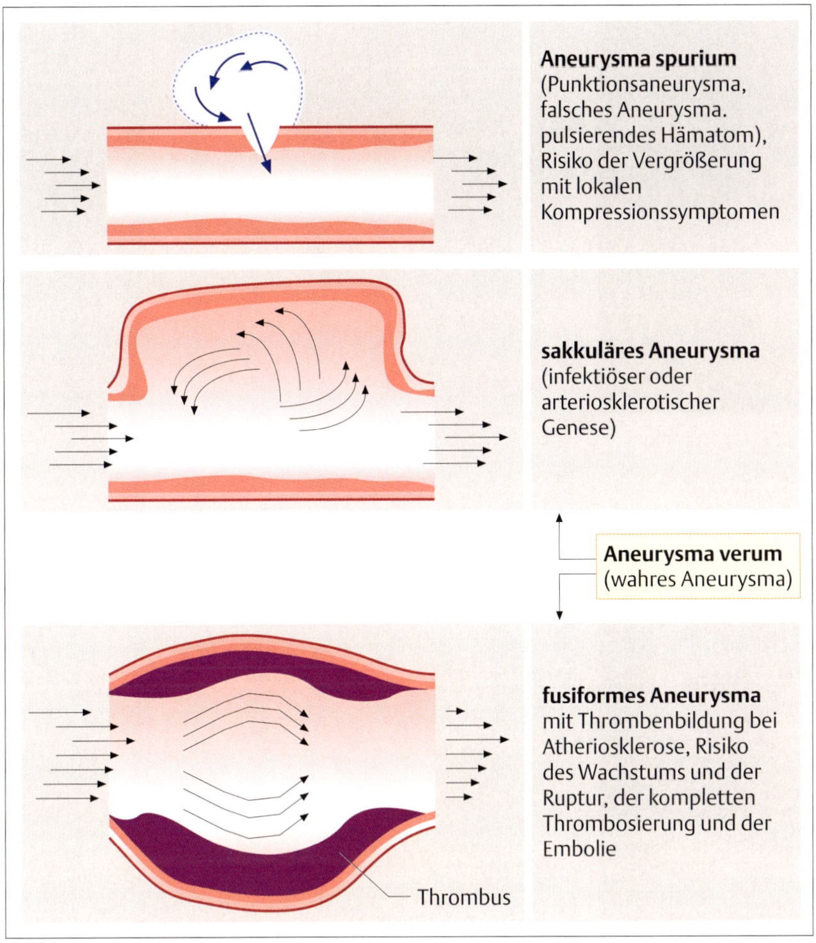

15.**31** Schematische Darstellung der häufigsten arteriellen Aneurysmata.

Sonographische Befundkriterien

- Ein **Pseudoaneurysma** imponiert als echoarme paraarterielle Formation mit einer echoreichen Begrenzung (Hämatom)
- Im Pseudoaneurysma ist mit FKDS ein verwirbelter Blutfluß nachweisbar, mit Einströmen von Blut in der Systole und Ausströmen in der Diastole (15.**32**)
- Der Verbindungskanal zwischen originärer Arterie und Pseudoaneurysma läßt sich mit der FKDS identifizieren (15.**33**)
- Ein **thrombosiertes Pseudoaneurysma** imponiert als echoarme bis echoreiche heterogene Gewebsmasse (15.**34**)
- Ein **Aneurysma** ist eine spindelförmige Auftreibung der Arterie, häufig mit dem Nachweis von leicht echoreichen Thromben im Gefäßlumen, das noch durchströmte Lumen ist dabei oft erheblich kleiner als der Außendurchmesser des Aneurysmas
- Bei einer **A.v.-Fistel** findet sich ein kontinuierliches Flußsignal mit hoher Geschwindigkeit in der Vene (beachte Seitenvergleich), das bei größeren Fisteln im Valsalva-Preßversuch nicht sistiert, typisch: Zunahme der Frequenzbreite und Wegfall des schallfreien Fensters sowie Fehlen der Atemmodulation in der Doppler-Spektralanalyse (15.**35**)

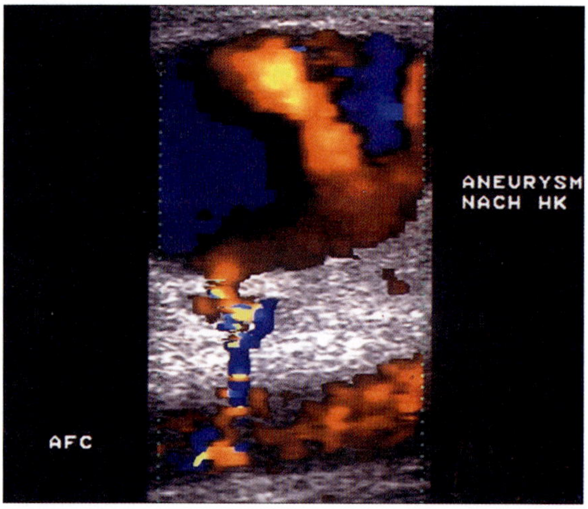

👁 15.**32 a** Pseudoaneurysma der A. femoralis communis 4 Tage nach einer Herzkatheteruntersuchung, mit dem typischen turbulenten Flow.

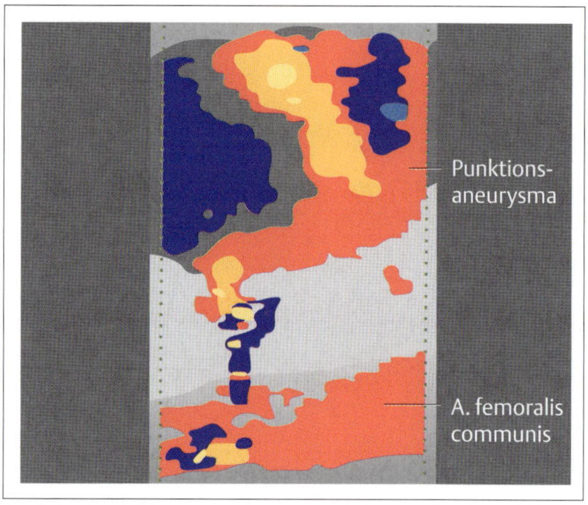

👁 15.**32 b** Schemazeichnung.

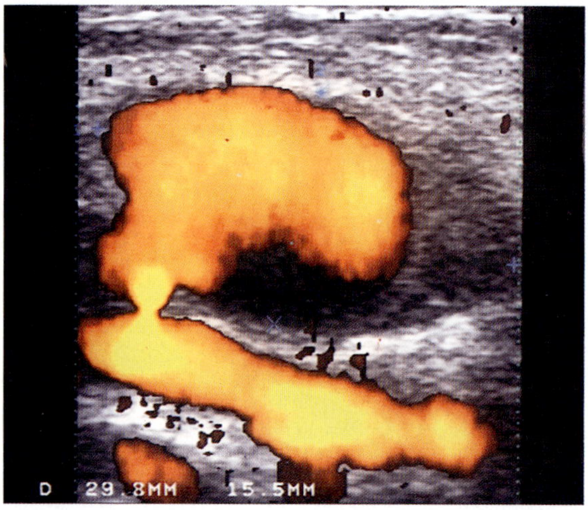

👁 15.**33 a** Bereits partiell thrombosiertes Pseudoaneurysma der A. femoralis communis nach Herzkatheter mit Darstellung der Arterienläsion im Power-Mode.

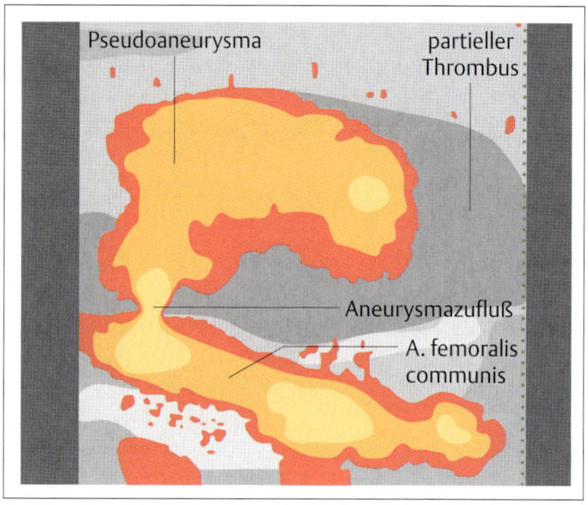

👁 15.**33 b** Schemazeichnung.

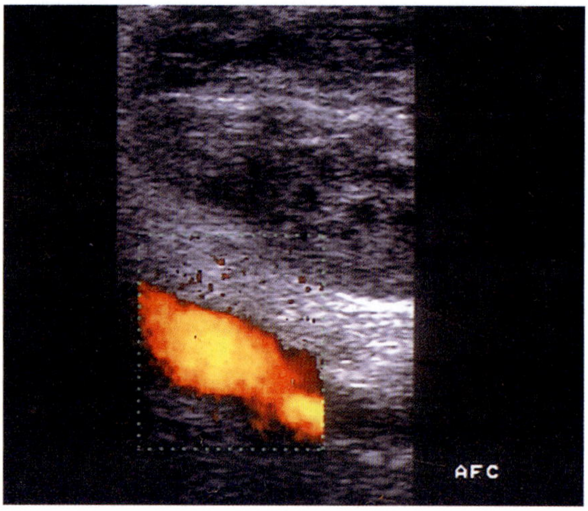

👁 15.**34 a** Nach 2 Monaten spontan thrombosiertes Pseudoaneurysma der A. femoralis communis, derselbe Patient wie in 👁 15.**33**, Power-Mode.

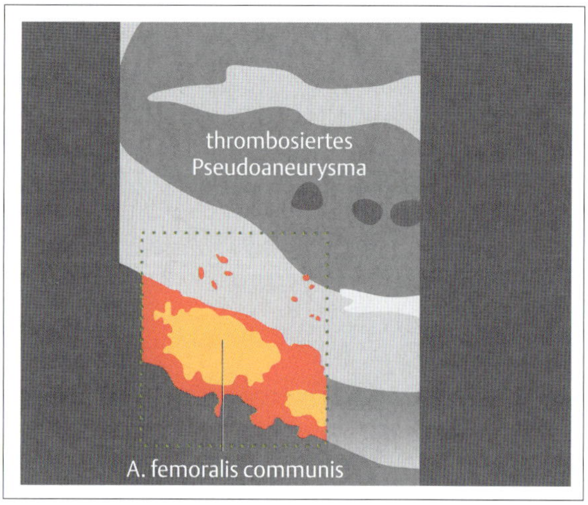

👁 15.**34 b** Schemazeichnung.

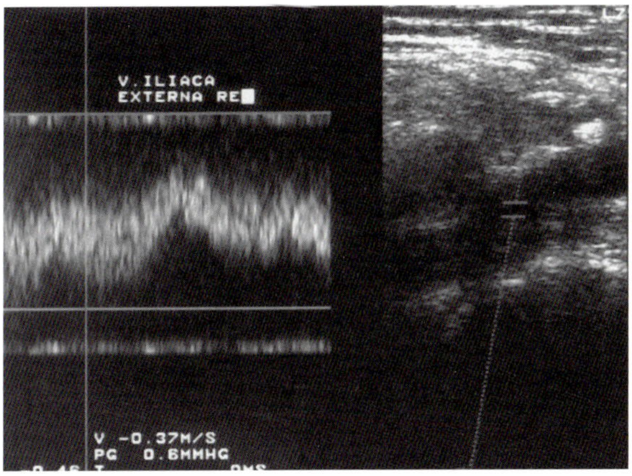

15.35 a Darstellung der V. iliaca externa mit Doppler-Ableitung bei einer iatrogenen a.v.-Fistel in Höhe des Leistenbandes, kontinuierlich hoher Flow ohne Beeinflußbarkeit im Valsalva-Preßversuch.

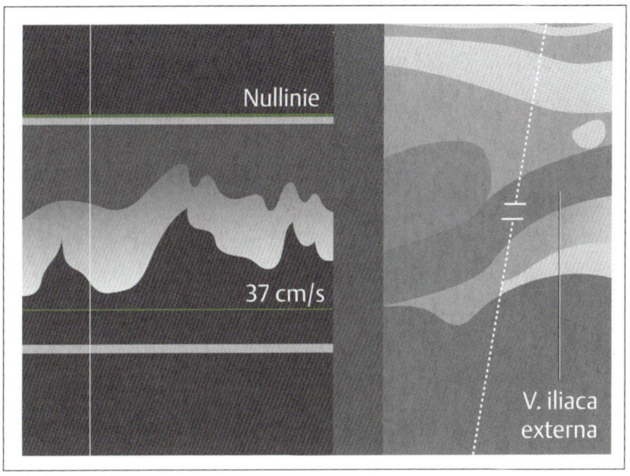

15.35 b Schemazeichnung.

Konsequenz für die Chirurgische Therapie

Befund	Charakteristik	Therapie
Pseudoaneurysma	größenstabil, keine Verdrängungssymptome	konservativ abwartendes Verhalten, meist spontane Thrombosierung innerhalb von 3 Monaten ultraschallgestützte Kompression der Halsregion des Pseudoaneurysmas, um eine Thrombosierung herbeizuführen (Fluß in der Arterie sollte nicht beeinflußt werden, Kompressionszeit 10 – 60 min je nach Größe)
Pseudoaneurysma	größenprogredient im Verlauf, in die Iliakalregion hineinreichend, mit Kompressions- oder Ischämiesymptomen oder länger als 3 Monate bestehend	chirurgische Sanierung (Gefäßnaht oder Patchplastik)
Poplitealaneurysma	asymptomatisch, < 2 cm Durchmesser (ohne periphere Embolisation)	Beobachtung, ggf. Thrombozytenaggregationshemmer
Poplitealaneurysma	symptomatisch oder deutliche Größenprogredienz, > 2 cm, Rupturverdacht	Ausschaltung des Aneurysmas, gefäßchirurgische Rekonstruktion
A.v.-Fistel	unmittelbar postinterventionell, mit Flowstop im Valsalva, keine Klinik	engmaschige Kontrolle mit FKDS
A.v.-Fistel	deutlicher Flow (kein Stop im Valsalva), symptomatisch, persistierend > 4 Wochen	operative Freilegung und Rekonstruktion von Arterie und Vene interventionsradiologische Versorgung

Periphere arterielle Verschlußkrankheit (pAVK)

Relevante Basisinformationen

- Ca. 5 – 10 % der Menschen über dem 70. Lebensjahr leiden an einer symptomatischen pAVK
- Zwischen dem 40. und 64. Lebensjahr bei etwa 2,5 % der Bevölkerung nachzuweisen (Kappert 1989)
- FKDS besonders im aorto-iliakalen und femoro-distalen Abschnitt bei der pAVK-Diagnostik der unteren Extremitäten geeignet
- Einteilung nach Fontaine (T 15.**6**)
- In 70 % beide Beine gleichzeitig befallen
- Der femoro-popliteale Abschnitt ist mit etwa 50 % die häufigste Verschlußlokalisation
- Cw-Doppler-Sonographie mit der Stiftsonde, inklusive des ABI (ankle brachial index), bzw. die Messung segmentaler Arteriendrucke dienen als Screeningmethode zum Nachweis relevanter Stenosierungen im aorto-iliakalen und femoro-poplitealen Bereich der Arterien, sie sind jedoch nicht in der Lage, die genaue Schwere und die Ausdehnung einer pAVK zu charakterisieren
- ABI (ankle brachial index) = RR systolisch am Knöchel/RR systolisch am Arm
  - ABI > 1: normal
  - ABI < 1: Verdacht auf eine pAVK
  - ABI < 0,5: wahrscheinlich Mehretagenbefall, kritische Minderdurchblutung
- Kritische Ischämie: persistierende oder wiederkehrende Ruheschmerzen mit oder ohne Nekrosen im Fuß- oder Zehenbereich, verbunden mit einem systolischen Fußarteriendruck < 50 mm Hg (Ausnahme Diabetiker)
- Bei pAVK können Arterienverschlüsse und normale Arteriensegmente nebeneinander vorkommen
- Aufgrund der Länge der Beingefäße ist eine komplette FKDS der Beine relativ zeitaufwendig und gibt dem Chirurgen dennoch keinen umfassenden Eindruck über die Möglichkeiten einer Gefäßrekonstruktion
- Entscheidung zu einer invasiven Therapie derzeit immer noch anhand der Klinik kombiniert mit einer Angiographie (DSA oder MRA), hiermit ist eine bessere Aussage über die vorgeschalteten Beckengefäße (run in), den nachgeschalteten Gefäßabschnitt (run off), die Länge der Verschlußprozesse und deren Kollateralisation möglich
- Detektion von Stenosen > 50 % und Verschlüssen im femoro-poplitealen Bereich gelingt mit einer Sensitivität und Spezifität von ca. 90 % (Ranke et al. 1992, Whelan et al. 1992). Grobe Richtlinie: T 15.**7**
- Prinzipiell können auch die Arterien des Unterschenkels mit der FKDS auf Stenosen und Verschlüsse untersucht werden, dies ist jedoch extrem zeitaufwendig, und die Aussagen sind oft nicht klinisch suffizient, so daß beim eigenen Vorgehen weitgehend darauf verzichtet wird
- Die systolischen Spitzengeschwindigkeiten verringern sich je weiter distal man eine Beinarterie ableitet (AFC ~ 1,1 m/s, AFS ~ 0,9 m/s, APOP ~ 0,7 m/s, Unterschenkelarterien ~ 0,4 – 0,5 m/s)

T **15.6** Einteilung der peripheren arteriellen Verschlußkrankheit nach Fontaine

Stadium nach Fontaine	Symptom
I	asymptomatisch
II a	Claudicatio intermittens, Gehstrecke > 200 m
II b	Claudicatio intermittens, Gehstrecke < 200 m
III	Ruheschmerz, trophische Störungen
IV	Gangrän

T **15.7** Normale Flußgeschwindigkeiten in peripheren Beinarterien und Erhöhung bei Stenose

Gefäß	Normale systolische Spitzengeschwindigkeit	Stenose, wenn systolische Spitzengeschwindigkeit über
A. femoralis	< 110 cm/s	200 cm/s
A. poplitea	< 70 cm/s	150 cm/s

- Iliakalarterien aufgrund der häufigen Darmgasüberlagerungen nur eingeschränkt zu beurteilen
- Diagnostische Kriterien für die selteneren arteriosklerotischen Verschlußprozesse an den Arterien der oberen Extremität entsprechen denen des Beines
- Um eine Stenose zu beurteilen, vergleicht man die systolische Spitzengeschwindigkeit in der Stenose und ca. 2 – 4 cm davor miteinander und kann ggf. eine Ratio berechnen
  - Maximale systolische Geschwindigkeit in der Stenose/maximale systolische Geschwindigkeit 2 – 4 cm vor der Stenose > 3
    Stenose > 75 %
- *Weiterführende Diagnostik:* DSA (Goldstandard!), ABI, Plethysmographie, Angio-MRT

Sonographische Befundkriterien

- Fehlen des Farbsignals und des Pw-Doppler-Signals sind Zeichen für einen **Gefäßverschluß** (dabei Doppler gain hoch und Geschwindigkeitsskala niedrig [PRF ↑], um auch niedrige Geschwindigkeiten erfassen zu können), Segmente proximal und distal der Okklusion und Begleitvenen mit darstellen, ggf. echogene Anteile im Gefäßlumen (👁 15.**36**, 15.**37**)
- **Stenosen, die mehr als 50 % des Gefäßlumens ausmachen,** sind hämodynamisch signifikant, hier zeigt sich im Bereich der engsten Stelle und unmittelbar danach eine deutliche Erhöhung der systolischen Spitzengeschwindigkeit, die FKDS erleichtert durch ihren Farbumschlag (ggf. auch durch ein Aliasing) in diesem Bereich die Detektion

- **Eine Stenose von 50%** erhöht die systolische Spitzengeschwindigkeit um ca. 100% (Verdopplung!), eine Stenose von 75% um 370% im Vergleich mit dem entsprechenden normalen peripheren Arteriensegment (Ranke et al. 1992) (👁 15.**38**)
- Eine über 200 cm/s erhöhte systolische Spitzengeschwindigkeit entspricht ca. einer 50%igen Stenose in der proximalen A. femoralis und einer ca. 75%igen Stenose in der Poplitealregion (Polak 1998)
- **Stenosen unter 50%** zeigen eine Verbreiterung des Doppler-Spektrums
- Eine verringerte systolische Spitzengeschwindigkeit mit monophasischem persistierend antegradem Charakter entspricht einer **Okklusion/Stenose** proximal der Ableitstelle (👁 15.**39**)
- **Kalkablagerungen** mit dem typischen Schallschatten gehören zum Bild der pAVK und können die sonographische Beurteilbarkeit deutlich einschränken
- Bei einem **Entrapment der A. poplitea** befinden sich Muskel oder Sehne des medialen Gastroknemiuskopfes atypisch zwischen V. und A. poplitea, bei Dorsal- oder Plantarflexion kommt es im Falle einer Stenosierung zur Veränderung der Doppler-Kurve (mindestens Verdopplung der systolischen Spitzengeschwindigkeit)

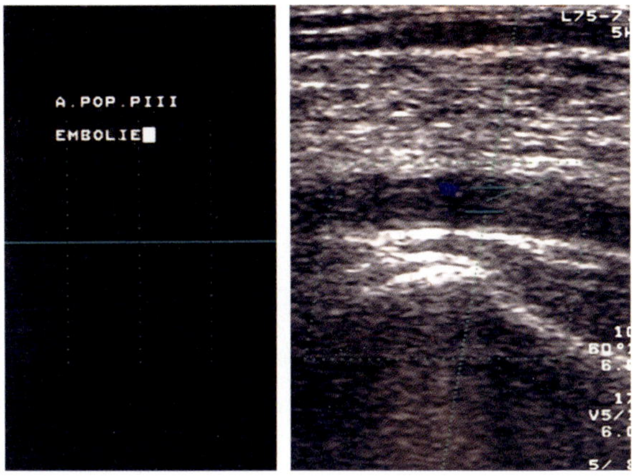

👁 15.**36 a** Kompletter akuter Verschluß der A. poplitea im P-III-Segment, ohne Flow in der FKDS und im Pw-Doppler, longitudinale Darstellung.

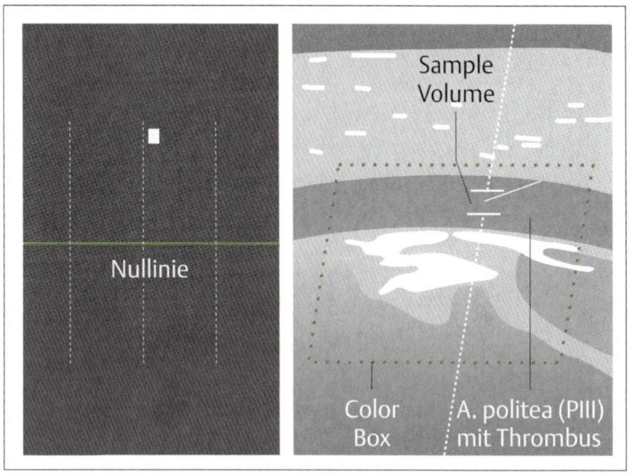

👁 15.**36 b** Schemazeichnung.

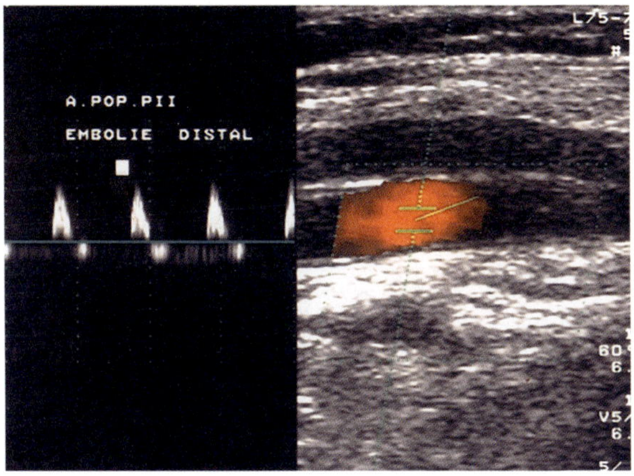

👁 15.**37 a** Ableitung der A. poplitea im PI-PII-Segment bei distalem Verschluß, es sind nur noch ein Flow in der Systole und ein geringer Reflux nachweisbar, aufgrund des Verschlusses gibt es keinen diastolischen Blutfluß mehr (derselbe Patient wie 👁 15.**36**).

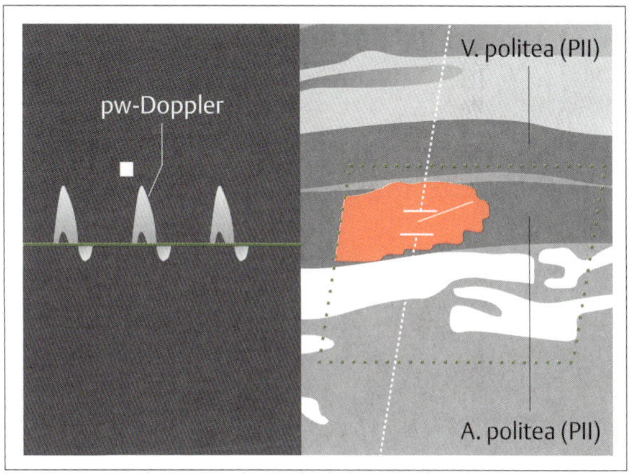

👁 15.**37 b** Schemazeichnung.

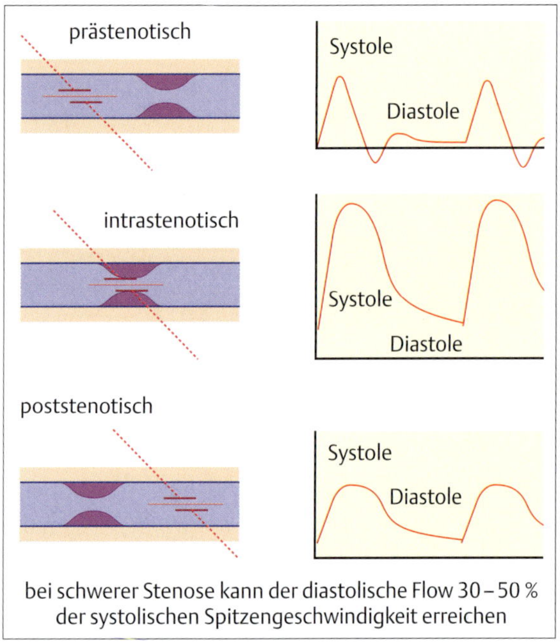

15.38 Verhalten der Doppler-Kurve im Bereich einer Stenose.

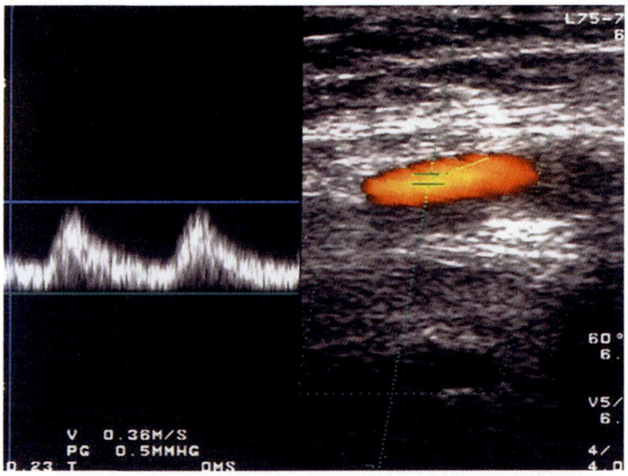

15.39 a A. femoralis communis, pAVK mit nur noch monophasischer Ableitung bei einer proximalen Arterienstenose.

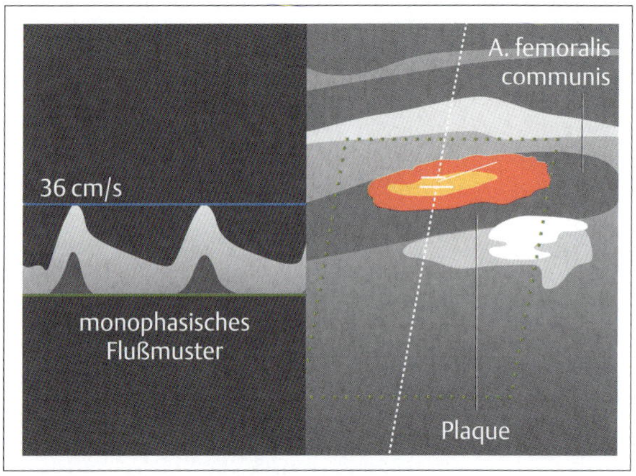

15.39 b Schemazeichnung.

Konsequenz für die Chirurgische Therapie

Befund	Charakteristik	Therapie
pAVK femoro-popliteal	Stadium I	keine, ggf. Thrombozytenaggregationshemmer
pAVK femoro-popliteal	Stadium II a	Gehtraining, Pentoxifyllin, Thrombozytenaggregationshemmer, nur im Einzelfall Gefäßrekonstruktion nach konservativem Therapieversuch
pAVK femoro-popliteal	Stadium II b, III und IV	PTA meist bei kurzstreckigen Verschlüssen und Stenosen Desobliterations- oder Bypassverfahren Thrombendarteriektomie mit Patchplastik vorwiegend im Bereich des Profundaabganges

FKDS im Rahmen gefäßchirurgischer Rekonstruktionen bei pAVK

Relevante Basisinformationen

- Zum Einsatz kommen Desobliterationen (direkte oder indirekte Thrombendarteriektomien), Bypassverfahren (autologe Vene oder Prothesenmaterial) und in jüngster Zeit transarteriell geführte Endoprothesen (Stents)
- In der frühen postoperativen Phase können noch vorhandene Gaseinschlüsse und Hämatome die Darstellung der Gefäßrekonstruktion erschweren
- Hämatome und Pseudoaneurysmen nach einer Bypassoperation lassen sich ebenfalls gut mit der FKDS darstellen
- Die FKDS kann Stenosen oder Bypassverschlüsse sicher identifizieren
- Stenosen nach Kunststoffbypässen entstehen überwiegend an den Anastomosen mit den originären Arterien durch eine fibrointimale Hyperplasie (Manifestationsdauer ca. 2 Jahre nach Operation)
- Der Durchmesser eines Venenbypass kann erheblich schwanken, das proximale Segment hat beim reversed bypass einen geringeren Durchmesser als das distale Bypassende
- Flußcharakteristik in einem gut funktionierenden Bypass (einschließlich gutem run in und run off) kann der einer normalen Arterie in diesem Segment entsprechen, jedoch ist ein frühdiastolischer Rückfluß oft kaum oder gar nicht abzuleiten
- Ein venöser Bypassverschluß im ersten Monat (Frühverschluß) resultiert meist aus einem technischen Problem (schlechte Anastomose, Klemmdefekte, schlechter run in oder run off)
- Im weiteren Verlauf kann auch bei Verwenden einer Vene eine fibrointimale Hyperplasie an den funktionslosen Klappen und den Anastomosen zur Ausbildung von Stenosen und Verschlüssen führen
- Eine Stenose bei infrainguinalen Venenbypässen mit mehr als 70% Lumenreduktion führt meist innerhalb von 3–6 Monaten zum Bypassverschluß (Idu et al. 1993)
- Routinemäßige Bypasskontrollen mit der FKDS und rechtzeitige Revisionen können die Lebensdauer des Bypass erheblich verlängern
- Bei Patienten, die für einen Venenbypass vorgesehen sind und bei denen in der Anamnese eine Thrombose, eine Varizenoperation oder eine Venenentnahme angegeben wurde, empfiehlt sich bereits präoperativ eine FKDS zur Beurteilung der Venensituation
- Venen mit einem Durchmesser von > 2–3 mm sind als Arterienersatz meist gut geeignet
- *Weiterführende Diagnostik:* DSA, MRA, ABI, cw-Doppler

Sonographische Befundkriterien

- Eine **Stenose** imponiert durch eine Erhöhung der systolischen Spitzengeschwindigkeit im Bereich der Lumenreduktion bzw. unmittelbar poststenotisch im Bereich des Alias-Phänomens. Bei einer Verdopplung der systolischen Spitzengeschwindigkeit kann mit einer Stenose von ca. 75% gerechnet werden (👁 15.**40**)
- Eine Erhöhung der systolischen Spitzengeschwindigkeit um bis zu 50% im Bereich der distalen Bypassanastomose wird aufgrund der Geometrie der verschiedenen Anastomosentechniken häufig beobachtet
- Eine systolische Spitzengeschwindigkeit von < 45 cm/s in einem normalen Bypass (3 mm) spricht für eine **Behinderung des Blutflusses,** sie kann im Ein- oder Ausflußbereich oder im Bypass selber lokalisiert sein: Verlaufsuntersuchung wichtig!
- Fehlen des Farbsignals und des Pw-Doppler-Signals sind Zeichen für einen **kompletten Gefäßverschluß** (dabei Doppler gain hoch und Geschwindigkeitsskala niedrig [PRF↓]), um auch niedrige Geschwindigkeiten erfassen zu können
- Ein **PTFE-Prothesenbypass** zeigt eine typische echoreiche Doppellinie, Dacron imponiert durch ein sägezahnartiges Bild (👁 15.**41**)

Konsequenz für die Chirurgische Therapie

Befund	Charakteristik	Therapie
Infrainguinale Rekonstruktion	konstant gute Perfusion in Intervallkontrollen	keine Intervention
Infrainguinale Rekonstruktion	Verschlechterung des ABI um > 0,15 **und** systolische Spitzengeschwindigkeit < 45 cm/s (mit oder ohne Klinik) ggf. lokale systolische Spitzengeschwindigkeit > 200 cm/s	Revision und Behebung der Stenose (Serviceoperation) wenn Kontraindikationen zur Revaskularisation ggf. Verordnung eines Vitamin-K-Antagonisten
Infrainguinale Rekonstruktion	akuter Bypassverschluß	DSA zur Objektivierung des Gefäßbefundes operative Revision, alternativ interventionelle Kathetertherapie
Infrainguinale Rekonstruktion	chronischer Bypassverschluß/ Thrombose	operative Revision (Neuanlage) in Abhängigkeit von Klinik und den technischen Möglichkeiten

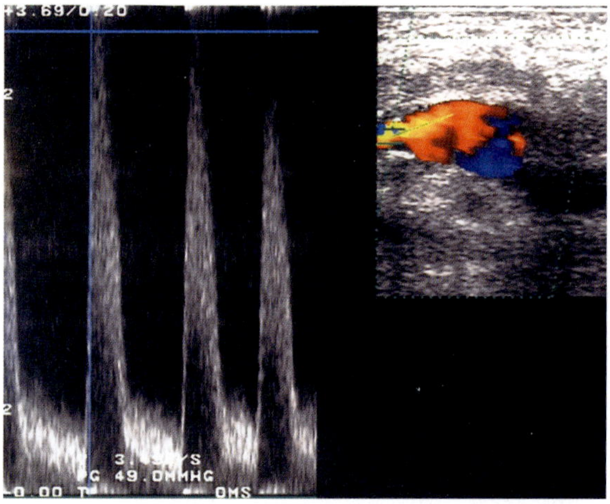

15.40 a FKDS einer Stenose im Bereich der AFC bei pAVK, mit einer SPV = 349 cm/s, Aliasing, monophasischer Fluß, longitudinale Darstellung. Zustand nach Desobliteration.

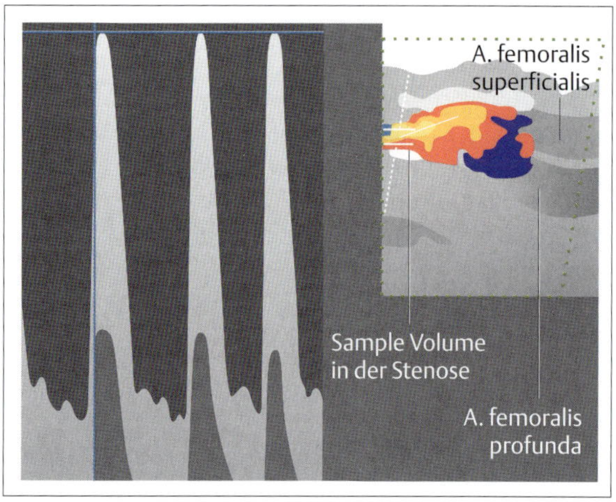

15.40 b Schemazeichnung.

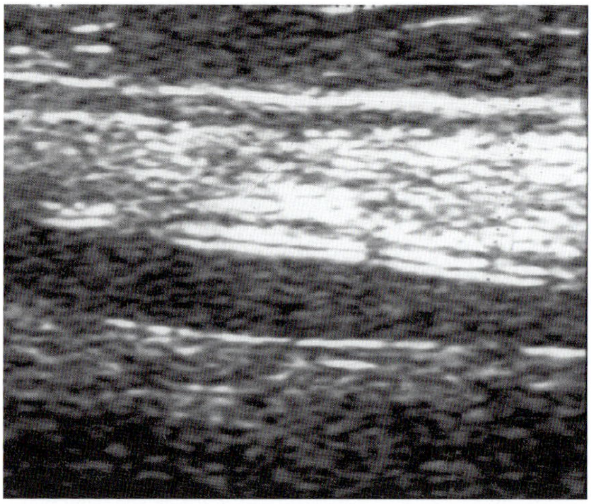

15.41 a Thrombosierter PTFE-Bypass, 5 Tage nach dem Verschluss, kein Fluß in der FKDS, homogener echoreicher Thrombus intraluminal, longitudinal.

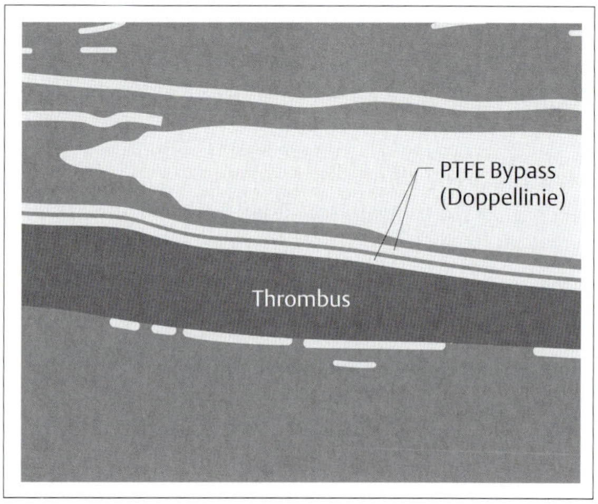

15.41 b Schemazeichnung.

FKDS der supraaortalen Gefäße

Relevante Basisinformationen

Karotis

- Über die normale Anatomie im supraaortalen Stromgebiet informiert 15.**42**
- Karotisbifurkation ca. in Höhe des Schildknorpeloberrandes (bei kurzem Hals auch höher)
- Untersuchungsposition des Patienten ist variabel
- Im eigenen Vorgehen hat es sich bewährt, daß der Patient auf dem Rücken liegt und der Untersucher oberhalb des Kopfes sitzt (der Hals kann dabei leicht überstreckt werden, und der Patient kann den Kopf etwas von der zu untersuchenden Seite abwenden) (15.**43**)
- Die Untersuchung besteht aus drei gleichwertigen Abschnitten:
  - B-Bild-Sonographie
  - Doppler-Sonographie mit Frequenzspektrumanalyse
  - FKDS
- FKDS erleichtert das Lokalisieren von hämodynamisch relevanten Stenosen und hilft bei der Aufklärung von Widersprüchen zwischen Sonographie und Doppler-Sonographie
- Es werden kleine Linearschallköpfe mit 5 – 10 MHz verwendet
- A. carotis communis (ACC), A. carotis interna (ACI), A. carotis externa (ACE) und A. vertebralis (AV) werden zunächst in Längsrichtung untersucht, und aus jedem Gefäß erfolgt eine Duplex-Ableitung (winkelkorrigierte Strömungssignale) zur Dokumentation der normalen Perfusionsverhältnisse, die ACC, ACE und ACI werden zusätzlich immer im Querschnitt beurteilt, pathologische

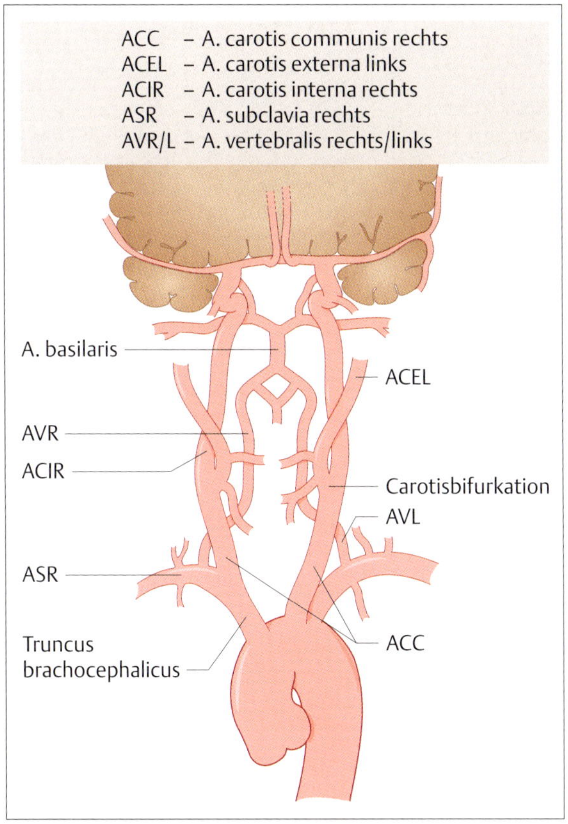

15.42 Normale Anatomie der supraaortalen Arterien, Gefäße mit Abkürzungen bezeichnet.

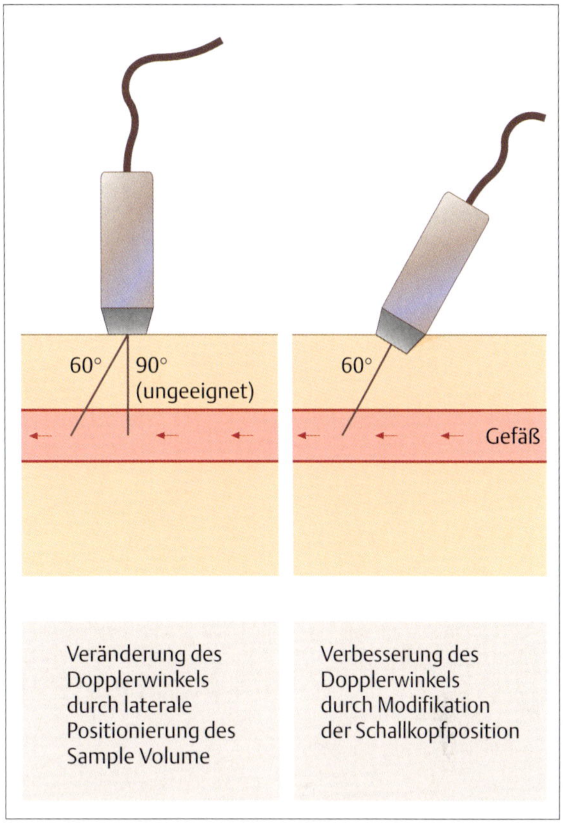

15.44 Realisierung eines optimalen Doppler-Winkels.

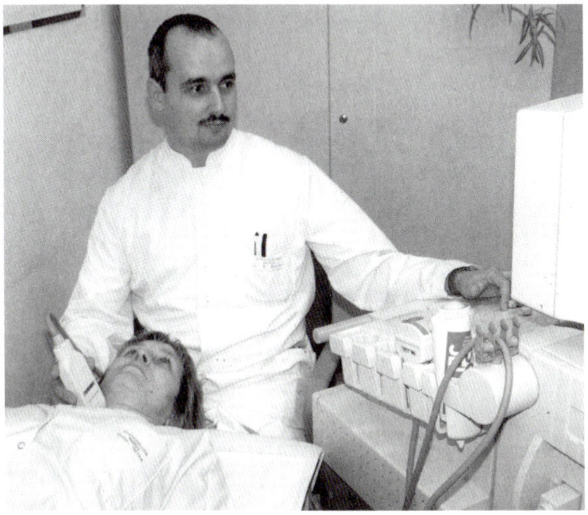

15.43 Mögliche Untersuchungsposition bei der FKDS des Karotisstromgebietes.

Befunde werden separat dokumentiert (transversal und longitudinal)

- Die longitudinale Beurteilung der Karotis erfolgt sowohl in anterior-posteriorer als auch in latero-posteriorer Schallrichtung
- Bei anatomischen Unklarheiten (mäanderförmiger Gefäßverlauf, Kinking, extreme Schallschattenbildung) ist primär die transversale Untersuchung zur Orientierung über den Gefäßverlauf empfehlenswert
- Eine beidseitige Blutdruckmessung sollte bei jeder supraaortalen Gefäßuntersuchung durchgeführt werden (Subklaviastenose!)
- Zwischen dem 45. und 65. Lebensjahr ist in der Normalpopulation zu ca. 25–30% mit einer Lumeneinengung < 50% und zu ca. 5% mit einer höhergradigen Stenosierung zu rechnen
- Hauptlokalisationsort arteriosklerotischer Gefäßveränderungen ist die Karotisbifurkation (bis ca. 2 cm in die ACI hinein)
- Plaques oder Stenosen in der ACC kommen nur bei ca. 2% des zur Karotisuntersuchung gelangenden Patientengutes vor
- Bei ca. 60% der Patienten mit TIA, PRIND oder Stroke ist die Ursache eine Läsion im Bereich der ACC oder ACI
- Eine diffuse Verdickung der Intima im Bereich der ACC oder der Karotisbifurkation ist als Zeichen eines generalisierten arteriosklerotischen Prozesses zu werten, selten sind entzündliche Reaktionen oder ein Morbus Takayasu ursächlich

T 15.8 Untersuchung der A. carotis mittels verschiedener Ultraschallverfahren

B-Bild	Doppler-Spektralanalyse	FKDS
– Transverse und longitudinale Darstellung von supraklavikulär bis zum Mandibulum – Durch Kippung des Transducers kann rechts retroklavikular der ACC-Abgang oft eingesehen werden (links ist der Abgang tiefer) – Beobachtung von Plaques (Lage, Ausdehnung, Größe des Residuallumens, Plaquebeschaffenheit) – Die Größenbestimmung des Residuallumens im Verhältnis zum Normallumen läßt sich auf Grund von Schallschatten oft nur schwierig bestimmen – Die Karotisbifurkation sollte longitudinal von anterolateral und posterolateral untersucht werden, um auch kleine Plaquebildungen sicher zu identifizieren	– Bei fehlendem Farbdoppler sollte der gesamte Karotisstamm mit dem Doppler abgefahren werden (weites sample volume) – Dokumentation eines Flußmusters der ACC, ACE, AV und der ACI sollte erfolgen (enges sample volume) – Bei Lumeneinengungen erfolgt die Doppler-Messung unmittelbar vor, in und hinter der vermeintlichen maximalen Stenose (die Doppler-Winkel-Korrektur sollte parallel des Hauptstromes justiert werden) – Die Einstellung der Doppler-Winkel-Korrektur beeinflußt den Doppler-Winkel, der für die Umrechnung der Doppler-Frequenz in eine Geschwindigkeit benötigt wird – Die größte Doppler-Frequenz-Verschiebung würde bei einem Doppler-Strahl-Gefäß-Winkel von 0° erreicht werden, in der Praxis werden Winkel zwischen 30 und 60° akzeptiert, Winkel > 60° sollten nicht in die Messung einbezogen werden, bei einem theoretischen Winkel von 90° ist keine verwertbare Doppler-Verschiebung mehr nachweisbar (Abb. 15.**44**) – Vertebralarterien werden vom Ursprung und zwischen den Transversalfortsätzen bis zur Schädelbasis abgeleitet (auf Flußrichtung achten)	– FKDS erlaubt einen umfassenden Überblick über Gefäß- und Geschwindigkeitsanomalien im Karotisstromgebiet (längs und quer) – Orte mit Turbulenzen (Farbumschlag) und hohen Geschwindigkeiten (hellere Farbe oder Aliasing) – Wenn die Stellen abnormaler Geschwindigkeiten lokalisiert sind, erfolgt die genaue Messung mit der Doppler-Spektralanalyse – Hypoechogene Plaques, die mit dem B-Bild oft übersehen werden, können durch eine entsprechende Farbaussparung identifiziert werden – Kleinste Restlumina können mit der FKDS dargestellt werden, um so einen Verschluß auszuschließen

- Nach gefäßchirurgischer Rekonstruktion oder nach einer Katheterintervention wegen einer Karotisstenose kann, bedingt durch eine fibrointimale Hyperplasie, zu 5–10% eine Restenose innerhalb eines Jahres auftreten
- Übersicht: T 15.**8**
- Indikationen zum Karotis-Duplex:
  - Verdacht auf symptomatische Karotisstenose (Stroke oder TIA)
  - Zervikale Strömungsgeräusche
  - Verlaufskontrolle nach Karotischirurgie
  - Kontrolluntersuchungen bei bekannter Arteriosklerose im Karotisstromgebiet
  - Vor großen chirurgischen Eingriffen, insbesondere vor kardiovaskulären Eingriffen
  - Ggf. auch als Screening bei bekannter Arteriosklerose oder bei Risikofaktoren (umstrittene Indikation)
- Bei symptomatischen Stenosen konnten NASCET (North American Symptomatic Carotid Endarterectomy Trial) und ECST (European Carotid Surgery Trial) dokumentieren, daß die Karotisendarteriektomie ab einem Stenosegrad von 70% deutlich bessere Ergebnisse erbringt als eine alleinige medikamentöse Therapie
- Rothwell et al. schlugen 1999 die Einbeziehung weiterer Risikofaktoren vor: zusätzliche TIA, Plaqueirregularitäten, kurze Anamnesedauer, weibliches Geschlecht, simultane pAVK, Hypertonie
- Wesentlicher Bestandteil bei der Indikationsstellung zur Karotisoperation ist die Einschätzung des Stenosegrades, hier sind verschiedene Systeme etabliert und immer noch Gegenstand der Diskussion
- Da die Angiographie heute nicht mehr zur Routinediagnostik bei Patienten mit einer Karotisstenose gehört, wurden Verfahren zur Stenosegradeinschätzung auf der Basis der Doppler- und Duplex-Sonographie entwickelt, die die systolische Spitzengeschwindigkeit und die enddiastolische oder die minimale diastolische Geschwindigkeit als Kriterien nutzen
- Dabei wird im Vergleich mit der Angiographie eine Genauigkeit von 90–95% erreicht
- Zur Abschätzung einer Karotisstenose wurden mehrere Klassifikationen publiziert (Withers 1990, Zwiebel 1992, Bluth 1988, Strandness 1990, Carroll 1989, Neale 1994, AbuRahma 1998, T 15.**9**–15.**13**)
- Eine PSV > 270 cm/s spricht für eine Stenose von > 70% (Sensitivität 96%, Spezifität 86%), eine EDV > 110 cm/s

15.9 Einteilung von Karotisstenosen nach Neale et al. 1994

Schweregrad	% Stenose	PSV cm/s	EDV cm/s
Moderate	50 – 59	120 – 130	20 – 40
Severe	60 – 79	131 – 250	40 – 100
Critical	80 – 99	> 250	> 100

15.**10** Einteilung von Karotisstenosen nach AbuRahma et al. 1998

Schweregrad	% Stenose	PSV cm/s	EDV cm/s	% Sensitivität	% Spezifität
Mild	30 – 49	> 120	–	93	67
Moderate	50 – 59	> 140	–	92	95
Moderate	60 – 69	> 150	> 65	82	97
Severe	70 – 99	> 150	> 90	85	95

15.**11** Einteilung von Karotisstenosen nach Strandness 1990

% Stenose	Kriterien
1 – 15	keine Auswirkungen
16 – 49	Spektrumverbreiterung
50 – 79	PSV > 125 cm/s, EDV < 140 cm/s
80 – 99	PSV > 125 cm/s, EDV > 140 cm/s

15.**12** Einteilung von Karotisstenosen nach Carroll 1989

% Stenose	PSV cm/s	EDV cm/s
0 – 40	> 25, < 110	< 40
41 – 59	> 120	< 40
60 – 79	> 130	> 40
80 – 99	> 250	> 80 – 135

15.**13** Einteilung von Karotisstenosen nach Neuerburg-Heusler und Hennerici 1999

Stenosegrad	% Stenose	PSV cm/s	EDV cm/s
Nicht-stenosierende Plaques	< 40	< 120	< 40
Geringgradig	40 – 60	> 120	< 40
Mittelgradige	60 – 70	> 120	> 40
Hochgradig	70 – 90	> 240	> 135
Subtotal	> 90	variabel	variabel

spricht ebenfalls für eine Stenose von > 70% (Sensitivität 91%, Spezifität 93%), bei Verwendung von PSV und EDV gemeinsam ist die Sensitivität 96% und die Spezifität 91% (Neale et al. 1994)

- Die Angiographie liefert ein zweidimensionales Bild der Lumenkontur einer Stenose, aus dieser Darstellung kann man die genaue Stenosefläche auf Grund der unterschiedlichen Oberflächenformen der Plaques nur eingeschränkt ermitteln (15.**45**)
- Mit der systolischen Spitzengeschwindigkeit läßt sich ein von der Einengung des Gefäßes abhängiger Parameter messen
- Auf die publizierten Möglichkeiten der Stenoseabschätzung mit Hilfe von Indizes wird im Rahmen dieses Buchkapitels nicht eingegangen
- Die direkte Bestimmung einer Stenose im Ultraschalltransversalschnitt (Verhältnis Residuallumen zu eigentlichem Gefäßlumen) ist in der Praxis aufgrund von Plaqueirregularitäten, eingeschränkter räumlicher Auflösungen und der häufigen Präsenz von Verkalkungen und deren Schallschatten nur selten sicher möglich
- Ein wesentlicher Vorteil der Angiographie ist die zeitgleiche Darstellung der zerebralen Durchblutung (ggf. von nachgeschalteten Stenosen, sog. Tandemstenosen), während die FKDS des Karotisstromgebietes, wenn eine Operationsindikation davon abhängt, immer durch eine transkranielle Doppler-Sonographie ergänzt werden sollte
- Jede Plaque führt zu einer Einengung des Lumenquerschnittes, eine hämodynamische Relevanz (im Doppler meßbare Geschwindigkeitserhöhung) resultiert jedoch erst ab einer Lumenreduktion von 40 – 50%, von Plaque spricht man also nur, wenn *keine* hämodynamisch relevante Stenose vorliegt
- Plaquecharakteristika und ihr Verhalten zeigt 15.**14**
- Plaqueentwicklung zeigt 15.**46**
- Kriterien der Differenzierung zwischen A. carotis interna (ACI) und A carotis externa zeigt 15.**15**
- Bei älteren und chronisch hypertonen Patienten kann der Verlauf der A. carotis gewunden und verlängert sein
- Bei kurzem Hals kann die Karotisbifurkation (Strömungsteile) so weit kranial liegen, daß sie mit einer FKDS-Sonde nicht oder nur unzureichend einsehbar ist
- Eine verminderte diastolische Geschwindigkeit in allen supraaortalen Gefäßen (symmetrisch) kann aus einer reduzierten kardialen Auswurfleistung resultieren und muß nicht Ausdruck einer distalen hochgradigen Stenose sein
- Im Fall einer Arrhythmie sollte die Messung der PSV und EDV in einem normalen kardialen Zyklus erfolgen
- Ein kontinuierlicher diastolischer Rückfluß ist ein Zeichen für eine Aortenklappeninsuffizienz
- Ursachen für einen symmetrischen hohen Blutfluß ohne Karotisstenose können sein: arterielle Hypertonie, systemische a.v.-Fisteln, intrakardiale Shunts

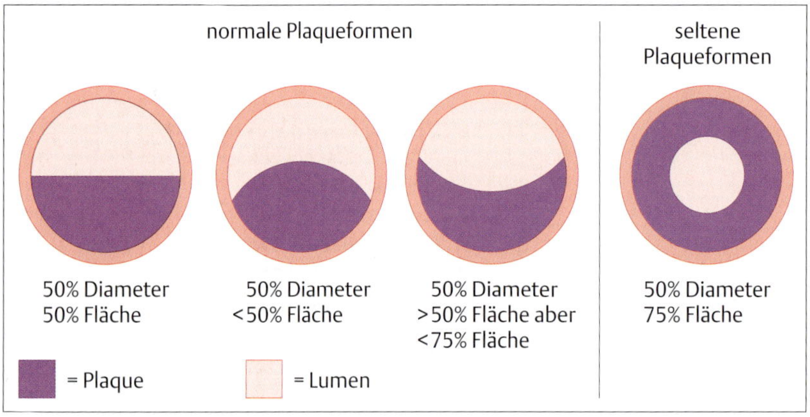

15.**45** Zusammenhang von Oberflächenbeschaffenheit von Plaques, dem Durchmesser einer Stenose und der Reduzierung der Fläche des Gefäßlumens (= eigentlicher Stenosegrad) (modifiziert nach Stavros et al. 1994).

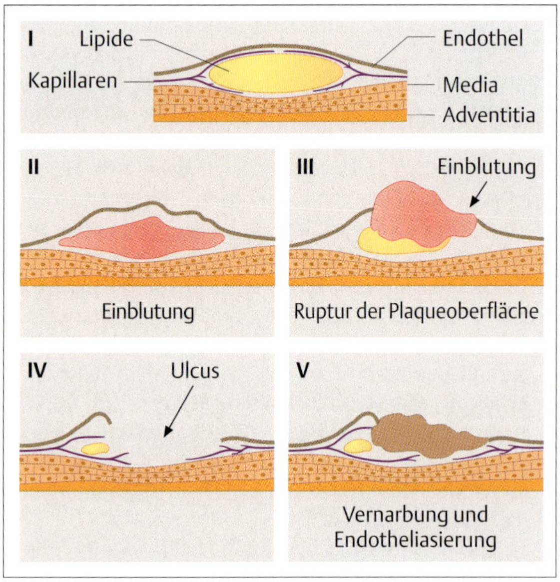

15.**46** Mögliche Plaqueentstehung und Entwicklung.

T 15.14 Plaquecharakteristika im Ultraschall und ihr Verhalten

Plaque	Inhomogene Plaques	Homogene Plaques
Charakteristik	enthalten Hämorrhagien	können Kalk enthalten
US-Bild	heterogen, Low-level-Echos, enthalten hypo- und anechogene Zonen	homogen, echoreich im Vergleich zum Blut
Verhalten	erhöhtes Risiko von Thrombenbildung und Embolie	geringeres Embolierisiko

T 15.15 Kriterien der Unterscheidung von A. carotis interna und A. carotis externa bei der Ultraschalluntersuchung

Kriterium	ACI	ACE
Verlauf	posterior vor der Wirbelsäule (in ca. 95%)	anterior in Richtung Gesicht
Abgänge	keine	ja
Übertragung einer Fingerpulsation im Bereich der A. temporalis	nein	ja
Doppler-Kurve	niedriger Gefäßwiderstand (enddiastolischer Fluß hoch)	hoher Gefäßwiderstand (enddiastolischer Fluß gering)

- Präokklusive Stenosen zeigen nur einen geringen Residualfluß, eine sichere Detektion ist in der Regel nur mit der FKDS möglich
- Kleine systolische „blips" können auch durch Thrombus/Plaque fortgeleitete Pulsationen darstellen
- Der Doppler-Winkel soll auch bei der Ableitung der supraaortalen Arterien zwischen 30 und 60° liegen
- In der Stenose soll der Winkelkorrekturkursor nicht parallel zur Gefäßwand, sondern parallel zur Flußrichtung in der Stenose plaziert werden
- Das Farb-Doppler-Signal überschreibt geräteabhängig die Gefäßwand und ist deshalb nicht zur Bestimmung des Residuallumens geeignet
- Eine Verbreiterung des Doppler-Spektrums bedingt nicht zwingend das Vorliegen einer Stenose, sondern ist in starkem Maße von der Position des „sample volume", seiner Größe, der Flußgeschwindigkeit und dem Gefäßverlauf (Aufteilung, Kurven) abhängig
- Turbulenzen und Veränderungen des Blutflusses können nicht nur bei pathologischen Veränderungen der Gefäße auftreten, sondern auch bei Gefäßaufteilungen, Gefäßkurven oder Gefäßerweiterungen (z.B. normaler partiell reverser Fluß im Karotisbulbus)

- Glomustumor: seltenes Krankheitsbild, semimaligne Geschwulst aus den Chemorezeptoren der Karotisgabel (Paragangliom), klinisch eventuell palpabler Tumor, Bradykardien, Synkopen, ggf. Fistelgeräusch auskultierbar, sehr gut vaskularisiert mit a.v.-Shunts
- Karotisdissektion: Ablösung der Intima von der Media mit Bildung eines falschen und eines wahren Lumens, kann durch ein Trauma, aber auch spontan bei einem Marfan-Syndrom, Kollagenosen, fibromuskulärer Dysplasie oder Hypertonie auftreten, ein begleitendes neurologisches Defizit ist möglich
- Ein Karotisaneurysma ist eine seltene Erkrankung und oft die Folge eines Traumas oder einer entzündlichen Gefäßläsion
- Knick-(Kinking) oder Schleifenbildungen (Coiling), vorwiegend im Bereich der ACI, können anlagebedingt oder auch Ausdruck einer fortschreitenden arteriosklerotischen Gefäßerkrankung sein, neurologische Symptomatik ist möglich
- Ein intraoperatives Monitoring im Rahmen einer Karotis-TEA ist durch eine perioperative transkranielle pw-Doppler-Ableitung möglich, man kann mit ihrer Hilfe über die Notwendigkeit der Einlage eines temporären Shunts entscheiden
- Intrakanielle Mikroembolien, z.B. während der Shunteinlage, können für ein schlechteres neurologisches Spätergebnis verantwortlich sein (Ackerstaff et al. 1995)
- Die klinischen Stadien der Karotisstenosen zeigt T 15.**16**

A. subclavia
- Beim Subclavian-Steal-Syndrom entzieht der Arm aufgrund einer proximalen Stenose (oder Verschluß) der A. subclavia dem zerebralen Kreislauf Blut, und es kommt zur einer dauernden oder temporären Flußumkehr in der A. vertebralis
- Durch das Subclavian-Steal-Syndrom können Symptome der vertebrobasilären Insuffizienz entstehen, gewöhnlich bei Belastung des Armes

T 15.**16** Klinische Stadien der Karotisstenose

Stadium I	asymptomatische Karotisstenose (Apoplexrate bei 5%, unter konservativer medikamentöser Therapie bei 2% pro Jahr, ACAS-Studie 1995)
Stadium II	symptomatische Karotisstenose mit vorübergehenden klinischen Ausfallserscheinungen (TIA, PRIND) (Apoplexierate im Spontanverlauf 15% pro Jahr, NASCET-Studie)
Stadium III	manifester Insult mit zu- oder abnehmender neurologischer Symptomatik
Stadium IV	abgelaufener Insult mit bleibender Symptomatik

- Bei einem kompletten Subclavian-Steal-Syndrom ist der Flow in der A. vertebralis ständig retrograd, bei einem inkompletten Subclavian-Steal-Syndrom kann ein retrograder Fluß nur unter Belastung nachgewiesen werden
- Provokationstest bei inkomplettem Subclavian-Steal-Syndrom: Am ipsilateralen Arm wird eine Blutdruckmanschette auf einen Wert über dem systolischen RR aufgepumpt und der Druck für 1 – 2 min belassen, nach dem Lösen der Manschette resultiert eine Ischämie mit Hyperperfusion, und der Fluß in der A. vertebralis schlägt zur Kompensation um (cave: die A. vertebralis wird immer von einer Vene begleitet)
- Hinweisend auf eine proximale Stenose der A. subclavia können die belastungsabhängige Armschwäche, der parallel auftretender Schwindel sowie RR-Seitendifferenzen > 20 mm Hg (symptomatische Stenose ist > 70%) sein
- Bei einem kompletten Steal ist die Gefahr einer zerebralen Embolie im Rahmen einer PTA der Subklaviastenose geringer als bei einem inkompletten Steal oder antegradem Flow

A. vertebralis
- Stenosen und Verschlüsse sind meist im Anfangsbereich lokalisiert
- Symptome vertebrobasilärer Durchblutungsstörungen: Sturzanfälle (drop attacks), Sprachstörungen, Dysphagie, Nystagmus, Ataxie
- Immer beidseitige RR-Messung: Subclavian-Steal-Syndrom??
- Steal-Syndrom, Hypoplasien, Agenesien, Arterienverschlüsse und Abgangsstenosen sind die häufigsten pathologischen Veränderungen an der A. vertebralis
- Ableitung von Ursprung und Verlauf der A. vertebralis mit FKDS möglich, A. vertebralis im Atlasbereich ist mit der Stiftsonde besser ableitbar als mit der FKDS
- *Weiterführende Diagnostik* bei der Untersuchung aller supraaortalen Arterien: transkranielle Doppler-Sonographie, Angiographie, CT, MRT, MR-Angiographie, SPECT!

Sonographische Befundkriterien

Karotisstromgebiet
- Normale Doppler-Spektralkurve von ACC, ACI, ACE (👁 15.**47**, 15.**48**)
- Im Karotisbulbus ist eine Flußseparation zu beobachten, da durch die Dilatation die laminare Strömung unterbrochen wird
- Identifizierung der ACE durch Fingertippen im Bereich der A. temporalis und retrograder Übertragung der Undulationen in die ACE (👁 15.**49**)
- Eine Stenose von 60 – 70% (mittelgradig) imponiert durch eine deutliche Plaquebildung, Verbreiterung des Spektrums, verzerrte Doppler-Kurve und typische Erhöhung der systolischen Spitzengeschwindigkeit und der enddiastolischen Geschwindigkeit (👁 15.**50**, 15.**51**)

- Bei 70–90%iger Stenosierung und nur geringer Kalkbelastung der Stenose kann in der FKDS oder dem Power-Doppler eine Darstellung des Restlumens erfolgen (👁 15.**52**)
- Bei kritischen Stenosen > 90% ist ein Flow in der ACI unter Umständen nicht ableitbar, die PSV kann sich im Normalbereich befinden, da es zu einer Verzerrung der Kurvenform kommt, niedriger diastolischer Flow in der ACC (Widerstand steigt) und erhöhter diastolischer Flow in der ACE (Widerstand sinkt – Kollateralflow), verminderte systolisch-diastolische Differenz
- ACI-Verschluß: kein sichtbarer oder ableitbarer Doppler-Fluß, möglicherweise Thrombus sichtbar, ggf. Ableitung kleiner systolischer Spikes durch auf den Thrombus übertragene Pulsationen, Externalisation der ACC (geringer oder kein diastolischer Fluß) und Internalisation der ACE (👁 15.**53**, 15.**54**)
- Bei der Karotisdissektion liegt im wahren Lumen (häufig komprimiert) eine antegrade Blutströmung vor, im falschen Gefäßlumen (hinter der Intima) findet man einen Pendelfluß mit Turbulenzen, im Gefäßlumen ist eine pulssynchrone pulsierende Membran darstellbar
- Ein Glomustumor ist ein echoarmer bis echoreicher, gefäßreicher Tumor, der die Karotisgabel auseinander drängt (👁 15.**55**)
- Intimaverdickung (> 0,6 mm) als Beginn einer Arteriosklerose (👁 15.**56**)
- Nach Karotis-TEA ist häufig ein Verlust der laminaren Strömung in der ACI nachweisbar, Restenosen werden durch die gleichen Geschwindigkeitskriterien charakterisiert wie primäre Karotisstenosen und sind häufig durch eine diffuse fibrointimale Hyperplasie gekennzeichnet, sie treten fast ausnahmslos im ersten postoperativen Jahr auf
- Knick- oder Schleifenbildungen werden am einfachsten mit der FKDS dargestellt und Stenosen nach den o.g. Kriterien durch Messung von SPV und EDV ausgeschlossen (👁 15.**57**)

A. subclavia und A. vertebralis

- Subklaviastenose/-verschluß führt bei distaler Ableitung zu einer Umwandlung der triphasischen Doppler-Kurve in eine monophasische, in der unmittelbaren Stenose (selten direkt einsehbar) kann ein typisches Stenosesignal mit einer erhöhten Flußgeschwindigkeit dargestellt werden
- Zunahme des Blutflusses im Doppler in der A. vertebralis im Vergleich zur Gegenseite kann ein Hinweis auf eine ipsilaterale hochgradige Karotisstenose, eine Hypoplasie der kontralateralen A. vertebralis oder bei Stromumkehr auf ein Subclavian-Steal-Syndrom sein (👁 15.**58**)
- Normale A. vertebralis mit Begleitvene zwischen den Transversalfortsätzen (👁 15.**59**)
- Eine darstellbare A. vertebralis ohne nachweisbaren Fluß ist pathognomonisch für einen Verschluß (Kollateralen können die distale A. vertebralis wieder auffüllen)
- Ursache für eine Abnahme der Amplitude des Doppler-Signals in der A. vertebralis (im Vergleich zu Gegenseite) kann eine nachgeschaltete Stenose sein (👁 15.**60**)
- Eine Hypoplasie der A. vertebralis liegt bei einer deutlichen Durchmesserdifferenz vor, die hypoplastische Seite hat einen Durchmesser von < 2 mm, und der Fluß zeigt im Vergleich zur Gegenseite eine geringe Signalamplitude
- Als Zeichen einer Stenose > 75% findet sich eine Erhöhung der SPV um mehr als 250% (> 180 cm/s)

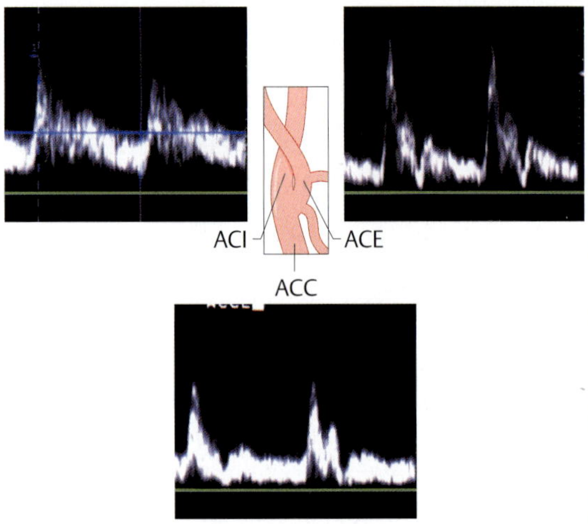

Gefäß	Charakteristik
ACI	geringer Gefäßwiderstand bedingt monophasischen antegraden Fluß mit einem deutlichen Fluß auch in der Diastole, die Kurvenform ist sanft, SPV = 0,6 - 1 m/s
ACE	hat einen höheren Gefäßwiderstand, Fluß ist meist antegrad mit einem deutlich geringeren diastolischen Fluß, die Kurvenform ist scharf mit einem hohen systolischen Peak
ACC	die Flußcharakteristik der ACC ist eine Kombination aus ACI und ACE, die Kurvenform ist schärfer als in der ACI und der diastolische Fluß ist höher als in der ACE

👁 15.**47** Normale Doppler-Spektralkurven im Karotisbereich.

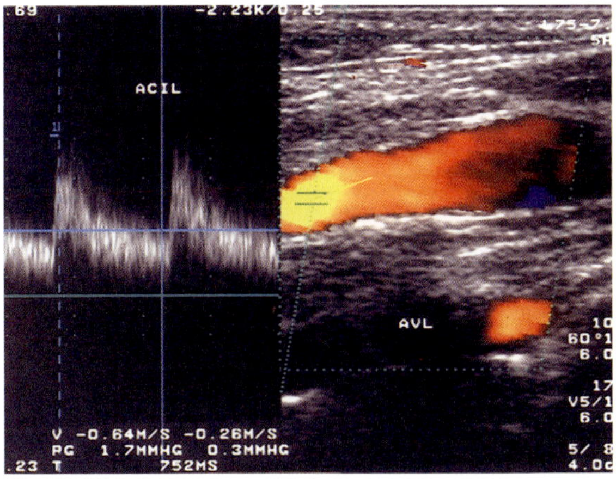

15.48 a Normale ACI in der FKDS longitudinal, Doppler-Spektralkurve mit systolischem freien Fenster, SPV 64 cm/s, EDV 26 cm/s, ipsilaterale A. vertebralis im Farbfenster ebenfalls mit dargestellt.

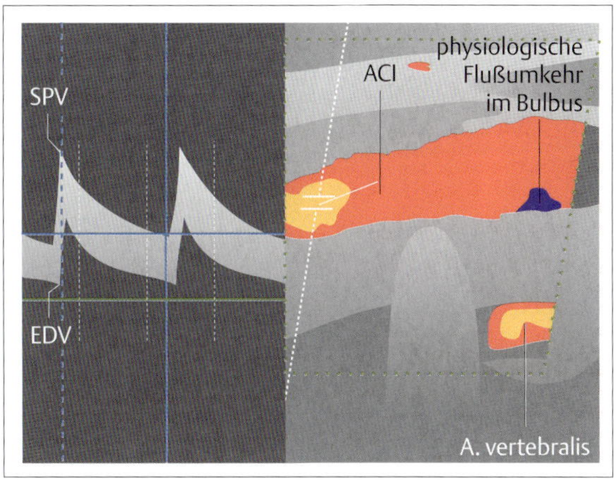

15.48 b Schemazeichnung.

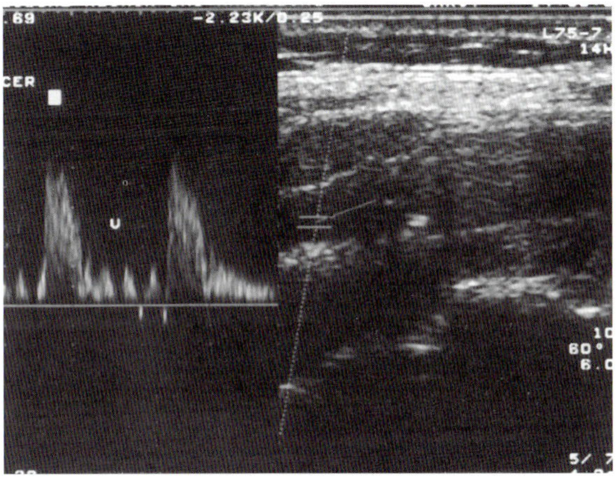

15.49 a ACE longitudinal mit retrograder Übertragung der Undulationen aus dem Gebiet der A. temporalis zur sicheren Identifizierung der ACE, Doppler-Kurve scharf und mit geringem diastolischen Fluß.

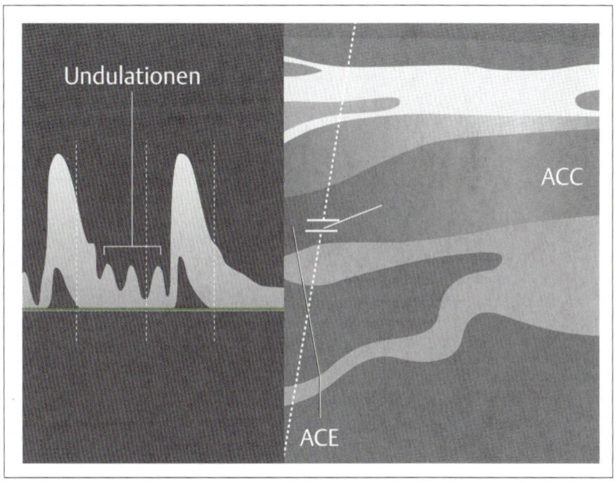

15.49 b Schemazeichnung.

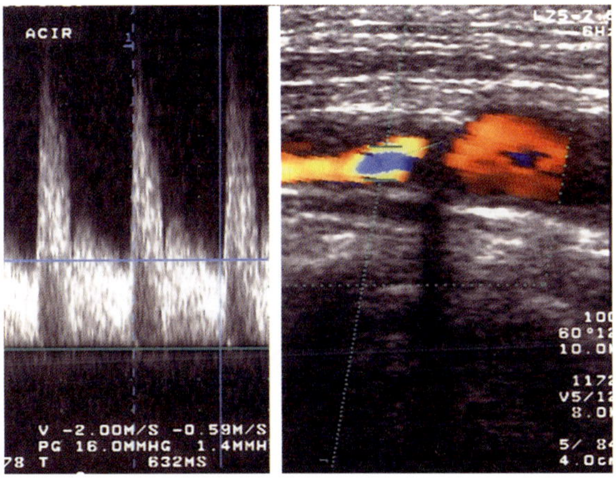

15.50 a Mittelgradige ACI-Stenose, longitudinal, Doppler-Spektrum verbreitert, Verlust des systolisch freien Fensters unter der Doppler-Kurve, SPV 200 cm/s, EDV 59 cm/s, deutlich sichtbare Lumeneinengung in der ACI, Aliasing in der FKDS, Schallschattenbildung.

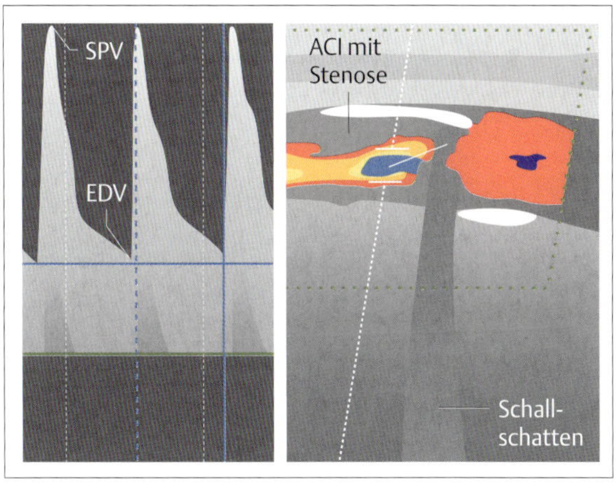

15.50 b Schemazeichnung.

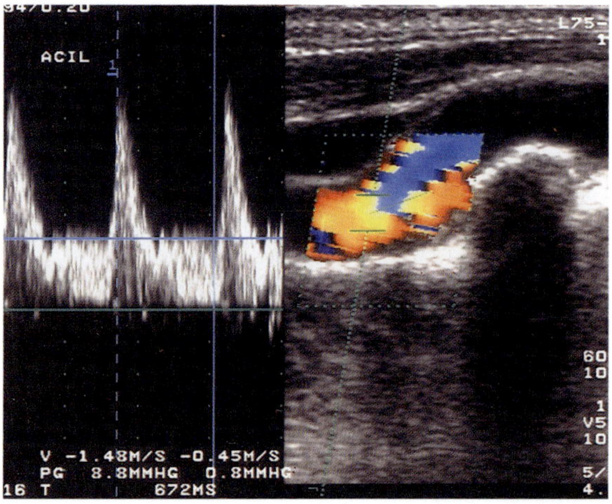

15.51 **a** Mittelgradige ACI-Stenose mit erheblicher Schallschattenbildung, longitudinal, SPV 148 cm/s, EDV 45 cm/s, Verbreiterung des Doppler-Spektrums.

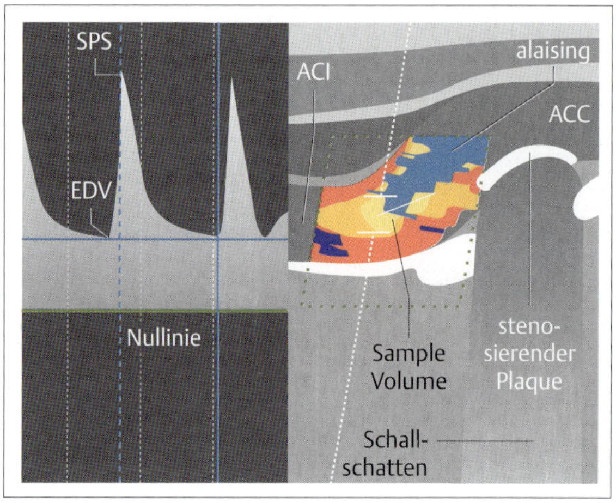

15.51 **b** Schemazeichnung.

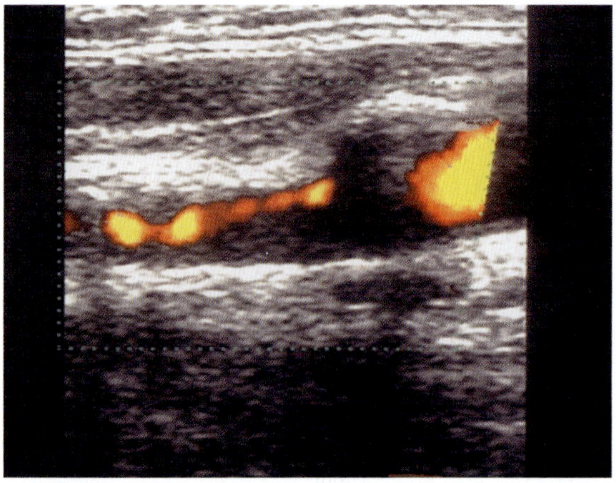

15.52 **a** Hochgradige ACI-Stenose (70–90%) longitudinal mit Darstellung des Restlumens im Power-Doppler, partielle Schallschattenbildung, klinisch symptomatisch.

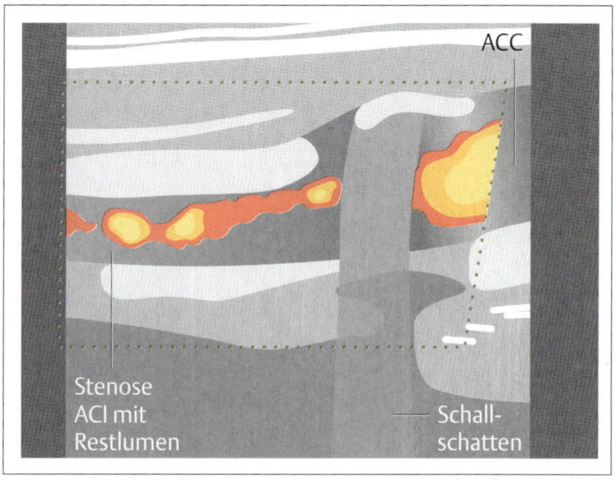

15.52 **b** Schemazeichnung.

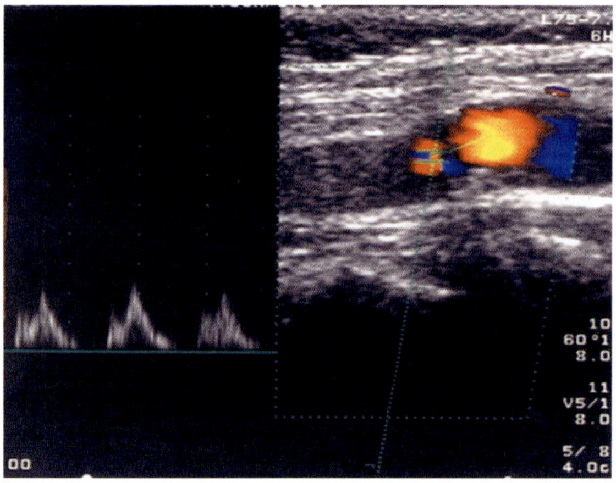

15.53 **a** 4 Wochen alter symptomatischer ACI-Verschluß, longitudinal mit deutlich sichtbarem Thrombus im Gefäßlumen und minimaler Anschlagpulsation.

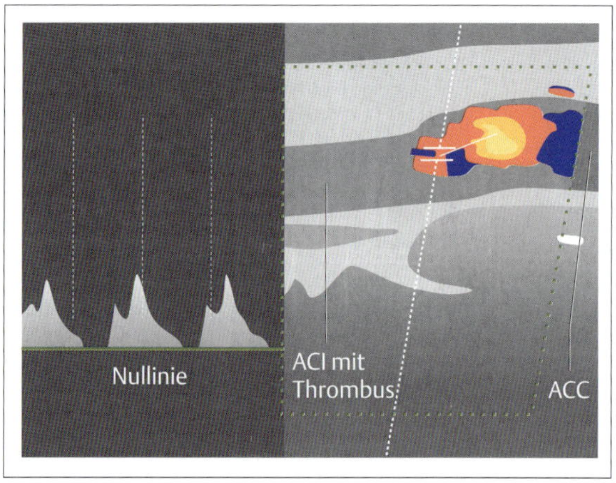

15.53 **b** Schemazeichnung.

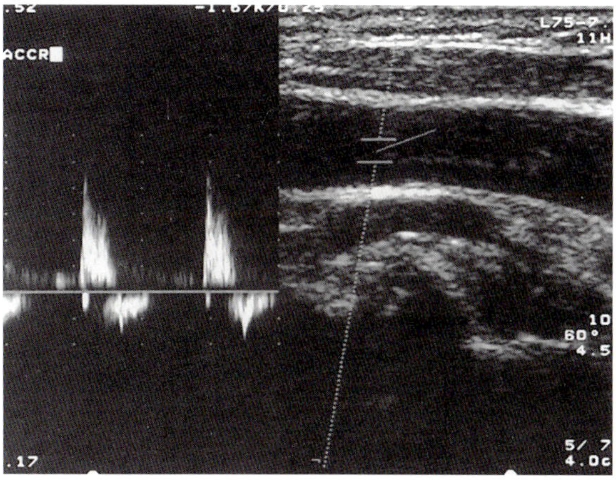

15.**54 a** ACC longitudinal bei ACI-Verschluß mit Externalisation der ACC, Reduktion des diastolischen Flusses und partiellem Reflux.

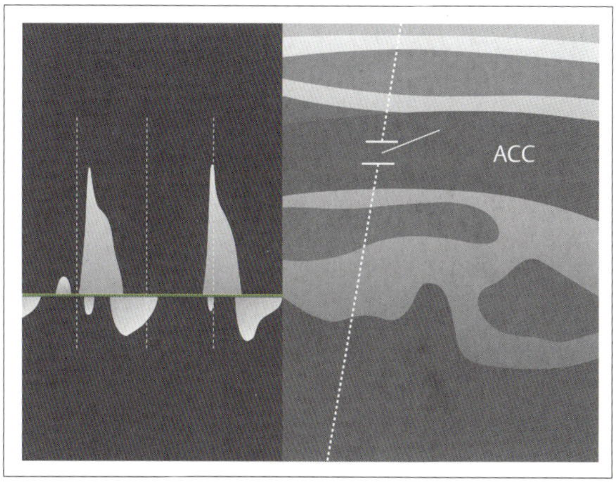

15.**54 b** Schemazeichnung.

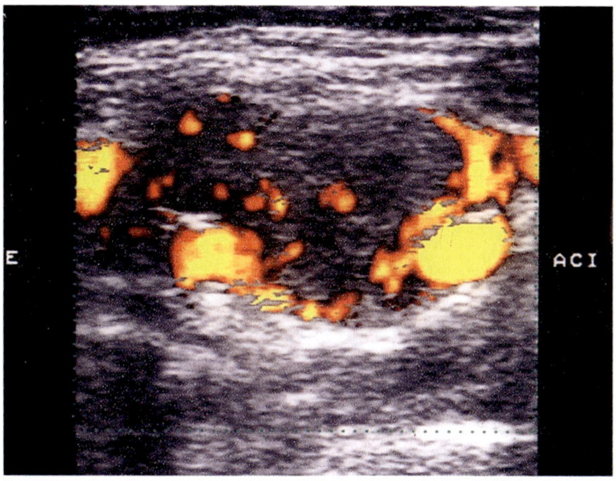

15.**55 a** Echoarmer Glomustumor, der die ACE und ACC auseinander drängt, im Power-Mode, sehr gut vaskularisiert, transversale Darstellung der Karotisbifurkation.

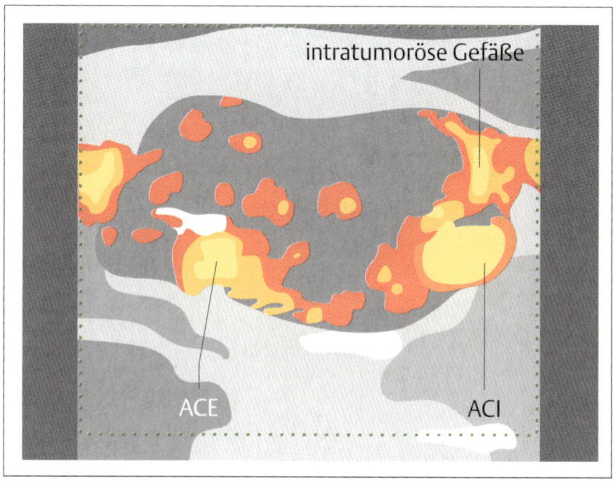

15.**55 b** Schemazeichnung.

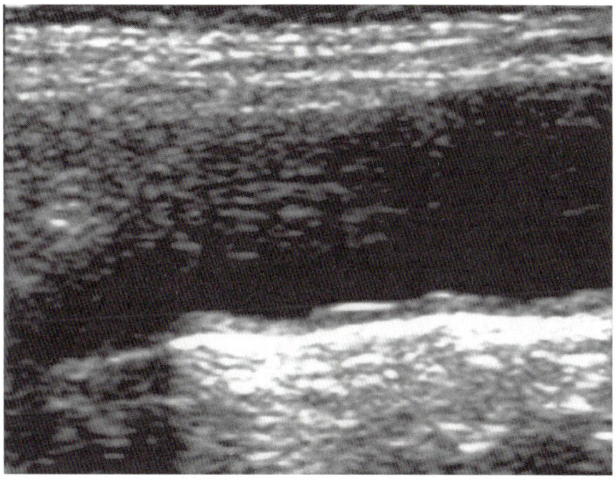

15.**56 a** Deutliche Verdickung der Intima an der Dorsalwand der ACC, longitudinal, B-Bild-Darstellung.

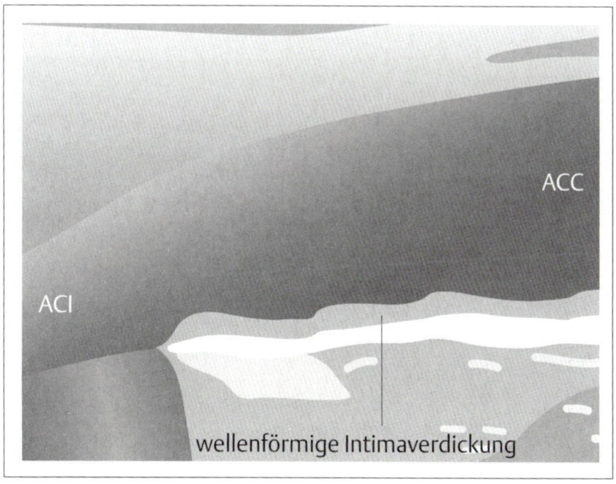

15.**56 b** Schemazeichnung.

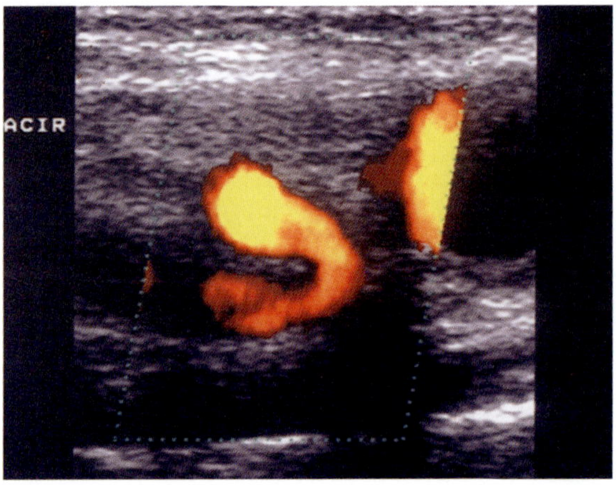

15.57 a Coiling der ACI mit Nachweis einer hämodynamisch mittelgradigen Stenose und ohne eine neurologische Symptomatik, Dilatation im Bifurkationsbereich, Darstellung im Power-Doppler.

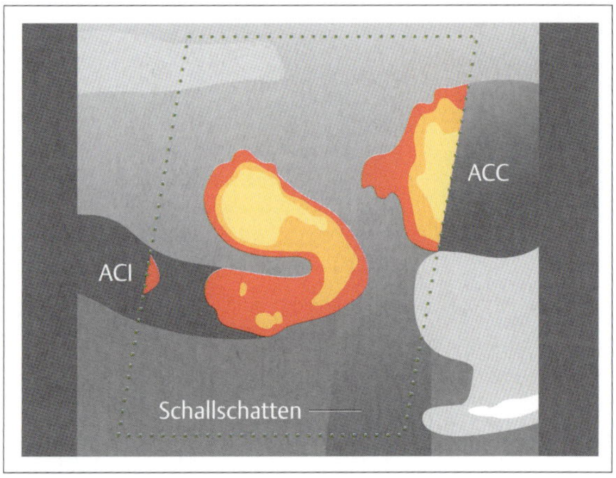

15.57 b Schemazeichnung.

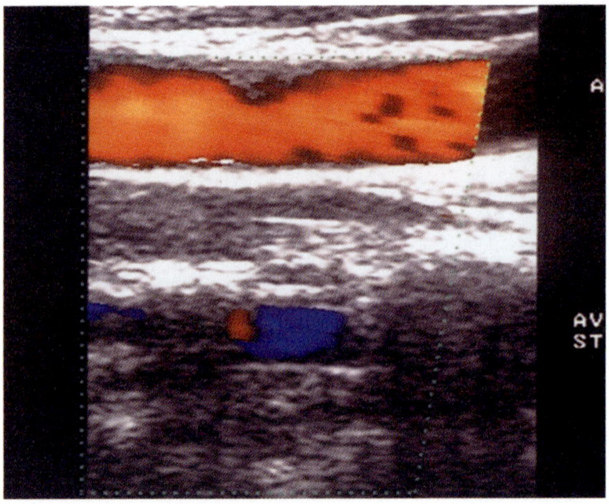

15.58 a Longitudinale Darstellung von ACC und AV, dauerhafter retrograder Fluß in der AV bei komplettem Subclavian-Steal-Syndrom bei einer Stenose der A. subclavia. Cave: Verwechslung der AV mit der parallel laufenden V. vertebralis.

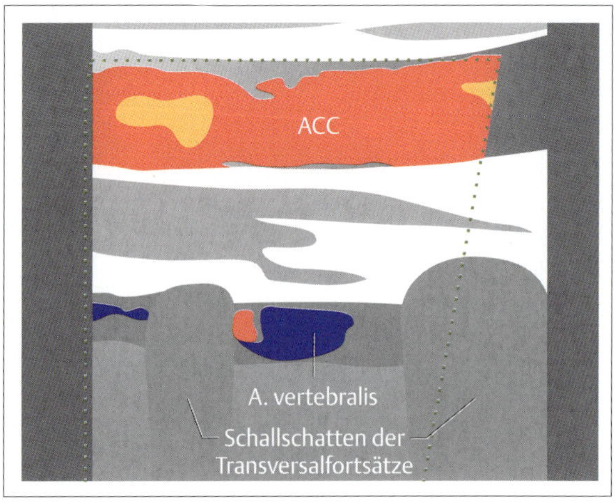

15.58 b Schemazeichnung.

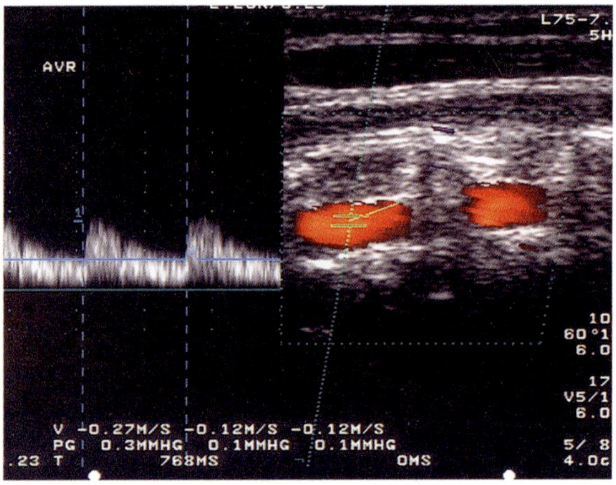

15.59 a Normale A. vertebralis longitudinal, zwischen den Transversalfortsätzen der Halswirbelkörper abgeleitet mit der FKDS, SPV 27 cm/s, EDV 12 cm/s, mit systolisch freiem Fenster.

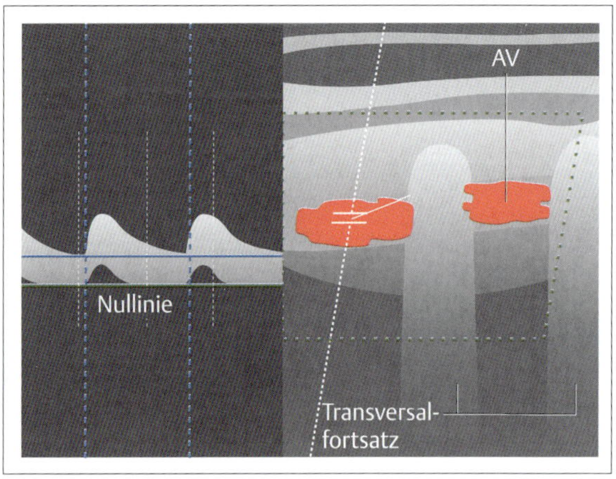

15.59 b Schemazeichnung.

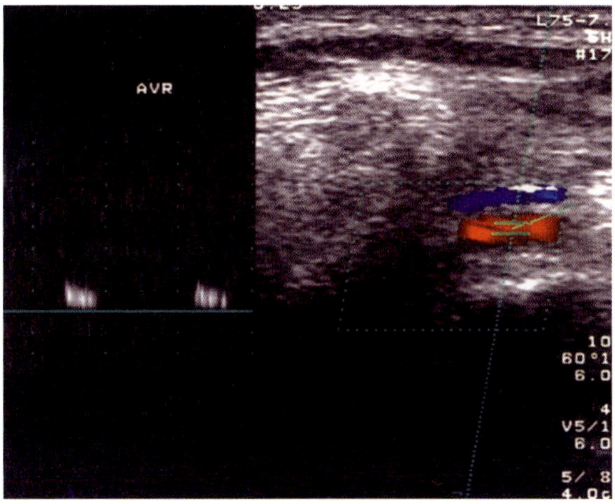

15.**60 a** A. vertebralis mit Begleitvene, longitudinal, im Doppler-Spektrum im Seitenvergleich erheblich reduzierte Amplitude und Verlust der diastolischen Phase mit Verdacht auf nachgeschaltete Stenose oder Verschluß.

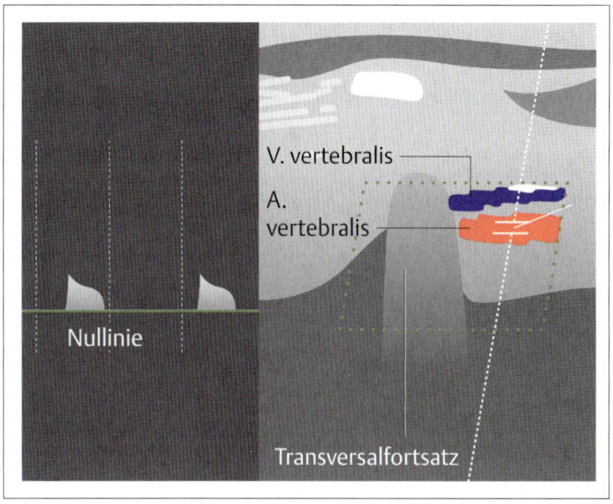

15.**60 b** Schemazeichnung.

Konsequenz für die Chirurgische Therapie

Befund	**Charakteristik**	**Therapie**
Plaque	hämodynamisch nicht stenosierend, asymptomatisch oder symptomatisch	konservativ, medikamentöse Therapie
Plaque	rezidivierend; symptomatisch trotz medikamentöser Therapie und mit Ulkusbildung	chirurgische Rekonstruktion
ACI-Stenose	Stadium II und Stenose > 70 %	TEA, ggf. mit Patchplastik oder Eversionsendarteriektomie
ACI-Stenose	Stadium I, Stenose > 70 % (asymptomatisch)	geringer Vorteil der Operation bei Stenosen (> 70 %) Apoplexierate im Spontanverlauf bei medikamentöser Therapie 2 % pro Jahr, nach Operation 1 % pro Jahr (ACAS-Studie) Operation nur sinnvoll, wenn Lebenserwartung des Patienten > 5 Jahre
ACI-Stenose	Stadium III, bei fehlender Bewußtlosigkeit, kurzem Zeitintervall (4 – 6 h), Karotisverschluß, unauffälligem CCT	Notoperation möglich neurologische Symptome können sich in bis zu 50 % zurückbilden, Letalität mit bis zu 9 % jedoch hoch, Thrombektomie + TEA und ggf. Patchplastik
ACI-Stenose	Stadium IV weitgehende Rückbildung der Symptomatik	operative Sanierung der Stenose ca. 2 – 6 Wochen nach dem Ereignis bei Verschluß der ACI Operationsindikation zurückhaltend stellen, ggf. Externaplastik oder extra-intrakranieller Bypass (individuelle Indikation!)
Subklaviastenose	symptomatisch, Steal-Syndrom, Arbeitsermüdung	PTA extrathorakale Bypassverfahren oder Transposition
Glomustumor	gut vaskularisierter Tumor in der Karotisgabel, Nachweis mit FKDS und Angiographie	Tumorresektion in toto

Konsequenz für die Chirurgische Therapie *(Fortzsetzung)*

Befund	Charakteristik	Therapie
Karotisdissektion	asymptomatisch, keine flottierenden Intimateile oder Thromben	konservativ abwartend, Antikoagulation, Anlegen der Dissektionsmembran und Obliteration der falschen Lumens
Karotisdissektion	symptomatisch mit neurologischen Defiziten, flottierenden Intimafragmenten	Refixierung, ggf. Resektion der Dissektionsmembran oder Resektion des die Dissektion tragenden Gefäßsegmentes mit Gefäßersatz
Kinking oder Coiling	asymptomatisch, kein Stenosenachweis	konservativ Beobachtung
Kinking oder Coiling	symptomatisch oder Nachweis einer hämodynamisch signifikanten Stenose	Resektion
Verschlußprozesse der AV	beidseitige Stenose oder Verschluß, deutliche Symptomatik, erfolglose Ausschlußdiagnostik (HNO, Kardiologe, Neurologe)	zentral: lokale TEA oder Transposition in die ACC peripher: karotidovertebraler C1-Bypass (Indikation zurückhaltend!)

Der intravaskuläre Ultraschall (IVUS)

M. Pross, Th. Bürger

Mit fortschreitender Entwicklung der Technik und Minimierung der Einführungsbestecke ist es möglich geworden, auch Ultraschalluntersuchungen perkutan und transluminär bzw. intravaskulär durchzuführen. Mittels dünner Kathetersysteme und Führungsdrähte werden diese Sonden in zentralen oder peripheren Gefäßabschnitten plaziert. Dadurch ist eine direkte Beurteilung des Gefäßlumens, der Gefäßwand und der benachbarten anatomischen Strukturen möglich. Speziell der IVUS kann wahrscheinlich die diagnostische Lücke zur Beurteilung einer fraglichen Gefäßwandinfiltration schließen.

Haupteinsatzgebiet stellen aber Diagnostik und Therapiekontrolle arterieller Läsionen, vor allem im Rahmen von (koronaren) Katheterbehandlungen dar.

Sonographische Befundkriterien

- Entscheidendes Kriterium ist die Darstellung der Schichtung der Gefäßwand. Die normale Gefäßwand gliedert sich in eine innere echoreiche Intima, eine mittlere echoarme Media und eine äußere echoreiche Schicht (👁 15.**61**), eine Unterbrechung dieses Wandaufbaus bedeutet Tumorinvasion (👁 15.**62**)
- Beurteilung der Elastizität der arteriellen Gefäßwand während der Pulswelle

Relevante Basisinformationen

- Rückenlagerung des Patienten
- Punktion des Gefäßes zumeist in der Leistenregion und Plazierung einer 6- bis 8-F-Einführungsschleuse in Seldinger-Technik, darüber Aufsuchen der Zielregion mittels eines Führungsdrahtes
- Unter Durchleuchtungskontrolle wird die über den Draht geführte Sonde in die entsprechende Position gebracht
- Der IVUS stellt eine Untersuchung mit hohem technischen und materiellen Aufwand dar, darum ist er meist nur in Zentren in Kombination mit einer Gefäßdarstellung realisierbar
- Bei Tumorkranken ist der IVUS nur indiziert, wenn Kontrastmittel-CT und Angiographie bzw. Cavographie eine Unsicherheit zur Frage einer Tumorinfiltration (u. a. in die V. cava, Aorta, V. portae) offen lassen
- IVUS ermöglicht eine Aussage über arteriosklerotische Gefäßwandveränderungen
- IVUS erlaubt eine Kontrolle bei interventionellen Katheterbehandlungen

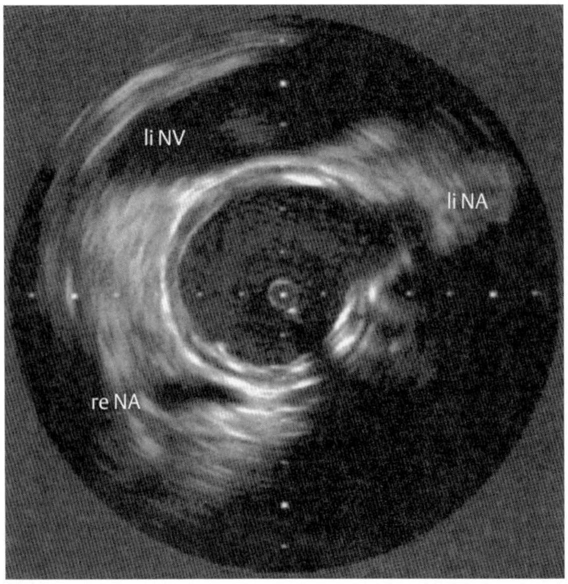

15.61 a Regelrechter Gefäßaufbau. Der Ultraschallkatheter liegt im Zentrum. Darum herum sind die Schichten der Gefäßwand angeordnet: innere echoreiche Intima, mittlere echoarme Media und äußere echoreiche Schicht.

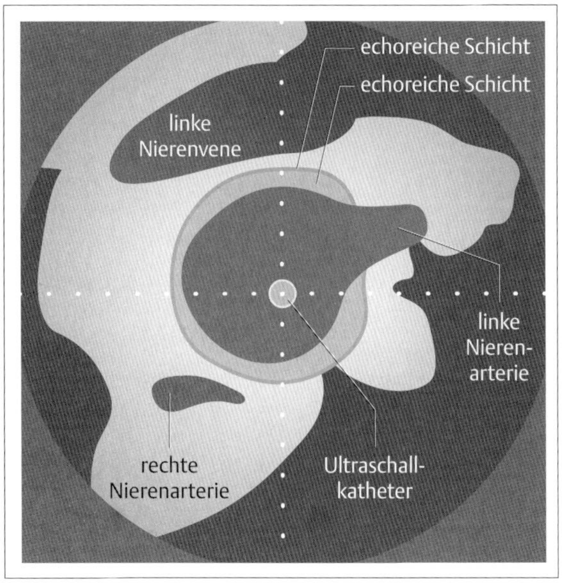

15.61 b Schemazeichnung.

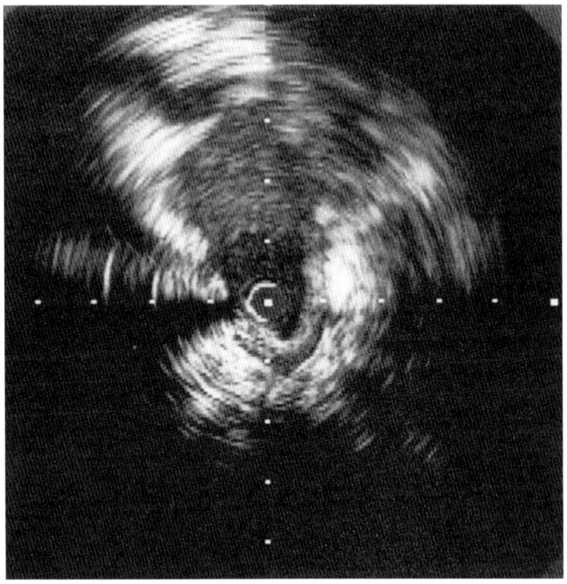

15.62 a Die intravaskuläre Darstellung zeigt die Aufhebung der Wandschichten der Vena cava. Die Beweglichkeit der Gefäßwand ist nicht gegeben, der Tumor infiltriert die Gefäßwand.

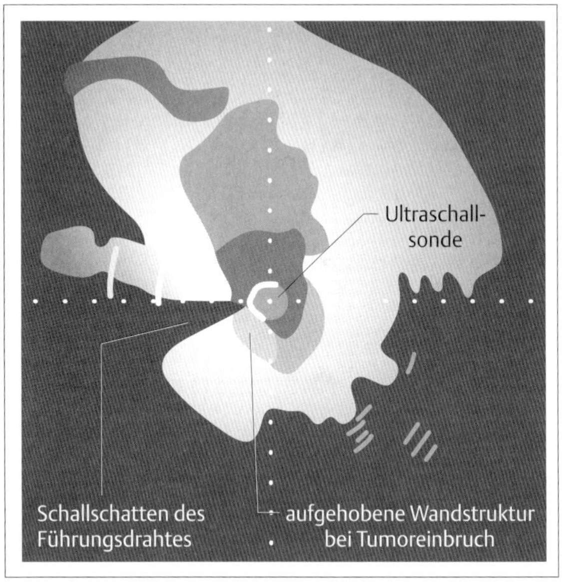

15.62 b Schemazeichnung.

Konsequenz für die Chirurgische Therapie

Gefäßwand	Charakteristik	Therapeutische Konsequenz
Tumor infiltriert die Gefäßwand nicht	typische Schichtung der Gefäßwand ist dargestellt	Resektion des Tumors anstreben
Tumor infiltriert das Gefäß	Schichtung der Wand ist unterbrochen, der Gewebeprozeß reicht in das Lumen	Tumorresektion nur mit Resektion des Gefäßes und dessen Ersatz möglich
Bestimmung des Arteriosklerose- und Stenosegrads	helle signalreiche Konturen = verkalkte Plaques; flächenhafte Darstellung des Lumens möglich	Beeinflussen der Therapieoption
Kontrolle von Kathetertherapien	offener Gefäßquerschnitt, Dissektionsmembran	Erfolg/Mißerfolg/Erweiterung der Therapie

Literatur

Fobbe F, Ruhnke-Trautmann M, v. Gemmeren D, Hartman CA, Kania U, Wolf KJ. Altersbestimmung venöser Thromben im Ultraschall. Fortschr Röntgenstr. 1991; 155: 344 - 8.

Hannesson PH, Stridbeck H, Lundstedt C, Dawiskiba S, Andren-Sandberg A, Ihse I. Intravascular ultrasound for evaluation of portal venous involvement in pancreatic cancer. Eur Radiol. 1997; 7: 21 - 5.

Idu MM, Blankenstein JD, de Gier P, Truyen E, Buth J. Impact of a color-flow duplex surveillance program on infrainguinal vein graft patentcy: a five-year experience. J Vasc Surg. 1993; 17: 42 - 52.

Kaneko T, Nakao A, Funahashi H, et al. Intracaval ultrasonography in the diagnosis of tumours involvement of the vena cava. Br J Surg. 1995; 82: 1655 - 9.

Kaneko T, Nakao A, Inove S, et al. Intraportal endovascular ultrasonography in the diagnosis of portal vein invasion by pancreatobiliary carcinoma. Ann Surg. 1995; 222: 711 - 8.

Kappert A. Lehrbuch und Atlas der Angiologie. 12. Aufl. Bern, Stuttgart, Toronto: Hans Huber; 1989.

Kopp H, Ludwig M. Checkliste Doppler- und Duplexsonographie. Stuttgart: Thieme; 1999.

Lippert H. Praxis der Chirurgie. Stuttgart: Thieme; 1998.

Mantke R, Lindner F. Rezidivvarikose nach Babcock-Operation – 10 Jahre postoperativ. Phlebologie. 1993,22: 156 - 8.

McGahan P, Goldberg BB. Diagnostic ultrasound: a logical approach. Philadelphia: Lippincott-Raven; 1998.

Neuerburg-Heusler, Hennerici M. Gefäßdiagnostik mit Ultraschall. Stuttgart: Thieme; 1999.

North American Symptomatic Carotid Endarterectomy Trial (NASCET) Steering Committee. North American symptomatic carotid endarterectomy trial: methods, patient characteristics, and progress. Stroke 1991; 22: 711.

North American Symptomatic Carotid Endarterectomy Trial Collaborators. Beneficial effect of carotid endarterectomy in symptomatic patients with high grade carotid stenosis. N Engl J Med. 1991; 325: 4 - 15.

Passman MA, Moneta GL, Nehler MR, et al. Do normal early color-flow duplex surveillance examination results of infrainguinal vein grafts preclude the need for late graft revision? J Vasc Surg. 1995; 22: 476 - 81.

Polak JF. Peripheral arterial disease. Evaluation with color flow and duplex sonography. Radiol Clin North Am. 1995; 33: 71 - 90.

Polak JF. Peripheral vascular sonography. Baltimore: Williams & Wilkins; 1992.

Ranke C, Creutzing A, Alexander K. Duplex scanning of the peripheral arteries: correlation of the peak velocity ration with angiographic diameter reduction. Ultrasound Med Biol. 1992; 18: 433 - 40.

Rothwell PM, et al. Prediction of benefit from carotid endarterectomy in individual patients: a risk-modelling study. Lancet. 1999; 353: 2105 - 10.

Westerband A, Mills JL, Kistler S, Berman SS, Hunter GC, Marek JM. Prospective validation of threshold criteria for intervention in infrainguinal vein grafts undergoing duplex surveillance. Ann Vasc Surg. 1997; 11: 44 - 8.

Whelan JF, Barry MH, Moir JD. Color flow doppler ultrasonography: comparison with peripheral arteriography for the investigation of peripheral vascular disease. J Clin Ultrasound. 1992; 20: 369 - 74.

Wolf KJ, Fobbe F. Farbkodierte Duplexsonographie. Stuttgart: Thieme; 1993.

Yock PG, Fitzgerald PJ. Intravascular ultrasound: state of the art and future directions. Am J Cardiol. 1998; 81: 27 - 32.

16 Sonographie nach Leber-, Nieren- oder Pankreastransplantation

A. Weimann, M. Behrend, U. Braun-Lang, H. Lang

Nierentransplantation

Relevante Basisinformationen

- Im Jahr 2000 wurden in Deutschland 2219 Nierentransplantationen (Deutsche Stiftung Organtransplantation: www.dso.de) durchgeführt; jährlich ca. 350 bis 400 Lebendspenden
- **Technik:** Transplantation in die Fossa iliaca, Ausnahme: sehr kleine Organempfänger → retroperitoneale in der Regel rechtsseitige Transplantation, in Ausnahmefällen auch intraperitoneal
- In der Regel arterielle Gefäßanastomose auf die A. iliaca communis und venöse Anastomose auf die V. iliaca externa (👁 16.**1**)
- Ausnahme: sehr kleine Organempfänger → Aorta abdominalis und Vena cava
- Implantation des Spenderureters in die Empfängerharnblase, Ausnahme: Anschluß des Eigenureters bei schlechter Durchblutung oder ungenügender Länge des Spenderureters, bei postoperativer Harnleiternekrose ggf. Verwendung des Eigenureters
- Empfohlene **Schallebenen** – sagittal und transversal durch die Transplantatniere – in der Praxis entlang der Hautinzision (Narbe) und senkrecht hierzu → Transplantatniere mit Gefäßen auch bei Adipositas gut einstellbar, Ureter wegen Darmgasüberlagerung i.d.R. nur abschnittsweise einzusehen; Beurteilung kleines Becken → perirenale Raumforderungen, Veränderungen der Harnblase, Einblutung M. psoas
- **Empfehlung:** unmittelbar postoperativ dopplersonographisch Erstellung eines Ausgangsbefundes → auch bei unauffälliger Transplantatfunktion sonographische Kontrollen mit Doppler alle 3 – 4 Tage
- Möglichst Farbdoppler zur einfacheren Unterscheidung von Gefäßen und Flüssigkeitsansammlungen benutzen
- Bestimmung des Widerstands-(Resistance-) Index (RI) = (Flußgeschwindigkeit Systole – Flußgeschwindigkeit Diastole) Flußgeschwindigkeit Systole → Aussagewert zur Frage einer Abstoßung umstritten (Biopsie immer erforderlich!)
- *Weiterführende Diagnostik:* Nierenfunktionsszintigraphie bei unzureichender sonographischer Beurteilbarkeit (extreme Adipositas, breite Sekundärheilung) oder Unklarheit → Beurteilung der Perfusion und Funktion, Erkennen eines Urinlecks; Biopsie (immer sonographiegesteuert) → Abstoßung; Digitale Subtraktionsangiographie (DSA) → Arterienstenose

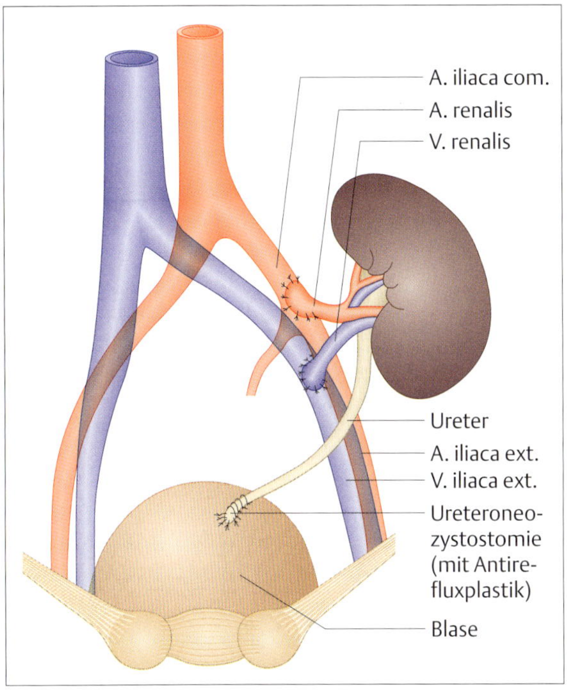

👁 16.1 Nierentransplantation: typische Anastomosen.

Sonographische Befundkriterien

- **Hypertrophie** und mäßig weitgestelltes Nierenbeckenkelchsystem wie bei Hydronephrose I° – II° häufiger Normalbefund (Ursache: Denervation des Nierenbeckenkelchsystems, initial oftmals erhöhte Diurese bei guter Funktion)
- Beurteilung der **Parenchymkontur** (regelmäßig), des **Parenchymmusters** (homogen), des **Nierenbeckenkelchsystems,** der arteriellen und venösen **Durchblutung** (arterielle Flußmuster bis in die Aa. interlobares verfolgen); Beurteilung der Umgebung: lokalisierte Flüssigkeit (Hämatom, Urinom, Serom, Lymphozele), freie Flüssigkeit, Beurteilung der Harnblase (👁 16.**2** – 16.**6**)
- **Cave:** arterieller Pendelfluß = Flußumkehr in der Diastole bei gestörtem venösen Abfluß → z.B. durch Kinking oder Thrombose der Transplantatvene (👁 16.**7**)
- Hoher RI > 0,85 ist insbesondere bei Anstieg im Verlauf ein Hinweis auf ein verändertes Flußmuster bei veränderter Parenchymstruktur → z.B. durch Abstoßung
- Echodichte **Nierenrinde** (Fibrose, Sklerose) bei alten Transplantaten kann Hinweis auf chronische Abstoßung sein → kein Anstieg des RI

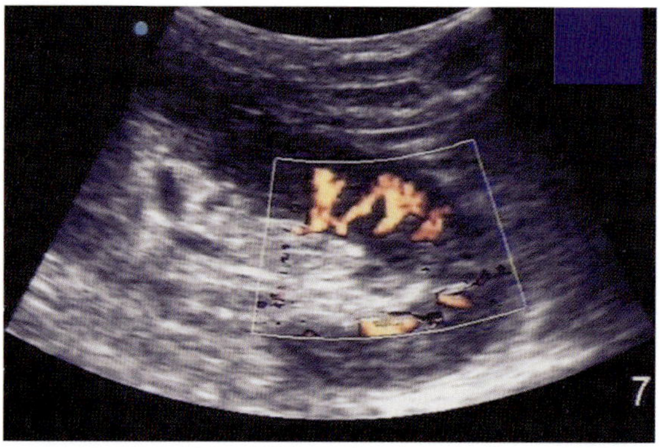

16.2 a Normales Transplantatnierenparenchym mit Nachweis der Vaskularisierung im Powerdoppler.

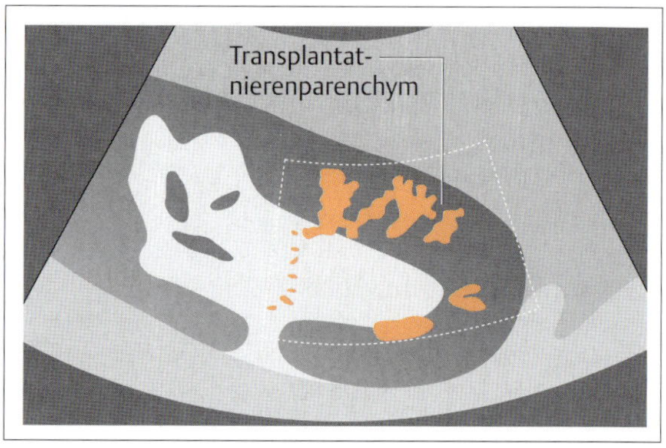

16.2 b Schemazeichnung.

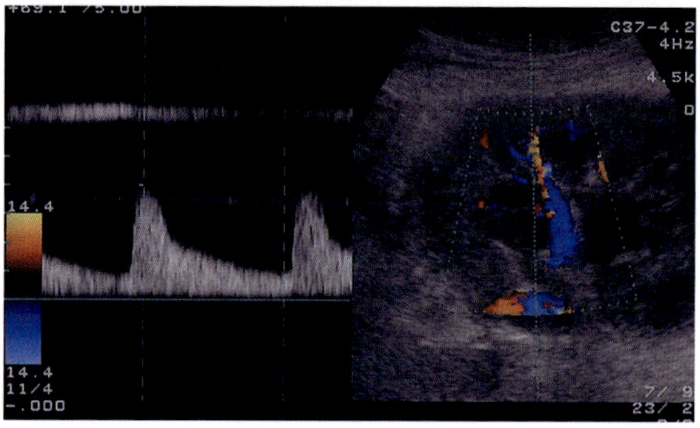

16.3 a Rechts iliakal gelegene Transplantatniere, homogenes Parenchym mit Darstellung einer Interlobararterie und Dopplerableitung – Normalbefund: Vmax 40 cm/s; Vmin 9 cm/s und RI = 0,78.

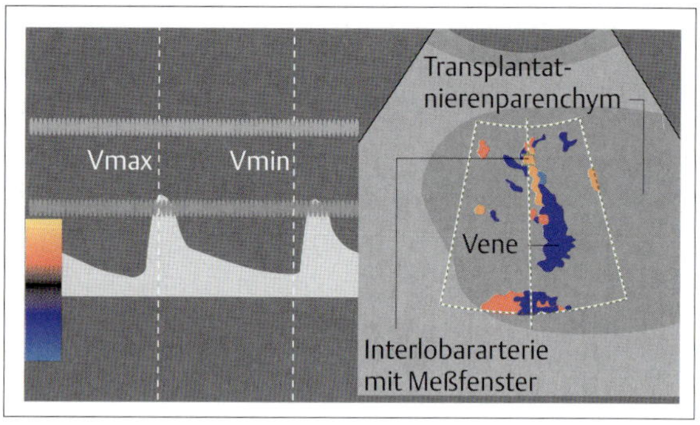

16.3 b Schemazeichnung.

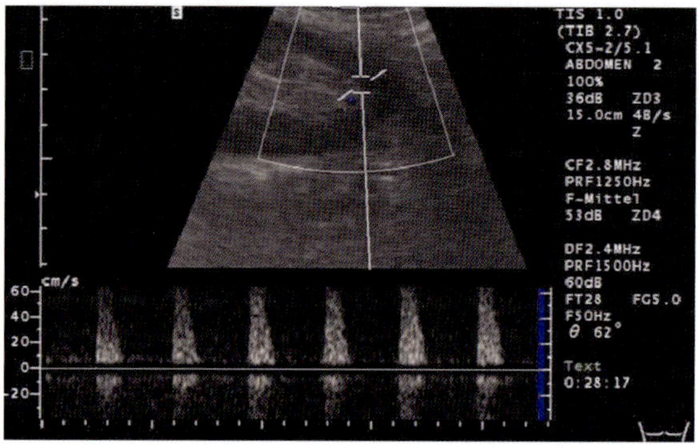

16.4 a Transplantatniere mit im Verlauf aufgetretenem Anstieg des RI um 1,0 als Hinweis auf Parenchymschaden – DD: Abstoßung, Cyclosporintoxizität.

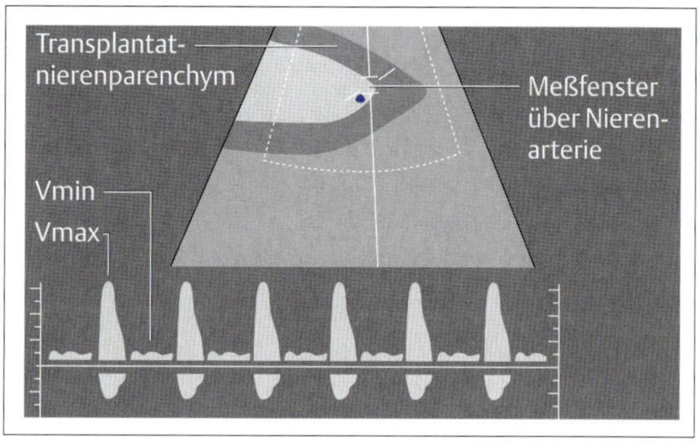

16.4 b Schemazeichnung.

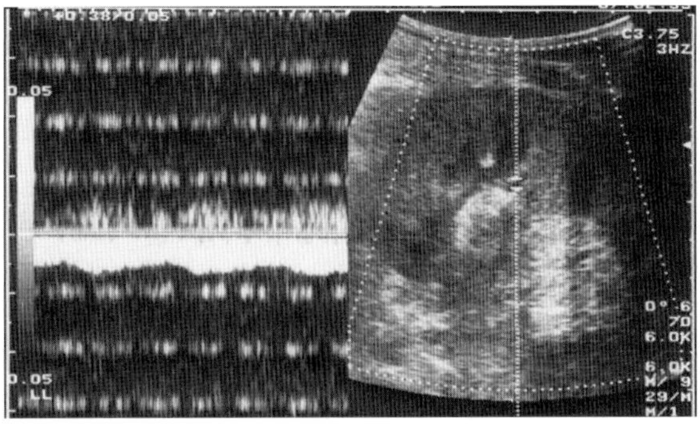

16.5 a Normales monophasisches, nicht atemabhängiges venöses Signal einer Transplantatniere.

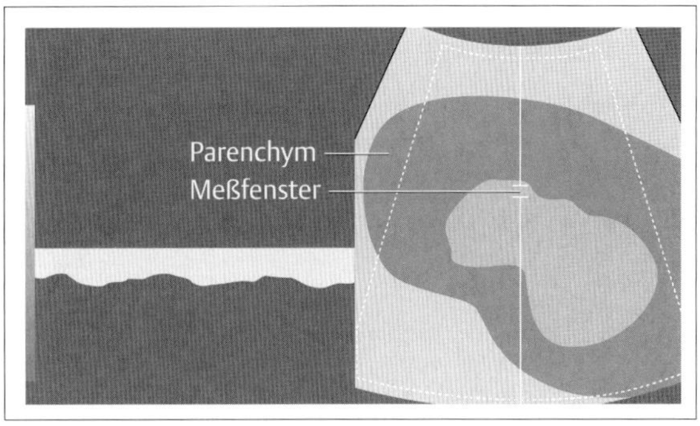

16.5 b Schemazeichnung.

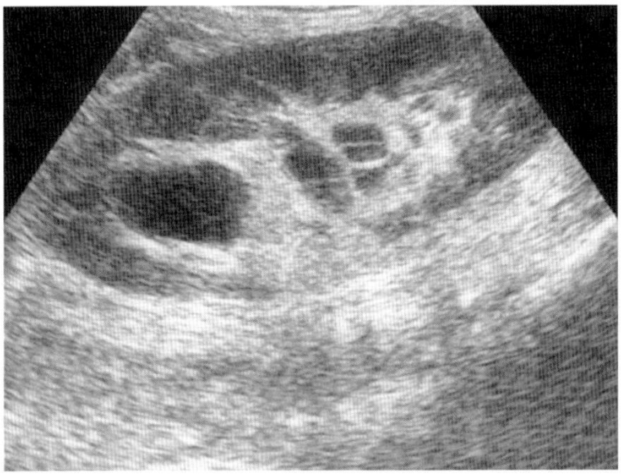

16.6 a Gestautes Nierenbecken bei V. a. Stenose der Ureteroneozystostomie.

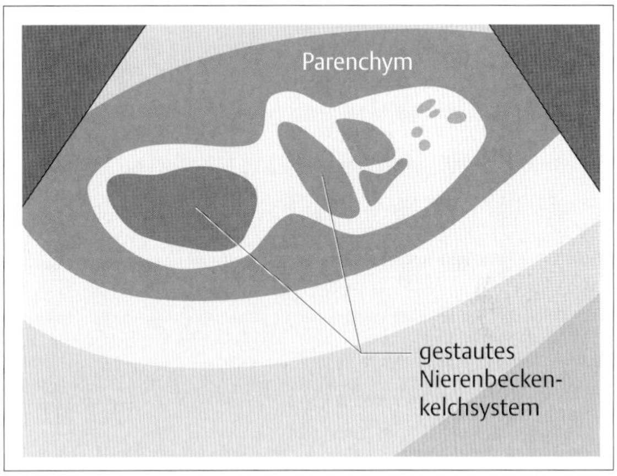

16.6 b Schemazeichnung.

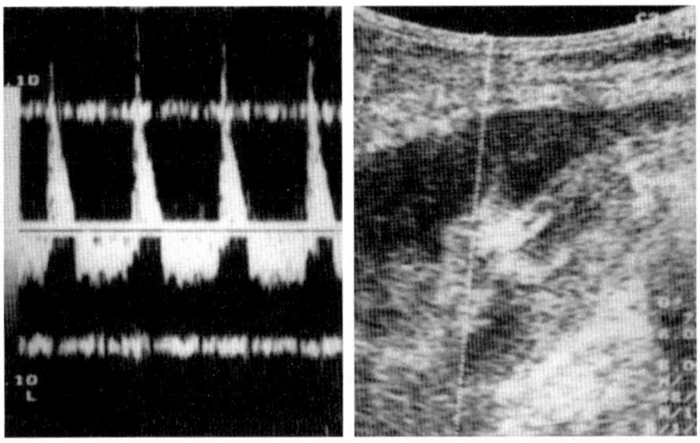

16.7 a Arterieller Pendelfluß (Flußumkehr in der Diastole) bei venösem Abflußhindernis (Thrombose) der Transplantatniere.

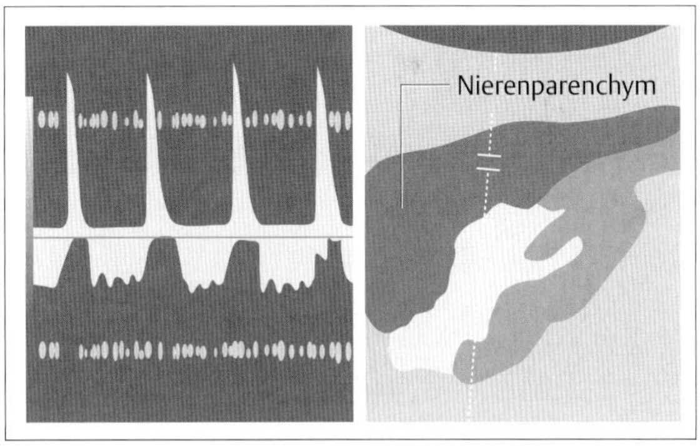

16.7 b Schemazeichnung.

Konsequenz für die Chirurgische Therapie

Befund	Charakteristik	Therapie
Früh postoperativ		
Schwierige Gefäßanastomosen	unmittelbar postoperativ fehlendes arterielles Signal, arterieller Pendelfluß	sofortige Revision
Keine Ausscheidung	Gefäße o. B., Harnblase gefüllt, echodichte Struktur – Verdacht auf Blasentamponade	Überprüfung des Harnblasenkatheters, Spülung
Keine Ausscheidung	Gefäße o. B., Harnblase leer	Verdacht auf initiale Nichtfunktion, Beobachtung
Keine Ausscheidung	arterieller Pendelfluß	gestörter venöser Abfluß – unter Umständen Thrombose der Transplantatvene, sofortige Revision
Verminderte Ausscheidung, S-Kreatinin-Anstieg	Gefäße offen, RI > 0,9, Nierenbecken nicht gestaut	Verdacht auf Abstoßung, sonographiegesteuerte Biopsie, weiteres Vorgehen nach Histologie
Verminderte Ausscheidung, S-Kreatinin-Anstieg	Nierenbecken gestaut, Ureter gestaut, a) freie Flüssigkeit → Verdacht auf Lymphozele b) keine freie Flüssigkeit → Verdacht auf Ureterstenose	a) Punktion/evtl. Pigtail-Einlage, zumeist Operation mit Lymphozelen-Fensterung erforderlich b) ggf. Operation
Hämaturie	Blase mit echodichter Struktur – Verdacht auf Tamponade, Blase leer – Verdacht auf Blutung aus NBKS oder Ureter	Spülung, Beobachtung, ggf. Operation
Verminderte Ausscheidung	freie Flüssigkeit	Verdacht auf Urinleck, Punktion, Bestimmung Kalium/Kreatinin, evtl. Nierenfunktionsszintigraphie, ggf. Operation
Spät postoperativ		
Anstieg des S-Kreatinin	kein auffälliger Befund, Gefäße offen, RI deutlich erhöht	Verdacht auf Cyclosporintoxizität, Änderung der Immunsuppression
Anstieg des S-Kreatinin	arterielles Signal im Anastomosenbereich mit Turbulenzen, Flußbeschleunigung, Aliasing	Verdacht auf Arterienstenose, ergänzend DSA zur Frage Intervention
Anstieg des S-Kreatinin (evtl. Schwellung der unteren Extremität der Transplantatseite)	liquide Raumforderung in der Transplantatloge	Verdacht auf Lymphozele (Differentialdiagnostik: Hämatom, Urinom), ggf. Punktion, Operation mit Lymphozelenfensterung

Lebertransplantation

Relevante Basisinformation

- Im Jahr 2000 wurden in Deutschland 780 Lebertransplantationen (LTx) (Deutsche Stiftung Organtransplantation: www.dso.de) durchgeführt, in einzelnen Zentren mit deutlicher Zunahme der Lebendspende („Living related"); 1-Jahrüberlebensrate 80–90%
- Darstellung der Leber inter- und subkostal, Hilusdarstellung für Doppleruntersuchungen am besten interkostal rechts
- **Cave:** handelt es sich um eine Transplantation des gesamten Organs (orthotope Lage) oder eines „reduced-size graft" (Transplantation eines größenreduzierten Organs), split liver (Transplantation einer Leber auf zwei Empfänger), auxiliär (Transplantation einer Leber/Teilleber ohne vorherige Entfernung der empfängereigenen Leber oder ggf. nur Teilentfernung derselben; sehr seltene Indikation, i.d.R. nur bei akutem Leberversagen oder Stoffwechseldefekt), (orthotop oder heterotop)?
- Lokalisierung und Anzahl der Gefäßanastomosen: Bei orthotoper LTx i.d.R. End-zu-End-Anastomosierung der V. cava supra- und infrahepatisch und der V. portae (Ausnahme: bei der Piggy-back-Technik wird die empfängereigene V. cava belassen und nur eine Anastomose im Bereich der Lebervenen vorgenommen). Größere Vielfalt bezüglich der arteriellen Anastomose: neben anatomischen Variationen der arteriellen Versorgung (akzessorische Leberarterien aus A. mesenterica superior oder A. gastrica sinistra) beeinflussen auch pathologische Veränderungen wie z.B. Stenose des Truncus coeliacus die Wahl der Anastomose (Operationsbericht, Operateur fragen!)
- Gallengangsanastomose mit Empfänger-Ductus-hepaticus (End-zu-End oder Seit-zu-Seit) oder mit Roux-Y-Jejunumschlinge (👁 16.**8**)
- Gallenblase fehlt nach routinemäßiger Cholezystektomie immer – ligierter Ductus cysticus kann sich zur Pseudogallenblase erweitern
- Arterielle Gefäßkomplikationen mit einer Häufigkeit bis zu 12% (im pädiatrischen Patientengut höher!), Pfortaderthrombosen bis zu 7%
- Biliäre Komplikationen nach LTx ca. 10%: Folge einer arteriellen Perfusionsstörung (Blutversorgung der Gallengänge zu 100% aus der A. hepatica!), Abstoßung oder Operations-bedingt (Gallengangsstriktur, -insuffizienz)
- *Vor* Transplantation: (Doppler-)Sonographische Beurteilung: Leberparenchym (Tumor?), Gefäßanatomie, insbesondere Flußrichtung der Pfortader (orthograd, retrograd oder kompletter Verschluß; bei retrogradem Fluß immer Frage nach möglichen portokavalen Shunts; **Cave:** Pfortaderthrombose beeinflusst das chirurgische Vorgehen), Frage des Status der suprahepatischen V. cava bei Budd-Chiari-Syndrom, Shuntfunktion z.B. nach transjugularem intrahepatischem portosystemischem Shunt (TIPSS)

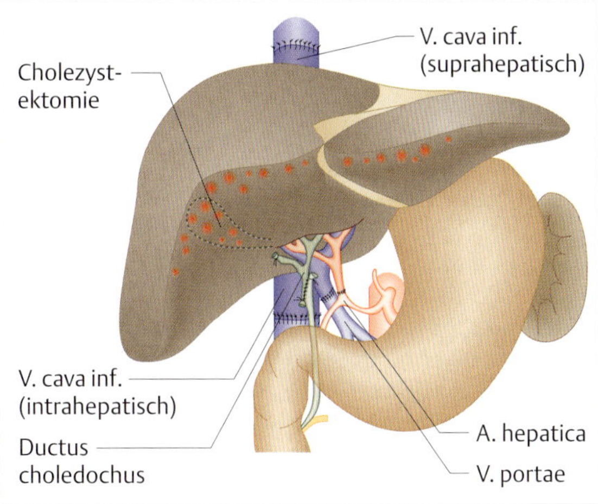

👁 16.**8** Lebertransplantation: typische Anastomosen.

- *Nach* Transplantation: Unmittelbar postoperativ Dopplersonographie zur Erstellung eines Ausgangsbefundes des Gefäßstatus → *Empfehlung:* tägliche Kontrollen in der ersten Woche, danach zweimal wöchentlich, später möglichst bei jeder ambulanten Nachuntersuchung. Diagnostische Schlüsselstellung der Dopplersonographie bei jeglicher Funktionsverschlechterung, insbesondere in der frühen postoperativen Phase
- Arterielles Signal nicht nur im Leberhilus, sondern auch intrahepatisch (in beiden Leberlappen!) suchen (👁 16.**9**, 16.**10**). Insbesondere bei Vorliegen akzessorischer Leberarterien! Merke: Die Arterie ist auch farbdopplersonographisch im Leberhilus nicht immer als Gefäßband darstellbar.
- Arterielle Flußkurve kann initial niedrige bis fehlende diastolische Flußrate aufweisen (durch hohen Gefäßwiderstand)
- Im Portalgefäß Blutfluß leberwärts gerichtet, gering atemabhängige Schwankungen, im Vergleich zu Lebergesunden oft initial nach LTx erhöhter Blutfluß (bis 40–60 cm/s)
- Lebervenen spektralanalytisch typisch bidirektionaler, triphasischer Fluß (durch Reflux aus dem rechtem Vorhof in die V. cava während der Systole)
- Neben dem im Kapitel Nierentransplantation beschriebenen Widerstands-Index wird auch der Dämpfungsindex bestimmt: DI = minimale Flußgeschwindigkeit/maximale Flußgeschwindigkeit → Beurteilung der Leberdurchblutung
- Abstoßungsdiagnostik mit Feinnadelpunktionen/Biopsien sowie interventionelle Drainagen (Hämatom, Biliom) immer sonographiegestützt möglichst mit Doppler zur sicheren Identifikation von Gefäßen: → Atem anhalten, sonographische Kontrolle zur Frage Nachblutung unmittelbar sowie nach 4–6 Stunden; BB-Kontrolle!

- Zur **Abstoßungsdiagnostik** 2 Punktionsorte möglich: interkostal oder subkostal in der Medioclavicularlinie; **Cave:** Feinnadelpunktion (FNP) mit interkostalem Zugang: Pneumothorax, Blutungsgefahr! durch ausgeprägte Kollateralkreisläufe interkostal und im Zwerchfell. Bei FNP subkostal jedoch topographisch bedingt schlechtere Abdeckung des gesamten Transplantates. Eigenes Vorgehen: überwiegend interkostale Punktionen
- *Weiterführende Diagnostik:* sonographiegesteuerte FNP und Biopsie, Kontrastmittel-Spiral-CT, MRT, Angiographie, ERCP, Hepatobiliäre Sequenzszintigraphie (HBSS)
- *Besonderheiten* bei speziellen LTx-Techniken:
- „Reduced graft": linkslaterale Segmente (vor allem Kinder) und linker Lappen → Darmschlingen füllen den rechten oberen Quadranten, Resektionsfläche und Roux-Y-Schlinge der Gallengangsanastomose liegen am rechten Rande des Transplantates
- Rechter Lappen→ keine Verlagerung des Darmes, Resektionsfläche und Roux-Y-Schlinge liegen am linken Rand des Transplantates
- Auxiliär: meist linker Leberlappen → Gefäßanastomosen variabel, häufig auf linke Empfängergefäße, Roux-Y-Schlinge. **Cave:** erhöhtes Risiko für Gefäßkomplikationen nach auxiliärer Transplantation. Wichtig: Beurteilung der empfängereigenen Leber im Verlauf (Parenchym homogen? Nekrose?)

Sonographische Befundkriterien

- Beurteilung der Homogenität des Echomusters des Parenchyms, des Kalibers der Gallenwege und der Leberperfusion
- Oft Betonung der portalen Trias (gewöhnlich ohne Krankheitswert, bildet sich nach einigen Wochen zurück), ebenso postoperative Akzentuierung der Gallenwege
- Stärke der Sonographie: lokalisierte Parenchymveränderungen; Schwäche: diffuse Veränderungen (Möglichkeit der FNP!)
- Verdichtung des Parenchyms bei Verfettung → häufig Folge des Ischämie-/Reperfusionsschadens
- Echoarmes intrahepatisches Areal: Hämatom, Nekrose (Gitternetzstruktur), Abszeß, Biliom
- Echoarmes perihepatisches Areal: Aszites, Hämatom, Abszeß, Serom, Galleextravasat oder Lymphozele (👁 16.**13**–16.**16**)
- Bei Arterienstenose: arterielles Signal mit Turbulenzen und Flußbeschleunigung im Hilus (Aliasing) (👁 16.**17**).
- Früh postoperativ bei fehlendem Dopplersignal sofort Angiographie oder Relaparotomie (möglichst vor Auftreten klinischer Zeichen); Bei sehr starkem Parenchymschaden (z.B. schwerer Reperfusionsschaden) kann gelegentlich ein RI > 1,0 gemessen werden, ist jedoch kein Indikator für erhöhte Inzidenz einer arteriellen Thrombose
- Dämpfung des Lebervenensignals als Zeichen eines Parenchymschadens (akute Rejektion oder schwerer Reperfusionsschaden) (👁 16.**18**)
- Auftreten sekundär u.U. in Kombination mit steigendem RI der Leberarterie Verdacht auf Abstoßung → in der eigenen Erfahrung können diese Parameter auf keinen Fall die Feinnadelpunktion bzw. Biopsie zum Nachweis der Abstoßung ersetzen
- **Cave:** arterieller Pendelfluß oder fehlender diastolischer Fluß ist kein Indikator für eine Behinderung des venösen Abfluß
- Bei Aszites: Strömungsrichtung und -geschwindigkeit der Portalvene bestimmen (immer Ausschluß einer Pfortaderthrombose); bei schlechter Pfortaderdurchblutung (Thrombose) oftmals ungewöhnlich einfache Darstellung arterieller Signale insbesondere intrahepatisch (👁 16.**19**)

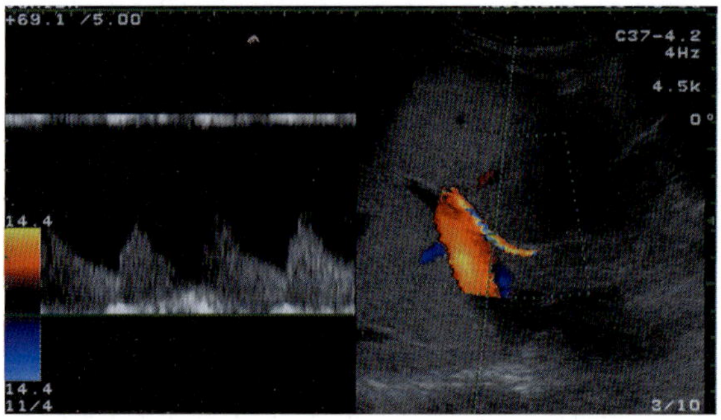

👁 16.**9 a** Normales Arteriensignal einer Transplantatleber neben der Pfortader – Arterie als Gefäßband darstellbar.

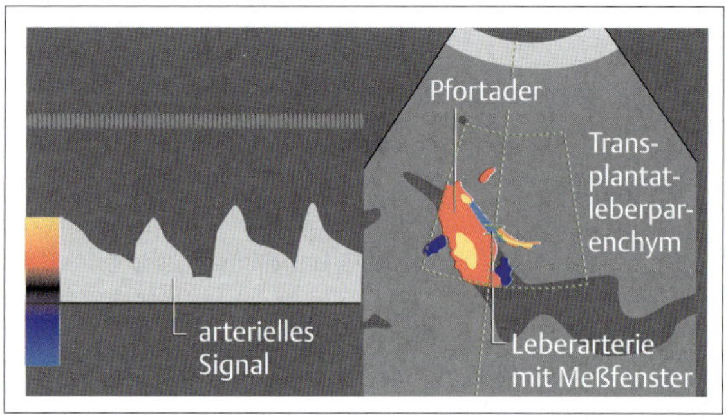

👁 16.**9 b** Schemazeichnung.

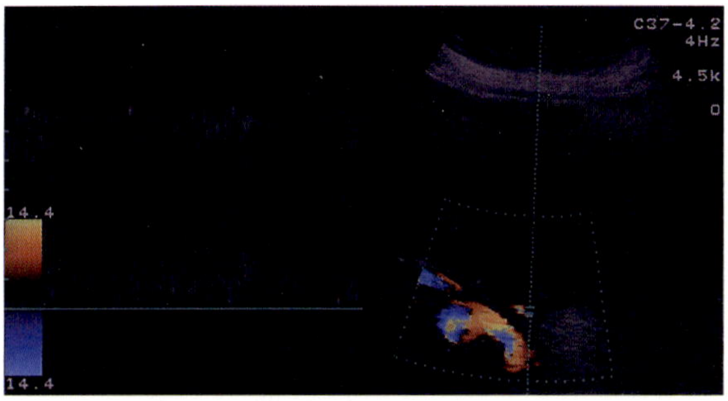

16.**10 a** Normales Arteriensignal einer Transplantatleber neben der Pfortader – Arterie als Gefäßband nicht darstellbar.

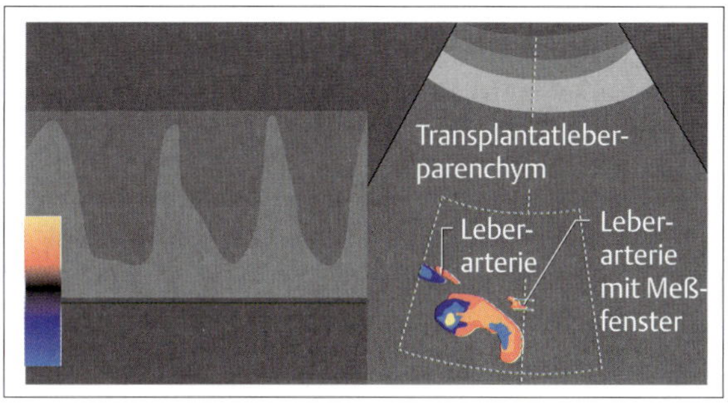

16.**10 b** Schemazeichnung.

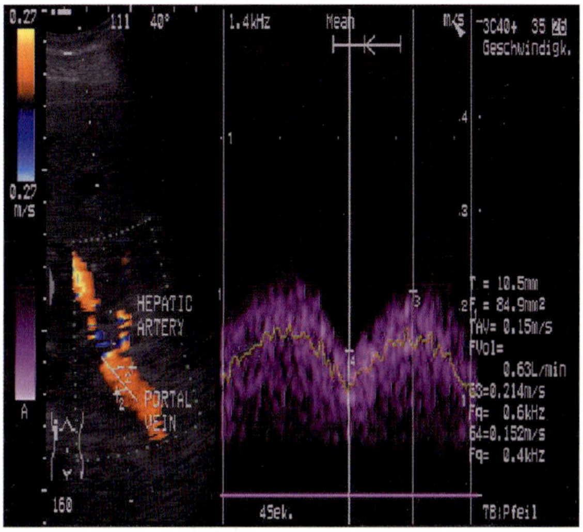

16.**11 a** Normales Pfortadersignal einer Transplantatleber – Flußmessung 0,63 l/min.

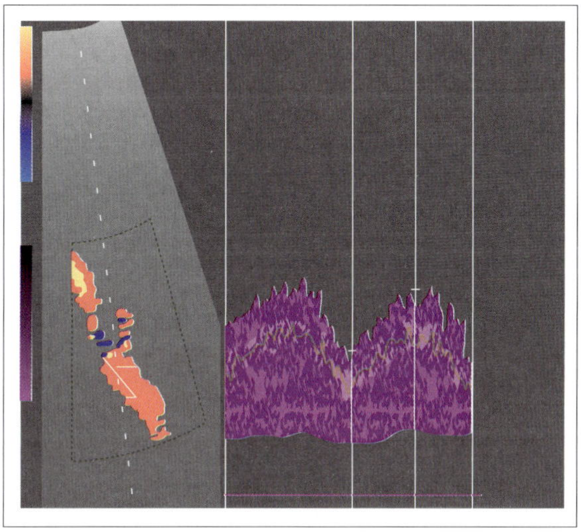

16.**11 b** Schemazeichnung.

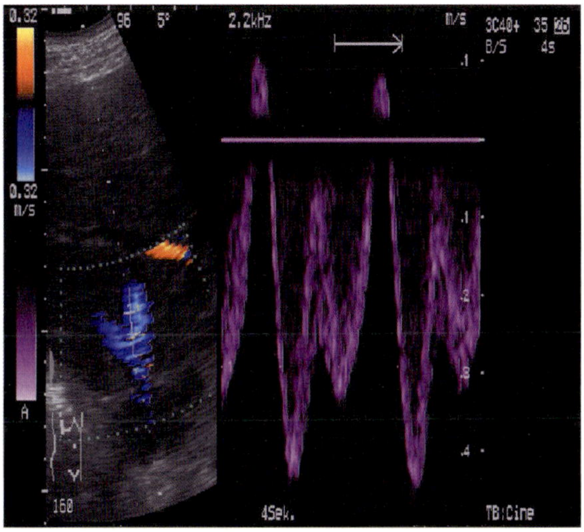

16.**12 a** Normales triphasisches Lebervenensignal einer Transplantatleber.

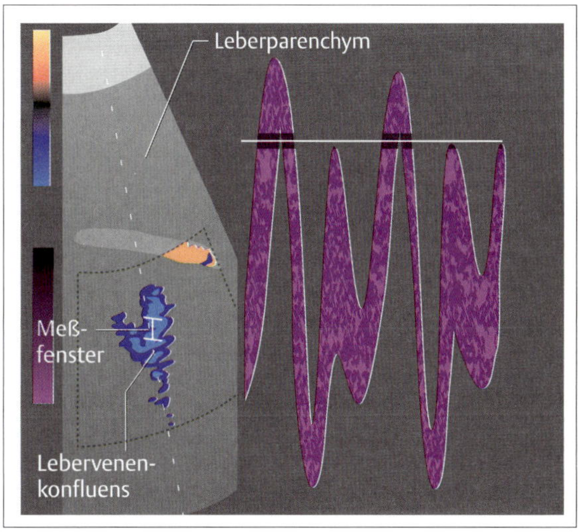

16.**12 b** Schemazeichnung.

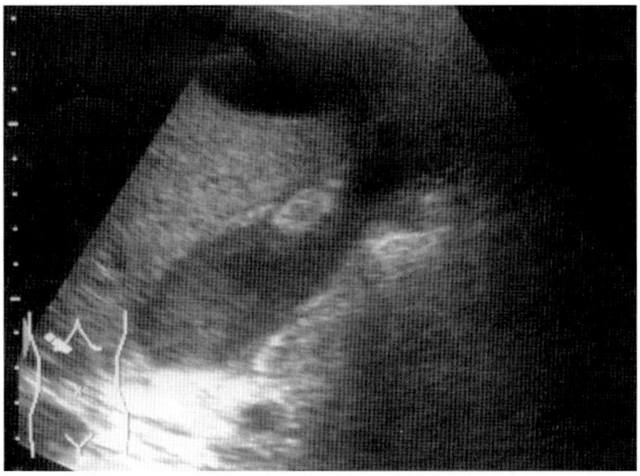

16.**13** **a** Am Leberrand liegende echoarme (liquide) Formation – durch Punktion Nachweis eines Bilioms.

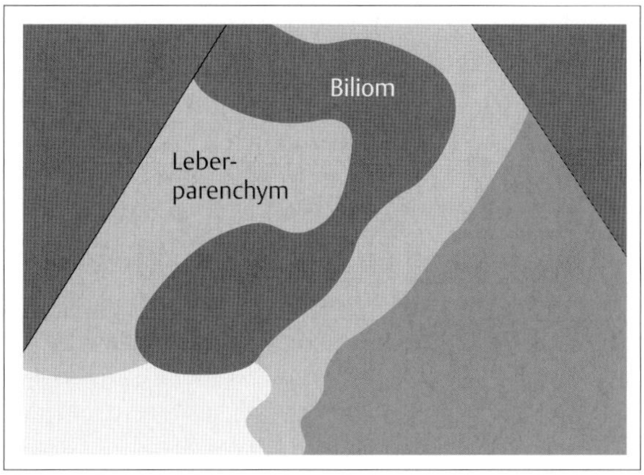

16.**13** **b** Schemazeichnung.

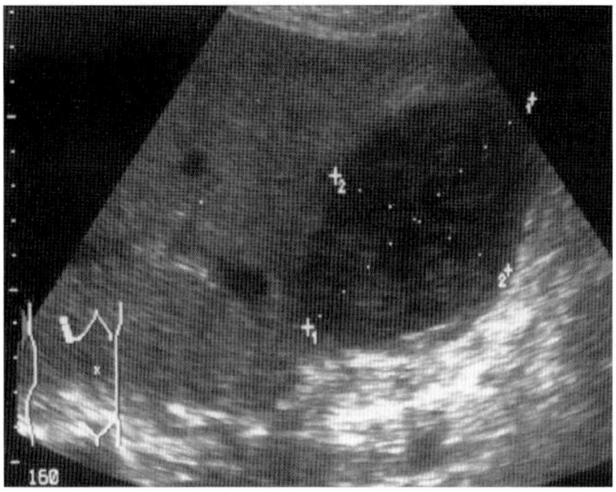

16.**14** **a** Am Leberrand liegende echoarme (liquide) Formation – die Punktion bestätigte den klinischen Verdacht auf einen Abszeß.

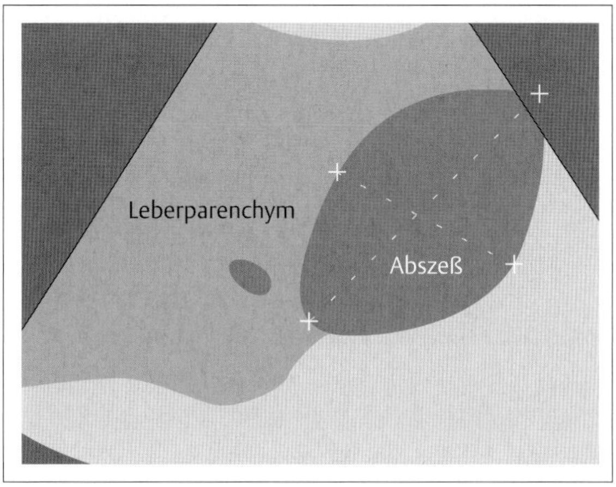

16.**14** **b** Schemazeichnung.

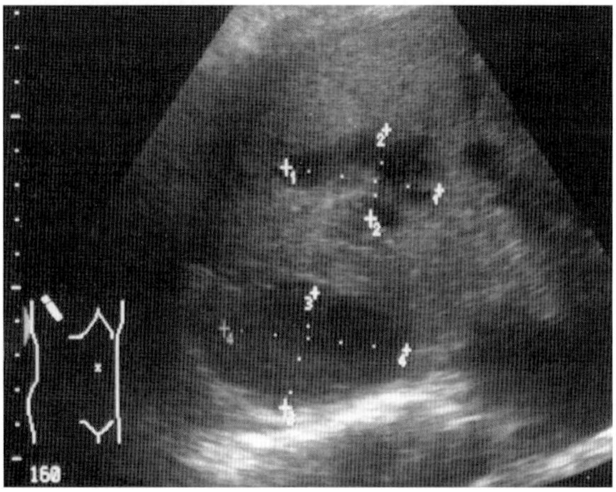

16.**15** **a** Intrahepatische echoarme (liquide) Formation bei einschmelzender Nekrose.

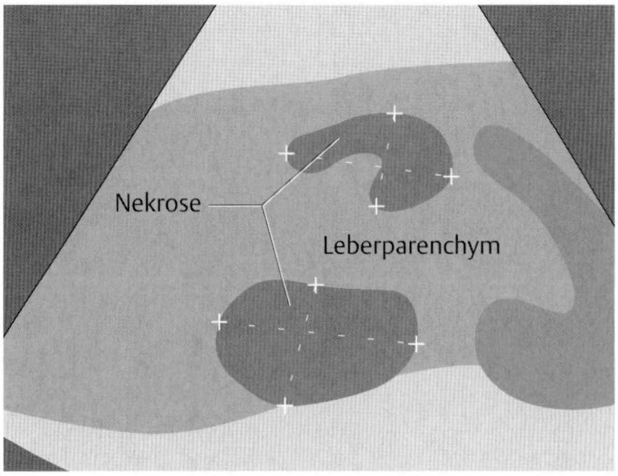

16.**15** **b** Schemazeichnung.

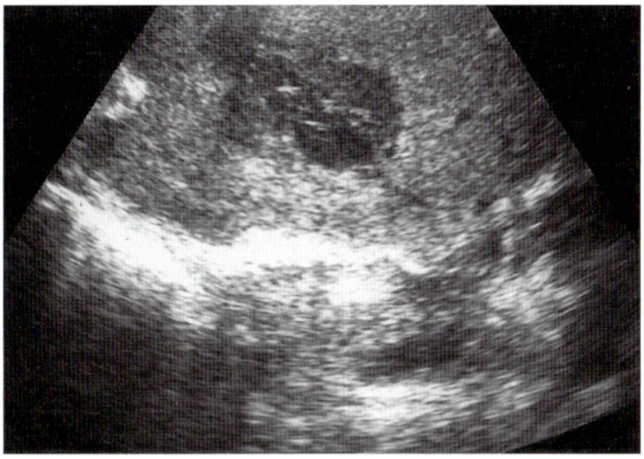

16.**16** **a** Intrahepatische echoarme Formation – Leberhämatom in Organisation nach Biopsie.

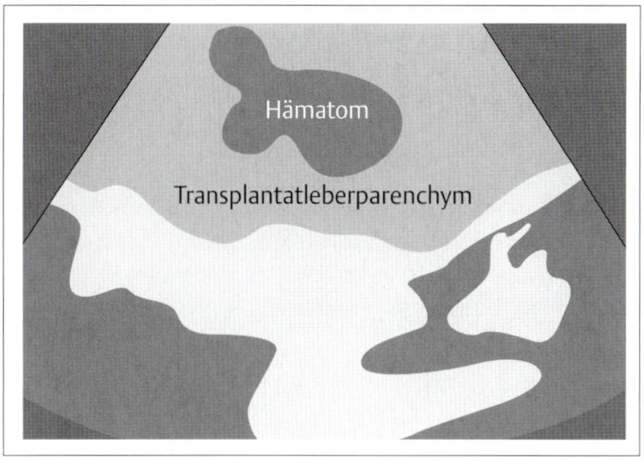

16.**16** **b** Schemazeichnung.

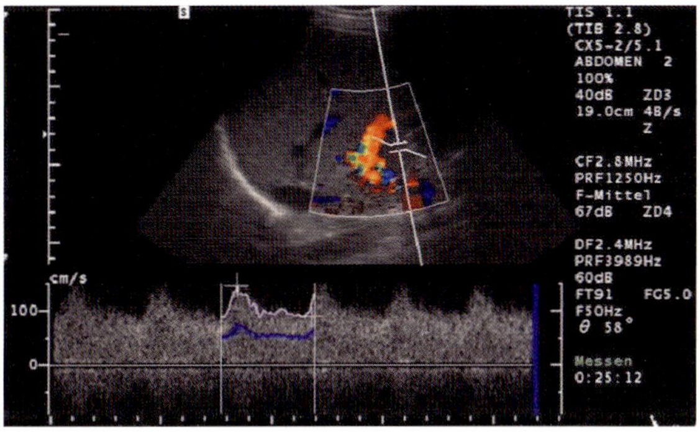

16.**17** **a** V. a. Stenose der Transplantatleberarterie bei prästenotischer Flußbeschleunigung

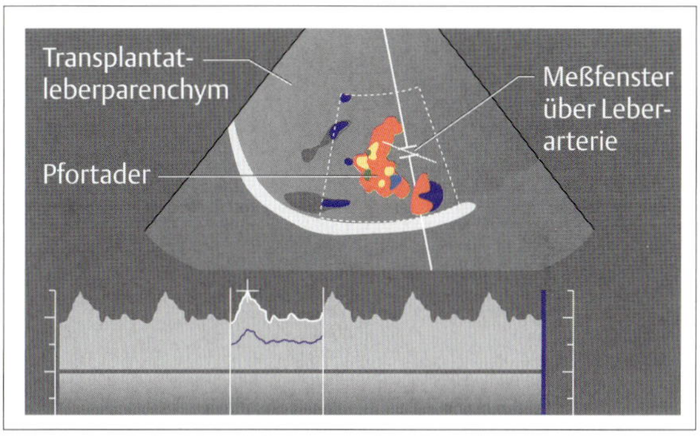

16.**17** **b** Schemazeichnung.

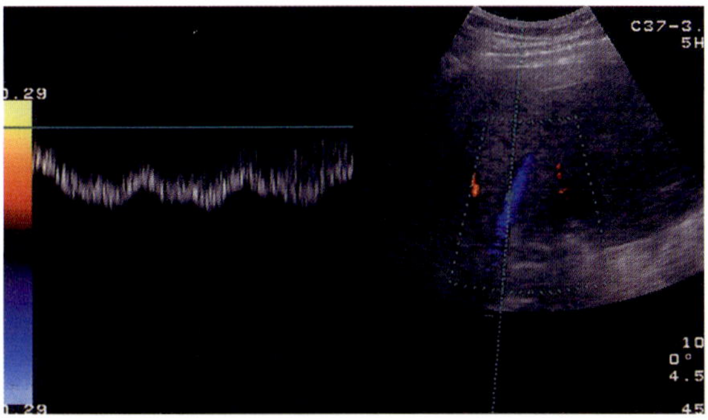

16.**18** **a** Gedämpftes Lebervenensignal am 1. Tag nach Transplantation – ausgeprägte ödematöse Schwellung bei Ischämie-/Reperfusionsschaden.

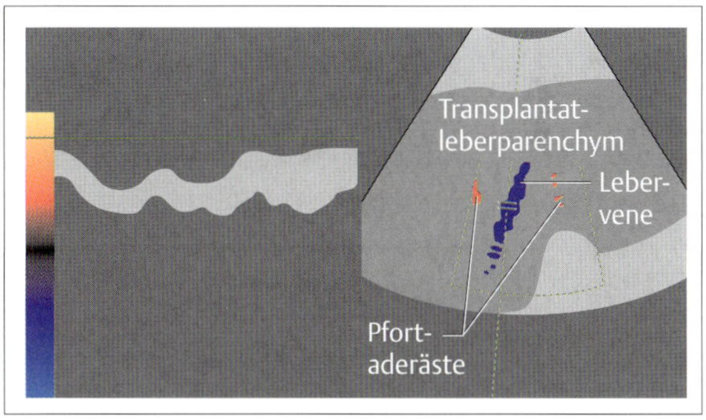

16.**18** **b** Schemazeichnung.

Konsequenz für die Chirurgische Therapie

Befund	Charakteristik	Therapie
Früh postop.		
Hohe Transaminasen (> 1000 U/l), Substitutionsbedarf an Gerinnungsfaktoren, keine Galleproduktion, Erhöhung des Laktats im Serum	Gefäße offen, verdichtetes Parenchymmuster, Lebervenensignal gedämpft, intrahepatische Gallenwege nicht erweitert	Differentialdiagnose: Reperfusionsschaden oder initiale Nichtfunktion, kritische Beobachtung; ggf. Retransplantation
Transaminasenanstieg unter Einschluß der GLDH	arterielles Signal nicht darstellbar	falls primär darstellbar Verdacht auf Arterienverschluß, sofortige Operation, ggf. noch DSA
Hb-Abfall	freie Flüssigkeit perihepatisch und übriges Abdomen	Verdacht auf Nachblutung – Punktion zur Differentialdiagnostik Aszites – falls blutig: ggf. Revision
Sekundärer Transaminasenanstieg	Leber mit echoarmem Areal (Gitternetzstruktur), Arterie offen	Verdacht auf Lebernekrose, ergänzend CT, selten Operation
Transaminasenanstieg, vermehrte Aszitesbildung, evtl. S-Laktatanstieg	kein Pfortadersignal, problemlose Darstellung arterieller Signale intrahepatisch	Verdacht auf Pfortaderthrombose, ggf. Operation
Temperaturanstieg, Transaminasenanstieg	Gefäße offen, verdichtetes Parenchymmuster, Lebervenensignal gedämpft	Verdacht auf Abstoßung: Feinnadelpunktion bzw. Biopsie
Abstoßungsbehandlung	bei Ansprechen gedämpftes u. U. monophasisches Lebervenensignal wird wieder zunehmend bidirektional	ggf. Feinnadelpunktion/Biopsie zur Kontrolle
Temperaturanstieg, Cholestaseenzyme und Bilirubin erhöht	intrahep. Gallenwege betont bzw. erweitert	Verdacht auf Cholangitis, Antibiotika, Frage: Stenose der Gallengangsanastomose; ggf. ERCP zur Frage Stent/Operation
Bilirubinanstieg, Leberwerte normal, allenfalls gering erhöht	intrahepatische Gallenwege unauff. oder leicht betont, Arterie offen, im Hilus Flußbeschleunigung (Aliasing)	Verdacht auf Gallengangsischämie bei arterieller Stenose; DSA; ggf. Operation
Spät postop.		
Ambulante Routinekontrolle, Laborwerte normal	Arterie offen, im Hilus Flußbeschleunigung (Aliasing),Turbulenz	Verdacht auf Arterienstenose, Kontrolle, ggf. Angiographie zur Frage Intervention
Rezidivierende Temperaturerhöhung, Anstieg der Cholestaseenzyme Ikterus	a) Gallengänge erweitert b) Parenchymmuster verdichtet, Gallengänge nicht erweitert, insgesamt rarefiziert	a) Verdacht auf chronisch rezidivierende Cholangitis, ggf. ERCP zur Frage Gallengangsstenose b) zur Frage Gallensynthesestörung, Biopsie bei Verdacht auf chronische Abstoßung „Vanishing bile duct syndrome“ Differentialdiagnostik: chronisch rezidivierende Cholangitis

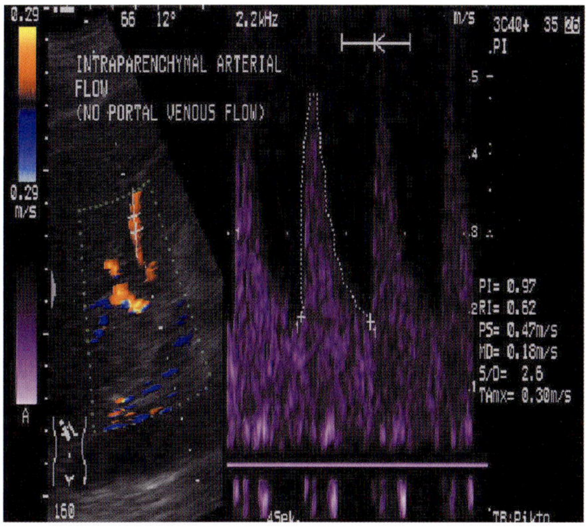

👁 16.19 a Auffälliges arterielles Signal intrahepatisch bei fehlendem Pfortadersignal als Folge einer Pfortaderthrombose.

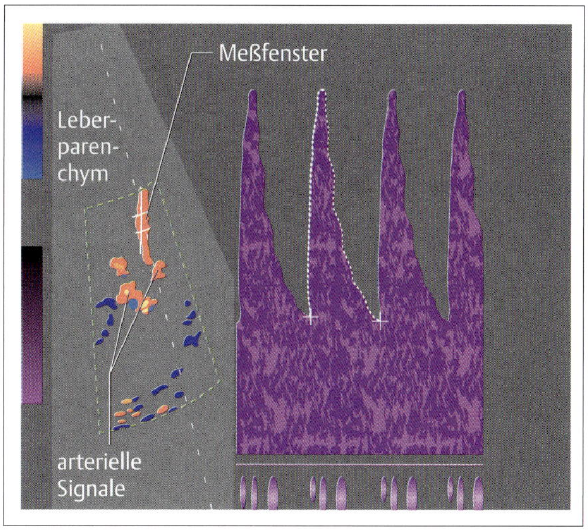

👁 16.19 b Schemazeichnung.

Pankreastransplantation

Relevante Basisinformationen

- Im Jahr 2000 wurden in Deutschland 244 Pankreastransplantationen durchgeführt, davon 229 in Kombination mit einer Nierentransplantation (Deutsche Stiftung Organtransplantation: www.dso.de)
- Indikation: Diabetes mellitus Typ I → da aufgrund der Grunderkrankung häufig auch eine dialysepflichtige Niereninsuffizienz besteht, bevorzugte Durchführung der immunologisch günstigeren kombinierten Pankreas- und Nierentransplantation mit Organen desselben Spenders
- Monitoring der Organabstoßung über die kombiniert transplantierte Niere häufig einfacher, da Abstoßung überwiegend (> 80%) beide Transplantate betrifft → einfache Diagnostik bei Anstieg des Serumkreatinins, klinisch Rejektion der Niere früher, Abstoßungsdiagnostik der Niere durch komplikationsarme Biopsie einfacher
- *Technik:* Die Drainage des Pankreas erfolgte früher zumeist in die Harnblase (👁 16.**20 b**), wobei die Urinamylase (Absinken) zum Monitoring der Funktion (Abstoßung) genutzt wurde
  - Nachteil: hohe Bikarbonatverluste. Heute erfolgt die Anastomosierung zumeist in eine ausgeschaltete Roux-Y-Schlinge (👁 16.**20 a**) oder auch direkt in die Passage der 2. Jejunumschlinge
  - Arterielle und venöse Gefäßanastomosen zumeist iliakal (👁 16.**20 a**), venös auch in die Vena mesenterica superior, häufig komplexe Gefäßrekonstruktion → genaue Information vom Operateur einholen
- Sofern Drainage in die Harnblase Untersuchung möglichst mit gefüllter Harnblase, da Aufdehnung des Duodenalsegmentes, Verlagerung der Darmschlingen nach kranial
- Abgrenzbarkeit gegenüber umgebenden Darmschlingen kann insbesondere im Langzeitverlauf schwierig sein, Peristaltik beobachten
- Gefäße in der Regel gut darstellbar auch in der Organperipherie
- *Empfehlung:* Unmittelbar postoperativ Dopplersonographie zur Erstellung eines Ausgangsbefundes der Gefäße und des Blutflusses
- Auch bei Verdacht auf Abstoßung sollte auf eine Biopsie des Pankreas aufgrund des Risikos einer Blutung, einer Pankreatitis oder Pankreasfistel verzichtet werden
- Bei Pankreasdrainage über Harnblase Monitoring der Organfunktion durch Urinamylase möglich
- Gefäßprobleme betreffen vor allem die Transplantatvene → Thrombose
- *Weiterführende Diagnostik:* S- (ggf. U-) Amylase, Blutzucker und Insulinbedarf, Procalcitonin, Spiral-CT, zur vergleichenden Verlaufsbeurteilung der Organperfusion zunehmend Kernspintomographie als Standard, ggf. DSA

Sonographische Befundkriterien

- Transplantat eher echodicht (16.**21** – 16.**23**)
- Transplantat-Pankreatitis entspricht von der Echomorphologie der allgemeinen Pankreatitis (Ödem, Schwellung, veränderte Echostruktur, veminderte Abgrenzbarkeit)
- Organstruktur: homogen aufgetrieben bei ödematöser Schwellung, echoarme Areale bei beginnender Nekrotisierung
- Frage nach peripankreatischen Prozessen: freie Flüssigkeit als Hinweis auf Blutung oder Pankreatitis, liquide Raumforderung als Hinweis auf Pseudozyste, Hämatom, Abszeß, Serom, Lymphozele
- Bestimmung des Widerstands(Resistance-)Index (RI): > 0,75 → Verdacht auf Abstoßung, RI < 0,7 → akute Pankreatitis oder Cyclosporintoxizität

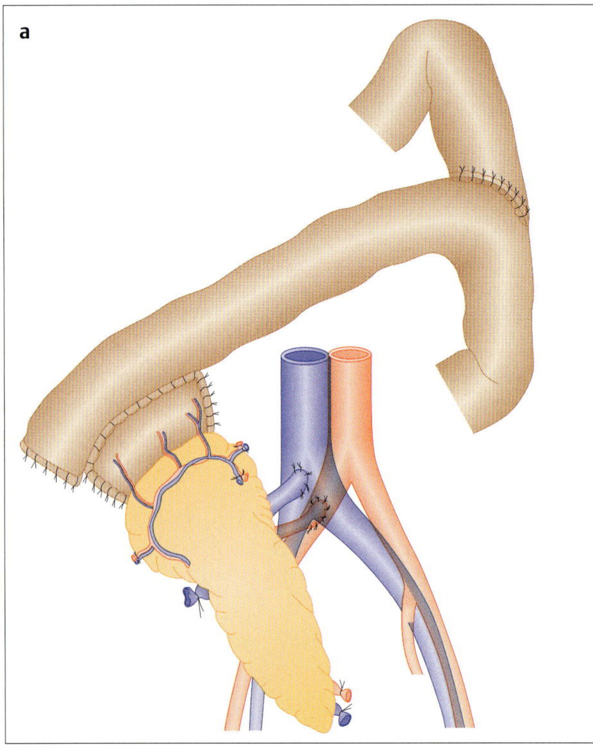

16.**20 a** Pankreastransplantation: Exokrine Drainage in ausgeschaltete Jejunumschlinge.

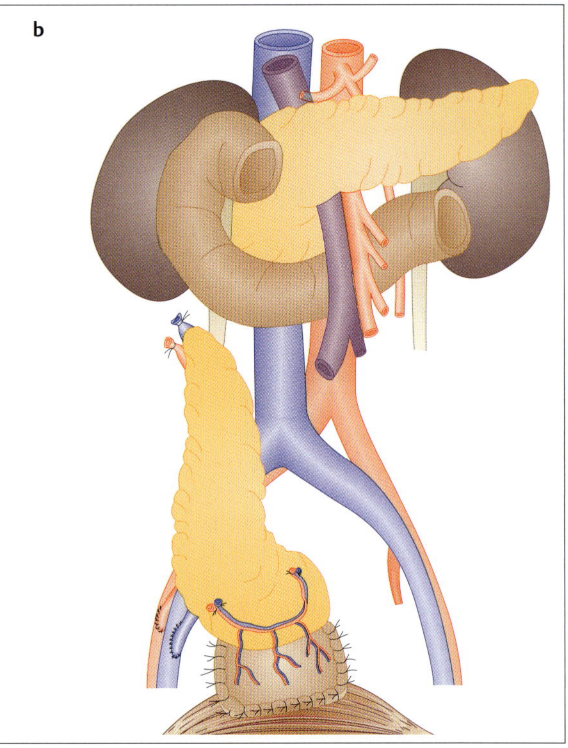

16.**20 b** Exokrine Drainage in die Harnblase.

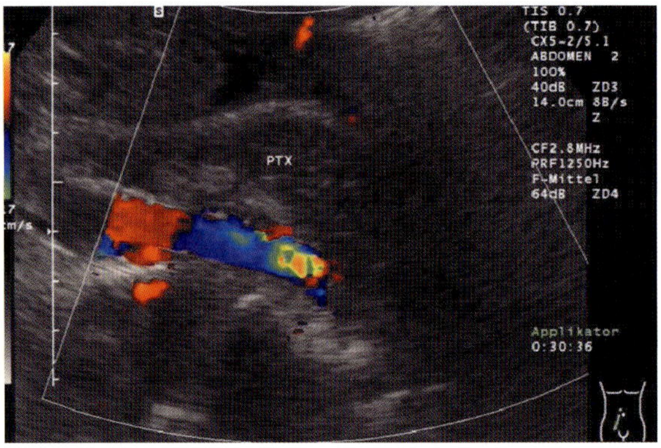

16.**21 a** Rechts iliakal gelegenes Pankreastransplantat.

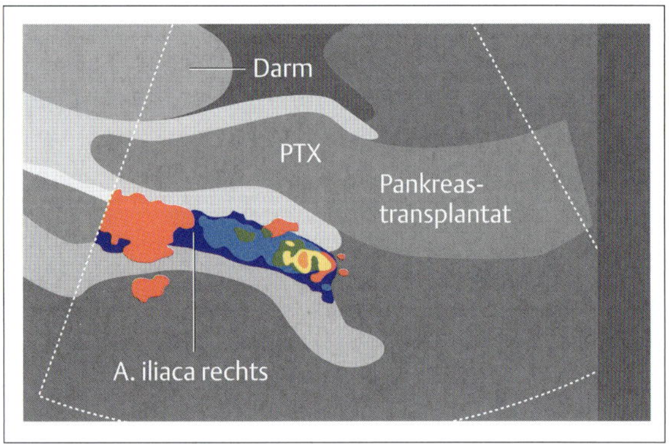

16.**21 b** Schemazeichnung.

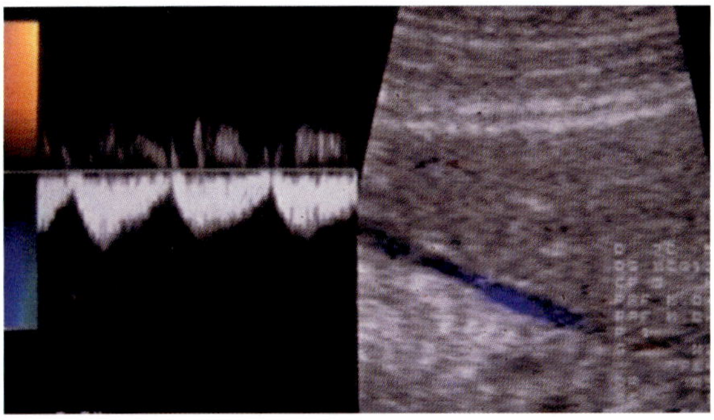

16.22 a Normales Venensignal nach Pankreastransplantation.

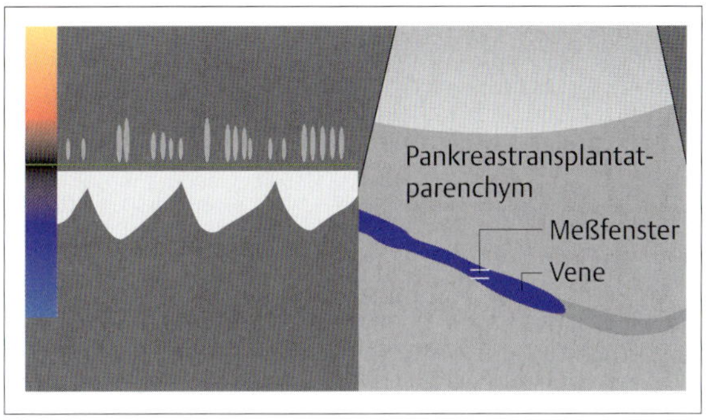

16.22 b Schemazeichnung.

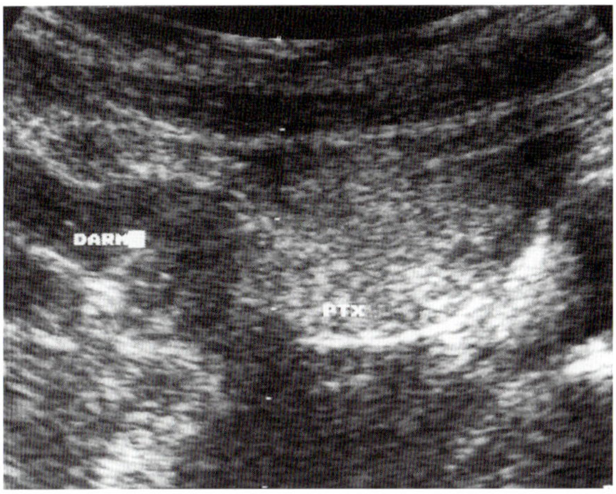

16.23 a Gut funktionierendes Pankreastransplantat mit Jejunumanastomose 8 Jahre postop. – Problem der Abgrenzbarkeit von den umliegenden Dünndarmschlingen.

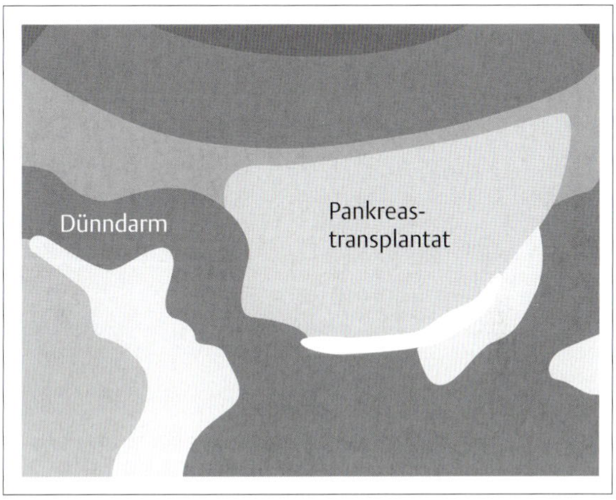

16.23 b Schemazeichnung.

Literatur

Breitenseher M, Helbich T, Kainberger F, Hubsch P, Trattnig S, Traindl O, Mostbeck G. Farbdopplersonographie von Nierentransplantaten. Ermöglicht der Resistive Index die Diagnose der chronischen Funktionsstörung? Ultraschall Med. 1994; 15: 24 – 28.

Casalino DD, Winsberg F. Doppler ultrasonography in liver transplantation. In: Gandolfi L, Fukuda M, Current trends in digestive ultrasonography. Front. Gastrointest. Res. Basel: Karger 1997: 305 – 322.

Coulden RA, Britton PD, Farman P, Noble-Jamison G, Wight DGD. Preliminary report: Hepatic vein Doppler in the early diagnosis of acute liver transplant rejection. Lancet. 1990; 336: 273 – 275.

Duda SH, Erley CM, Huppert PE, Lauchart W, Risler T, Claussen CD. Posttransplant renal artery stenosis – outpatient intraarterial DSA versus color aided duplex Doppler sonography. Eur J Radiol. 1993; 16: 95 – 101.

Erhard J, Hartwig T, Lange R, Scherer R, Albrecht KH, Eigler FW. Der Wert der Duplexsonographie nach der orthotopen Lebertransplantation. Langenbecks Arch Chir. 1994; 379: 26 – 31.

Fobbe F. Transplantatniere. In: Wolf KJ, Fobbe F (Hrsg). Farbkodierte Duplexsonographie: Grundlagen und klinische Anwendung. Thieme, Stuttgart, New York, 1993, S. 186 – 194.

Galanski M, Ringe B. Radiologische Diagnostik vor und nach Lebertransplantation. Radiologe. 1992; 241 – 247.

Gebel M. Farbigkodierte Blutflußdarstellungen abdomineller Gefäße. Bildgebung. 1990; 57: 56 – 63.

Harms J, Chavan A, Ringe B, Galanski M, Pichlmayr R. Vascular complications in adult patients after orthotopic liver transplantation: role of color duplex sonography in the diagnosis and management of vascular complications. Bildgebung. 1994; 61: 14 – 19.

Hellinger A, Roll C, Stracke A, Erhard J, Eigler FW. Impact of colour Doppler sonography on detection of thrombosis of the hepatic artery and the portal vein after liver transplantation. Langenbecks Arch Chir. 1996; 381: 182 – 185.

Hollenbeck M, Stuhrmann M, Trapp R, Grabensee B. Farbigkodierte Dopplersonographie zur Früherkennung von Abstoßungsreaktionen nach allogener Nierentransplantation. Dtsch Med Wschr. 1991; 116: 921 – 927.

Kock T, Slooff MJH, Thijn CJP, Peeters PMJG, Verwer R, Bijleveld CMA, van den Berg AP, Haagsma EB, Klompmaker IJ. Routine Doppler ultrasound for detection of clinically unsuspected vascular complications in the early postoperative phase after orthotopic liver transplantation. Transplant Int. 1998; 11: 272 – 276.

Konsequenz für die Chirurgische Therapie

Befund	Charakteristik	Therapie
Früh postop.		
Hb-Abfall	freie Flüssigkeit um Transplantat	Verdacht auf Nachblutung, ggf. Operation
Fieber, S-Amylase, -Lipase erhöht	neu aufgetretene freie Flüssigkeit um Transplantat, liquide Raumforderung	Verdacht auf Pankreatitis (Anastomosenleck?); peripankreatitischer Abszeß ggf. Drainage, Operation
Fieber, evtl. auffälliges Abdomen	a) Transplantat ödematös aufgetrieben, kein venöses Signal b) Transplantat mit echoarmen Arealen, venöses Signal vorhanden	a) Verdacht auf Transplantatvenenthrombose, sofortige Operation b) Verdacht auf Pankreasnekrosen, ggf. Operation
Pankreasdrainage in Harnblase, blutiger Urin	Harnblase mit liquider von der Echodichte inhomogener Raumforderung	Harnblasenhämatom, Blasenspülung → unbedingt auch Beurteilung von Transplantat und Gefäßen
Pankreasdrainage in Harnblase, sinkende Urin-Amylase	Pankreas nur ödematös, Gefäße offen, RI > 0,75	Verdacht auf Abstoßung, Einleitung einer Therapie
Verdacht auf Abstoßung	bei Ansprechen der Therapie sinkender RI im Verlauf	
Schocksymptomatik	freie Flüssigkeit intraabdominell	Verdacht auf A. iliaca Arrosionsblutung → sofortige Operation

Lang H, Lück R, Weimann A, Brunkhorst R, Bartels M, Bektas H, Klempnauer J, Pichlmayr R. Experience with color-coded duplex sonography after combined kidney/pancreas transplantation – preliminary results. Bildgebung. 1996; 63: 90 – 93.

Morton MJ, James EM, Wiesner RH, Krom RAF. Applications of duplex ultrasonography in the liver transplant patient. Mayo Clin Proc. 1990; 65: 360 – 372.

Mostbeck G, Mallek R, Gebauer A, Tscholakoff D. Duplexsonographie und farbkodierte Dopplersonographie viszeraler Gefäße bei abdominellen Erkrankungen. Wien Klin Wschr. 1992; 104: 227 – 233.

Nolten A, Sproat IA. Hepatic artery thrombosis after liver transplantation: Temporal accuracy of diagnosis with Duplex US and the syndrome of independing thrombosis. Radiology 1996; 198: 553 – 559.

Preidler KW, Riccabona M, Szolar DM, Kammerhuber F, Sorantin E, Horina J. Nachweis der Perfusion in Nierentransplantaten. Vergleich zwischen farbkodierter und amplitudenkodierter Dopplersonographie. Ultraschall Med. 1996; 17: 243 – 246.

Preidler KW, Szolar D, Schreyer H, Ebner F, Kern R, Holzer H, Horina JH. Differentiation of delayed kidney graft function with gadolinium-DPTA-enhanced magnetic resonance imaging and Doppler ultrasound. Invest Radiol. 1996; 31: 364 – 371.

Rob PM, Jansen O, Richter V, Erbsloh-Moller B, Marienhoff N, Wiedemann G. Diagnosis of renal transplant failure by real-time and duplex Doppler sonography. Clin Investig. 1993; 71: 531 – 536.

Trattnig S, Frenzel K, Eilenberger M, Khoss A, Schwaighofer B. Akute Nierenvenenthrombose bei Kindern. Früher Nachweis mit Duplex- und farbkodierter Dopplersonographie. Ultraschall Med. 1993; 14: 40 – 43.

Tublin ME, Dodd GD 3rd. Sonography of renal transplantation. Radiol Clin North Am. 1995; 33: 447 – 459.

Patel B, Wolverson MK, Mahanta B. Pancreatic transplant rejection: Assessment with duplex ultrasound. Radiology 1989; 173: 131 – 135.

Pozniak MA. Ultrasound evaluation of the transplant liver, kidney and pancreas. In: McGahan JP, Goldberg BB (eds). Diagnostic ultrasound: A logical approach, Lippincott-Raven Publishers, Philadelphia, 1998; 561 – 598.

Propeck PA, Scanlan KA. Reversed or absent hepatic arterial diastolic flow in liver transplants shown by Duplex sonography: A poor predictor of hepatic artery thrombosis. Am J Radiol. 1992; 159: 1199 – 1201.

Rifkin MD, Needleman L, Pasto ME, Kurtz AB, Foy PM, McGlynn E, Canino C, Baltarwich OH, Pennell RG, Goldberg BB. Evaluation of renal transplant rejection by duplex Doppler examination: Value of resistive index. Am J Radiol. 1987; 148: 759 – 762.

Rode A, Ducerf C, Adham M, Delaroche E, Berthoux N, Bizollon T, Baulieux J. Influence of systemic echodoppler artery survey on hepatic artery thrombosis after liver transplantation in adults. Transplant Int. 1998; 11 (Suppl 1): S292-S295.

Seitz KH, Kubale R. Duplexsonographie der abdominellen und retroperitonealen Gefäße. VCH, Weinheim, 1987.

Zoller W, Lang H. Duplex- und Farbdoppler-Sonographie abdomineller und retroperitonealer Gefäße. In: Zoller WG, Gresser U, Zöllner N (Hrsg). Einführung in die Ultraschalldiagnostik. Karger, Basel; 2. Aufl. 1994, 165 – 183.

Danksagung

Die Autoren danken Herrn Dr. Marco Dömland, Klinik für Allgemein- und Transplantationschirurgie, Universitätsklinikum Essen, sowie Frau Dr. Ina Geißler, Klinik für Abdominal-, Transplantations- und Gefäßchirurgie und Herrn Dr. Jürgen Müller, Klinik und Poliklinik für Diagnostische Radiologie, Universität Leipzig, für die freundliche Unterstützung bei der Zusammenstellung der Abbildungen.

17 Intraabdominelle Farb-Duplex-Sonographie der Arterien

E. Wrenger

Technische Grundlagen der Farb-Duplex-Sonographie

Farbkodierung

- Die an Grenzflächen reflektierten Ultraschallimpulse werden bei ihrem Wiedereintreffen am Schallkopf a) bezüglich Laufweite zwischen Sendung und Empfang, b) Amplitude und c) Frequenzverschiebung bezogen auf die Sendefrequenz untersucht. Aus Laufzeit und Amplitude errechnet sich das angezeigte B-Bild.
- Werden Ultraschallimpulse von Grenzflächen (z. B. Erythrozytenkonglomeraten) reflektiert, die sich vom Schallkopf wegbewegen, ist die Frequenz des Empfängerimpulses niedriger. Wenn die Impulse von Erythrozyten reflektiert werden, die sich auf den Schallkopf zubewegen, ist die Frequenz nach Reflexion gegenüber der Sendefrequenz erhöht (Doppler-Effekt). Die sich bewegenden Bildareale werden farblich kodiert, wobei nach Konvention die Teilchen, die sich auf den Schallkopf zubewegen, rot und die sich wegbewegenden Teilchen blau kodiert werden. Langsame Blutflüsse werden mit satten und schnelle Blutflüsse mit entsättigten helleren Farben dargestellt.
- Bei Überschreiten der maximal möglichen Frequenzverschiebung in einer Richtung kommt es zum Umschlag in den hellsten Farbton der Gegenrichtung (z. B. von orange-rot nach türkis-blau). Dieses Phänomen wird als „Aliasing" bezeichnet. Bei korrekt eingestellter Pulsrepetitionsfrequenz ergeben sich so schon in der Farbkodierung eventuell Hinweise auf eine vorliegende Stenose im Bereich eines arteriellen Gefäßes (z. B. Nierenarterie).
- Die Farbkodierung dient vor allem der Orientierung und Differenzierung der verschiedenen intraabdominellen Gefäße.

Duplex

- Mit dem gepulsten Doppler (= Duplex) kann man die Doppler-Frequenz-Verschiebungen an jedem beliebigen Bildpunkt exakt messen.
- Nach Einstellung des Winkels zwischen dem Ultraschallimpuls und dem Gefäßverlauf läßt sich die Flußgeschwindigkeit errechnen und wird von den Geräten in Meter pro Sekunde angegeben.
- Die Geschwindigkeit wird im sogenannten Doppler-Fluß-Profil angegeben.

Flußwiderstandsindizes

- In parenchymatösen abdominalen und retroperitonealen Organen (z. B. in den Nieren) findet man in der Regel einen holodiastolisch-antegraden arteriellen Fluß (👁 17.1). Aus dem Verhältnis der systolischen und diastolischen Flußgeschwindigkeiten (V_{max} = maximale systolische Geschwindigkeit; V_{ed} = enddiastolische Geschwindigkeit; V_{mean} = mittlere Flußgeschwindigkeit) können Indizes berechnet werden, die Informationen über den arteriellen Flußwiderstand geben:

Resistenzindex: $RI = (V_{max} - V_{ed})/V_{max}$
Pulsatilitätsindex: $PI = (V_{max} - V_{ed})/V_{mean}$

- Allgemein gilt, daß hohe Indexwerte hohen peripheren arteriellen Flußwiderständen entsprechen. Die Indizes sind im Gegensatz zu den absolut gemessenen Geschwindigkeiten winkelunabhängig (der Winkel kürzt sich aus der Formel heraus).

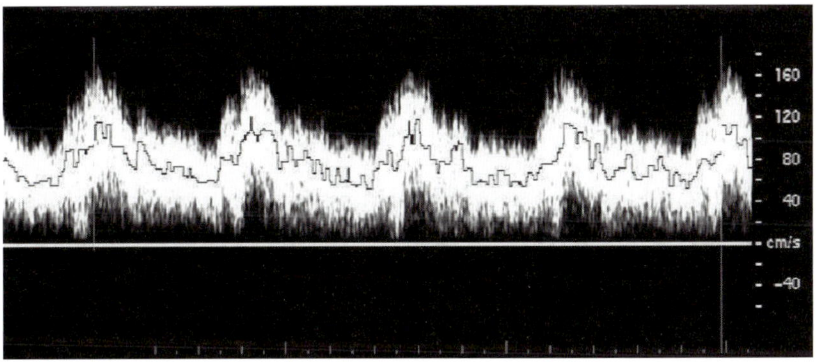

👁 **17.1** Typischer holodiastolischer antegrader Fluß in den Arterien parenchymatöser Abdominalorgane (hier Nierenarterie).

Aorta

Relevante Basisinformationen

Indikationen für die Untersuchung

- Abklärung eines Aortenaneurysmas:
  - Pulsierende abdominelle Raumforderung
  - Akutes Abdomen
  - Schockzustand unklarer Ätiologie mit Verdacht auf Aneurysmaruptur
  - Verlaufsuntersuchung nach operativer oder interventioneller Therapie
  - Screening bei Nachweis eines Aneurysmas anderer Lokalisation
  - Abklärung einer peripheren arteriellen Embolie
- Einteilung der Aneurysmata:
  - Aneurysma verum mit Ausweitung sämtlicher Wandschichten: sackförmig meist nach ventral (häufigste Form) oder spindelförmig zirkulär in alle Richtungen
  - Aneurysma spurium nach Perforation ohne Einbeziehung der Arterienwandschichten, entspricht einem durchströmten perivaskulären Hämatom
  - Aneurysma dissecans mit Ausweitung der Aorta durch Einriß von Intima und Media, die als flottierende Membran im Gefäßlumen zur Darstellung kommen. Distal kann das falsche Lumen über einen weiteren Einriß wieder Anschluß an das echte Lumen finden
- Abklärung arterieller Strombahnhindernisse proximal des Leistenbandes
- Abklärung einer Aortendissektion:
  - Eine Aortendissektion ist nicht notwendigerweise an eine aneurysmatische Erweiterung des Gefäßes gebunden (vgl. Aneurysma dissecans)
  - Bestimmung der abdominellen Ausdehnung bei thorakaler Dissektion
  - Verdacht des Abgangs der Mesenterial- oder Nierenarterien aus falschem Lumen
- Untersuchungstechnik:
  - Mit 3,5-MHz-Curved-Array-Schallkopf medianer Oberbauchquerschnitt mit Kippen und Kaudalverschieben des Schallkopfes. Die obligatorische Messung des sagittalen Gefäßdurchmessers wird routinemäßig im infrarenalen Abschnitt der Aorta durchgeführt. Durch Drehen des Schallkopfes Untersuchung im Längsschnitt, dabei dann auch Messung der winkelkorrigierten Strömungsgeschwindigkeit
  - Bei Darstellung der Aorta sollen im Längsschnitt die systolischen Maximalgeschwindigkeiten ohne Farb-Aliasing abgebildet werden, daher ist dann meist eine Anpassung des Farbgeschwindigkeitsbereiches notwendig
  - Beurteilung von Gefäßverlauf (Kinking), Gefäßdurchmesser, Wandauflagerungen (Plaques, Thromben), Binnenstrukturen (Dissektionsmembran), paraaortalen Strukturen (Lymphknoten, Hämatome)
  - Im Duplex normalerweise bi- oder triphasisches Strömungssignal mit frequenzfreiem systolischem Fenster und systolisch-diastolischem Farbwechsel. Oberhalb der Nierenarterienabgänge kann eine antegrade enddiastolische Strömung vorliegen. Unterhalb des Abgangs verläuft die Doppler-Strömungs-Kurve infolge der hohen peripheren Widerstände enddiastolisch auf bzw. unter der Nullinie. Normalwert: $V_{max} = 0{,}6 - 1{,}4$ m/s
- *Weiterführende Diagnostik:* Computertomographie (CT), Spiralcomputertomographie (Spiral-CT), Magnetresonanztomographie (MRT) und digitale arterielle Subtraktionsangiographie (DSA)

Sonographische Befundkriterien

- Bei **Aortenaneurysmen** (👁 17.2) im B-Bild Beurteilung der Binnenstrukturen und Umgebung:
  - Messung von sagittalem Durchmesser und kranio-kaudaler Ausdehnung
  - Thrombosierungen? Bestimmung der Thrombendicke
  - Flottierende Binnenstrukturen: mobile Plaques, Membranen
  - Dicke der Aneurysmawand mit Abschätzung der Rupturgefahr
  - Spontanechokontrast
  - Verdacht auf (gedeckte) Perforation bei freier Flüssigkeit, echofreiem Saum um das Aneurysma herum, retroperitonealem Hämatom
  - Zusätzliche Informationen durch Farb-Duplex-Sonographie bei Aneurysmen: vereinfachte Darstellung des durchströmten Restlumens bei echoarmen thrombotischen Wandauflagerungen (👁 17.3), sichere Differenzierung inhomogener wandständiger Thromben von Dissektionsmembranen durch farbkodierten Strömungsnachweis im falschen Lumen auch bei langsamen Flüssen, Beziehung der Nierenarterien zum Aneurysma
- **Aortendissektion im B-Bild:**
  - Wegen der geringen Dicke der Dissektionsmembran (< 1 mm) und schwachen Echogenität erschwerte Darstellbarkeit (hohe Verstärkung wählen)
  - Beweisend ist der Nachweis im Querschnitt (im Längsschnitt viele Artefakte möglich)
  - Versuch der Bestimmung der distalen Ausdehnung
- Zusätzliche Informationen durch Farb-Duplex-Sonographie bei Aortendissektion:
  - Strömungsdarstellung im falschen, meist größerem Lumen mit retrograder Perfusion, langsame Strömung mit monophasischem Signal (antegrad und schneller im wahren Lumen)
  - Klärung des Abgangs der Nieren- und Mesenterialarterien aus dem wahren oder falschen Lumen
  - Kommunikation zwischen beiden Lumina

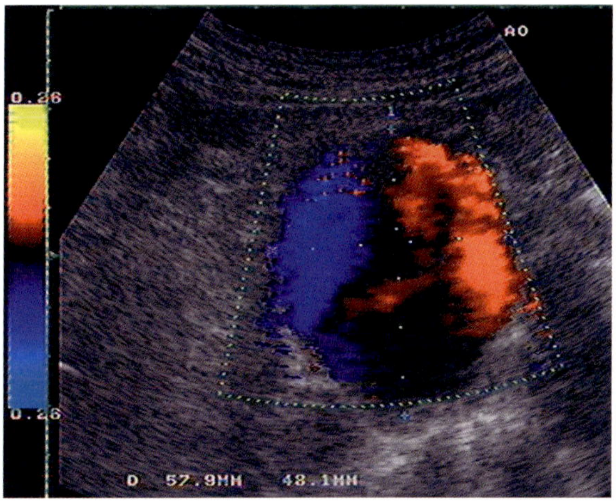

17.2 a Infrarenales Aortenaneurysma im Mittelbauchquerschnitt mit einem maximalen sagittalen Durchmesser von 5,8 cm. Das gesamte Lumen stellt sich mit Verwirbelungen durchströmt dar.

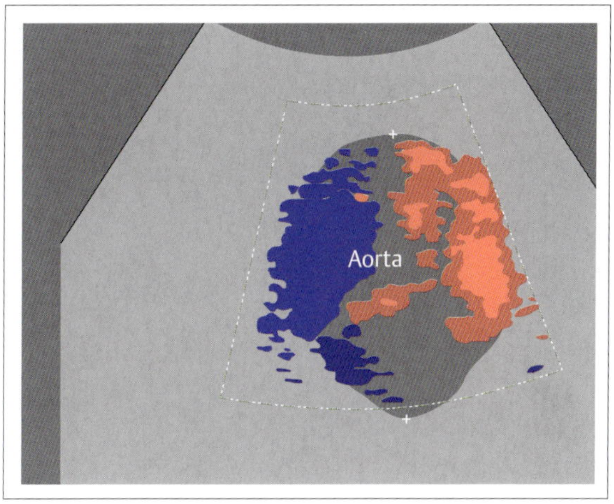

17.2 b Schemazeichnung.

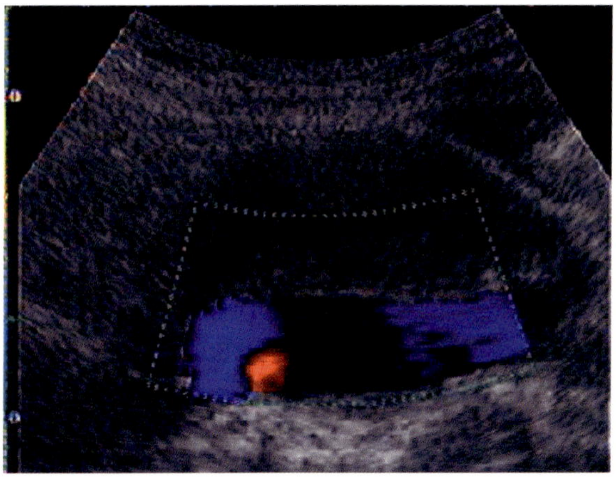

17.3 a Infrarenales Aortenaneurysma im Längsschnitt, das nach ventral eine erhebliche Wandthrombosierung aufweist. Die Farbe stellt das durchströmte Lumen dar.

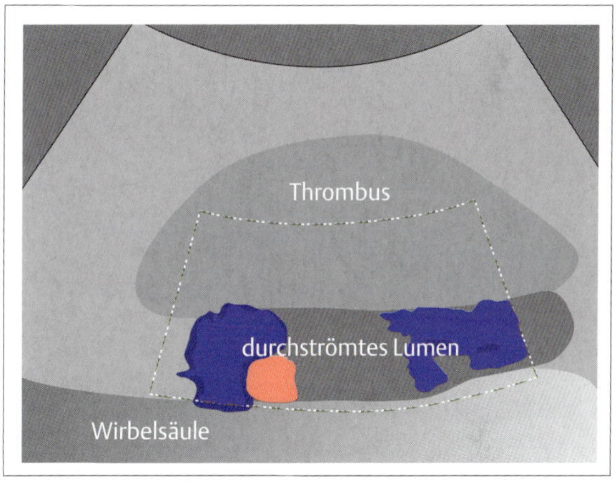

17.3 b Schemazeichnung.

Konsequenz für die Chirurgische Therapie

Befund	Charakteristik	Therapie
Aneurysmagröße 3 – 5 cm	Erweiterung mit oder ohne Wandthromben	konsequente Behandlung einer arteriellen Hypertonie, Kontrolle nach 3 – 6 Monaten
Aneurysmagröße 5 – 8 cm	Erweiterung mit oder ohne Wandthromben; eventuell schmale Wandbegrenzung	Rupturgefahr < 15 % in 5 Jahren weitergehende Diagnostik mit CT und MRT in der Regel operative Therapie interventionelle Therapie mit Aorten-Stent-Prothese bei Abstand von den Nierenarterien > 2 cm (Bürger 1998, Sternberg et al. 1998, van der Vliet und Boll 1997)
Aneurysmagröße > 8 cm	s. o.	Rupturgefahr > 75 % in 5 Jahren, s. o.
Gedeckte Perforation	echoarmes Material meist dorsal des Aneurysmas	dringliche Operation
Freie Perforation mit meist fulminantem Schockzustand	freie Flüssigkeit im Abdomen	Reanimationsmaßnahmen, sofortige Notoperation
Aortendissektion	zwei durchströmte Lumina mit oder ohne aneurysmatische Erweiterung	weiterführende Ausdehnungsdiagnostik nach kranial mit transösophagealer Echokardiographie, CT oder MRT Ausdehnungsdiagnostik nach distal in die Becken-Bein-Gefäße engmaschige Verlaufskontrollen, z. B. alle 3 Monate vor allem der thorakalen Aorta Operationsindikation bei peripheren Ischämien (Bürger 1998, Donaldson et al. 1997, Sternberg et al. 1998, van der Vliet und Boll 1997)

Truncus coeliacus und Mesenterialarterien

Relevante Basisinformationen

- Indikationen für die Untersuchung:
  - Abklärung einer Angina abdominalis
  - Lagebeziehungen des Truncus coeliacus und der Mesenterialarterien zu einem Aortenaneurysma oder zu einer Aortendissektion
  - Abklärung eines akuten Abdomens (Mesenterialarterienverschluß)
  - Verdacht auf Kompressionssyndrom des Truncus coeliacus (Lig.-arcuatum-mediale-Syndrom, Dunbar-Syndrom)
- Untersuchung im Oberbauchquerschnitt und im Längsschnitt
- Im Truncus coeliacus keine Abhängigkeit des Strömungssignals von der Verdauungsphase; Normalwerte: V_{max} systolisch = 1,0 – 2,3 m/s; V_{ed} = 0,3 – 0,6 m/s
- In der A. mesenterica superior deutliche Abhängigkeit des Strömungssignals zur Verdauungsphase, nüchtern enddiastolische Nullströmung, postprandial antegrade enddiastolische Strömungskomponente bei Widerstandserniedrigung; Normalwerte: V_{max} systolisch (nüchtern) = 1,0 – 1,8 m/s; V_{max} systolisch (postprandial) = bis 2,6 m/s; V_{ed} enddiastolisch (postprandial) = bis 0,5 m/s; Resistenzindex (nüchtern) = 0,8 – 0,9; Resistenzindex (postprandial) = < 0,7
- A. mesenterica inferior nur bei schlanken Patienten darstellbar und bedingt beurteilbar
- Provokationstest bei Angina abdominalis und Verdacht auf hämodynamische Relevanz einer Stenose vor allem im Bereich der A. mesenterica superior: Testmahlzeit mit 4000 kJ, nach 45 min Anstieg von V_{max} auf das 1,5- bis 2fache und V_{ed} auf das 2,5- bis 3fache
- *Weiterführende Diagnostik:* digitale arterielle Subtraktionsangiographie (DSA) bzw. konventionelle Angiographie

Sonographische Befundkriterien

- Nachweis von lokalisierten Aneurysmen im Farb-Doppler
- Nachweis einer Dissektion posttraumatisch oder bei gleichzeitiger Aortendissektion
- Verdacht auf Stenosierung im Farbdoppler durch Aliasing
- Hochgradiger Verdacht auf eine hämodynamisch relevante Stenose der A. mesenterica superior bei Messung der V_{max} (nüchtern) > 2,2 m/s (👁 **17.4**)
- Provokationstest:
  - Bei gering- bis mäßiggradiger Stenose überschießender Anstieg der Strömungsgeschwindigkeit auf das 3- bis 4fache des Nüchternwertes
  - Bei höhergradigen Stenosen postprandiale Geschwindigkeitszunahme nur noch in geringem Ausmaße möglich

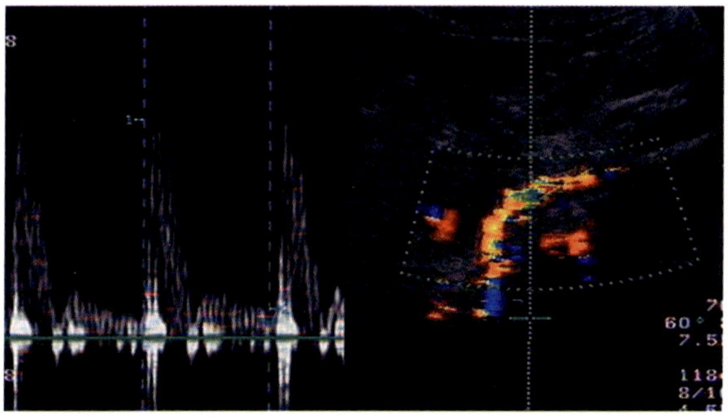

👁 17.**4a** Normalbefund einer A. mesenterica superior im Oberbauchlängsschnitt mit einer V_{max} von 1,65 m/s.

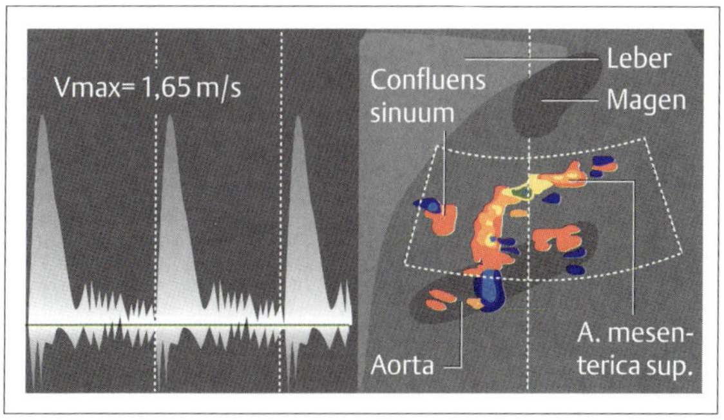

👁 17.**4b** Schemazeichnung.

Konsequenz für die Chirurgische Therapie

Befund	Charakteristik	Therapie
Kalkdichte Plaques	ohne Nachweis von hämodynamisch wirksamen Stenosen	keine gesicherte
Stenose (vor allem der A. mesenterica superior)	Angina abdominalis und erhöhte Strömungsgeschwindigkeit nüchtern, eventuell pathologischer Provokationstest	weiterführende Diagnostik mit DSA; operatives Vorgehen ist Therapie der Wahl (Bürger 1998) Thrombendarteriektomie oder Venen- bzw. Kunststoffinterponat) mit folgenden Zielen: Verhinderung der postprandialen Schmerzen, Gewichtszunahme bei Malassimilationssyndrom

Native Nieren und Nierenarterien

Relevante Basisinformationen

- Screening-Untersuchung durch Farb-Duplex-Sonographie bei Verdacht auf renovaskuläre Hypertonie (1–2% aller Hypertonien)
- Ursache meist atheromatöse Veränderungen (ältere Patienten) gefolgt von fibromuskulären Dysplasien (meist jüngere Frauen), seltene Ursachen: Nierenarterienaneurysmata, embolische oder thrombotische Verschlüsse, arteriovenöse Fisteln und Dissektionen unterschiedlicher Ätiologie
- Klinischer Verdacht bei schlecht einstellbarer Hypertonie (trotz mehr als vier Medikamenten), bei Auftreten der Hypertonie unter 25 Jahren oder über 50 Jahren, bei plötzlicher Verschlechterung einer vorbestehenden Hypertonie, bei abdominellen Strömungsgeräuschen, bei schwerer Hypertonie mit sonographisch einseitig kleiner Niere, bei fehlender nächtlicher Blutdruckabsenkung
- Nicht alle Nierenarterienstenosen führen zur renovaskulären Hypertonie, nur hämodynamisch wirksame Einengungen führen zur Stimulation des Renin-Angiotensin-Systems
- Probleme bei der Untersuchung bei arterieller Mehrfachversorgung der Nieren (in 15–20% der Fälle), Polarterienabgänge sogar aus der A. iliaca möglich
- Untersuchung bei nüchternen Patienten mit 2,0- bis 3,5-MHz-Schallkopf
- Geräte- und untersucherabhängige Darstellbarkeit der Nierenarterien gelingt in 60–90% der Fälle (bei Patienten mit Übergewicht Nierenarterien manchmal in 15–20 cm Abstand zur Bauchhaut)
- Untersuchung der Nierenarterien im abdominellen Querschnitt und der Nieren im Flankenschnitt, ggf. in entsprechender Seitenlage
- Intrarenaler Resistenzindex (RI) wegen Abnahme der Windkesselfunktion der Arterien altersabhängig (T 17.**1**)
- Bei Kombination von direkten und indirekten Stenosekriterien (s. u.) bei ausreichender Darstellungsqualität Sensitivität und Spezifität bei der Diagnose von hämodynamisch signifikanten Stenosen von mehr als 90% (Krumme et al. 1996)
- Normalisierung oder Besserung des Blutdrucks nach Beseitigung der Stenose mittels Operation oder PTA in ca. 80–90% der Fälle (Radermacher und Brunkhorst 1998)
- *Weiterführende Diagnostik:* Spiralcomputertomographie, Angiographie (DSA) immer in Bereitschaft zur perkutanen transluminalen Angioplastie (PTA)

Sonographische Befundkriterien

- Kurzer Verlauf beider Nierenarterien aus der Aorta nach ventral (rot), dann auf den Weg in die Tiefe nach dorsal (blau kodiert), Messung der winkelkorrigierten Flußgeschwindigkeit (👁 17.**5**)
- Optimale Einstellung und Größenvermessung beider Nieren im B-Bild
- Positionierung des Dopplers in drei bis sechs Interlobararterien an der Parenchym-Pyelon-Grenze und Ableitung der Doppler-Fluß-Profile mit Messung der Widerstandsindizes (vor allem Resistenzindex) (👁 17.**6**)
- **Direktes Stenosekriterium:**
  - Nachweis einer Flußgeschwindigkeit V_{max} > 2 m/s (👁 17.**7**) oder systolische Spitzengeschwindigkeit in der Nierenarterie mehr als das 3,5fache der aortalen Geschwindigkeit
- **Indirekte Stenosekriterien (bei Stenosen > 70%):**
  - Seitenunterschied des intrarenalen RI > 0,05 als Hinweis auf eine einseitige Stenose vor der Niere mit dem niedrigeren RI (👁 17.**8**)
  - Unphysiologisch niedriger RI in beiden Nieren als Hinweis auf beidseitige Stenosen
  - Erhebliche Unterschiede innerhalb einer Niere als Hinweis auf eine Polarterienstenose
- **Einschränkungen der Farb-Duplex-Sonographie:**
  - Die Farb-Duplex-Sonographie ist keine morphologische Methode zur genauen Quantifizierung des Stenosegrades!
  - Bei lokalisierten Perfusionsausfällen, Nierenvenenthrombosen und Tumoren der nativen Nieren kann die Farb-Duplex-Sonographie lediglich einige Aspekte gegenüber der konventionellen Sonographie ergänzen

T 17.**1** Intrarenaler Resistenzindex in Abhängigkeit vom Lebensalter

Alter	Resistenz-Index (RI)
bis 30 Jahre	0,52–0,62
31–50 Jahre	0,55–0,68
51–60 Jahre	0,60–0,73
61–70 Jahre	0,65–0,82

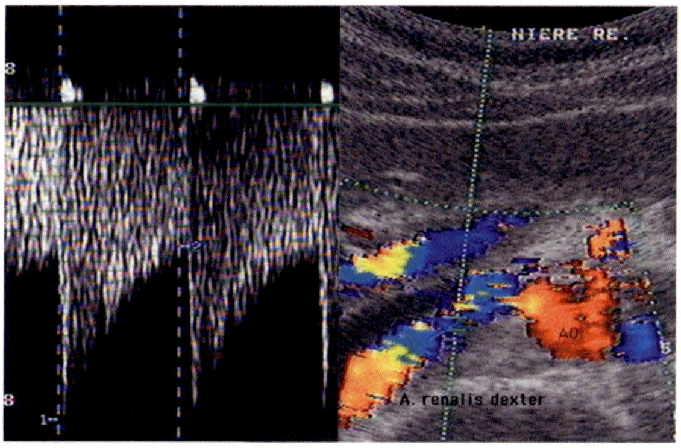

17.**5a** Rechte Nierenarterie im B-Bild und Messung der winkelkorrigierten Flußgeschwindigkeiten (Normalbefund).

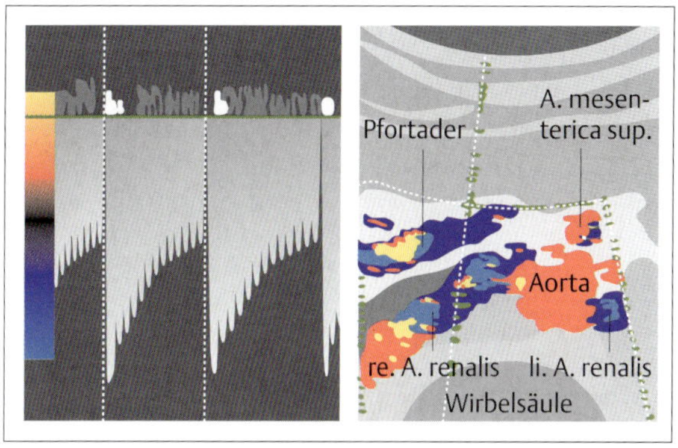

17.**5b** Schemazeichnung.

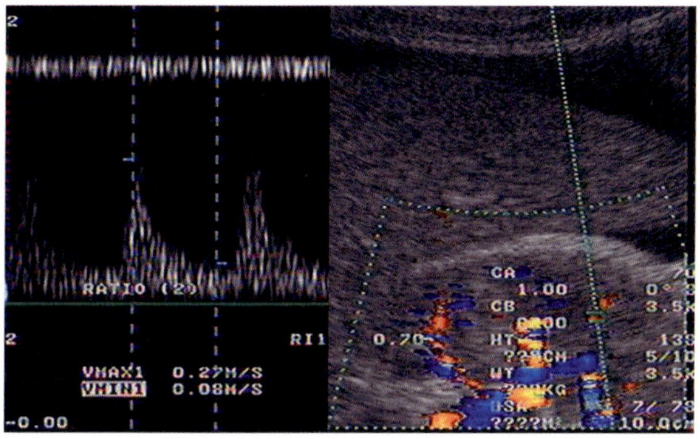

17.**6a** Positionierung des Dopplers in eine Interlobulärarterie in der rechten Niere und Ermittlung des Resistenzindexes (Normalbefund).

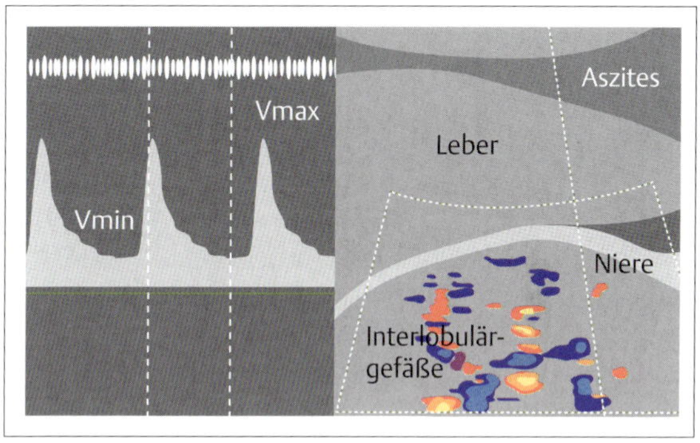

17.**6b** Schemazeichnung.

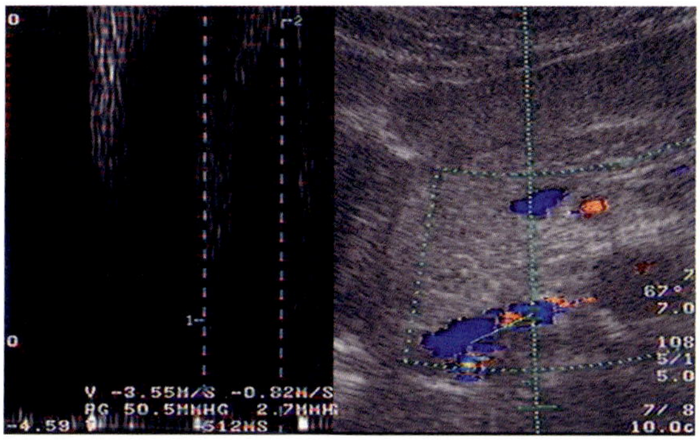

17.**7a** Nierenarterienstenose rechts mit einer maximalen systolischen Flußgeschwindigkeit von 3,55 m/s.

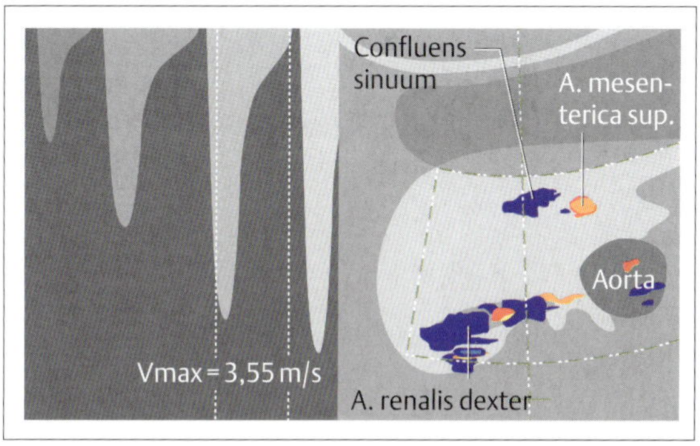

17.**7b** Schemazeichnung.

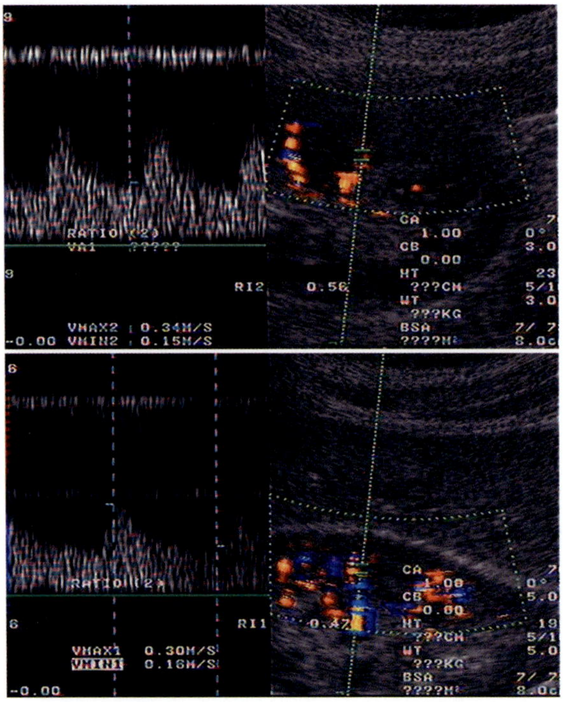

17.8 a Vergleich der intrarenalen Resistenzindizes der linken Niere (RI = 0,56; oben) und der rechten Niere (RI = 0,47; unten) bei Nierenarterienstenose rechts.

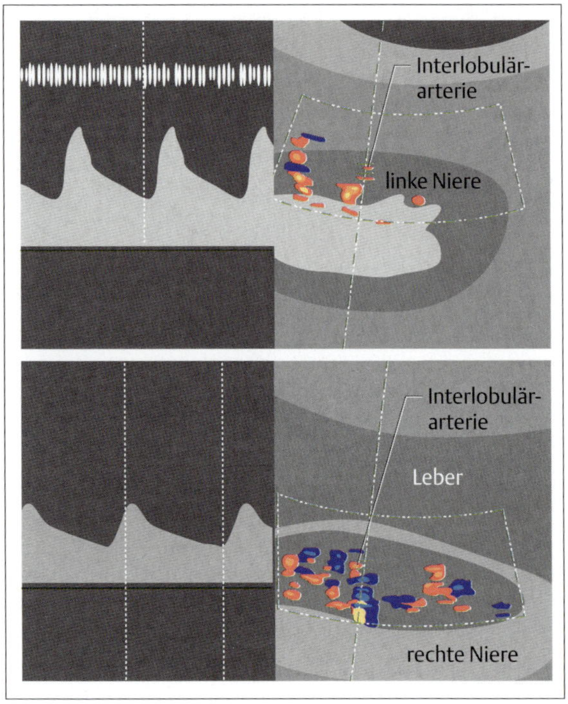

17.8 b Schemazeichnung.

Konsequenz für die Chirurgische Therapie

Befund	Charakteristik	Therapie
Kalkdichte Plaques im Bereich der Nierenarterien	ohne Nachweis einer hämodynamisch relevanten Stenose	keine gesicherte
Abgangsnahe Stenose	hämodynamisch relevante Stenose bei meist älteren Patienten	meist atheromatöse Stenosen: DSA mit perkutaner transluminaler Angioplastie (ggf. mit Stent) je nach Operationsrisiko auch aorto-renaler Bypass als primäre Intervention mit besserem Ergebnis (Erdoes et al. 1996)
Abgangsferne Stenose	hämodynamisch relevante Stenose bei meist jüngeren Patienten (meist weiblich)	meist fibromuskuläre Dysplasie: primäre DSA mit perkutaner transluminaler Angioplastie indiziert
Beidseitige Stenosen oder Stenose bei Einzelniere	hämodynamisch relevant und Niereninsuffizienz	primärer aorto-renaler Bypass auch zum Erhalt der Nierenfunktion mit besserem Ergebnis (Erdoes et al. 1996)

Literatur

Bürger T. Gefäßchirurgie. In: Lippert H, Hrsg. Praxis der Chirurgie. Stuttgart, New York: Thieme; 1998: 811 – 36.

Donaldson MC, Belkin M, Whittemore AD. Mesenteric revascularization during aneurysmectomy. Surg Clin North Am. 1997; 77: 443 – 59.

Erdoes LS, Berman SS, Hunter GC, Mills JL. Comparative analysis of percutaneous transluminal angioplasty and operation for renal revascularization. Am J Kidney Dis. 1996; 27: 496 – 503.

Krumme B, Blum U, Schwertfeger E, et al. Diagnosis of renovascular disease by intra- and extrarenal Doppler scanning. Kidney Int. 1996; 50: 1288 – 92.

Radermacher J, Brunkhorst R. Diagnosis and treatment of renovascular stenosis – a cost-benefit analysis. Nephrol Dial Transplant. 1998; 13: 2761 – 7.

Sternbergh WC, Gonze MD, Garrard CL, Money SR. Abdominal and thoracoabdominal aortic aneurysm. Surg Clin North Am. 1998; 78: 827 – 43.

Van der Vliet JA, Boll AP. Abdominal aortic aneurysm. Lancet. 1997; 349: 863 – 6.

18 Kinderchirurgische Sonographie

H. Krause, V. Aumann

Indikation zur Sonographie

Anliegen dieses Kapitels ist die Darstellung ausgesuchter und sonographisch typischer Erkrankungen im Kindesalter, welche eine chirurgische Therapie erforderlich machen könnten. Eine vollständige Darstellung pädiatrisch oder kinderchirurgisch relevanter Erkrankungen ist an dieser Stelle nicht möglich und auch nicht Ziel der Autoren. Vermittelt werden soll vielmehr ein besonderer Blickwinkel bei Ultraschalluntersuchungen im Kindesalter. So wie schon die Untersuchung von kleinen Kindern vom Arzt erhöhtes Fingerspitzengefühl, Behutsamkeit und viel Geduld erfordert, so muss sich auch sein Spektrum an abrufbaren sonographischen Befunden erweitern, da fast alle der hier dargestellten Befunde nur im Kindesalter vorkommen. Bei der Auswahl wurden weiterhin das Vorkommen und die Häufigkeit, die möglichen Konsequenzen und das erforderliche technische Equipment in Betracht gezogen, so dass einzelne Kurzcharakteristika von Erkrankungen bei Kindern entstanden, welche in der Regel mit einem „normalen" Sonographiegerät zu diagnostizieren sind und jedem chirurgisch tätigen Arzt begegnen können. Als genauso wichtig wie die sonographische Hilfestellung bei der Indikation zur Operation wurde die Abgrenzung von konservativ zu behandelnden Krankheitsbildern angesehen.

Hypertrophe Pylorusstenose

Relevante Basisinformationen

- Die Erkrankung tritt in den ersten Lebenswochen mit einer Häufigkeit von 2–4 auf 1000 Lebendgeburten auf, eine familiäre Häufung wird diskutiert
- Es ist eine deutliche Betonung des männlichen Geschlechtes (5 : 1) zu beobachten
- Im klinischen Bild kommt es nach Nahrungsaufnahme zu einem typischen und heftigen Erbrechen (Speien in hohem Bogen), da durch Hypertrophie und Spastik im Bereich des Magenausganges keine Passage möglich ist
- Begleitend kommt es zur metabolischen Alkalose und Gedeihstörung
- Die Diagnostik erfolgt durch Sonographie
- Der Durchmesser bei normalem Pylorus beträgt bis 12 mm, Durchmesser von 12–15 mm gelten als grenzwertiger Befund. Maße ab einem Durchmesser von ≥ 15 mm, einer Länge von ≥ 16 mm und einer Muskulatur von ≥ 4 mm sind mit Sicherheit pathologisch
- *Weiterführende Diagnostik:* in Ausnahmefällen Kontrastmittel – Passage im Röntgen

Sonographische Befundkriterien

- Unterhalb der Leber findet sich je nach Füllungszustand des Magens eine ringförmige Struktur mit typischem Darmwandaufbau, bei pathologischer Pylorusdarstellung in Form einer Kokarde mit deutlich verdickter echoarmer Muskulatur (👁 18.**1** u. 18.**2**)

Konsequenz für die Chirurgische Therapie

Befund	Charakteristik	Therapie
Verdacht auf spastisch-hypertrophe Pylorusstenose bei wechselnder Symptomatik	grenzwertiger Sonographiebefund	konservativer Behandlungsversuch mit vielen kleinen Mahlzeiten und Spasmolytika
Spastisch-hypertrophe Pylorusstenose bei deutlicher Symptomatik	eindeutiger Sonographiebefund	Pyloromyotomie (Operation nach Weber-Ramstedt-Fredet)

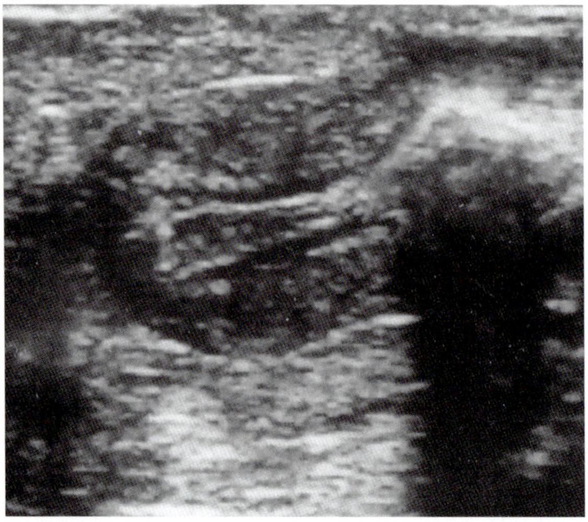

18.1 a Pylorus im Längsschnitt.

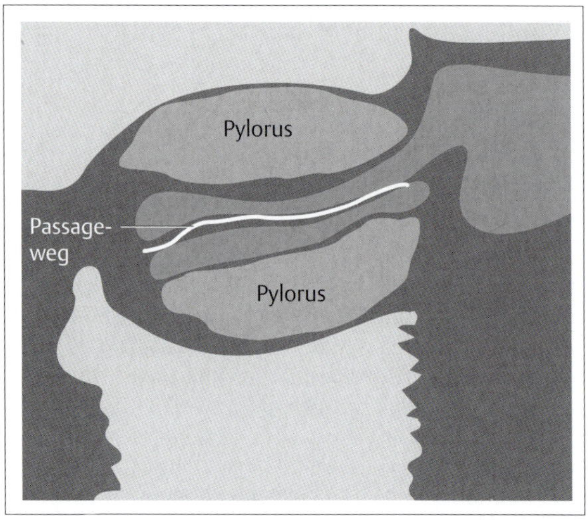

18.1 b Schemazeichnung.

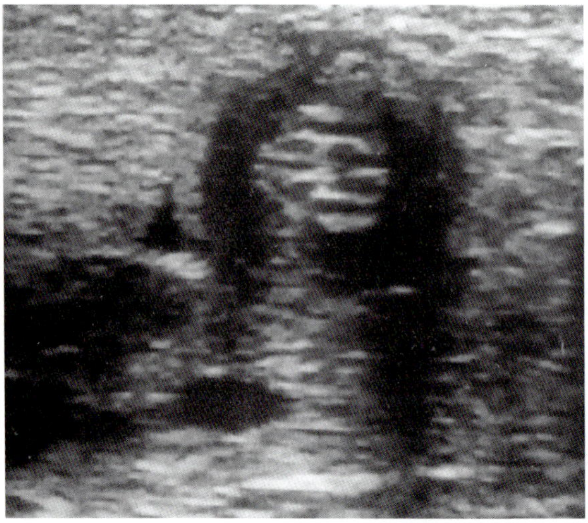

18.2 a Pylorus im Querschnitt. Unterhalb der Leber findet sich je nach Füllungszustand des Magens eine ringförmige Struktur mit typischem Darmwandaufbau, im Bild die pathologische Pylorusdarstellung in Form einer Kokarde mit deutlich verdickter echoarmer Muskulatur in pathologischer Ausdehnung.

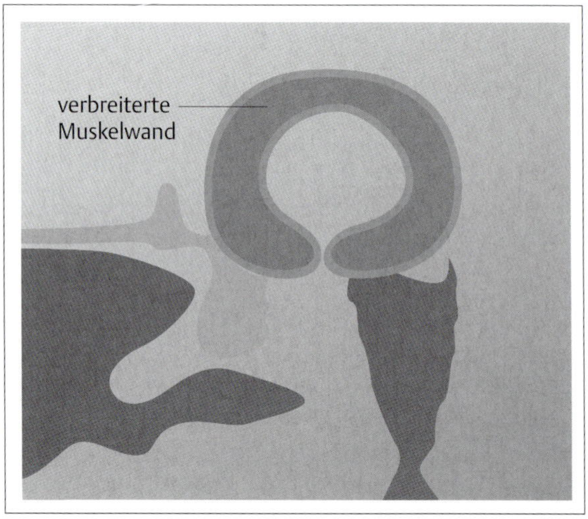

18.2 b Schemazeichnung.

Invagination

Relevante Basisinformationen

- Die Darminvagination findet sich gehäuft bei gut genährten Kindern mit einem Altersgipfel im 1. – 3. Lebensjahr. Eine Bevorzugung des männlichen Geschlechts wird diskutiert
- Die Ätiologie ist unklar, ein gehäuftes Auftreten bei vergrößerten Peyer Plaques, Meckel-Divertikel oder Darmpolypen ist auffallend

T 18.1 Begriffsbestimmungen

Invaginatio ileo-ilealis	Dünndarm in Dünndarm gestülpt
Invaginatio ileo-caecalis	Dünndarm in Blinddarm gestülpt
Invaginatio ileo-colica	Dünndarm in Dickdarm gestülpt
Invaginatio colo-colica	Dickdarm in Dickdarm gestülpt

- Die Klinik ist durch einen anamnestisch plötzlich aufgetretenen Abdominalschmerz gekennzeichnet, welcher in Intervallen kolikartig wiederkehrt. Im weiteren Verlauf Apathie, Erbrechen und als Spätsymptom „himbeergelee“-artige Stühle. In einigen Fällen ist ein walzenförmiger Tumor palpabel
- Die Diagnostik erfolgt durch Sonographie
- *Weiterführende Diagnostik:* Bei fehlendem Nachweis (Target) und typischer Klinik ist ein Kontrastmittel-Einlauf (**Cave:** kein Barium) zur Diagnostik und Therapie anzuschließen, vorausgesetzt die Anamnese besteht nicht länger als 24 h und es sind keine blutigen Stühle abgesetzt worden. **Cave:** In diesem Fall erhöhte Perforationsgefahr

Sonographische Befundkriterien

- Das typische Schießscheibenphänomen, häufig im rechten Oberbauch lokalisiertes „target sign“, d. h. verschiedene konzentrische Ringe mit wechselnder echoarmer und echoreicher Struktur (18.**3**).

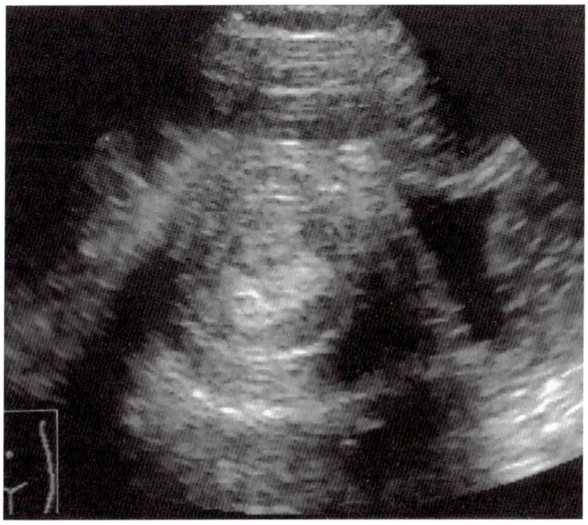

18.**3 a** Typisches Schießscheibenphänomen, bei der ileocolischen Invagination, je nach Lokalisation und Dauer (häufig im rechten Oberbauch) lokalisiertes „target sign“, d. h. verschiedene konzentrische Ringe als Grenzflächen der aufeinanderliegenden Darmwände.

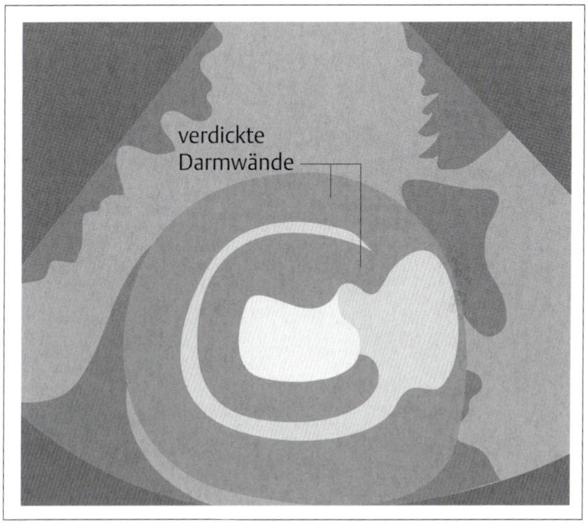

18.**3 b** Schemazeichnung

Konsequenz für die Chirurgische Therapie

Befund	Charakteristik	Therapie
Invagination bei erfahrenem Untersucher und bestehender Operationsbereitschaft	positives Targetphänomen	Desvagination unter sonographischer Kontrolle mit NaCl oder Luft
Verdacht auf Invagination bei erfahrenem Untersucher und bestehender Operationsbereitschaft	fehlender sonographischer Nachweis, kein Absetzen von „himbeergelee“-artigen Stühlen, kein Ileus	Kontrastmittel – Einlauf und ggf. Desvaginationsversuch unter Röntgendurchleuchtung
Invagination	Mißlingen der pneumatischen/hydrostatischen Desvagination oder nach Absetzen von „Himbeergelee“-artigen Stühlen bzw. Ileuszeichen	Indikation zur Laparotomie, hierbei wird durch sanftes Ausmelken des Invaginates (Hutchinson-Handgriff) eine Reposition versucht. Bei irreversibler Schädigung ist die Resektion notwendig

Purpura abdominalis Schoenlein-Henoch

Relevante Basisinformationen

- Die Erkrankung soll an dieser Stelle Erwähnung finden, da sowohl die Symptomatik als auch der sonographische Befund u.U. Schwierigkeiten bei der Abgrenzung zur Darminvagination machen kann, bzw. sie selbst Ursache für eine solche sein kann
- Der Krankheit liegt eine allergische Vaskulitis der kleinsten Blutgefäße zu Grunde, in den meisten Fällen sind die Haut, die Gelenke und die Nieren betroffen, jedoch tritt die Erkrankung in o.g. Form mit dem Hauptsymptom Bauchschmerz auf
- Die Klinik ist durch rezidivierende kolikartige Abdominalschmerzen gekennzeichnet, welche mit Erbrechen und Blut- oder Teerstühlen im weiteren Verlauf einhergehen

Sonographische Befundkriterien

- Echoreiche **verdickte (ödematöse) Darmwände,** welche kaum noch eine Schichtung erkennen lassen. Eine Durchblutung in den verdickten Darmwänden ist kaum zu erkennen. Häufig läßt sich freie Flüssigkeit im Abdomen nachweisen (◉ 18.**4**).

- Die Diagnostik erfolgt durch Sonographie und Suche nach typischen Hautveränderungen
- *Weiterführende Diagnostik:* Fieber, Gelenkschmerzen und in der Folge zu ca. 40% auftretende Nierenbeteiligung sind weitere hinweisende Zeichen

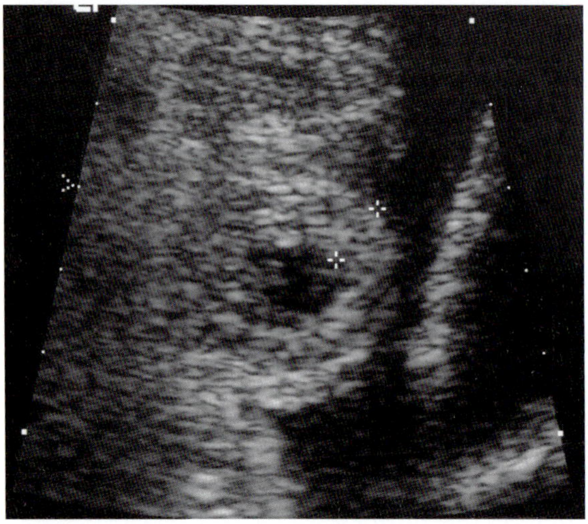

◉ 18.**4 a** Typische ödematöse Wandverdickung im Dünndarmbereich mit Nachweis freier Flüssigkeit.

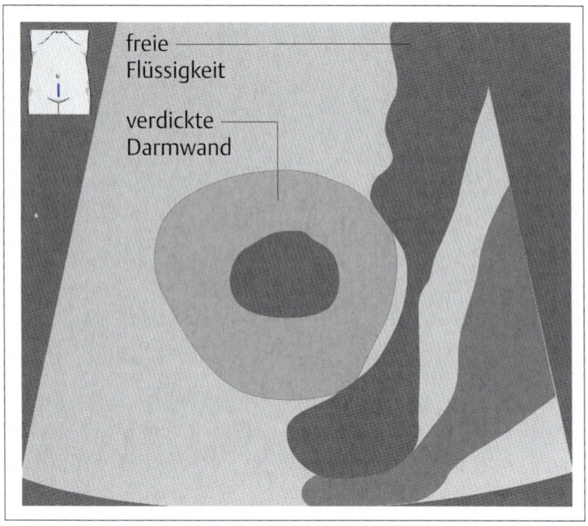

◉ 18.**4 b** Schemazeichnung.

Konsequenz für die Chirurgische Therapie

Befund	Charakteristik	Therapie
Diagnosestellung der Purpura Schoenlein-Henoch	sonographisch verdickte Darmwände ohne typische Schichtung	streng konservatives Vorgehen
Persistieren der Abdominalsymptomatik nach Therapiebeginn	Suche nach einem Target-Phänomen	sonographische Kontrollen zum Ausschluß einer Invagination

Darmduplikatur

Relevante Basisinformationen

- Die Duplikaturen liegen immer im Bereich des Mesenterialansatzes und können auf der ganzen Länge des Verdauungskanals vorkommen
- Die Ursache liegt in einer Entwicklungsstörung bei Differenzierung des Urdarms. Über die Hälfte aller Duplikaturen betreffen den Dünndarm. In den meisten Fällen erfolgt die Gefäßversorgung dieser Struktur aus der des benachbarten Darmabschnittes
- Die Form variiert von Divertikeln über Zysten bis hin zu tubulären Strukturen. Aufgrund der schon bei der Geburt bestehenden Veränderungen treten die ersten Symptome meist schon im Säuglings- und Kleinkindesalter auf
- *Wichtig:* Darmduplikaturen sind häufig mit anderen Mißbildungen vergesellschaftet
- Die Klinik variiert je nach Größe, Verbindung zum Darmlumen und Lage. Der uncharakteristische Abdominalschmerz, die unklare Gedeihstörung bis hin zum Ileus könnten als erste Symptome auffallend werden

Sonographische Befundkriterien

- Je nach Lokalisation stellt sich eine flüssigkeitsgefüllte Raumforderung dar, die mono- als auch polyzystisch erscheinen kann. Die Raumforderung ist glatt begrenzt, der Zysteninhalt kann echoarm, aber auch homogen echoreich sein. Die Begrenzung zeigt meist den typischen Darmwandaufbau. Eine Durchblutung der Wand ist in den meisten Fällen nachweisbar (👁 18.**5** u. 18.**6**)

- Die Diagnostik erfolgt durch Sonographie und Kontrastmittel-Passage im Röntgen
- Aufgrund der sonographisch angegebenen Ausdehnung (soweit dies möglich ist) kann die Operationsplanung und die Aufklärung der Eltern erfolgen
- *Weiterführende Diagnostik:* In Einzelfällen CT/MRT hilfreich

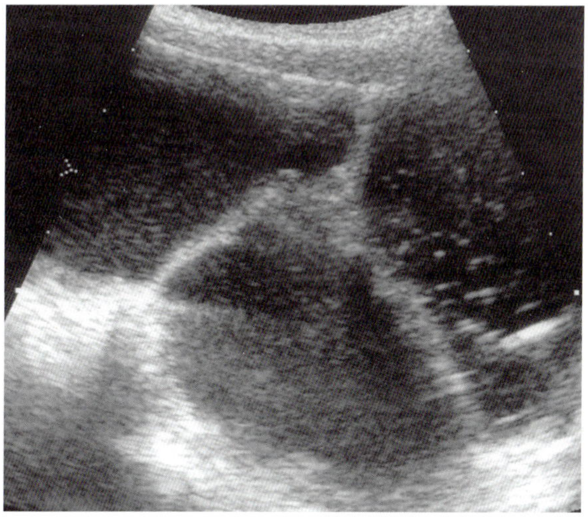

👁 18.**5 a** Zystische glatt begrenzte Raumforderung im Längsschnitt.

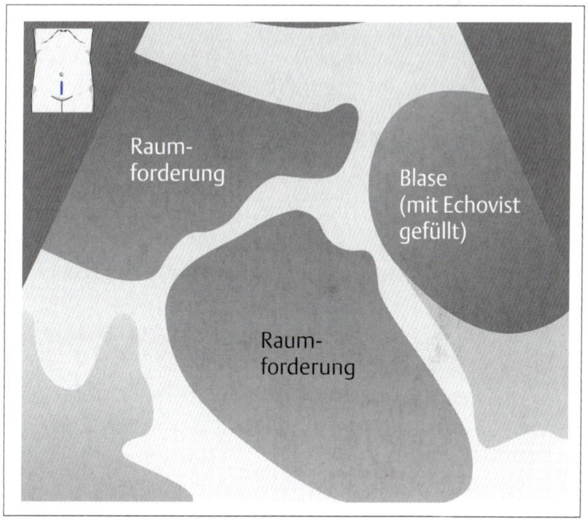

👁 18.**5 b** Schemazeichnung.

Konsequenz für die Chirurgische Therapie

Befund	Charakteristik	Therapie
Kurzstreckige Darmduplikatur	abgrenzbare Veränderungen	Entfernung der mukosatragenden Abschnitte durch Resektion mit dem benachbarten Darmabschnitt und Rekonstruktion durch End-zu-End-Anastomose
Langstreckige Darmduplikatur	große und nicht sicher abgrenzbare Veränderungen, welche oft mit zystischen Anteilen vorkommen	Entfernung der mukosatragenden Abschnitte durch diffizile Entmukosierung

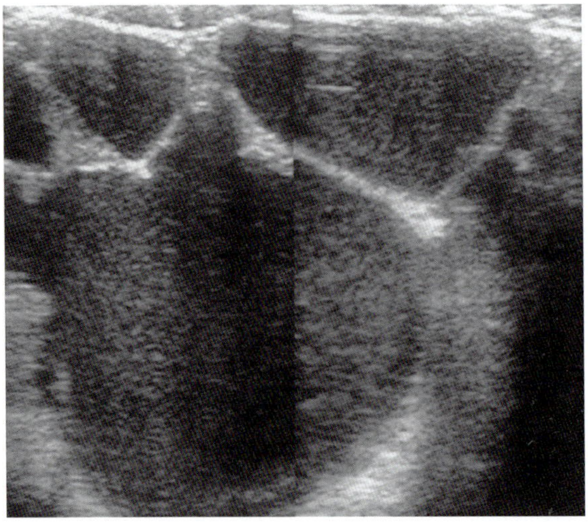

18.6 a Zystische Raumforderung im Unterbauch im Querschnitt. Die Begrenzung zeigt den typischen Darmwandaufbau, eine Durchblutung ist nachweisbar.

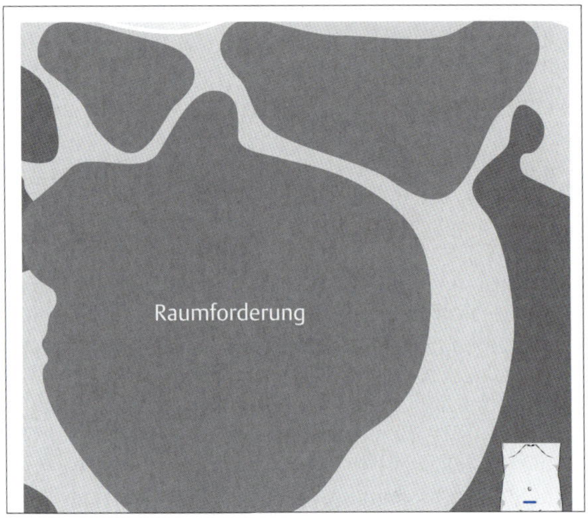

18.6 b Schemazeichnung.

Maldescensus testis/Kryptorchismus

Relevante Basisinformationen

- Der Hoden erreicht im Normalfall im 8. Monat durch Herabwandern am Processus vaginalis peritonei seine Lage im Skrotum
- Das Vorkommen des Maldeszensus liegt bei reifgeborenen Säuglingen bei ca. 3–5%, eine erheblich höhere Quote ist bei Frühgeborenen zu beobachten
- Bei beidseitigem Auftreten und auffälligem Genitale ist eine chromosomale Geschlechtsbestimmung zu empfehlen
- In allen Fällen ist eine Klärung vor dem 3. Lebensjahr anzustreben, da nach Abschluß des 2. Lebensjahres Parenchymschäden und anschließende Fertilitätsstörungen und die mögliche maligne Entartung bei fehlendem Descensus im weiteren Verlauf zu erwarten sind. Höhere Torsionsraten sind umstritten
- Streng wörtlich genommen ist der Kryptorchismus (Zustandsbezeichnung) die Folge des Maldeszensus (Vorgangsbezeichnung). Im allgemeinen Sprachgebrauch werden beide Begriffe synonym verwendet
- Es ist eine sehr häufige Vergesellschaftung mit einem Leistenbruch (ca. 75%) zu beobachten. Im klinischen Bild fällt beim typischen Leistenhoden inguinal eine bewegliche Schwellung auf. Die Diagnostik erfolgt durch die Sonographie
- *Weiterführende Diagnostik:* Bei fehlendem Nachweis ist eine (in Ausnahmefällen MRT/Szintigraphie) Laparoskopie indiziert

Sonographische Befundkriterien

- Darstellung eines **normalen Hodens** mit milzähnlicher Echogenität und Textur, glatt begrenzt mit relativ homogener Struktur und geringer Durchblutung. Oberhalb des Hodens stellt sich etwas echoärmer der Nebenhoden dar (18.**7**).
- Darstellung eines **Leistenhodens** mit noch erhaltener Hodenstruktur, aber deutlich kleiner und mit punktförmigen Binnenechos (18.**8**).

T 18.2 Begriffsbestimmungen

Anorchie	primäre Nichtanlage
Kryptorchismus	verborgener Hoden, im e. S. Bezeichnung für Abdominalhoden
Maldescensus	unvollständiges Herabwandern, d. h. der Hoden ist auf dem Weg aus dem Abdomen über den Leistenkanal ins Skrotum an einer Stelle liegen geblieben
Gleithoden	der Hoden läßt sich manuell in das Skrotum luxieren, schnellt danach aber sofort zurück
Pendelhoden	Hoden bei Wärme und ohne Reize im Skrotum, bei Kälte oder Auslösung des Kremasterreflexes kommt er am Ausgang des Leistenkanales zu liegen

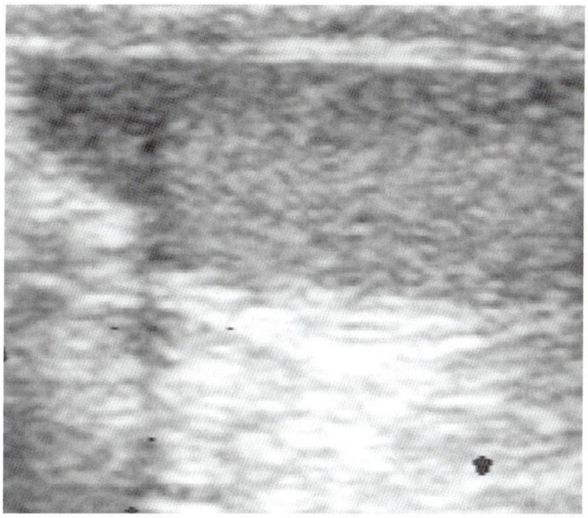

18.7 a Normaler Hoden mit milzähnlicher Echogenität und Textur, glatt begrenzt mit relativ homogener Struktur und geringer Durchblutung, oberhalb des Hodens stellt sich etwas echoärmer der Nebenhoden dar.

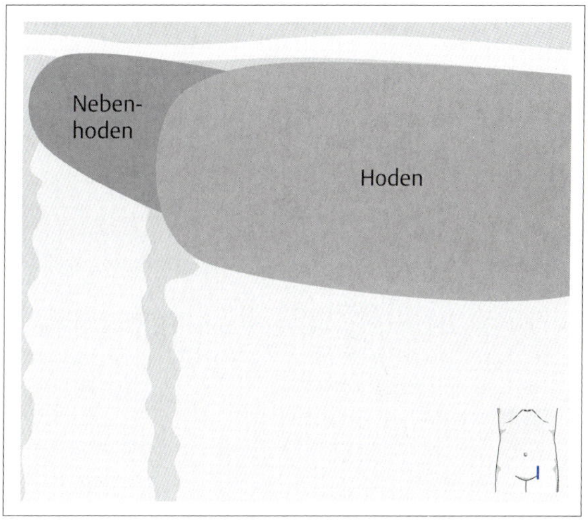

18.7 b Schemazeichnung.

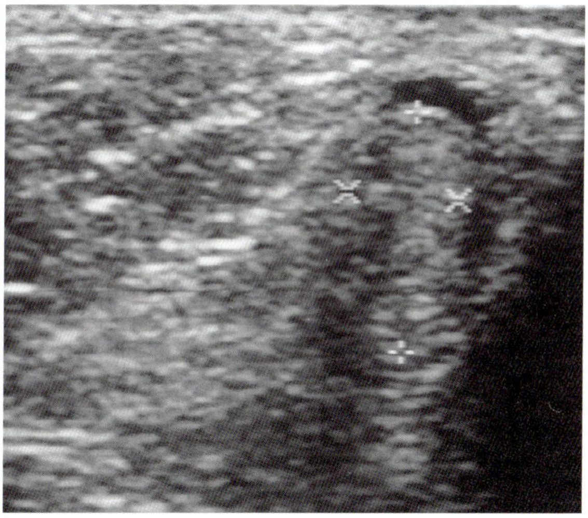

18.8 a Leistenhoden mit noch erhaltener Hodenstruktur, aber deutlich kleiner und mit verstärkten, echoreichen Parenchymbereichen.

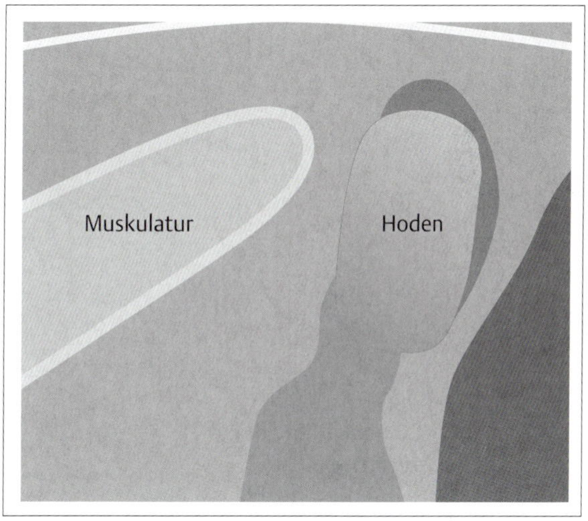

18.8 b Schemazeichnung.

Konsequenz für die Chirurgische Therapie

Befund	Charakteristik	Therapie
Leistenhoden/Gleithoden	typisches Parenchymmuster (milzähnlich) im Bereich der Leistenregion, palpable Schwellung	ein konservativer Behandlungsversuch durch HCG oder GnRH ist bei fast allen Leistenhoden möglich. Bei einer Begleithernie ist **nicht** mit einem kurativen Effekt zu rechnen
Leistenhoden (nach Hormonkur oder wenn der Knabe älter als 2 Jahre ist)	meistens unverändertes Bild in Echogenität und Textur (s. o.), gelegentlich kleiner als auf der Gegenseite	Orchidopexie und Fahndung nach einer Begleithernie. Die unversorgte Hernie ist häufig für das Rezidiv verantwortlich
Pendelhoden	typisches Parenchymmuster (milzähnlich), vor Untersuchung ist der Hoden meist im Skrotum sichtbar	engmaschige Kontrollen
Abdominalhoden	kein Nachweis einer Hodenstruktur im skrotalen oder inguinalen Bereich	Laparoskopie, bei Auffinden je nach Alter und Hodenzustand muß die Entscheidung zur Orchiektomie oder Vorbereitung zur Verlagerung und (ggf. in 2. Sitzung) Pexie erfolgen

Leistenhernie

Relevante Basisinformationen

- Der präformierte Bereich ist der Processus vaginalis peritonei. Angeborene Hernien sind somit fast immer indirekte Hernien
- Das Vorkommen liegt bei reifgeborenen Säuglingen bei ca. 5 %, Jungen sind 9mal häufiger betroffen als Mädchen. Eine erheblich höhere Quote ist bei Frühgeborenen zu beobachten
- Bei Jungen ist die rechte Seite (späterer Descensus testis) häufiger betroffen
- Die Inkarzerationsgefahr ist bei Jungen durch den Darm und bei Mädchen durch das Ovar gekennzeichnet

Sonographische Befundkriterien

- Es stellt sich eine Muskellücke dar. Hier wird beim Mädchen häufig das Ovar durch seine zystische Struktur am Rande des Muskels dargestellt. Beim Jungen sind meist Darmanteile (z. T. bis in das Skrotum) nachweisbar (18.**9**).

- Die Diagnostik erfolgt durch die Sonographie
- *Weiterführende Diagnostik:*
  Keine. Den Angaben der Eltern ist die größte Bedeutung beizumessen

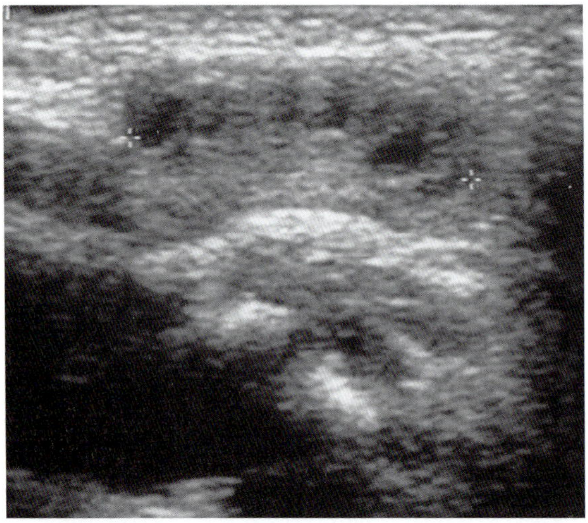

18.**9 a** Leistenbruch bei einem Mädchen mit irreponibler Schwellung (Ovarialhernie). Es stellt sich die Muskellücke dar, das Ovar ist durch seine zystische Struktur am Rande des Muskels gekennzeichnet.

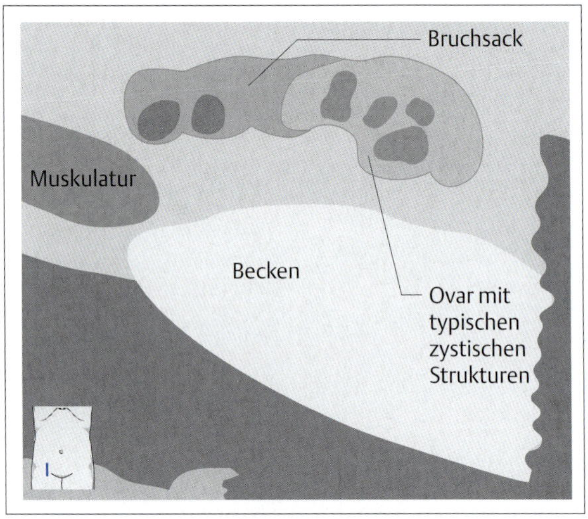

18.**9 b** Schemazeichnung.

Konsequenz für die Chirurgische Therapie

Befund	Charakteristik	Therapie
Leistenhernie	Anamnese, der sonographische Nachweis gelingt nicht immer	Operations – Indikation (Elektiver Eingriff). Eine typische Operation ist die Versorgung nach Grob
Irreponible Hernie beim Jungen	meist Nachweis gestauter Darmanteile	Notfall-Eingriff (Gefahr der Darmischämie)
Irreponible Hernie beim Mädchen mit nachgewiesenem Ovarialprolaps	Nachweis einer zystischen Struktur	schnelle Versorgung, da sonst mit einer Obliteration der Tube zu rechnen ist

Dermoid- und Epidermoidzyste

Relevante Basisinformationen

- Zystischer, subkutan gelegener, indolenter, benigner Tumor, welcher meist von einer bindegewebigen Kapsel umgeben ist
- Am häufigsten ist das Auftreten im Bereich des Auges und des Schädels, seltener im Bereich des Jugulums, Sternums oder im Skrotalbereich
- Die Diagnostik erfolgt durch die Sonographie. Präoperativ muß eine intrakranielle Verbindung und die Durchblutungssituation geklärt werden. Differentialdiagnostisch ist an die Langerhans-Histiozytose und an Meningozelen zu denken, sowie im Bereich des Jugulums an mediane Halszysten (Rest des Ductus thyreoglossus). Die endgültige Klärung ist erst nach histologischer Aufarbeitung möglich. Somit ergibt sich die Operationsindikation zur Dignitätsbeurteilung
- *Weiterführende Diagnostik:* Bei tief gehenden Strukturen ist u. U. eine CT/MRT-Untersuchung indiziert

Sonographische Befundkriterien

- Es zeigt sich ein glatt begrenzter Knochendefekt (wie ausgestanzt) mit einer bis in die Tiefe ragenden und den Defekt völlig ausfüllenden mäßig echoarmen Raumforderung, welche ebenfalls glatt begrenzt erscheint (18.**10**).

T 18.3 Begriffsbestimmungen

Dermoidzyste	versprengte Epithelanlage, welche von mehrschichtigem Plattenepithel ausgekleidet ist und Anhangsgebilde der Haut (z. B. Haare) enthalten kann
Epidermoidzyste	versprengte Epithelanlage, welche von mehrschichtigem Plattenepithel ausgekleidet ist und keine Anhangsgebilde der Haut enthält

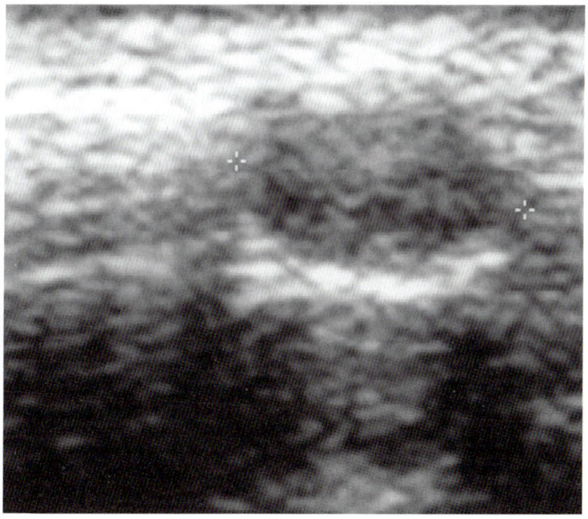

18.**10 a** Typische Lokalisation der (Epi-)Dermoidzyste als prall-elastischer, indolenter Tumor oberhalb der linken Augenbraue. Im sonographischen Bild zeigt sich ein glatt begrenzter Knochendefekt (wie ausgestanzt) mit einer bis in die Weichteile ragenden und den Defekt völlig ausfüllenden mäßig echoarmen Raumforderung, welche ebenfalls glatt begrenzt erscheint.

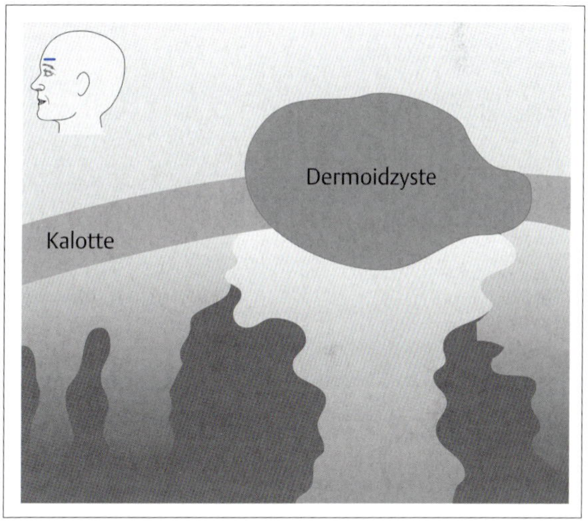

18.**10 b** Schemazeichnung.

Konsequenz für die Chirurgische Therapie

Befund	Charakteristik	Therapie
Verdacht auf (Epi-) Dermoidzyste	Häufig im Schädelbereich lokalisierte und meist glatt begrenzte Raumforderung mit echoarmer Signalintensität	Exstirpation in toto Bei Perforation zeigt sich eine teigige, pastöse, gelbweißlich schimmernde Masse. Bei Teilentfernung sollten Sonographiekontrollen erfolgen, da oft Rezidive aus versprengten Wandanteilen entstehen

Lymphangiom

Relevante Basisinformationen

- Die Lymphangiome sind als angeborene Proliferationen des Lymphgefäßsystems anzusehen. Es finden sich elastische, teils verschiebliche, schlecht abgrenzbare, indolente Tumoren unterschiedlicher Lokalisation (oft Hals, Schultergürtel oder seitliche Thorax- und Bauchwand)
- Eine spontane Rückbildung, wie z.T. bei Hämangiomen zu beobachten, ist nicht zu erwarten

Sonographische Befundkriterien

- Es findet sich eine mehrkammerige (oft kommunizierende) zystische Raumforderung mit echoarmem oder echoleerem Inhalt und einer schmalen und echoreichen Begrenzung (18.**11**).
- In der Farbdopplersonographie findet sich kein Flußsignal. **Cave:** Bei Umverteilung des Inhaltes durch Bewegung des Schallkopfes können Flußbewegungen vorgetäuscht werden (18.**12**).

T 18.4 Begriffsbestimmungen

Lymphangioma simplex	Proliferation der Lymphkapillaren
Lymphangioma cavernosum	Dilatation der Lymphgefäße
Lymphangioma cysticum	mit Endothel ausgekleidete Zysten
Hämolymphangiome	Mischform aus Hämangiom und Lymphangiom

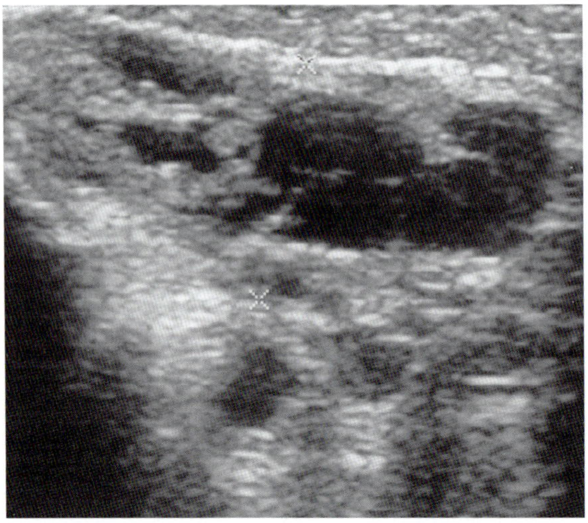

18.**11 a** Lymphangiom an der rechten Halsseite. Es stellt sich eine mehrkammerige (oft kommunizierende) zystische Raumforderung mit echoarmem oder echoleerem Inhalt und einer schmalen und echoreichen Begrenzung.

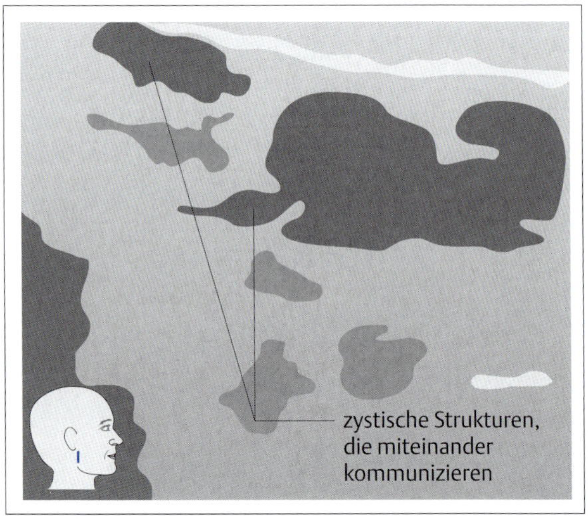

18.**11 b** Schemazeichnung.

Konsequenz für die Chirurgische Therapie

Befund	Charakteristik	Therapie
Lymphangiom in unmittelbarer Nähe von großen Gefäßen/Nerven	zystische Raumforderung mit echoarmem Inhalt und echoreicher Begrenzung ohne dopplersonographischen Nachweis eines Flusses	radikale und ausgedehnte Exzision mit oft schwieriger Präparation, eventuell kosmetisches Ergebnis unbefriedigend
Lymphangiom nicht in unmittelbarer Nähe von großen Gefäßen/Nerven	zystische Raumforderung mit echoarmem Inhalt und echoreicher Begrenzung ohne dopplersonographischen Nachweis eines Flusses	Laserkoagulation (z. B. Nd-Yag), d. h. lokalisierte Devitalisierung mittels einer über eine Kanüle (kleine Hautwunde!) eingebrachten bare-fiber. Dabei ist eine sonographische und lokale (Pilotlaser-)Kontrolle während des Eingriffes möglich

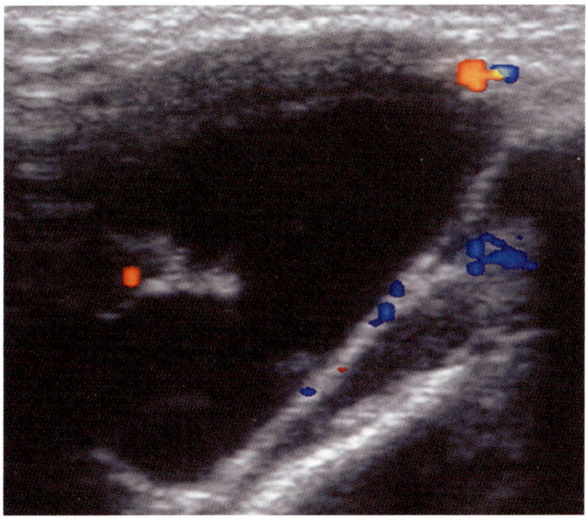

18.12 a In der Farbdopplersonographie findet sich kein Flußsignal. **Cave:** Bei Umverteilung des Inhaltes durch Bewegung des Schallkopfes können Flußbewegungen vorgetäuscht werden.

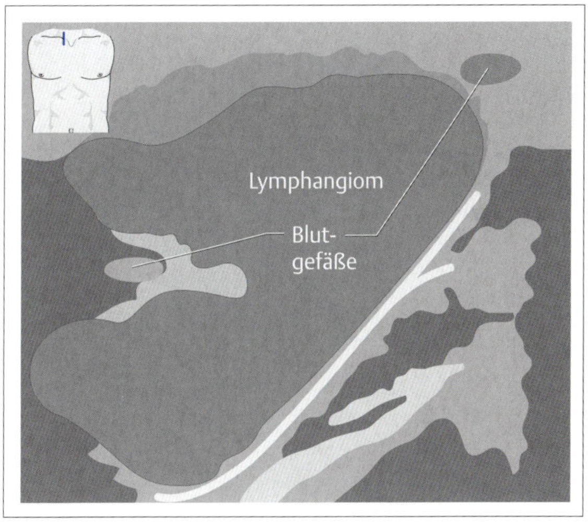

18.12 b Schemazeichnung.

Hämangiom

Relevante Basisinformationen

- Hämangiome treten meist zur Geburt oder in den ersten Lebensmonaten auf. Wichtig erscheint die Abgrenzung zu den Teleangiektasien. Mädchen sind doppelt häufig betroffen, die Hauptlokalisation ist der Kopf- und Rumpfbereich. Bis zu 80% der Hämangiome bilden sich im Laufe der ersten Lebensjahre zurück
- Teleangiektasien: Naevus flammeus/teleangiectaticus/unna/vinosus/araneus
- **Cave:** Bei begleitenden Auffälligkeiten (Veränderungen in der Paraklinik, Seitendifferenzen etc.) muß differentialdiagnostisch an den Morbus Klippel-Trenaunay, das Louis-Bar-Syndrom und das Kasabach-Merritt-Syndrom gedacht werden
- Die Diagnostik erfolgt durch Sonographie (Farbdoppler)
- *Weiterführende Diagnostik:* Bei monströsen Befunden ist eine Angio-MRT/DSA empfehlenswert

Sonographische Befundkriterien

- Es stellt sich ein von der Umgebung abgegrenztes Areal mit inhomogener Binnenstruktur und relativem Echoreichtum dar, der Farbdoppler zeigt massive Blutflüsse mit sehr hohen Flußgeschwindigkeiten. **Cave:** Bei großem venösem Abstromanteil sind auch sehr langsame Blutflüsse in der Peripherie möglich (18.**13**).

18.5 Begriffsbestimmungen

Planotuberöses Hämangiom
größte Ausdehnung auf der Haut, erhabene, scharf begrenzte Raumforderung mit oft progressivem Wachstum in den ersten Monaten, aber guter Rückbildungstendenz

Kavernöses Hämangiom
größte Ausdehnung subkutan mit spontanen Wachstumsphasen und schlechter Rückbildungstendenz

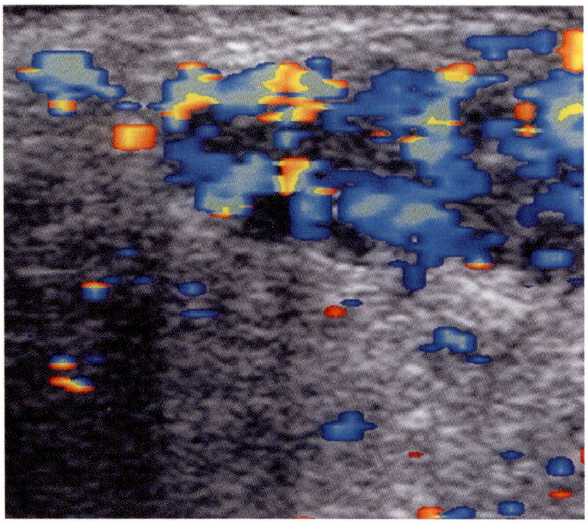

18.13 a Kavernöses Hämangiom im Bereich der rechten Brust. Es stellt sich ein von der Umgebung abgegrenztes Areal mit inhomogener Binnenstruktur und relativem Echoreichtum dar, der Farbdoppler zeigt massive Blutflüsse mit sehr hohen Flußgeschwindigkeiten.

Cave: Bei großem venösem Abstromanteil sind auch sehr langsame Blutflüsse in der Peripherie möglich.

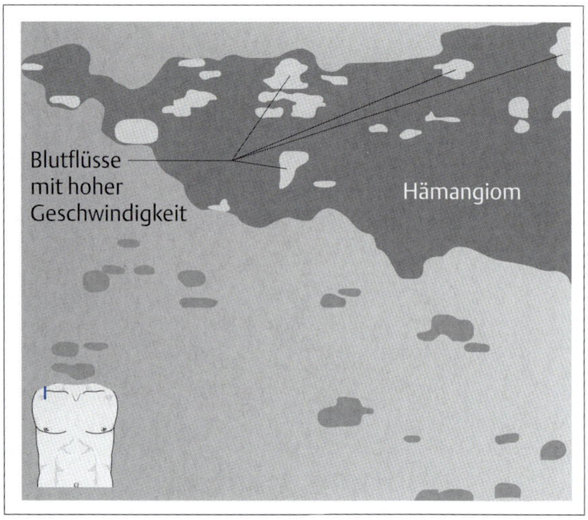

18.13 b Schemazeichnung.

Konsequenz für die Chirurgische Therapie

Befund	Charakteristik	Therapie
Planotuberöses Hämangiom bei fehlendem Wachstum, versteckter Lokalisation und fehlender funktioneller Beeinträchtigung	meist umschriebene Areale mit inhomogener Binnenstruktur und Echoreichtum sowie deutlichen Flußsignalen im Farbdoppler	konservativ aufgrund der guten Rückbildungstendenz
Planotuberöses oder kavernöses Hämangiom mit raschem Wachstum, exponierter Lokalisation oder rezidivierenden Erosionen oder Blutungen bzw. funktioneller Beeinträchtigung	unterschiedlich große, umschriebene Areale mit inhomogener Binnenstruktur und Echoreichtum sowie deutlichen Flußsignalen im Farbdoppler. Bei großen venösen Anteilen läßt die Flußgeschwindigkeit im Doppler deutlich nach	Kortikosteroid- oder Bestrahlungsbehandlung sind obsolet. Offen chirurgisches Vorgehen (ähnlich wie beim Lymphangiom) oft kosmetisch unbefriedigend und technisch schwierig. Als derzeit beste Methode erscheint die Laserkoagulation (z. B. Nd-Yag). So kann bei kavernösen Hämangiomen mittels bare-fiber über eine in das Gefäßkonvolut vorgeschobene Kanüle anhand des Pilotlasers und unter sonographischer Kontrolle eine Devitalisierung erreicht werden. Bei planotuberösen Hämangiomen ist eine durch ein Eisstück oder gekühlten Glasspatel geleiteten Laserapplikation zu empfehlen. Als Alternative ist bei kleinen Hämangiomen auch eine Kryotherapie möglich

Nephroblastom (Wilms-Tumor)

Relevante Basisinformationen

- Der Tumor entsteht durch Fehlentwicklung des metanephrogenen Blastoms.
- Der Wilms-Tumor (Wilms 1899) ist einer der häufigsten soliden Tumoren im Kindesalter (1:9000), in Deutschland betrifft er ca. 6,5% aller Krebsneuerkrankungen im Kindesalter
- Der Altersgipfel liegt im 3. Lebensjahr und ca. 80% aller Wilms-Tumoren werden bis zum 5. Lebensjahr diagnostiziert. Gehäuftes Auftreten beim Wiedemann-Beckwith-Syndrom oder EMG-Syndrom (Exomphalos, Makroglossie und Gigantismus) weist auf eine genetische Komponente hin
- Eine Geschlechtsbetonung ist nicht festzustellen
- Die Diagnostik erfolgt durch eine Vielzahl von Untersuchungen, aber die Sonographie als einfache, kostengünstige, schmerzlose und schnelle Untersuchung muß bei jedem rezidivierenden Abdominalschmerz oder Hämaturie oder fraglichem Palpationsbefund im Abdomen unbedingt gefordert werden. Sie kann bei rechtzeitiger Durchführung den entscheidenden Zeitgewinn für die Erhöhung der Heilungschance des Kindes bedeuten
- Die Festlegung des Operations-Zeitpunktes erfolgt individuell nach Ansprechen auf das präoperative „downstaging“
- Je nach Stadieneinteilung ist u.U. keine postoperative Nachbehandlung notwendig

Sonographische Befundkriterien

- Meist **gut abgrenzbarer** (Pseudokapsel-)**Tumor** im Bereich der Nierenloge. Im Anfangsstadium ist der Tumor **homogen** konfiguriert (größere Wilms-Tumoren weisen z.T. Nekrosen auf), meist mit **leberähnlicher Textur** und Echogenität. Normalerweise finden sich keine Verkalkungen, fast immer ist der Nierenrest darstellbar. Der Farbdoppler zeigt eine Minderdurchblutung im Vergleich zum normalen Nierenmuster (👁 18.**14**).

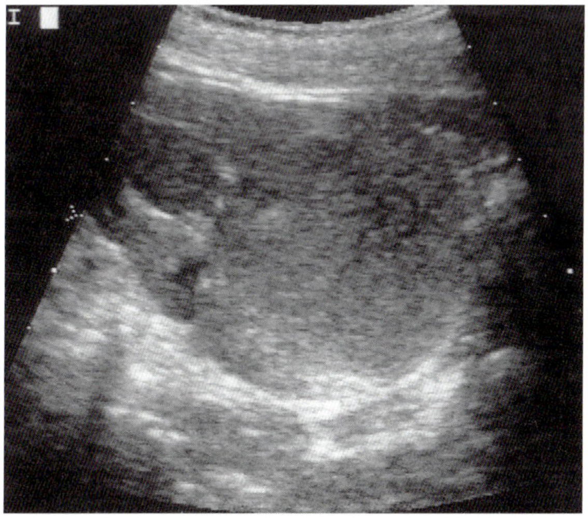

👁 18.**14 a** Meist gut abgrenzbarer (Pseudokapsel-) Tumor im Bereich der Nierenloge. Im Anfangsstadium ist der Tumor homogen konfiguriert (größere Wilmstumoren weisen z.T. Nekrosen auf) und echoreich mit leberähnlicher Textur und Echogenität. Normalerweise finden sich keine Verkalkungen, meist ist der Nierenrest darstellbar. Der Farbdoppler zeigt eine Minderdurchblutung im Vergleich zum normalen Nierenmuster. Im Bild zeigen sich kranial und kaudal noch erhaltene Nierenparenchymanteile, nach ventral ist die Nierengrenze bereits überschritten.

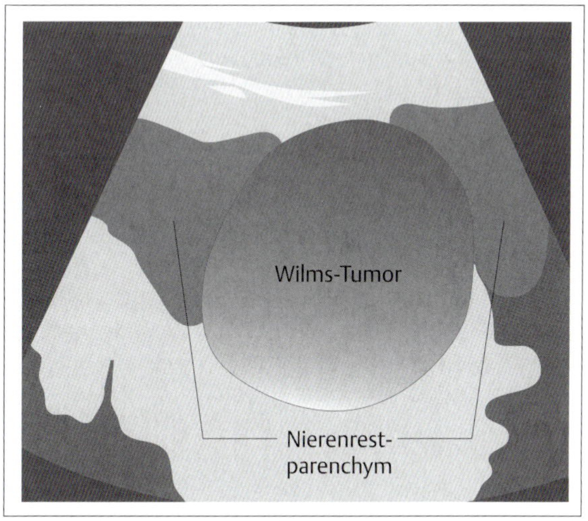

👁 18.**14 b** Schemazeichnung.

Konsequenz für die Chirurgische Therapie

Befund (nach National Wilms Tumor Study)	Charakteristik	Therapie (präoperativ immer Chemotherapie)
Stadium I	auf eine Seite und auf eine Niere beschränkt	individuelle Therapieplanung mit dem Ziel der Komplettresektion keine Nachbehandlung
Stadium II	auf eine Seite beschränkt mit Infiltration in die Umgebung	individuelle Therapieplanung mit dem Ziel der Komplettresektion keine Nachbehandlung
Stadium III	auf eine Seite beschränkt mit peritonealer Metastasierung oder Lymphknotenbefall (oder intraoperativer Ruptur)	individuelle Therapieplanung mit dem Ziel der Resektion des Tumors und Nachbehandlung durch Chemotherapie, ggf. Radiatio
Stadium IV	hämatogene Metastasierung	individuelle Therapieplanung mit dem Ziel der Resektion des Tumors und Nachbehandlung durch Chemotherapie, ggf. Radiatio
Stadium V	beidseitiger Nierenbefall	individuelle Therapieplanung (ggf. Resektion des größeren Tumors und Teilentfernung auf der kontralateralen Seite)

Neuroblastom

Relevante Basisinformationen

- Der Tumor entsteht durch Fehlentwicklung der Neuralleiste. Über 50% sind retroperitoneal lokalisiert, von diesen wiederum haben etwa 30% ihren Ursprung in der Nebenniere. In Deutschland betrifft es ca. 7,8% aller Krebsneuerkrankungen im Kindesalter
- Eine Spontanremission im Säuglingsalter ist möglich, der Altersgipfel liegt im 2. Lebensjahr
- Screening-Methoden sind derzeit in der Erprobung
- Die Diagnostik erfolgt durch eine Vielzahl von Untersuchungen. Aber auch hier gilt noch stärker als beim Wilms-Tumor, daß im Hinblick auf die Prognose die Sonographie als einfache, kostengünstige, schmerzlose und schnelle Untersuchung bei jedem rezidivierenden Abdominalschmerz oder Hämaturie oder fraglichem Palpationsbefund im Abdomen bzw. bei unklarer Anämie und häufiger Müdigkeit unbedingt gefordert werden muß. Sie kann bei rechtzeitiger Durchführung den entscheidenden Zeitgewinn für die Erhöhung der Heilungschance des Kindes bedeuten.

Sonographische Befundkriterien

- Meist **schlecht abgrenzbarer Tumor,** welcher inhomogen konfiguriert erscheint und nicht selten Nekrosen und typische Verkalkungen aufweist. Die Niere wird verdrängt. Der Farbdoppler zeigt eine Minderdurchblutung im Vergleich zur Niere. Gelegentlich sind in der Leber bereits Metastasen nachweisbar (👁 18.**15**).
- Differentialdiagnostisch ist die Nebenierenblutung abzugrenzen. Hier zeigt sich eine mehr echoarme Raumforderung der Niere aufsitzend, die keine Farbdopplersignale aufweist (👁 18.**16**).

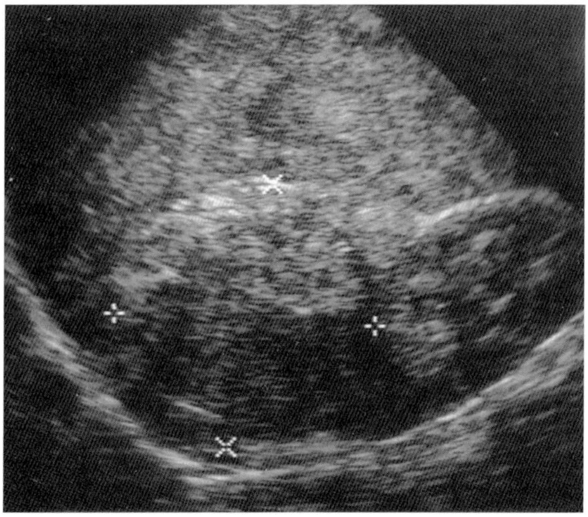

⊕ 18.15 a Meist schlecht abgrenzbarer Tumor, welcher inhomogen konfiguriert erscheint und selten Nekrosen und typische Verkalkungen aufweist. Die Niere wird verdrängt. Der Farbdoppler zeigt eine stärkere Durchblutung im Vergleich zum normalen Nierenmuster. Im Bild zeigen sich in der Leber schon Metastasen. Die Niere ist nach kaudal gedrängt.

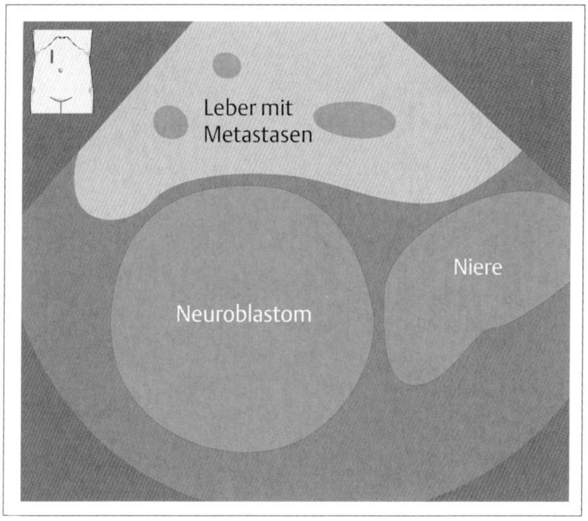

⊕ 18.15 b Schemazeichnung.

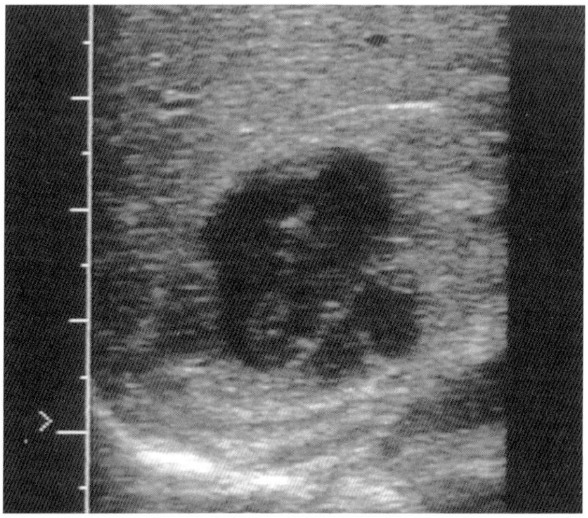

⊕ 18.16 a Differentialdiagnostisch ist die Nebenierenblutung abzugrenzen. Hier zeigt sich eine echoarme Raumforderung der Niere aufsitzend und im Farbdoppler ohne typische Flußmuster.

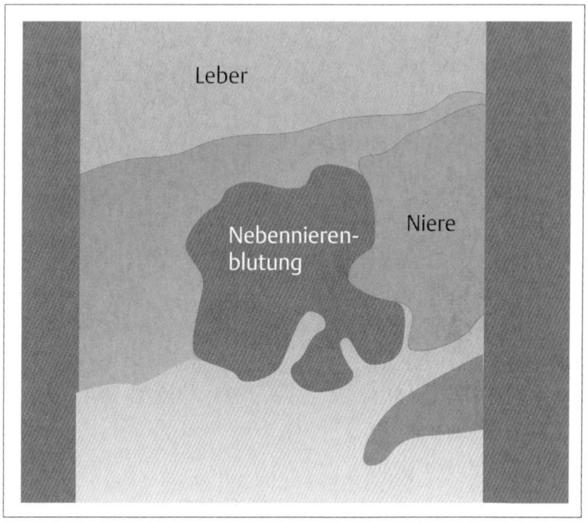

⊕ 18.16 b Schemazeichnung.

Konsequenz für die Chirurgische Therapie

Befund (nach Evans)	Charakteristik	Therapie (präoperativ immer Chemotherapie ab Stadium II)
Stadium I	auf das Ursprungsorgan beschränkt (selten)	Komplettresektion
Stadium II	Infiltration in die Umgebung ohne Mittellinienüberschreitung, homolateraler, regionaler Lymphknotenbefall möglich	individuelle Therapieplanung mit dem Ziel der Komplettresektion des Tumors und Nachbehandlung durch Radiatio und Chemotherapie
Stadium III	Infiltration in die Umgebung mit Mittellinienüberschreitung und regionaler Lymphknotenbefall beiderseits der Mittellinie möglich	individuelle Therapieplanung mit dem Ziel der Komplettresektion des Tumors und Nachbehandlung durch Radiatio und Chemotherapie
Stadium IV	Stadium III und hämatogene Metastasierung	individuelle Therapieplanung mit dem Ziel der Komplettresektion des Tumors und Nachbehandlung durch Radiatio und Chemotherapie
Stadium IV/S	Stadium I oder II und Fernmetastasen ohne Skelettbeteiligung	individuelle Therapieplanung mit dem Ziel der Komplettresektion des Tumors und Nachbehandlung durch Radiatio und Chemotherapie

Teratom

Relevante Basisinformationen

- Der Tumor entsteht durch Fehlentwicklung von Keimzellen mit Anteilen der drei Keimblätter. Ca. 50% sind im Bereich des Os sacrum (Steißbeinteratom) lokalisiert und werden rasch auffällig, der restliche Anteil findet sich bevorzugt im Ovar oder Hoden, Retroperitoneum und Mediastinum. Prinzipiell sind alle Lokalisationen möglich
- Das „klassische“ Steißbeinteratom ist bei Geburt immer gutartig, nach den ersten Lebensmonaten steigt die Malignitätsrate rapide an
- Bei anderen Teratomen ist eine sichere Aussage erst nach präoperativer Diagnostik (Tumormarker) und histologischer Aufarbeitung möglich

Sonographische Befundkriterien

- Es stellt sich ein sehr **inhomogener Tumor** mit zystischen und soliden Anteilen dar (👁 18.**17**).

Konsequenz für die Chirurgische Therapie

Befund	Charakteristik	Therapie
Teratom	wechselnde Lokalisation und inhomogenes sonographisches Bild	individuelle Festlegung des Operations-Zeitpunktes mit dem Ziel der Komplettresektion je nach Lokalisation, Alter und präoperativer Diagnostik. Bei wahrscheinlich benignen und gut lokalisierten Formen ist eine rasche operative Entfernung anzustreben. Bei wahrscheinlich malignen Formen und ungünstiger Lokalisation ist präoperativ Chemotherapie möglich
Steißbeinteratom	typische Lokalisation beim Neugeborenen	frühzeitige Operation mit Resektion des Steißbeines

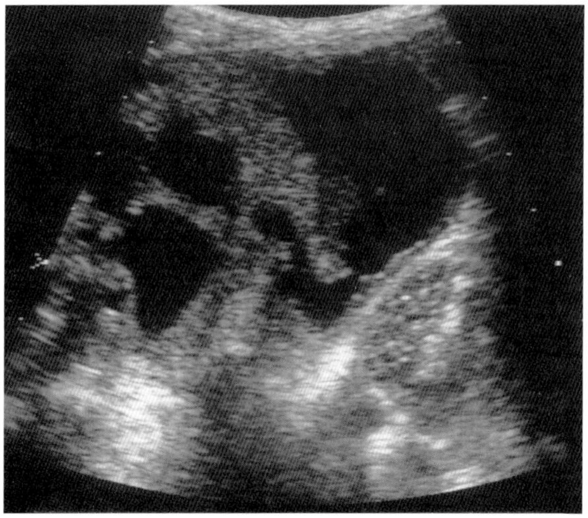

⊛ 18.17 a Teratom ausgehend vom linken Ovar. Es stellt sich ein großer sehr inhomogener Tumor mit zystischen und soliden Anteilen dar.

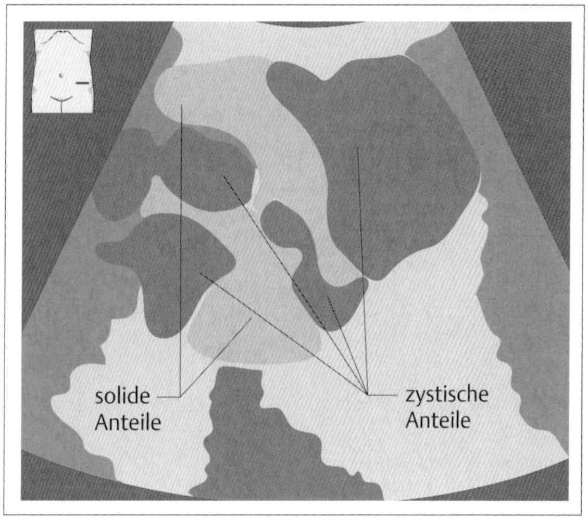

⊛ 18.17 b Schemazeichnung.

Sachverzeichnis

A

B

C

D

L

O

P

Q

R

U

V

W

Y

Z

Erstklassig!

Lesen Sie was ausgewiesene Experten schreiben:

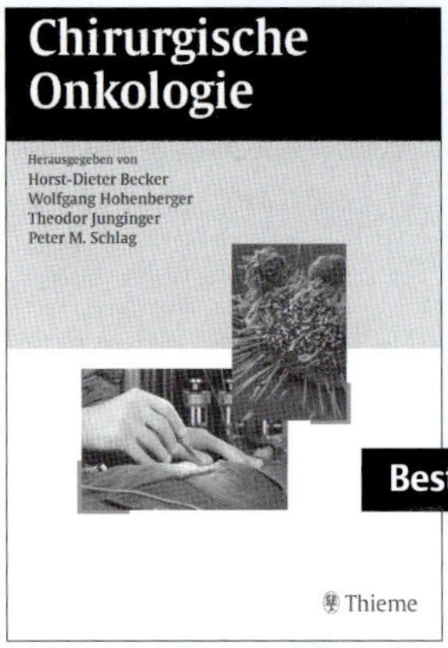

Bestellen Sie jetzt!

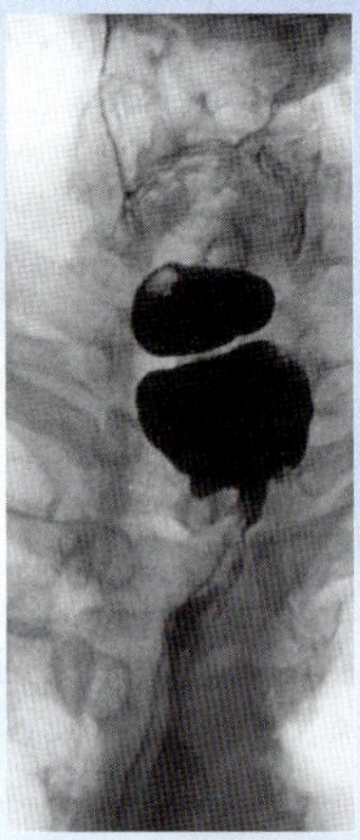

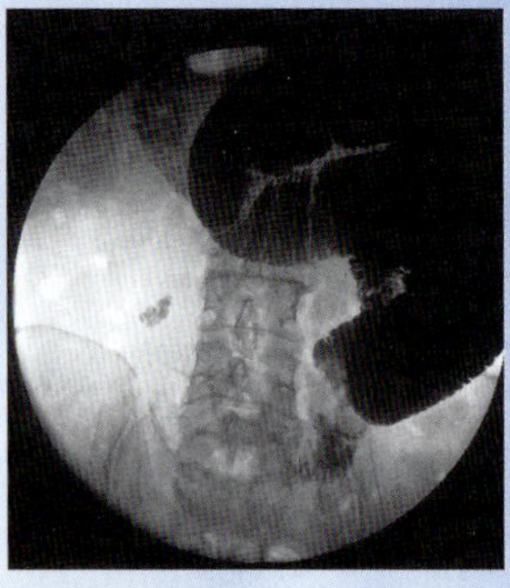

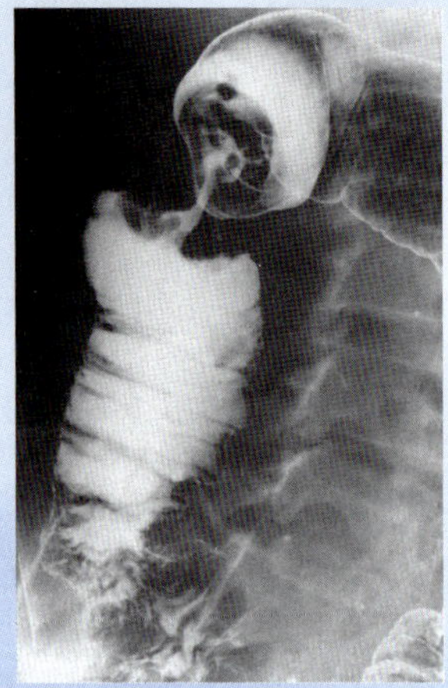

Chirurgische Onkologie

Becker/Hohenberger/
Junginger/Schlag

Die Autoren stammen aus vier Kompetenzzentren der chirurgischen Onkologie. So wird die Thematik außergewöhnlich differenziert und vollständig dargestellt. Ihre Vorteile:

- **Sicherheit und schnelle Orientierung in der Chirurgischen Onkologie**
  - in der Indikationsstellung
  - in den therapeutischen Verfahren
  - bei adjuvanten Maßnahmen und interdisziplinären Kooperationen
- **leitlinienkonforme Handlungsanweisungen** aus der Chirurgischen Arbeitsgemeinschaft Onkologie der Deutschen Gesellschaft für Chirurgie
- **Aktualität und Vollständigkeit**
  - Berücksichtigung neuester Studien
  - Verweise auf relevante Periodika und laufende Studien
- **Schnell im Zugriff durch klare Gliederung und zahlreiche Tabellen** - ideal zum Nachschlagen im Klinikalltag
- **Konsens verschiedener Zentren und aus einschlägigen Fachgremien** durch Autoren aus vier Kompetenzzentren der chirurgischen Onkologie

erscheint ca. Dezember 2001.
Ca. 784 S., ca. 224 Abb.,
ca. € 199,- ISBN 3 13 126111 0

Preisänderungen und Irrtümer vorbehalten.
Preise zzgl. Versandkosten

Informationen unter

07 11 / 89 31-333
Fax 07 11 / 89 31-133
kundenservice@thieme.de
www.thieme.de

Thieme